急诊医学

Emergency Medicine

第 2 版

主　编　于学忠　陆一鸣

副主编　陈旭岩　陈玉国　张连阳　张新超

人民卫生出版社
·北　京·

图书在版编目（CIP）数据

急诊医学 / 于学忠，陆一鸣主编 . —2 版 . —北京：
人民卫生出版社，2021.4 （2024.1重印）
国家卫生健康委员会住院医师规范化培训规划教材
ISBN 978-7-117-30446-7

Ⅰ.①急… Ⅱ.①于…②陆… Ⅲ.①急诊 — 职业培
训 — 教材 Ⅳ.①R459.7

中国版本图书馆 CIP 数据核字（2020）第 167108 号

人卫智网 www.ipmph.com 医学教育、学术、考试、健康，
购书智慧智能综合服务平台
人卫官网 www.pmph.com 人卫官方资讯发布平台

急 诊 医 学
Jizhen Yixue
第 2 版

主　　编：于学忠　陆一鸣
出版发行：人民卫生出版社（中继线 010-59780011）
地　　址：北京市朝阳区潘家园南里 19 号
邮　　编：100021
E - mail：pmph @ pmph.com
购书热线：010-59787592　010-59787584　010-65264830
印　　刷：三河市国英印务有限公司
经　　销：新华书店
开　　本：850×1168　1/16　印张：44.5　插页：2
字　　数：1507 千字
版　　次：2015 年 11 月第 1 版　　2021 年 4 月第 2 版
印　　次：2024 年 1 月第 4 次印刷
标准书号：ISBN 978-7-117-30446-7
定　　价：125.00 元

打击盗版举报电话：010-59787491　E-mail：WQ @ pmph.com
质量问题联系电话：010-59787234　E-mail：zhiliang @ pmph.com

编 者 名 单

编　委 （以姓氏笔画为序）

于学忠　北京协和医院

尹　文　空军军医大学第一附属医院

尹　路　安徽医科大学第二附属医院

邓　颖　哈尔滨医科大学附属第二医院

卢中秋　温州医科大学附属第一医院

朱华栋　北京协和医院

刘　志　中国医科大学附属第一医院

杜俊凯　西安交通大学第一附属医院

杨建中　新疆医科大学第一附属医院

张　玮　昆明医科大学第一附属医院

张　茂　浙江大学医学院附属第二医院

张连阳　陆军军医大学大坪医院

张劲松　南京医科大学第一附属医院

张国强　中日友好医院

张新超　北京医院

陆一鸣　上海交通大学医学院附属瑞金医院

陈玉国　山东大学齐鲁医院

陈旭岩　清华大学附属北京清华长庚医院

陈宏毅　福建省立医院

金　魁　中国科学技术大学附属第一医院

周荣斌　中国人民解放军总医院第七医学中心

赵晓东　中国人民解放军总医院第四医学中心

洪玉才　浙江大学医学院附属邵逸夫医院

曹　钰　四川大学华西医院

梁　璐　河北大学附属医院

梁显泉　贵阳市第二人民医院

熊　艳　中山大学附属第一医院

黎檀实　中国人民解放军总医院

魏　捷　武汉大学人民医院

编写秘书　刘　霜　北京协和医院

数字编委 （以姓氏笔画为序）

吕菁君　武汉大学人民医院

刘　霜　北京协和医院

孙　明　徐州医科大学附属宿迁医院

陈旭峰　南京医科大学第一附属医院

徐　军　北京协和医院

徐　峰　山东大学齐鲁医院

出 版 说 明

为配合 2013 年 12 月 31 日国家卫生计生委等 7 部门颁布的《关于建立住院医师规范化培训制度的指导意见》，人民卫生出版社推出了住院医师规范化培训规划教材第 1 版，在建立院校教育、毕业后教育、继续教育三阶段有机衔接的具有中国特色的标准化、规范化临床医学人才培养体系中起到了重要作用。在全国各住院医师规范化培训基地四年多的使用期间，人民卫生出版社对教材使用情况开展了深入调研，全面征求基地带教老师和学员的意见与建议，有针对性地进行了研究与论证，并在此基础上全面启动第二轮修订。

第二轮教材依然秉承以下编写原则。①坚持"三个对接"：与 5 年制的院校教育对接，与执业医师考试和住培考核对接，与专科医师培养与准入对接；②强调"三个转化"：在院校教育强调"三基"的基础上，本阶段强调把基本理论转化为临床实践、基本知识转化为临床思维、基本技能转化为临床能力；③培养"三种素质"：职业素质、人文素质、综合素质；④实现"三医目标"：即医病、医身、医心；不仅要诊治单个疾病，而且要关注患者整体，更要关爱患者心理。最终全面提升我国住院医师"六大核心能力"，即职业素养、知识技能、患者照护、沟通合作、教学科研和终身学习的能力。

本轮教材的修订和编写特点如下：

1. 本轮教材共 46 种，包含临床学科的 26 个专业，并且经评审委员会审核，新增公共课程、交叉学科以及紧缺专业教材 6 种：模拟医学、老年医学、临床思维、睡眠医学、叙事医学及智能医学。各专业教材围绕国家卫生健康委员会颁布的《住院医师规范化培训内容与标准（试行）》及住院医师规范化培训结业理论考核大纲，充分考虑各学科内亚专科的培训特点，能够符合不同地区、不同层次的培训需求。

2. 强调"规范化"和"普适性"，实现培训过程与内容的统一标准和规范化。其中临床流程、思维与诊治均按照各学科临床诊疗指南、临床路径、专家共识及编写专家组一致认可的诊疗规范进行编写。在编写过程中反复征集带教老师和学员意见并不断完善，实现"从临床中来，到临床中去"。

3. 本轮教材不同于本科院校教材的传统模式，注重体现基于问题的学习（PBL）和基于案例的学习（CBL）的教学方法，符合毕业后教育特点，并为下一阶段专科医师培养打下坚实的基础。

4. 充分发挥富媒体的优势，配以数字内容，包括手术操作视频、住培实践考核模拟、病例拓展、习题等。通过随文或章节二维码形式与纸质内容紧密结合，打造优质适用的融合教材。

本轮教材是在全面实施以"5+3"为主体的临床医学人才培养体系，深化医学教育改革，培养和建设一支适应人民群众健康保障需要的临床医师队伍的背景下组织编写的，希望全国各住院医师规范化培训基地和广大师生在使用过程中提供宝贵意见。

融合教材使用说明

本套教材以融合教材形式出版,即融合纸书内容与数字服务的教材,读者阅读纸书的同时可以通过扫描书中二维码阅读线上数字内容。

如何获取本书配套数字服务?

第一步:安装 APP 并登录

扫描下方二维码,下载安装"人卫图书增值"APP,注册或使用已有人卫账号登录

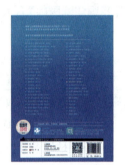

第二步:扫描封底二维码

使用 APP 中"扫码"功能,扫描教材封底圆标二维码

第三步:输入激活码,获取服务

刮开书后圆标二维码下方灰色涂层,获得激活码,输入即可获取服务

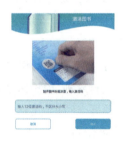

配 套 资 源

➤ **配套精选习题集:《急诊科分册》** 主编:郭树彬 朱华栋 黎檀实
➤ **电子书:《急诊医学》(第 2 版)** 下载"人卫"APP,搜索本书,购买后即可在 APP 中畅享阅读
➤ **住院医师规范化培训题库** 中国医学教育题库——住院医师规范化培训题库以本套教材为蓝本,以住院医师规范化培训结业理论考核大纲为依据,知识点覆盖全面、试题优质。平台功能强大、使用便捷,服务于住培教学及测评,可有效提高基地考核管理效率。题库网址:tk.ipmph.com。

主 编 简 介

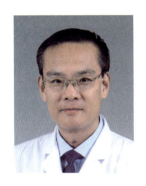

于学忠

男，1958年生，教授、主任医师，博士生导师。现任中国医学科学院北京协和医院急诊医学系主任、中国医师协会急诊医师分会会长、中华医学会急诊医学分会第八届主任委员、国家卫生健康委急诊质量控制中心主任。在急危重症领域牵头颁布多项指南及规范，主编多本急诊医学相关教材及专著，获数十余项国家及国际专利。

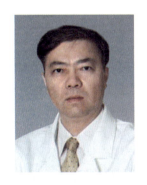

陆一鸣

男，1963年生，教授、主任医师、博士生导师。现任上海交通大学医学院附属瑞金医院（北院）急诊科主任和创伤中心主任、临床医学院急救医学教研室主任、中法生命科学和基因组研究中心主任、上海联合道路交通安全科学研究中心副理事长、上海马拉松运动医学研究所理事长、中国医师协会急诊医师分会常委、中国毒理学会理事、上海市医师协会急诊科医师分会会长、上海社会医疗机构协会急诊危重病分会会长、上海市医学会急诊医学专科分会名誉主任委员。1993年回国创建瑞金医院急诊科和ICU。在专业领域发表专著及论文180余篇，其中SCI论文50余篇。主编或副主编《急症与急救》《急诊医学》及《住院医师规范化培训急诊科示范案例》《医师考核培训规范教程急诊医学分册》等教材，担任国家自然科学基金，上海、北京、广州、浙江等省市自然科学基金评审专家。

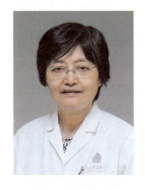

陈旭岩

女,1964年生,副教授、主任医师,硕士生导师。现任清华大学附属清华长庚医院急重症部部长、急诊科主任、普内科主任、党委副书记、纪委书记。中国医师协会急诊医师分会常务委员、副总干事;急诊抗感染联盟主席,急诊女医师专委会主任委员,中华医学会急诊医学分会感染学组副组长,北京医学会急诊医学分会副主任委员,北京医师协会急诊医师分会副会长。《中国急救医学》杂志编委,《中华医学杂志》(英文版)审稿专家。

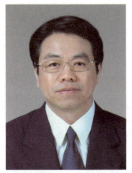

陈玉国

男,1964年生,教授、主任医师,博士生导师。现任山东大学齐鲁医院院长、急诊医学科学科带头人、中华医学会急诊医学分会第九届主任委员、中国医师协会胸痛专业委员会候任主任委员。泰山学者攀登计划专家、国家卫生健康委突出贡献专家、山东省突出贡献专家、山东省医学领军人才。承担20余项国家重点研究项目。在其专业领域发表论文170余篇,其中SCI论文80余篇。多次获得国家及省级进步奖,获国家专利5项,主编、副主编《急诊医学》等规划教材及专著10部。

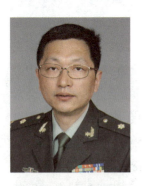

张连阳

男,1966年生,教授、主任医师,博士生导师。现任中国医师协会创伤外科医师分会会长、中华医学会灾难医学分会副主委、中华医学会创伤学分会常委、全军灾难医学专委会主委。《创伤外科杂志》主编,《中华创伤杂志》《解放军医学杂志》副总编辑。从事普通外科及创伤外科教学31年,擅长多发伤紧急救治及创伤后腹部并发症救治。牵头颁布《腹部创伤腔镜诊疗规范专家共识》等6部规范,主编、主译《多发伤救治学》《急诊外科学》等10部教材及专著。获得国家科学技术进步奖二等奖、重庆市自然科学奖一等奖等10项奖项。

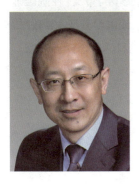

张新超

男,1962年生,教授、主任医师,硕士生导师。现任北京医院国家老年医学中心急诊科主任。现任中华医学会急诊医学分会委员、北京急诊医学学会副会长、北京医学会急诊医学分会副主任委员、中国医师协会急诊医师分会常委兼副总干事等多项职务;承担国家多项课题,参与编写专业学术指南或专家共识20部。主编《急危重症容量管理》,参编(译)专业教材与著作20部,在专业核心期刊发表学术论文80余篇,获省级科技进步奖三等奖一项。任《中华急诊医学杂志》《中国急救医学》《临床急诊杂志》《中国心血管杂志》《中国全科医学杂志》《中华老年多器官疾病杂志》等多种核心期刊常务编委、编委。

前　言

急诊医学主要以应对突发性疾病、创伤及突发公共卫生事件,迅速评估患者,作出临床决策,挽救患者生命和阻止疾病进一步恶化为目的。现代急诊医学实践以医院急诊科为基石,涵盖伤病现场、转运途中、医院急诊科和重症监护病房(四位一体),形成急危重症患者评估和诊治的有机生命链。急诊医学的水平可在一定程度上综合反映一所医院甚至一个国家临床医学的总体水平,折射出一个社会对生命尊重的文明程度。

从 1979 年国际上正式承认急诊医学为医学领域中第 23 门专科开始,迄今已有 40 年。在这 40 年中,尤其是近 10 年来,急诊医学有了迅猛的发展,早已脱离了"高级分诊"的概念。很多医院已经有了专业化的急诊队伍、制度化的急诊管理、标准化的技术操作、现代化的急诊装备及国际化的诊疗水平。

推行住院医师规范化培训(简称"住培")是重大的国家卫生人才战略,是提升我国医师水平,并早日与国际接轨的重大举措。急诊医学住培是这个国家战略的组成之一,也是急诊医学学科建设的关键内容,是奠定我国急诊医学发展方向的基础,是急诊医学能力建设的重中之重。目前很多教学医院的急诊科都已经开展了这一培训,并取得了丰硕的成果,培养了大批具备过硬抢救技能的急诊专科医师。自住培规划教材《急诊医学》第一版出版以来,广受业界好评,但其中也有不足,为了更贴近急诊医学住培大纲,与时俱进,在国家卫生健康委员会的领导和人民卫生出版社的组织协调下,国内的知名急诊专家共同努力,修订了这本教材,希望能够对住培起到更进一步的指导作用。

本教材沿袭《急诊医学》第一版的编写方式,不同于以往陈述式的教材。为了让读者在理论学习的同时更贴近临床,对常见病的背景知识并不进行大篇幅的陈述,而是以病例分析为引导,以问题为思路,针对临床上常遇到的实际问题进行重点论述,并在每章的开头以精粹的形式对重点内容进行提炼概括,目的是培养住院医师对于急诊常见疾病的诊治思路。

本教材在篇章安排上力求与现代急诊医学理念相契合,以急诊住培大纲为框架。首先,急诊医疗实践中首先面对的常是各种急性症状,而不是已经确诊的疾病,在接诊的短时间段内,不应过度追求精确诊断,而应首先排除致命性急症,并立即实施初始的稳定病情措施;因此,本书列出了专门的"急诊常见症状"篇,以帮助住院医师厘清症状学方面的思路。其次,针对急诊的重症患者,在力求进行病因处理的同时,急诊医生应该更关注急性病理生理学的改变,如休克、急性呼吸衰竭、肾衰竭等,掌握如何快速稳定生命体征、进行脏器功能支持的手段,这些正是我们"急诊常见病症及综合征"篇的重点内容。进而,急诊的技能已经有了翻天覆地的发展,对于一名合格的住院医师,掌握急诊技能尤为重要,本书根据最新的指南,从内容及方式上修订了第一版中"基本技能"的相关内容,并录制了操作视频,希望对读者有所帮助。

急诊医学涉及内容广,随着时代要求,理念不断更新、学科不断发展、技术不断创新,书中难免有不足、疏漏之处,还请各位读者多提宝贵意见,为本书的再版奠定基础。

我国的急诊医学事业发展前景广袤无限,急诊医学人才供不应求。这是所有急诊医学人的历史机遇。我们相信各位年轻急诊医师能够审时度势、自强不息,博学至精、明德至善,早日成为国家栋梁。

于学忠

2020 年 12 月

目　录

第一篇　总论 ·· 1

第 1 章　我国急诊医学特点 ····························· 2
第 2 章　急诊特殊人群 ·································· 7
第 3 章　急诊医患沟通 ·································· 11
第 4 章　急诊患者病情评估与分级 ···················· 14

第二篇　急诊常见症状 ······························ 19

第 5 章　发热 ··· 20
第 6 章　胸痛 ··· 25
第 7 章　心悸 ··· 29
第 8 章　呼吸困难 ····································· 34
第 9 章　咯血 ··· 39
第 10 章　腹痛 ·· 44
第 11 章　腹泻 ·· 49
第 12 章　呕吐 ·· 53
第 13 章　呕血和便血 ································· 57
第 14 章　黄疸 ·· 62
第 15 章　血尿 ·· 67
第 16 章　抽搐 ·· 71
第 17 章　意识障碍 ··································· 78
第 18 章　头痛 ·· 84
第 19 章　眩晕 ·· 88
第 20 章　晕厥 ·· 94
第 21 章　皮疹 ·· 98

第三篇　急诊常见病症及综合征 ················ 103

第 22 章　支气管哮喘 ································· 104
第 23 章　社区获得性肺炎 ···························· 108
第 24 章　支气管扩张症 ······························ 114
第 25 章　慢性阻塞性肺疾病急性加重 ················· 118
第 26 章　自发性气胸 ································· 122
第 27 章　胸膜炎症和胸腔积液 ························ 126
第 28 章　呼吸衰竭 ··································· 133
第 29 章　肺血栓栓塞症 ······························ 139
第 30 章　肺脓肿 ····································· 146
第 31 章　心脏骤停 ··································· 152

第 32 章　休克 ·· 155
第 33 章　急性冠脉综合征 ·· 161
第 34 章　心力衰竭 ·· 169
第 35 章　高血压急症 ·· 176
第 36 章　心律失常 ·· 180
第 37 章　急性心肌炎 ·· 185
第 38 章　急性心包炎 ·· 188
第 39 章　主动脉夹层 ·· 192
第 40 章　感染性心内膜炎 ·· 197
第 41 章　卒中 ·· 201
第 42 章　颅内压增高综合征 ······································ 209
第 43 章　癫痫 ·· 212
第 44 章　重症肌无力 ·· 217
第 45 章　中枢神经系统感染 ······································ 222
第 46 章　吉兰 - 巴雷综合征 ······································ 228
第 47 章　消化道出血 ·· 231
第 48 章　肝硬化及其急性并发症 ·································· 238
第 49 章　急性胰腺炎 ·· 244
第 50 章　肝脓肿 ·· 250
第 51 章　食管异物 ·· 254
第 52 章　弥散性血管内凝血 ······································ 257
第 53 章　血小板减少性紫癜 ······································ 262
第 54 章　血液系统肿瘤急症 ······································ 267
第 55 章　贫血 ·· 270
第 56 章　糖尿病及相关急症 ······································ 275
第 57 章　内分泌危象 ·· 285
第 58 章　肾功能衰竭 ·· 298
第 59 章　尿路感染 ·· 304
第 60 章　尿石症 ·· 308
第 61 章　包皮嵌顿和睾丸扭转 ···································· 312
第 62 章　系统性红斑狼疮 ·· 315
第 63 章　痛风 ·· 318
第 64 章　病毒性肝炎 ·· 321
第 65 章　感染性腹泻 ·· 326
第 66 章　麻疹 ·· 331
第 67 章　伤寒 ·· 334
第 68 章　流行性感冒 ·· 337
第 69 章　狂犬病 ·· 340
第 70 章　流行性乙型脑炎 ·· 344
第 71 章　疟疾 ·· 347
第 72 章　流行性脑脊髓膜炎 ······································ 351
第 73 章　病毒性脑炎 ·· 354
第 74 章　艾滋病 ·· 357
第 75 章　有机磷农药中毒 ·· 360
第 76 章　急性除草剂中毒 ·· 364
第 77 章　杀鼠剂中毒 ·· 368

第 78 章　急性乙醇中毒 ……………………………………………………………………… 370

第 79 章　药物中毒 …………………………………………………………………………… 372

第 80 章　植物中毒 …………………………………………………………………………… 381

第 81 章　气体中毒 …………………………………………………………………………… 386

第 82 章　工业毒物中毒 ……………………………………………………………………… 391

第 83 章　动物毒中毒 ………………………………………………………………………… 400

第 84 章　淹溺 ………………………………………………………………………………… 407

第 85 章　中暑 ………………………………………………………………………………… 411

第 86 章　电击伤 ……………………………………………………………………………… 415

第 87 章　冻伤 ………………………………………………………………………………… 417

第 88 章　水电解质和酸碱平衡紊乱 ………………………………………………………… 421

第 89 章　急性阑尾炎 ………………………………………………………………………… 428

第 90 章　胃肠穿孔 …………………………………………………………………………… 434

第 91 章　肠梗阻 ……………………………………………………………………………… 438

第 92 章　嵌顿疝 ……………………………………………………………………………… 443

第 93 章　急性胆囊炎 ………………………………………………………………………… 446

第 94 章　急性梗阻型化脓性胆管炎 ………………………………………………………… 450

第 95 章　腹膜炎 ……………………………………………………………………………… 454

第 96 章　烧伤 ………………………………………………………………………………… 458

第 97 章　肠血管性疾病 ……………………………………………………………………… 463

第 98 章　颅脑创伤 …………………………………………………………………………… 466

第 99 章　颌面部创伤 ………………………………………………………………………… 471

第 100 章　胸部创伤 ………………………………………………………………………… 475

第 101 章　腹部创伤 ………………………………………………………………………… 480

第 102 章　泌尿系统损伤 …………………………………………………………………… 486

第 103 章　四肢骨折 ………………………………………………………………………… 492

第 104 章　骨盆骨折 ………………………………………………………………………… 497

第 105 章　脊柱和脊髓创伤 ………………………………………………………………… 502

第 106 章　关节脱位 ………………………………………………………………………… 509

第 107 章　多发伤 …………………………………………………………………………… 515

第 108 章　正常分娩 ………………………………………………………………………… 522

第 109 章　异位妊娠 ………………………………………………………………………… 525

第 110 章　妊娠高血压综合征 ……………………………………………………………… 529

第 111 章　产前产后大出血 ………………………………………………………………… 532

第 112 章　羊水栓塞 ………………………………………………………………………… 540

第 113 章　卵巢蒂扭转 ……………………………………………………………………… 543

第 114 章　自然流产 ………………………………………………………………………… 545

第 115 章　早产 ……………………………………………………………………………… 548

第 116 章　阴道出血 ………………………………………………………………………… 550

第 117 章　脓疱疮 …………………………………………………………………………… 553

第 118 章　丹毒 ……………………………………………………………………………… 556

第 119 章　淋病 ……………………………………………………………………………… 559

第 120 章　单纯疱疹 ………………………………………………………………………… 562

第 121 章　带状疱疹 ………………………………………………………………………… 565

第 122 章　荨麻疹 …………………………………………………………………………… 569

第 123 章　湿疹 ……………………………………………………………………………… 573

第 124 章　接触性皮炎 ………………………………………………………………… 576

第 125 章　剥脱性皮炎 ………………………………………………………………… 579

第 126 章　多形红斑 …………………………………………………………………… 582

第 127 章　日光性皮炎 ………………………………………………………………… 585

第四篇　急诊基本技能 ………………………………………………………… 587

第 128 章　心肺复苏及相关技能 ……………………………………………………… 588

第 129 章　胸腔穿刺术 ………………………………………………………………… 597

第 130 章　腹腔穿刺术 ………………………………………………………………… 599

第 131 章　腰椎穿刺术 ………………………………………………………………… 600

第 132 章　骨髓穿刺术 ………………………………………………………………… 602

第 133 章　气道技术 …………………………………………………………………… 604

第 134 章　机械通气 …………………………………………………………………… 612

第 135 章　电复律 ……………………………………………………………………… 618

第 136 章　心脏临时起搏术 …………………………………………………………… 621

第 137 章　中心静脉穿刺术 …………………………………………………………… 623

第 138 章　动脉穿刺置管术 …………………………………………………………… 628

第 139 章　骨髓腔输液术 ……………………………………………………………… 630

第 140 章　静脉溶栓术 ………………………………………………………………… 634

第 141 章　洗胃术 ……………………………………………………………………… 637

第 142 章　三腔二囊管压迫止血术 …………………………………………………… 639

第 143 章　外伤止血固定及搬运术 …………………………………………………… 641

第 144 章　心包穿刺术 ………………………………………………………………… 654

第 145 章　胸腔闭式引流术 …………………………………………………………… 656

第 146 章　急诊血液净化技术 ………………………………………………………… 658

第 147 章　PICCO 监测技术 …………………………………………………………… 661

第 148 章　急诊超声技术 ……………………………………………………………… 666

第 149 章　主动脉内球囊反搏术 ……………………………………………………… 669

第 150 章　体外膜氧合 ………………………………………………………………… 672

附录 ……………………………………………………………………………… 675

附录一　急诊常用评分 ………………………………………………………………… 676

附录二　急诊常用实验室检查参考值（仅供参考）…………………………………… 681

附录三　临床常用实验室检测项目危急值 …………………………………………… 689

附录四　常用急救药物 ………………………………………………………………… 690

中英文名词对照索引 …………………………………………………………… 693

住培考典

模拟自测

第一篇
总 论

第 1 章　我国急诊医学特点

世界上多数国家认可急诊医学是一门独立的临床医学二级学科。急诊医学主要研究外伤和突发医学问题的发生发展规律。研究的对象为发生外伤和突发医学问题的患者。研究的主要内容包括患者的转运、分诊、初始评估、稳定、诊断、治疗和预防决策及急诊医学教学和管理等方面。研究的领域包括院前(现场急救)、医院急诊科(急诊患者的处置)、危重病监护室(危重症患者的复苏、初始评估和稳定)、灾害医学应急预案、中毒救治和预防等。

由上可知,急诊医学是一门非常有特色的医学专业学科,急诊医学的水平在一定程度上综合反映了一所医院甚至一个国家临床医学的总体水平。本章的主要内容是探讨我国急诊医学的专业特点,认识自身的不足和优势,以便今后取得长足进步。

一、急诊医学发展历史

急诊医学发展历史相对比较短。在急诊医学成为一门独立学科之前,临床各学科均有各自的急诊专业组,进行本专科患者的急救处理,但随着医学科学的进步和全球城市化的快速发展(对急诊医学的需求迅猛增加),上述模式已经不能适应人们日益增加的健康保健的需求。因此,在政府的支持下,急诊医疗服务体系(emergency medical service system,EMSS)和急救网络日趋完善,院内急诊科作为急诊医疗的主体也在政府和医院的支持下发展壮大,形成有自身特色的理论、教学和管理体系及独特的运行模式。在这样的背景下,急诊医学(emergency medicine)作为一门独立的二级临床学科诞生了。1979 年,国际上正式承认急诊医学是医学专业领域中的第 23 门专科。

1980 年,我国卫生部颁发了《卫生部关于加强城市急救工作的意见》。次年,卫生部医政司召开了在综合医院组建急诊科的讨论会,主题是"综合性医院成立急诊科的措施和步骤",时任北京协和医院急诊室主管邵孝鉷参加了这次会议。1983 年,北京协和医院时任院长陈敏章教授批准在医院设立独立的急诊科,成立我国第一个医院内急诊科,邵孝鉷为第一任主任(图 1-1-1,见文末彩插)。1985 年,北京协和医院获准设立"急诊医学临床硕士研究生"培训点,是我国第一个急诊医学临床硕士研究生点。邵孝鉷教授同时还担任中华医学会急诊医学分会第一届(1987—1990年)和第二届(1990—1994 年)主任委员。此外,邵孝鉷教授和蒋朱明教授合作主编了我国第一部急诊医学大型专著《急诊临床》(1985 年),此后又相继主编了《急诊医学》《现代急诊医学》《危重症鉴别诊断学》等多部大型专著,他为我国现代急诊医学发展作出了巨大的贡献。

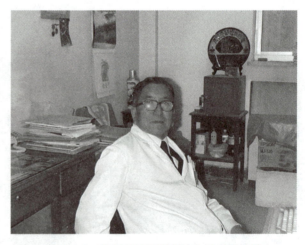

图 1-1-1　我国急诊医学创始人邵孝鉷教授

从 1983 年建立第一批急诊科至今仅三十余年时间,急诊医学在我国发展很快,急诊人员队伍也不断壮大,成立了中华医学会急诊医学分会(全国性的学术组织),有《中国急救医学杂志》《中华急诊医学杂志》等专业杂志。但到目前为止,我国急诊医学在不同地区、不同医疗机构的发展仍不均衡,还有很多医院急诊科仅仅是管理上的独立学科,急诊科的运作基本依赖于其他专科,更谈不上急诊医学的教学和科研的发展。

二、我国急诊医学目前所处的地位

总的来说,我国急诊医学目前还处在发展中阶段(表1-1-1)。在这一阶段,"急诊医学是一门独立的医学专业,需要相应专科化的医师"这一观念得到国内多数医师和政策制定者的认同,并以急诊医学专业模式运行,有固定的急诊专科医师,建立全国性的急诊医学组织,出版急诊医学专业杂志等。但有些方面仍处在不发达阶段,如无急诊医学专科医师培养计划,无专业证书考试和专业准入制度,无完整的急诊医学理论体系,甚至多数患者是乘坐私家车、出租车或公共交通来急诊就诊。

表 1-1-1 急诊医疗服务体系的分级及其发展特点

体系	内容	不发达	发展中	成熟
急诊医学专业体系	全国性组织	无	有	有
	住院医师培训	无	有	有
	专业资格证书考试	无	有	有
	专业官方是否承认	无	有	有
急诊医学专业学术	专业杂志	无	有	有
	专业研究	无	有	有
	急诊医学数据库	无	无	有
	亚专业训练	无	无	有
急诊患者处理体系	急诊医师	其他专科医师	急诊专科医师	急诊专科医师
	急诊科主任	其他专科医师	急诊专科医师	急诊专科医师
	院前急救	私家车/出租车	院前急救/急救医疗技术员	院前急救/急救医疗技术员
	完善院前转运体系	无	无	有

在一个成熟的急诊医学服务体系中,系统发展越趋完善,急诊医学领域越会得到明显的扩展。急诊医师开始发展急诊医学学术体系,如全国性的急救网络和病例数据库(如创伤、中毒病例)的建立,急诊医学亚专业(如院前急救、小儿急诊、中毒学、灾害医学和运动医学等)的研究,急诊医学专科医师培养计划的完善,资格考试和准入制度的推行,急诊医学管理系统(如质量控制、同行评议、危险管理、费用-效益分析和提高患者满意度等方面措施)更加科学和合理,但目前离成熟的急诊医疗服务体系尚有明显的差距。

三、急诊医师专业范畴

与其他专科医师不同,急诊医师专业范畴尤其独特,急诊医师须运用有限的医疗资源完成下述工作:危重病患者的紧急评估;内科和外科紧急问题的评估和最初的治疗;创伤患者的非手术性处置;门诊患者常见问题的处理。提供全天24小时服务,同时要考虑患者的医疗负担和社会效益。

具体来说,急诊医师的工作范围包括院前急救、患者的初始评估和稳定、扼要地询问病史和查体、了解患者的一般情况(如年龄、性别、家庭关系、既往病史和过敏史等)、伦理学问题的思考、诊断性检查、诊断和鉴别诊断、治疗干预、药物治疗、留院观察和反复评价、会诊和患者安置、文件记录、急诊科管理和教学决策等。

近年来,随着急诊医学的发展,急诊医师的工作任务扩展到急诊医学教学和预防、急诊医学基础和临床研究、损伤预防、医学继续教育、灾害医学和群体伤亡事件(mass casualty incident,MCI)管理、中毒处理和中毒咨询、危险化学品和生物恐怖事件的处理、医院和应急医疗服务体系管理等。

了解急诊医师的角色,对急诊工作的年轻医师来说至关重要。急诊医师需要摆正位置,了解自己该干什么,不该干什么,正视目前所面临的困难(如急诊患者不断增加;为急诊预留的病床一再缩减;患者的支付能力在下降;面临医疗纠纷的压力有增无减),才能更好地服务于临床。

四、"急诊医学"和"急救医学"的理解

《中华内科杂志》编辑部曾邀请邵孝鉷教授撰写一篇介绍急诊医学的论文。当时邵孝鉷教授将"emergency medicine"译成"急救医学"。论文题目就是"急救医学"。由于这是一门新兴学科，邵教授不敢贸然将其送出发表，就请张孝骞教授审阅。张孝骞教授修订一些内容，并把题目改为"急诊医学"。张孝骞教授认为"急诊医学"包括的范围广，"急救"是急诊医学的一种重要临床救治手段，如同手术是外科的最重要诊治手段一样，但不能将"外科学"改名(或等同)为"手术学"。

这件事过去三十年了，但目前国内仍有很多医师把"急诊医学"和"急救医学"混为一谈，尤其是部分院前急救的专家，甚至认为应该把"急诊医学"改为"急救医学"。殊不知，急诊医学发展到现在，其专业领域已经远远超越"(院前)急救"，涵盖了医疗、教学、研究和管理等诸多方面的内容。多年前国际上就已经认可中毒学、灾害医学、运动医学等属于急诊医学亚专业。

"急诊医学"称不上是十分华丽的辞藻，也不像"急救医学"那样先声夺人，但同"内科学、外科学、儿科学、妇产科学"等其他专科的名称一样，"朴实"而不会因此妨碍学科的发展。急诊医学的发展最重要的是要认识自身的专业特点和领域，这样才能得到公众和医学界的认同，才能吸引年轻医师从事急诊医学专业。

五、急诊医学的专业特点

(一) 急诊医学与其他二级临床学科的区别

伴随着医学科学的进步、人们认识的不断深化、临床诊疗技术的发展及由此带来的专科分科越来越细，现有的医学模式越来越不能满足人民群众的需要。现在的医学专科无一例外地以人体各个系统为基础，又根据是否需要手术为界限进行划分，如不需要手术的呼吸系统疾病归为呼吸内科，需要手术的则划归为胸外科；不需要手术的消化系统疾病属于消化内科，需要手术的则归为普通外科等。

这种分科模式的优点是使相关领域的医学工作者能够更专业，对某一疾病进行更为深入的研究，如患者每次患病均为某一系统的单一疾病，既无其他系统基础疾病又无并发症，这一模式无疑是最好的，但临床实际情况恰恰相反。很多患者往往有多系统器官的功能障碍，所以该模式就暴露了它的最大缺陷——忽略了人的整体性，只见树木不见森林，只能发现和处理与自己相关的某一系统疾病，而对身体的整体功能状态却缺乏应有的知识进行诊断与处理，从而影响诊疗效果。

在这种情况下，急诊医学的出现无疑给人耳目一新的感觉。如果把各学科比喻为一根根相互平行的纵向线条的话，急诊医学则是与其相互垂直的横向线条，与其相互交叉又互不覆盖。急诊医学不以传统学科所依据的按系统划分作为分科基础，而是以提供及时的紧急医疗救援服务作为立身之本。急诊医学的这种特殊性，赋予了它鲜明的"社会属性"，它的服务范围不只局限于院内，还涵盖了院前急救、灾害医学、院内急诊及加强治疗等领域，这套系统又称"应急医疗服务体系"。到目前为止，其他学科都局限于院内，没有形成从院前到院内的完善服务体系。在具体工作模式上，急诊医学在提供紧急医疗服务时不但吸收了现代医学的精髓，而且克服了传统学科分科过细的问题，将人体各器官视为不可分割的整体，认为身体的状态有赖于维持各系统功能的平衡状态，对疾病的诊疗不应只强调某一器官而应兼顾整体。同时急诊医学特别重视时效性，注重早期识别、早期干预，要在第一时间发现并判断出威胁患者生命安全的隐患并给予及时处理。

随着一些新理念新技术应用于临床，急诊医师面临新的挑战。近年来，成人体外心肺复苏(ECPR)技术广泛应用于临床，对于心脏骤停的患者，现代医学已经有了更加有效的治疗手段，但 ECPR 的开展要求急诊医师能够在很短的时间内建立体外人工循环维持患者脏器血流灌注，ECPR 还要求院内院外资源的充分整合，急诊无疑是开展这一技术最佳的场所。这一方面是急诊医学发展的机遇，更加强调患者作为整体而治疗的急诊理念；另一方面也对急诊医师的专业素质、整体知识和操作技能提出了越来越高的要求。

急诊医学经过三十多年的发展，原来不明确的急诊医学特征已经展示出来，已成长为在专业知识、临床思维、诊疗技术等方面与各传统专科相互交叉，且具有自己独特、鲜明专业特征的一门医学新学科。根据以上特点不难看出，急诊医学绝不是一个"边缘学科"，也不是所谓的"多学科"。急诊医学无论从哪方面(理论基础、职能和组织形式等)衡量都是临床医学领域的一个"大学科"或者"主流科室"之一。急诊医学毋庸置疑也是当今最具发展潜力、最有光明前途的学科之一，它的出现与发展顺应了社会的发展，任何力量都不能

阻止其在临床医学领域的崛起。但不可否认的是,急诊医学仍然是一门"新兴学科",为了更好地服务于人民群众,有很多问题需要进一步研究探讨与完善。

(二) 急诊医学尤其强调时间的紧迫性

从急诊医学的"急"字上可看出强烈的时间性。不管是院前急救,还是灾难现场紧急医学救援以及院内急诊,急诊医学所服务的对象都是急需医学帮助的患者和伤员,而各种急危重症患者和伤员的救治都有"黄金时段",在此"黄金时段"给予必要的救治,可以最大限度地降低患者和伤员的病死率,抓住"黄金时段"是抢救成功的关键。

如急性心肌梗死患者的死亡率以及远期预后与溶栓、经皮冠脉介入术(percutaneous coronary intervention,PCI)时间密切相关;脑梗死溶栓治疗有明确的时间窗;严重的全身性感染与感染性休克开始积极干预的时间越早,患者的死亡率下降越明显;严重创伤患者的抢救"黄金时段"为伤后数分钟至数小时,随着抢救时间的延误,死亡率大幅度上升;急诊常常遇见的心室颤动患者,时间每推后1分钟,转复成功率就下降10%。以上内容充分说明时间对急诊医学的重要性。

虽然所有的疾病都是开始干预的时间越早治愈率就越高,但时间的概念对其他学科不像急诊医学如此强调,有"择期入院""择期手术""门诊预约""预约检查"之说,诊疗时间上也不需要24小时开放。

对急诊医学而言,"时间就是生命",一分一秒都不可延误。为了满足急诊医学对"时间性"的特殊需求,就要求急诊医学科组织结构及布局合理,全天候开放,管理科学,抢救仪器到位,抢救程序在科学合理的基础上最大限度地简洁,以便操作和实行。所有的急诊医务工作者都具备各种急症救治时间窗的理念,基础知识掌握牢固,抢救技术娴熟,且反应迅速,能够抓住"黄金时段",提高抢救的成功率。

(三) 急诊医学临床思维和临床决策的特殊性

急诊医学所涉及的领域广,急诊医师在值班时,常面临大量的临床诊断和治疗问题(甚至还包括急诊管理、临床环境和教学决策等问题),要求急诊医师在资料和时间有限、病因诊断不明的情况下,作出合理的处置,这时急诊专科医师的临床决策能力和急诊思维尤显重要。

临床上,其他专科在思维与决策过程有一定的共性,即更关注病理解剖诊断,强调针对病因进行治疗。这种临床思维与决策模式不适用于急诊医学,因为急诊医学有很强的时间性,而病因诊断往往需要较长的时间。鉴于此,针对急危重症患者,急诊医学较为强调对目前患者病理生理状况的了解,了解各脏器功能的状况以及各脏器功能间关联,抓住目前可能致命的、最严重的问题,同时注意寻找急性加重的诱因,并采用最简捷、最有效的措施,在最短的时间内用最快的速度进行干预,为进一步专科治疗赢得时间和机会。

可以将急诊医学和其他专科的临床思维分别形容为"先开枪后瞄准"和"先瞄准后开枪",这正形象地体现出急诊医学较为特殊的临床思维与决策。"先瞄准后开枪"指先寻找病因,明确诊断,然后进行治疗;"先开枪后瞄准"指先针对危及患者生命安全的情况进行快速干预,待生命体征平稳后再进一步寻找病因,有针对性地进行治疗。

为了满足急诊医学这种特殊的临床思维和临床决策模式,急诊医学科必须培训所有的急诊医务工作者善于从现象发现本质,在临床工作中不放过任何蛛丝马迹,能够发现危及患者生命安全的最危险因素。与其他学科相比,这也要求急诊医务工作者具备更广博的知识面。

(四) 急诊医学与院前急救、突发公共卫生事件关系密切

近年来,突发公共卫生事件多发,既有人为的恐怖事件,也有自然灾害事件,更有重大传染病事件、重大食物和职业中毒事件等。对于这些突发公共卫生事件,院前急救和灾害现场紧急医疗救援,急诊医学责无旁贷。为了应对可能的突发公共卫生事件,要求急诊医务工作者做到以下几方面:

1. 关心时事,从每天的时事节目中、新闻网站上、疾病预防控制中心的简报上及时了解全球范围内的公共卫生事件,及时查阅其相关资料。

2. 充分了解突发公共卫生事件的流行病学、临床表现、检查及治疗手段,一旦在工作中碰到可疑患者,能够在第一时间予以确诊。

3. 了解所在地的准备情况,及时提出专业性建议,一旦发现该类患者,明确该送至哪家医院、如何转送等。

4. 了解如何防护,准备必要的防护设备。防护对急诊医务工作者是最重要的,因为突发公共卫生事件的患者几乎毫无例外地都会首先选择看急诊,如果急诊医务工作者不提高警惕,不懂得如何防护,就

可能会被传染,2003年的严重急性呼吸综合征(severe acute respiratory syndrome,SARS)疫情就是典型的案例。

综上所述,急诊医学和突发公共卫生事件关系密切,因此急诊医务工作者应有较强的识别及应急处理突发公共卫生事件的能力,提高对突发公共卫生患者的救治能力,预防重大传染病疫情的暴发和蔓延。

(五) 必须具备很强的团队精神

从事急诊医学工作,每天都要跟很多部门交叉,如内科、外科、妇产科、儿科、感染科、放射科、检验科、医政部门和公安部门等;要处理好各种复杂的人际关系,如医患关系、医护关系、医师跟医师间关系、与上级领导或其他科室同事关系等。如果没有很强的团队合作精神,很难展开急救工作;如果不能处理好各种关系,不能与其他同事良好合作,将影响工作效率。

急诊医师应该具备良好的团队精神,这是急诊医师必须具备的三大技能之一(另外两项为临床技能、沟通交流技能),也是考核急诊医学专科医师临床工作能力的主要指标。

(六) 培养我国急诊医学专科医师任务的艰巨性

我国的急诊医学理论体系尚未成形,但在临床实践过程中,国际上急诊医学的理论体系已日趋完善,研究范畴也渐明确。同时也不乏权威性的急诊医学教材,如 *Rosen's Emergency Medicine:Concepts and Clinical Practice*,美国医学会杂志(JAMA)对此书的评价是"令人印象深刻的杰作……每个急诊医学图书馆应必备此书"。另一本权威急诊医学专著是 *Emergency Medicine:A Comprehensive Study Guide*。因此,借鉴国外先进经验,发展我国的急诊医学理论体系并不困难。困难在于如何培养我国急诊医学专科医师。这是一个系统工程,需要各种配套制度(包括人事制度、住培制度、福利制度、考核制度和准入制度等),需要合格的急诊住院医师规范化培训基地、完备可行的教学计划(明确核心课程)。我国目前还未正规开展急诊医学专科医师培养,图1-1-2是急诊医学专科医师培养构想。

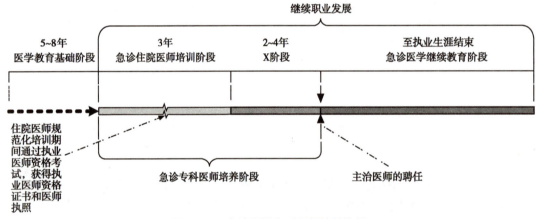

图 1-1-2 急诊医学专科医师培养构想

虽然急诊医学是一门新兴学科,但却是临床医学的一门主要学科,它与传统专业分工不同,互相补充和衔接,各有侧重,不能互相替代。虽然经过三十多年的发展,急诊医学已初步显现了自己独特的临床专业特点,但它仍然处于成长过程中的"婴儿阶段",要使其发展壮大,必须给予爱护、扶持。倡议政府、医院充分认识急诊医学在临床医学中的位置,从政策上给予支持,制定相关的准入制度、专科医师培养制度、福利待遇制度和风险分摊制度等,促进急诊医学在我国的发展。

(于学忠)

【推荐阅读文献】

于学忠.协和急诊医学.北京:科学出版社,2011.

第 2 章　急诊特殊人群

第 1 节　老 年 患 者

我国的人口正在迅速老龄化,这种趋势也影响着急诊医学的工作实践。总体来说,老年患者比年轻患者更有可能出现紧急情况,并需要较长时间的评估。

一、老年人的生理变化

老年人的生理变化涉及每一个器官系统,对老年人的健康和功能状态有许多影响。心脏病是老年人住院和死亡的主要原因,随着年龄的增长,罹患心脏病的风险也增加。心肌收缩力和顺应性下降会影响患者的心功能。动脉粥样硬化,不仅增加心脏病的发病率,也增加了其他血管疾病的风险(如卒中、肠系膜缺血、周围血管疾病、主动脉夹层和腹主动脉瘤)。

由于抗体滴度下降,老年人感染的风险较高。前列腺疾病和盆底异常的妇女膀胱排空不全易患尿路感染。误吸增加肺炎风险。皮肤的脆弱和老化使皮肤及软组织感染的风险增加。细胞免疫退化易使者潜在的疾病复发(如结核病),并可能与肿瘤易感染性增加有关。癌症是老年患者住院和死亡的常见原因。骨折是需要住院治疗的另一常见原因,主要是由于老年人(尤其妇女)骨质疏松症的发生率较高。

二、病情评估

老年患者的病情评估往往较难。认知缺陷和记忆力下降往往使老年人提供的病史不准确。因此,采集病史时有必要查阅既往的医疗记录或请患者家属参与。还应特别注意过去的医疗问题和手术情况及患者目前的用药情况。同时,老年人对体格检查也常不敏感。因此,有潜在疾病的老年人,比有类似情况的年轻人需要更多的辅助检查。对老年患者,诊断的准确性和及时性是关键,延误关键治疗会增加致残率和死亡率,有必要对其应用更多的医疗资源。

三、各类疾病

1. **心肌梗死**　随着年龄增加,急性心肌梗死(acute myocardial infarction,AMI)的表现也更不典型。年龄超过 85 岁的患者,心肌梗死的非典型表现很常见,常常缺乏胸痛症状。突然呼吸困难可能是老年患者的唯一症状,其他症状包括晕厥、类似流感的表现、恶心、呕吐和疲劳等。

2. **感染**　由于衰老,老年人比年轻人更容易发生感染性疾病,其发病率和死亡率较高。同时这一人群也更容易感染罕见微生物。由于老年人免疫反应减弱,对感染的发热反应变得迟钝,并且白细胞计数很少升高,评估感染可能很难。

3. **腹痛**　由于陈述模糊且常合并其他疾病,评估老年患者的腹痛,往往需要广泛的实验室和影像学检查。由于老年人的腹痛很可能是严重的疾病,当症状持续存在而诊断仍不清楚时,可以考虑住院并密切观察病情变化。如果不住院,应延长患者在急诊的观察时间并在 12 小时内重新评估。

4. **严重外伤**　老年人的严重创伤较少。对于任何跌倒的老年人,需询问跌倒的周围环境。虽然表现为跌倒,但跌倒可能是由于潜在的严重或危及生命的疾病所致,如晕厥、因脱水或出血导致的低血容量、心脏或脑血管疾病、某些药物引起。

第 2 节 免疫缺陷患者

相对于免疫力正常的人来说,免疫缺陷患者的感染更为常见,且更严重、进展更快、更具致命性,同时能被更多微生物感染。

(一)癌症

癌症患者由于化疗或疾病自身进展,常合并多种免疫缺陷,如粒细胞缺乏、T 淋巴细胞或 B 淋巴细胞功能受损,因而易遭受感染。另外,长期血管内置管、频繁的侵入性诊疗操作、放疗毒性作用、暴露于耐药微生物环境等均是易遭受感染的因素。目前各种免疫方面的治疗(如同种骨髓移植、自体干细胞移植、输注血小板和粒细胞集落刺激因子)可增加癌症患者免疫抑制时期的存活率。然而,在现有各种支持性治疗的情况下,癌症患者合并感染仍导致较高的病死率。急性白血病或淋巴瘤、多发性骨髓瘤患者的感染发病率明显高于其他实质性肿瘤。

(二)糖尿病

糖尿病患者因免疫功能缺陷、良好的真菌和细菌生长环境、微血管病变和动脉粥样硬化相关的血管功能和周围感觉神经病变引起对伤口的忽视,容易遭受感染。

糖尿病患者常见的感染包括由根霉菌和毛霉菌属导致的鼻脑接合菌病、铜绿假单胞菌引发的恶性(或者坏死性)外耳道炎、金黄色葡萄球菌和革兰氏阴性菌引发的肺炎、肾盂肾炎、肺炎克雷伯菌引起的肝脓肿、坏死性筋膜炎累及会阴部和下肢以及腰大肌脓肿、硬膜外脓肿及足部感染合并骨髓炎等。糖尿病患者合并肺炎球菌感染时,易发展为菌血症且病死率增高。

(三)饮酒

饮酒主要通过直接抑制免疫系统、改变血流量、导致精神抑郁和延误诊治而引发感染。乙醇中毒干扰呼吸道防御机制,引发呼吸道正常菌群改变,咳嗽反射及纤毛运动减弱(使异物清除能力受损),诱发误吸。酗酒者常伴有营养不良、吸烟,慢性肺部疾病和革兰氏阴性菌口腔定植的发生率增高。

(四)慢性肾脏病

慢性肾脏病患者死亡的原因中,感染约占 20%。尿毒症患者发生感染的危险因素包括血清白蛋白减低、铁负荷增加、细胞内钙离子浓度增加、低分子量尿毒症毒素、代谢性酸中毒、趋化因子阻滞药、内源性致热原生成减少和血液透析损伤血管等。透析患者发生脓毒症时年病死率可增加 100~300 倍。在腹膜透析的第一年中,有高达 2/3 的患者可发生腹膜炎,其中约 1/3 的患者因此而被迫放弃腹膜透析。金黄色葡萄球菌、表皮葡萄球菌是主要病原菌,其次是链球菌、革兰氏阴性杆菌和念珠菌。腹膜透析患者发生脓毒症的风险远小于血液透析患者。

(五)糖皮质激素

应用大剂量糖皮质激素可影响中性粒细胞、单核细胞、淋巴细胞的分布及功能。此类患者易遭受化脓性细菌的感染,如金黄色葡萄球菌、链球菌和革兰氏阴性菌等。因细胞免疫功能受损,结核分枝杆菌、水痘 - 带状疱疹病毒、单纯疱疹病毒和巨细胞病毒等感染也较常见。接受糖皮质激素治疗患者易感染的其他微生物包括李斯特菌、沙门菌、军团菌、奴卡菌、念珠菌、曲霉菌、隐球菌和肺孢子菌等。

第 3 节 实体器官移植

轻微症状和体征也可能是器官移植严重并发症的征兆,对任何主诉均应进行仔细排查。

移植器官的并发症通常可分为四类:解剖并发症、感染、排斥和药物毒性。对就诊于急诊科的移植患者,在鉴别诊断中均应考虑是否存在上述并发症。

(一)解剖并发症

实体器官移植的解剖并发症主要包括三个方面:①血管吻合并发症,包括动脉性和静脉性并发症。急性动脉血栓形成可导致暴发性的器官衰竭,接受肝移植的患者尤为显著。移植后期可出现动脉狭窄,其移植器官的影响主要取决于血流受限的程度。假性动脉瘤也是血管吻合并发症之一。②非血管吻合并发症,包括胆管 - 胆管吻合、气管 - 气管吻合及输尿管 - 输尿管吻合。与这些结构相关的并发症包括吻合口瘘和梗阻。

③手术相关的并发症,包括因技术原因导致的并发症或淋巴管瘤的形成。

(二) 感染

实体器官移植的患者需终生进行免疫抑制治疗。基于此原因,感染成为移植后患者的第一死因。由于炎症反应受损,器官移植患者的感染征象经常被掩盖。器官移植患者可以进行免疫接种,但应尽量避免应用活病毒抗原疫苗。由于存在传染的风险,关系密切的家庭成员也不应接种活疫苗。

根据感染发生时间的不同,可分为 3 个时限:移植后 1 个月、移植后 2~6 个月、移植 6 个月后。根据发病时间的不同而进行分类有助于预测感染原。

移植后 1 个月内发生的感染与移植过程、导管和插管有关,以院内感染为主。

移植后 2~6 个月的感染主要分为两类:免疫调节相关的病毒感染和机会性感染。免疫调节相关的病毒包括巨细胞病毒、乙型和丙型肝炎病毒、BK 病毒、人类疱疹病毒和 EB 病毒。机会性感染包括肺孢子菌肺炎、李斯特菌感染和真菌感染。

移植 6 个月后的患者根据感染易感性可分为三类:健康的移植患者、慢性病毒感染患者和慢性排斥患者。

健康的移植患者对正常的社区获得性感染的易感性轻度增加,如流感、泌尿系统感染和肺炎。慢性病毒感染可能会发展成进行性疾病,如肝炎病毒感染可能会进展成肝癌,EB 病毒感染会致相关的 B 淋巴细胞异常增殖、疱疹病毒的反复活动等,往往需要应用免疫球蛋白或抗病毒药物。慢性排斥患者需要持续进行免疫抑制治疗以保护移植器官。因此,这些患者发生致命性的机会性感染的风险极高,包括真菌(如念珠菌、隐球菌和球孢子菌)、细菌(如李斯特菌和诺卡菌)和寄生虫(孢子菌、弓形虫和圆线虫)。

(三) 排斥

每个接受移植的患者对移植器官都有一个从免疫应答形成到减弱的过程。根据排斥反应发生的时间,可分为三个阶段:超急性、急性和慢性。超急性排斥通常出现在围术期,在严格的供体 - 受体匹配情况下很少出现。急性排斥发生在器官移植后的 1 个月内,临床表现为移植器官功能不全引起的全身症状和体征。如果停用免疫抑制剂,可随时出现急性排斥;即使仅一天未服用免疫抑制药,也应被视为急诊情况。慢性排斥可持续数年,导致进行性移植器官功能衰竭。

(四) 药物毒性

环孢素是目前主要的移植免疫抑制剂。其肾毒性与剂量相关,在与其他的移植后常用具有肾毒性的药物(如两性霉素 B、氨基糖苷类和高剂量的复方磺胺甲噁唑合用时,会增加其肾毒性。环孢素还可能加重高脂血症,引起动脉粥样硬化。为保护肾功能和防止动脉粥样硬化,必须应用标准方案,积极地控制高血压。环孢素可引起高尿酸血症和痛风。

抑制细胞色素 P450 酶代谢的药物(如红霉素、酮康唑),可使其血药浓度升高,增加毒性;利福平可增加细胞色素 P450 酶的活性,触发器官排斥。

长期使用皮质激素治疗可引起骨质疏松、胃肠道出血、糖耐量减低和肾上腺皮质功能抑制。急性大剂量给药可致血糖和电解质紊乱,甚至精神异常。激素治疗的迅速撤退或严重疾病可导致肾上腺皮质功能危象。

当移植患者出现上述问题时,应积极咨询器官移植专家,与患者的移植中心联系,以便协调后续的诊治。

第 4 节　暴力倾向患者

(一) 风险评估

对暴力倾向患者的评估应从风险评估和关注安全措施开始。暴力行为通常在一段时间的紧张气氛逐渐增加后突然暴发。敏锐的医师能通过语言和非语言的线索识别此类患者,然后抓住机会进行缓解。典型的情况是,患者首先变得愤怒,然后抵抗权威,最后变得富于挑衅和伴有暴力行为。当对正在发展的危险情况有直觉时,医师就应该采取适当的预防措施。暴力行为也有可能在没有征兆的情况下突然暴发,所以医师不应该对自己识别危险的能力盲目自信。

情绪处于明显愤怒状态的急诊患者应该被考虑为潜在的暴力行为者。挑衅的行为、愤怒的举止、走来走去、大声吼叫或强制性说话、肌肉紧张的姿态、举起手臂猛烈辱骂、频繁地更换体位、击打墙壁或扔东西等,都是可能发生暴力行为的症状和征兆。此类患者应该被转移至安静的、带窗的或可以直接被观察的环境,避免接触冲突的另一方及其他挑衅的患者,防止事态扩大。因为增加等待时间与暴力行为呈正相关,所以快速评估潜在的暴力行为者有助于阻止攻击性的升级;另外,优先治疗也可以缓解患者的愤怒情绪。

接诊患者的理想场所应该注重隐私,但不是隔绝的、孤立的。有些急诊科为有潜在暴力行为的患者特别设置了隔离屋。在诊室附近应设置保安人员,诊室门应该打开,以备人员随时介入干预或迅速离开。医师和患者的座位离门的距离应基本相当。如果医师的位置挡住了门,当患者急于逃出诊室时,就会增加医师受伤的风险,所以最佳设置是有两个出口,而且诊室门应该朝外开,医师到出口不应有任何障碍。诊室内不应放置可以被投掷的危险物品或重物,还应当配备报警的装置,如紧急按钮,或设置一个特定的警示语言(如"我这里需要某某医师")。为了保护个人安全,医师不应当佩戴耳饰、项链和领带等,并注意患者身上任何可能被当作武器的物件,如钢笔、手表或带子等。

对暴力倾向患者不适当的沟通方式包括争论、自以为是和不容置疑。这些不恰当的策略挑战了患者想"证实自己"的想法。医师公开声称要呼叫保安人员也容易招致患者的暴力行为。医师必须留意自己对患者的反应,避免愤怒的反向转移;陪同接诊的同事可能受到伤害。尤其需要注意的是不要轻视威胁行为。如果语言交流不成功,暴力行为扩大,医师应该离开诊室并且寻求帮助。

(二) 身体约束

如果语言交流不成功就应该考虑进行身体约束。对患者进行身体约束,"违背"其意愿,与患者失控后造成的身体伤害相比,更有益。人道主义的约束方法不仅有助于患者的诊断和治疗,还能避免患者和医师受伤。一般的原则是:应尽量避免俯卧约束,患者持续挣扎时应使用镇静剂。

(三) 化学约束

化学约束对于控制情绪激动的患者十分必要,可以与身体约束配合使用。目前推荐对暴力倾向患者常用的镇静药物为氟哌啶醇,常规给药剂量为 2.5~10mg,每 30~60 分钟肌内注射,老年人剂量减半;肌内注射后,通常 10~30 分钟起效。苯二氮䓬也可用于躁动患者的快速镇静。咪达唑仑半衰期短,常用 5mg 肌内注射,起效比氟哌啶醇(5mg 肌内注射)更快。

(于学忠)

【推荐阅读文献】

[1] 于学忠 . 协和急诊医学 . 北京 : 科学出版社 , 2011.
[2] MARX J A. Rosen's emergency medicine: concepts and clinical practice. 7th ed. Philadelphia: Mosby, 2010.

第3章　急诊医患沟通

随着生活水平的提高,人们对自身健康日益重视。急诊患者起病急、病情重、变化快,使急诊诊疗工作面临巨大的挑战。短暂的急诊诊疗过程中,医师若不能熟练掌握沟通技巧,很容易出现纠纷,给医患双方均增加负担。

一、医患纠纷的成因

把不良医患关系归因为患者是一种局限的认识,会妨碍问题的解决。医师的性格、处事原则及急诊科的就诊环境也会影响医患关系。

1. 患方对疾病的认知期望与诊疗现状存在较大落差　随着医学进步和生活水平提高,人们对健康有了更高需求,希望借助先进的医疗技术和设备治疗疾病、延长寿命、减轻伤残病痛。而目前医学仍有很大局限性,很多疾病即使积极救治仍会危及生命或遗留功能障碍,但是患方对此不理解,希望"治愈"的要求逐渐变得严苛,一旦事与愿违,就会引发医患矛盾。患方同时希望"最少检查、最少费用",能"简单地"把病治好,目前的医疗水平不易达到;患方对医疗服务方面的需求也日益增多,希望得到最理想、最优质的医疗服务,并且这种需求的程度因人而异,不易满足。

2. 医师沟通应变能力不足　沟通障碍是各种形式人际关系中的常见问题,在医疗机构中常常被放大。患者满意度与医师是否能够倾听并理解他们的诉求,以及患者对医师专业能力水平的感受相关。急诊医师每天面对各种急重症和突发情况,承担诊疗、抢救和决策等工作,注意力往往集中在诊疗效率上,希望能够从医疗角度出发排序和规划处理患者;而患者则不希望按部就班地进行,他们对自身疾病比任何人都重视,一点细微的变化都会牵动患者及家属的心,希望得到医护人员的高度重视。当遇到不易沟通的患者时,如果医师拒绝改变其固有的诊疗规划,不能满足其要求,患者及家属就会对医师失去耐心和信任,造成矛盾激化。

3. 急诊科特殊的医疗环境　急诊的就诊环境容易受到干扰,就诊过程常因突发情况被打断,难以达到舒适的诊疗环境。由于紧张和严苛的时间限制,医师与患者的交流非常简短,而且时常会受到干扰而中断,这可能会使患者认为医师对他不关心或并未完成病情评估。患者还可能因等候时间过长而焦躁、难以克制情绪。医师在处理此类患者时,也可能因护士的前期评价而产生偏见,或因感到难以控制局面而倍感压力。

4. 不良医患关系的恶性循环　医师可能会觉得患者"难缠",而倾向于粗暴地对待或是忽视患者提出的要求。而患者往往对这样的负面反应很敏感,担心医师不能认真处理,或是失望、不信任,试图重复或用强硬的态度提出要求以求得重视,医师认为其更不易沟通,如此恶性循环。这种不良关系对患者产生的后果包括无法明确真实病因、漏诊及提前或不适当地离院。对于医师的负面影响表现为挫折感、失败感、担心受到投诉、保守的工作模式和潜在的偏见,最终导致医师在工作中精疲力尽。

二、医患沟通策略

(一) 总体策略

1. 树立正面、善意的形象　对于引起医师负面情绪的患者,坦诚的、同情友善的交流是解决问题的有效方法。有些医师过分强调维护权威形象,认为对"难缠"的患者过于"软弱",可能会更糟糕。其实不然,如果对患者的问题表示尊重、同情和关注,能够有效缓和患者的焦虑,消除其用强硬方式求得重视的想法。负责、友善的正面形象树立起来后,沟通难度明显降低,患者确信自己的诉求得到了认真聆听,医师已考虑到他们的问题,更易接受后续的诊疗建议。在此过程中,需要把握患方心理,使用恰当的语言和语气,灵活应用倾听、交谈、安慰、关怀和要求等不同方式,处理不同的沟通问题。同时,不应逃避自身的疏忽或失误,应积极承担责任,及时向患方致歉,取得患方谅解。适当的肢体语言也很重要,温和专注的目光、严肃认真的表情和轻柔迅速的动作都能让患方感受到医师的专业素养,增加患方的信心与信任。

2. 设身处地,换位思考 医患双方都有自身的立场和困扰,在繁忙的急诊工作中,医务人员应尽量多地为患方考虑,让患方明显感受到关心和温暖,减少医患冲突。有经验的急诊医师会考虑"为什么患者会来看急诊""他们想治疗到什么程度"等问题。

3. 重视家属反映的任何情况,决不轻易否定 家属的观察往往时间更长、更细致,能注意到一些易被忽视的问题。如慢性阻塞性肺疾病用呼吸机的患者,家属反映患者身体的左侧总不动,则可怀疑脑梗死。若家属来反映病情,不要简单冷漠地回答"知道了",应该说"马上就过去"。如果手头暂时有其他工作走不开,应请其他医师(包括上级医师)帮助,诊察过后,应向患者进行一定的解释。

4. 引导谈话方向 一些患者喜欢提及与目前急诊问题无关的话题,应当避免在这些问题上"纠缠",适当提醒或引导患者集中关注当前的主要问题,使医患的步调一致。

5. 加强培训总结 类似的医患矛盾往往重复发生,急诊医师应及时总结沟通的方法和经验,总结不良事件发生的原因和处理过程,培训沟通技巧,不断提高沟通水平,以更好地胜任充满风险和挑战的急诊工作。

(二) 出现冲突时的策略

1. 控制影响范围 可将患方带到专门的谈话室处理,避免他们的大声吵闹播散更多的焦躁情绪。

2. 认可矛盾,不避讳错误 对于已被确认的错误,不应避讳;应认可当前存在的矛盾。将错误的处理、赔偿追责等非临床事务,交由医务处或法律部门等专门人员进行。

3. 尽快恢复临床工作,将注意力重新转回到病情上来 恢复临床工作,可以尽量减少损失。疾病的治疗始终是患方关注的最终目标,在认可矛盾的前提下,与患方认真商讨后续的诊疗方案,可以有效地平息争吵,恢复患方对医师的信任。

4. 寻求建立"统一战线" 患者的直系亲属往往更专注于病情的解决,而远亲、邻居等往往易"揪住"矛盾冲突、大声吵闹,甚至于不顾患者病情。应当学会识别这两类家属之间的差异,与最关注病情的直系亲属建立"统一战线",集中精力解决临床问题。直系亲属们专注于诊疗的态度往往可以有效地平息其他家属的态度。

5. 出现僵局时,寻求同事或上级帮助 有时由于失误或无法被理解,受到患方指责和严重不信任,此时再继续正常的诊疗会变得很困难或尴尬,应考虑求助团队的支持,寻求同事或上级医师的帮助。

(三) 与一些特殊患者的交流

1. 特殊的患者 在相关领域有一定建树的患者通常见多识广、思想独立,在职业生涯中处于支配的位置,工作中的成功可能使其对事物苛求或自以为是。此类患者的医疗需求较多、较高,可能会使用恐吓、敌对和威胁的方法来达到不合理的要求。他们往往不希望在医师面前表现出无助和依赖,这种行为源于不安全感,医师对其的帮助就格外重要。医师在安慰患者、提供诊治的同时,必须设定界限,对其不合理要求不予满足。为了避免在诊断和治疗的选择上与患者长时间地争论,可将不同的处理方案推荐给患者,让患者拥有选择诊治方案的自主权。同时,医师必须把握对患者要求的接受程度,作出不影响下一步合理治疗的决策。

2. 依从性差的患者 包括装病者、流浪者、缺少照护的老年人和反复就诊的患者。医师容易对他们产生不耐烦的情绪,但要警惕,这很有可能是一种偏见,容易造成漏诊。应尽量像对待普通患者一样对待他们,完成正常的诊疗程序,确保不遗漏有潜在生命危险的疾病。急诊医师对此类患者的处理过程中,可能会产生气馁、无从下手的感觉,但是把这些让人"不耐烦"的行为看作疾病的症状,以同情和仁慈的心态对待患者,尽量让他们回归正常的诊疗流程是正确救治的关键。

总的来说,急诊科是高风险、高难度的窗口科室,应全面提高医务人员的综合能力,包括知识水平、操作水平和意识水平,加强医患沟通、团队合作和应急培训,才能更好地适应瞬息万变的急诊诊疗工作。目前,急诊医患沟通和医务人员心理疏导日益重要,提高沟通能力刻不容缓,这是社会进步的需求,也是医疗发展的体现。急诊医师应从多方面提高医患沟通能力,理论联系实践,减少医患纠纷,使急诊医疗质量和医疗安全得到进一步保障,使患者身心兼治、早日康复。

（金　魁　于学忠）

【推荐阅读文献】

MARX J A. Rosen's emergency medicine: concepts and clinical practice. 7th ed. Philadelphia: Mosby, 2010.

第4章　急诊患者病情评估与分级

我国急诊患者数量逐年增长，病种繁杂，病情严重程度不一。其中急危重症患者常常起病突然，进展快速，就诊时已生命垂危。能够对病情程度准确识别和评估，并采取相应分级处置策略是合格急诊医师的必备能力。特别是针对危重患者，不同于一般疾病采集病史、体格检查、辅助检查和诊断治疗的处置流程，需要对危及生命的紧急情况快速识别评估并作出迅速反应和干预，为抢救生命赢得时间。

第1节　急诊患者病情评估

急诊患者的病情评估过程可以分为三个环节，包括整体评估、一级评估和二级评估。采取此流程的目的：首先应用整体评估尽早识别出危重患者，进而应用一级评估识别判断出影响生命的主要问题，迅速采取措施消除或缓解影响生命的紧急情况，之后再进行二级评估明确病因。

一、整体评估

整体评估是利用最初的视觉、听觉对急诊患者的总体直观感受。具体包括面容、眼神、精神状况、交流能力、活动能力、呼吸做功情况、皮肤颜色和有无出血，从而识别出呼吸困难、循环衰竭和将要发生的心跳呼吸停止。整体评估通常在数秒内完成，通过整体评估，可以对患者病情的严重程度作出最初判断，目的是识别出生命垂危患者，立即抢救。

二、一级评估

一级评估：评估生命体征和经皮血氧饱和度，并按"ABCDE"顺序快速评估心、肺和神经系统功能。一级评估的重点应放在判断紧急问题和了解生理储备方面，特别是心肺功能的储备（表1-4-1）。

表1-4-1　一级评估内容

评估顺序	对象	内容
A（airway）	气道	评估气道通畅度，是否可以通过简单方法开放并通畅气道（如摆正体位、吸痰和清除异物），是否为崩溃气道[①]，是否需要建立人工气道
B（breathing）	呼吸	评估口唇颜色是否发绀，胸廓形态及运动幅度是否正常对称，呼吸频率节律，呼吸用力，气管及双侧肺部呼吸音，经皮血氧饱和度
C（circulation）	循环	评估心血管功能（血压、心率和心律、大动脉搏动、脉搏）和器官末梢灌注（精神意识改变、尿量、皮肤颜色和温度、毛细血管再充盈时间、脉搏灌注指数）
D（disability）	脑功能	格拉斯哥昏迷评分、瞳孔对光反射、血糖
E（exposure）	暴露	暴露全身，观察有无外伤、损伤、畸形、出血，有无感染性伤口，腹腔压力，肢体末梢颜色和温度

注：①崩溃气道是指患者处于深度昏迷、濒临死亡、循环崩溃时，不能保证基本的通气氧合。

完成一级评估后，要分辨出威胁生命的情况，迅速反应，积极干预。威胁生命的症状见表1-4-2。

表 1-4-2　威胁生命的症状

评估顺序	对象	威胁生命的情况
A（airway）	气道	完全或严重气道梗阻、崩溃气道
B（breathing）	呼吸	呼吸停止、呼吸明显费力、呼吸减慢
C（circulation）	循环	不能触及脉搏、灌注差、低血压、心动过缓
D（disability）	脑功能	无反应、意识障碍、低血糖
E（exposure）	暴露	严重低体温、大出血、皮肤花斑、严重腹腔高压

三、二级评估

完成整体评估和一级评估后，紧急威胁生命的情况得到及时初步有效干预，开始二级评估。此评估包括详细的病史、有重点的全面体格检查、床边即时检查及检验。二级评估目的主要是明确疾病诊断和进一步评估疾病情况。

（一）病史

部分急诊患者不能自己提供病史，家属、起病时的目击者及转运的医护人员提供的信息都非常重要。在病史收集里，简明扼要并需重点获得的信息包括：起病时最主要的症状和体征；诱因；严重程度；症状体征发展演变的过程和相应的时间顺序；最主要症状到目前的时间，例如胸痛到就诊时的时间等；既往疾病及治疗情况；用药情况，包括上一次用药的时间；有无对药物和食物过敏。仔细鉴别病史，例如无论育龄女性自诉是否停经，都应考虑存在宫内或宫外妊娠的可能。

（二）体格检查

在一级评估"ABCDE"的基础上，结合患者最主要的问题，迅速而详细并有重点地对患者进行体格检查。例如对于突发剧烈胸痛的患者，应比较双上肢的血压；意识障碍起病的患者，应记录格拉斯哥昏迷评分、瞳孔大小和反应、脑膜刺激征、生理反射和病理反射、中枢及周围神经的感觉和运动功能；突发呼吸困难的患者要特别注意下肢有无肿胀；腹痛的腹部触诊也很重要，若腹部有触痛，应确定触痛的范围、程度，评价腹肌紧张度、反跳痛及腹腔压力的情况；腹痛病因不明时，可在超声引导下诊断性穿刺，对疾病诊断和评估有重要意义。

（三）床边即时检查和检验

重视床边超声在病情评估中的作用。床边超声检查具有简便、快速、准确、无创、无射线和可重复性高等优点，在不明原因休克、呼吸困难、严重创伤的病因筛查和病情评估中发挥重要作用。即时检查还包括心电图、胸部 X 线片、CT 及必要时的增强 CT、MRI，权衡病情和转运风险后合理选择。可以完成的检验项目有血常规、生化、血气分析和心肌酶谱等，其中血气分析、血糖、乳酸、电解质和心肌酶谱等指标可应用床边快速检验完成。考虑感染的患者应第一时间留取微生物学标本进行检验。

二级评估完成后，并不意味对患者的评估结束。急诊患者病情动态变化性和对治疗干预的反应性，决定了需要对患者进行反复评估，包括定时评估和病情发生变化时的即时评估，针对新出现的情况作出相应临床决策干预处理后再次评估。因此，这一过程可以描述成"评估—决策—干预—评估"的周而复始过程。

第 2 节　急诊患者病情分级

对急诊患者评估后，根据其各项指标及可能的病因，按疾病严重程度从高到低依次划分为四个等级，不同级别患者采取不同响应程序。需要注意的是，每位患者的分诊级别不是固定不变的，需要密切观察患者的病情变化，尽早发现影响临床结局的指标，并及时调整患者的分诊级别和相应的诊疗流程。具体分级可参考急诊预检分诊分级标准（表 1-4-3）。

表 1-4-3　急诊预检分诊分级标准

级别	患者特征	级别描述	客观指标	人工评定指标	响应程序	颜色
Ⅰ级	急危	正在或即将发生的生命威胁或病情变化，需要立即进行积极干预	• 心率 >180 次 /min 或 <40 次 /min • 收缩压 <70mmHg 或急性血压降低，较平素血压低 30~60mmHg • 血氧饱和度（SpO_2）<80% 且呼吸急促（经吸氧不能改善，既往无慢性阻塞性肺疾病病史） • 腋温 >41℃ • 即时检验指标：血糖 <3.33mmol/L，血钾 >7.0mmol/L	• 心搏呼吸停止或节律不稳定 • 气道不能维持 • 休克或明确心肌梗死 • 急性意识障碍 / 无反应或仅有疼痛刺激反应（格拉斯哥昏迷评分 <9 分） • 癫痫持续状态 • 复合伤（需要快速团队应对） • 急性药物过量 • 严重的精神行为异常，正在进行的自伤或他伤行为，需立即药物控制者 • 严重休克的儿童、小儿惊厥等	立即进行评估和救治，安排患者进入复苏区	红色
Ⅱ级	急重	病情危重或迅速恶化，如短时间内不能进行治疗则危及生命或造成严重的器官功能衰竭；或者短时间内进行治疗可对预后产生重大影响，比如溶栓、解毒等	• 心率 150~180 次 /min 或 40~50 次 /min • 收缩压 >200mmHg 或 70~80mmHg • SpO_2 80%~90% 且呼吸急促（经吸氧不能改善） • 发热伴粒细胞减少 • 即时检验：肌钙蛋白、心电图提示急性心肌梗死	• 气道风险：严重呼吸困难 / 气道不能保护 • 循环障碍，皮肤湿冷花斑，灌注差 / 怀疑脓毒症 • 昏睡（强烈刺激下有防御反应） • 急性卒中 • 类似心脏因素的胸痛 • 不明原因的严重疼痛伴大汗（脐以上） • 胸腹疼痛，已有证据表明或高度怀疑以下疾病：急性心肌梗死、急性肺栓塞、主动脉夹层、主动脉瘤、急性心肌炎 / 心包炎、心包积液、异位妊娠、消化道穿孔、睾丸扭转、所有原因所致严重疼痛（7~10 分） • 活动性或严重失血 • 严重的局部创伤 - 大的骨折、截肢 • 过量接触或摄入药物、毒物、化学物质、放射物质等严重的精神行为异常（暴力或攻击），直接威胁自身或他人，需要被约束	立即监护生命体征，10min 内得到救治，安排患者进入抢救区	橙色
Ⅲ级	急症	存在潜在的生命威胁，如短时间内不进行干预，病情可进展至威胁生命或产生十分不利的结局	• 心率 100~150 次 /min 或 50~55 次 /min • 收缩压 180~200mmHg 或 80~90mmHg • SpO_2 90%~94% 且呼吸急促（经吸氧不能改善）	• 急性哮喘，但血压、脉搏稳定 • 嗜睡（可唤醒，无刺激情况下转入睡眠），间断癫痫发作 • 中等程度的非心源性胸痛 • 中等程度或年龄 >65 岁无高危因素的腹痛 • 任何原因出现的中重度疼痛，需要镇痛（4~6 分） • 任何原因导致的中度失血 • 头外伤 • 中等程度外伤，肢体感觉运动异常 • 持续呕吐 / 脱水 • 精神行为异常：有自残风险 / 急性精神错乱或思维混乱 / 焦虑 / 抑郁 / 潜在的攻击性 • 稳定的新生儿	优先诊治，安排患者在优先诊疗区候诊，30min 内接诊；若候诊时间大于 30min，需再次评估	黄色

续表

级别	患者特征	级别描述	客观指标	人工评定指标	响应程序	颜色
Ⅳ级	亚急症	存在潜在的严重性,如一定时间内没有给予治疗,患者情况可能会恶化或出现不利的结局,以及症状将会加重或持续时间延长	生命体征平稳	• 吸入异物,无呼吸困难、吞咽困难、呕吐或腹泻,无脱水 • 中等程度疼痛,有一些危险特征 • 无肋骨疼痛或呼吸困难的胸部损伤 • 非特异性轻度腹痛 • 轻微出血 • 轻微头部损伤,无意识丧失小的肢体创伤,生命体征正常,轻中度疼痛 • 关节热胀,轻度肿痛 • 精神行为异常,但对自身或他人无直接威胁	顺序就诊,60min 内得到接诊;若候诊时间大于60min,需再次评估	绿色
	非急症	慢性或非常轻微的症状,即便等待一段时间再进行治疗也不会对结局产生大的影响	生命体征平稳	• 病情稳定,症状轻微 • 低危病史且目前无症状或症状轻微 • 无危险特征的微疼痛 • 微小伤口,不需要缝合的小的擦伤、裂伤 • 熟悉的有慢性症状患者轻微的精神行为异常 • 稳定恢复期或无症状患者复诊/仅开药 • 仅开具医疗证明	顺序就诊,除非病情变化,否则候诊时间较长(2~4h);若候诊时间大于 4h,可再次评估	绿色

注:患者级别以其中任一最高级别指标确定;1mmHg=0.133kPa。

（尹　路　于学忠）

【推荐阅读文献】

史冬雷,于学忠,朱华栋,等.急诊预检分诊专家共识.中华急诊医学杂志,2018,27(6):599-604.

第二篇
急诊常见症状

第5章 发 热

【精粹】

1. 发热(fever)是指身体核心温度高于个体正常温度的情况。是大多数感染的常见症状,但也见于许多非感染性疾病,如肿瘤、自身免疫性疾病和自身炎症性疾病等。致热原可以是外源性的,也可以是内源性的。外源性致热原主要是微生物或其产物,如毒素;内源性致热原细胞因子有白细胞介素(IL)-1、IL-6、肿瘤坏死因子(TNF)α等。

2. 外周体温监测的方法(鼓膜、颞动脉、腋窝和口腔测温)不如中心体温监测方法(肺动脉导管、膀胱、食管和直肠测温)准确,但中心体温监测方法不如外周体温监测方法方便。直肠温度通常比口腔读数高 0.6℃ 左右,这对呼吸道感染和呼吸急促的患者尤其重要。

3. 人类的体温有昼夜节律变化规律且女性黄体(排卵后)阶段的体温较高。老年人的基线温度低于年轻人,有严重感染时,常有意识变化,而体温不一定很高,应该引起注意。

4. 要注意发热和体温过高的区别。发热是指下丘脑体温调节水平上调,增加外围能量的产生。体温过高是指体温调节中枢的设置保持在常温水平不变,而体温的升高是不受控制的,并超过散热能力,包括中暑、某些代谢性疾病及干扰体温调节的药物的作用。外源性热暴露和内源性热产生是体温过高导致危险内部高温的两种机制。

5. 超高热是指体温 >41℃,严重感染患者可能出现,但常见于中枢神经系统出血患者。

6. 发热出现以下情况之一提示病情危重:高热、意识障碍、脑膜刺激征阳性、循环不稳定及存在免疫抑制状态等。

7. 核心温度升高时对氧气的需求增加,会加重现有的心肺功能不全。

8. 急诊重点是尽可能明确诊断和排除有潜在严重后果的疾病:脓毒症、脑膜炎、脑炎、急性脑血管意外、头部创伤、急性心肌梗死、恶性高热、药物戒断、甲亢危象、环境相关发热性疾病等。

9. 详细询问发热患者的病史(包括流行病学资料)和认真、系统的查体非常重要。要特别注意询问起病缓急、发热期限与体温升高的程度和变化等。询问流行病学史,如发病地区、季节、年龄、职业、生活习惯、旅游史、与同样症状患者的接触史、手术史、输血及血制品史、外伤史和动物接触史等,往往可能提供重要的诊断线索,对明确诊断有重要意义。

10. 询问发热伴随的相关系统的临床症状有助于识别发热病因。发热伴随的寒战,结膜充血,皮疹,呼吸道症状,神经系统症状,心血管系统症状,胃肠道症状,黄疸,肝、脾和淋巴结肿大,出血等症状,均有重要参考价值。如发热伴咳嗽、气急提示可能有呼吸道感染;发热伴恶心、呕吐、腹痛、腹泻可能是胃肠道感染;发热伴黄疸提示可能有胆道感染或肝脏的病毒性炎症;发热伴尿频、尿急、尿痛提示泌尿系可能有感染;发热伴呕吐、惊厥、昏迷要考虑中枢神经系统疾患;发热伴多汗者常见于结缔组织病、脓毒症等;伴寒战者多为细菌感染,如脓毒症、深部脓肿等。早期无特殊性明显临床表现和体征者,应结合病史特点排除伤寒、结核等。

11. 传染病是急性感染性疾病的常见原因。因此,对急性感染性发热的患者,应注意发病的季节性和地方性。

12. 发热患者如果出现血流动力学不稳定,先按脓毒症休克处理,直至可以排除。

13. 绝大多数病毒引起的发热是自限性感染。降温及改善症状不会减缓常见病毒的消退。

14. 对于由感染引起的高热,应根据病情选用有效抗生素治疗。对局部感染病灶要及时清除。非感染性疾病所致的高热,也需根据不同病因采取相应的治疗措施。

15. 对于不明原因发热的定义较多,但趋于统一的意见是,不明原因发热应符合以下 3 条:①发热时间持续≥3周;②体温数次≥38.3℃;③经过至少 1 周完整的病史询问、体格检查和常规实验室检查后,仍不能确诊。因此,不明原因发热与"发热原因待查"是有区别的,通常不能在急诊科诊断不明原因发热。

【病历摘要】

　　患者,青年女性,无明显诱因出现发热 2 天,体温最高达 39℃。发热时伴寒战,全身乏力,无咳嗽咳痰,无恶心呕吐,无腹痛腹泻,无尿频尿急,全身淋巴结无肿大,无皮疹。本地医院血常规示:白细胞计数(WBC)15.26×10^9/L,中性粒细胞百分比(N%)93%,C 反应蛋白(CRP)260.69mg/L。给予喹诺酮类、头孢类抗生素和抗病毒药物,无明显好转。

【问题 1】患者发热诊断思路是什么?

　　患者,青年女性,发热时伴寒战,查体未见异常,无特异性伴随症状;血常规中白细胞计数增高,同时 CRP 增高,主要考虑感染性发热,细菌感染可能性大,需进一步明确感染的部位及性质。

【问题 2】患者下一步需要完善哪些辅助检查?

　　复查血常规 + 涂片、尿常规、心电图(ECG)、肝功能、血电解质、红细胞沉降率(以下简称"血沉")、肝炎病毒筛查、肝胆胰脾双肾超声、床旁胸部 X 线片、病毒核酸与抗体系列、呼吸道病原体检查和血培养等。

【知识点】

　　血涂片染色镜检是鉴别诊断和提示进一步必要检查的重要措施,特别是在快速诊断某些特异性感染方面(如疟原虫、黑热病原虫及丝虫病等)。另外,血涂片染色镜检对贫血与血小板减少症的鉴别诊断以及白血病和淋巴瘤的检出有重要帮助。

【问题 3】下一步需进行什么处理?

　　当发热原因待查患者体温 >38.5℃时,应立即给予降温处理,同时寻找病因,进行病因治疗。首先区分患者是感染性发热或非感染性发热,如果怀疑感染性发热还要进一步区分病原学,区分细菌、病毒、真菌及非典型菌。疑为细菌感染发热且病情严重时,可在必要的实验室检查和采取各种培养标本后,根据初步临床诊断予以经验性的抗菌治疗,同时给予补液等对症支持治疗。

【病历摘要】

　　患者生化检查发现:谷丙转氨酶(ALT)43IU/L、谷草转氨酶(AST)29IU/L、K^+ 3.37mmol/L。尿常规示白细胞(+++)。血常规示白细胞计数 6.6×10^9/L,中性粒细胞百分比85%,淋巴细胞百分比7%,单核细胞百分比8%,血小板计数(PLT)68×10^9/L。超声示:脾大;右肾长径大,左肾体积大,左肾上极肾周少量积液;盆腹腔少量积液。血沉 101mm/h。因患者发热同时多脏器功能受损,追问病史患者述曾四肢关节疼痛,故诊断考虑泌尿系感染,同时不除外风湿免疫系统疾病。在抗感染、补液支持同时,查自身抗体、风湿蛋白系列、免疫球蛋白、补体系列。患者化验结果回报均阴性。患者体温降至 36.1℃,但 1 天后患者再次出现发热,体温波动于 37.5~38.5℃,体温峰值较之前降低,仍有反复。

【问题 4】接下来要如何检查和治疗?

　　结合患者病史、查体及超声所示(左肾增大,肾周少量积液),考虑尿路感染。进一步行清洁中段晨尿培养、血培养及血降钙素原水平检测,改用能覆盖革兰氏阴性菌的抗菌药物、并水化及碳酸氢钠口服碱化。

【知识点】

发热的对症处理方法

发热的对症处理方法包括物理降温与药物降温。首选物理降温,其方法包括温水擦浴、酒精擦浴、冰敷。阿司匹林或非甾体抗炎药可降温,并改善全身和局部的症状,但会引起血小板减少和胃肠道的副作用。同时需警惕对乙酰氨基酚的肝脏损害。如不能口服退热药,可使用非甾体抗炎药的肠外制剂或各种退热药的直肠栓剂;治疗体温过高(热射病等)的主要目的是通过物理手段迅速降低体温。

【问题5】如何进一步鉴别常见发热性疾病?

引起发热的原因很多,但多数发热伴有定位症状与定位体征,有助于诊断。

发热伴肺部体征,如咳嗽、咳痰、咯血、胸痛、呼吸困难等,应考虑以下感染。①上呼吸道感染:上呼吸道感染 70%~80% 由病毒引起。主要有流感病毒、副流感病毒、呼吸道合胞病毒、腺病毒、鼻病毒、埃可病毒、柯萨奇病毒、麻疹病毒和风疹病毒。细菌感染可直接或继病毒感染之后发生,以溶血性链球菌为多见,其次为流感嗜血杆菌、肺炎球菌和葡萄球菌等。偶见革兰氏阴性菌。②气管支气管炎:全身症状轻微,仅有轻度畏寒、发热、头痛及全身酸痛,剧烈咳嗽时可伴恶心、呕吐或胸腹肌肉痛。③细菌性肺炎:都有劳累、受冷等诱因或心力衰竭、慢性阻塞性肺疾病等基础疾病,发病急,常有持续高热。④病毒性肺炎:多发生于冬春季节,散在流行或暴发,体征常缺如。⑤肺结核:多伴有低热、乏力、食欲缺乏、咳嗽、咯血、盗汗和体重减轻等。好发于肺的上叶尖后段和下叶背段。痰培养找结核分枝杆菌是确诊的主要途径。

发热伴腹痛时,要考虑腹部脏器感染、穿孔和破裂等起病急、变化快和病情重的疾病。发热伴局限性或弥漫性腹部压痛,或伴寒战和白细胞增多,提示腹腔急性病变可能。常见的发热伴腹痛病例有急性腹膜炎、急性阑尾炎、急性胆囊炎、急性化脓性胆管炎、急性胰腺炎、肝脓肿、膈下脓肿和盆腔脓肿等。

发热伴头痛:非常常见。需要鉴别中枢神经系统感染所致的发热伴头痛。各种原因引起的脑膜炎、脑炎及中毒性脑病所致的头痛往往十分剧烈、呈弥漫性和搏动性,随咳嗽加剧,随病情好转减轻。

【问题6】出现皮疹提示哪些发热性疾病?

发热患者均应注意有无皮疹,若存在皮疹,需注意其大小、形态、有无高出皮面、颜色、硬度和边缘等,是否有指压褪色、有无瘙痒和脱屑等。①麻疹:常有接触史,大多在第 4 天出现红色片状丘疹,分布于面部,尤其是前额和耳周围,1~2 天延伸到躯干和四肢,在皮疹出现前,科氏斑(Koplik 斑)有早期诊断价值。②水痘:皮疹通常于发病数小时或 1~2 天出现,初为斑疹,后为丘疹,继而转为水疱。合并感染时则变为脓疱。皮疹呈向心性、多形性分布。③伤寒:病程第 1 周出现红色斑丘疹,以第 2 周为多,压之褪色,多见于胸腹部,成为玫瑰疹,皮疹培养可分离出伤寒杆菌。④流行性出血热:有接触史,起病急,以发热、出血、低血压或休克、肾脏损害为主。发病时有些皮肤可见瘀点,腋下、胸部、背部及上肢皮肤出现搔抓样皮损。⑤系统性红斑狼疮:特征性皮肤损害为鼻梁及双颊蝶形红斑,其他也可有渗出性多形性红斑、丘疹和荨麻疹等。⑥风疹:典型的耳后、枕骨下和颈后淋巴结肿大,散在红色斑丘疹,无脱皮,体温随皮疹的出现而上升,2~3 天降至正常。

【问题7】发热的诊断流程图见图 2-5-1。

【问题8】根据热型如何区分常见发热性疾病?

1. 稽留热　体温持续于 39~40℃ 达数天或数周,见于大叶性肺炎、伤寒等急性感染性疾病。

2. 弛张热　体温 24 小时内波动达 2℃,甚至更多,见于败血症、肺炎、感染性心内膜炎、风湿热和恶性组织细胞疾病。

3. 间歇热　隔天或隔 3 天发热,见于疟疾、局灶性化脓性感染。

4. 波状热　见于布鲁氏菌病、恶性淋巴瘤和脂膜炎等。

5. 再发热　高热期与无热期各持续数天,见于回归热、鼠咬热。

6. 不规则热　见于流感、支气管肺炎、败血症和恶性疟等。

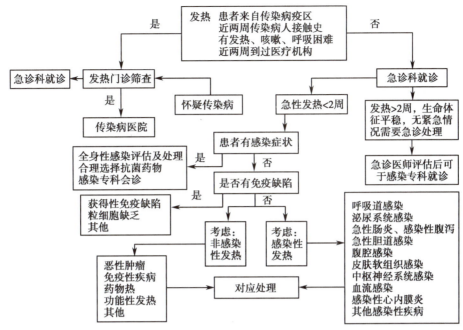

图 2-5-1 发热的诊断流程图

【问题 9】不明原因发热(FUO)有何特点?

1. 感染性发热 ①结核病:结核病仍然是我国的常见病与多发病,疑难发热患者必须首先除外该病。该病误诊率高,主要是因为结核病尤其是血行播散型肺结核临床表现复杂,有些表现为肌炎、蓬塞综合征(Poncet 综合征)、神经系统脱髓鞘及脊髓白质炎,以上均为结核血管炎的表现。另外,随着免疫抑制剂、糖皮质激素、抗肿瘤药物的应用,结核的发生率也会升高,因此,对于应用上述药物的患者,一定要鉴别诊断。②伤寒、副伤寒:在不明原因发热的患者中,仍占一定比例。需要注意的是,某些伤寒患者也可肥达反应阴性,而一部分肥达反应阳性的患者也可见于肿瘤性疾病、结缔组织病、溃疡性结肠炎等。③布鲁氏菌病:多见于牧区,有食用生乳及乳制品或接触病畜史。④脓毒症:一般热程短,毒血症状明显,常有入侵门户,金黄色葡萄球菌脓毒症热程甚至达 6 个月之久。

2. 肿瘤性发热 ①淋巴瘤常出现以下情况:长期不明原因发热,间断、无规律发热;不明原因的皮疹,多见于 T 细胞淋巴瘤;免疫性疾病一旦出现颈部淋巴结肿大,应考虑除外淋巴瘤;淋巴结活检是诊断该病的主要方法,必要时多次重复。②肝癌:一般有发热、剧烈右肋痛、肝大、黄疸、腹水和体重减轻等,血清碱性磷酸酶升高有助于诊断,血中甲胎蛋白定性与定量检查有确诊价值;超声、CT 等也有助于诊断。③恶性组织细胞病:本病由于浸润部位不同,临床表现多种多样,鉴别诊断较为复杂。本病一般临床起病较急,可出现顽固性高热,全血细胞降低,肝脾及淋巴结肿大,晚期肝功能障碍,黄疸,进行性消瘦、衰竭及全身出血倾向。④其他:实质脏器肿瘤引起的发热,可能与其生长迅速、破坏组织有关,而大多数可由继发性感染引起。结肠癌常并发溃疡而感染;肺癌产生气道阻塞并发感染;胰头与壶腹癌可因阻塞而继发感染;癌症广泛转移可有发热,深部放射治疗也可引起发热,恶性肿瘤术后复发也可长期低热。

3. 结缔组织病发热 ①系统性红斑狼疮:多见于年轻女性,若临床表现典型诊断多不困难。部分病例只以发热为早期表现,其他症状多不典型。如怀疑该病,应尽早做有关血清学试验。②类风湿关节炎:少年类风湿关节炎(Still 病)关节表现轻微或缺如,但可有高热、皮疹、淋巴结肿大、心肌炎、肺炎和虹膜睫状体炎。瑞特(Reiter)综合征除类风湿关节炎外同时有尿道炎、结膜炎等表现,病程可长达几个月。③结节性多动脉炎:多见于男性,可有长期发热、不定位腹痛、关节肌肉痛,病变累及肾小球可引起蛋白尿、血尿与高血压,诊断主要凭借皮下组织与深部肌肉组织活检。

【病历摘要】

患者抗感染治疗 3 天后,患者体温逐渐恢复正常,无其他症状,10 天后好转出院。

【问题 10】抗感染过程中患者体温反复如何处理?

1. 动态评估 给予患者抗菌药物 48~72 小时观察期内,忌频繁换药;监测患者临床症状和体征变化,并进行相应的实验室检查(如肝肾功、凝血、PCT 等)。

2. 关键的第 3 天评价 前 48 小时内是否有抗菌药物治疗方案(药物选择、剂量、给药途径、给药间期和计划的疗程等);临床表现和实验室异常是否有改善;诊断是否需要修正;是否已有阳性微生物结果;抗菌药物是否需要调整(换药、降阶梯、静脉改口服、停用)。

3. 整体分析 是否诊断错误(包括是由于非感染导致的发热等);是否有耐药菌感染;是否抗菌药物剂量不足;是否是免疫受损患者;是否感染灶未充分引流;是否有植入物(导管、假体等)导致发热;是否患者未遵守医嘱等情况。

(曹 钰)

【推荐阅读文献】

［1］ DINARELLO C A. Infection, fever and exogenous and endogenous pyrogens: some concepts have changed. J Endotoxin Res, 2004, 10 (4): 201-222.

［2］ JURKAT-ROTT K, MCCARTHY T, LEHMANN-HORN F. Genetics and pathogenesis of malignant hyperthermia. Muscle Nerve, 2000, 23 (1): 4-17.

［3］ MORTOLA J P. Gender and the circadian pattern of body temperature in normoxia and hypoxia. Respir Physiol Neurobiol, 2016, 245: 4-12.

［4］ NIVEN D J, GAUDET J E, LAUPLAND K B, et al. Accuracy of peripheral thermometers for estimating temperature: a systematic review and meta-analysis. Ann Intern Med, 2015, 163 (10): 768-777.

［5］ ROGHMANN M C, WARNER J, MACKOWIAK P A. The relationship between age and fever magnitude. Am J Med Sci, 2001, 322 (2): 68-70.

第6章 胸 痛

【精粹】

1. 致命性胸痛（fatal chest pain）主要包括急性冠脉综合征、主动脉夹层或壁内血肿、肺栓塞、心脏压塞、张力性气胸和食管穿孔。

2. 急性胸痛患者通常应安排于急诊科抢救室或专门的胸痛中心就诊。

3. 急性胸痛患者来诊后首先评估有无心脏骤停和围心脏骤停的情况，是否需要生命支持治疗。应立即监测患者生命体征，包括 SpO_2 和意识状态。安置心电监护、建立静脉通道，必要时吸氧，保持外周 $SpO_2>94\%$。

4. 首先排除上述的致命性胸痛，再明确诊断，即所谓"先开枪后瞄准"。

5. 急性胸痛患者应在就诊 10 分钟内行心电图检查，并安排心肌损伤标志物、弥散性血管内凝血（DIC）等血液检查，必要时安排胸部影像学检查明确诊断。

6. 急性冠脉综合征是致命性胸痛最常见的疾病。如果疑诊急性冠脉综合征，可先予以下治疗：吗啡（morphine）静脉注射 2~4mg（注意血压，警惕过度镇静）；必要时吸氧（oxygen），保持外周 $SpO_2>94\%$；舌下含服 0.5mg 硝酸甘油（nitroglycerin）（收缩压 <100mmHg 时停用），或硝酸甘油静脉泵入维持；如无禁忌证，根据既往用药史，酌情予阿司匹林（aspirin）300mg + 氯吡格雷 600mg/ 替格瑞洛 180mg 嚼服。

7. 张力性气胸表现为突发性、进行性加重的呼吸窘迫、颈静脉怒张、气管偏向健侧、单侧肺呼吸音消失、外周 SpO_2 下降等，严重者可出现休克，须立即行患侧锁骨中线第二肋间肋骨上缘 18G 针头穿刺排气，待明确诊断后安置胸腔闭式引流管。

8. 急性主动脉夹层是死亡风险最高的致命性胸痛，应迅速控制患者血压，使收缩压维持在 100~120mmHg，心率控制在 60 次 /min，以及镇痛治疗。主动脉计算机体层血管成像（CTA）或磁共振血管成像（MRA）可明确诊断，并请血管外科或心脏外科评估手术指征和时机。如夹层累及冠状动脉，可导致冠脉供血不足，甚至心肌梗死。

9. 急性肺栓塞是一种比较常见且可致命的静脉血栓栓塞症。CT 肺动脉成像（CTPA）是诊断此病的金标准，应尽早开始抗凝治疗。大面积或次大面积肺栓塞可导致血流动力学障碍，应考虑溶栓治疗。溶栓时间窗可达 14 天。

10. 心脏压塞可为急性或亚急性。急性心脏压塞可在数分钟之内发生，类似于心源性休克的临床特征。床旁超声在评估心包积液及其血流动力学意义方面起主要作用。需要紧急降低心包压力，首选经皮心包腔穿刺。

11. 食管穿孔应进行胸部 CT 检查及（如需要）腹部 CT 检查，CT 表现为食管壁水肿和增厚、食管周围积液伴或不伴气泡、纵隔增宽等，应请外科会诊并处理。

【病历摘要】

患者，男，64 岁，因"胸痛 2 小时"来急诊。分诊台测量生命体征：血压 90/50mmHg，脉搏 125 次 /min，呼吸 25 次 /min，经皮动脉血氧饱和度（SpO_2）94%。

【问题 1】患者来急诊后如何进行首次评估？

1. 急性胸痛患者来急诊后应根据患者的生命体征和意识状态等立即分诊。原则上应指引患者于急诊科抢救室或专门的胸痛中心就诊。

2. 接诊医生应首先判断患者是否存在心脏骤停,具体判断和抢救流程参见第 31 章。

3. 如患者无心脏骤停,接诊医生应评估患者是否存在围心脏骤停情况,如低氧血症、休克、代谢性酸中毒、低血钾(或高钾)血症等,并给予相应处置。

【问题 2】经过首次评估后,患者首先需要哪些处置?

1. 患者出现心率、呼吸频率加快,血压偏低,血氧饱和度下降时,应立即送入抢救室,首先安置心电监护,建立大静脉通道以便补液或使用血管活性药物,给予吸氧使外周 SpO_2>94%。如患者意识障碍,给予开放气道,必要时气管插管保护气道,护士协助安置胃管、导尿管。

2. 完成血标本的采集,通常要完成血常规、生化常规、DIC 常规、心肌酶学和血气分析等。有条件的可以采用床旁快速检测设备检测血肌钙蛋白、电解质和血气分析等。

3. 接诊医生应在接诊 10 分钟内完成 12 导联心电图检查,必要时行 18 导联心电图检查,判断有无 ST 段抬高。如提示 2 个以上导联 ST 段持续抬高,应尽快行血运重建治疗。

【问题 3】如果经初步处置后,患者生命体征仍不平稳,应该采取哪些措施?

如心率 ≤ 40 次 /min 且合并血流动力学不平稳,应立即给予异丙肾上腺素 0.5~2μg/min 静脉泵入,根据心率调节速度。如无改善,或用药后诱发恶性快速性心律失常,暂停使用异丙肾上腺素,安置临时起搏器。

如呼吸频率 ≥ 30 次 /min,氧合指数 ≤ 150mmHg,可考虑高流量吸氧或无创呼吸机辅助通气,必要时气管插管、呼吸机辅助通气。

如收缩压 <80mmHg,适当补液,纠正诱因(如酸中毒、感染、张力性气胸和失血性休克等),必要时建立深静脉通道,给予血管活性药物,如去甲肾上腺素、多巴胺,心率较快时慎用多巴胺。

如患者血流动力学在使用较大剂量血管活性药物下不能维持稳定或有创呼吸机支持[吸入氧浓度 (FiO_2)>0.9,峰压 ≥ 30cmH_2O]下氧合指数 <150mmHg 时,若为可逆性疾病可考虑体外膜氧合(extracorporeal membrane oxygenation,ECMO)支持治疗。

如患者为 ST 段抬高心肌梗死,应尽快行血运重建治疗。

【问题 4】患者经过处置后心率 90 次 /min,呼吸 23 次 /min,血压 105/60mmHg,外周 SpO_2 96%,接诊医生采集病史和查体应注重哪些方面?

详细的病史采集有助于明确诊断或缩小诊断范围,但是急诊科医生要避免仅根据病史就过早作出诊断,"非典型"临床表现可能会误导判断,增加误诊及不良结局的风险。获取患者胸痛的详细病史,包括:

1. 患者一般信息,包括年龄、性别、职业和个人生活习惯(吸烟、不喜动)。

2. 发病缓急(突发或逐渐加重)。

3. 疼痛性质(锐痛、胀痛、压榨样痛、胸膜炎性疼痛和针刺样疼痛等)和部位。

4. 放射部位(如上肢尺侧、肩部、下颌部、背部、腰部和腹部等)。

5. 持续时间和病程。

6. 诱发因素和缓解因素(什么诱因引起疼痛,什么会缓解)。

7. 与体位变化和呼吸的关系。

8. 伴随症状(如发热、呼吸困难、咳嗽、咳痰和出汗等)。

9. 危险因素(有无长期制动、长期服用避孕药等)。

10. 共存疾病(如高血压、糖尿病和恶性肿瘤等)、既往史(心导管手术、外科手术史)和家族史。

体格检查对于区分急性冠脉综合征(acute coronary syndrome,ACS)与非心源性胸痛的帮助有限。在某些情况下,体格检查的发现会提示特定的非心源性诊断。在体格检查中应注重以下方面:

1. 生命体征　比较左右侧、上下肢血压和脉搏是否对称,呼吸是否窘迫。

2. 一般情况　患者一般情况是良好、痛苦或危重;患者体位是自主体位还是强迫体位。

3. 皮肤黏膜　皮肤干湿、冷暖程度,是否有发绀,皮肤有无束带状皮疹。

4. 颈部　气管是否居中,颈静脉充盈程度,有无库斯莫尔(Kussmaul)征。

5. 胸部　有无触痛、皮下气肿;双肺呼吸音是否对称,有无干湿啰音。

6. 心脏　听诊心率、心脏节律、杂音或病理性心音。

7. 腹部　触诊腹部有无压痛、反跳痛、肌紧张,有无肿块或波动性包块,肝 - 颈静脉回流征,听诊肠鸣音。

8. 神经系统　注意寻找有无局灶神经系统体征。

9. 四肢　四肢有无水肿,水肿是否对称。

【问题 5】对于急性胸痛患者,应首先安排哪些检查?

1. 心电图应在就诊 10 分钟内完成,即使正常,如有症状变化及时复查。如胸痛持续存在而第一次心电图无诊断价值,30 分钟后需重做一次。

2. 动脉血气分析、血细胞计数、电解质、肝肾功能、凝血功能[凝血酶原时间(PT)、活化部分凝血活酶时间(APTT)]、D- 二聚体。若 D- 二聚体阴性,诊断由肺栓塞、主动脉夹层等血栓性疾病引起的胸痛可能性较小。

3. 心肌损伤标志物　肌红蛋白、肌酸激酶同工酶(CK-MB)、肌钙蛋白检测有助于急性心肌梗死早期诊断,如有条件建议行高敏肌钙蛋白检测。如肌钙蛋白阴性,也应 3 小时后复查一次。

4. 影像学检查　如以上检查未明确诊断,考虑安排胸部 X 线片或 CT 检查,检查有无气胸、肋骨骨折、纵隔增宽、纵隔气体、心影增大和肺水肿等征象。如可疑主动脉夹层、肺栓塞时,安排血管CTA检查明确诊断。

5. 床旁超声　如患者血流动力学不稳定或其他情况不适合外出检查时,床旁超声检查是很好的选择。有操作技能和经验的医生可通过床旁超声筛查是否存在气胸、胸腔积液和腹水,通过一些心脏超声切面筛查主动脉夹层、心包积液,测量下腔静脉宽度和变异率,初步判断心脏收缩功能等。

【病历摘要】

患者,56 岁。2 小时前饮酒后感胸骨正中部位憋闷,无放射痛,伴出汗、反酸、恶心,无呕吐、腹痛,持续约10 余分钟,自觉饮热水后稍缓解。问诊中,患者述近 1 个月有 3 次类似症状发生,有时在走路时发生,有时在休息时发生,持续数分钟可自行缓解。平时有高血压,口服药物控制血压,未常规监测血压。查体:脉搏78 次/min,血压 145/80mmHg,SpO$_2$ 98%,心律齐,各瓣膜区未闻及病理性杂音,双肺听诊未见明显异常。

【问题 6】患者最可能的诊断是什么? 诊断依据是什么?

患者最可能的诊断是急性冠脉综合征。

诊断依据:从患者症状特点来看,阵发性胸痛,位于胸骨正中,持续数分钟至 10 余分钟,发作时有运动诱发,也可无诱因。伴随症状有出汗。

【问题 7】应该首先给患者安排什么检查?

首先应在就诊 10 分钟内完成心电图,并完成血细胞计数、电解质、肝肾功能、凝血功能(PT/APTT)、D- 二聚体和心肌损伤标志物。

【问题 8】患者心电图未见明显异常。心肌损伤标志物等血液检查未见特殊异常。来诊后患者胸痛症状已缓解。下一步应该如何处理?

心电图正常不能排除急性冠脉综合征的诊断,部分非 ST 段抬高急性冠脉综合征患者的心电图可表现为正常。如患者仍有症状且临床上仍高度怀疑 ACS,应每 15~30 分钟复查一次心电图,症状复发时及时复查心电图。从患者发病到就诊时间为 2 小时,因此应在就诊后 3 小时复查一次心肌损伤标志物。患者目前仍考虑急性冠脉综合征可能性很大,应留院观察。患者既往无消化道出血等出血病史,给予口服阿司匹林300mg。

【问题 9】除以上诊断考虑,还有哪些高危胸痛需要鉴别?

主动脉夹层:常以突发剧烈胸痛为主要表现,呈撕裂样,可放射至背、腰,甚至双下肢,累及颈动脉时可出现神经功能缺失的表现。主动脉 CTA 是诊断的金标准。如有禁忌,可行 MRI、经食管超声心动图、腹部血管超声等诊断。

肺栓塞:以胸痛、呼吸困难和咯血为典型临床表现。可合并下肢深静脉血栓。制动、高凝状态和外科手术常是高危因素。CT 肺动脉成像(CTPA)是诊断的金标准。肺动脉造影因其有创性,已较少采用。如有CTPA 禁忌时,可考虑放射性肺通气灌注闪烁扫描。超声心动图如发现右心室负荷增重有助于诊断。D- 二聚体阴性有助于排除肺栓塞。

食管破裂:胸段食管穿孔常表现为剧烈胸骨后胸痛。可有皮下气肿,胸部触诊可有捻发音。合并纵隔气肿的,听诊可能闻及每次心跳时存在纵隔爆裂音(Hamman 征),尤其是当患者左侧卧位时。在食管穿孔后几小时内,患者可出现吞咽痛、呼吸困难和脓毒症,出现发热、呼吸过速、心动过速、发绀和低血压。通过胸部CT平扫可明确诊断。

张力性气胸:张力性气胸常在患者静息时发生。患者常诉突发的呼吸困难和胸膜炎性胸痛。症状严重程度与胸膜腔内的气体量相关,大量气胸会使呼吸困难更明显,胸内压力不断增加导致患侧肺被完全压缩,并使纵隔向对侧偏移,影响回心血量,造成血流动力学紊乱,甚至猝死。表现为患侧胸廓饱满,呼吸音降低或消失,气管偏向对侧,可有皮下气肿。胸部影像学检查可明确诊断,肺部超声也可有阳性发现。

【问题 10】患者在留观期间再次感胸痛发作,立即行心电图检查,心电图提示胸前导联 V_3~V_6 ST 段明显抬高,需立即进行什么处理?

立即联系心脏内科行血运重建治疗,如无条件行急诊经皮冠脉介入术(PCI),则应尽早开始静脉溶栓治疗。替奈普酶,单次给药 30~50mg,5~10 秒弹丸式静脉注射;瑞替普酶,1 000 万 IU(18mg)缓慢静脉注射(2 分钟以上),间隔 30 分钟同等剂量重复给药一次。使用单独的静脉通路,不能与其他药物混合给药。阿替普酶,90 分钟加速给药法:先静脉注射 15mg,继而 30 分钟内静脉滴注 0.75mg/kg(最大剂量不超过 50mg),其后 60 分钟内再给予 0.5mg/kg(最大剂量不超过 35mg)静脉滴注;尿激酶,150 万 IU 溶于 100ml 生理盐水,30 分钟内静脉滴注;重组人尿激酶原,20mg 溶于 10ml 生理盐水,3 分钟内静脉注射,继以 30mg 溶于 90ml 生理盐水,30 分钟内静脉滴完。同时给予口服氯吡格雷 300mg 或替格瑞洛 180mg 口服,如胸痛明显,给予硝酸甘油持续静脉滴注,如无缓解,给予吗啡 2~4mg 静脉注射。

【问题 11】如患者在护送至介入室之前突发心脏骤停,应如何处理?

患者发生心脏骤停,应根据心肺复苏指南,立即给予床旁心脏按压,建立高级气道,辅助通气,肾上腺素 1mg 静脉注射,1 次 /3min;如有恶性心律失常,立即给予电除颤治疗;如未终止,给予胺碘酮 300mg 静脉注射。及时查血气分析、心肌损伤标志物,查看有无可纠正的引起心脏骤停的原因。如患者恢复自主心跳,应联系心脏内科评估冠状动脉造影及血运重建治疗的指征。

【问题 12】院前应如何处理急性胸痛患者?

1. 所有胸痛患者均应按潜在的致命性胸痛对待。

2. 评估"ABC"(呼吸、气道、循环),稳定生命体征;安置心电监护,建立静脉通路,必要时吸氧。

3. 完善病史采集和重点查体,及时完成 12 导联心电图。

4. 如无禁忌,给予硝酸甘油 0.5mg 舌下含化缓解疼痛,如无缓解,给予吗啡 2~4mg 静脉注射,阿司匹林 300mg 口服。

5. 如患者心电图提示 ST 段抬高心肌梗死可能性大时,应积极与医院联系,尽早启动相关院内急救流程,如 120 分钟内可转运至有急诊 PCI 条件的医院时,转运至相应医院治疗;如 120 分钟内无法转运至有急诊 PCI 条件的医院时,应就近医院治疗。

（曹　钰）

【推荐阅读文献】

于学忠.协和急诊医学.北京:科学出版社,2011.

第7章 心　悸

【精粹】

1. 心悸(palpitation)是指一种自觉心脏搏动的不适或心慌感。常与心率、心律及心脏每搏量改变有关，但也与不同个体的神经类型及敏感程度有一定关系。

2. 心悸的病因复杂，可以是生理性的，如运动、焦虑、精神紧张、饮酒、浓茶、咖啡、拟交感活性药物及抗抑郁药使用等；也可以是病理性的，如高血压心脏病、风湿性心脏病、冠心病和动脉导管未闭等器质性心脏病，甲状腺功能亢进(以下简称"甲亢")、贫血、低血糖、高热和感染等全身性疾病，快速性心律失常、缓慢性心律失常、窦性心律不齐和期前收缩等心律失常；亦可是心脏神经症、更年期综合征等功能性疾病。心律失常是心悸常见的原因。

3. 以"心悸"来诊的患者，首先明确是否为心肌梗死、肺栓塞和主动脉夹层等心血管急症，再判断心悸是否与本身节律紊乱有关，是器质性疾病所致的心悸还是属于生理性心悸。详细询问病史、心脏听诊和心电图必不可少。

4. 若来诊患者有明显心律失常表现，应立刻评估患者血流动力学情况，注意患者是否有进行性缺血性胸痛、急性心力衰竭或原有心力衰竭加重，大动脉搏动消失、意识障碍，休克症状或体征。血流动力学不稳定者立即送抢救室，予以心电、血压、血氧饱和度监测，吸氧和开通静脉通道，评估心脏节律及泵功能，必要时立即予以电复律。

5. 心悸伴随症状往往是病因的重要提示。伴发热可能提示甲亢、心包炎、心肌炎、感染性心内膜炎、白喉和伤寒等；心悸伴胸痛可能提示冠状动脉缺血、心肌炎、心包积液和心脏神经症等；心悸伴晕厥抽搐可能提示三度房室传导阻滞、病态窦房结综合征、室性心动过速(简称"室速")、心室颤动(简称"室颤")及心室颤动引起的心源性脑缺氧综合征等；心悸伴呼吸困难可能提示重症贫血、急性心肌梗死、心力衰竭等；心悸伴低血压可能提示休克、心肌炎、心脏压塞、肺栓塞等；心悸伴高血压可能提示嗜铬细胞瘤，或应用麻黄碱、多巴胺等升压药。

6. 心悸处理从根本上要治疗导致心悸的原发病，如纠正心律失常、心力衰竭，改善心肌缺血，纠正低血糖、贫血，治疗甲亢等。在排除严重的心脏疾病和躯体疾病后，必要时予抗焦虑、抗抑郁等对症治疗。

7. 心悸的处理流程见图2-7-1。

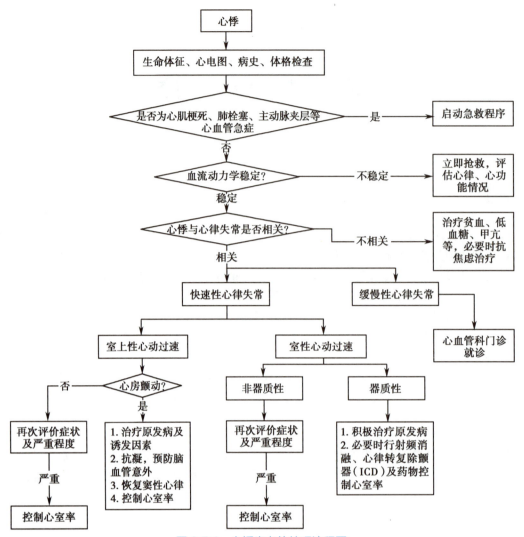

图 2-7-1　心悸患者的处理流程图

【病历摘要】

患者,男,51 岁,反复心悸 3 年,再发加重 1 小时。患者 3 年前无明显诱因突然出现心悸不适,伴胸闷、焦虑,无胸痛、头晕黑矇,无呼吸困难,无恶心呕吐、怕热多汗、手颤、四肢乏力等不适,10 余分钟后常可自行缓解,每年发作约 2 次。1 小时前,患者于饭后突发心悸不适,持续 1 小时仍未缓解,为进一步治疗来医院就诊。既往否认高血压、冠心病、糖尿病和甲状腺疾病等病史,否认药物服用史及毒物接触史,否认药物过敏史。患者自起病以来,精神、食欲和睡眠尚可,大小便正常,近半年体重无明显变化。

查体:T 36.6℃,P 177 次/min,R 22 次/min,BP 116/72mmHg,神志清楚,自主体位,全身皮肤黏膜无发绀、苍白,甲状腺未触及明显肿大,未闻及血管杂音,未触及震颤,双肺呼吸音清,未闻及明显干湿啰音,心率快,律齐,心脏各瓣膜区未闻及明显杂音,双下肢无水肿。

心电图见图 2-7-2。

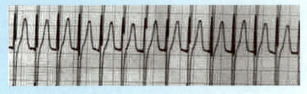

图 2-7-2　患者心电图

【问题 1】接诊此患者,病史问诊应注意哪些要点?

1. 发作诱因　是否有劳累、情绪激动、睡眠障碍、饮酒、咖啡等。

2. 发病急缓、起病与终止的情况　心悸是持续性还是阵发性,是频发还是偶发,病程长短,是否有心脏搏动过强、过快、过慢或不规则的感觉。如窦性心动过速常逐渐起病、逐渐终止;阵发性室上性心动过速(简称"室上速"),常突发突止。

3. 有无伴随症状。

4. 既往病史　有无冠心病、风湿性心脏病,心肌病、甲状腺疾病、嗜铬细胞瘤和贫血等。

5. 用药及饮食情况　是否使用地高辛、利尿剂、抗抑郁药、拟交感活性药及某些中药制剂等。

6. 以往治疗经过,发作时有无电解质紊乱等。

【问题 2】体格检查有哪些注意要点?

1. 有无贫血貌,有无发绀。

2. 有无心脏增大、心脏杂音及心律改变,有无血压增高、脉压增宽及外周血管杂音等高血流动力的表现,有无血压降低等心排血量减少的情况。

3. 颈静脉搏动情况　窦性心动过速及室上速时,颈静脉搏动的频率与心脏搏动的频率一致;在完全性房室传导阻滞时,颈静脉搏动的频率大于心脏搏动,有时见巨大收缩波;心房扑动时,颈静脉搏动较浅弱。

4. 甲状腺是否肿大,有无杂音及震颤,有无突眼。

5. 有无水肿。

6. 体位情况。

7. 精神及意识状态。

【问题 3】根据病史、症状及体征,为明确诊断,应完善哪些检查?

以心悸来就诊的患者首先应完善常规心电图检查,明确是否有心律失常、心肌缺血改变。完善血清钾、钠、氯、镁和钙,血常规、尿常规和粪便常规,肝功能、肾功能和心肌损伤标志物,超声心动图和 X 线等检查。必要时行动态心电图(Holter)、心电生理、抗"O"抗体、病毒抗体、儿茶酚胺、肾素、血管紧张素、醛固酮、甲状腺功能和肾上腺 CT 等检查。该患者既往心悸突发突止,此次亦为饭后突然发作,有胸闷及心前区不适。心电图示心率 150~250 次 /min,律齐,未见 p 波,QRS 波形态与时限正常,考虑室上性心动过速。注意与心率过快的窦性心动过速相鉴别。伴有室内差异性传导或由房室旁路下传心室的室上速,QRS 波宽大畸形,注意与阵发性室性心动过速相鉴别。

【问题 4】下一步应如何处理心律失常?

应根据患者基础心脏情况、既往发作情况及患者对其耐受情况合理处理。该患者血流动力学稳定,但心律快,伴胸闷焦虑不适,可行单侧颈动脉窦按摩、瓦尔萨瓦(Valsalva)动作、刺激咽反射、按压眼球或将面部浸没于冰水内等刺激迷走神经的方法,有望终止心动过速。治疗药物方面首选腺苷,若无效可考虑 β 受体阻滞剂、维拉帕米或地尔硫革治疗,但伴充血性心力衰竭、低血压,或宽 QRS 波的心动过速,若未明确室上速时,不易选择钙通道阻滞剂。对于反复发作,症状明显的室上速可考虑行射频消融治疗,电生理检查亦可明确室上速的类型,其中经食管心房调搏、直流电复律可作为近期射频消融的过渡治疗。对于有症状的患者,且窦性心律时无室性预激表现可选择 β 受体阻滞剂、地尔硫革用于持续治疗。若前治疗药物无效或禁忌时,必要时也可选胺碘酮、地高辛作为持续治疗药物。室上性心动过速治疗流程图详见图 2-7-3。

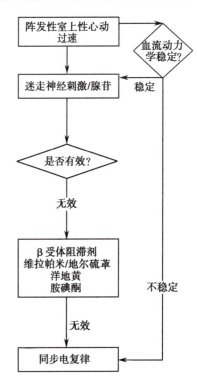

图 2-7-3　室上性心动过速治疗流程图

【病历摘要】

患者,男,72 岁。主诉:反复双下肢水肿伴心悸气促 1 年,加重 1 周。

患者 1 年前无明显诱因出现双下肢水肿,为对称凹陷性,伴心悸、气促不适,活动后明显,休息后可稍缓解,6 分钟平地步行距离约为 350m,爬一层楼后需停下休息,有夜间阵发性呼吸困难,无胸痛、无咯血、无头晕晕厥、无泡沫样尿、无双下肢疼痛等不适。1 周前,患者症状加重,伴咳嗽、咳淡黄色黏痰,无发热,为进一步治疗,来医院就诊,入院时完善心电图检查(图 2-7-4)。

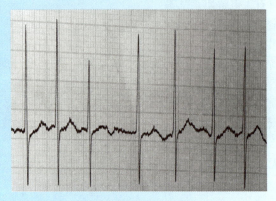

图 2-7-4　患者心电图

既往有冠心病史,2009 年 1 月于医院行前降支冠脉支架植入术,植入支架两枚,否认高血压、糖尿病病史,无结核患者接触史,否认药物过敏史。

查体:T 36.6℃,BP 121/79mmHg,P 95 次/min,R 21 次/min。神清,全身皮肤黏膜未见明显苍白、黄染,口唇稍发绀,颈静脉未见明显充盈,双肺呼吸音粗,双肺底可闻及散在湿啰音,心律绝对不齐,心音强弱不等,心尖区可闻及 2~4 级收缩期吹风样杂音,肝 - 颈静脉回流征阳性,腹部查体无特殊,双下肢凹陷性水肿。

【问题 1】结合患者病史、症状、体征及心电图特点,患者心悸考虑什么?

患者既往有基础心脏病史,冠脉明显狭窄有支架植入史,反复双下肢水肿 1 年余,伴劳累后呼吸困难和夜间阵发性呼吸困难,考虑全心衰竭。听诊时心律绝对不齐,心音强弱不等,心电图示 P 波消失,出现一系列形态、频率、间隔不一的小 f 波,频率为 350~600 次/min,心室律绝对不规则,QRS 波形态与时限正常。患者心悸考虑心房颤动。

当心房颤动伴心室内差异性传导,注意需与心房颤动伴预激综合征、心房颤动伴阵发性室性心动过速相鉴别。心房颤动伴预激综合征,心率常大于 180 次/min,可有预激波形成;心房颤动伴有阵发性室性心动过速,节律基本规整,可有室性融合波。

【问题 2】该患者应如何管理心房颤动?

心房颤动的管理,除积极治疗原发病及诱发因素外,还应积极预防血栓栓塞、控制心室率、转复并维持窦性心律,以预防脑血管意外,降低心力衰竭或原有心力衰竭加重、甚至心源性猝死的风险。《2016 年欧洲心脏病学会心房颤动管理指南》推荐使用 CHA2DS2-VASc 评分预测心房颤动卒中风险,所有 CHA2DS2-VASc 评分 ≥ 2 分的男性心房颤动患者,或 CHA2DS2-VASc 评分 ≥ 3 分的女性心房颤动患者,均建议使用口服抗凝药物,CHA2DS2-VASc 评分为 1 分的男性及评分为 2 分的女性,可根据患者个体化的因素及患者意愿,给予口服抗凝药治疗。心房颤动使用口服抗凝药,如无新型口服抗凝药(阿哌沙班、达比加群酯、依度沙班和利伐沙班)禁忌,首选新型口服抗凝药,次选华法林,华法林被推荐用于中 - 重度二尖瓣狭窄或者有机械瓣换瓣术的患者。

此外,节律控制是心房颤动患者管理的一个重要方面。对没有缺血性或结构性心脏病的患者,可用氟卡尼、普罗帕酮或维那卡兰用于新发心房颤动的药物复律,在缺血和 / 或结构性心脏病的患者,推荐使用胺碘酮复律。每次心房颤动复律前应尽早使用肝素或新型口服抗凝药抗凝,若需尽快复律者应行经食管超声心动图排除心腔内特别是左心耳血栓的可能。如患者有卒中风险,复律后仍需长时间抗凝,若无卒中风险,复律后抗凝 4 周。

对伴有快速心室率的心房颤动患者,可选择 β 受体阻滞剂、钙通道阻滞剂或地高辛控制心室率。应注意各类药物的禁忌证,将静息时心室率控制在 110 次 /min 以下或依据患者实际情况而定。控制不佳且症状显著者可行射频消融治疗。

(熊 艳)

【推荐阅读文献】

［1］陈运贞,罗永艾.内科症状鉴别诊断.2 版.上海:上海科学技术出版社,2008.

［2］沈洪,刘中民.急诊与灾难医学.2 版.北京:人民卫生出版社,2013.

［3］于学忠.协和急诊医学.北京:科学出版社,2011.

［4］张树基,罗明绮.内科症状鉴别诊断学.3 版.北京:科学出版社,2016.

［5］KIRCHHOF P, BENUSSI S, KOTECHA D, et al. 2016 ESC guidelines for the management of atrial fibrillation developed in collaboration with EACTS. Europace, 2016, 18 (11): 1609-1678.

第8章 呼 吸 困 难

【精粹】

1. 在发生严重低氧血症和呼吸衰竭时,应给予机械通气治疗。呼吸衰竭的发生较呼吸骤停缓慢,大多是在哮喘严重发作(原称"哮喘持续")的后期出现。
2. 引起呼吸困难的原因有多种。
3. 呼吸困难针对不同病因处理方式不同。

【知识点】

引起呼吸困难(dyspnea)的原因

(1)上呼吸道疾病:气管异物、会厌炎、喉-气管-支气管炎、咽后壁脓肿、变态反应和遗传性血管性水肿。
(2)肺源性疾病:肺炎,支气管炎,支气管哮喘,慢性阻塞性肺疾病急性发作、急性呼吸窘迫综合征、急性肺损伤和肺水肿;肺部肿瘤;肺间质病变;肺血管病变(如肺栓塞、肺动脉高压);胸廓畸形;胸腔积液和气胸。
(3)心源性疾病:心源性哮喘、心力衰竭、心律失常、心脏压塞和心内分流。
(4)血液循环源性疾病:大出血、严重贫血。
(5)化学性疾病:中毒、糖尿病酮症酸中毒、尿毒症和代谢性酸中毒。
(6)神经肌肉病变:吉兰-巴雷综合征、急性脊髓炎、重症肌无力、大脑损伤。
(7)精神源性-通气过度综合征和惊恐发作。
(8)其他:肥胖、高热、大量腹水、甲亢和胸部创伤。

【知识点】

呼吸困难患者的处理

(1)院前急救:保持气道通畅、吸氧;建立静脉通路;心电监护、监测脉搏血氧饱和度(SpO_2)等;注意生命体征变化。必要时实施人工通气,紧急气管插管给予机械通气。
(2)院内处置:首先给予吸氧,在没有判断出呼吸困难原因之前,先给予低浓度吸氧,一般不超过40%。大多数情况需要将患者安排在设有监护仪的观察病房,检测生命体征(包括SpO_2),建立静脉通路。所有呼吸困难患者都应查心电图、心肌损伤标志物、胸部X线片,必要时考虑胸部CT、心脏超声以及D-二聚体检查等。
(3)如呼吸困难是由肺炎、支气管炎、支气管哮喘或慢性阻塞性肺疾病急性发作等引起的,除吸氧、抗感染处理外,还应给予支气管解痉药物,如氨茶碱、β_2受体激动剂。必要时可静脉给予糖皮质激素。
(4)如考虑呼吸困难是心源性的,在排除急性心肌梗死后,可给予洋地黄类强心药物,同时给予利尿。也可给予正性肌力药物,如多巴酚丁胺。如果血压不低,可小剂量应用硝酸酯类药物,如硝酸甘油微量泵泵入,以减轻心脏负荷,改善呼吸困难症状。紧急情况下可给予高流量空气湿化治疗、无创或有创机械通气。必要时请专科会诊指导治疗。

（5）如考虑患者存在急性呼吸窘迫综合征，可给予高流量空气湿化治疗、无创或有创机械通气治疗，多采用呼气末正压通气（positive end expiratory pressure，PEEP）方式，压力在3~10cmH$_2$O。

（6）如疑诊肺栓塞，应进行CT肺动脉成像（CTPA）检查，并尽早启动抗凝治疗，通常给予低分子量肝素皮下注射，并加用华法林口服。如发现患者是急性高危肺栓塞造成低血压或休克等血流动力学不稳定时，可考虑溶栓治疗。溶栓时间窗可达14天。

（7）对于异物阻塞大气道，可采用海姆利希（Heimlich）手法。如失败应立即行喉镜或气管镜检查，取出异物，解除梗阻。

（8）若患者出现张力性气胸，表现为呼吸不对称、气管移位，出现低氧血症、呼吸窘迫、血压下降、烦躁不安和冷汗等，须立即用大号消毒针头从患侧锁骨中线第二肋间隙刺入排气，或采用闭式引流，立即胸腔穿刺减压治疗。

【病历摘要】

患者，女，40岁，主因"反复发作性气喘20余年，再发2小时"入院。患者20余年前开始反复出现气喘，多在春季发作，与花粉、气味有关。发作时呈端坐呼吸、大汗，经治疗或不治疗症状能缓解。入院前2小时，患者因闻到某种气味再次发作气喘，口服"氨茶碱"和"舒喘灵"后，症状无明显缓解，遂来医院急诊。既往体健。入院查体：BP 130/80mmHg，P 130次/min，R 34次/min，T 36.8℃，SpO$_2$ 87%；轮椅推入诊室，神志清楚，问答欠流利，中间有断句；端坐位，皮肤湿冷、四肢冰凉、呼吸急促，双肺均可闻及广泛哮鸣音；心率130次/min，未闻及杂音；双下肢无水肿。

【问题1】最可能的诊断是什么？

患者反复发作性气喘病史20多年，发作与过敏因素相关，本次因闻到特定气味，突发气喘；查体：双肺均可闻及广泛哮鸣音。诊断可考虑为"支气管哮喘急性发作"。

【问题2】患者目前有无生命危险？采取哪些措施？

患者尽管有气喘、呼吸困难的症状，但尚未出现生命危险。应给予患者鼻导管吸氧，一般情况下吸氧量不超过10L/min。同时进行血气分析检查及血氧饱和度监测，静脉给予氨茶碱和糖皮质激素，以及支气管舒张剂雾化治疗。

入院后给予氨茶碱0.25g、甲泼尼龙琥珀酸钠40mg，静脉滴注；给予沙丁胺醇1ml+布地奈德2ml雾化吸入；同时给予补液处理。患者仍有气喘、大汗。查体：恐惧貌，呼吸急促，唇、甲发绀，双肺均可闻及哮鸣音，左侧略弱。血气分析结果：pH 7.45，PaCO$_2$ 35mmHg，PaO$_2$ 50mmHg，标准碳酸氢根（SB）21mmol/L，碱剩余（BE）5mmol/L。

【问题3】患者还需要哪些检查及治疗？

该患者需急查胸部X线片、血常规及心电图。胸部X线片示：左侧自发性气胸，肺压缩20%。血常规及心电图未见明显异常。考虑气促不缓解的原因是在气道痉挛的基础上继发气胸。在左侧锁骨中线第二肋间穿刺抽气后，患者气喘症状缓解。

呼吸困难的急诊检查：

1. 必查项目 动脉血气分析、胸部X线片、电解质、肾功能和血糖等。

2. 可选择性检查项目 血常规（全血细胞计数）、尿常规、出入量监测、痰涂片、痰培养、血培养、高铁血红蛋白、碳氧血红蛋白、毒理学分析、心电图、超声心动图、颈部X线、纤维喉镜、间接喉镜、支气管镜、肺功能测定、胸部高分辨率CT、肺通气和肺灌注（V/Q）显像、肺血管造影、肺动脉导管和腰椎穿刺等。

【问题4】什么时候应给予机械通气？

在发生严重低氧血症和呼吸衰竭时，应给予机械通气治疗。呼吸衰竭的发生较呼吸骤停缓慢，大多是在哮喘严重发作的后期出现。主要表现为神志由烦躁转为昏迷，明显发绀。哮喘持续状态是另外一种危重情况，是指在阵发性或慢性哮喘的基础上，因感染或某些诱发因素作用，使哮喘症状持续发作数小时以上或缓解数小时后再次发作，用一般解痉药物治疗无效。症状严重，呼吸缓慢、呼气深长、吸气较短、哮鸣音明显，伴有发绀、出汗、手脚寒冷、面色苍白、脉搏细数、神情惊慌。有时见咳嗽,痰黏稠,色白或黄,不易咳出,伴感染时常伴发热症状。如支气管痉挛持续不止,或痰液阻塞细支气管而不易咳出,则会因呼吸极度困难而窒息,此时应给予机械通气治疗。必要时,可行环甲膜穿刺、气管切开等,及时迅速改善通气。

【问题 5】呼吸困难需与哪些疾病鉴别?

呼吸困难的鉴别诊断及处理原则如图 2-8-1 所示。

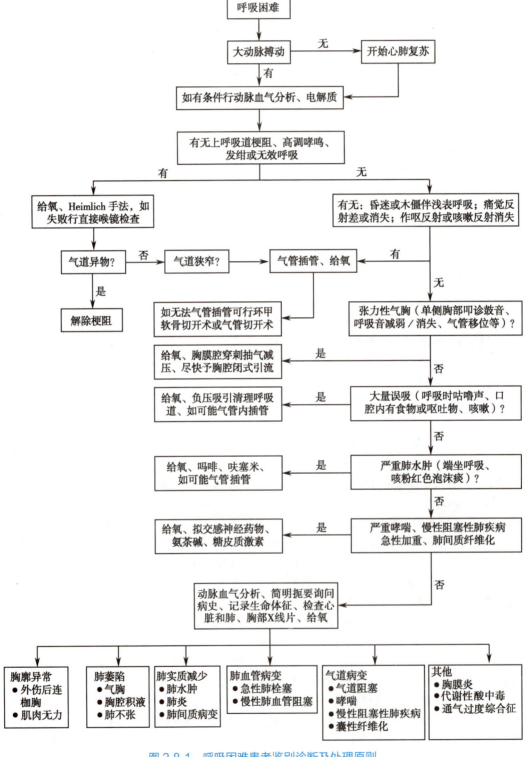

图 2-8-1　呼吸困难患者鉴别诊断及处理原则

【问题6】呼吸困难有哪些临床表现及伴随症状?

临床表现:患者通常会出现气短、感觉、呼吸费力、呼吸急促、呼吸窘迫窒息感、喘鸣等临床表现。

伴随症状:发热、出汗、发绀、皮疹、瘙痒、声音嘶哑、吞咽困难、咳嗽、咳痰、水肿、焦虑不安、头痛、定向力障碍、烦躁、易怒、嗜睡和昏迷。

【问题7】呼吸困难患者应观察哪些体征?

1. 生命体征　体温、脉搏、呼吸、血压、SpO_2。

2. 一般情况　意识、语言交流能力。

3. 皮肤　皮疹、瘀点瘀斑、发绀。

4. 头颅 / 五官　球结膜水肿。

5. 颈部　喘鸣、颈静脉怒张、气管位置有无偏移。

6. 肺部　呼吸运动特点、三凹征、喘鸣音、肺部干湿啰音、胸膜摩擦音。

7. 心脏　心率、心律、奔马律、杂音。

8. 腹部　腹水征象、腹部脂肪对呼吸影响。

9. 四肢　水肿、杵状指。

10. 神经系统　意识状态、局灶体征。

【问题8】呼吸困难问诊要点有哪些?

问患者是否存在以下情况:感染病史、肺部疾病史(COPD、哮喘)、心脏疾病史(冠心病、心肌梗死、心力衰竭)、外伤史(骨折、胸部创伤)、吸入烟雾与毒气史、下肢静脉血栓塞史、用药史和食物药物过敏史。

【问题9】呼吸困难处理的基本原则是什么?

①保证气道通畅;②氧疗(COPD 患者注意低浓度氧疗,必要时高流量吸氧);③建立静脉通路;④心电、血压和 SpO_2 等监测;⑤气管插管、机械通气:针对出现严重呼吸困难、呼吸衰竭、窒息和呼吸停止等紧急情况的处置措施。

呼吸困难还需哪些处理?

结合"问题5",还需进行以下处理:

1. 急性心力衰竭　急性左心衰竭、充血性心力衰竭失代偿应给予呋塞米、硝酸甘油和硝普钠,必要时给予吗啡。

2. 哮喘、喘息性支气管炎、慢性阻塞性肺疾病　给予舒张支气管药物,如氨茶碱、β₂受体激动剂,以及糖皮质激素,如泼尼松龙、琥珀酸氢化可的松等,酌情抗感染。

3. 急性肺损伤、急性呼吸窘迫综合征　除给氧外,必要时给予无创或有创机械通气。

4. 社区获得性肺炎、吸入性肺炎　根据缺氧情况给氧,必要时机械通气,抗感染治疗。

5. 胸腔积液　胸腔穿刺引流,缓解症状。

6. 张力性气胸　胸腔穿刺抽气、胸腔闭式引流、胸外科会诊。

7. 气道异物　手法解除气道梗阻,必要时环甲膜穿刺,气管切开,同时请耳鼻喉科会诊。

8. 变态反应、遗传性血管性水肿　给予肾上腺素、糖皮质激素、组胺受体阻滞剂。

9. 神经肌肉疾病　给氧,对呼吸衰竭患者实施机械通气、注意气道管理、祛除病因。

【问题10】呼吸困难患者在什么情况下需要住院治疗?

低氧血症、二氧化碳潴留患者,生命体征或血流动力学不稳定者,合并有严重基础疾病者等,均需要住院。

【问题11】呼吸困难患者的出院指征是什么?

生命体征稳定;不需要吸氧;气道异物或梗阻解除,并发症缓解;呼吸困难原因消除。以上情况患者无须再留院。

(熊 艳)

【推荐阅读文献】

［1］邝贺龄,胡品津.内科疾病鉴别诊断学.5版.北京:人民卫生出版社,2006.

［2］刘又宁.呼吸内科学高级教程.北京:人民军医出版社,2010.

［3］罗学宏.急诊医学.北京:高等教育出版社,2008.

［4］马克思,霍克伯格,瓦尔斯.罗森急诊医学.7版.李春盛,译.北京:北京大学医学出版社,2013.

第9章 咯 血

【精粹】

1. 急诊患者常因中等量或大咯血(hemoptysis)就诊。尽管大咯血患者比例小于5%,但有潜在的致命性,是一种严重的临床急症。

2. 咯血通常较少引起失血性休克,咯血量的分级是以发生窒息的可能性来界定的。大咯血通常指咯出大量血液和/或快速地出血,而不是以咯血时是否合并异常气体交换或血流动力学不稳来定义。尽管大咯血的确切阈值尚有争议,但临床中仍倾向以24小时咯血量>500ml或出血速度>100ml/h作为大咯血的定义。

3. 判断患者咯出积血的能力、肺部和心脏疾病的严重程度等,有助于确定咯血的严重程度。

4. 初次大咯血患者大多情绪紧张,呛咳明显,应该叮嘱患者不要紧张,务必将已出的血咯出、切勿咽下。

5. 大咯血的初始处理包括正确调整患者体位、建立通畅的气道、保证足够的气体交换、确保良好的心血管功能及控制出血。明确是单侧出血病变的患者采取患侧卧位,保证健侧肺的通气。右肺出血患者应处于右侧卧位,而左肺出血的患者处于左侧卧位。

6. 咯血过程中如咯血骤然减少或停止,同时出现极度烦躁不安、表情恐怖或呆滞、喉头作响、呼吸浅速或骤停、一侧或双侧呼吸音消失、发绀和大汗淋漓等症状或体征时,应考虑发生窒息、大面积肺不张的可能。

7. 窒息是大咯血最严重的并发症,可导致死亡。此外,可致小气道和肺泡被血液淹没,肺泡通气不足,引起低氧血症。保证气道通畅、防止窒息的发生是大咯血抢救的重中之重。

8. 90%的大咯血为支气管动脉源性出血,血管造影可视为诊断-治疗联合手段,是目前大咯血止血的最有效方法,有条件的医院应积极开展此项技术,达到诊断和治疗的双重目的,优先选择支气管动脉栓塞,其有效率91%~98%。

9. 高分辨率胸部CT有助于明确出血部位和诊断咯血病因。

10. 大咯血的根本治疗还是治疗基础病因,其常见的病因为支气管扩张症、结核病、支气管肺癌及各种肺部感染。此外,侵袭性肺曲菌病、肺栓塞、血管炎和子宫内膜异位症等也可导致大咯血。

11. 不明原因的首次咯血者,还要考虑肺外因素,如中毒、药物过量以及血液系统疾病等,如鼠药中毒、华法林过量等。

12. 大咯血弥散性肺泡出血需考虑自身免疫性血管炎,如韦格纳肉芽肿、系统性红斑狼疮、Good-pasture综合征等。

13. 近年,随着医学的发展,经气道、经血管以及经皮肺穿刺等介入诊断和治疗技术所导致的医源性咯血也不少见。

【问诊提纲】

1. 出血有无明显病因及前驱症状,出血的颜色及其血中有无混合物等,与呕血相鉴别。

2. 了解咯血量、持续时间、是否有反复咯血史和诊断治疗情况。急诊患者来诊多为首次发生。

3. 既往咯血史、呼吸系统疾病史,尤其是结核、支气管扩张、肺脓肿以及风湿性心脏病和血液系统疾病等。

4. 先天性心脏病史。既往有咯血史,往往诊断明确。

5. 伴随症状,如发热、胸痛、咳嗽和脓痰首先须考虑肺炎、肺结核和肺脓肿等。

6. 有无结核病接触史、吸烟史、职业性粉尘接触史、生食海鲜史及月经史等。

【病历摘要】

患者,男,22岁,因"咯血2小时"急诊就诊。患者近日因备考较为疲乏。今日晨起后无明显诱因下突然咯鲜红色血液,量约200ml,此后频繁咯血,伴呛咳、气促。病程中无发热、无寒战、无盗汗等。既往体健,否认慢性病史。家中无肺部疾病患者。分诊台测量生命体征:患者精神紧张,T 37.8℃,BP 100/75mmHg,P 110次/min,SpO$_2$ 89%(FiO$_2$ 0.21)。

【问题1】该患者是否需要进抢救室?

思路1:咯血在急诊工作中并不少见,多数为痰中带血或少量出血,此类出血多为支气管炎或支气管肿瘤。此类患者常规急诊就诊即可。

思路2:对于咯血量大、症状持续、患者精神状况差以及有窒息现象致低氧血症者,均应视为入抢救室治疗指征。该患者咯血2小时,一次咯血量约200ml,根据出血量判断为大量咯血,且咯血持续,SpO$_2$ 89%,有低氧血症,应进抢救室救治。

咯血程度分级:

小量咯血:24小时咯血量在100ml以内,包括痰中带血丝。

中量咯血:24小时咯血量在100~500ml。

大量咯血:24小时咯血量大于500ml或一次咯血量大于100ml。

【问题2】病史问诊中的要点有哪些?

病史的询问关注三个方面:①了解出血有无明显病因、前驱症状和伴随症状,出血的颜色、性状及血中有无混合物等,以鉴别出血来自口腔、鼻腔、上消化道还是呼吸道;②患者既往病史、发病年龄和个人史,女性要了解咯血与月经的关系等;③此次咯血发生的时间、持续时间以及出血量,有无呼吸困难、缺氧等表现。

【问题3】病史采集后,在急诊应重点进行哪些基本查体?

重点进行胸部查体。查体过程中,需注意患者呼吸频率、节律、有无发绀和意识状况,以判断发生窒息、大面积肺不张的可能。咯血过程中如咯血骤然减少或停止,同时出现极度烦躁不安、表情恐怖或呆滞、喉头作响、呼吸浅速或骤停、一侧或双侧呼吸音消失、发绀等症状和体征时,应考虑上述可能性。

咯出的血来自哪里?

咯血时出血的血管多为气管、支气管、小气道或肺实质内的血管破裂。小量咯血多为支气管毛细血管破裂;中量或大量咯血,90%为支气管动脉源性出血,支气管动脉来自胸主动脉,出血量往往较大。此外,肺循环系统疾病也可导致出血,如肺栓塞。

急诊查体记录如下:

接诊后查体:神志清楚,精神萎靡,轻度气促、口唇轻度发绀,全身浅表淋巴结未及明显肿大。全身皮肤黏膜无瘀点、瘀斑。鼻腔及咽部无明显血迹,未见活动性出血灶。听诊两肺有中小湿啰音,呼吸音增强。心脏、腹部查体无异常体征。

【问题4】考虑患者最可能的诊断是什么?

思路1:患者出血呈鲜红色、量大,有呛咳、气促等呼吸道症状,查体鼻腔和咽部未见出血病灶,肺部有中小湿啰音,无消化道症状。故出血来自呼吸系统,考虑为咯血。还需进一步检查鉴别。

思路2:患者突发性咯血,一次量200ml,且持续不断,两肺中小湿啰音,轻度气促、发绀,SaO$_2$ 89%,评估为大咯血。

思路3:患者,男性,年轻人,突发性咯血,且持续不断,量大,病前有疲劳,合并乏力;既往无咯血病史和其他基础疾病史。听诊两肺中小湿啰音,呼吸音增强,考虑中小气道和肺泡内有积血存在,并导致部分肺泡的实变。在我国,年轻人大咯血的主要原因为肺结核和支气管扩张。该病例首次出现咯血,仅依靠病史和体格检查无法确定诊断。需要注意的是,初次大咯血的患者由于紧张,容易出现窒息或肺不张,引起致命的并发症。

肺结核临床可表现为低热、消瘦和乏力等全身症状与咳嗽、咯血等呼吸系统症状。支气管扩张往往有反复发作的脓痰和咯血病史。

【知识点】

常见咯血病因

1. 气道疾病　支气管炎、支气管扩张症、肿瘤、外伤、异物。
2. 肺实质疾病　肺结核、肺炎、肺脓肿、曲霉菌感染、肿瘤。
3. 血管疾病　肺栓塞、动静脉畸形、主动脉瘤、肺动脉高压、血管炎(韦格纳肉芽肿、系统性红斑狼疮、Good-pasture 综合征)。
4. 血液系统疾病　凝血异常、血小板功能障碍、血小板减少症。
5. 心脏疾病　充血性心力衰竭、心脏瓣膜病、心内膜炎。
6. 其他　医源性咯血、气管动脉瘘、子宫内膜异位。

【问题 5】急诊应行哪些检查？

该患者初步判断为急性大咯血，且症状持续，有轻度气促、发绀、低氧血症，两肺有中小湿啰音，说明患者小气道和肺泡内有积血和轻度窒息。应行以下检查：①床边胸部 X 线片(对支气管扩张多无诊断价值)；②血常规；③凝血功能；④肝肾功能；⑤血气分析；⑥心电图；⑦胸部 CT(病情平稳后进行，薄层 CT 有助于支气管扩张的诊断)。

【问题 6】为明确诊断还需进行哪些检查？

1. 痰涂片抗酸染色。
2. 痰培养。
3. PPD 试验。
4. 纤维支气管镜检查。
5. 血管造影　可作为诊断 - 治疗联合手段。
6. 粪便隐血试验。

【病历摘要】

急诊辅助检查结果

血常规：WBC 7.9×10^9/L，N% 70%，RBC 3.54×10^{12}/L，Hb 106g/L，PLT 190×10^9/L。床边胸部 X 线片(图2-9-1)：右上肺见大片高密度影，其内有空洞形成。痰涂片抗酸染色找结核分枝杆菌(+)。血气分析：pH 7.48，$PaCO_2$ 30mmHg，PaO_2 58mmHg，实际碳酸氢根(AB)21mmol/L。血沉 40mm/h。心电图正常。粪便隐血试验阴性。血肝肾功能在正常范围。凝血功能正常。

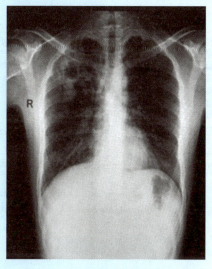

图2-9-1　患者胸部 X 线片

【问题7】该患者的诊断是什么?

大咯血、I型呼吸衰竭、阻塞性肺不张(左下肺?)和开放性肺结核。

【问题8】需立即进行什么处理?

思路1:急救措施:心电监护,绝对卧床,交代患者情绪放松,已出的血要咯出。该患者胸部X线片已经明确病变在右侧,也很可能是出血的部位,故患者取右侧卧位,以减缓出血,同时保护左侧健肺通气,改善氧合。

思路2:止血和补液治疗。

1. 开放静脉通路;根据咯血量补充晶体液和胶体液。

2. 垂体后叶激素　该患者首选该药。注意不良反应观察,如腹痛、肠鸣音亢进和便意等。

3. 其他药物　酚磺乙胺、6-氨基己酸等药物酌情选用。

4. 填报传染病报告卡。

思路3:经内科药物保守治疗后,患者仍持续咯血,后续如何处理?

1. 介入治疗　作为诊断-治疗联合手段,可行支气管动脉栓塞治疗。该方法的止血有效率大于90%以上。

2. 请呼吸专科医师会诊,协助诊断,同时指导抗结核治疗。

3. 该患者痰涂片结核分枝杆菌阳性,为开放性肺结核,存在传染性,患者和医护人员均要戴防护口罩,同时积极联系转肺结核定点医院治疗。

【问题9】在院前的环境下,咯血患者需做哪些处理?

注意患者生命体征,缓解患者紧张情绪;给氧,鼓励患者将血咯出,保证呼吸道通畅;建立静脉通路,心电监护,血氧饱和度监测。对于窒息致呼吸停止者应该积极行气管插管、心肺复苏。

【问题10】在急诊还会遇到哪些常见的咯血相关疾病?

支气管扩张症、支气管肺癌、肺炎、肺血栓栓塞症、心血管疾病、血液病。

【问题11】如何按照流程判断以上咯血疾病?

咯血诊断流程见图2-9-2。

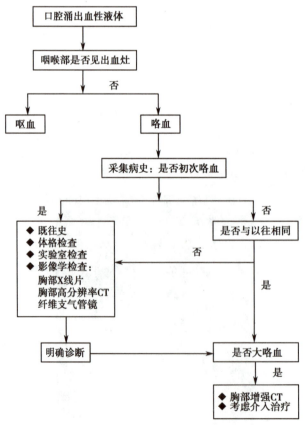

图2-9-2　咯血诊断流程图

（张劲松）

【推荐阅读文献】

［1］邝贺龄,胡品津.内科疾病鉴别诊断学.5 版.北京:人民卫生出版社,2006.

［2］马克思,霍克伯格,瓦尔斯.罗森急诊医学.7 版.李春盛,译.北京:北京大学医学出版社,2013.

［3］万学红,卢雪峰.诊断学.8 版.北京:人民卫生出版社,2013.

第 10 章 腹　痛

【精粹】

1. 急性腹痛(acute abdominal pain)是急诊极为常见的症状,涉及病因较多,亦是临床急诊最容易误诊、误治的症状之一。

2. 接诊时首要排除潜在致命性腹痛,如腹主动脉夹层、异位妊娠破裂、肠系膜动脉栓塞、肠梗阻、脏器穿孔和破裂等,尽早干预对于此类急腹痛非常重要。

3. 腹痛明确病因诊断对临床医生极具挑战性。因其疼痛的性质、位置和程度均可随病程而改变,并受个体疼痛耐受性差异影响,体格检查与主诉常不一致,易造成误诊、漏诊。需要注意特殊人群疾病特点:老年患者症状多不典型;育龄女性急性下腹疼痛均需考虑盆腔脏器病变,异位妊娠极易被漏诊;免疫功能低下、癌症患者及接受过腹部手术的患者,更易出现腹部疼痛的严重诊断。

4. 诊断及鉴别诊断时需注意腹腔外器官疾病所致的腹痛,如急性冠脉综合征、急性心包炎、肺梗死、肺炎、胸膜炎等。不明原因的腹痛必要时还需排除中毒性疾病的可能。

5. 达到正确诊断的关键是足够的病史和体格检查。同时影像检查在腹痛的鉴别诊断中应尽早与实验室检查同步进行。

6. 动态查体、腹部超声和影像学检查(胸腹部 X 线片和 CT)要适时进行。早期床边超声适用于有休克迹象的患者,同时,超声对于胆道及盆腔疾病的诊断中也较 CT 更有优势。

7. 腹痛患者的处置与诊断一样困难。诊断未明确前,禁用强效镇痛剂。

【病历摘要】

患者,男,50 岁。因"中上腹疼痛 1 天,加重半天"就诊。患者 1 天前就餐饮酒后感上腹饱胀不适,1 小时后出现左上腹隐痛,自服"胃药"后疼痛无缓解。无恶心、呕吐,无腹泻。次晨早餐后感腹痛加剧,伴呕吐 2 次,为胃内容物。自觉畏寒,未测体温,因腹痛难忍急诊就诊。查体:T 38.2℃,BP 150/85mmHg,P 98 次/min,SpO₂ 98%。痛苦面容,肥胖体型,自主体位,皮肤黏膜无黄染,未见蜘蛛痣。心率 98 次/min,心音未及异常。双肺检查未及异常。腹壁静脉无曲张,上腹部及偏左压痛明显,腹肌稍紧张,并有轻度反跳痛。肝、脾肋下未触及,肝区无叩痛,墨菲征(Murphy 征)(−)。腹部未触及包块,移动性浊音(−)。

【问题 1】患者目前有无生命危险?是否需要转入抢救室治疗?初步考虑哪些诊断?

思路 1:该患者为中年男性,目前虽然是急性痛苦面容,体温升高伴有心率增快,不能排除潜在威胁生命疾病,但目前生命体征平稳,暂不考虑抢救室诊治。

思路 2:患者中年,体型肥胖,就餐饮酒史后出现渐加重的中上腹疼痛并不能缓解,有消化道伴随症状(呕吐)。体格检查阳性结果为发热伴有腹膜刺激征,初步诊断考虑急性腹痛相关的腹部疾病:急性胰腺炎、急性胆囊炎、急性阑尾炎、急性肠梗阻、缺血性肠病和消化道穿孔。

【知识点】

1. 腹痛的发生机制　包括内脏痛、躯体痛和牵涉痛。

(1)内脏痛由包绕内脏器官的脏腹膜自主神经受刺激引起。如空腔脏器腔内液体或气体膨胀(肠梗阻);还有实质性脏器水肿、出血、缺血、脓肿形成而使包膜受牵拉所致。

(2)躯体痛由壁腹膜受刺激所致,如感染(腹膜炎)、理化刺激(腹壁创伤)引起,此外有腹壁疾病,如带状疱疹、腹壁肌肉损伤。

(3)牵涉痛由神经分支重叠支配导致远离病变器官部位感知的疼痛。内脏痛和躯体痛均可表现为牵涉痛。如腹腔内出血刺激膈肌时出现肩背痛,急性冠脉综合征时的上腹部疼痛。不同疾病随着病程发展可涉及多种机制。

2. 腹痛典型症状与疾病关系

(1)肠梗阻往往呈弥漫性剧烈绞痛(老年人不典型)。

(2)疼痛与查体不符多见于肠系膜缺血。

(3)上腹痛与饮食相关首先考虑胰腺炎、胃十二指肠和胆道疾病。

(4)左肩放射痛或单纯左肩痛与脾脏病变、膈肌刺激或腹腔游离液体有关。

(5)疼痛伴晕厥可能是消化道穿孔、动脉瘤破裂或异位妊娠破裂。

3. 急性腹痛根据疼痛部位、性质和程度可提示不同疾病。问诊腹痛症状时可以按照"SCRIPTFADO"顺序,其中字母分别代表:S(site,部位)、C(character,特征)、R(radiation,放射痛)、I(intensity,程度)、P(precipitating,缓解因素)、T(time duration,持续时间)、F(frequency,频率)、A(associated features,伴随症状)、D(diurnal variation,昼夜变化)、O(onset,发病情况)。

【问题 2】为明确诊断应进一步实施哪些检查?

血常规、尿常规、血清脂肪酶、血淀粉酶、电解质(包括血钙)、血气分析、血乳酸和血生化检查(血糖、血脂和肝肾功能)。腹部超声检查有助于急性胰腺炎、胆结石和急性胆囊炎等的诊断。腹部 CT 有助于诊断急性胰腺炎,必要时完善 CT 腹腔血管检查除外缺血性肠病。心电图于上述检查治疗过程中动态进行复查。

【知识点】

常规实验室检查对于一些急腹症有特异性的辅助诊断意义。出血性疾病多见血细胞比容、血红蛋白、血小板及凝血功能的异常。但白细胞计数对于急腹症是否存在炎症性改变的甄别价值有限。肾脏病变多合并肾功能改变、电解质紊乱及全身容量负荷的改变。胰酶和脂肪酶主要提示胰腺疾病尤其是胰腺炎。血糖异常在急性胰腺炎、糖尿病酮症酸中毒中也有诊断价值。对于血栓栓塞性肠道疾病多存在 D- 二聚体升高。影像检查中,X 线的诊断价值较低,更推荐 CT 检查及增强CT。

超声检查因简便、无创等特点已成为非常有用的急诊辅助检查手段,对于一些急症及危及生命的腹部疾病也显出了优势。比如异位妊娠或合并出血、胆道结石或胆总管扩张、腹主动脉的直径异常、输尿管梗阻,创伤时通过 FAST 检查可以判断有无脏器出血等。但超声检查的结果较其他物理检查更依赖于操作者技术,并且由于未能检测或识别病理改变、正常解剖结构变异或过度解释正确识别的结果也更容易导致误诊。需要结合患者病史、症状、体征及各项辅助检查作出诊断。

【病历摘要】

急诊辅助检查

血常规:WBC 12.2×10^9/L,N% 88%,RBC 4.5×10^{12}/L,Hb 120g/L。尿常规无异常。血淀粉酶:1 200IU;尿淀粉酶:2 000IU(Somogyi 法)。血糖:5.5mmol/L。腹部超声:胆囊内见 1.0cm×1.5cm 强光团,伴有声影。胰腺体积增大,回声不均匀,边缘模糊,胰腺周围低回声区(图 2-10-1)。腹部 CT:胰腺体积增大,轮廓欠清晰,密度尚均匀,胰腺周围少许渗出,肾前筋膜无增厚(图 2-10-2)。血气分析、血肝肾功能、电解质均在正常范围,胸部 X 线片无异常。

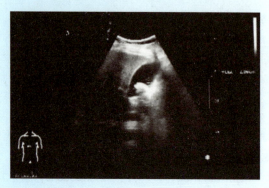

图 2-10-1　患者腹部超声

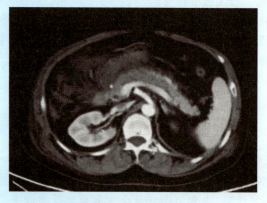

图 2-10-2　患者腹部 CT

【问题3】该患者目前诊断是什么?

目前患者诊断急性胰腺炎(水肿型)、胆囊结石。

思路 1:急性胰腺炎的诊断标准包括:急性、持续中上腹痛;血淀粉酶或脂肪酶 > 正常值上限 3 倍;典型影像学改变。以上 3 条中符合任意 2 条即可确诊。应在患者就诊 48 小时内明确诊断。

思路 2:急性胰腺炎一旦确诊需要进一步明确病情程度。根据是否伴有器官功能衰竭及局部或全身并发症,将急性胰腺炎严重度分为以下 3 级:轻度急性胰腺炎(mild acute pancreatitis,MAP)、中度重症急性胰腺炎(mild severe acute pancreatitis,MSAP)和重度急性胰腺炎(severe acute pancreatitis,SAP)。

【知识点】

急性胰腺炎根据病理分型可以分为急性水肿型和急性出血坏死型。

1. 急性水肿型临床较多见,病理表现为胰腺肿大、充血、水肿和炎症细胞浸润,可伴有轻微局部坏死。病变可累及部分或整个胰腺。

2. 急性出血坏死型的病理表现为胰腺内脂肪组织坏死,可表现为灰白色或黄色斑块,如出血严重,可表现为棕黑色并可有新鲜出血。坏死灶外周可有炎症细胞浸润。若未及时控制病情进展,急性水肿型胰腺炎也可在数小时或数天内进展为急性出血坏死型。

【问题 4】该患者目前急诊处理方案是什么? 是否需要抗生素治疗?

思路 1:患者目前生命体征尚平稳,但急性胰腺炎进展迅速,需要积极早期干预及明确病因。急诊处理原则是:

1. 急诊监护、稳定生命体征。

2. 液体复苏。

3. 胃肠功能维护及镇痛治疗。

4. 控制炎症,生长抑素。

5. 预防和抗感染。

6. 专科会诊及住院治疗明确病因。

思路 2:急性胰腺炎什么时候需要抗生素治疗?

1. 预防性抗感染　急性胰腺炎为无菌性炎症,无论其类型及严重程度如何,均不推荐预防性应用抗生素。

2. 疑似或确诊感染　若存在胰腺或胰腺外感染,可积极留取病原学证据,同时经验性抗感染治疗:碳青霉烯类、青霉素 + 酶抑制剂、三代头孢或者喹诺酮联合抗厌氧菌,若血培养阴性或除外感染,及时停用抗生素。

【问题 5】该患者急诊治疗过程中可能出现哪些器官功能障碍? 相应表现如何?

急性胰腺炎可以产生大量活化的胰酶消化胰腺本身,损伤胰腺腺泡细胞激活炎症反应,并因多种因素正反馈逐级扩大炎症,超过机体抗炎能力时,即可出现全身炎症进展,累及多器官炎症性损伤及功能障碍,如循环、呼吸、肠、肾及肝衰竭。相应可表现出低血压、休克;因肺间质水肿、胸腔积液等表现出呼吸困难;因肠麻痹、腹膜炎等表现严重腹痛、腹胀、呕吐、全腹张力增高和肠鸣音减少等;因休克、急性肾功能不全可以表现为少尿、无尿;胆总管下端出现梗阻或肝损伤时可以表现出黄疸;胰腺坏死时可以表现格雷·特纳征(Grey Turner 征)、卡伦征(Cullen 征);合并胰性脑病时可以出现意识障碍、精神失常。

【知识点】

Grey Turner 征或 Cullen 征:胰腺坏死出血量大且持续不缓解,血性腹水可在胰酶作用下渗至皮下,在两侧腹部出现为 Grey Turner 征,在脐周出现为 Cullen 征。多提示重症胰腺炎。

【问题 6】急性腹痛的急诊救治中需要首先排除哪些致命性的腹痛?

急性腹痛接诊时需要首先排除致命性腹痛:化脓性胆道感染、异位妊娠破裂、腹主动脉瘤破裂 / 渗漏、肠系膜动脉栓塞、肠梗阻、空腔脏器穿孔、内脏破裂和主动脉夹层。因以上疾病易发生血流动力学障碍,尽早干预比明确诊断更重要。同时需注意腹腔外器官所致急性腹痛可能,如急性冠脉综合征、肺梗死等。动态观察心电图、心肌酶谱对于部分腹痛患者有助于鉴别诊断。此外,不明原因腹痛需要排除中毒性疾病可能。

【问题 7】如何按照流程判断鉴别腹痛疾病?

腹痛诊断流程见图 2-10-3。

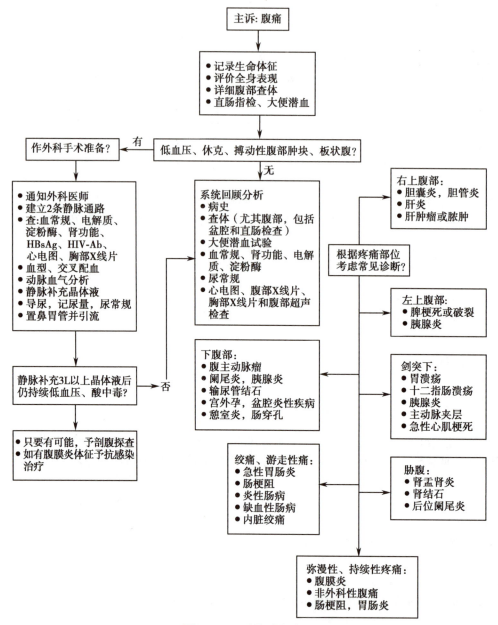

图 2-10-3　腹痛诊断流程

（张劲松）

【推荐阅读文献】

［1］葛均波，徐永健，王辰. 内科学.9 版. 北京：人民卫生出版社，2018.

［2］万学红，卢雪峰. 诊断学.9 版. 北京：人民卫生出版社，2018.

［3］WALLS R M, HOCKBERGER R S, GAUSCHE-HILL M, et al. Rosen's emergency medicine: concepts and clinical practice. 9th ed. Philadelphia: Elsevier, 2018.

第11章 腹　泻

【精粹】

1. 腹泻(diarrhea)指排便异常,包括每日排便次数大于三次,或每日排便至少200g,其中含水量超过80%。急性腹泻指腹泻病程少于14天,为急诊常见症状之一。

2. 腹泻相关疾病可以分为两大类:感染性和非感染性,其中感染所致腹泻约占85%。常见病原体包括病毒、细菌和寄生虫感染。

3. 急性腹泻通常多为感染性病因且多具自限性。合并严重感染和有并发症者,可出现脱水、低血容量性休克和感染性休克表现。

4. 需注意部分急腹症患者,可能以腹泻为主要症状,腹部体格检查需仔细进行。

5. 与许多其他急性症状、体征不同,腹泻患者的严重和紧急诊断更多地取决于腹泻的并发症(血容量不足,肾脏受损)和患者的合并症(免疫缺陷、高龄和炎症性肠病)的影响。

6. 疑似肠道传染病者,必须留取粪培养,填报传染病报告卡。

【病历摘要】

患者,女,15岁,学生。因"腹痛、腹泻10小时"就诊。患者昨日晚间吃羊肉串后出现阵发性脐周绞痛,伴腹泻十余次,初为糊状,后为水样便,里急后重,否认呕吐。自服"小檗碱片"后症状无改善。今晨解脓血样便一次,伴发热、自测体温38.7℃,伴头晕、心悸。既往体健。

分诊测生命体征:神志清楚,T 39.2℃,BP 85/50mmHg,P 110 次 /min,SpO$_2$ 95%。

【问题 1】请对患者目前病情作出急诊分诊初步判断。

该患者急性发病,高热,且血压 85/50mmHg,伴有脉率增快,有早期休克表现,属于危重病患,应直接进入急诊抢救室监护和处理。

【知识点】

腹泻按照发病机制可以分为四类,临床上可能并非单一机制所致。

1. 分泌性腹泻　肠道分泌液体过多超过肠黏膜吸收即为分泌性腹泻。多由产生细胞毒素的病原体增加细胞通透性所致,如霍乱弧菌感染的水样泻。某些内分泌肿瘤也可以引起分泌性腹泻。

2. 渗出性腹泻　感染性或非感染性病因导致肠黏膜渗出大量液体包括黏液、脓血所致,如炎症性、自身免疫性肠病。

3. 渗透性腹泻　肠内容物渗透压升高所致,某些渗透性药物所致腹泻也属于渗透性腹泻。

4. 动力异常性腹泻　因肠道蠕动过快,肠内容物与肠黏膜接触时间短所致。如糖尿病肠神经病变,一些物理或药物刺激所致腹泻也属于动力异常性腹泻。

【病历摘要】

查体:神志清楚,急性痛苦面容。皮肤黏膜无黄染,心率 110 次 /min,节律齐,双肺检查无异常,腹平软,脐周及左下腹有轻压痛,无反跳痛。肝脾肋下未触及,肠鸣音亢进。否认月经史异常。否认食物、药物过敏史。

【问题2】初步诊断如何考虑? 需要进行哪些辅助检查?

思路1:结合患者有不洁饮食史、急性起病、腹痛腹泻、伴发热、有里急后重、大便呈现脓血性、查体脐周及左下腹有压痛。诊断考虑为细菌性腹泻、痢疾。

思路2:可以进行以下辅助检查:粪便常规、粪便培养 + 药敏试验、血常规、降钙素原、肝肾功能、电解质、血糖、凝血功能、动脉血气分析和血乳酸测定。

【知识点】

急性腹泻相关病因可以分为两大类:感染性和非感染性,其中感染所致腹泻约占 85%。具体常见病因包括:

1. 肠道疾病　感染所致急性肠炎,克罗恩病等慢性肠道疾病急性发作、急性缺血性肠病等。
2. 急性中毒　毒蕈、河鲀及一些化学药物中毒都可有急性腹泻表现。
3. 全身性感染　累及肠道可表现为腹泻,如严重脓毒症、伤寒等。
4. 其他　过敏性紫癜、变态反应性肠炎、肾上腺皮质功能减退、甲亢危象及某些药物反应。

【病历摘要】

急诊辅助检查:

血常规:WBC $21.0×10^9$/L,N% 88%,RBC $5.3×10^{12}$/L,Hb 156g/L,PLT $210×10^9$/L。粪便常规:质稀,脓细胞(++),红细胞1~6/HP,白细胞(++),黏液少许,可查见吞噬细胞。肝肾功能均正常。电解质:K^+ 3.2mmol/L,Na^+ 135mmol/L,Cl^- 98mmol/L,Ca^{2+} 1.97mmol/L。已送粪便细菌培养。血气分析 pH 7.34,$PaCO_2$ 28mmHg,PaO_2 98mmHg,HCO_3^- 14mmol/L,乳酸(Lac)4.2mmol/L。

【问题3】该患者的诊断是什么? 除以上微生物检查还需要补充什么检查吗?

思路1:该患者诊断目前考虑为:急性细菌性痢疾、休克状态(感染性? 低容量性?)、代谢性酸中毒和低钾血症。

患者进食后 24 小时内出现腹泻,且大便性状为黏液脓血便,伴发热及里急后重,查体左下腹及脐周轻压痛,结合血常规改变,粪便中可见脓细胞,支持急性细菌性痢疾诊断。同时患者入院时高热,血压下降伴有心率上升,乳酸升高支持有效容量不足、组织灌注障碍,可以诊断为休克、代谢性酸中毒。血钾低于正常值故为低钾血症,考虑为肠道丢失所致。

思路2:除粪便培养外,还需在抗生素使用前留取血培养。这有助于病原菌的筛查,也是早期脓毒症诊断及治疗的基石。

【知识点】

腹泻的鉴别诊断需要注意的问题

1. 流行病学　需注意季节性、散发性、地方性等特点。
2. 年龄　细菌性痢疾多见于儿童和青壮年,结肠癌可见于中老年。

3. 基础病史　甲亢、糖尿病、风湿病和肿瘤史等都是常见的可引起腹泻的系统性疾病。免疫抑制或长期服抗生素者需要考虑菌群失调及真菌感染。

4. 起病及病程　感染性腹泻多急起病,病程短,急性中毒性腹泻起病一般在进食后 2~24 小时。

5. 腹泻及粪便特征　直肠病变时腹泻多便意频繁但便量少,里急后重感。小肠病变则粪便量多,水样便更多,无里急后重。阿米巴痢疾呈典型的暗红色果酱样便。霍乱的大便呈典型的米泔水样。

6. 与腹痛的关系　小肠性腹泻腹痛多在脐周,结肠性腹泻腹痛多位于下腹部或左下腹,且便后腹痛常可缓解。

7. 伴随症状　如腹痛、发热、皮疹、皮下包块和关节肿胀。

【问题 4】该患者需立即进行什么处理?

1. 一般治疗　血压、心电、脉氧饱和度及血气监测。
2. 开放静脉,扩容补液,纠正酸中毒和补钾。
3. 抗生素　喹诺酮或三代头孢类药物静脉滴注。
4. 对症治疗　退热、解痉等。
5. 请传染科会诊,稳定生命体征后收住院进一步诊治。
6. 大便细菌培养结果如为细菌性痢疾,填报传染病报告卡。

【知识点】

1. 急性腹泻的补液原则　①轻度脱水可进行口服补液,世界卫生组织(WHO)推荐的口服补液溶液,可通过将以下物质溶于 1L 清水中制成:3.5g 氯化钠,2.9g 柠檬酸三钠或 2.5g 碳酸氢钠,1.5g 氯化钾和 20g 葡萄糖或 40g 蔗糖。补液的选择取决于脱水程度和患者的潜在健康状况。在其他健康的轻度脱水患者中,包括运动饮料和稀释果汁均可补充。但需注意过量的糖和不足的钠可能导致渗透性腹泻。②中至重度脱水患者可以接受静脉注射生理盐水或乳酸林格液。补液的量需要结合患者的基础情况。一般先负荷 1~2L 的生理盐水或乳酸林格液,然后以 300~500ml/h 静脉滴注,观察患者循环状况及尿量情况。老年患者,心肺功能有基础疾病的患者需注意补液速率。特别注意补充电解质。

2. 急性腹泻的药物治疗方案　①病毒性和非侵袭性细菌性腹泻多呈自限性,支持治疗为主。②急诊治疗中,较少可以明确导致感染性腹泻的特定病原体,通常初始抗生素治疗为经验性选择。指南推荐可以使用环丙沙星,每日口服 500mg,或每日一次口服左氧氟沙星 500mg,连续 3~5 天。怀孕患者应避免使用氟喹诺酮类药物。③怀疑艰难梭菌感染所致难治性腹泻,初始治疗可选择口服甲硝唑 500mg,3 次/d,连续 10~14 天,或口服万古霉素 125mg,4 次/d,10~14 天为一疗程。复发型艰难梭菌感染可行粪便微生物群移植。④止泻药物:急性病毒性胃肠炎患者可通过抗动力药物显著缓解症状。成人推荐初始剂量为洛哌丁胺 4mg 口服,随后剂量为 2mg(24 小时内不超过 16mg)。高危患者(如老年人),最近住院或感染性腹泻患者,应谨慎使用止泻药物。⑤口服益生菌对预防艰难梭菌相关性腹泻有保护作用。可考虑在免疫功能正常的患者中作为辅助抗生素治疗。

【问题 5】如何按照流程诊治腹泻?

腹泻诊治流程见图 2-11-1。

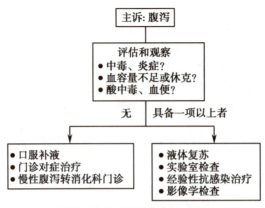

图 2-11-1　腹泻诊治流程图

(张劲松)

【推荐阅读文献】

［1］葛均波，徐永健，王辰．内科学．9 版．北京：人民卫生出版社，2018.

［2］万学红，卢雪峰．诊断学．9 版．北京：人民卫生出版社，2018.

［3］WALLS R M, HOCKBERGER R S, GAUSCHE-HILL M, et al. Rosen's emergency medicine: concepts and clinical practice. 9th ed. Philadelphia: Elsevier, 2018.

第 12 章 呕 吐

【精粹】

1. 呕吐（vomiting）是一种急诊常见症状，涉及多种疾病。可源于消化道疾病，也可继发于神经系统、前庭功能障碍、泌尿生殖系统、神经系统或心血管系统疾病。

2. 对患者病情的评估应首先确定患者生命体征是否稳定。应稳定生命体征后再进行简要病史和定向体格检查，以确定可能病因。

3. 诊断及鉴别诊断需要结合病史（既往史、药物史及个人史）、呕吐物的性状、呕吐发作的时间和持续时间、呕吐与进食的关系及伴随症状。

4. 腹泻、呕吐常见于感染性肠胃炎，但也可能见于肠系膜缺血或其他胃肠道外科急症中；伴有腹痛的呕吐通常由胃肠系统疾病引起；伴有慢性头痛的恶心、呕吐应怀疑是否存在可引起颅内压升高的疾病；无恶心前驱症状的呕吐需排除中枢神经系统病变。

5. 因呕吐涉及多系统疾病，应重视病史询问的完整性，除既往手术、疾病史外，应包括有关酒精或其他药物服用史以及呕吐症状周期性发作史。体格检查应根据病史及症状重点进行。精神类疾病引起的呕吐应作为排除性诊断，较少在急诊室进行。

6. 病因处理的同时，需关注并发症如内环境紊乱、误吸等的处理。进行液体及电解质治疗时需要结合患者器官功能并注意动态评估。

7. 止吐药的使用和患者对治疗的反应需综合考虑。非梗阻性胃肠疾病，昂丹司琼是第一线止吐药；甲氧氯普胺是妊娠剧吐和呕吐伴头痛的首选止吐药；恩丹西酮是化疗引起的呕吐的首选药物。接受阿片类药物镇痛的患者不应常规使用止吐药。

【病历摘要】

患者，女，45 岁，农民。主因"呕吐伴阵发性腹痛 4 天"就诊。分诊台测量生命体征：神志清楚，T 38.4℃，BP 130/75mmHg，P 100 次 /min，SpO$_2$ 97%。

【问题 1】患者目前分诊级别应该属于紧急、可等待还是非急诊?

思路：根据患者生命体征，如心率、血压、意识、血氧饱和度和体温等，迅速判断患者有无生命危险，并据此将患者进行就诊分级。如患者出现生命体征不稳定，需要立即转入抢救室。该患者就诊时血流动力学稳定，神志清楚，暂无抢救指征。但需注意，患者呕吐 4 天，可能存在潜在内环境紊乱等并发症，需尽快就诊及检查。

【病历摘要】

病史询问：患者在 4 天前干重活时突发右侧腹痛，右侧大腿根部渐出现一圆形肿块，伴疼痛。近 3 天出现阵发性腹痛后现频繁呕吐，量较大，伴发热，体温 38.5℃。腹胀渐重，呕吐后稍好转。发病后解大便一次，色泽正常。小便量少、色黄。发病后第 2 天至当地医院就诊，考虑右侧大腿脓肿，予抗感染治疗，效果不佳。患者既往体健。

【问题2】该患者病史询问是否完整？有无需要补充询问内容？

思路：临床可引起呕吐的病因非常多，一些全身疾病或生理改变亦会引起呕吐，如尿毒症、糖尿病酮症酸中毒和早孕等。此外一些药物因素也会影响呕吐，如洋地黄等。当遇到不明原因呕吐时还需要排除中毒可能。该患者为中年女性，需要补充询问月经、生育史及服药史。

【知识点】

呕吐中枢位于延髓。延髓有两个不同作用机制的呕吐结构：其一是延髓外侧网状结构背部的神经反射中枢，即呕吐中枢，直接支配呕吐动作；其二是位于延髓第四脑室底面的化学感受器触发带，接受各种刺激，引起神经冲动传导至呕吐中枢引起呕吐。呕吐时胃窦部持续收缩，贲门开放，腹肌收缩，腹压增加，胃内容物快速向上反流，通过食管、口腔排出。

【病历摘要】

接诊后查体：患者神志清楚，痛苦貌。全身皮肤巩膜无黄染。腹部轮廓对称，无明显隆起，可见肠型及蠕动波。右侧腹部压痛、轻微反跳痛及肌紧张，可扪及肠型，未及明显包块。叩诊呈鼓音，无明显移动性浊音。肠鸣音亢进，可闻及气过水声。右侧大腿根部见一肿块，约 3cm×3cm×3.5cm 大小，表面及周围皮肤发红，未见破溃。触诊边界尚清，质软，根部固定不能活动，局部压痛，无明显波动感，不可回纳。

【问题3】请对患者作出诊断及鉴别诊断。

思路1：患者否认慢性病史，因呕吐伴腹痛就诊，有发热及停止排便史，腹痛为阵发性且呕吐后症状稍减轻，高度怀疑肠梗阻。查体发现患者右腹部肠鸣音亢进，可闻及气过水声，支持肠梗阻表现。患者现病史中有干重活诱因，查体右腹部有腹膜刺激表现，右侧大腿根部肿块局部压痛，不能回纳，考虑肠梗阻的原因为嵌顿性股疝可能。

思路2：呕吐伴有腹痛、发热，且查体右上腹有压痛、反跳痛和肌紧张，首先需要排除有无急性胆囊炎、胆石症。同时育龄妇女需要排除早孕、异位妊娠可能。伴有腹痛的急性呕吐还需要排除急性胃肠炎、食物中毒等。

【知识点】

引起呕吐的病因很多，按发病机制可以分为以下三类：

1. 反射性呕吐　咽部、胃及肠道疾病、肝胆胰疾病、腹膜及肠系膜疾病、泌尿生殖系统疾病。急性心肌梗死、心力衰竭或眼部疾病也可有呕吐表现。

2. 中枢性呕吐　神经系统疾病，尿毒症、酮症酸中毒和甲亢危象等全身性疾病，药物或中毒引起的呕吐，精神因素造成的胃神经症等。

3. 前庭障碍性呕吐　多伴有听力障碍或眩晕。如迷路炎、梅尼埃病和晕动病等。

诊断及鉴别诊断需要结合病史（既往史、药物史及个人史）、呕吐物的性状、呕吐发作的时间和持续时间、呕吐与进食的关系及伴随症状进行鉴别。

【问题4】急诊可进行哪些辅助检查进行诊断及鉴别？

血气分析、血常规、尿常规、肝肾功能、电解质、血糖、心电图、腹部 X 线片和腹部超声检查。必要时建议行腹部 CT 检查。凝血功能、血型、交叉配血（备手术）。

【病历摘要】

辅助检查

血常规:WBC 14.0×10^9/L,N% 89%,RBC 5.5×10^{12}/L,Hb 146g/L,PLT 190×10^9/L。肝肾功能均在正常范围。电解质:K^+ 3.0mmol/L,Na^+ 128mmol/L,Cl^- 92mmol/L,Ca^{2+} 1.95mmol/L。腹部 X 线示肠腔胀气,可见胀大的肠袢及气液平面(图 2-12-1)。

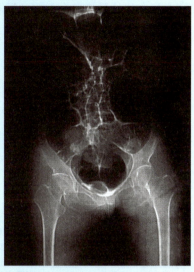

图 2-12-1 患者腹部 X 线

【知识点】

常见的呕吐并发症

1. 呕吐丢失水和钠离子所致低血容量。

2. 呕吐丢失氢离子所致代谢性碱中毒。

3. 胃液中钾丢失且无足够摄入致低钾血症,但合并容量不足时,有可能表现为正常。

4. 马洛里 - 魏斯综合征(Mallory-Weiss 综合征),患者可因强力干呕或呕吐致黏膜和黏膜下层撕裂 1~4cm,占上消化道出血致死的 3%。

5. Boerhaave 综合征,由于强烈干呕或呕吐,食管内压力急剧增加引起的食管穿孔。食管内容物通过纵隔,引起化学性纵隔炎,可致感染、脓毒症,多器官衰竭和死亡。属外科急症,24 小时内未进行手术修复者死亡率为 50%。

6. 误吸和吸入性肺炎,年老体弱、意识障碍患者因反射减弱易发生误吸,引起吸入性肺炎,严重者可引起窒息死亡。

【问题 5】该患者需立即进行哪些处理?

1. 基本治疗 普外科急会诊;禁食、胃肠减压;建立静脉通路,控制感染,纠正水、电解质紊乱,抑制胃酸、补液及对症治疗等。

2. 股疝容易发生嵌顿,一旦嵌顿又可迅速发展为绞窄性股疝。因此确诊后应及时进行手术治疗。嵌顿性或绞窄性股疝需进行急诊手术。

【知识点】

肠梗阻按照病因可以分为：
1. 机械性肠梗阻   机械因素包括肠腔外、肠壁和肠腔内因素所致肠梗阻,如肿瘤或嵌顿疝。
2. 动力性肠梗阻   神经抑制或毒素刺激所致肠壁肌肉运动紊乱所致,如麻痹性肠梗阻。
3. 血运性肠梗阻   因肠系膜扭转、血栓或栓塞所致肠道血运障碍所致。
4. 假性肠梗阻   表现为肠蠕动障碍,可能为肠管平滑肌异常或肠壁神经丛异常所致。

肠梗阻按照肠壁有无血运障碍,分为单纯性肠梗阻和绞窄性肠梗阻。绞窄性肠梗阻属外科急症,
需紧急手术。

【问题6】如何按照流程判断呕吐疾病?

呕吐诊断流程见图 2-12-2。

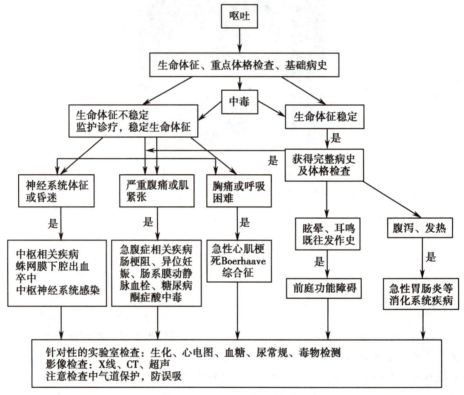

图 2-12-2   呕吐诊断流程图

(张劲松)

【推荐阅读文献】

［1］葛均波,徐永健,王辰.内科学.9 版.北京:人民卫生出版社,2018.

［2］万学红,卢雪峰.诊断学.9 版.北京:人民卫生出版社,2018.

［3］WALLS R M, HOCKBERGER R S, GAUSCHE-HILL M, et al. Rosen's emergency medicine: concepts and clinical practice. 9th ed. Philadelphia: Elsevier, 2018.

第 13 章　呕血和便血

【精粹】

1. 急性消化道出血(gastrointestinal bleeding)患者多以"呕血(hematemesis)、呕咖啡色液体、黑粪(melena)和血便(hematochezia)"为主诉急诊。

2. 少数患者因消化道急剧出血,在出现上述出血症状前因休克而就诊;对于不明原因休克患者可置入鼻胃管、行直肠指检,查看有无消化道出血。

3. 短时间内失血量超过 1 000ml 或循环血容量的 20%,称之为急性消化道大出血。此时患者出现头晕、冷汗、无力、晕厥和意识障碍等表现。

4. 按出血部位在十二指肠悬韧带(屈氏韧带)以上或以下,分为上消化道出血和下消化道出血。上消化道出血又可分为非静脉曲张性出血和门静脉高压静脉曲张性出血。后者出血量大、病情凶险、药物治疗效果差且病死率高。

5. 急性非静脉曲张性出血病因中消化性溃疡、急性胃黏膜病变为常见病因,胃癌和胆道出血等也较为常见。

6. 下消化道出血,大多来源于结肠,常见的病因为痔、炎症性肠病、肠息肉、肿瘤、梅克尔憩室(Meckel 憩室)等。约 10% 患者不能找到病因,80% 患者经内科治疗可有效止血。

7. 作出消化道出血诊断前,要排除口、鼻咽部和肺部出血,排除与进食相关的黑粪(如动物血、生肉、甜菜、碳粉、含铁或铋的药物)。

8. 消化道内镜检查是急性消化道出血的首选诊断方式,可进行定位和识别消化道出血灶及给予治疗,推荐对大多数急性上消化道出血患者行早期内镜操作(24 小时内)。急性下消化道出血的患者均可采用结肠镜检查作为初始诊断的工具。

【病历摘要】

患者情况:男性,68 岁,退休工人。因"间断性上腹痛 6 个月,呕血伴黑粪 6 小时"就诊。既往有高血压史,平素血压 145/92mmHg。预诊台测量生命体征:神志清楚,全身冷汗,面色苍白,T 36.8℃,BP 100/60mmHg,P 120 次 /min,SpO$_2$ 97%。

【问题 1】请对患者进行快速分诊,判断其就诊级别。

该患者目前血压 100/60mmHg,心率 120 次 /min,收缩压较基础血压下降超过 40mmHg,脉搏增快(>100 次 /min),伴有冷汗、面色苍白。提示患者已处于休克状态,需要紧急处理,应立即入抢救室。

> 【知识点】
>
> 急诊分诊流程,依据心率、血压和意识状态等迅速判断患者的病情严重程度。

【病历摘要】

急诊查体和病史询问：

查体：神志清楚，精神萎靡。贫血貌，皮肤巩膜无黄染，未见肝掌及蜘蛛痣。左锁骨上可触及 2 枚花生米大淋巴结，质地韧，无压痛。心率 120 次 /min，律齐，余心肺检查无异常。腹平软，腹壁未见静脉曲张，上腹有压痛，全腹无肌紧张、无反跳痛，未触及包块，肝脾肋下未触及，Murphy 征阴性。移动性浊音阴性，肠鸣音活跃。

进一步病史询问，患者约 6 个月前开始有上腹部隐痛不适，近 3 个月来食欲减退，体重减轻约 3.0kg。6 小时前无明显诱因呕咖啡色胃内容物 1 次，量约 150ml，解糊状黑粪 3 次，量较多，伴头晕、心悸、出冷汗。否认"肝炎"病史。

【问题 2】请对患者进行初步诊断和鉴别诊断。

思路 1：病史采集。

患者间断性上腹痛 6 个月，近 3 个月来食欲减退，体重减轻约 3.0kg，6 小时前无明显诱因呕咖啡色胃内容 1 次，量约 150ml，解糊状黑粪 3 次，量较多，伴头晕、心悸、出冷汗。

思路 2：体格检查。

贫血貌，血压 100/60mmHg，心率 120 次 /min，左锁骨上可触及 2 枚花生米大淋巴结，质地韧，上腹有压痛，无肝硬化门静脉高压的表现。

初步诊断考虑：消化道大出血。结合呕吐咖啡色液体和黑粪，出血的部位考虑上消化道可能性大。

可能的病因分析：

1. 该患者否认肝炎病史，查体未发现蜘蛛痣、肝掌、脾大和腹壁静脉曲张，不首先考虑为门静脉高压静脉曲张性出血。

2. 老年患者出现半年的上腹部隐痛伴有体重下降，查体可触及左锁骨上淋巴结［菲尔绍淋巴结（Virchow 淋巴结）］，需进一步排除消化道肿瘤。

3. 其他还需考虑消化道溃疡出血、胆道出血、恒径动脉破裂出血及 Meckel 憩室等可能。

诊断初步考虑为：上消化道大出血，失血性休克，胃癌？

【知识点】

1. Virchow 淋巴结　位于左锁骨上窝的淋巴结，接受来自腹腔的淋巴管。Virchow 淋巴结，常为胃癌、食管癌和肺癌转移的标志。

2. 消化道出血的高危因素　①用药史：阿司匹林、非甾体抗炎药、激素、抗凝药物（华法林、肝素和新型抗凝药物）；②有消化道溃疡病史；③有慢性肝病史、肝硬化；④年龄（>60 岁）；⑤长期吸烟史；⑥有慢性疾病史（充血性心力衰竭、糖尿病、慢性肾衰竭、恶性肿瘤和冠心病）。

3. 上消化道出血病因　常见病因：消化道溃疡、食管 - 胃底静脉曲张破裂、急性糜烂性出血性胃炎和胃癌。少见病因：食管贲门黏膜撕裂、恒径动脉综合征（Dieulafoy lesion）等。

【问题 3】该患者如何判断失血量？

该患者有呕血且有多次稀糊状黑粪，说明患者消化道出血呈活动性；查体有心率增快和血压下降，较基础血压降低 >40mmHg，且伴有头晕、心悸、出冷汗等循环容量不足的表现，综合上述情况，患者出血量 >1 000ml。

【知识点】

消化道出血量的判断：成人每日消化道出血 >5ml，粪便隐血试验即可出现阳性。每日出血量超过 50ml 可出现黑粪；对于胃内出血者，当短时间出血量达到 250ml 时，会出现呕血，一次出血量 <400ml 时，由于代偿作用可不出现全身症状。出血量 >400ml，可出现头晕、心悸、乏力等症状。短时间内出血量 >1 000ml，可出现休克表现。

【问题 4】急诊应行哪些检查?

思路:实验室检查应围绕两方面进行。①评价患者目前的失血状态和重要脏器的功能;②鉴别出血的常见病因。

1. 血常规(应关注血红蛋白、血细胞比容和血小板计数)、粪便常规＋隐血试验、凝血功能、输血前八项、血型和交叉配血、肝肾功能、电解质和血糖。

2. 心电图及腹部超声。

3. 可考虑进行全腹部 CT 检查。若出血量大,且出血部位不明,可行增强 CT 协助判断出血部位,核素显像也可协助判断出血部位。

【病历摘要】

急诊辅助检查阳性结果回报:

1. 血常规　WBC 12.0×10^9/L,N% 68%,Hb 68g/L,Hct 0.24%,PLT 120×10^9/L。

2. D- 二聚体　1.5mg/L。

3. 血型　O 型,Rh 阳性。

4. 粪便常规　色黑,糊状,未见脓细胞,隐血(++++)。

5. 肝肾功能　肝功能正常,血尿素氮 12mmol/L,肌酐正常。

6. 腹部超声　肝胆胰脾未见明显异常,未见腹水。

7. 心电图　窦性心动过速,120 次/min。

【问题 5】在急诊,该患者应立即进行什么处理?

思路 1:首先进行急诊处理的基本原则,即维持生命体征,纠正休克,关注重要脏器的灌注。

思路 2:其次要考虑消化道出血的处理流程。

急救处理:

1. 生命体征监护、保持呼吸道通畅,活动性出血时禁食水,留置导尿管并记录 24 小时尿量。定期复查血常规、电解质等指标。

2. 液体复苏开放两根静脉通路(至少适合 18 号留置针或以上大口径的留置针),必要时进行深静脉穿刺置管,并给予快速补液,首选晶体液(生理盐水或林格液)。

3. 患者表现为持续的循环不稳定(经液体复苏后)和活动性出血,提示有输血指征。进行输血时,如患者存在凝血病(肝硬化)或大量输血(24 小时内 >10IU),建议按比例 1∶1∶1 或 1∶1∶2 输注血浆、血小板和红细胞。

【知识点】

1. 急诊输血指征

(1)当患者出现收缩压 <90mmHg,或较基础收缩压降低幅度 >30mmHg;血红蛋白 <70g/L,血细胞比容 <25%;心率增快(>120 次/min);应考虑输血维持血红蛋白≥ 70g/L。

(2)消化道出血患者有无输血指征,还应考虑到年龄、伴随慢性病(缺血性心脏病、外周血管疾病、心力衰竭)、基础的血红蛋白和血细胞比容,是否存在心肌、肾脏和中枢神经系统灌注不良的表现。

(3)血小板计数较低(<50×10⁹/L)的活动性出血者应输注血小板。患者存在凝血异常,凝血酶原时间延长伴国际标准化比值(international normalized ratio,INR)>1.5 或纤维蛋白原 <1g/L,则通常应输注新鲜冰冻血浆。

2. 药物处理

(1)抑制胃酸分泌的药物　首选质子泵抑制剂(proton pump inhibitor,PPI),上消化道大出血患者推荐大剂量 PPI 治疗,如埃索美拉唑,单次 80mg 静脉注射后,以 8mg/h 速度持续静脉滴注 72 小时;其他患者可考虑常规剂量 PPI 治疗,埃索美拉唑 40mg 静脉滴注,每 12 小时 1 次。

（2）血管活性药物　生长抑素、生长抑素类似物（奥曲肽）用于治疗静脉曲张出血。奥曲肽先单次静脉注射20~50μg，再以25~50μg/h的速度持续滴注。尤其是对于怀疑门静脉高压静脉曲张出血、病情危重，以及病因及既往史不详的大出血患者，可考虑联合质子泵抑制剂治疗。

（3）特殊用药的停药考虑　对于正在使用抗血小板、抗凝药物治疗相应疾病的患者应首先停药，请开立处方的相应科室会诊协商用药方案。

3. 内镜下诊断和治疗　患者提示活动性出血，如对于最初的治疗效果不佳，应考虑上消化道内镜检查，具有诊断和治疗的价值。

【问题6】经上述治疗后，患者仍然活动性出血，应如何处理？

思路：内科治疗无效后的处理流程，多科会诊考虑介入治疗、外科手术。

1. 血管介入治疗　当出血量>0.5ml/min，可在造影条件下检出。可局部给予治疗（利特加压素或明胶海绵栓塞等），为内科治疗和内镜下治疗效果不佳者的选择。

2. 外科手术治疗　如上述处理措施仍然不能控制出血可外科手术治疗，适用于内科治疗无效或有并发症的患者。该患者怀疑有胃癌左锁骨上淋巴结转移，手术治疗应请相应专科会诊决定。

【问题7】消化道出血的诊治流程见图2-13-1。

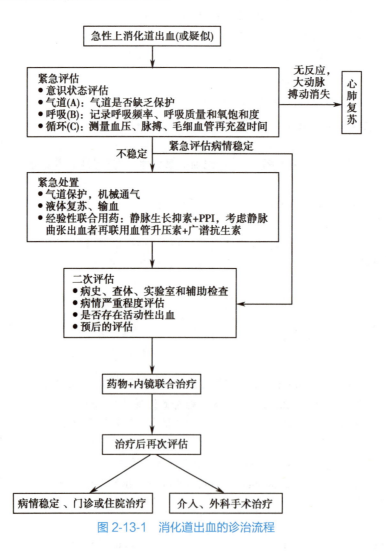

图 2-13-1　消化道出血的诊治流程

（张劲松）

【推荐阅读文献】

［1］葛均波 , 徐永健 . 内科学 . 8 版 . 北京 : 人民卫生出版社 , 2013.

［2］万学红 , 卢雪峰 . 诊断学 . 8 版 . 北京 : 人民卫生出版社 , 2013.

［3］ADAMS J G. Emergency medicine: clinical essentials. 2nd ed. Philadelphia: Saunders, 2012.

［4］WALLS R M, HOCKBERGER R S, GAUSCHE-HILL M, et al. Rosen's emergency medicine: concepts and clinical practice. 9th ed. Philadelphia: Elsevier, 2018.

第14章 黄 疸

【精粹】

1. 黄疸(jaundice)是血浆胆红素升高的表现,当血浆总胆红素 >42.8μmol/L 可出现黄疸,常作为其他症状的伴随症状。

2. 按胆红素性质分类,分为以间接胆红素增高为主的黄疸和以直接胆红素增高为主的黄疸两类。根据胆红素增高的类型,结合实验室检查和影像学检查可以判断黄疸病因。

3. 黄疸合并右上腹痛、寒战高热称为查科三联征(Charcot 三联征),黄疸合并右上腹痛、寒战高热、休克、精神症状称为 Reynolds 五联征,是急性胆管炎的特征性临床表现。这类疾病病情严重,发展迅速,需紧急处理。

4. 妊娠急性脂肪肝是一种少见的严重产科急症,常发生于妊娠 30~38 周,黄疸进行性加重,很快进展为暴发性肝衰竭,出血尤为明显,可出现肾衰竭。该病如不能早期识别并及早终止妊娠,死亡率高。

5. 腹部超声简便易行,在黄疸鉴别诊断中常作为筛查手段。对超声不能确诊或结果阴性的病变,可行腹部 CT 或 MRI 进一步协助明确。

6. 不明原因的黄疸,必须考虑中毒和药物损害的可能性,仔细询问用药史及毒物接触史。

【病历摘要】

患者,男,62 岁。因"腹痛、发热 3 天伴皮肤黄染 1 天"就诊。既往胆囊结石胆囊炎史 10 年,高血压史 5 年余,长期服用硝苯地平,血压控制在 150/90mmHg。分诊台分诊时测量生命体征:神志清,T 39.8℃,BP 100/60mmHg,P 125 次 /min,R 22 次 /min,SpO$_2$ 95%(吸空气)。

【问题 1】该患者应如何分诊? 是否需要进抢救室?

患者既往有高血压,平素血压在 150/90mmHg 左右,目前收缩压较基础血压值下降超过 40mmHg,脉搏增快 >100 次 /min,考虑患者有休克表现;体温 39.8℃,为高热。依据快速分诊的标准,该患者应进入抢救室给予急诊处理。

【病历摘要】

急诊查体并详细询问病史:

查体:神清,痛苦面容,全身皮肤及巩膜中至重度黄染,未见肝掌及蜘蛛痣;心率 125 次 /min,律齐,各瓣膜区未闻及杂音,呼吸 22 次 /min,两肺呼吸音粗,未闻及干湿啰音;腹部稍隆,无肠型及蠕动波,未见腹壁静脉曲张,右上腹部压痛明显,伴反跳痛,Murphy 征阳性,腹部移动性浊音阴性,肾区叩击痛阴性;听诊肠鸣音活跃,未闻及气过水声。

病史:否认乙型肝炎病史,否认服用不明中草药史,否认服用感冒药及不明物质接触史。

【问题 2】患者发热、腹痛伴黄疸可能的病因有哪些? 黄疸的鉴别诊断有哪些(表2-14-1)?

依据病史和体格检查,应考虑以下病因:

1. 急性胆管炎　是胆道淤积及感染所致的一种临床综合征。

2. 急性肝炎 各类病毒性肝炎。

3. 肝脓肿 细菌感染。

4. 胆道系统或胰腺肿瘤 梗阻导致胆汁排出障碍。

5. 药物 服用可引起急性肝损伤的药物,如抗结核药、非甾体抗炎药、抗抑郁药和抗癌药物等。

6. 中毒 各种导致肝细胞损伤的毒素如化学毒素、生物毒素和酒精等。

表 2-14-1 不同类型黄疸的鉴别诊断

项目	溶血性黄疸	肝细胞性黄疸	梗阻性黄疸
发病机制	红细胞破坏增加,间接胆红素生成增多	肝细胞受损,胆红素代谢障碍	胆汁排泄途径受阻
病史特点	急性发作、家族史、溶血证据、多次发作	肝炎接触史、输血史、肝损伤药物史、酗酒史	类似发作史、消瘦、体重明显下降
伴随症状	高热、寒战、贫血、腰痛、无腹痛、一般无瘙痒	恶心、食欲缺乏、乏力、肝区钝痛、无瘙痒	全身症状少、腹绞痛或持续性隐痛、瘙痒明显
黄疸颜色	浅柠檬色	金黄色	深黄色或暗黄色
大便颜色	正常	正常	一过性或持续白陶土色
直接胆红素	+	++	+++
间接胆红素	+++	++	++
尿胆红素	–	++	+++
尿胆原	+++	– ~ ++	– ~ +
转氨酶	– ~ +	+++	+
AKP 和 GGT	–	+	++ ~ +++
超声 /CT/ERCP	无特殊	无特殊	可有阳性发现

注:AKP 为血清碱性磷酸酶;GGT 为谷氨酰胺基转移酶;ERCP 为经内镜逆行性胰胆管造影术 CT 为计算机体层成像。

【问题 3】在急诊应先进行哪些基本检查?

1. 病因诊断 血、尿、粪便常规,肝功能,肾功能,电解质,降钙素原(PCT),凝血功能,血淀粉酶,脂肪酶,腹部超声检查,腹部增强 CT,血氨。

2. 全身情况判断 血气分析、血乳酸、心电图、胸部 X 线片。

3. 术前准备 凝血功能、血型、交叉配血。

【病历摘要】

急诊实验室检查阳性结果回报:

血常规:WBC 23.7 × 10^9/L,N% 90%,RBC 4.45 × 10^{12}/L,Hb 130g/L,PLT 220 × 10^9/L。

尿常规:尿胆原(++)。

肝肾功能:ALT 75U/L,AST 48U/L,总胆红素 125μmol/L,直接胆红素 84μmol/L。

电解质:K^+ 3.2mmol/L,Na^+ 130mmol/L,Cl^- 95mmol/L。

腹部超声提示:胆总管下段结石(图 2-14-1)。

血气分析(吸氧 2L/min):pH 7.30,$PaCO_2$ 30mmHg,PaO_2 80mmHg,HCO_3^- 15mmol/L,乳酸 2.6mmol/L,降钙素原(PCT)2.0μg/L。

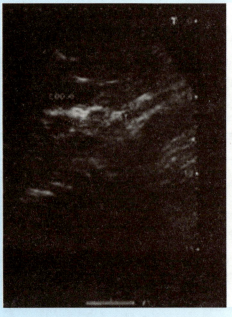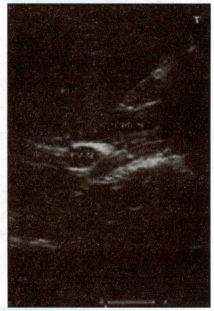

图 2-14-1 患者腹部超声

【问题 4】该患者的诊断及诊断依据是什么?

该患者的诊断:①急性胆管炎;②脓毒症。

诊断依据:

1. 有"胆囊炎胆囊结石"病史。

2. 出现发热、腹痛、黄疸、低血压。

3. 实验室检查 血红蛋白 130g/L,在正常范围内,直接胆红素升高更明显,可排除溶血性黄疸;转氨酶轻度升高,超声和全腹部 CT 提示胆总管扩张,考虑胆道梗阻导致的黄疸。患者症状符合 Charcot 三联征。患者存在胆道感染,降钙素原升高,出现血压下降,心率增快,考虑脓毒症。

【知识点】

1. 急性胆管炎 胆道淤积及感染所致的一种临床综合征,以发热、黄疸及腹痛为特征;胆道梗阻常见的原因有胆道结石、良性狭窄和恶性肿瘤。正常屏障机制遭到破坏时,细菌即可进入胆道。这可能导致门静脉系统或十二指肠的细菌移位至胆管系统,引起严重感染。

2. 脓毒症 宿主对感染的反应失调,导致危及生命的器官功能障碍。

3. 感染性休克 临床诊断标准为脓毒症患者经充分容量复苏后仍存在持续性低血压,需缩血管药物维持平均动脉压(MAP)≥ 65mmHg 且血清乳酸水平 >2mmol/L,根据这一组合标准,感染性休克的住院病死率超过 40%。

【问题 5】需立即进行什么处理?

思路:治疗的重点在原发疾病和针对脓毒症的快速处理。

1. 急诊处理

(1)一般生命体征监护、吸氧、留置导尿管监测尿量、禁食、留置胃管及胃肠减压。

(2)开放静脉通道、进行液体复苏维持平均动脉压在 65mmHg,监测乳酸,必要时使用血管活性药物。

(3)床边超声检查初步判断心功能及容量状况。

(4)抽取双侧双套血培养(在使用抗生素之前)。

(5)尽早经验性选取抗生素(胆道系统浓度高,并可覆盖厌氧菌),可用碳青霉烯类或第三代头孢加喹诺酮类联合应用。

2. 病因治疗

(1) 外科及消化科会诊,依据患者的一般情况,早期解除患者的胆道梗阻。

(2) 如无法祛除病因,应给予胆汁的通畅引流,并送检培养,指导抗生素的使用。

【知识点】

脓毒症及脓毒症休克的初期处理

1. 脓毒症和脓毒症休克属于医疗急症,建议立即开始治疗。

2. 在脓毒症诱导低灌注的复苏过程中,前 3 小时至少静脉给予 30ml/kg 晶体液。

3. 初始液体复苏后,应该频繁评价患者血流动力学状态指导进一步液体复苏。

4. 如临床检查不能确诊,建议采用血流动力学监测(如心功能评估)来协助判断休克类型。

5. 在判断液体复苏有效性时,建议在条件允许时使用动态指标而非静态指标。

6. 对需要应用升压药治疗的脓毒症休克患者,推荐平均动脉压的初始目标为 65mmHg。

7. 对乳酸水平增高的组织灌注不足患者,建议根据乳酸水平指导复苏,使之降至正常。

8. 在不显著延迟抗菌药物使用的前提下,对疑似脓毒症或脓毒症休克的患者建议使用抗菌药之前进行合理的常规微生物培养(包括血培养)。

9. 在确认脓毒症或脓毒症休克后,推荐 1 小时内尽快启动静脉抗菌药物治疗。

【问题 6】如何按照流程判断此类黄疸疾病?

黄疸诊断流程见图 2-14-2。

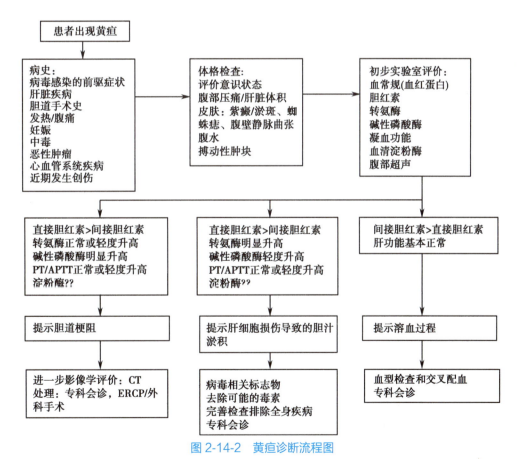

图 2-14-2　黄疸诊断流程图

PT,凝血酶原时间;APTT,活化部分凝血活酶时间;ERCP,内镜逆行胰胆管造影;CT,计算机体层成像。

(张劲松)

【推荐阅读文献】

［1］葛均波 , 徐永健 . 内科学 . 8 版 . 北京：人民卫生出版社 , 2013.

［2］万学红 , 卢雪峰 . 诊断学 . 8 版 . 北京：人民卫生出版社 , 2013.

［3］ANDREW R, EVANS L E., ALHAZZANI W, et al. Surviving sepsis campaign: international guidelines for management of sepsis and septic shock: 2016. Intensive Care Med, 2017, 43 (3): 304-377.

［4］MERVYN S, CLIFFORD S, DEUTSCHMAN, et al. The third international consensus definitions for sepsis and septic shock (Sepsis-3). JAMA, 2016, 315 (8): 801-810.

［5］WALLS R M, HOCKBERGER R S, GAUSCHE-HILL M, et al. Rosen's emergency medicine: concepts and clinical practice. 9th ed. Philadelphia: Elsevier, 2018.

第 15 章　血　尿

【精粹】

1. 血尿（hematuria）是指尿中红细胞排出异常增多，当尿中含血量超过 1ml/L，尿可呈洗肉水色或血色，称肉眼血尿。尿液经离心后，仅在显微镜下检出红细胞尿（红细胞≥ 3 个 / 高倍镜）称镜下血尿。

2. 血尿的病因复杂，其程度与疾病的轻重及预后无必然关系，但是血尿可能是严重泌尿系统疾病的表现，尤其是无痛性血尿，应重视并查明病因。

3. 以"血尿"为主诉来诊的患者首先要鉴别真性和假性血尿（食物、药物影响，月经污染，邻近器官出血等），排除使尿液变红的干扰因素。

4. 尿三杯试验及尿红细胞位相检查对于血尿的定位诊断有重要意义。

5. 泌尿系统疾病是血尿的主要病因，如感染、结石、肿瘤、损伤和肾实质疾病等；另外某些全身性疾病累及肾脏亦可引发血尿，此外也需注意生理性血尿、胡桃夹现象和游走肾等特殊情况的可能；对于伴凝血功能异常尤其是具有多部位出血倾向的血尿患者，一定要排除中毒或药源性的可能。

6. 病史及体格检查对于血尿的诊断十分重要，不可忽视。

7. 明确病因是血尿治疗的关键。

8. 血尿患者的处理流程见图 2-15-1。

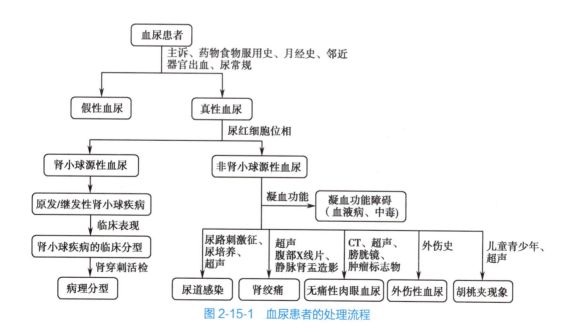

图 2-15-1　血尿患者的处理流程

【病历摘要】

患者,男,24 岁。反复肉眼血尿 7 天。患者 7 天前于咽痛、发热后出现肉眼血尿,全程血尿,无血块血丝,无尿频、尿急、尿痛和尿路中断,无腰痛,无眼睑及双下肢水肿。在家未行治疗即来医院,门诊查泌尿系超声:肾脏未见明显异常,膀胱未见明显异常,查尿常规:隐血(+++),尿红细胞满视野,尿蛋白(-)。患者自发病以来,精神进食可,大便正常,体重无明显减轻。无外伤史。

查体:T 36.8℃,P 88 次/min,R 19 次/min,BP 125/90mmHg,神志清楚,自动体位,全身皮肤未见皮疹,浅表淋巴结未触及肿大,眼睑及双下肢无水肿,胸、腹、四肢未见明显异常,双肾区无叩击痛。

【问题 1】接诊此患者时,病史问诊应注意哪些要点?

1. 年龄和性别　不同年龄和性别的人群发生血尿的主要病因不尽相同,儿童及青少年血尿多见于肾小球疾病,尤其伴有前驱感染症状者,同时也见于小儿特发的高钙尿症、胡桃夹现象、泌尿系畸形和膀胱结石等。青壮年血尿以尿路结石、感染和慢性肾炎常见,育龄期女性要注意自身免疫性疾病和尿路感染可能。老年血尿以肿瘤和感染多见。

2. 血尿的出现方式　应注意血尿的发病缓急、病程长短及有无前驱感染,血尿出现的部位对血尿的定位诊断亦有帮助:①初段血尿多为前尿道病变,如炎症、异物、息肉或阴茎段尿道损伤;②终末血尿常见于后尿道、精囊、膀胱三角区和前列腺的炎症、息肉和肿瘤等;③全程血尿多提示膀胱及以上部位的病变。

3. 伴随症状　①疼痛:腰部剧烈绞痛、反射痛同时伴有恶心呕吐的血尿提示尿路结石,输尿管全程疼痛提示输尿管结石或出血造成血块阻塞的可能性大;②尿路刺激征:尿频、尿急为尿路感染的常见症状;③水肿、高血压;④其他症状:如发热、出血倾向、体重变化、皮疹和关节疼痛等。

4. 相关病史　是否有血液系统疾病、结缔组织病、药物过敏及中毒、肿瘤和损伤等。

【问题 2】体格检查有哪些注意要点?

1. 血压增高提示肾实质病变可能。

2. 观察皮肤有无紫癜、皮疹、出血点,贫血及水肿情况。

3. 视力、听力是否正常,其中奥尔波特综合征(Alport 综合征)除了血尿还伴有神经性聋和眼部结构异常。

4. 心、肺有无异常表现,如听诊发现心脏杂音应考虑感染性心内膜炎后肾小球肾炎的可能。

5. 肾区有无叩痛、压痛,肾脏是否可触及,肾脏的大小、活动度可能对游离肾、多囊肾的诊断提供依据。

6. 对老年男性查体应注意前列腺是否肿大,有无结节,表面是否光滑,有无触痛。

7. 尿道口有无分泌物。

8. 女性应注意是否有痔。

9. 关节是否有畸形。

10. 必要时做妇科检查。

【问题 3】根据病史、症状和体征,为明确诊断应先做哪项检查?

首先应完善尿红细胞位相检查,判断患者为肾小球源性血尿或非肾小球源性血尿。

鉴别肾小球源性血尿和非肾小球源性血尿的方法见表 2-15-1。

表 2-15-1　肾小球源性血尿和非肾小球源性血尿的鉴别

尿液检查项目	肾小球源性	非肾小球源性
红细胞管型	可能存在	无
红细胞形态	畸形 >8 000/ml,G_1>5%	正型
蛋白尿	多存在	较少
血丝、血凝块	无	可存在
其他	全程肉眼血尿	肉眼血尿可初始(尿道)、终末(膀胱三角)、全程(输尿管膀胱开口以上部位)
	多无痛	可有尿痛、腰痛

【问题 4】若确定为肾小球源性血尿,为明确原发性或继发性肾小球疾病,还需要完善哪些检查?

首先需排除继发性肾小球疾病,常见的继发性因素包括代谢、免疫、感染和肿瘤等;需完善血常规、肝功能、肾功能、电解质、类风湿因子、补体、抗核抗体系列、肝炎标志物、血糖、抗结核菌素干扰素释放试验、抗中性粒细胞胞质抗体(ANCA)、肾脏超声和 CT 等,必要时肾穿刺活检明确诊断。

【问题 5】若已排除继发因素导致的肾小球疾病,该患者可能的诊断是什么?

患者青年男性,咽部感染后发病,肉眼血尿而无蛋白尿,最有可能是 IgA 肾病。IgA 肾病是我国最常见的原发性肾小球疾病,也是我国肾小球源性血尿最常见的病因,好发于青少年,男性多见。常于上呼吸道感染后 1~3 天发病,典型症状者出现肉眼血尿,可伴或不伴蛋白尿,常无水肿、高血压和肾功能异常表现。

IgA 肾病有多种病理类型,以系膜增生性肾小球肾炎最为常见,几乎均有血尿,轻症患者仅以血尿常见,发作后血尿可消失,也可转为镜下血尿。新月体性肾小球肾炎常出现急性肾衰竭;毛细血管内增生性肾小球肾炎常有水肿、高血压和血尿等,系膜毛细血管性肾小球肾炎肾功能损害、高血压等出现均较早。综合考虑,患者最有可能是 IgA 肾病系膜增生性肾小球肾炎型。

IgA 肾病仅表现血尿者仅需对症支持治疗,预防感冒,避免劳累和避免使用肾毒性药物。

【病历摘要】

患者,男,58 岁。血尿伴咯血 1 天。患者在 1 天前无明显诱因出现血尿,无尿频、尿急、尿痛,伴咯血 1 次,呈鲜红色血液,量约 10ml,无胸闷、胸痛,无发热,无腹痛、腹泻及黑粪。随即来医院急诊。

否认高血压、糖尿病、冠心病史。否认慢性肾脏疾病,无肺结核等病史。否认药物过敏史。

查体:T 37.1℃,BP 132/78mmHg,P 72 次 /min,R 17 次 /min,神志清,急性病容,全身皮肤无瘀点、瘀斑,口唇无发绀,颈静脉无怒张,双肺呼吸音粗,未闻及干湿啰音。心腹无明显异常,双肾叩击痛阴性,左下肢轻度水肿,呈凹陷性,双侧足背动脉搏动可。双侧病理征阴性。

【问题 1】患者急诊处理是什么?

目前患者生命体征尚平稳,但因考虑患者可能存在血管疾病及凝血功能障碍,故需密切观察患者病情,可先行心电图、血气分析、血氧饱和度监测,能快速出结果,为诊疗提供一定方向。患者咯血、下肢水肿,如患者血氧饱和度低,需高度警惕下肢深静脉血栓形成引起肺栓塞的可能性,注意患者咯血情况,避免窒息,适当补液,必要时止血、碱化尿液等处理。因考虑栓塞以及凝血功能障碍,所以需要完善血常规、尿常规、出凝血常规、D- 二聚体、血生化、肝肾功能,抽血的时候观察穿刺点止血情况。完善头、胸、腹部 CT,排除出血;完善下肢超声,了解下肢血管情况。除此,还要追问病史、用药史和有无意外食入毒物史等情况。

【问题 2】该患者诊断考虑什么?

1. 肺出血 - 肾炎综合征(Goodpasture 综合征) 该病以青年男性多见,表现为肺出血、急进性肾小球肾炎和抗基底膜抗体阳性三联征。多数患者病情进展迅速,预后凶险。除表现为咯血之外,常伴咳嗽、呼吸困难。此时,患者肾功能可正常,或伴急进性肾小球肾炎表现。但患者仅表现为血尿伴咯血,且为中老年患者,考虑 Goodpasture 综合征的可能性不大。

2. 药物或毒物性血尿 / 咯血 临床某些药物过量(尤其是长期服用抗凝药物者)或意外食入毒物可致血尿或咯血,甚至血尿伴咯血。高度警惕并详细询问病史,即可明确和排除。

3. 原发性小血管炎 ANCA 相关性小血管炎,如肉芽肿性多血管炎(GPA),显微镜下多血管炎(MPA),变应性肉芽肿性血管炎(CSS)。多见于中老年男性患者。发病时常有全身非特异性表现,如发热、乏力等。可累及全身多处器官,其中肺和肾最易受累。严重的肺血管炎患者可导致肺出血并危及生命,肾脏受累常进展迅速,表现为坏死性新月体性肾小球肾炎。患者除外血尿伴咯血外,无多系统受累表现,诊断为原发性小血管炎的可能性不大。

4. 继发性血管炎 患者多有自身免疫性疾病的相关表现,该例临床表现不支持此诊断。

5. 肺梗死伴肾静脉血栓形成 可表现为咯血、急性肾衰竭和血尿,患者往往有明确的下肢深静脉血栓的证据。D- 二聚体、血气分析,尤其是常规胸部 CT 检查,可明确和排除诊断。患者左下肢轻度凹陷性水肿,需引起高度重视,详细询问和明确左下肢轻度凹陷性水肿的原因,并常规行下肢血管超声检查。

6. 全身性疾病 如血液系统疾病引起凝血功能异常而导致血尿伴咯血,需详细询问病史及体格检查以排除血液系统疾病。

(熊 艳)

【推荐阅读文献】

［1］陈运贞,罗永艾.内科症状鉴别诊断.2 版.上海:上海科学技术出版社,2008.

［2］于学忠.协和急诊医学.北京:科学出版社,2011.

［3］张树基,罗明绮.内科症状鉴别诊断学.3 版.北京:科学出版社,2016.

第16章 抽　搐

【精粹】

1. 抽搐(seizure)是指大脑皮层或深部边缘系统神经元过度放电导致的神经功能异常,表现为全身或局部成群骨骼肌非自主抽动或强烈收缩,常可引起漫无目的的关节运动和强直。

2. 抽搐鉴别诊断及治疗的首要问题是正确判断患者是否为抽搐发作。

3. 脑电图在抽搐诊断、鉴别方面有很大价值。

4. 头颅 CT、MRI,脑血管造影及脑脊液等检查在明确病因方面有重要指导意义,能发现颅内占位性病变、脑变性疾病和脑血管病变等多种病变。

5. 抽搐的六个特征表现:突然发作(大多无先兆)、持续短暂(持续不超过 2 分钟)、意识改变(除单纯部分性发作导致的轻微抽搐外,均伴有意识改变)、无目的性活动(如无方向性强直 - 阵挛性发作)、无诱因(情绪刺激不被唤醒)及抽搐发作后状态改变(除单纯部分和失神发作外,几乎所有抽搐患者发作后有急性意识障碍)。

6. 常见抽搐急症　原发性癫痫(epilepsy)、继发性癫痫,注意除外低钙性抽搐及假性抽搐发作。

7. 对抽搐患者需积极施行病因治疗。

8. 抽搐患者的处理流程见图 2-16-1。

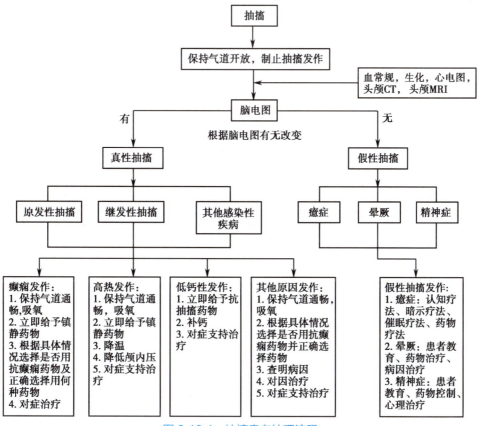

图 2-16-1　抽搐患者处理流程

71

【病历摘要】

患者，男，15 岁。以"四肢抽搐反复发作 2 年，再发 30 分钟"入院。2 年前患者无明显诱因突发四肢抽搐，表现为突然倒地，神志不清，面色青紫，双眼球上翻，双上肢弯曲，双下肢伸直，全身肌肉由强直到阵挛性收缩，瞳孔散大，对光反射消失，伴舌咬伤，口鼻流出血性泡沫，伴尿失禁。清醒后感到头痛、乏力。之后类似症状反复发作，每次持续 5~10 分钟不等，每月发作 1~2 次，未服药。30 分钟前患者在上课时突然再次发作类似症状，四肢抽搐持续约 2 分钟，但神志仍然未恢复，遂将其送入医院急诊科。既往体健。查体：生命体征尚平稳，神志不清、面色青紫，其余内科系统及神经系统未见异常。

【问题 1】患者目前有无生命危险？最可能的诊断是什么？

思路 1：患者目前心率、血压正常，但神志不清，同时面色青紫，提示有缺氧情况，应警惕持续抽搐状态造成的呼吸抑制危及生命，需入抢救室监护生命体征，并予以吸氧、建立静脉通路、抗抽搐和镇静等基本处理。同时要区分抽搐是器质性疾病还是功能性疾病（癔症性抽搐，又称"假性癫痫发作"）引起。

思路 2：有意识障碍的抽搐，应考虑癫痫。此时按癫痫的临床思维分析，询问患者、其父母、旁观者或亲朋好友，详细描述有无先兆症状、抽搐起始部位、扩散顺序、发作表现和如何结束一次发作。若无法从病史中清楚了解既往发作情况者则需长期随访。见到患者一次发作就可按癫痫临床分类，癫痫分为部分或全身等类型，再结合脑电图和详细查体分清其类别。并继续分析癫痫的病因，此过程可借助头颅 CT、头颅 MRI、血管造影、寄生虫抗体测定和脑脊液等检查方法。抽搐时的伴随症状和体征对病因的找寻有重大帮助。如儿童每次高热时抽搐，则有高热惊厥的可能。抽搐时伴血压增高多见于高血压脑病、肾炎、子痫和铅中毒等。

思路 3：无意识障碍的抽搐、肌痉挛见于破伤风，典型伴发症状为苦笑面容、牙关紧闭和角弓反张。手足搐搦见于低血钙。抽搐还可见于低血镁、马钱子中毒、碱中毒、药物戒断反应和少数癫痫的部分性发作。

思路 4：注意伴随症状。伴脑膜刺激征可见于各种原因的脑膜炎、脑膜脑炎、蛛网膜下腔出血等。如心音及脉搏消失、血压下降或测不到，或可见恶性室性心律失常，则归之于心源性抽搐。肾性抽搐有尿毒症的临床征象。低钙血症有手足搐搦，常见体征低钙击面征（Chvostek 征）和低钙束臂征（Trousseau 征）阳性。神经系统检查有助于判断导致抽搐的病变部位，如有局灶体征偏瘫、偏盲和失语等，对脑损害的定位更有价值。

【知识点】

强直 - 阵挛性发作（大发作）

突然意识丧失，尖叫并跌倒，全身肌肉强直性收缩，同时呼吸暂停，面色青紫，两眼上翻，瞳孔散大。随后很快出现全身肌肉节律性强力收缩（即阵挛），持续数分钟或更长时间后抽搐突然停止。发作过程中常伴有牙关紧闭，小便失禁，口鼻喷出白沫或血沫。一次发作达数分钟，事后无记忆。

【问题 2】如何进行问诊？

1. 抽搐发生年龄、病程，发作的诱因和持续时间，女性患者还应注意是否为孕妇；抽搐部位是全身性还是局限性，性质呈持续强直性还是间歇阵挛性。

2. 发作时意识状态，有无大小便失禁、舌咬伤和肌痛等。

3. 有无脑部疾病、全身性疾病、癔症、毒物接触、外伤等病史及相关症状。

4. 患儿应询问分娩史、生长发育异常史。

【问题 3】如何确定是否为抽搐发作？

思路：抽搐发作有六大特征。

1. 突然发作　典型的抽搐发作没有任何先兆。

2. 持续短暂　抽搐发作持续时间一般不会超过 2 分钟。

3. 意识改变　除轻微部分性抽搐和失神发作外，抽搐几乎均伴有意识状态改变。

4. 无目的性活动　如自动症、无方向性强直 - 阵挛性发作。

5. 无诱因　情绪刺激不被唤醒,但儿童高热、成人药物戒断不在此列。

6. 抽搐发作后状态改变　几乎所有抽搐患者发作后均有急性意识状态改变,除部分性发作和失神发作外。

【问题4】如何查找病因?

思路:抽搐的病因分类见图2-16-2。

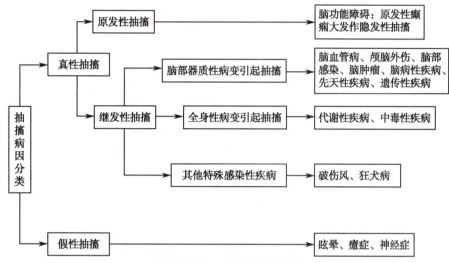

图 2-16-2　抽搐的病因分类

【问题5】如何鉴别癫痫发作与假性癫痫发作?

思路:鉴别癫痫发作与假性癫痫发作的方法见表2-16-1。

表 2-16-1　癫痫发作与假性癫痫发作的区别

特点	癫痫发作	假性癫痫发作
发作场合	任何情况下	有精神诱因及有人在场
发作特点	突然刻板发作	发作形式多样,有强烈的自我表现,如闭眼、哭叫、手足抽动和过度换气等
眼位	上睑抬起,眼球上翻或向一侧偏转	眼睑紧闭,眼球乱动
面色	发绀	苍白或发红
瞳孔	散大,对光反射消失	正常,对光反射存在
对抗被动运动	不能	可以
摔伤、舌咬伤、尿失禁	可有	无
持续时间及终止方式	1~2min,自行停止	可长达数小时,需安慰及暗示
巴宾斯基征(Babinski 征)	常(+)	(-)

【问题6】如何选择检查来明确诊断?

思路:绝大多数抽搐患者多在发病期间进行脑电图描记,但其阳性率仅为40%~50%。可通过各种诱发方法,使其阳性率提高到80%~85%。脑电图检查也可区别抽搐发作类型,如强直-阵挛性发作,可于发作间期描记到对称性同步化棘波或棘-慢波等。癫痫患者常规脑电图或诱发试验脑电图可见癫痫波形(棘波、尖波、慢波或棘-慢波组合波等),但脑电图正常不能完全排除癫痫。头颅CT、MRI及脑脊液检查在确定病因方面具有很大价值,可发现颅内占位性病变、脑变性疾病和脑血管病变等多种导致继发性癫痫的疾病。

【病历摘要】

患者,男,28 岁,农民。因"全身抽搐,伴突发意识丧失 6 小时"入院。患者入院前 6 小时在劳动时突发倒地、全身抽搐,并出现意识丧失,之后自行清醒(具体时间不详),醒后发现右侧面部皮肤破损,四肢酸痛。2 小时前晚饭饮酒后再发全身抽搐伴意识丧失,双眼上翻,口吐白沫,牙关紧闭,面色发紫,持续 2 分钟左右,之后意识未恢复。连续发作 3 次,发作间隙意识不清,至当地医院行头颅 CT 检查未见异常,考虑"癫痫大发作",予地西泮静脉注射,甘露醇脱水治疗,在输液过程中再次出现类似发作 3 次,为进一步明确诊断来笔者医院。既往无类似发作病史,发病前 1 周有感冒病史。近期无头痛、发热、恶心和呕吐病史。查体:心肺腹未见异常。神经系统检查:神志清楚,精神疲倦,反应稍迟钝,构音清楚,脑神经无异常,双侧深浅感觉对称存在,四肢肌力 5 级,肌张力、腱反射对称,双侧 Babinski 征(+),颈抵抗(+),克尼格征(Kernig 征)(+),布鲁津斯基征 Brudzinski 征(-)。辅助检查:头颅 CT 未见异常;头颅 MRI 双侧颞叶内侧 Flair 加权像可见片状高信号病灶。常规头皮脑电图:中度异常脑电图,背景慢波增多,双侧颞区频发中至高波幅尖波;脑脊液:压力 300mmH$_2$O,白细胞计数 30×10^6/L,蛋白定性(±);脑脊液生化:Cl$^-$ 113.9mmol/L,蛋白 790mg/L,糖 3.86mmol/L。

【问题 1】患者最可能的诊断是什么?

思路 1:青年男性,急性起病,以突发意识丧失、全身抽搐为主要表现。2 小时前再发意识丧失、全身抽搐,双眼上翻,口吐白沫,牙关紧闭,连续发作多次,发作间隙意识不清。临床表现符合癫痫持续状态诊断标准。

思路 2:发病 1 周前有感冒病史,结合出现脑膜刺激征,提示有病毒性脑膜炎的可能。

思路 3:主要神经系统体征为双侧 Babinski 征(+),颈抵抗(+),Kernig 征(+)。神经系统查体符合脑膜炎的神经系统体征。

思路 4:头颅 CT、脑电图及脑脊液检查符合病毒性脑膜脑炎的诊断标准。

思路 5:目前可明确诊断病毒性脑膜脑炎、继发性癫痫、癫痫持续状态。

【知识点】

癫痫持续状态

1. 癫痫持续状态是指癫痫连续发作之间意识未完全恢复又频繁再发,或发作持续 30 分钟以上不能自行停止。癫痫持续状态多发生于癫痫患者,常见原因是不适当地停用抗癫痫药物,或急性脑病、卒中、脑炎、脑外伤、肿瘤和药物中毒等。不规范抗癫痫药物治疗、感染、精神因素、过度疲劳、孕产和饮酒等也可诱发,个别患者原因不明。癫痫连续状态(或癫痫连续发作)是指癫痫发作连续出现,但两次发作期间意识清醒,与癫痫持续状态概念不同。

2. 各种癫痫发作均可发生持续状态,但临床以强直 - 阵挛持续状态最常见。全身性发作的癫痫持续状态,常伴有不同程度的意识、运动功能障碍,严重者更有脑水肿和颅内压增高表现。即使积极抢救,病死率仍达 3.6%。智力低下、瘫痪和更严重癫痫发作等神经后遗症发生率高达 9%~20%。

【知识点】

原发性癫痫

1. 原发性癫痫指除遗传因素外不具有潜在病因的癫痫,比如遗传代谢障碍、脑畸形、脑瘫、脑积水、胼胝体发育不全、脑皮质发育不全、大脑灰质异位症和染色体畸形等。

2. 癫痫(包括原发性及继发性癫痫)临床表现丰富多样,但都具有如下共同特征:①发作性,即症状突然发生,持续一段时间后迅速恢复,间歇期正常;②短暂性,即发作持续时间非常短,通常为数秒或数分钟,除癫痫持续状态外,很少超过 30 分钟;③重复性,即第一次发作后,经过不同的间隔时间会有第二次或更多次的发作;④刻板性,指每次发作的临床表现几乎一致。

【知识点】

继发性癫痫

1. 继发性癫痫,又称"症状性癫痫",指由其他疾病导致的癫痫,可见于任何年龄,大多起病于青壮年之后,发作形式多为部分性发作,如单纯部分性发作(运动性、感觉性和自主神经性)、复杂部分性发作(精神运动性发作)等,少数患者可发展为全身性发作。抗癫痫药物治疗效果不好,若能祛除原发病,继发性癫痫大多可以得到根治。

2. 引起继发性癫痫的常见原因

(1)脑部疾病

1)感染:如脑炎、脑膜炎、脑脓肿、脑结核瘤、脑灰质炎等。

2)外伤:如产伤、颅脑外伤等。

3)肿瘤:包括原发性肿瘤、脑转移瘤。

4)血管疾病:如脑出血、蛛网膜下腔出血、高血压脑病、脑栓塞、脑血栓形成、脑缺氧等。

5)寄生虫病:如脑型疟疾、脑血吸虫病、脑棘球蚴病、脑囊虫病等。

6)其他:①先天性脑发育障碍;②原因未明的大脑变性,如结节性硬化、核黄疸等。

(2)全身性疾病

1)感染:如急性胃肠炎、中毒性菌痢、链球菌败血病、中耳炎、百日咳、狂犬病、破伤风等。小儿高热惊厥主要由急性感染所致。

2)中毒:①内源性,如尿毒症、肝性脑病;②外源性,如乙醇、苯、铅、砷、汞、氯、阿托品、樟脑、白果、有机磷等中毒。

3)心血管疾病:高血压脑病或阿 - 斯综合征(Adams-Stokes 综合征)等。

4)代谢障碍:如低血糖、低钙及低镁血症、急性间歇性血卟啉病、子痫、维生素 B_6 缺乏等。其中低血钙可表现为典型的手足搐搦症。

5)风湿病:如系统性红斑狼疮、脑血管炎等。

6)其他:如突然撤停催眠药、抗癫痫药,还可见于热射病、溺水、窒息、触电等。

(3)神经症:如癔症性抽搐和惊厥。

(4)小儿惊厥部分为特发性,部分由于脑损害引起,高热惊厥多见于小儿。

3. 继发性癫痫病因复杂,治疗方法和手段也不尽相同。

【知识点】

低钙性抽搐

1. 低钙性抽搐是各种原因引起的血钙降低所导致的神经 - 肌肉兴奋性增高,双侧肢体强直性痉挛。

2. 低钙性抽搐病因有钙吸收障碍、甲状旁腺功能减退、维生素 D 缺乏、肾脏疾病、恶性肿瘤、药物影响(二膦酸盐、普卡霉素、降钙素、钙螯合剂、膦甲酸钠等)、妊娠、酒精中毒、碱中毒、低镁血症等。

3. 钙吸收的主要部位是在酸性较强的十二指肠和空肠上端。维生素 D 和消化道对钙的摄入量是影响血清钙离子浓度的重要因素。当钙的吸收和排泄途径发生障碍时,可导致血钙异常。血液中钙离子含量下降到一定程度时,可造成神经 - 肌肉兴奋性升高,继而出现全身骨骼肌的痉挛和抽搐。碱中毒可促使血清游离钙与其他成分阴离子结合加强,血清中游离钙减少,神经 - 肌肉活动增强,出现抽搐。

4. 临床特点　①症状:口周麻木感、指尖麻木针刺感、喉喘鸣、肌肉痉挛、手足搐搦、精神行为异常。典型表现为腱反射功能亢进,Chvostek 征和 Trousseau 征阳性。②手足搐搦:各种原因引起的低钙血症和低镁血症均表现为间歇性双侧上肢和手部肌肉强直性痉挛,手指伸直内收,拇指对掌,掌指关节和腕部弯曲,常伴有肘部关节伸直和外旋,下肢受累时足趾和踝部屈曲,膝伸直,呈典型"助产士手"。③体格检查:发作时意识清醒,低钙击面征(Chvostek 征,敲击耳屏前方 2cm 处的面神经,发生口角抽搐及眼鼻面肌抽搐)和低钙束臂征(Trousseau 征,将测血压袖套置于一侧上臂,加压至收缩压水平,可引起尺神经和正中神经所支配的前臂和手腕肌痉挛收缩,引起该侧手和腕部抽搐)阳性。

5. 实验室检查　血清总钙 <2.2mmol/L;血清磷 <1.29mmol/L;碱性磷酸酶增高。

【知识点】

假 性 抽 搐

首先应明确患者为真性抽搐还是假性抽搐发作。假性抽搐是指类似抽搐发作的一系列疾病,常有反常的躯体运动和意识障碍,但脑电图检查一般无异常,且无神经定位体征。反常的躯体运动和 / 或意识状态易与抽搐相混淆,两者也可存在于同一患者中,其鉴别手段主要依靠脑电图检查。临床中假性抽搐常见于:

1. 癔症　癔症发作常以情绪激动为诱因。与抽搐不同的是,患者无意识丧失,且绝大多数无大小便失禁、咬舌和跌伤等表现。常出现过度换气及长时间屏气。体格检查神经系统无异常,经他人劝导或药物镇静后可终止。

2. 晕厥　主要是由于各种原因所致大脑供血、供氧不足而引起头晕、心悸、出汗、黑蒙等症状,单纯晕厥患者并无抽搐,经平卧休息、吸氧后可逐渐缓解。

3. 精神性疾病　抽搐患者一般仅在发作过程中出现意识障碍,对发作过程不能回忆,但发作间期内精神正常,如神游症、惊恐症等。

【问题 2】下一步需做何处理?

思路 1:院前急救处置。将患者置于安全处,解开衣扣,让患者头转向一侧,以利于口腔分泌物流出及清理,防止误吸;保持呼吸道通畅,必要时吸氧;患者在张口状态下,可在上下牙齿垫一软物或放置牙垫,以防舌咬伤;抽搐时轻按四肢以防误伤及脱臼;监测呼吸、血压、脉搏、体温和血氧饱和度等,注意生命体征变化;建立静脉通路;如果在院内,有条件可进行脑电图等检测。

思路 2:全身强直 - 阵挛性发作持续状态的处理原则为迅速控制抽搐,立即终止发作。

1. 选择适当药物,迅速控制抽搐。

1)地西泮(安定):为首选药物。成人每次 10~20mg,以每分钟不超过 2mg 的速度静脉注射。如有效,再将地西泮 60~100mg 溶于 5% 葡萄糖盐水中,于 12 小时内缓慢静脉滴注。儿童首次剂量为 0.25~0.5mg/kg,一般不超过 10mg。地西泮有时可发生呼吸抑制,此时即需停止用药,必要时加入呼吸兴奋剂。

2)地西泮加苯妥英钠:首先用地西泮 10~20mg 静脉注射取得疗效后,再用苯妥英钠 0.3~0.6g 加入生理盐水 500ml 中静脉滴注,速度不超过 50mg/min。用药中如出现血压降低或心律不齐时,需减缓静脉滴注速度或停药。

3)10% 水合氯醛:20~30ml 加等量植物油保留灌肠,1 次 /8~12h,适合肝功能不全或不宜使用苯巴比妥类药物者。

4)副醛:8~10ml(儿童 0.3ml/kg)植物油稀释后保留灌肠。因其可引起剧咳,有呼吸系统疾病者勿用。

经上述处理,发作控制后,可考虑使用苯巴比妥 0.1~0.2g 肌内注射,2 次 /d,巩固和维持疗效。同时鼻饲抗癫痫药,达稳态浓度后逐渐停用苯巴比妥。

2. 若上述方法无效者,则需按难治性癫痫持续状态处理。

1)异戊巴比妥钠:是治疗难治性癫痫持续状态的标准疗法,成人每次 0.25~0.5g,1~4 岁的儿童每次 0.1g,大于 4 岁的儿童每次 0.2g,用注射用水稀释后缓慢静脉注射,每分钟不超过 100mg。低血压、呼吸抑制、复苏延迟是其主要的不良反应,故使用中往往需行气管插管、机械通气来维持患者生命体征的稳定。

2)丙戊酸钠:首剂 15mg/kg,缓慢静脉注射,持续至少 5 分钟,15~20 分钟可重复 1 次。然后将 400mg 溶于 500ml 生理盐水静脉滴注,维持 24 小时,或每日分 4 次静脉滴注。每次滴注时间需超过 1 小时。平均滴注速度 1mg/(kg·h),使血浆丙戊酸钠浓度达到 75mg/L,并根据临床情况调整静脉滴注速度。通常剂量 20~30mg/(kg·d)。

3)咪达唑仑:起效快,1~5 分钟出现药理学效应,5~15 分钟出现抗癫痫作用,使用方便,对血压和呼吸的抑制作用比传统药物小。常用剂量为首剂静脉注射 0.15~0.2mg/kg,然后按 0.06~0.6mg/(kg·h)静脉滴注维持。新生儿可按 0.1~0.4mg/(kg·h)持续静脉滴注。

4)丙泊酚:是一种非巴比妥类的短效静脉用麻醉剂,能明显增强 γ- 氨基丁酸(GABA)神经递质的释放,可在几秒内终止癫痫发作和脑电图上的痫性放电,平均起效时间 2.6 分钟。建议剂量 1~2mg/kg 静脉注射,继之以 2~10mg/(kg·h)持续静脉滴注。控制发作所需的血药浓度为 2.5mg/L,突然停用可使发作加重,逐渐减量则不出现癫痫发作的反跳。

5)利多卡因:对苯巴比妥治疗无效的新生儿癫痫状态有效,终止发作的首次负荷剂量为 1~3mg/kg,大多数患者发作停止后仍需静脉维持给药。

6)也可选用氯氨酮、硫喷妥钠等进行治疗。

3. 治疗脑水肿 癫痫反复发作可引起脑水肿,后者又会加重癫痫的发作,故需应用甘露醇或地塞米松脱水,积极治疗脑水肿。

思路3：继发性癫痫常用治疗方法。

1. 药物治疗 用药前应明确诊断,按照发作类型正确选择药物,迅速控制症状。常用药有地西泮、氯硝西泮、苯妥英钠、扑米酮、卡马西平、奥卡西平、拉莫三嗪、丙戊酸钠和左乙拉西坦等。原则上宜单用药,症状难以控制时,才考虑联合用药;药物剂量需足够,加药减药宜慢不宜快,必要时监测血药浓度以调节剂量。药物治疗 2 年以上无效者,可酌情考虑手术治疗。

2. 高压氧治疗 对各种脑损伤引起的继发性癫痫具有一定的疗效。

3. 手术治疗 对于颅内占位性病变合并继发性癫痫者,药物治疗效果不佳时,可以选择手术治疗,祛除颅内致痫病灶,提高治疗效果。如单纯病灶切除、皮层脑电图监测下致痫病灶切除联合皮层癫痫灶热凝术治疗等。

4. 放射外科治疗 根据发作类型,脑电图、脑地形图、CT 或 MRI 检查定位,应用伽马刀治疗,毁损癫痫病灶。

思路4：低钙抽搐的治疗。一般出现抽搐症状即表明血钙水平已降至很低,应在明确原发病变的基础上给予相应处理。

1. 10% 的葡萄糖酸钙或 5% 的氯化钙静脉注射,静脉注射时间控制在 10 分钟以上,注射的速度 <1.25mmol/min(50mg/min)。必要时可在 8~12 小时重复注射。注意监测心率,防止心律失常的发生。

2. 需补钙者可用乳酸钙、枸橼酸钙、碳酸钙口服液并加用维生素 D,以促进钙离子在肠道内的吸收。

3. 有反复抽搐可吸氧,使用地西泮、苯巴比妥或 10% 水合氯醛治疗。

思路5：对症支持治疗包括:维持呼吸与循环功能,纠正水、电解质、酸碱平衡紊乱,控制高热及感染等。

【问题3】什么时候需请专科会诊?

对于患有各种基础疾病的抽搐患者,在急诊控制病情后,应立即请神经内科、神经外科或相关科室会诊,协助进一步明确诊断及控制基础疾病。

(熊 艳)

【推荐阅读文献】

［1］贾建平,陈生弟.神经病学.7 版.北京:人民卫生出版社,2013.

［2］吕传真,周良辅.实用神经病学.4 版.上海:上海科学技术出版社,2014.

［3］马克思,霍克伯格,瓦尔斯.罗森急诊医学.7 版.李春盛,译.北京:北京大学医学出版社,2013.

［4］于学忠.协和急诊医学.北京:科学出版社,2011.

第17章 意识障碍

第1节 谵 妄

【精粹】

1. 谵妄(delirium)不是一种疾病,而是多种原因导致的临床综合征。表现为意识障碍、认知功能下降和理解障碍。通常起病急,病情波动明显,常见于老年患者。谵妄的范围非常广,可以包括极度亢进的、抑郁的和混合的意识状态。而且,谵妄的临床表现随着病因的不同而有所变化。

2. 明确谵妄症状后,必须排查原因,明确患者是否有潜在性疾病极为重要。

3. 谵妄的病因可分为四类:颅内原发性疾病、继发于全身性疾病的脑部病变、外源性毒素和某些物质的戒断。

4. 谵妄的易患因素包括高龄、躯体和颅内感染性疾病、中毒、脑外伤、代谢和内分泌疾病及严重的心理压力和睡眠剥夺等。

5. 药物是引起谵妄的常见的原因,占22%~39%。

6. 体格检查对于评估患者的生命体征以及判断导致谵妄的部分病因有一定的帮助,但对于判断特异性药物或种类作用有限。

7. 对于谵妄患者,须给予支持治疗,包括气道管理、循环支持、药物性或物理性约束、安静环境隔离等。有时还需要精神和神经科医师会诊处理。

8. 谵妄的出现提示患者处于急性危险状态,转归与其基础疾病、平时健康状况等相关。

【病历摘要】

患者,女,44岁。因"发热、头痛4天,胡言乱语、意识不清半天"就诊。患者4天前受凉后发热,体温39~40℃,伴畏寒、头痛,喷射性呕吐胃内容物。半天前,患者家人发现其意识不清、胡言乱语,遂送至急诊。分诊台测量生命体征:T 39.5℃,BP 150/90mmHg,P 85次/min,SpO_2 97%。

【问题1】是否需要进抢救室?

引起谵妄的原因众多,可能存在严重疾病和危重状况。该患者高热,神志不清,有头痛和喷射性呕吐,血压偏高,存在颅内高压可能,病情可能会进一步加重。此外,谵妄患者还存在认知障碍,对于行为异常明显的患者,需要对其提供支持性的保护措施,避免在院内发生再次损伤。需要进入抢救室监护和处理。

【病历摘要】

急诊查体:谵妄状态,烦躁,应答不切题。双下肢有散在出血点。双侧瞳孔等大正圆,直径约3.0mm,对光反射灵敏,两侧鼻唇沟对称。颈项强直。心肺及腹部检查无明显阳性体征。四肢肌力检查无法配合,肌张力正常,双侧Babinski征阳性。

【知识点】

谵妄体征与疾病的关系
1. 谵妄患者通常有基本生命体征异常,注意发现异常表现。
2. 扑翼样震颤是代谢性脑病的特征性表现,如肝性脑病和肺性脑病。
3. 对外伤患者应注意相应体征。
4. 中枢神经系统感染,常伴脑膜刺激征。
5. 叠加的表现特异性地提示代谢性或结构性的神经问题。

【问题2】急诊应行哪些检查?

应进行的检查包括血常规、肝肾功能、电解质、凝血功能、血糖、血氨、动脉血气分析、头颅CT、心电图、脑脊液检查(筛查谵妄病因时,脑脊液检查是一个必不可少的评估项目)。

【问题3】考虑患者最可能的诊断是什么?

中年女性,以高热、头痛、呕吐、神志改变起病,查体皮肤、黏膜有瘀点,瘀斑,脑膜刺激征阳性。初步诊断:中枢神经系统感染、流行性脑脊髓膜炎。

【病历摘要】

急诊辅助检查

血常规:WBC 15.0×10^9/L,N% 80%,Hb 124g/L,PLT 105×10^9/L。肝肾功能、电解质、血气分析均未见异常。头颅CT检查未见明显异常。脑脊液检查:常规,淡黄色,浑浊,细胞计数 20×10^9/L,多核细胞90%,单核细胞10%。潘氏试验(+)。生化:糖1.2mmol/L,氯化物113.3mmol/L,蛋白质2.4g/L。细胞学检查:细胞总数明显增加,以中性粒细胞为主,其次为单核细胞和小淋巴细胞。瘀点涂片镜检发现革兰氏阴性双球菌。已送检脑脊液细菌培养。

【问题4】该患者的诊断是什么?

诊断:流行性脑脊髓膜炎。

【问题5】需立即进行什么处理?

对于谵妄状态:给予物理约束;物理约束无效者,氟哌啶醇5~10mg肌内注射,或10~30mg加入250~500ml葡萄糖液静脉滴注。亦可选地西泮10mg肌内注射。必要时给予亚冬眠治疗。值得注意的是,治疗谵妄的药物对老年患者不良反应较大,因此只有在症状持续不能控制,患者有自伤、伤人及有干扰治疗的倾向时才建议谨慎使用。

【知识点】

谵妄的治疗原则

谵妄是一种临床紧急状态,预后取决于病因、健康状态、治疗及时与否。
1. 一般治疗　严密监护、安全的保护性措施、吸氧、补液、导尿等。
2. 迅速筛查是否存在可逆性病因,然后给予相应的临床治疗。
3. 行为控制　约束带、药物镇静,包括苯二氮䓬类药物(慎用)。
4. 治疗精神症状　首选氟哌啶醇。
5. 治疗中动态、严密监护患者的呼吸、血压、神志改变等。

对于中枢神经系统感染,治疗原则为监测生命体征,加强对症支持治疗,控制高热,降低颅内压,保护重要脏器;早期、足量应用抗生素。该患者考虑为流行性脑膜炎,建议给予大剂量青霉素每日1 000万~2 000万IU分次静脉滴注,应用前做青霉素皮试。

【问题6】在院前的环境下,谵妄患者需做哪些处理?

注意患者生命体征,应首先保持气道通畅,吸氧,维持呼吸及循环功能;建立静脉通道;测血糖;心电监护;如果有外伤可能,应予颈椎固定;烦躁的患者应给予约束以保护患者。

【问题7】急诊还有哪些引起谵妄的常见疾病?

脑外伤、脑血管意外、乙醇过量、中暑、高热、休克、中毒、肺性脑病、肝性脑病、代谢性脑病和癔症等。

【问题8】如何按照流程判断引起谵妄的基础疾病?

谵妄诊断流程见图 2-17-1。

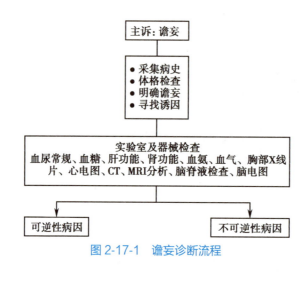

图 2-17-1　谵妄诊断流程

第 2 节　昏　　迷

【精粹】

1. 昏迷(coma)首先要稳定患者生命体征,这比明确诊断更重要。

2. 昏迷的诊断首先需要明确是否存在昏迷,以及昏迷的类型和程度,进而作出相应病因学、病史、症状学和定位诊断,如果情况允许还应尽快进行相应辅助检查。

3. 昏迷患者一般属于危重患者,来诊后应立即检查生命体征(包括 SpO_2)和气道是否通畅,并立即转入抢救室监护,予吸氧、建立静脉通路,稳定生命体征,必要时予呼吸机辅助通气。

4. 对所有昏迷患者都应查心电图、血糖、血气分析、血氨、毒物检测、肝肾功能、电解质、心肌酶、D-二聚体、胸部 X 线、头颅 CT、脑电图和胸部 CT 等。

5. 对昏迷患者应通过各种渠道(救护人员、旁观者、家属、朋友或同事等)获取详细的病史,了解发病经过,对于疾病的诊治至关重要,如起病形式、创伤史、系统疾病史(糖尿病、慢性肾衰竭、慢性肝病和癫痫)、药物滥用史、近期药物和食物应用情况、患者被发现时环境状况(如附近有无高压线、室内有无煤气味)。

6. 脑出血起病急骤、病情凶险、死亡率非常高。主要表现为偏瘫、失语等神经系统的损害,甚至短时间内影响患者呼吸、心搏等基本生理活动,造成患者的死亡。临床疑诊脑出血时首选 CT 检查。

7. 临床疑诊脑梗死,稳定患者生命体征,行头颅 CT 检查,管理好血压,如无禁忌可予患者抗凝、抗血小板聚集治疗。

8. 急性有机磷中毒为急诊科常见急危重症,患者大汗流涎、口吐白沫、双侧瞳孔呈针尖样、肌束震颤及呼吸困难为有机磷中毒典型症状,行毒物检测及血胆碱酯酶活力检测可诊断。其治疗包括立即给患者洗胃、导泻,及时、足量、重复给予阿托品,直至阿托品化,氯解磷定解毒。对呼吸衰竭者应及时给予气管插管和呼吸机辅助通气。

9. 对一氧化碳中毒患者,发现时如有门窗紧闭,屋内有煤气味,口唇皮肤呈樱桃红色,应立即转移患者至通风处,吸氧,保持气道通畅,条件允许尽快行高压氧治疗。

10. 如果疑诊镇静催眠药中毒,毒物检测可协助诊断。酌情使用呼吸兴奋剂,必要时应用呼吸机辅助呼吸。可予纳洛酮醒脑,氟马西尼对苯二氮䓬类药有特效解毒作用。

11. 如果疑诊阿片类物质中毒,患者表现为早期兴奋、欣快感,随后出现昏迷及针尖样瞳孔、对光反射消失和呼吸抑制三大征象。

12. 原有慢性肺疾病史,可能是肺性脑病导致二氧化碳潴留引起的昏迷,动脉血气分析 $PaCO_2$ 增高,pH降低。给予患者低流量吸氧、呼吸兴奋剂静脉滴注、呼吸机辅助通气等。

13. 原有肝病史患者,可出现肝性昏迷,积极寻找诱因并及时排除可有效制止肝性脑病的发展,如消化道出血、感染等。

14. 如果疑诊重症感染,抗休克,改善微循环,寻找并清除感染原,控制感染,清除炎性介质,防治并发症。

15. 原有糖尿病史,可出现糖尿病性高血糖危象(包括非酮症高渗性昏迷、酮症酸中毒性昏迷)或用药后的低血糖昏迷。

16. 原有内分泌疾病史,可由内分泌功能异常引起昏迷,如肾上腺功能减退、甲亢、嗜铬细胞瘤和垂体性昏迷等。

【病历摘要】

患者,女,39 岁。因"被人发现意识不清 2 小时"来急诊。分诊台测量生命体征:BP 90/58mmHg,P 125 次/min,R 32 次/min,SpO_2 76%。

【问题1】是否需要进抢救室?

昏迷与很多具有潜在致命风险的疾病相关联,只要条件许可,建议昏迷患者都应立即进抢救室,进行心电、血压、血氧监护,保持气道通畅,防止误吸,建立静脉通路,吸氧。

【问题2】在急诊应先进行哪些基本检查?

血糖、动脉血气分析(评估氧合和通气、酸碱平衡、血电解质情况)、肝肾功能、心肌损伤标志物、血氨、毒物检测、全血细胞计数、尿常规、头颅 CT(除外脑出血及脑梗死)、心电图、床旁胸部 X 线。

【病历摘要】

患者曾与人发生争吵,在 2 小时前于家中被家人发现意识不清。再继续问诊,患者当时出现大汗流涎,口吐白沫,肌束震颤,呼吸困难。查体:BP 90/58mmHg,P 125 次/min,SpO_2 76%,R 32 次/min,昏迷,压眶见痛苦表情,全身皮肤潮湿,口唇青紫,双侧瞳孔等大,直径约 1.0mm,对光反射消失,颈软,无抵抗,呼吸浅弱,双肺呼吸音粗,双肺满布湿啰音,心率 125 次/min,律齐,腹平软,肠鸣音存在,双下肢无水肿。

【问题3】考虑患者最可能的诊断是什么?

患者最可能的诊断是急性有机磷中毒。有机磷主要是对乙酰胆碱酯酶的抑制,引起乙酰胆碱蓄积,使胆碱能神经受到持续冲动,胆碱能神经支配的器官功能亢进,如腺体分泌增多、平滑肌和骨骼肌收缩、中枢神经功能障碍等症状,严重患者可因昏迷和呼吸衰竭而死亡。

【问题4】需立即进行什么处理?

立即给予气管插管,呼吸机辅助呼吸。

快速洗消,脱去污染的衣服,用肥皂水清洗污染的皮肤、毛发和指甲。口服中毒者用清水、2% 碳酸氢钠溶液(敌百虫忌用)或 1:5 000 高锰酸钾溶液(对硫磷忌用)反复洗胃,直至洗清为止。然后再用硫酸钠导泻。

同时给予氯解磷定 1.0g 肌内注射,根据患者病情重复给药。

早期迅速足量应用阿托品,剂量可根据病情每 5~10 分钟给药一次,直到毒蕈碱样症状明显好转或患者出现"阿托品化"表现为止。阿托品化即临床出现瞳孔较前扩大、口干、皮肤干燥和颜面潮红、肺湿啰

81

音消失及心率加快。阿托品化后根据中毒程度给予维持剂量,中毒情况好转后应逐步减少阿托品剂量至停用。

【问题 5】还有哪些常见原因可引起昏迷?

除有机磷中毒外,还有脑出血、脑梗死、一氧化碳中毒、阿片类中毒、肺性脑病、肝性脑病、肺栓塞和低血糖等原因可导致昏迷。

【问题 6】如何进一步明确鉴别不同原因的昏迷?

肺性脑病:主要依赖于动脉血气分析、胸部 CT,结合病史并排除其他原因引起的精神神经障碍可诊断。

肝性脑病:慢性肝病史、症状和体征,如肝掌、腹水、蜘蛛痣等,发作性或持续性精神症状(尤其是扑翼样震颤)之后逐渐出现昏迷,昏迷时有肝臭、多脏器功能衰竭的表现,肝功能严重损害,白球比例倒置,血氨升高,脑电图表现为双侧对称性高波幅的 θ 波或 δ 波,结合肝脏超声或 CT 有助于诊断。

重症感染:胸腹部 CT 发现感染病灶,白细胞增多或减少,C 反应蛋白升高,降钙素原升高。必要时可行胸腔或腹腔诊断性穿刺,若血、痰、体液细菌学培养阳性可考虑诊断。

原有糖尿病史,可出现糖尿病性高血糖危象(包括非酮症高渗性昏迷、酮症酸中毒性昏迷)或用药后的低血糖昏迷。

原有高血压病史,应考虑昏迷的原发病是高血压脑病、脑出血或脑梗死。

既往有头痛、视物不清、发作性痴呆等症状,可能是脑肿瘤;既往有肢体发作性抽搐、异常感觉或麻木,如果是成年人大多因脑肿瘤引起颅内高压,如果是儿童则可能是癫痫。

【问题 7】在院前环境下,昏迷患者需做哪些处理?

1. 保持气道通畅、给氧,建立静脉通路。

2. 查血糖,12 导联心电图,心电、血压、血氧监护。

3. 所有昏迷患者均应按致命性疾病对待。

【知识点】

急诊常见昏迷

1. **蛛网膜下腔出血**　系由脑底或脑表部位血管破裂,血液进入蛛网膜下腔引起的一种临床综合征。颅内动脉瘤、脑动静脉畸形、高血压脑动脉硬化、烟雾病等为常见病因。腰椎穿刺脑脊液压力增高,呈均匀血性;头颅 CT 示蛛网膜下腔、脑池含血;脑血管造影可证实脑动脉瘤、脑动静脉畸形等,为手术治疗提供依据。绝对卧床休息,镇静镇痛,用 20% 甘露醇、呋塞米等降低颅内压,止血,钙通道阻滞剂预防脑血管痉挛。请神经外科会诊是否行手术治疗。

2. **低血糖昏迷**　多见于既往糖尿病史患者,有服磺脲类药物或注射胰岛素史。起病急、变化快,测定血糖易于鉴别。立即补充高糖,50% 葡萄糖静脉注射,10% 葡萄糖维持液路。患者清醒后应继续监测血糖,避免再次昏迷,并进一步寻找病因,请内分泌科会诊。

3. **电解质紊乱**　查电解质可以诊断,尤以低钠血症多见,祛除诱因,根据电解质结果调节水电解质平衡。

4. **脑膜炎**　常见的症状包括头痛、颈项强直伴发热、意识障碍、呕吐、畏光症或恐响症。对于脑膜炎疑似患者,应查 C 反应蛋白、全血细胞计数、降钙素原以及血液培养。腰椎穿刺是一种用来确诊或排除脑膜炎的方法。在进行确诊试验的同时,患者应立即服用广谱抗生素。如患者意识模糊或出现呼吸衰竭的征象则需使用呼吸机。如有颅内压升高的迹象,应监控压力值,并应用药物降低颅内压(如甘露醇)。

5. **中暑**　多见于在烈日下暴晒或高温环境下重体力劳动一定时间者,表现为发热、头晕、头痛、皮肤灼热、恶心、呕吐、晕厥、昏迷和痉挛。重症者应迅速降温,头部戴冰帽,颈两侧、腋下、腹股沟大动脉附近放冰袋,静脉注射复方氯丙嗪,纠正水、电解质平衡。脑水肿病例除降温外,宜静脉滴注 20% 甘露醇、呋塞米和糖皮质激素。肾脏损害应用呋塞米无效者,应及早进行腹膜透析或血液透析。选用预防及控制感染的抗生素,并发 DIC 时应尽早给予相应诊治。

6. 乙醇中毒 乙醇(酒精)饮用过量会对中枢神经系统产生先兴奋后抑制的作用,重度中毒可使呼吸、心跳抑制而死亡。可予患者清除毒物(催吐、洗胃、导泻),使用纳洛酮醒脑,保肝解毒,保护胃肠黏膜、补液、利尿及对症支持治疗。

7. 糖尿病酮症酸中毒(DKA) 诱因主要为感染、劳累、饮食或治疗不当及各种应激因素。1 型糖尿病患者,尤其儿童或青少年,DKA 常作为首发症来诊。早期表现为精神不振、头晕头痛,继而烦躁不安或嗜睡,逐渐进入昏睡,各种反射由迟钝进而消失,最终进入昏迷状态。实验室检查表现为:尿糖、尿酮阳性;血糖增高(16.7~33.3mmol/L);血白细胞增高;血尿素氮(BUN)增高;二氧化碳结合力、pH 下降,电解质紊乱。祛除诱因,补液降糖消酮;纠正电解质紊乱和酸碱失衡是治疗的关键。

8. 尿毒症 是慢性肾衰竭进入终末阶段时出现的一系列临床表现所组成的综合征。以代谢性酸中毒,水、电解质平衡紊乱和氮质血症最为常见。慢性肾功能不全进展至尿毒症期时需要肾脏替代治疗。

9. 一氧化碳中毒 生活或工作环境通风不良所致,临床表现主要为缺氧,口唇呈樱桃红色;重者呈深昏迷,伴有高热、四肢肌张力增强和阵发性或强直性痉挛,HbCO 饱和度 >50%。患者多有脑水肿、肺水肿、心肌损害、心律失常和呼吸抑制,可造成死亡。治疗上给予高压氧;呼吸微弱或停止呼吸的患者,必须立即进行人工呼吸等综合治疗。

(熊 艳)

【推荐阅读文献】

[1] 北京协和医院 . 急诊科诊疗常规 . 2 版 . 北京 : 人民卫生出版社 , 2012.
[2] 邝贺龄,胡品津 . 内科疾病鉴别诊断学 . 5 版 . 北京 : 人民卫生出版社 , 2006.
[3] 马克思,霍克伯格,瓦尔斯 . 罗森急诊医学 . 7 版 . 李春盛 , 译 . 北京 : 北京大学医学出版社 , 2013.
[4] 万学红,卢雪峰 . 诊断学 . 8 版 . 北京 : 人民卫生出版社 , 2013.
[5] 于学忠 . 协和急诊医学 . 北京 : 科学出版社 , 2011.

第18章 头 痛

【精粹】

1. 通常将局限于头颅上半部,包括眉弓、耳轮上缘和枕外隆凸连线以上部位的疼痛。急性头痛患者占急诊就诊患者的 3%~8%。

2. 头痛病因繁多,包括神经痛、颅内感染、颅内占位病变、脑血管疾病、颅外头面部疾病及全身疾病如急性感染、中毒等。不同病因导致的头痛具有不同的临床特点,了解不同类型急性头痛的临床特征,有利于头痛的诊断及治疗。

3. 突发性头痛 即在疼痛发作后几秒或几分钟内达到最大强度的严重持续性头痛,需积极关注。蛛网膜下腔出血、可逆性脑血管收缩综合征、颈动脉和椎动脉夹层、静脉窦血栓形成、垂体卒中、急性闭角型青光眼、未破裂的脑动脉瘤、第三脑室的胶体囊肿和高血压急症等均可引起突发性头痛。

4. 头痛伴发热或精神行为异常者,提示有急性感染,考虑有脑膜炎、脑炎、脑脓肿、颅内寄生虫感染(如囊虫、包虫)等发生,需行脑脊液检查,一旦确诊急性细菌性脑膜炎,应尽早使用肠外抗生素治疗。

5. 局灶性头痛通常伴有感觉、视觉或运动症状,有先兆症状。采用脑成像检查以帮助与卒中或脑肿瘤鉴别。

6. 颅脑外伤 患者应行头颅及颅底 CT 检查以排除脑挫裂伤、脑出血、硬膜下或硬膜外血肿等。若合并喷射性呕吐、意识障碍等,需考虑重型颅脑损伤。

7. 颅内压紊乱 不论是颅内高压还是颅内低压,患者均可因为持续性严重头痛到急诊就诊。特发性颅内高血压主要见于女性,与肥胖症密切相关。除出现发作程度和频率进行性加重的头痛外,还可能出现短暂的视力暗淡(单侧或双侧视力变暗,通常持续几秒钟)、视觉模糊和水平复视,以及脉搏性耳鸣、头晕、认知障碍、背痛、颈痛、根性疼痛等。体位性头痛是低颅压综合征的特征性表现,主要表现为坐位或立位症状加重,平卧位症状消失或明显减轻。

8. 颞动脉炎 常见于老年患者,有一过性失明,颞动脉压痛,血沉升高,糖皮质激素治疗效果好。

9. 动脉夹层或静脉窦血栓形成的头痛表现为霹雳性头痛,但也可能表现为新发头痛。颈动脉夹层可引起缺血性卒中、短暂性脑缺血发作或罕见的蛛网膜下腔出血。除颈部疼痛和头痛外,其他局部表现还可能包括 Horner 征、脑神经麻痹、耳鸣等。

10. 霹雳性头痛(TCH)是一种非常严重的突发性头痛,在发病后 1 分钟或更短时间内达到最大强度。区分 TCH 与其他头痛的关键特征是它的进展速度,单凭极端严重程度是不够的。其他严重的头痛可能令人担忧并迫使进行诊断评估,但除非迅速达到最大强度,否则不符合 TCH。

11. 偏头痛是一种反复发作的疾病,其头痛通常是(但不总是)单侧的,多具有搏动性,头痛期间可能伴随恶心、呕吐、畏光或声音恐惧症。

12. 丛集性头痛属于一组特发性头痛疾病,即三叉神经自主性头痛。所有三叉神经自主性头痛均为单侧,通常是严重的头痛发作和典型伴随的自主神经症状。丛集性头痛的特征在于伴有自主神经现象的严重单侧眼眶、眶上或颞部疼痛的发作。单侧自主神经症状是疼痛的同侧,可能包括上睑下垂、瞳孔缩小、流泪、结膜充血、鼻漏和鼻塞。每次疼痛发作通常持续 15~180 分钟。

13. 群集性头痛有时可能与严重头痛混淆,因为丛集性头痛引起的疼痛可在几分钟内达到完全强度。然而,丛集性头痛是短暂的(通常持续不到 1~2 小时),并且与特征性的同侧自主神经体征相关,例如撕裂、瞳孔缩小或鼻漏。

14. 既往无类似发作的剧烈头痛,如患者主诉"这是我生命中的第一次或最严重的头痛",可能提示是危重疾病(如颅内出血或中枢神经系统感染)的重要临床表现。获得性免疫缺陷综合症或癌症的患者出现新的或罕见的头痛,表明可能出现颅内病变或感染。

15. 需重视 50 岁以上新发病或逐渐恶化的头痛,因为这可能是高风险疾病的临床表现,包括颅内肿块和巨细胞动脉炎等。

16. 头痛的评估　急性头痛患者需要了解既往史、用药史、社会史、家族史。头痛性质必须注意确切的发作时间和严重程度。记录评估生命体征(温度、心率、血压、呼吸频率和格拉斯哥昏迷评分),并针对性地进行神经系统检查和常规检查。

【病历摘要】

患者,男,68 岁。突发头痛伴恶心、呕吐 1 小时。分诊台测量生命体征:T 36.6℃,BP 180/110mmHg,P 140 次/min,R 35 次/min,SpO$_2$ 95%。查体:神志清楚,对答切题,双侧瞳孔等大等圆,直径 3mm,光反应灵敏。双肺呼吸音清,无干湿啰音,心率 140 次/min,律齐,无杂音。腹软,无压痛及反跳痛,肝脾肋下未及,肠鸣音 3 次/min。四肢无水肿。颈项强直(+),肌张力正常,右侧肢体肌力 3 级,左侧肢体肌力 5 级,双侧腱反射正常,右病理征(+)。

【问题 1】按照急诊预检分诊分级标准,该患者如何分诊?

从患者生命体征及神经系统的临床表现判断,患者有急性脑卒中预警症状,因此应将患者评定为Ⅱ级,立即安排患者进入抢救区或卒中中心,监护生命体征,建立静脉通路,吸氧,完善相关检查。

【问题 2】在急诊应先进行哪些检查?

1. 急诊检验项目中应完善血常规、肾功能、电解质、血糖、动脉血气分析等项目,排除贫血、肾衰竭、低钠或高钠等电解质紊乱、低血糖、高血糖、一氧化碳中毒导致的碳氧血红蛋白升高等。

2. 影像学检查　患者头痛且右侧肢体肌力减低,发病时间在 6 小时内,应立即行头颅 CT 检查,排除颅内出血,条件允许需行头颈部血管增强 CT 或 MRI 检查,进一步明确脑血管缺血梗死、脑干病变情况。数字减影血管造影(DSA)检查是脑血管疾病诊断的金标准,但由于此检查有创、价格昂贵,影响其应用。无创性造影磁共振血管成像(MRA)敏感性、特异性仅次于 DSA,应用逐渐广泛。

3. 腰椎穿刺　怀疑颅内感染或蛛网膜下腔出血而头颅 CT 阴性结果者可进行该项检查。

4. 其他检查　心电图检查,排除心律失常。

根据该患者情况,高度怀疑急性脑血管意外,应立即行头颅 CT 明确诊断。

【问题 3】在急诊会遇到哪些常见的急性高危头痛?

需尽早鉴别以下急性高危头痛:

(1)颅内出血(蛛网膜下腔出血、脑实质出血):蛛网膜下腔出血,突发剧烈头痛、呕吐,脑膜刺激征。

(2)颅内静脉血栓形成:局限性和全身性感染性和非感染性因素都可出现颅内静脉血栓形成。根据受累范围、部位以及血栓活性,临床表现各异。但约 80% 的患者有头痛症状,还可出现眼底视神经乳头水肿、局灶神经体征、癫痫及意识改变等。

(3)颅内占位性病变:醒后头痛,进行性加重,用力大便后加重,失语/偏瘫/视野/意识精神状态等改变。

(4)颅颈部动脉夹层。

(5)急性闭角型青光眼:额部或眶上部中至剧烈疼痛,眼内痛,多用视力后加重,结膜充血,眼压增高。

(6)急性创伤后头痛:伴精神状态改变和局灶神经系统体征应考虑是否出现急性硬膜下血肿;伴偏瘫和局限癫痫发作应排除是否出现慢性硬膜下血肿;如外伤后出现意识波动性变化,伴神经系统症状体征进一步加重,需排除硬膜外血肿。

(7)脑膜炎:发热、脑膜刺激征。

(8)脑脓肿:发热、恶心、呕吐、癫痫发作等。

【问题 4】如何评估急性头痛?

1. 详细询问病史和体格检查,一旦出现以下高危病史特征,应立即开始进一步的诊疗。

(1) 在疼痛发作后数秒或数分钟内达到最大强度的重度持续性头痛。

(2) 既往无类似头痛发作。

(3) 合并颅外区域(如肺部或鼻旁窦/乳突窦处)的感染,可能是发生脑膜炎或颅内脓肿的感染源。

(4) 精神状态或人格的任何变化、意识水平波动或癫痫发作。

(5) 伴随劳力(如性交、运动等)而急性发作的头痛,可能为颈动脉夹层、可逆性脑血管收缩或颅内出血。

(6) 年龄超过 50 岁患者的新发头痛或进行性加重的头痛。

(7) HIV 感染或其他免疫功能受抑制患者出现头痛。因其出现颅内疾病(包括弓形虫病、脑卒中、脑脓肿、脑膜炎和中枢神经系统恶性肿瘤)的风险很高。

(8) 视力障碍:如急性闭角型青光眼的患者偶尔因头痛就诊。

(9) 妊娠和产后状态患者头痛的最常见病因是原发性头痛综合征,但也应考虑其他妊娠相关诊断。

(10) 中毒:若急诊患者有多名家庭成员或多个同事因头痛发作而就诊,并且未行干预就迅速好转(特别是在冬季发生时),提示可能为一氧化碳中毒。

2. 高危头痛的体格检查结果

(1) 生命体征异常。

(2) 患者存在任何新发局灶性或非局灶性神经系统异常。

(3) 意识混沌和意识模糊。

(4) 头痛急剧发作伴嗜睡、精神状态改变、灌注不良、苍白、发热或发汗等体征。

(5) 脑膜刺激征阳性。

(6) 视神经乳头水肿,视盘模糊,提示颅内压升高。

【问题 5】如何考虑患者的诊断?

患者为老年男性,急性起病;主要表现为头痛、呕吐;神经系统查体有局灶定位体征;结合头颅 CT 诊断考虑为脑血管意外。

【知识点】

10% 的急性卒中是蛛网膜下腔出血(subarachnoid hemorrhage,SAH),即脑底部或脑表面的病变血管破裂,血液直接流入蛛网膜下腔引起的一种临床综合征,50%~85% 的 SAH 由颅内动脉瘤导致。表现为突然发生的剧烈头痛、恶心、呕吐,伴或不伴意识障碍,伴脑膜刺激征阳性,应高度怀疑本病,结合 CT 证实脑池与蛛网膜下腔内有高密度征象可诊断。如果 CT 检查未发现异常或没有条件进行 CT 检查,可根据临床表现结合脑脊液呈均匀一致血性、且压力增高等特点得出蛛网膜下腔出血的诊断。

【问题 6】如何治疗急性头痛?

1. 紧急治疗 密切监测生命体征、保持气道通畅、吸氧、观察意识状态及瞳孔改变,防止脑疝形成,建立静脉通路。必要时心电监护,请神经内科或神经外科医师会诊。

2. 急性高危头痛的急诊处理

(1) 大面积脑梗死、大量脑出血、蛛网膜下腔出血破入脑室、外伤所致脑出血、脑挫裂伤、硬膜下血肿可立即予甘露醇,肾功能不全者给予甘油果糖脱水,有手术指征者立即行手术治疗。定期复查头颅 CT。

(2) 脑膜炎、脑炎可予应用抗病毒或抗生素治疗。

(3) 高血压脑病导致的急性头痛,应用静脉降压药,最初 1~2 小时血压下降不超过最高值的 25%,2~6 小时内控制血压稳定在 160/100mmHg。

(5) 颞动脉炎:糖皮质激素治疗。

(6) 急性青光眼:请眼科会诊协助诊治,适当给予甘露醇降低眼压。

3. 紧张性头痛和偏头痛是急诊头痛患者的常见原因。急性发作期可选用对乙酰氨基酚、阿司匹林等非甾体抗炎药,麦角类制剂等有效控制症状。

【问题 7】头痛的留院观察指征是什么?

症状未获缓解;诊断不明剧烈头痛;颅脑外伤后头痛需留院观察 24~72 小时。

【问题 8】急性头痛患者的留院观察与入院指征是什么？

所有器质性病变相关头痛；院外难以控制头痛；长期偏头痛，剧烈呕吐，不能进食；顽固性呕吐病例；有明确内外科疾病复杂性头痛；颅内感染、占位、出血、血栓。

下列情形收入重症监护病房：①急性脑血管意外；②颅内压升高；③外伤后剧烈头痛；④颅内感染；⑤怀疑动脉瘤；⑥高血压急症。

【问题 9】急性头痛患者离观或出院标准是什么？

若患者有头痛既往史，因标准治疗方案失败而来急诊科就诊，且符合以下标准，则可认为是危险头痛的低危人群：①患者的典型头痛模式无实质性改变；②无新的相关病史特征（例如癫痫发作、发热等）；③无局灶性神经系统症状，或者神经系统或检查、眼科检查无异常；④无高危共存疾病；⑤头痛为偏头痛、紧张性头痛、丛集性头痛。

须明确告诫患者及家属：如头痛加重、精神意识状态改变、神经功能障时应立即就诊，神经内科随诊。

（曹　钰）

【推荐阅读文献】

［1］贾建平，陈生弟 . 神经病学 . 7 版 . 北京：人民卫生出版社，2013.

［2］于学忠 . 协和急诊医学 . 北京：科学出版社，2011.

［3］FORBES R B. Acute headache. Ulster Med J, 2014, 83 (1), 3-9.

第 19 章 眩 晕

【精粹】

1. 眩晕是指没有自身运动时的旋转感或摆动感等运动幻觉。有的人会感到自身在运动,而有的人则感到环境在运动。其原因是迷路、前庭神经或脑干内中枢前庭结构的损伤或功能障碍引起的前庭系统不对称。一些晕厥前兆患者有时也会将头昏眼花的昏眩感解读为旋转感。

2. 确定眩晕为主要症状。患者对症状的描述可能非常模糊,不固定、不可靠,所以首先要明确患者是头晕(dizziness)还是眩晕(vertigo),是否还有其他更明显的症状。头晕也是急诊常见主诉,是指非幻觉性的空间位置感觉障碍,但不包括丧失现实感和思维迟钝、混乱。要仔细询问患者药物使用和其他可能的化学品中毒史,以及既往基础疾病,如心血管疾病、神经精神疾病、贫血疾病和耳鼻病史以及外伤史等。

3. 关于眩晕的定义目前国际上有两种方案。美国学者在 1972 年把头晕分为眩晕、晕厥前、失衡和头重脚轻。眩晕是指外界或自身的旋转感。而跨学科国际组织巴拉尼协会在 2009 年把眩晕定义为前庭症状的一种,前庭症状包括:眩晕、头晕、姿势性症状和前庭 - 视觉症状。

4. 鉴别是否为真性眩晕。询问眩晕症状发发的时间过程,是阵发性的还是持续性的。如果症状为阵发性的,应该探究发作的诱因、发作频率以及持续时间;如果症状为持续性的,应该弄清症状的起病形式以及加重和缓解因素。让患者描述发作时的感觉,和身体位置变动的关系、伴随症状、诱发因素、有无前驱感冒史、与头位改变关系。另外,应注意眩晕发作时有无出现耳部及听觉相关症状。

5. 进行全面的神经系统及内科查体。任何有关运动、感觉和语言的障碍都可能提示为中枢神经系统疾病。单侧的听力丧失强烈提示为外周性病因。全面的内科查体有助于排除心律失常、贫血等内科疾病。

6. 进行眼、前庭专科查体。眼球运动对于前庭眼肌反射异常具有很高的定位价值。专科查体包括眼震检查、位置试验及转头试验。来自外周或中枢前庭结构的病变可发生急性前庭系统平衡失调,从而出现病理性眼震。对于急性严重长时限眩晕患者,自发的单侧水平眼震高度提示前庭神经病变。

7. 系统鉴别是中枢性眩晕还是周围性眩晕。周围性眩晕:突发,症状重,持续数秒至数分钟,偶尔数小时数天,头位变化可使症状加重,常伴恶心、呕吐、出汗,可伴听力学发现;有水平或水平旋转性眼震,直视可止住眼震,一般为良性结局。中枢性眩晕:渐发,症状轻,时间可持续数周或数月,症状不受头位变化影响。眼震可水平、垂直、旋转,如垂直单侧眼震提示脑干病变,连续、直视止不住眼震一般有严重的后果。

8. 评估是否需要做急诊影像学检查 急诊 CT 检查不能很好地区别中枢性和外周性眩晕,MRI 虽然对于卒中更敏感,但急诊实施难度大。对于伴有局灶性神经系统症状及体征、有卒中危险因素、急性严重眩晕伴转头试验阴性的患者,仍可积极安排相应的影像学检查。

9. 急诊治疗的目标 对于急性眩晕患者,急诊的目标是稳定临床症状,确定可治疗疾病,留院观察有加重风险的患者。严格掌握留院观察和急诊入院指征。

【病历摘要】

患者,女,42 岁。主因"眩晕伴恶心、呕吐 1 小时"来急诊。患者于 1 小时前无明显诱因出现眩晕,伴恶心、呕吐,为非喷射性呕吐,伴耳鸣,无听力减退,无发热,无肢体活动及感觉障碍,头部运动时眩晕呕吐症状加重,休息后无好转,遂来院。患者既往体健,无其他药物服用史。无外伤史。母亲有类似发作。查体:T 36.8℃,HR 78 次 /min,BP 150/95mmHg,P 110 次 /min,SpO$_2$ 96%。

【问题 1】急诊应立即进行哪些体格检查?

(1)评估患者意识状态,密切监测生命体征。

(2)神经系统检查:包括脑神经检查、脑膜刺激征、肌力、肌张力和病理征检查。如果出现神经功能改变,可能存在脑干或小脑疾病。需进一步评估小脑功能。

(3)眼震试验[位置性眼震试验(Dix-Hallpike 试验)及滚转试验(Roll test)]:改变头部位置诱导的眼震强烈提示器质性前庭功能疾病;眼球运动异常可能为小脑出血的线索。

(4)内耳检查和听力评估:观察耳郭、耳道及其分泌物。耵聍栓塞、耳道内异物和鼓膜疾病也可引起眩晕。

【知识点】

Dix-Hallpike 试验(图 2-19-1):用于诊断垂直骨半规管耳石病的检查方法,是良性阵发性位置性眩晕(BPPV)的最常见病因。首先让患者坐于检查床上,检查者位于患者前方,双手把持其头部向右转45°(A),保持头位不变同时将体位迅速改变为仰卧位(B),头向后悬垂于床外,与水平面呈 30°,注意观察眼震和眩晕情况,保持这一体位直至眼震停止。检查者走到床头,双手放在如图所示位置(C)。将头部迅速转向左侧使右耳朝上,保持这一位置 30 秒(D)。当检查者迅速向左侧转动头部时,患者向左侧滚动直至鼻子朝下,并保持这一位置 3 秒,患者迅速坐起(E)。整个流程可反复进行直至无眼震引出。此操作后,指示患者避免头悬位以阻止耳石再次进入后骨半规管。依同法检查对侧。

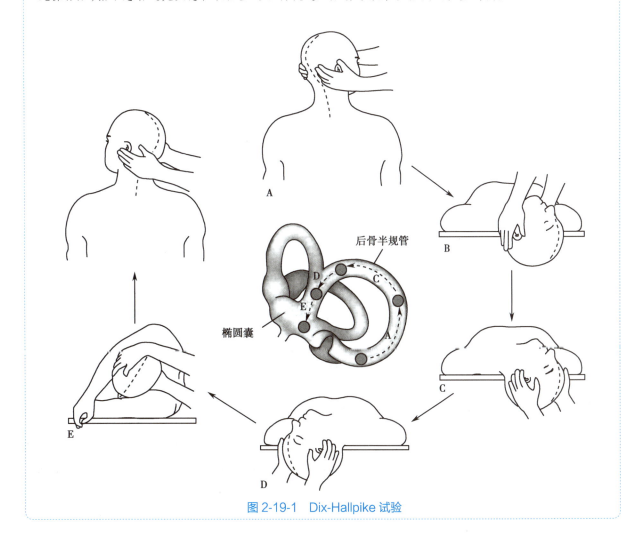

图 2-19-1　Dix-Hallpike 试验

头脉冲试验(转头试验):床旁查体时可进行此操作测试前庭反射。患者面对检查者坐下,检查者把握住患者的头使其稳稳地位于中线位置。指示患者持续凝视检查者的鼻子。然后检查者将患者的头快速转向一侧

10°~15°,并观察患者保持双眼凝视检查者鼻子的能力。如果患者的双眼紧紧盯着检查者的鼻子(图2-19-2A),即为无矫正的快速眼球运动,可认为外周前庭系统是完好的。如果随着头动患者双眼再自动看向检查者的鼻子(图2-19-2B),即为有矫正的快速眼球运动,则提示外周前庭系病变。

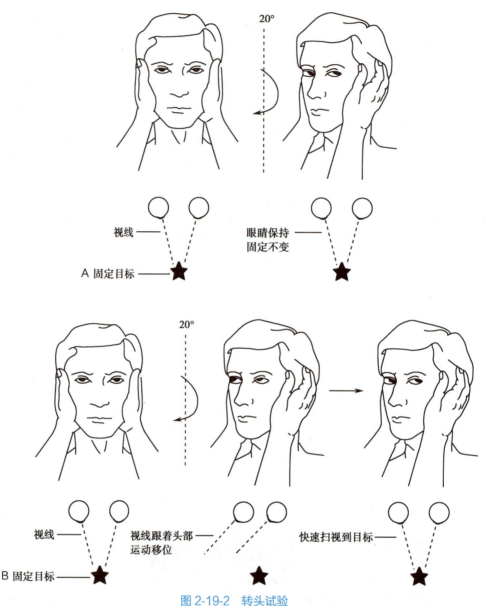

图 2-19-2　转头试验
A. 无矫正的快速眼球运动;B. 有矫正的快速眼球运动。

滚转试验:是用于诊断外骨半规管耳石病的检查法。患者取平卧位,头部及身体向左侧做90°滚转,然后回到平卧位,头部及身体向右侧做90°滚转,再回到平卧位。双侧变位检查中均可诱发出向地性或背地性水平眼震。

【问题2】在急诊还需进行哪些辅助检查?

1. 血常规,生化常规(包括肝肾功能、电解质、血糖),当很难鉴别究竟是眩晕还是近似晕厥(near-syncope)时,还应检查心电图、心肌酶学指标。

2. 影像学检查　如临床提示脑部出血或梗死或有头部外伤者,急诊行头颅 CT/MRI,如怀疑椎 - 基底动脉供血不足可血管造影,怀疑颈椎病可行颈椎正侧位片。如患者临床表现为强烈的外周性眩晕,紧急 CT 和 MRI 不是必须,但强烈建议高龄及有脑血管疾病高风险患者进行影像学检查。

【问题3】该患者最可能的诊断是什么？

初步考虑为外周性眩晕,具体病因待进一步检查。

【问题4】哪些患者需要留院观察？

不能完全排除中枢性眩晕者,眩晕症状未缓解或需药物控制症状者,新发的颅脑外伤合并眩晕者,合并眩晕并发症的基础疾病患者,各专科医师认为需要留观的患者,均需要留院观察或进一步检查。

【问题5】需立即进行什么处理？

首次就诊的外周性眩晕患者可行对症治疗,可以短期使用前庭抑制剂,控制眩晕症状后,再行进一步检查确诊或相关专科会诊;对于剧烈呕吐的患者,可以行止吐治疗,常用药物有地芬尼多、甲氧氯普胺、异丙嗪等。如因恶心呕吐无法进食或怀疑有脱水患者,加强补液。

反复发作的患者,如既往已有明确诊断,根据病因进行有针对性的治疗:良性阵发性位置性眩晕建议手法复位治疗;梅尼埃病选择药物治疗参见相关指南;前庭神经炎患者可以使用激素和止晕药治疗;中耳炎患者请耳鼻喉科医生会诊,一旦发现化脓性中耳炎合并颅外、颅内并发症,行抗感染治疗或外科手术治疗等。

【问题6】有哪些控制眩晕症状的药物？

不管病因如何,症状均可使用口服或静脉给予药物进行治疗。临床上通常给予镇静剂和抗胆碱能药物。镇静剂地西泮 2~5mg 静脉注射,作用于大脑边缘系统、丘脑和下丘脑,具有镇静作用。抗胆碱能药物或具有抗胆碱能活性的抗组胺药物,如常用的盐酸苯海拉明,25~50mg 口服;茶苯海明 50mg 肌内注射;盐酸异丙嗪(非那根)25mg 口服或肌内注射;氢溴酸东莨菪碱 0.3mg 肌内注射。以上药物选择使用,并可 6~8 小时重复给药 2~3 次。

【问题7】如何初步判断头晕和眩晕？

首先确定是否为眩晕,其次区别外周性眩晕和中枢性眩晕(表2-19-1)。然后根据伴随症状、查体和辅助检查结果查找病因,进一步明确诊断。

表 2-19-1　外周性眩晕和中枢性眩晕的特点

特点	外周性眩晕	中枢性眩晕
发作时间	突然发作	渐进发作
持续时间	短暂(数秒到数小时)	长(数天到数月)
发作程度	症状重	症状轻
自主神经功能紊乱:恶心、呕吐等	严重	可有,也可能没有
头位变化	症状加重	无改变
眼球震颤方向	大多水平,少有旋转	任何方向(水平旋转垂直)
听力改变	常有	不明显
伴随神经系统改变	很少出现	多数伴有
前庭代偿	快	慢
变温试验	优势偏向	单侧减弱
结局	好	差

【问题8】如何进一步明确鉴别常见外周眩晕？

1. 良性阵发性位置性眩晕(benign paroxysmal positional vertigo,BPPV)　多见于中年以上的患者,多数学者认为是耳石器病变所致,故该病常称为耳石病。病史中患者常诉就寝时或仰头向上看时出现短暂的旋转感。严重时可以使患者停止一切活动,也可伴发恶心呕吐,有水平兼旋转性眼球震颤,通常无耳痛、听力损失和耳鸣。此类头晕时间很短,通常持续数秒,极少持续数分钟。通过特殊的位置性试验检查,可以发现特异性眼球震颤,通过特异性手法(Dix-Hallpike试验)复位可治疗。BPPV的自然病程是反复、短暂的眩晕发作,可被已知因素诱发并持续数周或数月。

2. 梅尼埃病(meniere disease)　梅尼埃病是一种由内淋巴液压力过大所致的外周前庭病变,可引起发作性的内耳功能障碍,为中年以上阵发性眩晕最常见的疾病。病史中患者出现典型的四联征:发作性眩晕、波动性渐进性耳聋、单侧耳鸣和耳饱胀感。眩晕发作时可伴有恶心呕吐、出汗、面色苍白,发作期间检查通常可见水平-旋转性眼球震颤。梅尼埃病的发作可能持续数月或数年,其发作频率高者可每隔几日发作一次。该疾病可自发缓解或经治疗缓解。有复发周期,间歇期长短不一。急诊在排除其他眩晕疾病后根据病史可考虑诊断,可到专科行相关检查确诊。听力测定示低频感音神经性听力损失、眼震电图扫描仪检查示单侧前庭反应下降,有助于证实诊断。发作时使用镇静剂、利尿剂等治疗有效。

3. 前庭神经炎(vestibular neuronitis)　又称"前庭神经元炎""迷路炎"。被认为是一种累及第八对脑神经前庭部的病毒性或病毒感染后炎症性疾病。30~50 岁发病率最高,起病急,多有上呼吸道感染史,特征是快速发生的重度、持续性眩晕,伴有恶心、呕吐和步态不稳,可有自发性水平性眼球震颤。体格检查发现与急性外周前庭失衡一致:自发性前庭性眼球震颤、头脉冲试验(转头试验)阳性,以及步态不稳但未丧失走动能力。当这一综合症状伴有单侧听力损失时,则被称为迷路炎。该病预后良好,具有自限性,一般在数天后眩晕症状减轻,但轻度的位置性眩晕可持续数周,激素治疗有效,建议康复训练,不建议抗病毒药物治疗。小脑出血或梗死的临床特征可能与前庭神经炎类似,因此常需要行头颅影像检查以排除此疾病。

4. 中耳相关的疾病　中耳炎:①分泌性中耳炎,有上呼吸道感染史或航空史,为轻到中度的位置性眩晕,伴有耳聋、耳鸣、耳痛,检查发现中耳积液;②化脓性中耳炎,有反复患耳流脓病史,通常有严重的听力缺失,可合并发热的症状,合并迷路瘘管、迷路炎、乳突炎时,出现眩晕和眼球震颤。耳部检查发现患耳鼓膜穿孔或外耳道、鼓室内有脓性分泌物,此时应注意排除脑膜炎、小脑脓肿等颅内感染。

【问题 9】如何进一步鉴别常见中枢性眩晕?

中枢性眩晕的病因和临床症状较复杂,如血管病(包括脑梗死和脑出血等)、外伤、炎症、脱髓鞘疾病、中毒、神经变性病以及肿瘤等。常见症状包括眩晕、恶心和呕吐及其他脑干的症状与体征。

1. 听神经瘤　症状逐渐发展,可为外周性症状转为中枢性病变,耳鸣,一侧听力下降。随着肿瘤的增大,逐渐出现共济失调和神经病学体征,甚至出现颅内高压的表现。

2. 多发性硬化　7%~10% 多发性硬化患者存在眩晕症状,可伴有严重的恶心和呕吐,可有水平性、旋转性或垂直性眼震,甚至出现眼肌麻痹和眼球运动失调。

3. 颞叶癫痫　颞叶前内基底部痫灶引起。有时可出现记忆损坏、幻觉、感觉障碍,也可出现失语或惊厥。

4. 锁骨下动脉盗血综合征　椎-基底动脉逆向供血到锁骨下动脉,表现为患侧上肢无力,双上肢比较收缩压差大于 20mmHg,可有头晕或眩晕,与后循环的脑缺血有关。

5. 外伤　症状始于外伤后,常伴有轻度恶心,症状可持续数周或数月,常为脑震荡、颅底骨折等。

【问题 10】还有哪些其他原因的眩晕?

1. 中重度贫血　贫血容易引起脑缺氧而出现眩晕,恶性贫血眩晕尤为明显,患者可因中枢神经系统缺氧,导致神经系统的器质性变化。因此,患者的运动或位置感及下肢震动感均可丧失,眩晕加重。

2. 眼源性眩晕　如眼肌麻痹产生复视,注视飞快行车或站立于悬崖等,引起头晕眼花及眩晕。遮蔽病侧眼球眩晕消失。

3. 高血压脑病　高血压所致的眩晕多数是由于情绪变化、精神紧张或受精神刺激等因素的影响,使血压产生波动而引起的。也有患者是滥用降压药,使血压突然大幅下降,发生眩晕。

4. 低血压　低血压眩晕也是非常多见的,特别是年轻人,容易反复发作。姿势性低血压眩晕则多见于中老年人,在起立或起床时突然眩晕,旋即消失,再做同样动作时又觉眩晕。

5. 精神相关性眩晕发作　包括以眩晕为主诉的惊恐障碍、躯体形式障碍、广泛性焦虑障碍、抑郁症、精神分裂症、强迫症等。

【问题 11】眩晕患者的进一步治疗流程是什么?

眩晕的诊疗流程见图 2-19-3。

1. 年轻的外周性眩晕患者可在症状控制后离院;给予医疗干预后仍有较重的呕吐、不能行走的症状,可以留院观察和静脉输液。

2. 如怀疑或证实眩晕症状为小脑出血或梗死、椎-基底动脉供血不足和急性细菌性迷路炎等疾病引起,需要全面检查和入院治疗。

3. 对于年龄大的患者(>55 岁),若眩晕症状不缓解,有入院及行血管造影检查的必要。

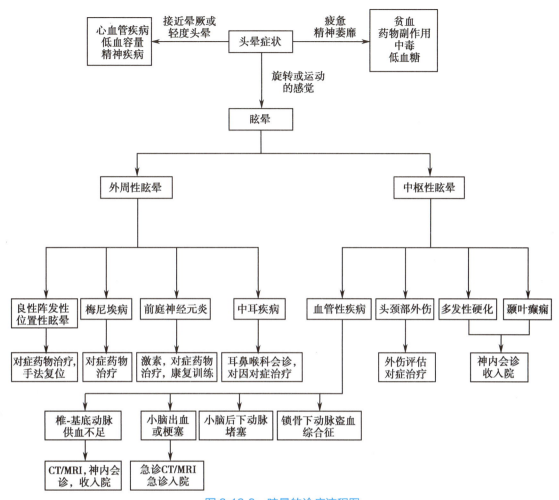

图 2-19-3　眩晕的诊疗流程图

（曹　钰）

【推荐阅读文献】

[1] 北京协和医院 . 急诊科诊疗常规 . 2 版 . 北京：人民卫生出版社 , 2012.

[2] 邝贺龄 , 胡品津 . 内科疾病鉴别诊断学 . 5 版 . 北京：人民卫生出版社 , 2006.

[3] 马克思 , 霍克伯格 , 瓦尔斯 . 罗森急诊医学 . 7 版 . 李春盛 , 译 . 北京：北京大学医学出版社 , 2013.

[4] 中华医学会神经病学分会 , 中华神经科杂志编辑委员会 . 眩晕诊治多学科专家共识 . 中华神经科杂志 , 2017, 50 (11)：805 812.

[5] 于学忠 . 协和急诊医学 . 北京：科学出版社 , 2011.

第20章 晕 厥

【精粹】

1. 晕厥(syncope)是指各种原因导致的突发性、一过性的意识丧失和身体失控,随即又自行恢复的一组临床表现。

2. 晕厥的病理生理是双侧大脑半球或脑干(上行网状激动系统)的功能障碍,主要是由于低灌注导致。晕厥根据病因可分为神经反射性、体位低血压性、神经源性、心源性。

3. 青少年和年轻人晕厥以良性病因为主,65岁以上老年人因晕厥入院的患者占80%。

4. 引起晕厥的原因众多,发作间期检查往往无异常发现,诊断较为复杂。在急诊的主要任务是鉴别高危患者(易发生猝死)。

5. 心律失常是心源性晕厥中最常见的病因,且存在潜在致命性,但发作间期常规心电图检查常无异常发现。

6. 对于老年晕厥患者,即使常规检查均未见异常,也应怀疑心脏传导阻滞的可能。同时检查时要注意跌倒所致的骨折和外伤。

7. 单纯性晕厥、直立性低血压、颈动脉窦综合征、排尿性晕厥和咳嗽性晕厥等血管迷走性晕厥约占晕厥的1/2以上,常反复发作,倾斜试验是诊断的金标准。

【病历摘要】

患者,女,67岁,退休干部。因"突发呼吸困难伴晕厥1次"就诊。患者30分钟前与丈夫散步时突发呼吸困难,坐下休息,起身时突发意识丧失,由家人放平在地,随即意识恢复救护车送至急诊。救护车测SpO_2为75%(吸空气),面罩(无储气囊)给氧后SpO_2升至97%。分诊台测量生命体征:T 37.0℃,BP 100/50mmHg,P 112次/min,SpO_2 97%(面罩给氧6L/min)。

【问题1】简述该患者晕厥的诊疗思路。

该患者因"呼吸困难伴晕厥"送入急诊,就诊时虽无意识障碍,但出现明显的低氧血症、心率偏快、血压偏低,属于高危患者,应给予严密监护和急诊处理,并完善病史询问和体格检查及实验室检查。

【病历摘要】

病史与查体:

患者主诉有头晕、平卧时无明显的呼吸困难,平素体检有高血压病史,服药控制血压在135/85mmHg,2周前有长途飞行史(约14小时)。否认低热消瘦病史,否认糖尿病史,否认不明物质接触史。

神志清楚,血压100/50mmHg,四肢血压对称无明显差异,颈动脉、锁骨下动脉未闻及血管杂音。肺部无异常。心尖搏动未见,心界无扩大,心率115次/min,律齐,各瓣膜区未及杂音。腹部查体未触及明显异常。颈软,双侧病理征(−)。四肢肌力、肌张力均正常。左下肢较右下肢粗(髌骨上10cm处2.5cm,髌骨下15cm处2cm)。

【问题2】该患者可能的诊断及诊断依据?

思路1：该患者为一老年女性，因"呼吸困难伴晕厥"入院，2周前有长途飞行史(约14小时)。

思路2：BP 100/50mmHg，P 112次/min，SpO$_2$ 97%(面罩给氧6L/min)。胸部查体无异常，其他重要的体征是左下肢的周径较右下肢增加2~2.5cm。

结合以上的情况，该患者考虑存在静脉血栓栓塞症，栓子的来源可能是左下肢深静脉。需进一步完善检查明确患者的诱因。

【知识点】

静脉血栓栓塞症的诱发因素

1. 强诱发风险因素(OR值>10) 下肢骨折，近3个月因心力衰竭或心房颤动/心房扑动住院，髋关节或膝关节置换术，严重创伤，近3个月内心肌梗死，既往静脉血栓栓塞，脊髓损伤。

2. 中等诱发风险因素(OR值2~9) 膝关节镜手术，自身免疫性疾病，输血，中心静脉插管，化疗，充血性心力衰竭或呼吸衰竭，红细胞生成刺激剂，激素替代疗法(取决于药物配方)，体外受精，感染(尤其肺炎、尿路感染和人类免疫缺陷病毒感染)，炎症性肠病，肿瘤(肿瘤转移风险最高)，口服避孕药治疗，瘫痪性卒中，产后期，表浅静脉血栓形成，易栓症。

3. 弱诱发风险因素(OR值<2) 卧床>3天，糖尿病，高血压，长时间坐位静止不动(如长时间汽车或飞机旅行)，年龄的增长，腹腔镜手术(如胆囊切除术)，肥胖，妊娠，静脉曲张。

【问题3】患者应立即进行哪些检查以明确诊断?

1. 实验室检查 18导联心电图、血常规、肝肾功能及电解质、凝血功能、心肌损伤标志物、血糖和床边胸部X线片。

2. 有重点的床旁超声心动图检查。

3. 影像学检查 肺动脉造影CT成像。

【知识点】

有重点的超声心动图检查，在急诊室或ICU患者床边进行，评价内容：①整体的心肌收缩力；②各房室大小；③有无心包积液；④通过下腔静脉变异度判断容量；⑤其他(腹主动脉宽度排除腹主动脉瘤，股静脉、腘静脉加压超声判断有无深静脉血栓)。

【病历摘要】

患者实验室检查阳性结果：

1. 心电图 窦性心动过速，心率112次/min，不完全右束支传导阻滞，ST-T改变。

2. 凝血功能 D-二聚体10.0mg/L。

3. 血气分析(不带储气囊面罩给氧8L/min) pH 7.46，PaCO$_2$ 32mmHg，PaO$_2$ 104mmHg，BE-4mmol/L。

4. 心肌损伤标志物 TnT 1.5μg/L，NT-proBNP 4 009ng/L。

5. 超声心动图检查 未见心包积液，右心室扩张(右心室:左心室>1.0)，左心室出现矛盾运动。下腔静脉扩张2.5cm，不随呼吸变异。腹主动脉4.0cm。左下肢股静脉加压后不变形。

6. 肺动脉CT血管造影 双侧肺动脉主干充盈缺损，部分肺段血管也可见充盈缺损。右心室扩大(图2-20-1、图2-20-2)。

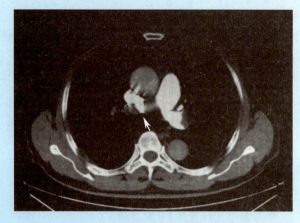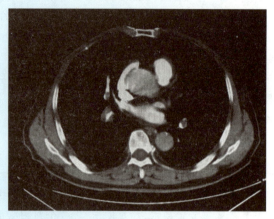

图 2-20-1　患者肺动脉 CT 血管造影 1　　　　图 2-20-2　患者肺动脉 CT 血管造影 2

【问题 4】该患者的最终诊断及病情评价如何？

该患者诊断急性肺血栓栓塞症（中 - 高危组），下肢深静脉血栓。诊断依据：症状、病史、实验室检查和影像学检查。

依据早期死亡风险进行分类：该患者虽无明显的低血压或休克表现，但超声提示右心室扩大，肌钙蛋白 T 及 NT-proBNP 升高，简化肺栓塞风险评分（PESI 评分）⩾1 分（脉搏 ⩾ 110 次 /min，动脉血氧饱和度 <90%），该患者为中 - 高危患者。

【知识点】

肺血栓栓塞症患者可依据"是否存在低血压或休克、PESI 评分、有无右心室扩大、心肌损伤标志物是否升高"对患者进行危险分层（高危、中 - 高危、中 - 低危、低危），给予不同的治疗并对预后进行判断。

【问题 5】针对肺血栓栓塞症的急诊处理有哪些？

1. 一般急诊处理　监护、面罩给氧、下肢制动。

2. 立即启动肺栓塞快速反应小组（急诊、血管外科、介入、危重病、心脏科医生组成），进行多科合作。

（1）抗凝治疗：低分子量肝素皮下注射（依据体重，调整剂量），或者普通肝素维持 APTT 在正常值 2.0~3.0 倍。

（2）溶栓：全身静脉溶栓或导管下溶栓。

（3）评判有无植入下腔静脉滤器的指征。

（4）完善检查，排除是否存在其他诱因，如恶性肿瘤、易栓症等。

【知识点】

1. 2014 年肺栓塞欧洲指南，对于中 - 高危患者不推荐常规进行直接静脉溶栓治疗，应衡量风险和收益。该患者有明显的低氧血症，胸部 CT 血管造影（CTA）提示双侧肺动脉主干可见充盈缺损；超声显示右心室扩大，并出现反常运动，提示血流动力学有恶化的倾向。该患者进行溶栓的风险在于严重的出血和颅内出血，结合患者一般情况，建议患者进行溶栓治疗，可选用重组组织型纤溶酶原激活物（rt-PA）50mg，静脉泵入维持 2 小时。

2. 全身溶栓或导管内溶栓的优劣目前尚无定论，导管下溶栓的优势在于使用较小剂量的溶栓药物，同时可在介入操作中依据患者具体情况进行碎栓及抽吸术。有条件的情况下，可以考虑进行。

【问题 6】如何按照流程判断晕厥疾病？

晕厥诊断流程见图 2-20-3。

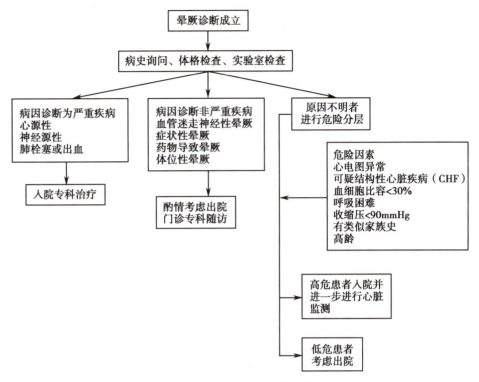

图 2-20-3　晕厥诊断流程图

（张劲松）

【推荐阅读文献】

［1］葛均波, 徐永健. 内科学. 8 版. 北京：人民卫生出版社, 2013.

［2］万学红, 卢雪峰. 诊断学. 8 版. 北京：人民卫生出版社, 2013.

［3］KONSTANTINIDES S V, TORBICKI A, AGNELLI G, et al. Task Force for the diagnosis and management of acute pulmonary embolism of the European Society of Cardiology (ESC). Eur Heart J, 2014, 35 (43), 3033-3069.

［4］WALLS R M, HOCKBERGER R S, GAUSCHE-HILL M, et al. Rosen's emergency medicine: concepts and clinical practice. 9th ed. Philadelphia: Elsevier, 2018.

第21章　皮　疹

【精粹】

1. 皮疹是一种皮肤病变。可表现为与周围皮肤的色素沉着不同,或突出皮肤表面,或萎缩;有时伴瘙痒。其种类和发病原因较多,临床医生必须综合考虑全身情况,以作出合理的诊断与鉴别诊断。

2. 皮疹可分为原发性和继发性两大类。常见的原发性皮疹包括斑疹、斑块、丘疹、风团、水疱、脓疱、结节、囊肿;继发性皮疹包括糜烂、溃疡、鳞屑、浸渍、裂隙、瘢痕、萎缩、痂、抓痕、苔藓样变。但有时两者不能截然分开,有些继发性皮疹由原发性皮疹演变而来,如脓疱为原发性皮疹,也可继发于丘疹或水疱。

3. 在问诊及查体过程中,应注意皮疹出现的时间、分布特点,是否伴瘙痒、疼痛、压痛,是否有红斑、色素沉着、鳞屑或红斑等,是否与日光照射、服用药物相关,是否有过敏史、接触宠物史,既往病史是否有性传播疾病危险因素。

4. 不同部位的皮疹具有一定特异性。头皮皮疹常见于各种头癣、脂溢性皮炎;面部皮疹多见于单纯疱疹、痤疮、雀斑、红斑狼疮蝶形红斑、皮肌炎、眶周红斑;颈部及腋下皮疹多见于慢性单纯性苔藓、臭汗症;上肢皮疹多见于毛周角化病、日光性皮炎、线状苔藓等;躯干皮疹常见于花斑癣、玫瑰糠疹、带状疱疹、体癣、药疹等;下肢皮疹常见于结节性红斑、色素性紫癜、湿疹、过敏性紫癜等;手足部皮疹常见于手足癣、甲病、接触性皮炎等;会阴部位皮疹常见于各种性传播疾病、股癣、疥疮等。

5. 某些皮疹发病不仅有特定部位,且有特定人群。例如,头癣是儿童常见的头皮疹,但在成人中很少见。头皮疹的成年人可能患有脂溢性皮炎、牛皮癣或过敏性接触性皮炎。成人可常见足癣,但在儿童中很少见。因此,当儿童出现足部皮疹病变时,必须考虑除癣之外的诊断,包括特应性皮炎、疥疮、药疹和接触性皮炎。

6. 体格检查包括视诊、触诊、皮肤专科检查以及镜下检查。视诊和触诊可了解皮疹的形态、分布、排列。

7. 常见皮疹　包括以下6类:

(1)斑疹:是与皮肤齐平、具有界限性的皮肤色泽改变。如斑疹的发生是由于发炎充血导致的结果,则斑疹呈红色、压之褪色,见于伤寒、麻疹、药疹等;如由于出血所引起,斑疹为红色,但压之不褪色,见于斑疹伤寒、流行性脑脊髓膜炎、细菌性心内膜炎、流行性出血热、白血病等。

(2)丘疹:是高于皮肤的界限性隆起。丘疹的大小、形状、颜色、硬度均不一致,其顶面或平、或尖、或呈脐形。丘疹可发展为水疱、脓疱或溃疮,见于天花、水痘发展的一个阶段或多种皮肤病。

(3)水疱:高于皮肤、内有空隙,具有界限性的隆起,内含清晰或混浊的浆液,见于水痘、冻伤、烧伤或某些皮肤病。

(4)脓疱:是含有脓液的水疱,多由水疱并发感染所致。

(5)荨麻疹(风团):暂时性水肿皮肤隆起,顶面齐同,常伴有瘙痒和灼热感。通常迅速发生,经过数十分钟或数小时后即迅速消失。可见于急性血吸虫病及其他过敏反应。

(6)结节:位于皮下组织的硬结性损害。初起时仅能触及,而未能看见。在发展过程中逐渐高于皮肤,小如黄豆,大可如胡桃,其颜色、硬度、形态也不完全一致。可以发展为溃疡,也可完全吸收不留痕迹。可以为炎症性(如梅毒瘤、结节性红斑),也可为非炎症性(如亚型网状细胞病)。

8. 临床诊断主要依据症状和体征。局部症状主要有瘙痒、疼痛、烧灼及麻木感等,全身症状有畏寒、发热、乏力、食欲缺乏和关节疼痛等。症状的轻重与原发病的性质、病变程度及个体差异有关。

9. 皮疹伴有发热或其他系统症状的常见疾病

(1)嗜酸性粒细胞性毛囊炎:是一种脓疱性皮疹,皮疹主要位于免疫抑制患者的头皮、面部、颈部和上胸部,尤其是那些患有晚期人类免疫缺陷病毒感染的患者。

（2）水痘:病变可能同时存在囊泡和脓疱。应注意疾病不同阶段发热与皮疹的病情发展情况。

（3）急性全身性发疹性脓疱病:是一种罕见的药疹,最常见的是由抗生素引起。在使用药物后约 24 小时,广泛的脓疱疹快速发作。

（4）二期梅毒:二期梅毒最具特征性表现是对称的丘疹,包括整个躯干和四肢,通常是鳞屑状,多光滑,较少脓疱。个别病变是离散的红色或红褐色,直径为 0.5~2cm。

（5）坏疽性脓皮病:坏疽性脓皮病是一种炎症性皮肤病,常与潜在的全身性疾病如炎症性肠病、关节炎和淋巴组织增生性疾病相关。皮疹出现以躯干或四肢上的孤立的脓疱或散在的病灶开始,周围出现水肿和紫红色硬化,迅速发展成大溃疡,最终愈合有筛状瘢痕。诊断通常在排除所有感染性病因后进行。

【病历摘要】

患者,青年男性,无明显诱因出现发热,体温最高达 39℃,伴畏寒、咽痛,颈部疼痛不适,乏力,无咳嗽咳痰,无腹痛腹泻,无尿频尿急尿痛。于外院就诊,血常规示:白细胞计数（WBC）13.78×10⁹/L,中性粒细胞百分比（N%）89%,C 反应蛋白（CRP）280.77mg/L,考虑"化脓性扁桃体炎",予以阿莫西林治疗,1 天后,患者出现皮疹,为泛发性斑丘疹,以躯干部为主,患者仍持续发热,来诊。

【问题 1】询问病史的要点有哪些?

皮疹发生的特征、分布特点,包括性质、大小和数目、颜色、界限及边缘,形状、表面、基底、内容、部位和分布,皮疹发病是否与季节相关,有无诱发因素,增加或消散的因素;有无瘙痒;有无伴随症状,如发热、腹痛、出血倾向、口腔溃疡、淋巴结肿大、咽痛、结膜炎和上呼吸道感染的症状等。

【问题 2】患者下一步需要哪些辅助检查?

复查血常规＋涂片、凝血功能、肝功能、肾功能、血糖、动脉血气、血沉、免疫相关检查、病毒感染筛查、肌电图、腹部（肝、胆、胰、脾、双肾）超声、胸部 X 线片,皮疹玻片压诊、鳞屑刮除、皮肤划痕试验和皮肤活检等检查。

【问题 3】患者皮疹的诊断思路是什么?

患者青年男性,发热咽痛,躯干部斑丘疹,查体见颈部淋巴结肿大,双侧扁桃体Ⅱ度肿大,可见脓点,实验室检查血常规中白细胞计数增高,CRP 增高,主要考虑感染性发热,皮疹出现在药物使用后,不除外药疹或其他,需进一步明确诊断。

【问题 4】下一步需进行什么处理?

对于发热伴皮疹待查患者,主要是寻找病因,进行病因治疗。在发热时（一般体温 >38.5℃）给予降温处理。先区分患者是感染性发热或非感染性发热,如果怀疑感染性发热还要进一步区分病原学,确定细菌性、病毒、真菌或非典型菌等。疑为细菌感染发热且病情严重时,可在必要的实验室检查和各种培养标本采取后,根据初步临床诊断予以经验性的抗菌治疗,另外补液支持治疗。对于皮疹,如果怀疑药疹,可在停药后或更换药物后好转,皮疹的治疗,可予以抗过敏、对症支持治疗。

【病历摘要】

患者血常规示白细胞计数 10.6×10⁹/L,中性粒细胞百分比 79%,淋巴细胞百分比 58%,变异淋巴细胞 14%,血小板计数 103×10⁹/L。血沉 123mm/h。肝功能示 ALT 108IU/L,AST 215IU/L。血钾 3.09mmol/L。尿常规示白细胞(+)。超声示脾大。血沉 123mm/h。给予抗感染治疗;患者发热皮疹同时伴多脏器功能受损,予以抗过敏等对症治疗后患者皮疹无明显好转,不除外风湿免疫系统疾病,查自身抗体、风湿蛋白系列、免疫球蛋白、补体系列,化验结果回报为阴性;亦不除外病毒感染可能,查病毒感染系列,结果提示 EBV-IgM 阳性。给予抗感染治疗同时行对症支持,患者体温高峰逐渐下降,波动在 37~38℃,皮疹逐渐消退。

【问题 5】如何进一步明确鉴别常见皮疹及相关疾病?

皮疹的原因有很多,儿童和成人均表现有一些特定的疾病,大多有其特定的发病人群、皮疹特点和伴发症状,容易诊断。

儿童皮疹常见的疾病包括6类。①麻疹:始于头颈部的压之可褪色的红斑状"砖红色"斑丘疹,分布于躯干和四肢,可伴发发热、咳嗽和结膜炎等症状。②水痘:其特点是在红斑基础上出现典型的水疱病变,这些病变分批出现,不同阶段的皮疹同时存在,从丘疹到水疱再到结痂。③风疹:风疹与麻疹的皮疹相似,但是患者常无不适表现;明显的耳后、颈后和枕下淋巴结肿大,Forscheimer斑或软腭上的点状斑疹有助于诊断。④婴儿玫瑰疹或幼儿急疹:主要见于婴儿,由人类疱疹病毒6或7型感染所致,特征表现为高热3~4天随后伴惊觉发作和由躯干向四肢播散但不累及面部的泛发性斑丘疹。⑤猩红热:是一种由外毒素(红疹毒素)介导的弥漫性红色皮疹,最常发生在A族链球菌(group A streptococcus,GAS)感染引起的咽炎,猩红热表现为粗糙的、砂纸样、压之褪色的红色皮疹,最终出现皮肤脱屑,可伴口周苍白和草莓舌。⑥川崎病:是一种病因未明的疾病,通常见于4岁以下儿童,除了发热持续5天以上,该病还包括双眼结膜充血、唇面充血或皲裂、咽部充血或"草莓舌"、手掌或足底红斑、手或足水肿,或广泛的甲周皮肤脱屑、皮疹和颈部淋巴结肿大。

成人皮疹常见的疾病包括8类。①麻疹:伴随压之褪色的红斑状"砖红色"斑丘疹,始于头颈部,向躯干和四肢离心式播散,患者还会伴发发热、咳嗽、鼻卡他症状和结膜炎,在皮疹出现前,科氏斑(Koplik斑)有早期诊断价值。尽管可接种有效的麻疹疫苗,但是麻疹暴发仍然会发生。②传染性单核细胞增多症:多发生于青年患者,可由几种不同的病原体引起,表现为发热、不适、出汗、厌食、恶心、畏寒、咽痛、颈后淋巴结肿大、脾大以及斑丘疹时,特别是在给予氨苄西林治疗后,应考虑EB病毒(EBV)相关传染性单核细胞增多症的可能。皮疹通常位于躯干,但也可累及四肢,包括手和足。约一半的大学新生有EBV相关抗体,但这些年预计每年有多达20%的没有相关抗体的患者会发生血清转换。③急性逆转录病毒综合征:是一种单核细胞增多症样疾病,可发生于初次(急性)人类免疫缺陷病毒(HIV)感染后2~4周,特点为发热、咽痛、不适、头痛、淋巴结肿大、皮肤黏膜溃疡形成和皮疹。皮疹见于超过50%的患者,通常是一过性的斑丘疹,不伴瘙痒并且位于躯干或面部。④存在咽炎、发热、淋巴结肿大和/或斑丘疹/猩红热样皮疹:但GAS和单核细胞增多症的病毒性原因检测为阴性的青少年和年轻成人可能感染溶血隐秘杆菌,这是一种似乎对红霉素(相比于青霉素)更敏感的革兰氏阳性杆菌。这种感染主要见于15~18岁的患者,皮疹(可以伴瘙痒)通常在向心性播散前先见于肢体伸侧,通常不会累及面部。⑤带状疱疹:在童年时期没有发生过水痘的个体在日后仍可能会发病,而发生过水痘的个体可能发生带状疱疹,这是由潜伏感染的水痘-带状疱疹病毒再激活所致。发病率和严重程度随年龄增长以及免疫抑制程度的增加而增加。在免疫功能正常的个体中,带状疱疹典型表现为沿皮区分布的水疱病变,且不超过(躯干)中线。⑥伤寒:病程第一周出现红色斑丘疹,以第2周为多,压之褪色,多见于胸腹部,成为玫瑰疹,皮疹培养可分离出伤寒杆菌。⑦流行性出血热:有接触史,起病急,以发热、出血、低血压或休克、肾脏损害为主。发病时有些皮肤可见瘀点,腋下、胸部、背部及上肢皮肤出现搔抓样皮损。⑧系统性红斑狼疮:特征性皮肤损害为鼻梁及双颊蝶形红斑,其他也可有渗出性多形性红斑、丘疹和荨麻疹等。

【问题6】特定的发热伴皮疹的急症有哪些?

以下几种发热伴皮疹是急症的表现,此类病种起病急、发病快,临床工作中应迅速识别:

1. 脑膜炎球菌感染 在儿童和年轻成人中,革兰氏阴性双球菌(即脑膜炎奈瑟菌)可引起危及生命的感染。脑膜炎球菌感染可引起多种不同的临床表现,但脑膜炎球菌血症和/或脑膜炎最为常见。除发热、肌痛、嗜睡、头痛和恶心外,大多数脑膜炎球菌血症患者也会发生皮疹。早期皮疹特点可为斑疹,但肢体远端及躯干可迅速出现斑点或紫癜,通常不累及手掌和足底,也可见荨麻疹以及黏膜表面的病变。

2. 细菌性心内膜炎 皮疹可为感染性心内膜炎(infective endocarditis,IE)的早期诊断提供线索。伴随的外周皮肤或者皮肤黏膜病变包括瘀点、裂片形出血、詹韦损害(Janeway损害)、奥斯勒结节(Osler node)以及罗特斑(Roth斑)。瘀点虽然不是IE的特异性表现,但却是其常见的皮肤表现。

3. 落基山斑疹热 落基山斑疹热(Rocky Mountain spotted fever,RMSF)是一种由立克次体引起的蜱传播疾病。在短至2天的潜伏期后,通常会出现发热、头痛、不适、结膜充血和肌痛。对于大多数患者,接下来1周内会出现皮疹,最初在腕和踝部,随后出现在手掌和足底,之后向心性播散至手臂、腿部、面部和躯干。

4. 中毒性休克综合征 是儿童感染金黄色葡萄球菌的一种疾病综合征;中毒性休克综合征(toxic shock syndrome,TSS)的诊断标准包括:体温在38.9℃以上、低血压、脱屑性皮疹、至少累及3个器官系统,以及排除了如RMSF、钩端螺旋体病以及麻疹这些类似临床病症。TSS的皮疹为弥漫性红斑状,与日光性皮炎类似,还经常会累及结膜。通常还会出现发热、腹泻、肌肉疼痛及恶心／呕吐。1~3 周后通常会有皮肤脱屑，一般位于手掌和足底或最初出现皮疹的部位。

（曹　钰）

【推荐阅读文献】

［1］DOLIANITIS C, KELLY J, WOLFE R, et al. Comparative performance of 4 dermoscopic algorithms by nonexperts for the diagnosis of melanocytic lesions. Arch Dermatol, 2005, 141 (8): 1008.

［2］GERIA A N, TAJIRIAN A L, KIHICZAK G, et al. Minocycline-induced skin pigmentation: an update. Acta Dermatovenerol Croat, 2009, 17 (2): 123-126.

［3］PAGNONI A, KLIGMAN A M, SADIQ I, et al. Hypopigmented macules of photodamaged skin and their treatment with topical tretinoin. Acta Derm Venereol, 1999, 79 (4): 305-310.

［4］RIMOIN L, ALTIERI L, CRAFT N, et al. Training pattern recognition of skin lesion morphology, configuration, and distribution. J Am Acad Dermatol, 2015, 72 (3): 489-495.

［5］VANDERHOOFT S L, FRANCIS J S, PAGON R A, et al. Prevalence of hypopigmented macules in a healthy population. J Pediatr, 1996, 129 (3): 355-361.

第三篇
急诊常见病症及综合征

第 22 章　支气管哮喘

【精粹】

1. 支气管哮喘(asthma)是由多种细胞和细胞组分参与的气道慢性炎症性疾病。这种慢性炎症导致气道高反应性的产生,通常出现广泛多变的可逆性气流受限,并引起反复发作的喘息、气急、胸闷或咳嗽等症状,常在夜间和/或清晨发作、加剧,多数患者可自行缓解或经治疗缓解。

2. 支气管哮喘急性发作常有激发因素。包括暴露于变应原(比如尘螨、动物的毛皮、蟑螂、花粉和霉菌)、职业刺激、吸烟、呼吸道感染、气候改变、环境污染、运动、情绪激动、化学刺激物和药物(例如阿司匹林和 β 受体阻滞剂)。

3. 哮喘急性发作时应对严重程度进行分级。

4. 急诊应监护中 - 重症哮喘患者,密切观察病情变化,入院后立刻进行心电、血压、氧饱和度监护,完善电解质、动脉血气分析、心电图检查。动态观察神志和肺部啰音改变。记录 24 小时尿量和出入量变化。

5. 及时予以吸氧、支气管扩张剂雾化、静脉应用糖皮质激素、平喘、祛痰和补液治疗。

6. 必要时机械通气治疗,使用缓慢频率、短吸气时间和长呼气时间。必要时酌情加用呼气末正压通气。对于维持正常通气容积所需压力(气道峰压与平台压)过高患者,可以试用允许性高碳酸血症通气策略。

7. 支气管哮喘急性发作医院内处理流程见图 3-22-1。

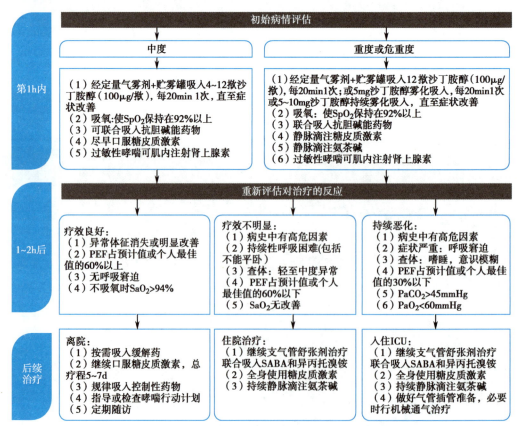

图 3-22-1　支气管哮喘急性发作医院内处理流程
PEF. 呼气流量峰值;SABA. β₂ 受体激动剂;ICU. 重症监护病房。

104

【病历摘要】

患者,男,38 岁,工人。主因"间断喘息 1 年,加重 1 天"入院。患者 1 年前爬山时出现喘息,伴咳大量白痰,无明显心悸、大汗,休息 30 分钟后症状自行缓解,未诊治。后症状间断发作,多于活动后出现,持续约 30 分钟自行缓解,约每 2 个月 1 次,夜间无发作,6 个月前进食大量羊肉后出现严重喘息,持续不缓解,夜间亦持续发作,持续 2~3 天逐渐缓解,未诊治。后夜间亦有症状发作,约每月 1 次,持续 2~3 小时症状缓解,伴咳白痰,未咳粉红色泡沫痰。1 天前进食羊肉后突发喘息持续不缓解,咳大量黄痰,无胸痛,无发热,为进一步诊治而来医院。既往体健。查体:T 36℃,P 140 次 /min,R 35 次 /min,BP 120/70mmHg。神志清楚,略烦躁,端坐呼吸,说话不成句,仅能说单字。口唇略发绀,咽部充血,双扁桃体未见。胸廓无畸形,双侧呼吸动度一致,未及胸膜摩擦感,双肺下界位于肩胛下角线第 10 肋间,双肺呼吸音粗,可闻及弥漫响亮哮鸣音,未闻及湿啰音,心率 140 次 /min,律齐,心音有力,全腹无明显压痛、反跳痛及肌紧张,肝脾未及,移动性浊音阴性,肠鸣音 4~5 次 /min。双下肢无水肿,病理征阴性。辅助检查:血常规白细胞计数 5.5×10⁹/L,中性粒细胞百分比 65%,红细胞计数 5.5×10¹²/L,血红蛋白 139g/L,血小板计数 178×10⁹/L;血气分析 pH 7.4,PaCO₂ 23mmHg,PaO₂ 71mmHg,SaO₂ 91%。胸部 X 线片大致正常。

【问题 1】患者目前有无生命危险? 最可能的诊断是什么?

　思路 1:通过患者说话方式、精神状态、呼吸频率、喘息情况、脉搏、血压和肺内啰音,初步判定患者严重程度,患者喘憋,呼吸次数增加,PaCO₂ 下降,必要时立刻入抢救室进行心电图、血压和氧饱和度监护,监测血清电解质、血气。完善心电图检查。动态观察神志和肺部啰音改变。

　思路 2:该患者间断突发喘憋,有进食羊肉诱因。查体:双肺哮鸣音。端坐呼吸,讲话方式为单字,精神烦躁,呼吸频率 >30 次 /min,双肺弥漫响亮哮鸣音,PaO₂>60mmHg、PaCO₂<45mmHg。故考虑支气管哮喘急性发作,重度持续。

【知识点】

哮喘急性发作时病情严重程度的分级见表 3-22-1。

表 3-22-1　哮喘急性发作时病情严重程度的分级

临床特点	轻度	中度	重度	危重
气短	步行、上楼时	稍事活动	休息时	
体位	可平卧	喜坐位	端坐呼吸	
讲话方式	连续成句	单词	单字	不能讲话
精神状态	可有焦虑,尚安静	时有焦虑或烦躁	常有焦虑、烦躁	嗜睡或意识障碍
出汗	无	有	大汗淋漓	
呼吸频率	轻度增加	增加	常 >30 次 /min	
辅助呼吸肌活动及三凹征	常无	可有	常有	胸腹矛盾运动
哮鸣音	散在,呼吸末期	响亮、弥漫	响亮、弥漫	减弱乃至无
脉率 /(次·min⁻¹)	<100	100~120	>120	脉率变慢或不规则

续表

临床特点	轻度	中度	重度	危重
最初支气管扩张剂治疗后 PEF 占预计值或个人最佳值百分比	>80%	60%~80%	<60% 或 <100L/min 或作用持续时间 <2 小时	
PaO_2/mmHg（吸空气）	正常	≥ 60	<60	<60
$PaCO_2$/mmHg	<45	≤ 45	>45	>45
SaO_2/%（吸空气）	>95	91~95	≤ 90	≤ 90
pH				降低

注：只要符合某一严重程度的某些指标，而不需满足全部指标，即可提示为该级别的急性发作。

【问题2】有哪些鉴别诊断？

思路1：慢性支气管炎。常起病于中老年，有长期吸烟史，冬春季反复发作咳嗽、咳痰史，常以上呼吸道感染为发作诱因，起病缓慢，以咳嗽咳痰为主要表现。

思路2：急性左心衰竭。常起病于中老年，有高血压、冠心病、糖尿病、风湿性心脏病及多次心力衰竭病史，发病无季节性，查体双肺底湿啰音、左心扩大、奔马律、心脏杂音，胸部 X 线提示心影增大、肺水肿，血清脑钠肽（BNP）明显升高，应用强心利尿扩血管药物后症状缓解。

思路3：肺栓塞。常起病于中老年，高凝状态，有下肢静脉血栓、肾病综合征病史，突然出现，伴胸痛、一过性意识障碍，心电图可见 S Ⅰ Q ⅢT Ⅲ，血气分析示严重低氧血症，行 CT 肺动脉成像（CTPA）或血管造影检查确诊。

【问题3】下一步需做何处理？

思路1：常规吸氧、药物治疗。

1. 大流量吸氧，维持 SaO_2 93%~95%，但应注意监测动脉血气以防出现二氧化氮潴留。

2. 首选短效 $β_2$ 受体激动剂（SABA）吸入或雾化 经定量气雾剂＋贮雾罐吸入 1~2 揿沙丁胺醇（100μg/揿），1 次 /20min；或 5mg 沙丁胺醇雾化吸入，1 次 /20min；或 5~10mg 沙丁胺醇持续雾化吸入，直至症状改善。没有证据支持在严重哮喘患者中常规静脉使用 $β_2$ 受体激动剂。速发型变态反应和血管神经性水肿相关性急性哮喘，可以肌内注射肾上腺素，其他哮喘急性加重时不常规使用肾上腺素。

3. 全身应用糖皮质激素 除轻症外，建议全身使用糖皮质激素，口服与静脉使用同样有效，口服起效时间 4 小时。大部分患者甲泼尼龙 40~80mg/d，用药 3~5 天，部分重症者可能用至 160~320mg/d。吸入类糖皮质激素在急诊哮喘治疗中的剂量与用药天数，尚无统一意见，有认为剂量应至少为基础剂量的 2 倍。

4. 平喘 氨茶碱入葡萄糖中缓慢静脉滴注，适用于急性加重以及 24 小时内未用过茶碱类药物的患者。多索茶碱的副作用低于氨茶碱。但茶碱的治疗剂量范围窄，可能会发生严重不良后果，有认为急性加重期不主张静脉使用茶碱类药物，特别是对于已经服用缓释茶碱剂型药物的患者。对于中重度哮喘，急诊联用短效抗胆碱能制剂（SAMA）与短效 $β_2$ 受体激动剂（SABA），住院率、呼气流量峰值（PEF）、第 1 秒用力呼气容积（FEV_1）指标的改善优于单用 SABA。

5. 祛痰。

6. 补液 纠正脱水，湿化气道，使痰液稀释，根据失水和心脏情况，静脉给予等渗液体，用量为 2 000~4 000ml/d，以纠正失水。

思路2：机械通气治疗。

指征：意识改变、呼吸肌疲劳、PCO_2 由低于正常转为正常或 >45mmHg。

可以先试用无创正压通气（NIPPV），此项治疗需患者清醒，有自主呼吸。双向气道正压通气是最常用的

NIPPV,可独立控制吸气压和呼气压。

若无效则应及早气管插管机械通气,插管操作应迅速,应选择粗管径导管(不小于 7.5mm)以减少阻力。如存在严重支气管痉挛,在正压通气期间可发生呼吸潴留(自主 PEEP),导致并发症如过度充气、张力性气胸和低血压。在人工或机械通气期间,试用缓慢频率(如 6~10 次 /min、小潮气量 6~8ml/kg)、短吸气时间(如成人吸气流速 80~100ml/min)和长呼气时间(如吸呼比是 1∶5~1∶4)。必要时酌情加用呼气末正压通气。对于维持正常通气容积所需压力(气道峰压与平台压)过高患者,可以试用允许性高碳酸血症通气策略。人机对抗者可以使用镇静剂或联用肌肉松弛药。

【问题 4】急诊处理常见误区是什么?

1. 抗生素的应用误区　哮喘为变态反应性气道炎症,不应常规应用抗生素,抗生素仅应用于重症哮喘和有明确细菌感染的患者。临床上应避免以下误区:把诱发哮喘或加重哮喘的上呼吸道病毒感染误认为是细菌感染;把嗜酸性粒细胞增多引起的黄色痰液误认为是化脓性细菌感染;企图用抗生素预防哮喘。

2. 对于年龄偏大,原有器质性心脏病且应用平喘药物疗效不佳的患者应考虑心功能不全因素,可酌情试用小剂量强心剂并适当限制补液量。

3. 没有做好气道支持管理和有创呼吸机辅助通气前,应严格控制镇静剂的使用,应在监测血气的情况下谨慎大流量吸氧。

4. 不应当将长效 β_2 受体激动剂用作哮喘急性期的单药治疗,该药物只能与适当剂量的吸入性糖皮质激素联合使用。白三烯受体阻滞剂现在作为哮喘控制剂具有更突出的定位,不仅对儿童,尤其是对成年人,但在急性加重期中应用的资料有限。同样,急性加重期中,不建议常规使用硫酸镁。

【问题 5】什么时候需请专科会诊?

1. 严重哮喘急性发作,经常规急诊治疗无缓解,请专科会诊协助。

2. 急诊治疗缓解的哮喘患者,务必建议长期随访哮喘管理与控制门诊。

(陈旭岩)

【推荐阅读文献】

[1] 北京协和医院 . 急诊科诊疗常规 . 2 版 . 北京 : 人民卫生出版社 , 2012.

[2] 林果为 , 王吉耀 , 葛均波 . 实用内科学 . 15 版 . 北京 : 人民卫生出版社 , 2017.

[3] 马克思 , 霍克伯格 , 瓦尔斯 . 罗森急诊医学 . 7 版 . 李春盛 , 译 . 北京 : 北京大学医学出版社 , 2013.

[4] 于学忠 . 协和急诊医学 . 北京 : 科学出版社 , 2011.

[5] 中华医学会呼吸病学分会 , 哮喘学组中国哮喘联盟 . 支气管哮喘急性发作评估及处理中国专家共识 , 中华内科杂志 , 2018, 57 (1): 4-14.

[6] ROTHE T, SPAGNOLO P, BRIDEVAUX P O, et al. Diagnosis and management of asthma-the Swiss guidelines. Respiration. 2018, 95 (5): 364-380.

第 23 章　社区获得性肺炎

【精粹】

1. 根据感染发生的场所将肺炎分成社区获得性肺炎和医院获得性肺炎;社区获得性肺炎(community acquired pneumonia,CAP)指在医院外罹患的感染性肺实质(含肺泡壁及广义上的肺间质)炎症,包括具有明确潜伏期的病原感染而在入院后平均潜伏期内发病的肺炎;医院获得性肺炎是指患者住院期间没有接受有创机械通气、未处于病原感染的潜伏期,而于入院 48 小时后新发生的肺炎。

2. 下呼吸道感染包括急性支气管炎、慢性支气管炎急性加重、慢性支气管扩张伴感染、肺炎、肺脓肿、脓胸等。

3. 病原学　CAP 致病原的组成和耐药特性在不同国家、地区之间存在着明显差异,且随时间的推移而发生变迁。目前我国多项成人 CAP 流行病学调查结果显示:肺炎支原体和肺炎链球菌是我国成人 CAP 的重要致病原。其他常见病原体包括流感嗜血杆菌、肺炎衣原体、肺炎克雷伯菌及金黄色葡萄球菌;但铜绿假单胞菌、鲍曼不动杆菌少见。我国社区获得性耐甲氧西林金黄色葡萄球菌(MRSA)肺炎仅有儿童及青少年的少量病例报道。对于特殊人群如高龄或存在基础疾病的患者(如充血性心力衰竭、心脑血管疾病、慢性呼吸系统疾病、肾功能衰竭、糖尿病等),肺炎克雷伯菌及大肠埃希氏菌等革兰氏阴性菌则更加常见。随着病毒检测技术的发展,呼吸道病毒在 CAP 患者中病毒检出率为 15.0%~34.9%,流感病毒占首位,其他病毒包括副流感病毒、鼻病毒、腺病毒、人偏肺病毒及呼吸道合胞病毒等在我国成人 CAP 病原学中的地位逐渐受到重视。

4. 高危因素　CAP 与乙醇中毒、哮喘、免疫功能缺陷以及年龄有关。

5. 患者症状变化较大,可轻可重,取决于病原体和宿主的状态。常见症状为咳嗽、咳痰,或原有呼吸道症状加重,并出现脓性痰或血痰,伴或不伴有胸痛。病变范围大者可有呼吸困难、呼吸窘迫。大多数患者有发热。早期肺部体征无明显异常,重症患者可有呼吸频率增快、鼻翼扇动、发绀。肺实变时有典型的体征,如叩诊浊音、触觉语颤增强和支气管呼吸音等,也可闻及湿啰音。并发胸腔积液者,患侧胸部叩诊浊音、触觉语颤减弱、呼吸音减弱。

6. 对于所有发热、咳嗽、咳痰的来诊者都应该行血常规、血气分析、生化检查以及胸部 X 线检查,并结合病史以明确患者是否是社区获得性肺炎。

7. 明确诊断后还要对患者进行病情的严重程度评估,以决定患者门诊治疗、入院治疗或者收入重症监护病房(ICU)在监护下治疗。

8. 治疗采取药物治疗和非药物治疗相结合的方式,并评估治疗效果。

9. 对于重症肺炎发生脓毒症休克者,应该积极行液体复苏,必要时可使用血管活性药物(如去甲肾上腺素)。

10. 吸氧以纠正低氧血症,呼吸衰竭时可考虑机械通气。

11. 尽快且在应用抗生素前留取合格的痰标本进行病原学培养。

12. 尽快选用合适的抗生素治疗。最初可以经验性抗感染治疗,其后进行疗效评价并根据痰培养的结果来调整抗生素(图 3-23-1)。

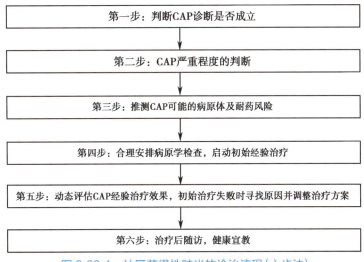

图 3-23-1　社区获得性肺炎的诊治流程(六步法)
CAP. 社区获得性肺炎。

【病历摘要】

患者,男,70岁,退休干部。主因"咳嗽、咳痰12天,发热4天,呼吸困难1天"入院。患者12天前出现咳嗽,咳黄黏痰,伴全身乏力症状;4天前出现寒战高热,体温最高达39.5℃,外院胸部X线片提示肺部感染,右上肺膨胀不全,使用头孢曲松治疗3天无效;1天前发作呼吸困难,伴发绀和血压下降(50/20mmHg)来诊。既往体健。入院查体:T 39.2℃,P 130次/min,R 32次/min,BP 84/40mmHg[多巴胺10μg/(kg·min)持续泵入],SpO_2 78%。意识模糊。口唇重度发绀。双肺散在湿啰音。辅助检查:血常规示,白细胞计数 $18.5×10^9$/L,中性粒细胞百分比85%,淋巴细胞百分比15%。动脉血气分析示,PO_2 50mmHg,PCO_2 32mmHg,乳酸 5.2mmol/L。胸部X线片示双肺浸润影。收入急诊ICU。入院后病原学检查结果:血培养、痰培养(-)。血清学抗体:支原体(-),入院当日衣原体IgG 1:256、IgM(-),入院第3天衣原体IgG 1:512、IgM 1:32。

【问题1】患者目前有无生命危险? 最可能的诊断是什么?

思路1:评估患者状态。患者血压明显降低、心率增快,伴有血氧下降、呼吸困难,并且出现意识模糊,首先应正确判断出患者病情:患者存在呼吸衰竭和循环衰竭,已经发生脓毒症休克,需要使用血管活性药物来维持血压。综合判断,患者病情危重,随时可能危及生命,需入抢救室监护生命体征,并予以吸氧、建静脉通路等基本处理。

思路2:结合症状和胸部的听诊,考虑社区获得性肺炎的可能性最大。患者来诊时已经发生了Ⅰ型呼吸衰竭、脓毒症休克和乳酸酸中毒,应属于重症社区获得性肺炎,结合随后的胸部X线片及病原学检查可明确诊断患者为重症社区获得性肺炎,衣原体肺炎可能性大。

【知识点】

社区获得性肺炎的临床诊断标准

1. 社区发病。

2. 肺炎相关的临床表现:①新近出现的咳嗽、咳痰,或原有呼吸道疾病症状加重,并出现脓性痰;伴或不伴胸痛;②发热;③肺实变体征和/或湿啰音;④ WBC>$10×10^9$/L 或 <$4×10^9$/L,伴或不伴核左移。

3. 胸部影像学检查显示新出现的斑片状浸润影、叶或段实变影、磨玻璃影或间质性改变,伴或不伴胸腔积液。

符合1、3及2中任何1项,并除外肺结核、肺部肿瘤、非感染性肺间质性疾病、肺水肿、肺不张、肺栓塞、肺嗜酸性粒细胞浸润症及肺血管炎等后,可建立临床诊断。

【问题2】如何选择检查明确诊断？

血常规是必行的检查，胸部 X 线片是重要的检查方法。对于合并其他肺部疾病(如肺结核、肺水肿等)的患者，胸部 X 线片对肺部疾病的评价较为困难时，可以借助 CT 来判断，CT 也比胸部 X 线片敏感和准确。还应该行血生化检查、脉氧饱和度和血气分析，可以显示重要脏器的功能状态及是否存在低氧血症、高碳酸血症、乳酸酸中毒，用于患者病情的评估。为了与其他疾病相鉴别，还可以行 CTPA、超声心动图检查、抗中性粒细胞胞质抗体(ANCA)等化验检查。同时尽快完善病原学检查，如血培养、痰培养，如有胸腔积液可完善胸腔积液培养等。

【知识点】

社区获得性肺炎的鉴别诊断

1. 肺结核　肺结核多有全身中毒症状，如午后低热、盗汗、疲乏无力、体重减轻、失眠、心悸，女性患者可有月经失调或闭经等。胸部 X 线片见病变多在肺尖或锁骨上下，密度不匀，消散缓慢，且可形成空洞或肺内播散。痰中可找到结核分枝杆菌。一般抗菌治疗无效。

2. 肺癌　多无急性感染中毒症状，有时痰中带血丝。血白细胞计数不高，若痰中发现癌细胞可以确诊。肺癌可伴发阻塞性肺炎，经抗菌药物治疗后炎症消退，肿瘤阴影渐趋明显，或可见肺门淋巴结肿大，有时出现肺不张。若经过抗菌药物治疗后肺部炎症不消散，或暂时消散后于同一部位再出现肺炎，应密切随访。对有吸烟史及年龄较大的患者，必要时进一步做 CT、MRI、纤维支气管镜和痰脱落细胞等检查，以免延误诊断。

3. 急性肺脓肿　早期临床表现与肺炎链球菌肺炎相似。但随病程进展，咳出大量脓臭痰为肺脓肿的特征。X 线显示脓腔及气液平面，易与肺炎鉴别。

4. 肺栓塞　多有深静脉血栓或其危险因素，如下肢或盆腔肾深静脉血栓、血栓性静脉炎、心肺疾病、创伤、手术和肿瘤、制动等，可发生咯血、晕厥，呼吸困难较明显，颈静脉充盈。胸部 X 线片示区域性肺血管纹理减少，有时可见尖端指向肺门的楔形阴影，动脉血气分析常见低氧血症及低碳酸血症。D- 二聚体、CT 肺动脉成像(CTPA)、放射性核素肺通气/灌注扫描和 MRI 等检查可帮助鉴别。

5. 非感染性肺部浸润　还需排除非感染性肺部疾病，如肺间质纤维化、肺水肿、肺不张、肺嗜酸性粒细胞增多症和肺血管炎等。

【问题3】评估患者严重程度：如何分层？

分层意识：几乎所有 CAP 处置管理决策，包括诊断与治疗，都由对病情的最初评估结果决定。治疗场所的选择决策(如住院还是门诊治疗，ICU 还是普通病区治疗)是 CAP 治疗决策的重要方面，应当掌握。通过临床经验的积累和掌握某些评分标准能够及时识别严重社区获得性肺炎(SCAP)患者，从而选择正确的治疗场所、处理流程和初始方案。客观标准或评分应与医师根据主观性考虑(患者安全、可靠地进行口服治疗的能力，以及有无可利用的门诊资源支持等)所做的决定相结合。

【知识点】

CAP 的分层标准

1. CURB-65 评分　①意识障碍(confusion)；②尿素氮(urea)>7mmol/L(20mg/dl)；③呼吸 ≥ 30 次/min；④收缩压 <90mmHg 或舒张压 ≤ 60mmHg；⑤年龄 ≥ 65 岁。每项 1 分。0~1 分，可门诊治疗；2 分，须考虑收入院；3 分及以上，尤其 4~5 分，须考虑收入 ICU。

2. 肺炎严重度评分(PSI)

性别：男性，0 分；女性，10 分；住护理院，10 分。

伴随疾病：肿瘤，30 分；肝脏疾病，20 分；充血性心力衰竭，10 分；脑血管病，10 分；肾病，10 分。

重要体征异常:意识障碍 20 分;呼吸达 30 次 /min,20 分;收缩压 <90mmHg,20 分;体温 <35℃或 >40℃,15 分;心率 >125 次 /min,10 分。

实验室异常:血尿素氮 ≥ 11mmol/L,20 分;Na^+<130mmol/L,20 分;血糖 ≥ 13.9mmol/L(250mg/dl),10 分;Hct<0.3,10 分。

影像学异常:胸膜渗出,10 分。

氧合参数:pH<7.35,30 分;PaO_2<60mmHg,10 分;SaO_2<90%,10 分。

判断标准:1 级,年龄 <50 岁,无伴随疾病,无生命体征异常;2 级,≤ 70 分;3 级,71~90 分;4 级,91~130 分;5 级,>130 分;4 级和 5 级考虑为 SCAP。

3. 患者收入 ICU 的标准　可以简单地理解为,SCAP 诊断标准几乎等同于收入 ICU 治疗的标准。根据《中国成人社区获得性肺炎诊断和治疗指南(2016 年版)》SCAP 的诊断标准,符合下列 1 项主要标准或 ≥ 3 项次要标准者可诊断为重症肺炎,需密切观察,积极救治,有条件时收住 ICU 治疗。

主要标准:①需要气管插管行机械通气治疗;②脓毒症休克经积极液体复苏后仍需要血管活性药物治疗。

次要标准:①呼吸频率 ≥ 30 次 /min;②氧合指数 ≤ 250mmHg;③多肺叶浸润;④意识障碍和 / 或定向障碍;⑤血尿素氮 ≥ 7.14mmol/L;⑥收缩压 <90mmHg 需要积极液体复苏。

【问题 4】下一步需做何处理?

1. 监护、密切观察病情变化　入院后连续监测心电、血压、氧饱和度、体温、呼吸,复查血气分析;监测肝肾功能、血糖、电解质;行中心静脉压测定。记录 24 小时出入量。送血培养。

2. 气管插管、机械通气　可以根据患者情况适当镇静,选择 SIMV 或 BIPAP 等通气模式。监测血气分析。根据血压和氧合情况选择合适的 PEEP。及时留送深部痰培养。

3. 治疗休克　液体复苏,血管活性药物(去甲肾上腺素为首选)。有创和无创监测指标指导液体复苏量和流速。

4. 经验性抗感染治疗　评估患者危险因素,评估耐药风险,根据本单位或当地微生物及耐药性监测数据,经验选择有效的抗生素,正确足量使用。重症肺炎强调联合用药。方案是 β 内酰胺类联合阿奇霉素或氟喹诺酮类。该患者可以使用头孢曲松联合阿奇霉素;或头孢曲松联合左氧氟沙星或莫西沙星。

5. 目标性抗感染治疗　入院 3 天后的血清学检查高度提示该患者可能是衣原体感染。如果病情好转,可以考虑降级单独使用阿奇霉素或氟喹诺酮,并严密观察疗效。

6. 糖皮质激素　对于脓毒症休克患者,经上述治疗无反应,存在难治性休克,可以考虑给予小剂量(应激剂量)糖皮质激素。指南推荐氢化可的松 200~300mg/d,使用不超过 7 天。

7. 痰液引流非常重要,及时有效地翻身拍背。

8. 对症处理,营养支持。

9. 监测、维护重要脏器功能。

10. 预防主要针对应激性溃疡和深静脉血栓形成(DVT)。可以应用质子泵抑制剂或 H_2 受体阻滞剂、低分子量肝素。

【问题 5】初始抗感染治疗方案应该如何选择?

CAP 治疗可选择的药物主要是 3 类:β 内酰胺类、大环内酯类、新型氟喹诺酮类。现主要结合最新的国际指南——2007 年美国感染病学会 / 美国胸科学会(IDSA/ATS)关于成人 CAP 管理的共识指南,以及《中国成人社区获得性肺炎诊断和治疗指南(2016 年版)》。推荐初始经验性抗感染治疗方案是:治疗方案按照患者的处所分层,分为门诊、住院 - 普通病房和住院 -ICU 三部分。而患者的处所取决于病情的严重程度,临床医师作出的临床决定,通常要借助前述的分层标准。

1. 门诊患者　尽量使用生物利用度好的口服抗感染药物治疗。

(1)既往健康,无耐药肺炎链球菌(DRSP)危险因素:青霉素类(阿莫西林或阿莫西林 - 克拉维酸钾);大环内酯类;多西环素或米诺环素;第一代或第二代头孢菌素。

(2)有基础疾病或近 3 个月用抗生素(按以往抗菌药物使用情况选择不同类别的药物):呼吸氟喹诺酮

类;或β内酰胺类(如阿莫西林、阿莫西林 - 克拉维酸钾,或另可选头孢曲松、头孢泊肟、头孢呋辛)联合大环内酯类。

2. 住院 - 普通病房患者　氟喹诺酮类;或β内酰胺类(推荐:头孢噻肟、头孢曲松、氨苄西林,特定患者可用厄他培南)联合大环内酯类。

主要考虑患者前 3 个月内抗生素使用的情况决定选择上述哪一个方案。

3. 住院 -ICU 患者　需要收住 ICU 的 CAP 均为重症患者,强调联合用药方案,即β内酰胺类(头孢噻肟、头孢曲松或氨苄西林 / 舒巴坦)联合阿奇霉素或氟喹诺酮。

该组患者要考虑有无假单胞菌感染因素。如果有假单胞菌感染可能,应当选择下述三个方案之一:β内酰胺类联合环丙或左氧氟沙星;β内酰胺类联合氨基糖苷类和阿奇霉素;β内酰胺类联合氨基糖苷类和抗假单胞菌氟喹诺酮。方案中β内酰胺类推荐:抗肺炎链球菌和假单胞菌活性的哌拉西林 / 他唑巴坦、头孢哌酮 / 舒巴坦、头孢他啶、头孢吡肟、亚胺培南或美罗培南。

4. 其他需要考虑的情况

(1)对有误吸风险的 CAP 患者应优先选择氨苄西林 / 舒巴坦、阿莫西林 - 克拉维酸钾、莫西沙星、碳青霉烯类等有抗厌氧菌活性的药物,或联合应用甲硝唑、克林霉素等。

(2)年龄 ≥ 65 岁或有基础疾病(如充血性心力衰竭、心脑血管疾病、慢性呼吸系统疾病、肾功能衰竭、糖尿病等)的住院 CAP 患者,要考虑肠杆菌科细菌感染的可能性。此类患者应进一步评估产超广谱β- 内酰胺酶(ESBL)菌感染风险(有产 ESBL 菌定植或感染史、曾使用三代头孢菌素、有反复或长期住院史、留置植入物以及肾脏替代治疗等)。高风险患者经验性治疗可选择、哌拉西林 / 他唑巴坦、头孢哌酮 / 舒巴坦或厄他培南等。

(3)在流感流行季节,对怀疑流感病毒感染的 CAP 患者,推荐常规进行流感病毒抗原或核酸检查,并应积极应用神经氨酸酶抑制剂抗病毒治疗,不必等待流感病原检查结果,即使发病时间超过 48 小时也推荐应用。流感流行季节需注意流感继发细菌感染的可能,其中肺炎链球菌、金黄色葡萄球菌及流感嗜血杆菌较为常见。

【问题 6】如何评价 CAP 治疗的疗效?

CAP 治疗中制订方案和评价疗效同等重要。大致上讲,治疗 48 小时后感染病情恶化和 72 小时后无变化的患者,应当考虑方案是否正确。但是在更换治疗方案之前,应当考虑有无以下影响疗效的因素:接受了起始正确抗生素治疗的患者,临床参数的改善在第一周最为明显;超过 7 天的抗生素治疗后,在体温、白细胞计数、氧合等方面极少有进一步的改善;前 3 天临床肺部感染评分的改善与住院生存率相关,尤其是动脉氧合,缺乏临床改善,预示死亡率的增加。另外,做抗感染疗效评价的同时,对患者重要器官的功能评价十分必要。

【知识点】

影响 CAP 疗效的因素:①正确选择了抗菌药物,但使用不当,如剂量不足,或用药途径、间隔时间等不正确。②不是感染或是特殊感染;是否有诊断错误,可能是非感染疾病,如肺栓塞、肺出血、肺肿瘤等。③某些宿主、细菌和治疗(抗生素)因素没有考虑,如 HIV 感染宿主、军团菌感染、化学性肺炎等。④发生并发症,如肺脓肿等。

【问题 7】如何预防 CAP ?

CAP 预防主要有流感疫苗的接种,如针对所有大于 50 岁的人群,有出现流感并发症危险因素,健康相关工作人员;特殊人群,如大于 65 岁老年人,具有心、肺、肝、肾等疾病者,糖尿病患者,酗酒者或脾脏缺如患者,给予肺炎球菌多糖疫苗的接种。

(陈旭岩)

【推荐阅读文献】

［1］北京协和医院. 急诊科诊疗常规. 2 版. 北京：人民卫生出版社, 2012.

［2］马克思, 霍克伯格, 瓦尔斯. 罗森急诊医学. 7 版. 李春盛, 译. 北京：北京大学医学出版社, 2013.

［3］中华医学会呼吸病学分会. 中国成人社区获得性肺炎诊断和治疗指南 (2016 年版). 中华结核与呼吸杂志, 2016, 39 (4): 1-27.

第 24 章　支气管扩张症

【精粹】

1. 支气管扩张症(bronchiectasis)是一种常见的慢性呼吸道疾病,病程长,病变不可逆转。

2. 支气管扩张症是由多种疾病(原发病)引起的一种病理性改变。多数儿童和成人支气管扩张症继发于肺炎或其他呼吸道感染(如结核)。咳嗽是支气管扩张症常见的症状,且多伴有咳痰,痰液可为黏液性、黏液脓性或脓性。

3. 半数患者可出现不同程度的咯血,多与感染相关。部分患者以反复咯血为唯一症状,临床上称为"干性支气管扩张"。大咯血是支气管扩张症致命的并发症。

4. 支气管扩张症常因感染导致急性加重。如果出现至少一种症状加重或出现新症状,往往提示出现急性加重。

5. 听诊闻及湿啰音是支气管扩张症的特征性表现,以肺底部最为多见,多自吸气早期开始,吸气中期最响亮,持续至吸气末。

6. 支气管扩张症患者出现急性加重合并症状恶化,应考虑应用抗菌药物。仅有黏液脓性或脓性痰液或仅痰培养阳性不是应用抗菌药物的指征。

7. 目前大多数支气管扩张症患者应用抗菌药物治疗有效,不需要手术治疗。

【病历摘要】

患者,女,65 岁。20 年前常在受凉、感冒后出现咳嗽及咳痰,咳大量黄脓痰,痰中带血,多次在当地医院入院诊治。行支气管碘油造影提示"支气管扩张",诊断为"支气管扩张伴感染",给予抗感染及止血等处理可好转。近 1 年患者轻体力活动后即胸闷、气喘,休息后能缓解,入院 3 天前受凉后出现阵发性咳嗽,痰不易咳出,咯出少量鲜血,伴有畏寒发热,体温最高达 39.0℃,自觉胸闷、气喘较平时加重,来急诊科就诊。否认高血压、糖尿病病史。入院查体:体温 38.3℃,脉搏 108 次 /min,呼吸 28 次 /min,血压 120/50mmHg,SaO_2 90%(呼吸室内空气)。神志清楚,肺部听诊右下肺可闻及固定湿啰音,余肺部呼吸音粗。心、腹检查未发现异常。

【问题 1】患者目前有无生命危险? 最可能的诊断是什么?

思路 1:患者血压虽正常,但心率、呼吸稍快,发热,SaO_2 稍低(未吸氧状态),痰中有鲜血,应警惕咯血导致的早期失血性休克及感染导致的早期感染性休克。在完善诊断的同时,应评估患者容量状态,氧疗,加强气道管理。

思路 2:患者既往明确"支气管扩张"病史,本次受凉后发热、咳嗽、咳痰、痰中带鲜血,听诊右下肺可闻及固定湿啰音,综合以上情况,考虑支气管扩张症急性发作合并咯血。

支气管扩张症的诊断应根据既往病史、临床表现、体征及实验室检查等资料综合分析确定。胸部高分辨率 CT 是诊断支气管扩张症的主要手段。当成人出现下述表现时需进行胸部高分辨率 CT 检查,以除外支气管扩张:持续排痰性咳嗽,且年龄较轻,症状持续多年,无吸烟史,每日均咳痰、咯血或痰中有铜绿假单胞菌定植;无法解释的咯血或无痰性咳嗽;"COPD"患者治疗反应不佳,下呼吸道感染不易恢复,反复急性加重或无吸烟史者。

【问题 2】支气管扩张症最致命的并发症是什么?

1. 大咯血是支气管扩张症最致命的并发症。一次咯血量超过 200ml 或 24 小时咯血量超过 500ml 为大咯血,严重时可导致窒息。

预防咯血窒息应视为大咯血治疗的首要措施,大咯血时首先应保证气道通畅,改善氧合状态。稳定血流动力学状态。咯血量少时应缓解患者紧张情绪,嘱其患侧卧位休息。出现窒息时采取头低足高 45° 的俯卧位,用手取出患者口中的血块,轻拍健侧背部促进气管内的血液排出。若采取上述措施无效时,应迅速进行气管插管,必要时行气管切开。

2. 药物治疗

(1)垂体后叶激素:为治疗大咯血的首选药物,一般静脉注射后 3~5 分钟起效,维持 20~30 分钟。用法:垂体后叶激素 5~10IU 加 5% 葡萄糖注射液 20~40ml,稀释后缓慢静脉注射,约 15 分钟注射完毕。继之以 10~20IU 加生理盐水或 5% 葡萄糖注射液 500ml 稀释后静脉滴注,出血停止后再继续使用 2~3 天以巩固疗效;支气管扩张伴有冠状动脉粥样硬化性心脏病、高血压、肺源性心脏病、心力衰竭以及孕妇均忌用。

(2)促凝血药:为常用的止血药物,可酌情选用抗纤维蛋白溶解药物,如氨基己酸或氨甲苯酸,或增加毛细血管抵抗力和血小板功能的药物如酚磺乙胺,还可给予巴曲酶静脉注射。

(3)其他药物:如普鲁卡因、酚妥拉明等。

3. 介入治疗或外科手术治疗　支气管动脉栓塞术和 / 或手术是大咯血的一线治疗方法。

(1)支气管动脉栓塞术:经支气管动脉造影向病变血管内注入可吸收的明胶海绵行栓塞治疗,对大咯血的治愈率为 90% 左右。

(2)经气管镜止血:大量咯血不止者,可经气管镜确定出血部位后,用浸有稀释肾上腺素的海绵压迫或填塞于出血部位止血,或在局部应用凝血酶或气囊压迫控制出血。

(3)手术:反复大咯血用上述方法无效、对侧肺无活动性病变且肺功能储备尚佳又无禁忌证者,可在明确出血部位的情况下考虑肺切除术。适合肺段切除的人数极少,绝大部分要行肺叶切除。

【问题 3】患者需要完善哪些检查?

1. 影像学检查

(1)胸部 X 线检查:疑诊支气管扩张症时应首先进行胸部 X 线检查。绝大多数支气管扩张症患者胸部 X 线片异常,可表现为灶性肺炎、散在不规则高密度影、线性或盘状不张,也可有特征性的气道扩张和增厚,表现为类环形阴影或轨道征。但是胸部 X 线片的敏感度及特异度均较差,难以发现轻症或特殊部位的支气管扩张。胸部 X 线检查同时还可确定肺部并发症(如肺源性心脏病等)并与其他疾病进行鉴别。

(2)胸部高分辨率 CT 扫描:可确诊支气管扩张症,但对轻度及早期支气管扩张症的诊断作用尚有争议。支气管扩张症的高分辨率 CT 主要表现为支气管内径与其伴行动脉直径比例的变化,正常值为 0.62 ± 0.13,老年人及吸烟者可能差异较大。支气管扩张症患者 CT 表现为肺动脉扩张时,提示肺动脉高压,是预后不良的重要预测因素。高分辨率 CT 检查通常不能区分已知原因的支气管扩张和不明原因的支气管扩张。高分辨率 CT 显示的支气管扩张严重程度与肺功能气流阻塞程度相关。

(3)支气管碘油造影:为创伤性检查,已逐渐被胸部高分辨率 CT 取代,极少应用于临床。

2. 实验室检查

(1)炎性标志物:血常规白细胞和中性粒细胞计数、血沉、C 反应蛋白可反映疾病活动性及感染导致的急性加重。

(2)血清免疫球蛋白和血清蛋白电泳:支气管扩张症患者气道感染时各种免疫球蛋白均可升高,合并免疫功能缺陷时则可出现免疫球蛋白缺乏。

(3)根据临床表现,可选择性进行血清 IgE 测定、烟曲霉皮试、曲霉沉淀素检查,以除外过敏性支气管肺曲霉病(ABPA)。

(4)血气分析:可用于评估患者肺功能受损状态,判断是否合并低氧血症和 / 或高碳酸血症。

(5)微生物学检查:支气管扩张症患者均应行下呼吸道微生物学检查,应留取深部痰标本或通过雾化吸入获得痰标本。急性加重时应在应用抗菌药物前留取痰标本,痰培养及药敏试验对抗菌药物的选择具有重要的指导意义。

(6)必要时可检测类风湿因子、抗核抗体、抗中性粒细胞胞质抗体。

(7)其他免疫功能检查评估。

3. 其他检查

(1)支气管镜检查:不需常规行支气管镜检查,支气管镜下表现多无特异性。以单叶病变为主的儿童支气管扩张症患者及成人病变局限者可行支气管镜检查,除外异物堵塞;多次痰培养阴性及治疗反应不佳者,可经支气管镜保护性毛刷或支气管肺泡灌洗获取下呼吸道分泌物;高分辨率 CT 提示非典型分枝杆菌感染而痰培养阴性时,应考虑支气管镜检查;支气管镜标本细胞学检查发现含脂质的巨噬细胞提示存在胃内容物误吸。

(2)肺功能检查:对所有患者均建议行肺通气功能检查。

该患者检查结果:胸部 X 线片提示右肺炎症合并支气管扩张,左肺下野少许炎症,肺气肿,双侧胸膜增厚,右侧少量胸腔积液。血白细胞计数 $10.5 \times 10^9/L$,中性粒细胞百分比 79%,血红蛋白 95g/L,血小板计数 $233 \times 10^9/L$。血气分析:pH 7.37 PaO$_2$ 68mmHg,PaCO$_2$ 44mmHg,BE-1mmol/L。

【问题 4】结合病史、查体和辅助检查结果,患者目前支气管扩张症急性发作合并咯血能否确诊?

结合患者病史、体格检查和初步辅助检查结果,可确诊为支气管扩张症合并咯血,应进一步进行相关检查明确病因。

各种病因引起的支气管扩张症的发生率文献报道不一且随人种不同而有差异。多数儿童和成人支气管扩张症继发于肺炎或其他呼吸道感染(如结核)。免疫功能缺陷在儿童支气管扩张症患者中常见,但成人少见。其他原因均属少见甚或罕见。

病因:

1. 既往下呼吸道感染　下呼吸道感染是儿童及成人支气管扩张症常见的病因,特别是细菌性肺炎、百日咳、支原体及病毒感染。询问病史时应特别关注感染史,尤其是婴幼儿时期呼吸道感染病史。

2. 结核和非结核分枝杆菌　支气管和肺结核是我国支气管扩张症的常见病因,尤其是肺上叶支气管扩张,应特别注意询问结核病史或进行相应的检查。非结核分枝杆菌感染也可导致支气管扩张,同时支气管扩张症患者气道中也易分离出非结核分枝杆菌,尤其是中老年女性。但气道中分离出非结核分枝杆菌并不表明一定是合并非结核分枝杆菌感染。这种情况下建议由专科进行评估和随访,明确是定植还是感染。

3. 异物和误吸　儿童气道异物吸入是最常见的气道阻塞的原因,成人也可因吸入异物或气道内肿瘤阻塞导致支气管扩张,但相对少见。对于支气管扩张症患者均应注意询问有无胃内容物误吸史。

4. 大气道先天性异常　对于所有支气管扩张症患者都要考虑是否存在先天性异常。

5. 免疫功能缺陷　对于所有儿童和成人支气管扩张症患者均应考虑是否存在免疫功能缺陷,尤其是抗体缺陷。免疫功能缺陷者并不一定在婴幼儿期发病,也可能在成人后发病。严重、持续或反复感染,尤其是多部位感染或机会性感染者,应怀疑免疫功能缺陷的可能。

6. 纤毛功能异常　原发性纤毛不动综合征患者多同时合并其他有纤毛部位的病变,几乎所有患者均合并流涕、嗅觉丧失、鼻窦炎、听力障碍、慢性扁桃体炎,以及男性不育、女性宫外孕等。

7. 其他气道疾病　对于支气管扩张症患者应评估是否存在 ABPA;支气管哮喘也可能是加重或诱发成人支气管扩张的原因之一;弥漫性泛细支气管炎多以支气管扩张为主要表现,虽然在我国少见,但仍需考虑。

8. 结缔组织疾病　2.9%~5.2% 的类风湿关节炎患者肺部高分辨率 CT 检查可发现支气管扩张,因此对于支气管扩张症患者均要询问类风湿关节炎病史,合并支气管扩张的类风湿关节炎患者预后更差。其他结缔组织疾病与支气管扩张症的相关性研究较少。

9. 炎症性肠病　支气管扩张与溃疡性结肠炎明确相关,炎症性肠病患者出现慢性咳嗽、咳痰时,应考虑是否合并支气管扩张症。

鉴别诊断:出现慢性咳嗽、咳痰者需要与 COPD、肺结核和慢性肺脓肿等鉴别。需要强调的是,典型的支气管扩张症患者肺功能检查出现不完全可逆气流受限时,不能诊断为 COPD。反复咯血需要与支气管肺癌、结核病以及循环系统疾病进行鉴别。

【问题 5】下一步做如何处理?

支气管扩张症的治疗目的包括:确定并治疗潜在病因以阻止疾病进展,维持或改善肺功能,减少急性加重,减少日间症状和急性加重次数,改善患者的生活质量。

(一)抗菌药物治疗

支气管扩张症患者出现急性加重合并症状恶化,即咳嗽、痰量增加或性质改变、脓痰增加和/或喘息、气急、咯血及发热等全身症状时,应考虑应用抗菌药物。仅有黏液脓性或脓性痰液或仅痰培养阳性不是应用抗菌药物的指征。

支气管扩张症患者急性加重时的微生物学研究资料很少。痰培养和经支气管镜检查均可用于评估支气管扩张症患者细菌定植状态,二者的评估效果相当。急性加重期开始抗菌药物治疗前应送痰培养,在等待培养结果时即应开始经验性抗菌药物治疗。急性加重期初始经验性治疗应针对这些定植菌,根据以下有无铜绿假单胞菌感染的危险因素:①近期住院;②频繁(每年 4 次以上)或近期(3 个月以内)应用抗生素;③重度气流阻塞(FEV$_1$<30%);④口服糖皮质激素(最近 2 周每日口服泼尼松 >2 周);至少符合 4 条中的 2 条及既往细菌培养结果选择抗菌药物。无铜绿假单胞菌感染高危因素的患者应立即经验性使用对流感嗜血杆菌有活性的抗菌药物。对有铜绿假单胞菌感染高危因素的患者,应选择有抗铜绿假单胞菌活性的抗菌药物,还应根据当地药敏试验的监测结果调整用药,并尽可能应用支气管穿透性好且可降低细菌负荷的药物。应及时根据病原体检测及药敏试验结果和治疗反应调整抗菌药物治疗方案,若存在一种以上的病原菌,应尽可能选择能覆盖所有致病菌的抗菌药物。临床疗效欠佳时,需根据药敏试验结果调整抗菌药物,并即刻重新送检痰培养。若因耐药无法单用一种药物,可联合用药,但没有证据表明两种抗菌药物联合治疗对铜绿假单胞菌引起的支气管扩张症急性加重有益。急性加重期不需常规使用抗病毒药物。

急性加重期抗菌药物治疗的最佳疗程尚不确定,建议所有急性加重治疗疗程均应为 14 天左右。

(二) 咯血的治疗

见前文"问题 2"。

(三) 非抗菌药物治疗

1. 黏液溶解剂　气道黏液高分泌及黏液清除障碍导致黏液潴留是支气管扩张症的特征性改变。吸入高渗药物如高张盐水可增强理疗效果。急性加重时应用溴己新可促进痰液排出,羟甲半胱氨酸可改善气体陷闭。

2. 支气管舒张剂　并气流阻塞的患者应进行支气管舒张试验评价气道对 β 受体激动剂或抗胆碱能药物的反应性,以指导治疗;不推荐常规应用甲基黄嘌呤类药物。

3. 吸入糖皮质激素　目前证据不支持常规使用吸入性激素治疗支气管扩张(合并支气管哮喘者除外)。

(四) 物理治疗

物理治疗可促进呼吸道分泌物排出,提高通气的有效性,维持或改善运动耐力,缓解气短、胸痛症状。

【问题 6】患者病情稳定后需要手术治疗吗? 患者出院时如何进行出院教育?

目前大多数支气管扩张症患者应用抗菌药物治疗有效,不需要手术治疗。

手术适应证包括:①积极药物治疗仍难以控制症状者;②大咯血危及生命或经药物、介入治疗无效者;③局限性支气管扩张,术后最好能保留 10 个以上肺段。

手术的相对禁忌证为非柱状支气管扩张、痰培养铜绿假单胞菌阳性、切除术后残余病变及非局灶性病变。术后并发症的发生率为 10%~19%,老年人并发症的发生率更高,术后病死率 <5%。

患者教育及管理是支气管扩张症治疗的重要环节。教育的主要内容是使其了解支气管扩张的特征并及早发现急性加重,应向患者解释支气管扩张症这一疾病及感染在急性加重中的作用;病因明确者应向其解释基础疾病及其治疗方法,还应向其介绍支气管扩张症治疗的主要手段,包括排痰技术、药物治疗及控制感染,帮助其及时识别急性加重并及早就医;不建议患者自行服用抗菌药物;还应向其解释痰检的重要性;制订个性化的随访及监测方案。

(梁 璐)

【推荐阅读文献】

[1] 蔡柏蔷, 李龙芸. 协和呼吸病学. 2 版. 北京: 中国协和医科大学出版社, 2010.

[2] 成人支气管扩张症诊治专家共识编写组. 成人支气管扩张症诊治专家共识. 中华结核和呼吸杂志, 2012, 35 (7): 485-492.

第 25 章　慢性阻塞性肺疾病急性加重

【精粹】

1. 慢性阻塞性肺疾病（chronic obstructive pulmonary disease，COPD）的患者急性起病以呼吸道症状加重为特征，程度超过日常变异范围，需要改变其药物治疗方案。

2. 常见为气管、支气管感染，主要为病毒、细菌感染。

3. 表现有气促加重、喘息、咳嗽、咳痰、痰量增多、全身不适、失眠、嗜睡、乏力、意识不清。查体可见意识改变、发绀、球结膜水肿、桶状胸、胸腹矛盾呼吸、哮鸣音、湿啰音、外周水肿、右心衰竭、血流动力学不稳定。

4. 就诊后应严密监护生命体征，查血气分析、血常规、电解质、胸部 X 线、心电图，必要时查 CT 肺动脉成像（CTPA）、血浆 D- 二聚体，有助于疾病鉴别。

5. $PO_2<60mmHg$ 和 / 或 $PCO_2>50mmHg$ 提示有呼吸衰竭；$pH<7.31$，$PO_2<50mmHg$ 和 / 或 $PCO_2>70mmHg$ 患者需考虑入住 ICU 病房，可能需要无创或有创机械通气治疗。

6. 治疗目标为将本次急性加重的影响降至最低，预防再次急性加重的发生。

7. 急性加重患者使用支气管舒张剂、糖皮质激素、抗生素治疗。

8. 对卧床、红细胞增多症或脱水的患者，无论是否有血栓栓塞性疾病病史，均需考虑使用肝素或低分子量肝素，预防深静脉血栓。

9. 慢性阻塞性肺疾病急性加重期处理流程见图 3-25-1。

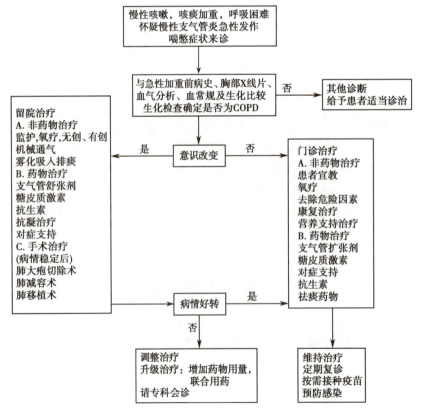

图 3-25-1　慢性阻塞性肺疾病急性加重期处理流程

【病历摘要】

患者,男,74 岁。主因"反复发作咳嗽、咳痰 20 年,加重 2 周,伴喘憋、咳黄痰及尿少、下肢水肿,1 天前体温 38.5℃,半天前间断嗜睡"就诊。既往:吸烟 40 包 / 年,戒烟 10 年。否认糖尿病、高血压、冠心病史。查体:T 38.2℃,P 120 次 /min,R 30 次 /min,BP 130/80mmHg,SpO_2 89%。半卧位,嗜睡,呼之能应,球结膜水肿,桶状胸,两肺叩诊过清音,呼气相延长,双下肺可闻干湿啰音。心界不大,心律齐,未闻及杂音。腹软无压痛,肝脾肋下未及,双下肢轻度水肿。胸部 X 线片:两肺纹理增粗,右下肺片状渗出影。心电图:肺型 P 波,顺钟向转位。

【问题 1】患者目前有无生命危险？最可能的诊断是什么？

思路 1:患者慢性咳嗽,咳痰加重伴有发热及意识改变,氧饱和度下降,病情危重,需立即转入抢救室监护生命体征,吸氧,开放静脉,防止病情进一步恶化,并与家属沟通病情。

思路 2:结合既往病史及近期症状加重,伴有发热及意识变化,结合查体、血气分析:pH 7.31,PCO_2 80mmHg,PO_2 50mmHg,HCO_3^- 33mmol/L,SaO_2 88%。考虑慢性支气管炎急性发作伴肺部感染可能性大,Ⅱ型呼吸衰竭。

【知识点】

慢性阻塞性肺疾病急性加重期收入 ICU 的指征

1. 严重呼吸困难且对初始治疗反应不佳。
2. 意识障碍(如嗜睡、昏迷等)。
3. 初始治疗效果差,或血流动力学不稳定,或合并严重疾病(如心力衰竭、严重心律失常等)。
4. 经氧疗和无创机械通气,低氧血症($PO_2<50mmHg$)仍不能纠正或呈进行性恶化,和 / 或高碳酸血症($PCO_2>70mmHg$)无缓解甚至恶化,和 / 或严重呼吸性酸中毒(pH<7.25)无缓解,甚至恶化。

【问题 2】如何选择检查明确诊断？

1. 床旁胸部 X 线及心电图有助于慢性支气管炎急性加重与其他类似症状发作疾病的鉴别(图 3-25-2)。

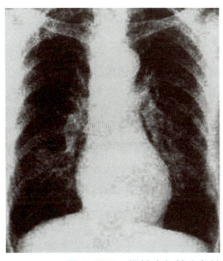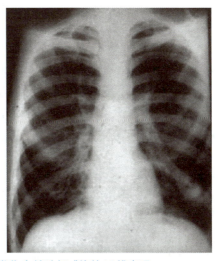

图 3-25-2　慢性支气管炎急性发作合并肺部感染的 X 线表现

2. CTPA、血浆 D- 二聚体、血常规、电解质有助于肺栓塞的鉴别,不明原因的慢性阻塞性肺疾病急性加重更需警惕。其中,血液中嗜酸性粒细胞计数可以预测吸入糖皮质激素(ICS)的治疗效果。

【知识点】

慢性阻塞性肺疾病急性加重期鉴别诊断

1. 哮喘急性发作　多数哮喘患者有明确的发作病史及过敏因素,有鼻炎和/或湿疹,常端坐呼吸,听诊多为哮鸣音。发作早期,血气 PCO_2 正常或降低, PO_2 正常。支气管扩张试验阳性(FEV_1 改善值 ≥15%)。

2. 急性左心衰竭　患者有心脏病、肾脏病史,或近期尿少致体内容量负荷过重因素,不能平卧,肺底部听诊中、小湿啰音。胸部 X 线片示心影扩大肺水肿征。血气 PO_2 降低,为 I 型呼吸衰竭。

3. 急性重症肺炎　急性起病,发热中毒症状重。无慢性咳嗽、咳痰病史。肺内听诊可无啰音,血气分析可为 I 型呼吸衰竭。胸部 X 线片有明显渗出病变。

4. 自发性气胸　突发胸痛、气短,惧怕深呼吸。原有 COPD 的患者,呼吸困难明显加重,通过胸部 X 线片诊断。

5. 其他　需注意与肺结核、肺栓塞、支气管扩张、闭塞性细支气管炎和弥漫性泛细支气管炎等疾病鉴别。

【问题3】下一步需做何处理?

思路 1:积极氧疗,维持 SaO_2 88%~92%,文丘里面罩吸氧优于鼻导管吸氧。严密监测血气分析,静脉血气中的碳酸氢根和 pH 可代替动脉血。必要时行机械通气支持(无创通气/有创通气)。

思路 2:雾化吸入药物[固定剂量的三联疗法,包括短效 β_2 受体激动剂、短效胆碱能受体拮抗剂、吸入皮质激素(SABA、SAMA、ICS)],不必要持续雾化。急性加重期可以全身应用糖皮质激素,口服应用与静脉应用等效。低剂量茶碱类药物对于急性期加重的患者的效果有限或有争议,且不主张静脉使用,使用时间一般不超过 5~7 天。

思路 3:加强痰液引流,积极排痰,留取痰标本,没有细菌证据则不必要使用抗生素治疗或预防。急性加重的患者,具有呼吸困难加重、痰量增多和脓性痰三种指征时可以应用;或者具有脓性痰伴另两种指征之一者可以使用;或者患者需要机械通气者可以使用,无论有创还是无创。

思路 4:监测出入量和电解质情况下适当补液补充电解质及营养支持治疗。

思路 5:尽早识别及治疗合并症(糖尿病、高血压、冠心病)。戒烟。

思路 6:积极治疗并发症(休克、DIC、消化道出血、水肿、血栓)。

【知识点】

无创机械通气在慢性阻塞性肺疾病急性加重期的适应证和禁忌证

适应证(具有下列至少 1 项):呼吸性酸中毒(动脉 pH ≤ 7.35 和/或 PCO_2 ≥ 45mmHg)。严重呼吸困难且具有呼吸肌疲劳或呼吸功增加的临床征象,或两者皆存在,如使用辅助呼吸肌、胸腹矛盾运动或肋间隙凹陷。吸氧后低氧血症难以纠正。

禁忌证(符合下列条件之一):呼吸抑制或停止;心血管系统功能不稳定(低血压、心律失常和心肌梗死);嗜睡、意识障碍或患者不合作;易发生误吸(吞咽反射异常、严重上消化道出血);痰液黏稠或有大量气道分泌物;近期曾行面部或胃食管手术;头面部外伤,固有的鼻咽部异常;极度肥胖;严重胃肠胀气。

【知识点】

有创机械通气在慢性阻塞性肺疾病急性加重期的应用指征

1. 不能耐受无创通气,或无创通气失败,或存在使用无创通气的禁忌证。

2. 呼吸或心跳停止。

3. 呼吸暂停导致意识丧失或窒息。

4. 意识模糊、镇静无效的精神运动性躁动,严重呕吐或误吸。

5. 持续性气道分泌物排出困难。

6. 严重的血流动力学不稳定,补液和血管活性药无效。

7. 严重的室性或室上性心律失常。

8. 危及生命的低氧血症,且患者不能耐受无创通气。

【问题 4】什么时候需请专科会诊?

1. 诊断或治疗需要借助纤维支气管镜技术时,请呼吸内科会诊。

2. 稳定期戒烟,重视肺康复治疗,咳嗽咳痰锻炼、肺功能锻炼,个体化的家庭氧疗。可请康复科会诊。

3. 有肺性脑病引发的严重精神、神经症状时,可请专科协助诊治。

4. 病情稳定后行胸部薄层 CT 检查,如有明显的肺大疱及重度肺气肿,可胸外科会诊论证是否手术治疗,如切除肺大疱、肺减容术或肺移植术。

5. 合并睡眠呼吸暂停综合征的患者可行睡眠监测,请专科会诊。

(陈旭岩)

【推荐阅读文献】

[1] 北京协和医院 . 急诊科诊疗常规 . 2 版 . 北京 : 人民卫生出版社 , 2012.

[2] 马克思 , 霍克伯格 , 瓦尔斯 . 罗森急诊医学 . 7 版 . 李春盛 , 译 . 北京 : 北京大学医学出版社 , 2013.

[3] 于学忠 . 协和急诊医学 . 北京 : 科学出版社 , 2011.

第26章 自发性气胸

【精粹】

1. 自发性气胸（spontaneous pneumothorax）指无创伤或医源性损伤因素，肺组织自行破裂，气体进入胸膜腔内引起积气。根据是否有基础肺部疾病分为原发性气胸和继发性气胸。

2. 患者可有胸痛、呼吸困难、咳嗽等症状。查体：患侧呼吸音减低或消失。少量气胸时患者也可无明显症状体征。

3. 就诊后都应查胸部X线、脉氧饱和度和血气分析。

4. CT对于识别小量气胸、局限性气胸，区分肺大疱更有优势。

5. 应能立即识别张力性气胸。对于出现烦躁不安、呼吸窘迫、血压下降、冷汗、低氧血症、颈静脉怒张、气管向健侧移位等张力性气胸典型表现者，须立即用大号消毒针头从患侧锁骨中线第2肋间刺入胸膜腔排气，不应等待影像学检查结果。

6. 自发性气胸。少量者（肺压缩<20%）可观察6小时，无加重者可出院；大量者（肺压缩>20%）可抽气治疗，观察6小时，无加重可出院。

7. 抽气治疗失败的原发性气胸和大部分继发性气胸均应行胸腔闭式引流（图3-26-1）。

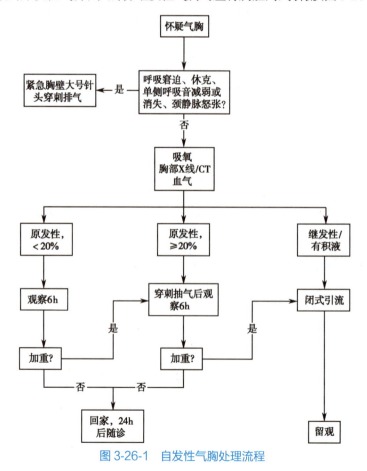

图 3-26-1　自发性气胸处理流程

【病历摘要】

　　患者,男,59 岁。患者 1 小时前剧烈咳嗽后出现右胸隐痛并觉气急气促。既往:体健。查体:BP 130/85mmHg,P 95 次 /min,SpO₂ 94%,R 30 次 /min。步行入室,瘦长体形,气管居中,胸廓对称,压痛(-),胸部叩诊右侧呈过清音,听诊呼吸音右侧较左侧减低,未闻及啰音。心、腹(-)。

　　【问题 1】患者目前有无生命危险? 最可能的诊断是什么?

　　思路 1:患者虽心率、血压正常,但已有血氧下降、呼吸急促,应警惕呼吸功能进一步下降威胁生命,需入抢救室监护生命体征,并予以吸氧、建静脉通路等基本处理。

　　思路 2:结合症状和胸部的叩、听诊,考虑自发性气胸的可能性最大。少量气胸也可无明显自觉症状,因气胸量小,查体也很难发现,需借助辅助检查才能确定。

【知识点】

张力性气胸

　　当胸膜裂口呈单向活瓣作用时,吸气时裂口张开,空气进入胸膜腔;呼气时裂口关闭,气体不能排出,导致胸膜腔内空气越积越多,胸膜腔内压迅速升高呈正压,即成为张力性气胸。不断增加的胸膜腔内压致患侧肺完全压缩,并使纵隔向对侧偏移;在造成进行性低氧血症的同时,还会降低心脏的静脉回流,持续进展可导致心力衰竭、休克甚至死亡。

　　对于出现情绪紧张、烦躁不安、冷汗,甚至意识不清、心动过速(>120 次 /min)、血压下降、低氧血症、颈静脉怒张、气管向健侧移位的患者,应考虑张力性气胸,给予紧急处理,而不应等待影像学检查结果。包括即刻给予高流量吸氧,并用大号消毒针头从患侧锁骨中线第二肋间刺入。气体快速逸出所发出的"嗞嗞"声可以证实该诊断。应用针头进行复张只是暂时性的措施,当患者呼吸窘迫程度减轻后,保留原位的套管,并在腋中线放置胸管引流。

　　【问题 2】如何选择检查明确诊断?

　　影像学为诊断气胸最可靠的方法。胸部 X 线片是最常用的检查方法,图 3-26-2 为气胸的 X 线表现。对于合并基础肺部疾病的气胸患者,胸部 X 线片很难评价基础性肺病,例如 COPD 患者肺纹理相对减少可以使气胸更难以辨认,这时可以借助 CT 来判断。另外,对于小量气胸、局限性气胸的鉴别,CT 也比胸部 X 线片敏感和准确。脉氧饱和度和血气分析可以显示低氧血症和高碳酸血症,用于患者病情的评估。

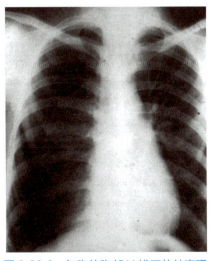

图 3-26-2　气胸的胸部 X 线正位片表现

【知识点】

气胸的鉴别诊断

1. 急性肺栓塞　可以出现与气胸类似的胸痛、气促症状，但是没有呼吸音消失，胸部 X 线片却没有气胸的表现。当 COPD 患者出现症状不典型加重时，应考虑是否合并急性或慢性肺栓塞。

2. 胸膜的炎症刺激　也可以酷似气胸的表现。虽然没有真正的呼吸困难和低氧血症，但胸膜刺激痛可以引发气短的感觉。大多数胸膜刺激相关疾病（肺炎、栓塞、肿瘤）在胸部 X 线片上有相应的表现。

3. 急性心肌梗死　气胸可以有类似急性心肌梗死的表现，心电图改变类似于急性心肌损伤的表现。心电图改变，包括电轴右偏、QRS 低电压、T 波倒置，可能是心脏移位、胸内气体增加、急性右心室负荷增加和低氧血症导致心肌缺血所引起的结果。ST 段抬高心肌梗死可简单地通过心电图鉴别，非 ST 段抬高心肌梗死借助心肌损伤标志物鉴别。胸部 X 线片检查可以用于鉴别。

4. 自发性纵隔气肿　发现皮下气肿和胸部 X 线片上发现纵隔内气体影可以诊断。

5. 肺不张　一侧肺不张或肺叶不张，也可造成患侧呼吸音减低，单凭听诊不易鉴别，胸部 X 线片可清晰判断。

6. 巨型肺大疱　局限性或包裹性气胸应与其鉴别。可行胸部 CT 检查以区别。CT 表现主要鉴别点为大疱气腔呈圆形或卵圆形，位于肺野内，其内没有肺纹理；而气胸为带状气体影，位于胸部外带胸膜腔内。经较长时间观察，肺大疱体积基本不变，而气胸形态逐渐变小至最终消失。

【问题3】下一步需做何处理？

思路1：观察。对于少量原发性自发性气胸（气胸量＜单侧胸腔容积的 20%）者，尤其是年轻健康患者，仅仅严密观察即可。人体自身对于气胸气体的重吸收每日为 1%~2%，这一过程可以通过吸入纯氧而加速。患者留院观察 6 小时左右，复查胸部 X 线片确定气胸量没有增加后即可离院。离院后要确保患者在病情变化时能够得到及时的急诊治疗，24 小时后要进行随诊评价。在气胸痊愈之前尽量不乘坐飞机或者进行潜水运动。

思路2：胸腔穿刺抽气。对于大量原发性自发性气胸（气胸量≥单侧胸腔容积的 20%）患者可以进行穿刺抽气。穿刺部位多选在患侧胸部锁骨中线第 2 肋间，对于局限包裹性气胸需根据胸部 CT 仔细定位后确定穿刺进针点。常规皮肤消毒后用气胸针直接穿刺入胸腔，随后连接 50ml 或 100ml 注射器或者气胸机抽气并测压，直至患者呼吸困难缓解为止。为了预防复张性肺水肿，单次抽气量一般不能超过 600ml，每日或者隔日抽气一次。

思路3：胸腔闭式引流。虽然目前主张尽量采用创伤性小的治疗措施，但是胸腔闭式引流仍是许多气胸的重要治疗手段。

【知识点】

胸腔闭式引流的操作方法

常规消毒后在局部麻醉下沿肋骨上缘平行做 1.5~2cm 皮肤切口，钝性分离肌层，经肋骨上缘置入带侧孔的胸腔引流管。引流管的侧孔应深入胸腔内 2~3cm。要选用引流专用硅胶管或外科胸腔引流管，引流管外接闭式引流装置。大多数患者可选用 16~22F 导管，对于有支气管胸膜瘘或者机械通气的患者，应选 24~28F 导管。插管成功后可见有气泡持续逸出，患者呼吸困难缓解。

适应证：大多数继发性自发性气胸患者；出现呼吸衰竭、张力性气胸或者可能需要进行机械通气的患者；合并胸腔积液；原发性自发性气胸经其他治疗措施失败后。

插管部位多取锁骨中线第 2 肋间或腋前线第 4~5 肋间，如为局限性气胸或需引流胸腔积液，则应根据胸部 X 线片或胸部 CT 选择适当部位进行插管排气引流。

一般压缩的肺在引流后几小时至数天内可复张。如持续 1~2 天未见气泡逸出,患者呼吸困难已消失,可夹管 24~48 小时后复查胸部 X 线片,肺全部复张可拔出导管。对于未见气泡逸出但是症状不缓解的患者,应考虑有无导管不畅或者部分滑出胸膜腔,应及时处理。如引流 24~48 小时患者肺脏仍不能复张时,可采用负压吸引(一般为 −20~−10cmH$_2$O)。

【知识点】

胸腔闭式引流的并发症

胸腔闭式引流的并发症包括导管位置不正、胸膜感染、局部疼痛。复张后肺水肿和复张后低血压较少见,多见于大量气胸快速排气后。

治疗的决策必须做到个体化,并且考虑到如下因素:气胸量、严重程度、基础肺部疾病的表现、并发症、既往气胸病史、患者的依从性、引流气体的多少、持续时间及随访监测的可行性。

【问题 4】什么时候需请专科会诊?

对于患有 COPD 等肺部基础疾病的患者应请呼吸内科会诊,协助控制基础疾病。

对于复发性气胸患者应请胸外科会诊进行相关手术或非手术治疗以避免气胸复发。存在如下指征时建议进一步干预:同侧气胸反复发作;对侧第一次发生气胸;双侧自发性气胸;持续漏气(引流超过 5~7 天);自发性血气胸;初发性气胸后仍从事高危职业(飞行员、潜水员)。

1. 外科手术 采用外科手术修补肺尖的空洞或大疱使胸膜腔闭合,切除可能导致反复发作的肺尖肺大疱或者病变组织。可采用经电视胸腔镜手术、开胸手术或者腋下小切口开胸术。

2. 化学性胸膜固定 常用滑石粉、四环素或者博来霉素,经肋间引流管或者经电视胸腔镜注入胸膜腔。多用于持续性或复发性气胸、双侧气胸、合并肺大疱、肺功能不全不能耐受手术的患者。

(陈旭岩)

【推荐阅读文献】

[1] 北京协和医院 . 急诊科诊疗常规 . 2 版 . 北京 : 人民卫生出版社 , 2012.

[2] 林果为 , 王吉耀 , 葛均波 . 实用内科学 . 15 版 . 北京 : 人民卫生出版社 , 2017.

[3] 马克思 , 霍克伯格 , 瓦尔斯 . 罗森急诊医学 . 7 版 . 李春盛 , 译 . 北京 : 北京大学医学出版社 , 2013.

[4] 于学忠 . 协和急诊医学 . 北京 : 科学出版社 , 2011.

第 27 章　胸膜炎症和胸腔积液

第 1 节　胸膜炎症

【精粹】

1. 胸膜炎(pleuritis)是指胸膜腔的炎症反应,可出现胸腔积液或没有胸腔积液(干性胸膜炎)。

2. 通常伴有针刺样胸痛,呼吸和咳嗽时加剧。

3. 胸膜炎分类。根据不同的分类方法分为纤维蛋白性胸膜炎、肺炎旁胸腔积液、结核性胸膜炎、化脓性胸膜炎、肿瘤性胸膜炎、真菌性胸膜炎、结缔组织性胸膜炎、胆固醇性胸膜炎、乳糜胸和血胸。

4. 注意生命体征,包括神志、体温、血压、呼吸和心率。查血气、胸部 X 线片、心电图等。注意患者的氧合情况,有无低氧血症。

5. 胸痛患者要动态观察胸痛的变化,完善相关检查。除外急性冠脉综合征、肺栓塞、主动脉夹层、气胸等可能危及生命的疾病。

6. 胸腔穿刺对于诊断很有帮助。对于有胸腔积液的患者,胸腔积液化验对于诊断有重要意义。

7. 非甾体抗炎药是治疗胸膜痛的一线药物。当它无效或患者不能耐受时,可考虑使用糖皮质激素。

8. 大多数患者通过治疗原发病和对症治疗后,炎症可治愈。少数患者会发生胸膜纤维渗出、粘连,出现胸膜肥厚。

9. 胸膜炎是常见的临床表现,导致的病因多种多样。包括细菌、病毒感染,也有风湿免疫性疾病等。病因不同,用药也不同。早期诊断对于早期治疗和减少并发症有着重要的意义。

【病历摘要】

患者,男,36 岁。患者 4 天前受凉后出现发热,最高达 38℃,伴有咳嗽,咳黄痰。一天前出现胸痛,深呼吸和咳嗽时加重。既往体健。查体:T 37.2℃,P 96 次/min,R 20 次/min,BP 120/70mmHg,自主体位,急性痛苦面容,双肺呼吸音粗,右肺呼吸音减弱,右下肺可闻少许湿啰音和胸膜摩擦音。心率 96 次/min,腹(-)。

【问题 1】患者目前有无生命危险? 最可能的诊断是什么?

思路 1:患者生命体征平稳,心率虽然较快,考虑与发热和患者疼痛有关,需要进行辅助检查以帮助诊断。

思路 2:患者症状为胸部局部持续性刺痛,呼吸和咳嗽时加重,结合查体右侧呼吸音减低,可闻及胸膜摩擦音,高度怀疑为胸膜炎。

【知识点】

急诊胸膜痛诊断思路

产生胸膜痛的病因很多,从良性、自限性疾病到恶性肿瘤、危及生命的疾病均有可能。急诊医师应首先除外危及生命的急症,再考虑良性的、常见的和慢性的疾病,即急诊科医师对于初诊的胸痛的患者,应做好患者的分级诊疗,先除外急危重症,再考虑常见病、多发病。如急性冠脉综合征、肺栓塞、主动脉夹层、心包炎和气胸等均是重点除外的急症。

【问题 2】如何选择检查明确诊断?

发热患者要查血常规,白细胞计数,对是否存在细菌感染有一定提示作用。伴有咳嗽、咳痰及与呼吸相关的胸痛,胸部 X 线是非常必要的检查,方便又无创,对疾病的诊断有初步的提示作用。如该患者胸部 X 线提示右下肺渗出片状影,感染可能性大,首先会考虑肺炎、急性胸膜炎(图 3-27-1)。由于 CT 较胸部 X 线敏感和准确,必要时需要行胸部 CT 检查进一步明确疾病的部位和性质。血气分析可以显示患者呼吸衰竭及酸碱失衡情况,且方便快捷,对患者的病情评估有重大意义。

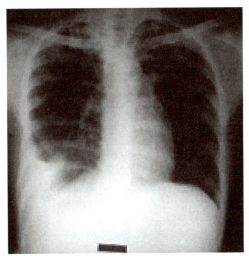

图 3-27-1　胸膜炎胸部 X 线正位片

【知识点】

胸膜炎的鉴别诊断

1. 急性肺栓塞　多有诱因,如手术后、长期卧床、心房颤动病史、下肢静脉血栓病史、肿瘤病史或低蛋白血症等高凝因素,可出现剧烈胸痛,伴有难纠正性低氧血症,实验室检查提示凝血功能异常,表现 D- 二聚体的升高。必要时可做急诊 CTPA 了解肺血管情况。

2. 急性冠脉综合征　有的患者可提供冠心病史,可有高血压、糖尿病、肥胖、高血脂及吸烟等高危因素,典型表现为持续性压榨性胸痛,心电图可有典型变化,可伴有心肌损伤标志物升高。

3. 气胸　可在做运动或咳嗽等胸腔压力突然升高时发生,患者常有肺气肿、肺大疱等病史,也可发生在青年,多为瘦长体型。表现为突发的胸闷憋气,伴有胸痛,听诊一侧呼吸音减低甚至消失,胸部 X 线片提示气胸。

4. 主动脉夹层　可有高血压史或外伤史,表现为剧烈的撕裂样和移行性疼痛,持续不缓解,与呼吸和咳嗽无关,胸部 X 线片可有纵隔增宽,需做急诊增强 CT 确诊。

5. 腹部疾病　肝脏疾病,如肝脓肿也可表现为右侧胸痛,急性胰腺炎也可出现左侧胸痛,应做腹部影像学检查和血淀粉酶或脂肪酶测定进一步明确。

【问题 3】下一步需做何处理?

思路 1:患者生命体征平稳,首先需要缓解患者痛苦,对胸痛进行处理。

用对乙酰氨基酚或其他非甾体抗炎药(NSAID)常有效。必要时口服镇静剂,不必考虑其抑制咳嗽的作用。

思路 2:治疗基础病,针对肺部感染治疗。可多次留取痰培养,如有胸腔积液送检细菌学检查,伴明显发热的患者考虑送检血培养,在尽量留取细菌学标本后,可先用广谱抗生素如左氧氟沙星 0.5g,每日一次静脉滴注进行经验性治疗。如果高度可疑结核性胸膜炎,尽量避免诊断明确前应用喹诺酮类抗菌药物。之后再根据细菌学培养和临床情况选择相应药物针对性治疗;同时辅以化痰治疗,可用氨溴索 30mg,3 次 /d,口服或静脉滴注。

思路 3:对于有胸腔积液的患者,胸腔穿刺对诊断很有帮助。而且胸腔穿刺放胸腔积液也是缓解患者憋气有效的治疗手段。

【知识点】

胸腔积液化验

对于有胸腔积液的患者,胸腔积液的实验室检查对于诊断有重要意义。血性渗出可见于肺栓塞、主动脉夹层、心后壁损伤综合征、尿毒症性胸腔积液和肿瘤性胸腔积液等。脓性积液高度怀疑肺部感染或食管破裂。胸腔积液淀粉酶的升高可见于食管破裂和急性胰腺炎的患者。胸腔积液常规中,出现白细胞计数升高,特别是多核细胞升高为主时,应重点考虑有无细菌性肺部感染、食管破裂、急性胰腺炎和膈下脓肿的可能性。胸腔积液常规中如果白细胞计数低且以淋巴细胞升高为主,应重点除外结核性胸膜炎。

第 2 节 胸 腔 积 液

【精粹】

1. 胸腔积液(pleural effusion)是一种临床表现,而不是独立的疾病。

2. 病理情况下,如炎症、肿瘤、心功能不全、低蛋白血症和免疫疾病等,均可导致胸液滤过率增加,当胸液滤过速度超过胸膜淋巴管最大的引流量时可产生胸腔积液。

3. 往往在原发疾病得到治疗后,胸腔积液也会随之消失。

4. 胸腔积液分为漏出液和渗出液。漏出液:最常见的为充血性心力衰竭、肝硬化和肾病综合征,其他病因包括肺不张、肺栓塞、上腔静脉阻塞综合征、腹膜透析、黏液性水肿和尿胸(urinothorax)等。渗出液:常见原因包括感染性胸膜炎,如肺炎旁胸腔积液、结核性胸膜炎、真菌性胸膜炎和病毒性胸膜炎等;恶性胸腔积液,如肺癌、淋巴瘤、间皮瘤和胸膜转移瘤等;非感染性胃肠道疾病,如胰腺炎及食管破裂等;免疫疾病,如红斑狼疮、类风湿关节炎和干燥综合征等;药物诱发的胸腔积液,如药物诱发性狼疮、胺碘酮和博来霉素等;另外还有肺栓塞、乳糜胸、Meigs 综合征等诱发的胸腔积液等。

5. 抽取胸腔积液进行检查是明确胸腔积液原因的重要手段,病理诊断是明确胸腔积液病因的关键。

6. 对于大量胸腔积液引起严重呼吸困难等症状,需首先抽胸腔积液缓解患者症状,改善呼吸循环功能。针对病因进行原发病的治疗是最重要的。

【病历摘要】

患者,男,42 岁。"右胸部闷胀、气促 1 个月"入院。1 个月前无诱因逐渐出现右胸部闷胀,伴气促,活动后加重,喜右侧卧位,无发热。2 周前门诊胸部 X 线片示右侧胸腔大量积液,抽出淡红色胸腔积液约 2 000ml,并给予正规抗结核治疗 2 周症状无改善。发病以来食欲差,明显乏力,体重下降近 5kg。既往有钢瓶油漆接触史 10 年。查体:T 36.5℃,P 98 次 /min,R 32 次 /min,BP 120/70mmHg,右侧胸廓饱满,活动度受限,右肋间隙增宽,右侧叩诊浊音,触觉语颤减弱,听诊右侧呼吸音减低。

【问题 1】患者目前有无生命危险? 最可能的诊断是什么?

思路 1:患者生命体征尚平稳,但是呼吸次数较正常明显加快,表明患者有明显的呼吸困难,需要警惕,应尽快进行动脉血气分析等检查,了解有无呼吸衰竭及可能病因。

思路 2：患者的症状和体征都提示为右侧胸腔积液，而且门诊曾经放过血性胸腔积液 2 000ml，故胸腔积液诊断明确。胸部 X 线示：右侧大量胸腔积液，右侧胸腔肋膈角实性占位（图 3-27-2）。

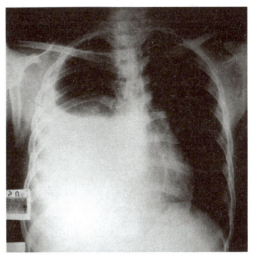

图 3-27-2　右侧胸腔积液胸部 X 线正位片

【知识点】

胸腔积液的诊断

胸腔积液的诊断很简单，普通后前位胸部 X 线片即可发现 300ml 以上的胸腔积液。超声可发现少于 150ml 的胸腔积液，对包裹性积液和肿块的鉴别很有意义，可显示积液的内部结构、液体回声的特征、病变范围，可为抽液准确定位，同时可鉴别胸膜肥厚和实质性病变。CT 可看到胸腔积液遮盖的肺内病灶，有助于病因诊断。

【问题 2】如何选择检查明确诊断？

思路 1：对于胸腔积液的患者，除了常规查血常规、尿常规、血生化、胸部 X 线，抽取胸腔积液进行化验是明确胸腔积液原因的重要手段。该患者血常规：WBC 11.2×10^9/L，Hb 87g/L。胸腔积液化验为鉴别疾病提供重要的依据。患者胸腔积液常规检查：呈红色混浊，黏蛋白定性（Rivalta 试验）（+），比重 1.022，蛋白 5.1g/L，细胞计数 650/mm^3，多核细胞 38%，单核细胞 72%。胸腔积液细胞学镜下检查可见：少量间皮细胞、淋巴细胞，形态未见明显异常，未找到恶性肿瘤细胞。检查结果提示为渗出液。

思路 2：需要找原发病，该患者胸部 X 线片已提示占位，故进一步行胸部 CT 检查，结果提示右膈肌为中心有一巨大肿块，大小约 12.7cm × 14.1cm × 10.0cm，密度不均，有明显坏死及钙化，边界不清，四周广泛浸润，提示有占位，肿瘤性胸腔积液不能除外。超声引导下进行胸腔肿块穿刺针取活检病理学显示梭形细胞，巨核及不规则瘤细胞弥漫增生，伴黏液样变性。免疫组化示瘤细胞：角蛋白（CK）（+++），波形蛋白（vimentin）（+++），S-100（-），甲胎蛋白（AFP）（-），神经胶质酸性蛋白（GFAP）（-）。该患者诊断明确：恶性间皮瘤，右侧大量胸腔积液，中度贫血。

【知识点】

胸腔穿刺引流的操作方法

穿刺前充分告知风险并签署知情同意书。通常的穿刺部位是在背部的后外侧积液下方 1~2 个肋间隙，进针点为肋骨上缘，以避免损伤肋下缘的神经血管结构。穿刺前最好行超声定位，若积液量少或有包裹，应考虑超声或 CT 引导下穿刺。穿刺时，让患者跨坐在椅子上，面向椅背（体位受限者除外），再次叩诊确认位置,常规消毒、铺巾,利多卡因逐层局部麻醉至胸膜,以定位点为穿刺点垂直皮肤进针,边进针边回抽,直到回抽有液体,接引流袋或用注射器抽出积液,也可根据病情留置引流管。一般首次抽液量不超过 600ml,以避免复张性肺水肿。若液体抽出一些后不再能抽出,应重新调整穿刺针位置。若抽出气体或患者出现低血压、呼吸窘迫等,应立即停止操作,拔针并行胸部 X 线片检查。拔针时应嘱患者屏住气,无菌敷料覆盖穿刺部位。穿刺后观察患者一般情况。

【知识点】

胸腔穿刺引流的并发症

麻醉意外、气胸、血胸、感染、低血压、复张性肺水肿、误穿肝 / 脾及穿刺失败等。

【知识点】

漏出液和渗出液的鉴别,详见表 3-27-1。

表 3-27-1　漏出液和渗出液的鉴别

鉴别要点	漏出液	渗出液
原因	非炎症所致	炎症、肿瘤、化学或物理性刺激
外观	淡黄,浆液性	不定,可血性、脓性、乳糜性等
透明度	透明或浑浊	多浑浊
比重	低于 1.018	高于 1.018
凝固	不自凝	能自凝
黏蛋白定性(Rivalta 试验)	阴性	阳性
蛋白定量 /(g·L^{-1})	<25	>30
葡萄糖定量	与血糖相近	常低于血糖水平
细胞计数 /L^{-1}	常 <100×10^6	常 >500×10^6
细胞分类	以淋巴细胞、间皮细胞为主	根据不同病因分别以中性粒细胞或淋巴细胞为主
细菌学检测	阴性	可找到病原菌
积液 / 血清总蛋白比值	<0.5	>0.5
积液 / 血清乳酸脱氢酶比值	<0.6	>0.6
乳酸脱氢酶 /(IU·L^{-1})	<200	>200

【知识点】

胸腔积液诊断流程详见图 3-27-3。

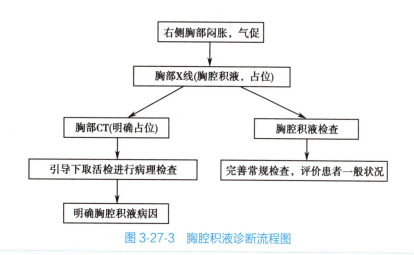

图 3-27-3　胸腔积液诊断流程图

【知识点】

胸腔积液的鉴别诊断

1. 结核性胸膜炎　患者多有发热、乏力、盗汗、食欲缺乏和消瘦等结核中毒症状,同时可能出现胸痛、呼吸困难等表现,既往可能有结核接触史,胸部 X 线片发现胸腔积液,结核菌素试验(PPD)强阳性,胸腔积液检查多为渗出液,胸腔积液中可找到抗酸杆菌或培养(+)或 PCR(+),胸腔积液腺苷脱氨酶(ADA)多 ≥ 45~57IU/ml,经抗结核治疗症状好转,胸腔积液吸收甚至完全消失。

2. 肺炎旁胸腔积液　患者可有发热、咳嗽、咳痰、呼吸困难,血常规白细胞可升高,胸腔积液中以中性粒细胞为主,抗感染治疗有效。

3. 心功能不全引起的胸腔积液　患者有心脏病病史,有活动后憋气,不能平卧,全身水肿同时伴有胸腔积液及腹水,积液为漏出性,经利尿等抗心力衰竭治疗后胸腔积液可消失。

4. 肝硬化　患者多有肝炎、饮酒史,血清白蛋白水平降低,肝功能正常或不正常,胸腔积液为漏出液,腹部超声或 CT 可明确。

5. 肺栓塞　患者呼吸困难更加明显,约 50% 的肺栓塞胸腔积液肺内可见病灶。胸腔积液可以是漏出液或者渗出液。D- 二聚体升高,CTPA 可帮助诊断,高度怀疑该病可行肺动脉造影明确。

6. 食管穿孔　起病急骤,多突发下胸部或上腹部撕裂样或烧灼样疼痛,急性呼吸困难,胸腔积液为渗出液,胸腔积液淀粉酶升高,pH 常 <7.0。胸腔积液中发现鳞状上皮或食物残渣,高度提示为食管穿孔,食管造影可明确诊断。

7. 类风湿胸膜炎　类风湿关节炎有时会累及胸膜,发生胸腔积液。患者存在类风湿关节炎,胸腔积液 LDH>700IU/L,类风湿因子效价 >1 : 320,含有胆固醇晶体或高浓度胆固醇,需排除复杂的肺炎旁胸腔积液。

8. 狼疮性胸腔积液　不明原因的渗出性胸腔积液要考虑到狼疮性胸腔积液,多数患者同时存在关节炎或关节痛,胸腔积液的抗核抗体(ANA)效价 >1 : 600 或胸腔积液 ANA/ 血浆 ANA ≥ 1,此项特征特异性高。

【问题 3】下一步需做何处理?

思路 1:评估患者一般情况,该患者病情较重,病程短,进展快,一般情况差。需要改善一般状况,加强营养支持,纠正电解质紊乱。

思路 2：抽取胸腔积液，一方面帮助诊断，一方面可以改善临床症状。对于大量胸腔积液引起严重呼吸困难等症状，需首先抽胸腔积液缓解患者症状，改善呼吸循环功能。恶性胸腔积液生长迅速，往往因大量积液的压迫而引起严重的呼吸困难等症状，甚至导致死亡。需反复胸腔穿刺抽液，或胸腔内置管持续引流，但是这样可导致蛋白质大量丢失，增加感染机会，使全身情况恶化。所以要注意加强营养支持，稳定机体内环境。美国 2018 版恶性胸腔积液管理指南建议，出现症状高度可疑恶性胸腔积液的患者尝试一次胸腔穿刺大量排液（1 500ml 即为大量），无呼吸困难的患者除临床需要外不需常规穿刺排液。

思路 3：要进行原发病的治疗。如感染性胸腔积液需应用抗生素；结核性胸腔积液需进行抗结核治疗；肺栓塞导致的胸腔积液对肺栓塞进行治疗，肺栓塞好转，胸腔积液往往会很快吸收；食管穿孔患者应及时手术修补食管缺口，同时使用抗生素控制感染，恶性胸腔积液需对肿瘤进行治疗。

【问题 4】什么时候需请专科会诊？

恶性胸腔积液的治疗原则首先应确定给予根治性还是姑息性疗法，需根据原发性肿瘤的器官、类型、组织细胞学和肿瘤所处阶段（即患者的机体状态）而定。根据不同的肿瘤部位请相关科室进行原发病的治疗。该患者为恶性间皮瘤，看到明确占位，一般情况改善，可请胸外科对原发病灶进行手术，或进行化疗。

对于出现症状的已知病因或高度可疑恶性胸腔积液的患者，可根据患者情况考虑置管引流或胸膜固定术作为一线治疗，缓解呼吸困难。存在肺膨胀不全或积液出现分隔的患者不适合行胸膜固定术。

（陈旭岩）

【推荐阅读文献】

［1］北京协和医院．急诊科诊疗常规．2 版．北京：人民卫生出版社，2012.

［2］林果为，王吉耀，葛均波．实用内科学．15 版．北京：人民卫生出版社，2017.

［3］马克思，霍克伯格，瓦尔斯．罗森急诊医学．7 版．李春盛，译．北京：北京大学医学出版社，2013.

［4］于学忠．协和急诊医学．北京：科学出版社，2011.

［5］FELLER-KOPMAN D J, REDDY C B, DECAMP M M, et al. Management of malignant pleural effusions. An official ATS/STS/STR clinical practice guideline. Am J Respir Crit Care Med, 2018, 198 (7): 839-849.

第28章 呼吸衰竭

第1节 急性呼吸衰竭

【精粹】

1. 急性呼吸衰竭(acute respiratory failure)可分为急性 I 型呼吸衰竭与急性 II 型呼吸衰竭。急性 I 型呼吸衰竭主要见于肺炎、肺水肿、肺栓塞及胸廓和胸膜疾病。急性 II 型呼吸衰竭主要见于气道梗阻及神经肌肉疾病。I 型呼吸衰竭晚期严重阶段可出现 II 型呼吸衰竭,而 II 型呼吸衰竭经治疗好转后,可转为 I 型呼吸衰竭阶段,后最终治愈。

2. 患者常常既往呼吸功能正常,由于某种突发原因,例如气道梗阻、溺水、药物中毒、中枢神经肌肉疾病抑制呼吸,机体往往来不及代偿,如不及时诊断及尽早采取有效措施,可危及生命。

3. 急性呼吸窘迫综合征是一种特殊类型的急性呼吸衰竭,可涉及临床各科的危重急症。

4. 临床表现为严重的呼吸困难、大汗和濒死感,重症患者可有意识障碍,常可危及生命;听诊双肺可及湿啰音及哮鸣音,亦可为寂静肺。

5. 急性呼吸衰竭患者来诊应该立即检查生命体征,予以心电监护、吸氧、保持呼吸道通畅及对症支持治疗。并积极完善寻找病因,完善心电图、血气分析、血常规、胸部影像学等。

6. 极危重者可给予无创机械通气,或者有创机械通气;对于心搏骤停者行心肺复苏治疗。

【病历摘要】

患者,女,36 岁。咳嗽、咳痰 1 周,呼吸困难 2 小时。病程中咳黄色脓性痰,伴畏寒、发热,2 小时前出现呼吸困难,伴头晕。既往体健。查体:BP 130/75mmHg,P 110 次/min,SpO_2 85%,R 35 次/min,急性面容,口唇及皮肤黏膜皮肤发绀,双肺可闻及湿啰音。

【问题1】患者目前有无生命危险?

患者呼吸急促,血氧饱和度下降,双肺可闻及大量湿啰音,生命体征不平稳,应该立即推入抢救室,进行心电、血压和血氧监护,建立静脉通道,吸氧。

【问题2】最可能的诊断是什么?

根据患者的症状、体征,考虑肺炎并急性呼吸衰竭可能性大。

【问题3】患者目前需要完善哪些检查以明确诊断?

动脉血气分析是明确有无呼吸衰竭最主要的检查手段。

1. 胸部 CT 检查明确呼吸衰竭发生的原因。

2. 应该完善血常规、血电解质、血糖、肝功能、肾功能、血清脑钠肽、C 反应蛋白和降钙素原等实验室检查。

【问题4】急性呼吸衰竭的诊断标准是什么?

呼吸衰竭是各种原因引起的肺通气和/或换气功能严重障碍,以致不能进行有效的气体交换,导致缺氧伴(或不伴)二氧化碳潴留,从而引起一系列生理功能和代谢紊乱的临床综合征。

Ⅰ型呼吸衰竭是由于换气功能障碍所致,有缺氧、$PaO_2<60mmHg$、不伴二氧化碳潴留、$PaCO_2$ 正常或下降;Ⅱ型呼吸衰竭是由于通气功能障碍所致,既有缺氧、$PaO_2<60mmHg$,又伴二氧化碳潴留、$PaCO_2>50mmHg$。临床上常可见到Ⅱ型呼吸衰竭患者在吸氧条件下,$PaCO_2>50mmHg$,同时 $PaO_2>60mmHg$。这并非一特异的病理生理过程,而是医源性所致,仍应将此类型归为吸氧条件下Ⅱ型呼吸衰竭。

【问题 5】呼吸衰竭的病因有哪些?

1. 急性Ⅰ型呼吸衰竭的病因

(1)肺实质性病变:各种类型的肺炎包括细菌、病毒和真菌等引起的肺炎,误吸胃内容物入肺、淹溺等。

(2)肺水肿

1)心源性肺水肿:各种严重心脏病、心力衰竭所引起。

2)非心源性肺水肿:最常见的是急性呼吸窘迫综合征,其他尚有复张性肺水肿、急性高原病等。此类疾病常可引起严重的低氧血症。

(3)肺血管疾病:肺栓塞是引起急性呼吸衰竭的常见病因。此类疾病来势凶猛、病死率高。

(4)胸壁和胸膜疾病:大量胸腔积液、自发性气胸、胸壁外伤、胸部手术损伤等,可影响胸廓运动和肺脏扩张,导致通气量减少和 / 或吸入气体分布不均,损害通气和 / 或换气功能,临床上常见为Ⅰ型呼吸衰竭,但严重者也可为Ⅱ型呼吸衰竭。

以上各种病因所引起的呼吸衰竭早期轻者大多为Ⅰ型呼吸衰竭,而晚期严重者可出现Ⅱ型呼吸衰竭。

2. 急性Ⅱ型呼吸衰竭的病因

(1)气道阻塞:呼吸道感染、呼吸道烧伤、异物和喉头水肿引起上呼吸道急性梗死是引起急性Ⅱ型呼吸衰竭的常见病因。

(2)神经肌肉疾病:此类疾病患者肺本身无明显病变,而是由于呼吸中枢调控受损或呼吸肌功能减退造成肺泡通气不足,引起Ⅱ型呼吸衰竭,例如吉兰 - 巴雷综合征可损伤周围神经,重症肌无力、多发性肌炎、低钾血症和周期性麻痹等致呼吸肌受累;脑血管意外、颅脑外伤、脑炎、脑肿瘤、一氧化碳中毒和催眠药中毒致呼吸中枢受抑制。

【问题 6】该患者下步应该做如何处理?

应在现场及时采取抢救措施,其原则是保持呼吸道通畅、吸氧并维持适宜的肺泡通气量,以达到防止和缓解严重缺氧、二氧化碳潴留和酸中毒,必要时行机械通气治疗。根除病因。

第 2 节　急性呼吸窘迫综合征

【精粹】

1. 急性呼吸窘迫综合征(acute respiratory distress syndrome,ARDS)是指原心肺功能正常者,由于肺外或肺内的严重疾病引起肺毛细血管炎性损伤,通透性增加,继发急性高渗透性肺水肿和进行性缺氧呼吸衰竭。

2. 诱发 ARDS 的危险因素很多,包括肺内因素和肺外因素。肺内因素与肺外因素所致的 ARDS 在病理生理改变、影像学表现和对机械通气以及药物治疗的反应均存在差异。

3. 临床主要表现为 1 周内新发或者恶化的呼吸系统症状(如气促、呼吸窘迫等)。

4. 计算氧合指数时 PEEP 必须设定一个最小值($5cmH_2O$),根据氧合指数将病情分为轻度、中度和重度,明确指出肺部 CT 诊断 ARDS 双肺浸润影的特异性高于胸部 X 线片,剔除肺动脉楔压(PAWP)并引入其他客观指标(如超声心动图)排查心源性肺水肿。

5. 主要治疗措施是氧疗,对符合无创机械通气基本条件的患者可以尝试无创机械通气。无效者可行气管插管,行有创机械通气。

6. 采取肺保护性通气策略进行有创通气,通过降低潮气量来限制气道平台压力,允许二氧化碳逐步潴留,采用肺复张方法促进 ARDS 患者塌陷肺泡复张,改善氧合。

7. 控制原发病,遏制其诱导的全身失控性炎症反应是治疗 ARDS 的必要措施。实施限制性液体管理有助于 ARDS 患者减轻肺水肿。在 ARDS 早期,不宜输注胶体液。

【病历摘要】

　　患者,男,46 岁。患者 3 天前暴饮暴食后出现上腹部剧烈疼痛,向腰背部发散,2 天前始出现渐重性呼吸困难。既往:胆囊结石病史 6 年。查体:BP 115/85mmHg,P 110 次 /min,SpO₂ 80%,R 41 次 /min,T 38.7℃。体形肥胖,神志清楚,烦躁,呼吸急促,唇指发绀,双肺听诊可闻及细小湿啰音,心音低钝,节律齐。腹部略膨隆,上腹部压痛(+),Grey Turner 征(+),Cullen 征(+)。

　　【问题 1】患者目前有无生命危险?最可能的诊断是什么?
　　思路 1:患者虽血压正常,但是心率加快、发热、呼吸急促和血氧饱和度降低,有生命危险,需入抢救室监护生命体征,并予以氧疗、建立静脉通路等基本处理。
　　思路 2:结合病史和临床症状,考虑重症急性胰腺炎并发 ARDS 的可能性最大。可能需要立即进行无创或有创机械通气,借助血气分析等辅助检查并依据柏林诊断标准明确诊断并判断预后。

　　【知识点】

何种情况下应该考虑 ARDS

ARDS 的柏林诊断标准:
　　1. 发病时间　1 周之内有新发或恶化的呼吸系统症状(如气促、呼吸窘迫等)。
　　2. 肺部影像学　不能完全由胸腔积液、肺泡萎陷不张或结节解释的双肺斑片状浸润影。
　　3. 肺水肿原因　用心力衰竭或容量超负荷不能完全解释的呼吸衰竭。未发现危险因素时需要进行客观评估(例如超声心动图)以排除心源性肺水肿。
　　4. 氧合指数　轻度:200mmHg<PaO₂/FiO₂ ≤ 300mmHg,且呼气末正压通气(PEEP)或持续气道正压(CPAP)≥ 5cmH₂O;中度:100mmHg<PaO₂/FiO₂ ≤ 200mmHg,且 PEEP ≥ 5cmH₂O;重度:PaO₂/FiO₂ ≤ 100mmHg,且 PEEP ≥ 5cmH₂O。

　　【问题 2】如何选择检查明确诊断?
　　1. 胸部 CT 检查　是诊断 ARDS 常用的检查方法,常发现双肺浸润影,CT 还能显示肺部的气压伤或局部的感染,胸部 CT 发现 ARDS 患者病变呈不均一性,包括重力依赖区肺水肿和严重的肺泡塌陷。
　　2. 超声心动图　排查有无心源性肺水肿。
　　3. 床旁肺功能监测　ARDS 时肺顺应性降低,无效通气量比例(VD/VT)增加,但无呼气流速受限。顺应性的改变对严重性评价和疗效判定有一定的意义。
　　4. 血流动力学监测　用于 ARDS 与急性左心衰竭临床表现鉴别有困难时。通常测定肺动脉楔压(PCWP),如果 >18mmHg,则支持左心衰竭的诊断。
　　5. 动脉血气分析检查　结合基础病急性胰腺炎,应该完善血常规、血电解质、血糖、血淀粉酶和脂肪酶、肝功能、肾功能、血清脑钠肽等实验室检查和胰腺增强 CT 等影像学检查。

　　【知识点】

ARDS 的鉴别诊断

ARDS 需与能够引起急性呼吸困难和低氧血症的疾病相鉴别。
　　1. 心源性肺水肿　详见表 3-28-1。

表 3-28-1　急性呼吸窘迫综合征与心源性肺水肿的鉴别诊断

鉴别点	急性呼吸窘迫综合征	心源性肺水肿
主要发病机制	肺毛细血管通透性增加	肺毛细血管静水压升高
基础疾病	脓毒症、创伤、休克、胰腺炎等	高血压、冠心病、心肺梗死、心脏瓣膜病等
起病方式	多在基础疾病发病后经过一段潜伏期后起病	急
气道分泌物性状	非泡沫性洗肉水样	粉红色泡沫痰
体位	可平卧	端坐呼吸
肺部体征	早期无体征,后期啰音广泛分布	细湿啰音,以双肺底为主,重症全肺湿啰音
胸部 X 线片	斑片状阴影,以周边肺野多见	心影常增大,以肺门为中心的蝶翼状斑片影
肺动脉楔压 /mmHg	≤ 18	>18
肺泡内水肿液蛋白浓度	高(水肿液蛋白 / 血浆蛋白 >0.7)	低(水肿液蛋白 / 血浆蛋白 <0.6)
对治疗的反应	抗心力衰竭治疗无效,常规吸氧难以纠正低氧	抗心力衰竭治疗有效,常规吸氧可以纠正低氧

2. 急性肺栓塞　常有长期卧床、手术或者分娩后周围静脉(尤其下肢深静脉和盆腔静脉)血栓性栓塞或者右心内血栓形成的病史,突然出现呼吸困难、咳血痰、胸痛和发绀等,可出现右心室扩张和右心衰竭的表现,严重者血压下降甚至休克。发病早期心电图常提示右心负荷过重,典型心电图表现为 S I Q III T III。D- 二聚体检测明显升高。胸部 X 线片可见楔形浸润阴影,其基底部连及胸膜。放射性核素肺通气灌注扫描诊断阳性率较高,选择性肺动脉造影或者肺动脉 CT 三维重建(3D CT)检查可以确诊。

3. 特发性肺间质纤维化　常表现为隐袭性进行性活动后呼吸困难,呼吸浅快,听诊可闻及吸气相 velcro 啰音,可有杵状指,晚期出现发绀,氧疗效果不理想。早期 CT 或者胸部 X 线片可呈磨砂玻璃样改变,中后期可见肺野内弥漫性网格状或者结节状阴影,严重者呈蜂窝肺改变。

4. 大片肺不张　常有引起肺不张的基础疾病,如气道分泌物阻塞或者气道受压等,CT 或者胸部 X 线片见沿支气管肺叶(段)走行的较规则且局限的实变阴影,内无支气管气柱征。

5. 自发性气胸　起病前常有持重物、屏气或者剧烈体力活动等诱因,突然一侧胸痛、气促、轻咳少痰,查体显示气管向健侧移位,患侧胸廓饱满或隆起,呼吸运动与触觉语颤减弱,叩诊鼓音,听诊呼吸音减弱或者消失。胸部 X 线片可明确诊断。

6. 上气道阻塞　如气管插管或者切开后痰痂堵塞人工气道等原因引起上气道阻塞,常出现吸气性呼吸困难,明显吸气相"三凹征",与 ARDS 鉴别一般不难。

【问题3】患者以腹痛起病,为什么会合并 ARDS ?

ARDS 的病因目前尚未阐明,致病因素包括肺内因素及肺外因素,与其相关的疾病(危险因素)包括严重的休克、感染(脓毒症、肺炎等)、创伤、弥散性血管内凝血(DIC)、吸入刺激性气体或胃内容物、溺水、大量输血、急性胰腺炎、药物或麻醉品中毒、脂肪栓塞、氧中毒等。其中急性胰腺炎是比较常见的诱发 ARDS 的肺外因素。

ARDS 的发病机制尚不清楚,目前研究认为,ARDS 的发病经过可能与如下因素有关:在内毒素或某些因子作用下,肺泡单核巨噬细胞等产生肿瘤坏死因子 α(TNFα)和白细胞介素(IL)-13,继而刺激肺内多种细胞产生化学趋化因子。前者激发中性粒细胞,起始型是 IL-8,后者激发单核细胞,起始型是单核细胞化学趋化蛋白。这些细胞因子介导外周循环的炎症细胞迁徙到肺间质和肺泡。在炎症细胞中,中性多型核粒细胞的作用较重要,它通过黏附在肺毛细血管内皮细胞表面直接损伤肺内皮细胞,释放多种炎性介质,如 von Willebrand 因子抗原和内皮素(ET)-1,活化的多型核粒细胞和巨噬细胞吞噬病原体等物质后出现脱颗粒现象,释放大量蛋白溶解酶和氧自由基,它们协同各种炎性介质损伤组织,增强肺内皮细胞损伤,导致通透性增加和微血栓形成,肺泡上皮细胞损伤导致表面活性物质减少或者消失,出现肺水肿,肺泡内透明膜形成和微小肺不张。从本质上来讲,全身炎症反应综合征(systemic inflammatory response syndrome,SIRS)是 ARDS 的根本原因,也是各种因素导致 ARDS 的共同途径。肺内因素与肺外因素所致的 ARDS 在病理生理改变、影像学表现和对机械通气以及药物治疗的反应来看,两者之间存在一定的差异。这提示不同病因的 ARDS,其发病机制可能不同,最终可能需要不同的治疗方案。

ARDS 的危险因素详见表 3-28-2。

表 3-28-2　急性呼吸窘迫综合征的危险因素

分类	危险因素
肺内因素	常见:胃内容物吸入性肺炎等重症肺部感染
	少见:肺挫裂伤、吸入刺激性气体、淹溺、氧中毒、放射性肺损伤
肺外因素	常见:严重的肺外感染所致的脓毒症、重症非胸部创伤、休克、大量输血输液
	少见:急性重症胰腺炎、体外循环、弥散性血管内凝血、中毒

肺内因素与肺外因素所致的 ARDS 的比较见表 3-28-3。

表 3-28-3　肺内因素与肺外因素所致 ARDS 的比较

鉴别点	肺内因素所致的 ARDS	肺外因素所致的 ARDS
损伤的基本结构	早期损伤发生在肺泡上皮细胞	早期损伤发生在肺毛细血管内皮细胞
细胞因子	支气管肺泡灌洗液(BALF)中明显增高	外周血中增高为主
主要病理表现	富含蛋白的水肿液充满肺泡,透明膜形成	肺毛细血管通透性增高,微血管充血及肺间质水肿
影像学	斑纹状密度增高实变影,且两肺不对称的重力依赖区分布,支气管充气征较多见	磨砂玻璃样模糊阴影多于实变影,多位于两肺靠近肺门区的中间部分
呼吸力学	肺顺应性明显降低,胸壁顺应性较高	胸壁弹性阻力升高
对 PEEP 的反应	PEEP 可导致肺泡的过度牵拉膨胀	PEEP 可促进肺泡复张,改善气体交换
对肺复张手段的反应	较难复张	容易复张
对药物治疗的反应	吸入一氧化氮后明显改善氧合	吸入前列环素 I2 后明显改善氧合

注:ARDS,急性呼吸窘迫综合征;PEEP,呼气末正压通气。

【问题 4】图 3-28-1 为该患者的胸部 CT 表现,下一步需做何处理?

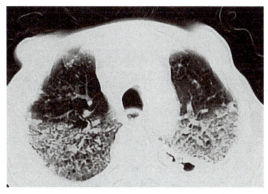

图 3-28-1　胸部 CT 表现

ARDS 应该在严密的病情监护下进行治疗,目前无特效的治疗措施,主要根据其病理生理改变和临床表现,采取综合性支持治疗措施。治疗的目标包括:维持生命体征,改善氧合功能,纠正缺氧状态,保护器官功能,治疗原发病并防止并发症。

思路 1:根据吸氧后低氧血症的改善程度调整氧疗方式,可选择经鼻导管或者面罩高流量吸氧。常规的氧疗对大多数患者难以奏效,常需要机械通气。

思路 2:当患者意识清楚、能够自主排痰、血流动力学稳定且能够耐受,可以尝试无创机械通气。无创机械通气治疗 1~2 小时后,如果低氧血症不能改善或者全身情况恶化,应及时气管插管,改为有创机械通气。

思路 3:采取肺保护性通气策略进行有创通气,气道平台压力不超过 30cmH_2O。常常通过降低潮气量来限制气道平台压力,此时允许二氧化碳逐步潴留(PaCO_2 的上升速度 5~10mmHg/h,使血 pH 适度降低,PaCO_2 最好不超过 70mmHg),即允许性高碳酸血症,一般主张维持血 pH>7.20。可以采用肺复张方法促进 ARDS 患者塌陷肺泡复张,改善氧合,目前推荐采用恒压通气方式实施控制性肺膨胀,即保持吸气压力 30~45cmH_2O,持续 30~40 秒。但是肺复张方法可能影响患者的循环状态。充分复张塌陷的肺泡后应用适当水平的 PEEP 可以防止呼气末肺泡塌陷,并避免肺泡周期性塌陷开放而产生的剪切力,主张使用能够防止肺泡塌陷的最低 PEEP(一般选择 8~12cmH_2O),有条件时,可以根据静态 P-V 曲线低位转折点压力 +2cmH_2O 来确定 PEEP。

思路 4:ARDS 的治疗还包括原发病治疗、合理的液体平衡等。控制原发病,遏制其诱导的全身失控性炎症反应是治疗 ARDS 的必要措施,包括控制感染、处理创伤、纠正休克等。实施限制性液体管理有助于 ARDS 患者减轻肺水肿,在保证组织器官有效灌注的前提下,主张通过利尿和限制补液,保证液体负平衡(每日 −1 000~−500ml)。在 ARDS 早期,除非有低蛋白血症,否则不宜输注胶体液。存在低蛋白血症的 ARDS 患者,在补充白蛋白后 1 小时,应该使用利尿剂以促使液体排出。

【问题 5】什么时候需请专科会诊?

ARDS 属于急诊危重病,明确诊断后应该争分夺秒给予初步救治和评估,边抢救边联系呼吸内科以及基础疾病所属科室(消化内科)会诊,及时转入重症监护病房继续抢救。

【问题 6】院前的环境下应给患者哪些处理?

应予吸氧,开通静脉通路,如出现严重呼吸衰竭的表现,考虑行气管插管进行机械通气,对于呼吸心搏骤停患者,及时给予心肺复苏术。

(梁显泉)

【推荐阅读文献】

[1] ARDS Definition Task Force, RANIERI V M, RUBENFELD G D, et al. Acute respiratory distress syndrome: the Berlin Definition. JAMA, 2012, 307 (23): 2526-2533.

[2] LUKS A M. Ventilatory strategies and supportive care in acute respiratory distress syndrome. Influenza Other Respir Viruses, 2013, 7 (Suppl 3): 8-17.

[3] MANN A, EARLY G L. Acute respiratory distress syndrome. Mo Med, 2012, 109 (5): 371-375.

第 29 章　肺血栓栓塞症

【精粹】

1. 肺血栓栓塞症（pulmonary thromboembolism，PTE）（简称"肺栓塞"）是由于肺动脉或肺动脉分支被血栓堵塞而引起的病理过程，是许多疾病的一种严重并发症，重者病情凶险。本病容易被漏诊或误诊。

2. 临床上最常见的栓子来自下肢深静脉及盆腔静脉。

3. 肺血栓栓塞症临床表现复杂多样，甚至没有症状，典型表现为呼吸困难、胸痛和咯血，但具有该经典表现的患者比例不高。所有患者都应查动脉血气分析、凝血功能、心电图、静脉系统超声（双下肢静脉、盆腔静脉，甚至肾静脉、下腔静脉和右心），必要时做 CT 肺动脉造影或肺通气灌注扫描。

4. 胸痛患者应与急性心肌梗死、自发性气胸、心包炎、主动脉夹层和胸膜炎等鉴别。出现晕厥者应与血管舒缩障碍所致晕厥、心源性晕厥、短暂性脑缺血发作、低血糖状态及严重贫血常导致晕厥等进行鉴别。

5. 提高认识，保持警惕，及时诊断及治疗是降低死亡率的关键手段。

6. 溶栓适应证为伴有血流动力学不稳定的高危肺栓塞患者。中危分层中的高危患者也可以考虑溶栓治疗。

7. 抗凝治疗。高度怀疑肺栓塞的患者在获得影像学确诊结果前，临床低度可能性的患者经影像学确诊肺栓塞后，可开始使用肝素。

【病历摘要】

患者，男，50 岁，教师。主因"突发晕厥 1 小时"由救护车送入急诊。患者 1 小时前晨起洗漱后，突然摔倒。家人呼之不应，叫救护车。患者数分钟后清醒，无抽搐，无大小便失禁。急救医师测血压 40/20mmHg，心率 120 次/min，给予多巴胺 20mg 维持静脉滴注后送入急诊抢救室。患者诉胸闷，无胸痛、咯血，无头痛、头晕、出汗，无恶心呕吐。患者平素血压偏低。查体：T 36.6℃，P 106 次/min，呼吸 22 次/min，BP 90/60mmHg，神经系统检查无异常，颈静脉轻度怒张，肺部检查无异常，心脏无扩大，心律齐，第二心音增强，无杂音。腹部检查无异常，双下肢无水肿。心电图：V_2~V_5 导联 ST 段压低 0.1~0.2mV，T 波倒置，无 S Ⅰ Q Ⅲ T Ⅲ 表现。胸部 X 线片无异常，血气（未吸氧）SaO_2 85%，吸氧后 PO_2 85mmHg，PCO_2 30mmHg。心肌损伤标志物（CK、CK-MB、TnI）均正常，D-二聚体 2.2mg/L。胸部 CT、肺动脉造影示双侧大面积肺栓塞，右心室内径大于左心室。

【问题 1】患者目前有无生命危险？最可能的诊断是什么？

思路 1：患者心率快、血压低，呼吸急促，血气未吸氧 SaO_2 85%，应警惕循环和呼吸功能进一步下降威胁生命，需入抢救室监护生命体征，并予以吸氧、建静脉通路等基本处理。

思路 2：完善基本的血液和影像学检查后，初步诊断：急性肺栓塞（高危）。

【知识点】

急性肺栓塞的诊断依据（流程图详见图 3-29-1）。

1. 突发晕厥，继之感胸闷。

2. 发作时血压低、心率快，有低氧血症和过度通气。

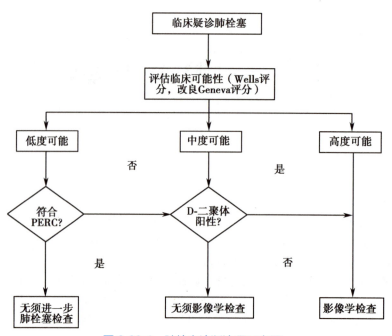

图 3-29-1　肺栓塞诊断流程示意图

PERC.肺栓塞排除标准。

3. 颈静脉轻度怒张。

4. 心电图胸前导联 ST-T 改变。

5. D-二聚体 >0.5mg/L。

6. 胸部 CT 肺动脉造影示双侧大面积肺栓塞,右心室增大。

【问题 2】肺栓塞的临床表现有哪些?

不典型,可为以下症状中的一种或几种的任意组合,甚至没有症状或以猝死为首发表现。

1. 呼吸困难及气短　为肺栓塞最常见的临床症状。可伴发绀。呼吸困难加重可能是提示肺栓塞的唯一症状。部分患者系反复发生的小栓塞,可多次发生突发呼吸困难。

2. 胸痛　常为钝痛,也可为心肌梗死样胸痛或胸膜性疼痛。肺栓塞出现胸膜性疼痛一般认为已经合并肺梗死。

3. 晕厥或休克　可为肺栓塞的首发或唯一的症状,常提示中心大血管部位发生肺栓塞。

4. 咯血　常为少量咯血,大咯血少见。如患者出现咯血,常意味着肺梗死发生。肺栓塞患者并不一定会继发肺梗死,临床上出现所谓典型“三联征”(呼吸困难、胸痛及咯血)的患者不足 30%。

【知识点】

临床可能性评估

所有存在肺栓塞可能性的患者均应评估临床可能性,同时须评估静脉血栓形成的危险因素。临床可能性常用 Wells 评分量表或 Geneva 评分量表(表 3-29-1)。对于低危患者,还可以应用肺栓塞排除标准(pulmonary embolism rule-out criteria,PERC)来排除肺栓塞的可能性。据报道,符合该标准的患者敏感性 97.4%,假阴性率 1%(表 3-29-2)。

表 3-29-1　用于评估肺栓塞临床可能性的 Wells 评分和改良 Geneva 评分量表

Wells 评分项目	原版评分 / 分	简化版评分 / 分
肺栓塞或深静脉血栓病史	1.5	1
心率 ≥ 100 次 /min	1.5	1
近 4 周内外科手术或制动	1.5	1
咯血	1	1
活动性癌症	1	1
临床深静脉血栓体征	3	1
不大可能是其他疾病诊断	3	1
临床可能性		
三分法		
可能性低	0~1	N/A
中度可能	2~6	N/A
高度可能	≥ 7	N/A
二分法		
不可能	0~4	0~1
很可能	≥ 5	≥ 2
改良 Geneva 评分项目	**原版**	**简化版**
肺栓塞或深静脉血栓病史	3	1
心率		
75~94 次 /min	3	1
≥ 95 次 /min	5	2
近 1 月内外科手术或制动	2	1
咯血	2	1
活动性癌症	2	1
单侧下肢痛	3	1
下肢深静脉触痛和单侧下肢水肿	4	1
65 岁以上	1	1
临床可能性		
三分法		
可能性低	0~3	0~1
中度可能	4~10	2~4
高度可能	≥ 11	≥ 5
二分法		
不可能	0~5	0~2
很可能	≥ 6	≥ 3

表 3-29-2 肺栓塞排除标准

序号	标准
1	血氧饱和度 ≥ 95%
2	无单侧下肢水肿
3	无咯血
4	既往无深静脉血栓或肺栓塞病史
5	4 周内无近期手术或外伤史
6	年龄不足 50 岁
7	未用应用激素
8	心率小于 100 次 /min

【问题 3】如何选择检查明确诊断?

1. 心电图、胸部 X 线和动脉血气分析等辅助检查是评估临床可能性和患者全身情况的常规和必需检查。

(1)心电图:大多数病例有窦性心动过速和非特异性心电图异常表现。可表现为 $V_1 \sim V_4$ 的 T 波改变和 ST 段压低;Ⅰ 导 S 波加深,Ⅲ 导出现 Q/q 波及 T 波倒置;完全或不完全右束支传导阻滞;肺性 P 波;电轴右转;顺钟向转位。心电图可用于发现急性心肌梗死、心绞痛和心包炎等。

(2)胸部 X 线片:肺栓塞的胸部 X 线片表现缺乏特异性。但 X 线片检查可排除引起呼吸困难和胸痛的其他病因,如肺炎、气胸和胸膜炎。提示肺栓塞表现的有肺纹理截断征,其远端血液充盈减少(Westermark 征);提示肺梗死的尖端指向肺门的楔形阴影[驼峰征(Hampton 征)];但两者均为少见。

(3)超声心动图:是易于实施、便于重复动态观察的无创性诊断手段,但经胸超声多为通过间接征象提示或诊断肺栓塞,可用于急诊可疑大面积肺栓塞患者的筛查和严重患者的快速分层。也可发现急性心肌梗死、心脏压塞、感染性心内膜炎、主动脉根部夹层等。如在右心室或右心房发现血栓,同时患者临床表现符合肺栓塞,可以提示诊断急性肺栓塞。如显示近端肺动脉栓子可以确诊。如超声心动图有肺动脉高压、右心室高负荷和急性肺源性心脏病的征象,则怀疑或高度怀疑肺栓塞,但并不能作为肺栓塞的确定诊断标准。如有右心室肥厚,提示慢性肺源性心脏病,对患者存在慢性肺栓塞过程有重要意义。右心室增大,右心室室壁节段运动异常,都是右心室受累的表现。超声心动图发现的 60/60 征(三尖瓣关闭不全反流的跨瓣压力阶差 ≤ 60mmHg,右心室射血加速时间 <60ms)或 McConnell 征(右心室游离壁心尖部运动正常或增强,游离壁其余部分运动低下或消失)的特异性高,但敏感性低。

(4)动脉血气分析:可表现为低氧血症、低碳酸血症和肺泡 - 动脉血氧分压差增大。但动脉血气分析并不能作为一项诊断指标,部分患者的结果可以正常,部分患者也需要根据氧分压的预计值进行判断。呼吸室内空气条件下的动脉血氧分压和计算的肺泡 - 动脉血氧分压差均不能对肺栓塞患者进行可靠的分层或鉴别。

(5)D- 二聚体:对急性肺血栓栓塞诊断的敏感性为 92%~100%,特异性仅为 40%~43%,但有较大的排除价值。高度怀疑肺栓塞者不需测定 D- 二聚体。低肺栓塞可能性的患者中,任何方法测定的 D- 二聚体阴性均可排除肺栓塞。中度肺栓塞可能性的患者中,ELISA 或 MDA 方法测定的 D- 二聚体阴性(<0.5mg/L)提示可排除肺栓塞诊断。在老年或住院患者中,D- 二聚体仍存在很高的阴性预测率,但有少于 10% 的肺栓塞患者 D- 二聚体正常。D- 二聚体随着年龄升高而升高,对于 50 岁以上者,以年龄 ×10 作为临界值,以减少假阳性率。

(6)心肌损伤标志物:肌钙蛋白和脑钠肽(BNP)在肺栓塞患者中也可以升高,反应心肌细胞损伤或右心压力增大,阳性者的患者危险度增高。研究发现,肺栓塞患者可以合并心肌细胞坏死或右心室心肌梗死。

2. 进一步影像检查

(1)CT 肺血管造影:CT 肺血管造影是肺栓塞的首选影像学检查,能发现段以上肺动脉内的栓子,是肺栓塞的确诊手段之一;特异性高于放射性核素肺扫描,尤其适用于因其他心肺疾病导致肺扫描结果缺乏特异性的患者;对肺动脉亚段或以下的肺栓塞敏感性差,结果正常只能提示肺栓塞可能性低,不能排除肺栓塞的诊断。CT 检查还可以发现右心室有无扩张,右心腔有无血栓等。

(2)肺通气灌注扫描:如临床为疑似病例,扫描结果显示高度可能,强力提示肺栓塞。如临床预测低可能性,扫描结果也提示低可能性,提示肺栓塞的可能性低。临床高度可疑而扫描提示低可能性的患者,有 40%经血管造影证实为肺栓塞。

(3)静脉超声检查:由于大多数肺栓子来自下肢深静脉,因此怀疑肺栓塞的患者应寻找残余的深静脉血栓。静脉超声检查可发现 95% 以上的近端下肢静脉内的血栓。下肢静脉超声检查结果阴性并不能排除肺栓塞。必要时也需要扫查盆腔静脉、肾静脉和下腔静脉。

(4)磁共振成像:对段以上肺动脉内栓子诊断的敏感性和特异性均较高,避免了注射碘造影剂和 X 线辐射的缺点;与肺血管造影相比,患者更易于接受,适用于对碘造影剂过敏的患者;磁共振成像具有识别新旧血栓的功能,有可能为决策溶栓方案提供依据。

(5)肺血管造影:为肺栓塞诊断的金标准,其敏感性 98%,特异性为 95%~98%,为有创检查,但可能发生严重甚至致命的并发症,且有技术要求和专业人员要求,应严格掌握其适应证,目前应用大幅度减少。

【知识点】

肺栓塞的鉴别诊断

1. 血管舒缩障碍所致晕厥　包括血管迷走性晕厥(VVS)、直立性低血压和颈动脉窦综合征等均可引起短暂晕厥,多不伴抽搐、大小便失禁,预后多良好。

2. 心源性晕厥　严重心律失常、主动脉瓣狭窄、心绞痛与急性心肌梗死等均可引起晕厥,但晕厥前后会有相应临床表现或心电图、心肌损伤标志物异常表现。

3. 短暂性脑缺血发作　脑组织发生血供障碍导致缺血性卒中样表现,但一般持续时间不足 1 小时,由于损害的血管不同,症状也多样化。

4. 低血糖状态及严重贫血常导致晕厥样表现,要注意鉴别。

5. 自发性气胸、心包炎、主动脉夹层和胸膜炎等因可出现胸痛等症状,应与肺栓塞鉴别。

【问题 4】下一步应该如何处理?

思路 1:急诊治疗。

1. 一般处理　患者卧床休息,保持大便通畅。患者一般都表现为低氧血症或者 Ⅰ 型呼吸衰竭,吸氧浓度可以提高,以提高氧分压和氧饱和度,最终提高氧含量。

2. 监护、密切观察病情变化　入院后立即进行心电、血压和氧饱和度监护,查血气、胸部 X 线片;查心电图,监测心肌损伤标志物及 D- 二聚体、凝血功能;监测肝肾功能、电解质的变化,查血、尿和粪便常规。

3. 维持血压稳定　可以应用液体复苏或加用多巴胺 5~20μg/(kg·min),使收缩压维持在 90mmHg,以保证基本灌注。但由于梗阻因素的存在,且左心充盈不足,液体复苏或血管活性药物可能效果不满意。

4. 抗凝治疗　若无禁忌,在怀疑肺栓塞的诊断的时候就可以使用肝素抗凝治疗。普通肝素:负荷量80IU/kg 静脉注射,随后 18IU/(kg·h)维持静脉滴注,使活化部分凝血活酶时间(APTT)达到并维持于正常值的 1.5~2.5 倍,每 4~6 小时测定 APTT,根据 APTT 调节剂量。也可以使用低分子量肝素:根据体重给药,不同的低分子量肝素剂量不同,可参考产品说明书。若考虑静脉溶栓,则建议采用普通肝素,便于调整剂量。若考虑使用华法林抗凝治疗,应早期重叠肝素使用,同时检测 INR,达到治疗范围后停用肝素,定期监测INR。也可以使用新型口服抗凝药物治疗,如利伐沙班等。

5. 溶栓治疗　有效的溶栓治疗可以快速接触肺动脉梗阻,降低右心室负荷。但要注意出血并发症,甚至出现颅内出血和其他位的大出血,也有可能出现溶栓过程中其他部位的血栓脱落再次导致肺栓塞,病情发生突然变化。

【知识点】

溶 栓 治 疗

1. 适应证 ①伴有休克或低血压的高危患者;②无上述表现的中危患者,若同时出现右心室受累的影像学证据(CT或超声检查发现右心室增大或右心室阶段性室壁运动异常)和血液检验证据(肌钙蛋白或 BNP 升高),也可以溶栓治疗。

2. 禁忌证 绝对禁忌证有脑出血、6个月内的缺血性卒中、中枢神经系统外伤或肿瘤、近期内严重外伤或大手术、3周内的头外伤、消化道出血或其他出血危险因素等。相对禁忌证有 6 个月内的短暂脑缺血发作、口服抗凝药、妊娠或产后1周、不可压迫部位的出血、有创性复苏、严重肝病、感染性心内膜炎、活动性溃疡等。

3. 溶栓药物

(1) 重组组织型纤溶酶原激活物(rt-PA):溶栓作用与链激酶和尿激酶相当,但对血栓有较快的溶解作用。因给药时间短,被认为是溶栓的首选药物。一般用法 100mg,静脉滴注 2 小时。有研究认为采用半量 50mg/2h 溶栓方案者,效果相似,出血发生率可能会降低。也有采用加速治疗方案者,0.6mg/kg,15 分钟内给药。

(2) 链激酶和尿激酶:尿激酶使用 12 小时的溶栓效果同链激酶 24 小时。使用尿激酶、链激酶溶栓期间勿同时使用肝素。

链激酶:负荷量 25 万 IU,30 分钟内静脉注射,继以 10 万 IU/h,静脉滴注 12~24 小时;加速溶栓方案 150 万 IU,持续静脉滴注 2 小时。

尿激酶:负荷量 4 400IU/kg,在 10 分钟内静脉,继以 2 200IU/(kg·h)的速度,静脉滴注 12~24 小时;加速溶栓方案:2 万 IU/(kg·h),持续静脉滴注 2 小时。

肺栓溶栓时间窗一般定为 14 天以内,但由于可能存在血栓的动态形成过程,对溶栓的时间窗不做严格规定。溶栓治疗结束后,应予以肝素抗凝,但同时需要溶栓导致的纤维蛋白原降低,可能增加出血风险,需要密切观察和监测凝血指标。

思路 2:临床中,高度怀疑肺栓塞的患者在获得影像学确诊结果前、临床低度可能性患者经影像学确诊肺栓塞后,可开始使用肝素。用肝素前应注意是否存在抗凝禁忌,并测定 APTT、PT 及血常规变化(血小板和血红蛋白)。

溶栓治疗或有严重肾衰竭患者,首选普通肝素(普通肝素)。负荷量 80IU/kg,继以 18IU/(kg·h)持续静脉滴注 24 小时(每 4~6 小时测 APTT 并据此调整剂量)。详见表 3-29-3。除外上述应用普通肝素的情况,低分子量肝素应用方便,无须监测化验指标,可作为抗凝首选;过度肥胖或妊娠妇女宜监测血浆抗 Xa 因子活性,并据此调整剂量。

肺栓塞患者的抗凝药物治疗时间,取决于血栓栓塞的类型及是否存在长期危险因素或诱发因素。继发于短暂可逆的危险因素基础上的肺栓塞,推荐口服抗凝时间 3 个月;若未发现诱发因素,则抗凝时间至少 3 个月;没有诱发因素的患者,肺栓塞复发,就推荐长期抗凝。在进行抗凝治疗前,都需要评估出血风险以及风险效益比。

【知识点】

表 3-29-3 根据 APTT 结果调整普通肝素剂量

APTT/s	APTT(正常值的倍数)	肝素剂量的调整
<35	1.2	80IU/kg,静脉注射 1 次,然后剂量增加 4IU/(kg·h)静脉滴注维持
35~45	1.2~1.5	上述剂量减半
46~70	1.5~2.3	用量不变
71~90	2.3~3.0	剂量降低 2IU/(kg·h)维持
>90	>3.0	停药 1h,降低剂量 3IU/(kg·h)的维持剂量

注:APTT 为活化部分凝血活酶时间。

【问题 5】什么时候需要请专科会诊并行介入治疗？

高危肺栓塞患者,如血流动力学严重障碍(肺动脉主干或主要大分支栓塞造成的大面积肺栓塞)经积极内科治疗无效、有溶栓或抗凝禁忌者,可请专科会诊考虑介入治疗,但要严格掌握适应证。

【问题 6】要注意哪些肺栓塞的危险因素？

强危险因素:下肢骨折、3 个月内因为心力衰竭或心房颤动(心房扑动)住院、髋关节或膝关节置换、严重创伤、3 个月内的心肌梗死、静脉血栓栓塞病史、脊柱损伤等。

中度危险因素:膝关节镜手术、自身免疫性疾病、输血、中心静脉置管、心力衰竭或呼吸衰竭、应用促红细胞生成素或者激素替代治疗、体外受精、感染、炎症性肠病、口服避孕药、卒中瘫痪、产后、易栓症、浅静脉血栓等。

弱危险因素:卧床 3 天以上、糖尿病、高血压、久坐、高龄、腔镜手术、肥胖、妊娠、静脉曲张等。

(陈旭岩)

【推荐阅读文献】

［1］马克思,霍克伯格,瓦尔斯.罗森急诊医学.7 版.李春盛,译.北京:北京大学医学出版社,2013.

［2］于学忠.协和急诊医学.北京:科学出版社,2011.

［3］KONSTANTINIDES SV, TORBICKI A, AGNELLI G. et al. 2014 ESC guidelines on the diagnosis and management of acute pulmonary embolism. Eur Heart J, 2014, 35 (43): 3033-3069.

第30章　肺脓肿

【精粹】

1. 急性肺脓肿（lung abscess）是由化脓性病原体感染并引起肺组织坏死和化脓形成的脓腔。

2. 慢性肺脓肿指急性肺脓肿治疗不彻底，或支气管引流不畅，导致大量坏死组织残留脓腔，炎症迁延3个月以上。

3. 根据感染途径可将肺脓肿分为吸入性肺脓肿、继发性肺脓肿和血源性肺脓肿。

4. 化脓性细菌感染肺实质后，8~14天后局部肺组织坏死、液化，脓液淤积于肺内形成脓腔，使患者高热不退；当脓液通过相应支气管引流，即患者表现为突然咳大量脓臭痰，使得患者体温反而显著降低。

5. 肺脓肿患者如果经过内科保守治疗，配合充分的脓液引流后患者体温下降，症状改善，胸部影像学表现空洞闭合，说明治疗有效。有手术指征则行手术治疗。如患者一般情况及肺功能无法耐受手术，可经胸壁插入导管到脓腔进行引流。

【病历摘要】

患者，男，63岁。因"咳嗽咳脓痰伴发热10天，胸闷、胸痛3天"入院。患者于10天前出现咳嗽、咳黄色黏痰伴发热，体温最高39.3℃；自行口服"阿莫西林"无效；后于当地卫生院静脉应用抗感染药物治疗（具体不详），效果欠佳，3天前咳出大量脓臭痰后体温下降至37.8℃。为求进一步诊治，转入笔者所在医院。发病以来，患者体力稍差，体重无明显变化，饮食欠佳，睡眠偏差，大小便正常。既往：糖尿病病史3年，未规律服药；吸烟史30余年；否认肝炎、肝硬化病史，否认高血压、心脏病等病史。体格检查：BP 145/87mmHg，P 113次/min，R 23次/min，T 38.2℃。神志清楚，精神尚可，皮肤巩膜未见明显黄染，未见明显蜘蛛痣及曲张静脉。右下肺叩诊浊音，听诊呼吸音低，双肺未闻及干湿啰音。心率113次/min，节律整齐，心脏相对浊音界正常范围。腹软，全腹无压痛及反跳痛，肝脾肋下未触及，Murphy征阴性，双肾区叩击痛阴性，肠鸣音活跃。辅助检查：血常规示，白细胞计数 16.9×10^9/L，中性粒细胞百分比96%，血红蛋白120g/L，血小板计数 125×10^9/L；降钙素原（PCT）0.695μg/L。心电图：窦性心动过速，电轴正常，各导联ST-T未见明显异常。心肌梗死三项未见明显异常。肺部CT见图3-30-1。

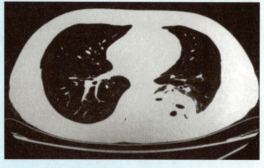

图3-30-1　肺部CT

【问题 1】如何初步鉴别疾病发生部位?

思路 1:患者有明显咳嗽、咳脓痰、发热、胸闷和胸痛的症状,初步考虑存在呼吸道感染性疾病。

思路 2:所有疑诊呼吸道感染的患者都需要判断呼吸道感染的部位,要确定是上呼吸道感染还是下呼吸道感染。如果是上呼吸道感染,具体是普通感冒(急性鼻炎)、流行性感冒、化脓性扁桃体炎,还是其他特殊类型的上呼吸道感染? 如果考虑下呼吸道感染,则应考虑具体是属于气道还是肺实质病变。

【知识点】

上下呼吸道感染的初步鉴别

上下呼吸道分界为环状软骨。上呼吸道感染一般以鼻咽部症状为主,如咽痛、流涕,出现喉炎时可有声嘶;咳嗽往往因为咽痒或咽干诱发,常为干咳。下呼吸道感染咳嗽症状多明显,常伴咳痰,尤其是脓性痰;若为干咳,则多为刺激性咳嗽。

【知识点】

肺脓肿定义

1. 急性肺脓肿　是由化脓性病原体感染并引起肺组织坏死和化脓形成的脓腔。临床特征为急性起病、高热、咳嗽、咳黏液痰或黏液脓臭痰。病原体通常为上呼吸道、口腔的定植菌,包括各种化脓性细菌、分枝杆菌、真菌或寄生虫感染,90% 合并有厌氧菌感染。

2. 慢性肺脓肿　指急性肺脓肿治疗不彻底,或支气管引流不畅,导致大量坏死组织残留脓腔,炎症迁延 3 个月以上。

【问题 2】肺脓肿患者的发病原因是什么?

思路:病史采集的过程中应关注相关的诱因或病因,如患者是否有醉酒史或使用镇静药物,是否有癫痫发作,是否近期有拔牙、牙周疾病史等;有无皮肤破损、有无外伤感染史等。这些诱发因素对疾病的分类和判断患者可能感染的病原菌有着重要的提示作用。

【知识点】

吸入性肺脓肿发病部位与支气管解剖和体位的关系

由于右侧主支气管较陡直,且管径较粗大,吸入异物易进入右肺;仰卧位时,好发于上叶后段或下叶背段;坐位时好发于下叶后基底段;右侧卧位时,则好发于右上叶前段或后段。

【知识点】

根据感染途径可将肺脓肿分为三类(表 3-30-1):

表 3-30-1　肺脓肿的病因分类及临床特点

分类	病因	特点
吸入性肺脓肿	病原体经口、鼻、咽腔吸入形成	最常见,常单发,多为厌氧菌;其发病部位与支气管解剖和体位有关

续表

分类	病因	特点
继发性肺脓肿	某些细菌性肺炎及慢性肺部疾病的基础上合并感染而形成	较少见,小儿肺脓肿最常见为支气管异物阻塞;肺部领近器官的化脓性病变亦可引起,例如阿米巴肝脓肿引起阿米巴肺脓肿
血源性肺脓肿	各种原因导致的败血症和脓毒症病灶中的菌栓经血行播散到肺,引起肺小血管栓塞、炎症和坏死而形成	静脉吸毒者如有右心细菌性心内膜炎、三尖瓣赘生物脱落阻塞肺小血管易形成两肺外野的多发性脓肿;致病菌以金黄色葡萄球菌、表皮葡萄球菌及链球菌多见

【知识点】

肺脓肿的病理变化过程,详见图3-30-2。

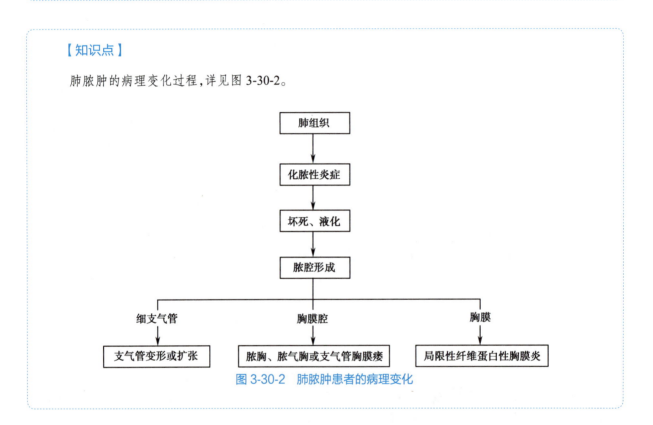

图 3-30-2 肺脓肿患者的病理变化

【知识点】

肺脓肿的特异性表现

化脓性细菌感染肺实质后,8~14天后局部肺组织坏死、液化,脓液淤积于肺内形成脓腔,使患者高热不退;当脓液通过相应支气管引流,即患者表现为突然咳大量脓臭痰,使得患者体温反而显著降低。以上疾病变化过程经过构成了寒战、高热、咳脓臭痰后体温下降的典型临床特征。

【问题3】肺脓肿患者有哪些临床表现?
肺脓肿患者的临床表现见表3-30-1。
【问题4】体格检查应重点关注什么?
思路1:对门、急诊的下呼吸道感染的患者,查体的重点应是肺部体征,肺部有无实变体征、呼吸音减低和干湿啰音,胸膜有无摩擦感和摩擦音。特别是胸痛的患者,如出现胸膜摩擦音等体征,更支持由于局部炎性渗出导致的胸膜炎性反应;还应关注患者有无发绀、杵状指,有无皮肤破溃及感染等。

思路 2:如果患者的一般情况较差,需要特别关注患者的体温、呼吸频率,脉搏和血压等生命体征,同时要注意观察患者的意识状态,以及是否存在呼吸困难等情况。

> **【知识点】**
>
> 肺脓肿患者查体可无肺部异常体征。如果肺部脓肿较小,常无明显肺部体征;如脓肿较大,则局部可有实变体征;慢性肺脓肿患者常有发绀或杵状指。

【问题 5】下一步应进行哪些检查?

患者中年男性,急性起病,有发热、咳嗽、咳脓臭痰后体温下降等呼吸道感染的症状,同时查体示右下肺叩诊浊音,听诊呼吸音低;临床过程中首先考虑呼吸道感染性疾病肺脓肿可能性大。下一步应完善血常规和胸部 X 线检查,有条件应完善肺部 CT 检查。

【问题 6】肺脓肿应该如何诊断?

患者有高热、咳嗽、咳大量脓臭痰等呼吸道症状,且有咳大量脓臭痰后体温下降的特异性表现;影像学表现为单发或多发的空洞性病变,并能够除外其他疾病即可诊断为肺脓肿。因此,影像学有坏死性、空洞性病变是肺脓肿的诊断必要条件。

> **【知识点】**
>
> 各种类型的肺脓肿 X 线及 CT 表现,详见表 3-30-2。
>
> 表 3-30-2 不同类型肺脓肿的影像学表现
>
> | 肺脓肿类型 | X 线特点 | CT 特点 |
> | --- | --- | --- |
> | 吸入性肺脓肿 | 早期:无特征性变化,炎性阴影较大且密度较高,中心最浓,边缘模糊
脓肿形成:空洞内壁完整或不规则,可见气液平面,贴近胸壁的病变与胸壁成锐角;脓腔周围有炎性浸润,邻近组织与空洞界限不清。常见于上叶的后段及下叶的背段 | 早期表现为较大片状高密度影,多累及一个肺段或两个肺段的相邻部分。肺窗上病灶胸膜侧密度高而均匀,肺门侧密度多较淡且不均匀。纵隔窗其内可见空气支气管征。病灶坏死液化呈低密度,有空洞者其内可见气液平面或液液平面。新形成的空洞内壁多不规则 |
> | 血源性肺脓肿 | 圆形多发浸润病灶,分布在一侧或两侧,中心可有透亮区 | 两肺多发结节状或片状密度增高影,边缘模糊,其内液化坏死呈低密度或出现空洞 |
> | 慢性肺脓肿 | 以空洞为主要形式,空洞壁厚,多房者可有多个大小不等的透亮区,液面高低不一,空洞周围可见纤维条索影 | 可有较广泛纤维条索影和胸膜增厚,支气管走行不规则,可有支气管扩张及肺气肿表现 |

【问题 7】如何进行病原学诊断?

思路 1:根据临床经验,细菌性肺脓肿最常见的病原菌是厌氧菌,其次是多种革兰氏阴性菌和革兰氏阳性菌。另外,分析病原菌还需结合患者的影像表现和血常规结果。除外细菌感染,肺脓肿还可由其他病原菌所致。在糖尿病和免疫功能低下的患者中,某些真菌感染可以引起肺内空洞,如奴卡菌、放线菌和曲霉菌等;寄生虫如溶组织阿米巴原虫,作为一种重要但不常见的肺脓肿病原体,主要引起下叶基底部位的肺脓肿;分枝杆菌如结核分枝杆菌和非结核分枝杆菌感染亦可以引起肺脓肿。仔细分析可能的病原体对指导经验性药物选择具有重要意义。

思路 2：根据细菌学检查，痰、胸腔积液和血培养 + 体外抗生素药敏试验有助于确定病原体和选择有效的抗生素。尤其是胸腔积液和血培养阳性的诊断价值更大。

思路 3：纤维支气管镜检查不仅有助于明确病因和病原学诊断，而且可用于治疗。如果有气道异物，可取出异物使气道引流通畅。如怀疑肿瘤阻塞，可取病理标本。还可更直观留取痰液标本行病原学检查。

【问题 8】肺脓肿如何进行有效对症治疗？

思路 1：针对不同类型肺脓肿使用不同的抗生素治疗方案，但最终仍要结合患者个人差异及临床标本的培养及药敏试验结果。肺脓肿的抗生素治疗疗程虽因人而异，一般推荐 8~12 周；但最终目标是胸部 X 线片或肺部 CT 提示脓腔和炎症消失，或仅有少量的残留纤维化。

思路 2：脓液引流，充分有效的脓液引流是治疗肺脓肿的关键步骤。如痰黏稠不易咳出者可配合祛痰药、支气管舒张药和雾化治疗。如身体能耐受，可采用适当的体位引流排痰，脓肿位于最高位，每日 2~3 次，每次 10~15 分钟。纤维支气管镜下吸痰对引流也有一定帮助。如保守脓液引流欠佳，可行纤维支气管镜下吸痰，操作时应尽量接近或进入脓腔，吸引脓液，冲洗支气管及注入抗生素。

【知识点】

不同类型肺脓肿患者的抗生素治疗，详见表 3-30-3。

表 3-30-3　肺脓肿患者常规抗生素的应用

类型	病原体	常用药物	备注
吸入性肺脓肿	普通厌氧菌	青霉素	可联合使用，也可选用碳青霉烯类或 β 内酰胺类 /β 内酰胺酶抑制剂
	脆弱拟杆菌	林可霉素、克林霉素、甲硝唑	
血源性肺脓肿	革兰氏阴性菌	第二代或第三代头孢菌素，氟喹诺酮类药物，可联合氨基糖苷类抗生素	MRSA 感染应选用万古霉素或替拉考宁或利奈唑胺
	革兰氏阳性菌	耐 -β 内酰胺酶的青霉素或头孢菌素	
阿米巴肺脓肿	阿米巴原虫	甲硝唑	

【问题 9】是否有必要手术治疗？

思路：肺脓肿患者如果经过内科保守治疗，配合充分的脓液引流后患者体温下降，症状改善，胸部影像学表现空洞闭合，说明治疗有效。手术适应证为：①内科保守治疗效果欠佳者；②慢性肺脓肿，身体条件允许的患者；③肺脓肿合并大咯血经内科治疗无效者；④伴有支气管胸膜瘘或气胸者；⑤支气管肿物导致支气管阻塞影响肺脓肿气道引流者。如患者一般情况及肺功能无法耐受手术，可经胸壁插入导管到脓腔进行引流。

【问题 10】如何进行有效预防？

思路：①应重视上呼吸道的慢性炎症，规范治疗彻底，避免污染物误吸入下呼吸道；②应重视术前的口腔呼吸道分泌物的清理等各种准备，术中麻醉深度、镇静的合理使用，术后镇痛止咳药物使用及口腔呼吸道护理；③应积极治疗皮肤痈疖或肺外化脓性病灶，有效预防血源性肺脓肿的发病；④应注重糖尿病等基础疾病预防和治疗。

肺脓肿患者诊治流程图，详见图 3-30-3。

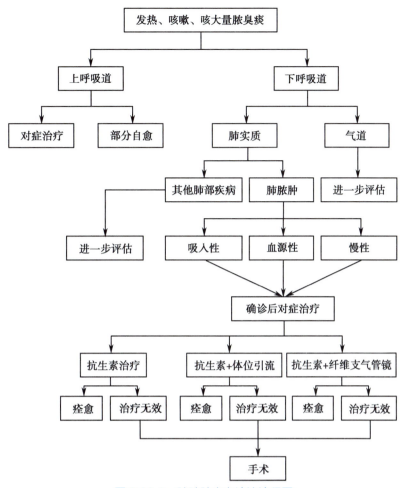

图 3-30-3　肺脓肿患者诊治流程图

（魏　捷）

【推荐阅读文献】

林果为, 王吉耀, 葛均波. 实用内科学. 15 版. 北京: 人民卫生出版社, 2017.

第31章 心脏骤停

【精粹】

1. 心脏骤停(cardiac arrest)是指心脏射血功能的突然终止,大动脉搏动与心音消失,重要器官(如脑)严重缺血、缺氧,若不及时处理,会造成脑及全身器官组织的不可逆损害而导致死亡。这种出乎意料的突然死亡,医学上又称"心源性猝死"。

2. 心源性猝死与心脏骤停的区别在于前者是生物学功能的不可逆的停止,而后者通过紧急治疗有逆转的可能。

3. 冠心病是心脏骤停的最常见的病因,心室颤动是发生心脏骤停的最常见的病理生理机制。

4. 心脏骤停时主要临床表现是呼唤患者无回应;没有呼吸或不能正常呼吸(叹气样或抽气样呼吸);颈动脉和股动脉无搏动,心音消失。

5. 心脏骤停急救成功的关键是尽早进行心肺复苏和复律治疗。

【病历摘要】

患者,男,55岁。既往糖尿病10年,患者晨起后胸闷、心前区不适,自服"速效救心丸"无好转,在就诊过程中突然抽搐、意识不清、二便失禁。查体:呼之不应,面色青紫,双瞳孔散大,颈动脉搏动消失,叹气样呼吸4~6次/min,血压测不出,心音消失。

【问题1】该患者最可能的诊断是什么?如何紧急处理?

思路1:突然神志丧失,查体发现瞳孔散大,颈动脉搏动消失,叹息样呼吸,心音消失,考虑患者出现了心脏骤停。

思路2:心脏骤停的抢救必须争分夺秒,要当机立断采取急救措施,进行心肺复苏。

【知识点】

1. 心源性猝死的临床表现 心源性猝死的临床过程可分为4个时期:前驱期、发病期、心脏停搏期和生物学死亡期。

前驱期:患者在发生心脏骤停前有数天或数周,甚至数月的前驱症状,如心绞痛、气急或心悸的加重,易于疲劳及其他非特异性的主诉。

发病期:亦即导致心脏骤停前的急性心血管改变时期,通常不超过1小时。典型表现包括:长时间的心绞痛或急性心肌梗死的胸痛,急性呼吸困难,突然心悸,持续心动过速,头晕目眩等。在猝死前数小时或数分钟内常有心电活动的改变,如心率增快、室性期前收缩、室性心动过速及心室颤动。

心脏停搏期:意识完全丧失为该期的特征。其症状和体征如下:①心音消失;②脉搏触不到、血压测不出;③意识突然丧失或伴有短暂抽搐,抽搐常为全身性,多发生于心脏停搏后10秒内,有时伴眼球偏斜;④呼吸断续,呈叹息样,以后即停止,多发生在心脏停搏后20~30秒内;⑤昏迷,多发生于心脏停搏30秒后;⑥瞳孔散大,多在心脏停搏后30~60秒出现。但此期尚未到生物学死亡。如及时给予恰当的抢救,有复苏的可能。

生物学死亡期:心脏骤停向生物学死亡的演进,主要取决于心脏骤停心电活动的类型和心脏复苏的及时性。心室颤动或心室停搏,如在4~6分钟内未予心肺复苏,则预后很差。如在8分钟内未予心肺复苏,除非在低温等特殊情况下,否则几无存活。尽早施行心肺复苏术和尽早除颤是避免生物学死亡的关键。

2. 心脏骤停的识别

(1)神志丧失。

(2)颈动脉、股动脉搏动消失,心音消失。

(3)没有呼吸或不能正常呼吸(叹气样或抽气样呼吸)。

(4)瞳孔散大,对光反射减弱至消失。

(5)皮肤苍白或明显发绀。

3. 心脏骤停的处理 针对心脏、呼吸骤停所采取的抢救措施称为心肺复苏。包括胸部按压、开放气道、人工通气、电除颤及药物治疗等,促进心脏恢复自主搏动,并恢复自主呼吸。具体详见"心肺复苏及相关技能"。

【问题2】哪些疾病可以引起心脏骤停?其主要病理生理机制是什么?

1. 成人发生心脏骤停常见原因为心脏疾病,尤其是冠心病;小儿发生心脏骤停的主要原因为非心脏病变。心脏骤停的常见原因如表3-31-1所示。

表3-31-1 心脏骤停的常见原因

分类	原因
心脏病变	冠心病
	心肌炎、心肌病
	先天性心脏病
	风湿性心脏病及各类心脏瓣膜病
	严重心律失常
	心脏压塞
	感染性心内膜炎
	心脏肿瘤(如左心房黏液瘤、大动脉瘤)破裂
非心脏病变	缺氧,如窒息、重症肺炎、气胸、哮喘、肺栓塞
	低钾血症、高钾血症及其他的电解质异常
	低血糖 / 高血糖
	低温 / 体温过高
	药物及毒物中毒
	溺水
	电击
	休克

2. 心脏骤停的病理生理机制 有以下几种表现:

(1)心电活动完全停止,心电图呈无电波的一条直线,或仅见心房波。

(2)无脉性电活动,又称"电-机械分离",是指心脏有持续的电活动但没有有效的机械收缩,心电图表现为宽而畸形、低振幅的QRS波,频率20~30次/min,不产生心肌机械性收缩。

(3)室性心动过速(VT)(无有效射血能力)。

(4)心室颤动:心室颤动最为常见。

【问题3】心脏骤停患者在心肺复苏后应注意什么?

1. 复苏后的患者密切临床监测48~72小时,并对引起心脏骤停的原发病给予相应处理。

2. 维持有效的循环功能。心脏复苏后常有低血压或休克,应适当补充血容量并用血管活性药,维护血压在正常水平。

3. 维持有效的呼吸功能。继续吸氧,如自主呼吸尚未恢复,可继续用人工呼吸机;如自主呼吸恢复但不健全稳定,可酌用呼吸兴奋剂,如尼可刹米肌内注射或静脉滴注。

4. 维持水、电解质和酸碱平衡。

5. 积极进行脑复苏,防治脑水肿。头部冰帽降温;如血压稳定还可人工冬眠,常用氯丙嗪和异丙嗪静脉滴注或肌内注射;酌用脱水剂、肾上腺糖皮质激素或白蛋白等防治脑水肿;改善脑细胞代谢药,如 ATP、辅酶A、脑活素、胞二磷胆碱等;氧自由基清除剂;高压氧舱治疗。

6. 密切观察尿量及血肌酐,防治急性肾功能衰竭。

7. 防治继发性感染。

【问题 4】心脏骤停患者的预后如何?

预后取决于抢救是否及时、心功能的状态和心电活动类型。急性心肌梗死早期的原发性心室颤动为非血流动力学异常引起者,经及时除颤易获复律成功;急性下壁心肌梗死并发的缓慢性心律失常或心室停顿所致的心脏骤停,预后良好;继发于显著左心室功能减退者,心脏骤停复发的可能性较大,对抗心律失常药物的反应较差,死亡率较高。继发于急性大面积心肌梗死及血流动力学异常的心脏骤停,即时死亡率达59%~89%,心脏复苏往往不易成功;严重非心脏病变引起心脏骤停,如恶性肿瘤、败血症、器官衰竭、终末期肺部疾病和严重中枢神经系统疾病等致命性或晚期性疾病,复苏成功率极低,预后不良。而如急性中毒、电解质紊乱、酸中毒和低氧血症等,由于暂时性的代谢紊乱所引起的心脏骤停如能消除促发因素,则预后较佳。

【问题 5】如何预防心脏骤停的发生?

心脏骤停的预防,关键是识别出高危人群。除了年龄、性别、心率、高血压和糖尿病等一般危险因素外,病史、体格检查、信号平均心电图、24 小时动态心电图和心率变异性等方法可提供一定的信息,用于评估患者的危险性。

对所有由于其他原因所致的心脏骤停复苏成功者,应做进一步的检查以明确导致心脏骤停的病因、功能受损的情况及电生理的稳定性,再做进一步的处理。预防致命性心律失常的方法包括药物治疗,植入性装置(如植入性心律转复除颤器)及外科手术(如室壁瘤切除术、心室心内膜切除术及冷冻消融术、冠状动脉旁路移植术、矫正瓣膜关闭不全或狭窄的手术和左颈胸交感神经切断术等)。

(刘　志)

【推荐阅读文献】

[1] 葛均波,徐永健,王辰.内科学.9 版.北京:人民卫生出版社,2018.
[2] 张文武.急诊内科学.4 版.北京:人民卫生出版社,2017.

第32章 休 克

【精粹】

1. 休克(shock)是指各种病因引起有效循环血容量减少和/或循环功能不全的一种急危重综合征,其本质是组织器官的灌注不足。

2. 血压降低不是诊断休克的必要条件,乳酸升高是诊断休克的重要依据之一。

3. 诊治休克的关键是早期识别、早期诊断、危险程度评估及在血流动力学监测指标指导下尽快恢复有效循环血容量。

4. 不同类型的休克临床表现相似,应该根据休克的血流动力学分型,针对休克的病因及不同发展阶段的血流动力学变化采取综合性救治措施,抢救休克的根本目的是恢复组织器官的有效灌注。

5. 及时补充血容量和治疗原发病(包括终止失血、失液等)是治疗低血容量性休克的关键。对于活动性失血性休克的患者,限制性低压复苏效果优于积极的正压复苏,强调及早进行确定性手术,彻底止血后再进行"延迟"的液体复苏。

6. 感染性休克与多器官功能障碍综合征(multiple organ dysfunction syndrome,MODS)和急性呼吸窘迫综合征(acute respiratory distress syndrome,ARDS)关系密切,主要措施是在及时应用抗生素和处理原发感染灶的基础上尽快进行积极液体复苏,争取 6 小时内达到复苏的目标。

【病历摘要】

患者,女,59 岁。既往健康。入院前 3 天无诱因出现右上腹部疼痛,向右肩部放射,伴有发热、呕吐胃内容物,入院前 1 天上述症状加重伴精神不振、尿少和呼吸困难。查体:BP 85/20mmHg,P 129 次/min,SpO$_2$ 88%,R 26 次/min,T 38.6℃。神志清楚,精神萎靡,周身皮肤湿冷,四肢末梢冰凉,呼吸深大,巩膜黄染,双肺听诊未闻及干湿啰音,心音低钝,节律齐。腹部软,右上腹部压痛(+),Murphy 征(+),肝区叩击痛(+)。

【问题 1】患者目前有无生命危险? 最可能的诊断是什么?

思路 1:患者血压低、心率快、发热、血氧饱和度下降,生命体征不稳定并伴有明显组织灌注不足的表现,有生命危险,需入抢救室监护生命体征,并予以吸氧、建立静脉通路快速补液等基本处理。

思路 2:结合病史等临床表现,考虑胆道系统感染、感染性休克的可能性最大。需要立即进行快速补液,维持生命体征,纠正休克。

【知识点】

休克的定义和分类

休克是指各种病因引起的有效循环血容量减少和/或循环功能不全的一种急危重综合征。休克是复杂的病理生理过程,其主要的发病机制是由于有效循环血容量绝对或者相对减少,全身组织细胞处于低灌流状态,氧供给与氧需求失平衡,伴有静脉血氧含量降低和乳酸酸中毒。

休克有多种分类方法,为了便于指导患者的诊治,目前常按照血流动力学将其分为 4 类。

1. 低血容量性休克　常见于创伤、烧伤、出血和失液等原因引起的休克。

---

2. 分布性休克　包括感染性、过敏性和神经源性休克。

3. 梗阻性休克　由于腔静脉梗阻、心脏压塞、张力性气胸、急性肺栓塞等引起心脏内外流出道的梗阻,进而引起心排血量的减少。

4. 心源性休克　常由于急性心肌梗死、急性心肌炎、各种心律失常、心脏瓣膜病和心肌病等引起,在前负荷正常状态下心脏的泵功能减弱或者衰竭引起的心排血量减少。

【问题2】患者出现哪些症状及体征应考虑休克?

如果患者出现了典型组织灌注不足的临床表现,应该考虑休克,包括:

1. 意识改变　包括烦躁、淡漠、谵妄、昏迷等,是反映大脑灌注的敏感指标。

2. 尿量减少　充分补液后尿量仍然 <0.5ml/(kg·h),提示内脏血流量减少、循环血容量不足。

3. 外周组织低灌注表现　包括皮肤湿冷、发绀、苍白和花斑等,毛细血管充盈时间 >2 秒。

不同类型的急性循环衰竭(休克)患者还具有各自特异的原发病的临床表现。感染性休克患者可出现发热、寒战等;低血容量性休克患者可出现活动性出血、低体温等;心源性休克患者可出现心悸、气促或胸闷等;梗阻性休克患者可能会出现呼吸困难或胸痛等。

【问题3】如何选择辅助检查以明确诊断?

休克的诊断一般不难,关键是早期识别和早期诊断,以便早期得到及时抢救。对休克的快速诊断有赖于急诊医师对患者症状和体征进行周密的检查和观察,即"一看二问三摸四听"。一看,即观察患者的皮肤颜色和表情;二问,即询问病史,根据患者回答问题情况,了解神志是否清晰;三摸,即触摸患者脉搏的强度、快慢和节律是否规则,并触摸患者皮肤的温度和干湿情况;四听,即听诊患者的心音和测量血压。

对于休克患者应该迅速给予抢救,避免为了诊断而进行过多烦琐的特殊检查,血常规、动脉血气分析、心电图、血电解质含量和留置导尿管监测尿量等必要的检查项目,也应该边抢救边进行。动态监测动脉血乳酸浓度对判断休克和评估治疗效果有重要价值,休克时胃肠道的微循环障碍最早发生,因此胃黏膜的 pH 监测可以用于早期发现微循环灌注不足。

【知识点】

诊断休克的过程中相关的辅助检查

1. 血乳酸　反映组织器官灌注不足的敏感指标,动脉血乳酸反映全身细胞缺氧状况,静脉血乳酸反映回流区域缺氧状况。动脉乳酸正常值上限为 1.5mmol/L,增高需排除非缺氧性原因,如淋巴瘤、癌症、急性重度肝功能衰竭和激素治疗等。不能明确原因时,应先按照组织缺氧状况考虑。

2. 动脉血气分析　包括 pH、$PaCO_2$、PaO_2、碱剩余(BE)、标准碳酸氢根(SB)、实际碳酸氢根(AB)、动脉血氧饱和度(SaO_2)和阴离子隙(AG)等。能够反映机体通气、氧合及酸碱平衡状态,有助于评价患者的呼吸和循环功能。休克患者常合并代谢性酸中毒及低氧血症。创伤性休克时碱剩余(BE)水平是评估酸中毒严重程度及持续时间的间接敏感指标。

3. 明确病因的辅助检查　如血常规、血生化(血离子、肝功能及肾功能等)、心肌损伤标志物(心肌酶学及肌钙蛋白)、感染指标(降钙素原及 C 反应蛋白)、心电图、超声及 CT 等检查。

【问题4】需要进行哪些指标的监测?

1. 一般监测

(1)意识状态:反映脑组织血液灌注状况,表情淡漠、烦躁不安、嗜睡或者昏迷,提示大脑因循环灌注不足而发生功能障碍。

(2)周身皮肤的温度和色泽:反映体表血液灌注情况,四肢温暖、皮肤干燥红润、毛细血管充盈时间缩短,表明末梢循环恢复,休克好转。

(3)尿量:反映肾毛细血管灌流的指标。尿量 <25ml/h,尿比重增加,表明存在肾血管收缩和供血量不足;尿量 >30ml/h,表明肾脏血流灌注充足;血压正常但是尿量仍少,且尿比重偏低者,提示急性肾功能衰竭。

2. 无创血流动力学监测

(1)血压和脉率的监测:血压并不是反映休克程度的敏感指标,应该动态监测。血压回升、脉压增大是休克好转的迹象。病情恶化或者好转时脉率的变化常出现在血压变化之前。常用脉率/收缩压(mmHg)计算休克指数,正常值为 0.5,表示血容量正常;>1.0~1.5,表示存在休克;>2.0 为严重休克。

(2)超声心动图监测:包括每搏输出量(SV)(每搏量)、心排血量(CO)、心脏指数(CI)、左心室舒张末期容积(LVEDV)、左心室收缩末期容积(LVESV)、左心室射血分数(LVEF)及 E/A 峰比值等。

(3)阻抗法无创血流动力学监测(NiCOM):包括心脏指数(CI)、每博量(SV)、总外周阻力(TPR)、胸腔液体含量(TFC)等;还可通过收缩压变异度、每搏量变异度、脉压变异度、被动抬腿试验等可以用于评估液体复苏过程中机体对容量的反应性。

3. 有创血流动力学监测

(1)有创血压:当需长时间准确监测血压变化时,最好行动脉插管直接测压。

(2)中心静脉压(CVP):可反映右心前负荷情况,正常值为 5~10mmHg;<5mmHg,表示血容量不足;>15mmHg,提示心功能不全、静脉血管床过度收缩或者肺循环阻力增高;>20mmHg,表示存在充血性心力衰竭。

(3)肺动脉楔压(PCWP):与左心房内压力接近,正常值 6~15mmHg,低于正常值反映血容量不足(较 CVP 敏感),增高常见于左心室舒张末压力增高。

(4)心排血量(cardiac output,CO)和心脏指数(cardiac index,CI):有助于了解心脏功能状态,CO 正常值为 $4~8L/(min \cdot m^2)$,CI 正常值为 $2.5~4L/(min \cdot m^2)$。$CI<2L/(min \cdot m^2)$ 提示心功能不全,$CI<1.3L/(min \cdot m^2)$ 同时伴有周围循环不足提示为心源性休克。

4. 组织灌注与微循环的监测

(1)脉搏血氧饱和度(SpO2):主要反映氧合状态,也可在一定程度上反映组织灌注状态。脉搏血氧饱和度的波形和波幅度的变化,可以间接及时地了解血压和周围血流的变化。

(2)混合静脉血氧饱和度(SvO2)及中心静脉血氧饱和度(ScvO2):SvO2 反映组织器官摄取氧的状态。当全身氧输送降低或全身氧需求超过氧输送时,SvO2 降低,提示机体无氧代谢增加;当组织器官利用障碍或微血管分流增加时,可导致 SvO2 升高,尽管此时组织的氧需求仍可能增加;SvO2 的范围 60%~80%,SvO2<60% 提示氧供不足,但 SvO2>70% 并不代表微循灌注充足。ScvO2 与 SvO2 有一定的相关性,在临床上更具有可操作性,测量的 ScvO2 值要比 SvO2 值高 5%~7%。

(3)动脉血乳酸监测:血乳酸是反映组织缺氧和细胞氧利用障碍的敏感指标,>4mmol/L 常提示预后不良。

(4)胃肠黏膜 pH 监测:休克发生时,胃肠道血流灌注降低,导致黏膜组织细胞缺血缺氧,H^+ 释放增加与 CO_2 积聚,胃黏膜 pH 降低。

(5)组织氧饱和度(tissue oxygen saturation,StO2):一种利用红外线光谱持续、无创监测肌肉组织代谢状况的技术手段,可以直接量化组织氧代谢。

【问题 5】患者动脉血乳酸值 10.6mmol/L,下一步需做何处理?

患者保持平卧位或者头和躯干抬高 20°-30° 以利于呼吸,下肢抬高 15°~20° 以增加静脉血回流;保持呼吸道通畅;及早建立静脉通路并维持血压;氧疗,早期给予鼻导管或者面罩吸氧。

积极处理原发病是治疗休克的根本,应在尽快恢复有效循环血量后,及时处理原发病,必要时积极抗休克的同时进行手术,以免延误抢救时机。对于感染性休克,应该尽早应用广谱抗生素,并且在应在抗生素前进行血培养等细菌学标本的采集。

血乳酸 ≥ 4mmol/L 是组织低灌注的表现,应尽快通过液体复苏使血乳酸下降至正常值。在复苏的第一个 6 小时,复苏目标为:CVP 8~12mmHg,MAP ≥ 65mmHg,尿量 ≥ 0.5ml/(kg·h),ScvO2 ≥ 70% 或 SvO2 ≥ 65%。对于血乳酸水平升高的患者,建议以乳酸指导复苏,将乳酸恢复至正常水平。

【问题 6】患者血压 85/20mmHg,是否应该使用血管活性药物?如何使用?

血管活性药物的应用一般应建立在充分液体复苏的基础上,首选去甲肾上腺素,常用剂量为 0.1~2μg/(kg·min)。

【知识点】

一、休克的治疗措施

1. 病因治疗　休克治疗的基础,有针对性的祛除病因。

2. 一般治疗　保持休克体位、保暖、镇静镇痛、重症监护、纠正内环境紊乱、维持酸碱及水电解质平衡等。

3. 复苏治疗　可简单记为"VIP"治疗,即按临床治疗顺序包括改善通气(ventilate),液体复苏(infuse)及改善心泵功能(pump)。

(1)改善通气:保持呼吸道通畅,根据患者的通气及氧合状态决定是否需要辅助通气以及何种通气方式(有创或无创通气);使血氧饱和度 >95%;开始有创机械通气时可能出现动脉血压进一步下降,提示低血容量状态,静脉回心血量减少。

(2)液体复苏

1)液体复苏的方式:迅速建立可靠有效的静脉通路,首选中心静脉。通过中心静脉置管不仅有利于快速液体复苏,且可监测中心静脉压来指导临床抢救。无条件或患者病情不允许时,可选择表浅静脉如颈外静脉、肘正中静脉、头静脉等比较粗大的静脉,必要时也可考虑骨髓腔输液。

2)液体类型选择:首选晶体液,必要时加用胶体液,如白蛋白等。补液顺序先晶体后胶体。晶体液扩容可以补充缺失的组织间液而提高复苏的成功率,胶体液可以快速补充血容量,并避免间质液过度扩张。临床上早期液体复苏时常按照晶体 / 胶体 =2 : 1 的比例进行容量扩充。高张高渗液在休克复苏治疗时应用也取得了较好的效果,一般应用高张盐液(7.5% 氯化钠)4ml/kg,可以扩容 8~12ml/kg。

3)液体滴注速度:液体应快速滴注以观察机体对液体的反应,但要避免过快而导致肺水肿,一般采用 300~500ml 液体在 20~30 分钟内输入,先快后慢,心源性休克患者除外。

4)评价液体反应性指标:使用动态指标评估液体反应性,采用被动抬腿试验、容量负荷试验、补液后每搏输出量的变化、收缩压变化、脉压变化及机械通气后胸膜腔内压变化等动态监测指标预测液体反应性,可以实现精准治疗。

5)液体复苏的终点:结合心率、血压水平、尿量、血乳酸水平、碱剩余和床边超声等综合判断。

(3)改善心泵功能(pump)

1)血管活性药物:一般应建立在充分液体复苏治疗的基础上应用血管活性药物,但对于威胁生命的严重低血压,或经短时间大量液体复苏不能纠正的低血压,可在液体复苏的同时使用血管活性药物,以尽快提升平均动脉压以恢复全身血流。首选去甲肾上腺素,常用剂量为 0.1~2µg/(kg·min),尽可能通过中心静脉通路滴注。其主要激动 α 受体,同时具有适度 β 受体激动作用,因而有助于维持心排血量、增加血管阻力,有利于提高血压。临床应用去甲肾上腺素时,多表现为平均动脉压显著增高,心率或心排血量基本不变。在高血流动力学状态的分布性休克患者中,可能存在血管升压素缺乏,在这部分患者中应用小剂量血管升压素可能会使血压显著增高。多巴胺主要通过增加心率和每搏输出量升高 MAP,可能对心脏收缩功能受损的患者疗效更好,但可能引发心动过速,增加患者心律失常的风险。对于快速性心律失常风险低或心动过缓的患者,可将多巴胺作为替代药物。

2)正性肌力药物:前负荷良好而心排血量仍不足时可考虑给予正性肌力药物,首选多巴酚丁胺,起始剂量 2~3µg/(kg·min),静脉滴注速度根据症状、尿量等调整。磷酸二酯酶抑制剂包括米力农、依诺苷酮等,具有强心和舒张血管的综合效应,可增强多巴酚丁胺的作用。当 β 肾上腺素能受体作用下调,或患者近期应用 β 受体阻滞剂时,磷酸二酯酶抑制剂治疗可能有效。

4. 其他治疗

(1)调控全身性炎症反应:休克的发病机制是过度的炎症反应导致的毛细血管渗漏、微循环障碍,因此应尽早开始抗炎治疗,阻断炎症级联反应,保护内皮细胞,降低血管通透性,改善微循环。可选用乌司他丁、糖皮质激素等。

（2）器官功能保护：器官功能障碍均发生在器官组织微循环障碍的基础之上。即使休克血流动力学参数稳定，也不代表器官组织的微循环已经改善，仍应动态评估其器官功能并及时治疗。

二、不同类型休克诊治差异

各种不同类型的休克临床表现相似，应该针对引起休克的原因以及休克的不同发展阶段的血流动力学变化采取综合性治疗措施，治疗的根本目的是恢复组织器官的有效灌注。

1. 低血容量性休克　低血容量性休克在急诊科较常见，主要指大出血或者失液引起循环血容量骤减导致的休克，及时补充血容量和治疗原发病是治疗此型休克的关键。诊断低血容量性休克最重要的是关于内出血的诊断，患者常有外伤或手术的病史，胸部听诊和叩诊以及腹部叩诊和移动性浊音的检查，容易作出胸腔积液及腹水的诊断，胸腹腔诊断性穿刺，抽出不凝血液，则可以明确诊断，必要时进行腹部超声检查以及诊断性腹腔灌洗。脊柱、骨盆骨折可导致腹膜后大量出血，股骨骨折时大量血液可集聚在大腿软组织中，在诊断时可能被忽视，应予以特别注意。除了必须遵循休克治疗的一般原则外，主要是根据失血的原因进行针对性的治疗。创伤性外出血，应该根据出血动脉的情况及时采用按压、包扎、止血带等临时止血法，有条件时主张尽早进行正规的清创术以及手术止血。对于内出血引起的休克，应该在积极扩容和准备输血的同时进行急诊手术，但是手术的方法应该力求简单，其主要目的是终止出血。首先可经静脉快速滴注等渗盐水或者平衡盐溶液，争取 45 分钟内输入 1 000~2 000ml，如果血压恢复正常并能够继续维持，提示失血量较小且已经不再继续出血，如果患者血细胞比容 >30%，则可以继续滴注上述溶液，不必输血。如果失血量大或者继续有失血，上述治疗难以维持循环血容量时应该输血。

对于活动性失血性休克患者，大量、快速的液体复苏可能加速血液丢失，引起稀释性凝血功能障碍和组织氧供减少而引起代谢性酸中毒，而且大量液体的输入影响血管的收缩反应，使已经形成的血凝块脱落，出血加重，因此限制性低压复苏效果优于积极的正压复苏，收缩压维持在 90~100mmHg 即可。对于活动性出血的休克患者，不主张快速给予大量液体进行"即刻"复苏，而强调及早进行确定性手术彻底止血后再进行"延迟"液体复苏。对于复苏液体的种类，输晶体液还是胶体液，晶体液中选择等渗溶液还是高渗溶液，目前尚无统一的认识。

2. 心源性休克　心源性休克是由于各种急性心脏病变引起心脏泵血功能障碍，心脏输出量锐减导致以低血压、周围循环衰竭和组织低灌注、左心室充盈压增高为主要特征的临床综合征。心源性休克多见于急性左心室心肌梗死，当左心室 40% 的心肌失去收缩功能，便会出现休克的临床症状。对于急性心肌梗死后心源性休克的患者，限制心肌梗死面积并使缺血心肌得到再灌注（PCI 或溶栓治疗），是心源性休克成功治疗的关键。右心室梗死合并低血压者，首先给予适当的扩容，再考虑应用正性肌力药物（多巴酚丁胺），如果药物治疗无效，可考虑主动脉内球囊反搏支持。

3. 分布性休克　分布性休克是指由于各种因素导致的血管舒缩功能障碍，血流分布异常，而引起组织灌注不足，此时血容量相对不足，并没有绝对减少。主要包括感染性休克和过敏性休克。

（1）感染性休克：感染性休克与多器官功能不全和急性呼吸窘迫综合征关系密切，其病理生理变化复杂，治疗比较困难。

1）控制感染：主要措施是应用抗生素和处理原发感染灶。急诊应尽量在 3 小时内予抗生素治疗，应用抗生素之前留取血样进行血培养，对病原体不明的感染主张使用强而广谱的抗生素，全面覆盖可能的病原菌，控制感染原，防止继续的或其他致病原的侵袭，对病原明确者应尽早使用针对性较强的窄谱抗生素。尽早处理原发感染病灶，需要外科手术的，尽量采取损伤小、时间短的手术。在急性重症感染应用抗生素后需要观察 48~72 小时，再根据疗效决定是否调换抗生素。

2）补充血容量：一旦诊断为感染性休克，应该尽快进行积极液体复苏，首先应给予 20ml/kg 晶体液以扩充血容量，争取 6 小时内达到复苏的目标：平均动脉压（MAP）维持在 ≥ 65mmHg，中心静脉压（CVP）达到 8~12mmHg，中心静脉或者混合静脉血氧饱和度 ≥ 70%，尿量 0.5ml/（kg·h），同时要求血红蛋白 100g/L，血细胞比容 30%~35%。必要时辅以适当的白蛋白、血浆或者全血，恢复足够的有效循环血量。

(2)过敏性休克:过敏性休克常常在应用一些药物或者接触致敏性蛋白类物质后突然发生,由于变应原的作用使机体致敏后产生抗体(IgE),吸附在循环血中的嗜碱性粒细胞和位于血管周围的肥大细胞上,使之致敏后再与特异抗原接触,释放出药理活性物质组胺、缓激肽或慢反应物质等,产生过敏性综合征。

对于有可能发生过敏的患者,注射药物或者做皮内敏感试验时应该在肢体的远端进行,常备肾上腺素、苯海拉明和氧气。发生过敏性休克时,应该就地抢救,可立即肌内注射肾上腺素0.5~1mg,必要时静脉注射,如症状不缓解,每15~30分钟可以重复一次。同时应用抗组胺类药物以及静脉滴注糖皮质激素。如果患者发生呼吸心搏骤停,应该立即就地进行心肺复苏抢救。

4. 梗阻性休克　梗阻性休克多由于张力性气胸、大量心包积液心脏压塞、缩窄性心包炎、急性肺栓塞、主动脉夹层、左心房黏液瘤等引起,此时血容量并没有减少,而心室射血受阻或者血液淤滞在主动脉,导致外周循环功能障碍。

梗阻性休克的处理主要应该针对原发病进行治疗,如张力性气胸患者及时穿刺放气或者行胸腔闭式引流,降低胸膜腔内压力,经过闭式引流后,一般肺小裂口可以在3~7天内闭合,待漏气停止24小时,经X线检查证实肺已经膨胀,方可以拔管;大量心包积液、心脏压塞患者进行心包穿刺抽液解除梗阻,必要时辅以利尿剂治疗;急性肺栓塞患者根据血流动力学改变给予抗凝或者溶栓治疗,必要时介入手术行局部溶栓;主动脉夹层患者应该积极联系外科能否进行手术治疗。

【问题7】什么时候需请专科会诊?

休克属于急危重症,明确诊断后应该及时给予抢救,进行相关指标的监测,联系基础疾病所属科室会诊,及时转入重症监护病房继续抢救。

【问题8】院前的环境下应给患者哪些处理?

应予吸氧,开通静脉通路并快速补液,及时转运至有救治能力的医院,对于呼吸心搏骤停患者,及时给予心肺复苏术。

(刘 志)

【推荐阅读文献】

［1］于学忠,陆一鸣,王仲.急性循环衰竭中国急诊临床实践专家共识.中华急诊医学杂志,2016,25(2):143-149.

［2］张文武.急诊内科学.4版.北京:人民卫生出版社,2017.

［3］ANGUS D C, VAN DER POLL T. Severe sepsis and septic shock. N Engl J Med, 2013, 369 (9): 840-851.

［4］GANN D S, DRUCKER W R. Hemorrhagic shock. J Trauma Acute Care Surg, 2013, 75 (5): 888-895.

［5］VINCENT J L, DE BACKER D. Circulatory shock. N Engl J Med, 2013, 369 (18): 1726-1734.

第33章　急性冠脉综合征

【精粹】

1. 胸痛是急性冠脉综合征（acute coronary syndrome，ACS）患者常见的临床表现，但部分患者尤其老年、女性和糖尿病患者症状不典型。

2. 急性胸痛患者在首次医疗接触（first medical contact，FMC）后10分钟内行心电图和尽快（最好30分钟内）完成心肌损伤标志物检查，判断是否ACS，尤其是否ST段抬高心肌梗死（STEMI）或非ST段抬高ACS（NSTE-ACS）。

3. 单次心电图对NSTE-ACS诊断价值有限，宜连续、动态监测。

4. 心肌肌钙蛋白I或T（TnI/T）用于AMI诊断，其中高敏肌钙蛋白（hs-TnI/T）的意义更值得重视；若不能检测TnI/T，可用CK-MB质量检测来替代，后者还可评价溶栓治疗效果，以及在发病早期TnI/T水平增高阶段评价有无再梗死或梗死病灶扩大。

5. 联合检测心脏脑钠肽（BNP）或N末端脑钠肽前体（NT-proBNP）与D-二聚体及早期胸部X线、超声心动图检查，对全面评价ACS病情和除外急性主动脉夹层、肺血栓栓塞、气胸等有益。

6. STEMI宜采取积极的再灌注策略，主要包括急诊介入治疗即经皮冠脉介入术（PCI）或经静脉溶栓治疗；而NSTE-ACS的处理是根据患者病情危险分层采取适当的药物治疗或冠脉血运重建策略。

7. 抗血小板治疗（阿司匹林、替格瑞洛或氯吡格雷）、抗凝治疗（肝素等）是ACS的基本药物治疗，抗心肌缺血、抗心律失常（β受体阻滞剂）也是主要治疗，其他药物治疗包括调脂药物、ACEI药物等应用。

8. 积极全程控制ACS发病的危险因素，如高血压、糖尿病、高脂血症等。

【病历摘要】

患者，男，69岁。"反复胸闷不适1周，再发伴加重3小时"来诊。患者1周来反复胸闷不适，劳累后症状加重，于入院前3小时突发心前区疼痛，呈压榨样，疼痛放射到左肩背部，伴大汗、全身乏力。未自行服药。高血压病史17年，波动于160~190mmHg/95~105mmHg，未系统治疗；高脂血症，未治疗。肥胖，吸烟30年，10支/d，未戒。父亲45岁诊断冠心病。查体：T 36.5℃，P 107次/min，R 22次/min，BP 105/60mmHg。神清，略烦躁，双侧桡动脉与足背动脉搏动对称，巩膜无黄染，睑结膜无苍白，口唇无发绀，颈静脉不充盈，颈部无血管杂音，双肺呼吸音清，未闻及干湿啰音，心界不大，心率107次/min，律齐，未闻及病理性杂音。腹软，肝脾肋下未触及，双下肢不肿。急查心电图：V_1~V_4导联R波递增不良并ST段弓背向上抬高0.2~0.5mV；TnI 1.35μg/L（正常值<0.04μg/L）；NT-proBNP 8 539ng/L；D-二聚体7.36mg/L。

【知识点】

急性冠脉综合征（acute coronary syndrome，ACS）指急性心肌缺血引起的一组临床综合征，包括急性ST段抬高心肌梗死（ST elevation myocardial infarction，STEMI）、急性非ST段抬高心肌梗死（non ST elevation myocardial infarction，NSTEMI）和不稳定型心绞痛（unstable angina，UA）。由于不同类型的ACS在发病机制上存在一定差异，因而治疗策略也略有不同，根据患者发病时的心电图ST段是否抬高,可将 ACS 分为 STEMI 和非 ST 段抬高 ACS(NSTE-ACS)。根据心肌损伤标志物肌钙蛋白或肌酸激酶同工酶(CK-MB)测定结果,NSTE-ACS 又分为 NSTEMI 和 UA,前者为上述心肌损伤标志物升高,而后者则正常。

【问题 1】患者目前有无生命危险?最可能的诊断是什么?

思路 1:患者突发胸痛加重并左肩背部放射,伴有大汗、乏力的全身症状,加之,血压较平时降低了约 30%,烦躁,几近休克,是急重症状态。

提示:床旁胸部 X 线片示心肺无明显异常;血气分析(非吸氧)示 pH 7.42,PCO_2 30mmHg,PO_2 79mmHg,Lac 1.7mmol/L,BE −3.0mmol/L,SO_2 97.0%。

思路 2:患者在首次医疗接触后即刻行心电图与心肌损伤标志物检查,皆提示 AMI,并且是 ST 段抬高类型,随时可能出现严重心律失常而发生猝死。立即与心脏专科联系会诊。此外,患者的床旁胸部 X 线片与血气分析结合临床征象可明确除外气胸,基本除外急性肺栓塞和急性主动脉夹层。

1. 胸痛是 ACS 患者最常见的临床表现,多为剧烈的压榨性胸痛或压迫感,持续时间多在 30 分钟以上,并且可伴有恶心、呕吐、大汗和呼吸困难等症状,含服硝酸甘油后不完全缓解,或部分无效。少数患者表现非典型部位疼痛或其他表现(如以心力衰竭、晕厥和上腹痛为首发症状),甚至无症状,尤其在女性、老年和糖尿病患者中多见。

2. 心电图是 ACS 的一线诊断工具,对典型或不典型胸痛患者疑似 ACS 者都应在首次医疗接触患者后 10 分钟内完成心电图检查。

迅速评价初始标准 12 导联甚至 18 导联心电图:①入院时心电图检查新出现 Q 波的胸痛患者大约 90% 为 AMI;②ST 段抬高诊断 AMI 的敏感性(46%)较低而特异性(91%)高,在胸痛症状出现后数分钟内即可出现,新出现的 ST 段抬高可使 80%~90% 的 AMI 患者得到诊断;③心肌缺血可表现为 ST 段压低,但其对 AMI 确诊作用较差,大约 50% 的类似心电图表现者为 AMI。对称性 T 波倒置是一种非特异性的心电图表现,引起这种心电图改变的原因包括心肌缺血、心包炎以及肺栓塞等,大约 1/3 伴有这心电图改变的胸痛患者是 AMI。

急性右心室梗死的心电图表现为 V_{3R}~V_{5R}ST 段抬高 >1mm,V_{4R} ST 段抬高 >V_{3R},但需要注意的是,ST 段抬高的持续时间短暂,近半数患者在 10 小时内恢复正常,大部分患者 3 天内右胸导联 ST 段抬高消失。

3. 心肌损伤标志物(如 TnI 或 TnT)增高是诊断 AMI 的基础条件,应尽快(最好 30 分钟内)完成检查。临床上约有 25% 的 AMI 患者发病早期没有典型的临床症状,约 30% 的 AMI 患者缺乏心电图的特异改变;1/3~1/5 的急性胸痛患者心电图表现正常,而这些患者中 5%~40% 的患者可能存在心肌梗死。因此,反映急性心肌损伤的生物学标志物检测,尤其是床旁即时检验(POCT),在诊断 AMI 时尤为重要,特别是 AMI 早期或临床症状不典型、心电图未出现明显改变的情况。AMI 全球联合工作组将 AMI 重新定义为,心肌损伤标志物如肌钙蛋白(TnI/T)增高,同时伴有以下几种情况之一,就考虑诊断 AMI:临床缺血性胸痛症状;心电图出现病理性 Q 波或有缺血改变(ST 段抬高或压低);冠状动脉造影发现异常;心肌核素扫描显示心肌灌注缺损;超声心动图显示节段性心肌运动障碍等。

目前临床常用的反映心肌损伤的标志物主要有 TnI/T、CK-MB 等,其中 TnI/T 由于其心肌特异性高、对损伤反应的敏感性好,以及其血中浓度与坏死心肌范围有良好关联等特点,属于理想的标记物。

TnI/T 在 AMI 发病 2~4 小时释放入血,用于诊断 AMI 优于 CK-MB 等其他标记物。然而,由于其在血液中存留时间较长(1~2 周),不能用于诊断早期再梗死,对于评估再灌注治疗效果也有相当困难。还需注意的是,急性心力衰竭、心脏挫伤、心肌炎性疾病、肺栓塞和肺动脉高压、肾功能衰竭、急性神经系统疾病(包括卒中)、甲亢等也可致 TnI/T 升高。

高敏感方法检测的 TnI/T 称为 hs-TnI/T,后者对于发病早期的 AMI 诊断具有更好的准确性。临床上,如果急诊首次 hs-TnI/T 检测结果未见增高(阴性),应间隔 1~2 小时再次采血检测,并与首次结果比较,若结果增高超过 30%,应考虑急性心肌损伤的诊断;若初始两次检测结果仍不能明确诊断而临床提示 ACS 可能,则在 3~6 小时后重复检查。如果症状出现后 6~9 小时依然没有 hs-TnI/T 的升高,则基本不考虑 AMI。

CK-MB 98%~99% 存在于心肌,AMI 后 4~6 小时升高,18~24 小时达峰,持续 48~72 小时。诊断 AMI

的敏感性在4~6小时约90%,特异性95%。溶栓治疗时若CK-MB酶峰前移,则标志再灌注。在AMI早期TnI/T升高阶段,CK-MB对于判断再梗死有益。CK-MB质量测定具有更好的准确性,并适合于自动化。

此外,心脏型脂肪酸结合蛋白(H-FABP)也是一种心肌细胞胞质蛋白,心肌受损时释放入血,AMI时1~3小时开始升高,6~8小时达峰,12~24小时恢复正常,其代谢动力学特征与肌红蛋白相近。但相对于肌红蛋白在骨骼肌存在较多(在骨骼肌中的浓度约为心肌中的2倍),H-FABP在心肌细胞中的浓度较高,反映心肌损伤有更好的特异性,也正在作为诊断AMI的早期标志物受到关注,详见表3-33-1。

表 3-33-1　心肌损伤标志物时间窗

心肌损伤标志物	开始升高时间 /h	峰值时间 /h	持续时间 /d
肌红蛋白	1~3	6~8	0.5~1.0
TnI/T	2~4	10~24	7~14
CK-MB	4~6	18~24	2~3

注:TnI/T 为肌钙蛋白 I 或 T;CK-MB 为肌酸激酶同工酶。

4. 影像学检查　及时行胸部 X 线或 CT、超声心动图等,对急诊胸痛患者的其他高危病因如主动脉夹层、心包炎和肺栓塞、气胸的鉴别具有特殊价值。

5. 其他　急诊胸痛患者宜常规检查血糖、血脂、凝血功能、电解质和肝肾功能等,对于治疗方案的选择以及判定病情严重程度等有益。

【知识点】

ACS 心电图特点

(1) UA:UA 发作时只有40%~80%的患者出现心电图改变,绝大多数表现为一过性动态变化的 ST 段抬高或压低及 T 波的改变。①ST 段改变:常见而重要,可表现一过性 ST 段抬高,提示冠状动脉痉挛,或一过性 ST 段压低,提示"心内膜下心肌缺血"。②T 波倒置:可表现为振幅下降、T 波低平或倒置,倒置 T 波的形态多呈"冠状 T 波";T 波倒置反映急性心肌缺血,通常出现在 2 个导联以上。

(2) NSTEMI:ST-T 波动态变化是 NSTEMI 最有诊断价值的心电图表现,包括 ST 段不同程度的压低和 T 波低平、倒置等,少数患者发作时原倒置 T 波呈"伪正常化",可以与 UA 心电图的改变类同。因此,单纯依靠心电图的改变有时不能鉴别两者,心肌损伤标志物的检测尤其重要,但当临床上 ST 段压低的心电图导联 ≥ 3 个,或压低幅度 ≥ 0.2mV 时,发生心肌梗死的可能性增加 3~4 倍。

(3) STEMI:STEMI 患者的心电图有特殊诊断价值。①至少两个相邻导联 J 点后新出现 ST 段弓背向上抬高[V_2~V_3 导联 ≥ 0.25mV(<40 岁男性),≥ 0.2mV(≥ 40 岁男性),或 ≥ 0.15mV(女性),其他相邻胸导或肢体导联 ≥ 0.1mV]伴或不伴病理性 Q 波、R 波减低;②新出现的完全左束支传导阻滞;③超急性期 T 波改变。当原有左束支传导阻滞患者发生心肌梗死或心肌梗死出现左束支传导阻滞时,心电图诊断困难,需结合临床情况仔细判断。

【问题 2】患者当下应如何处理?

思路:STEMI 宜积极地介入策略;而 NSTE-ACS 的处理是根据危险分层采取适当的药物治疗或冠脉血运重建策略。NSTE-ACS 的危险性评价可应用 GRACE 评分系统或 TIMI 危险积分,NSTE-ACS 危险分层与治疗策略详见表3-33-2。

本例应刻不容缓与心血管内科医生联系,直接送心导管室行冠状动脉造影,以期开通犯罪血管,再灌注心肌。

然而,限于医院技术条件,以及预期难以在 120 分钟内转送患者到有经皮冠脉介入术(PCI)能力的医院,并且还要重点考虑到患者的病情并不稳定,转运过程风险很大。因此,合理的急诊救治措施是在常规抗血小板聚集、抗凝和抗心肌缺血等基础上,尽快行经静脉溶栓治疗。患者入抢救室或监护室,多功能心电监护,开通静脉血管。

表3-33-2　NSTE-ACS危险分层与治疗策略

危险分层	内容	治疗
极高危缺血患者	①血流动力学不稳定或心源性休克;②危及生命的心律失常或心脏骤停;③心肌梗死机械性并发症;④急性心力衰竭伴难治性心绞痛和ST段改变;⑤再发ST-T动态演变,尤其是伴有间歇性ST段抬高	紧急冠状动脉造影(<2h)
高危缺血患者	①肌钙蛋白动态改变;②ST段或T波动态演变(有或无症状);③GRACE评分>140分	早期介入策略(<24h)
中危缺血患者	①糖尿病;②肾功能不全,估算肾小球滤过率(eGFR)<60ml/(min·1.73m²);③左心室功能下降(左心室射血分数<40%)或充血性心力衰竭;④早期心肌梗死后心绞痛;⑤近期行PCI治疗;⑥既往行CABG治疗;⑦GRACE评分>109分但<140分;⑧无创检查时反复出现缺血症状	介入策略(<72h)
低危缺血患者	无症状或胸痛期间心电图正常或无变化,心肌损伤标志物正常	非侵入性检查寻找缺血证据

注:PCI,经皮冠脉介入术;CABG,冠状动脉旁路移植术。

解析1:通常,冠状动脉粥样硬化斑块演变成不稳定斑块甚至破裂、继发新鲜血栓形成是ACS发病的共同机制。但发生STEMI时,往往是冠状动脉骤然被富含纤维蛋白原的红色血栓完全阻塞,因此需行PCI或静脉溶栓,以早期、充分和持续开通血管,使心肌充分再灌注;然而,NSTE-ACS时,冠状动脉斑块失稳定形成富含血小板的白色血栓,常导致冠脉严重狭窄却多不完全阻塞。

解析2:直接PCI可快速有效开通梗死相关动脉,是STEMI急性期的首选治疗之一。其适应证为:①如果即刻可行,且能及时进行(FMC-球囊扩张时间<90分钟),发病12小时内的STEMI(包括正后壁心肌梗死)或伴有新出现或可能新出现左束支传导阻滞的患者;②年龄<75岁,在发病36小时内出现休克,病变适合血管重建,并能在休克发生18小时内完成者,除非因为患者拒绝、有禁忌证和/或不适合行有创治疗;③症状发作<12小时,伴有严重心功能不全和/或肺水肿(Killip Ⅲ级)的患者;④发病在12~24小时内,具备以下1个或多个条件时也可行直接PCI治疗:严重心力衰竭、血流动力学或心电不稳定、持续缺血的证据。

解析3:溶栓治疗是通过溶解动脉或静脉中的新鲜血栓使血管再通,从而部分或完全恢复组织和器官的血流灌注,达到减轻患者症状并改善预后的目的。溶栓治疗具有快速、简便、经济、易操作的特点,在我国目前经济和医疗资源分布尚不均衡的条件下,仍是STEMI再灌注治疗的重要手段,不能忽视。

STEMI发病3小时内行溶栓治疗,其临床疗效与直接PCI相当;发病3~12小时内行溶栓治疗,其疗效虽不如直接PCI,但仍能明显获益;发病12~24小时内,如果仍有持续或间断的缺血症状和持续ST段抬高,溶栓治疗仍然有效。对于预计在2小时内无法进行PCI的单位,不能因为等待PCI或转运患者去其他有条件进行PCI的单位,而延误溶栓时间。期望患者入院至开始溶栓治疗的时间目标,也就是门-针(door to needle)时间小于30分钟。

溶栓药物能够直接或间接激活纤溶酶原成为纤溶酶,纤溶酶能够降解纤维蛋白(原),促进血栓的裂解并达到开通血管的目的。根据发现的先后和药物的作用特点,溶栓剂分为三代:第一代溶栓剂为非选择性纤溶酶原激活剂如尿激酶,作用于全身;第二、三代溶栓剂为新型选择性纤溶酶原激活剂,药物仅作用于血栓局部,无全身的抗纤溶作用,如阿替普酶、瑞替普酶。

【知识点】

溶栓适应证

1. 一般情况下年龄小于75岁。

2. STEMI症状出现于12小时内,最佳时间是3小时,心电图两个或两个以上相邻肢体导联ST段抬高≥0.1mV或胸前导联ST段抬高≥0.2mV。

3. 新出现或可能为新出现的左束支传导阻滞。

4. 症状出现 12~24 小时,仍有持续缺血症状,心电图两个或两个以上相邻肢体导联 ST 段抬高 ≥ 0.1mV 或胸前导联 ST 段抬高 ≥ 0.2mV。

溶栓禁忌证,详见表 3-33-3。

表 3-33-3　溶栓禁忌证

分类	禁忌证
绝对禁忌证	既往脑出血史
	已知脑血管结构异常(如动静脉畸形)
	颅内恶性肿瘤
	3 个月内缺血性卒中(不包括 4~5h 内急性缺血性卒中)
	可疑主动脉夹层
	活动性出血或出血性倾向(不包括月经来潮)
	3 个月内严重头、面部创伤
	2 个月内颅内或脊柱手术
	严重未控制的高血压(收缩压 >180mmHg 和 / 或舒张压 >110mmHg),对紧急治疗无反应
相对禁忌证	年龄 ≥ 75 岁
	3 个月前有缺血性卒中
	创伤(3 周内)或持续 >10min 心肺复苏
	3 周内接受过大手术
	4 周内有内脏出血
	近期(2 周内)不能压迫止血部位的大血管穿刺
	妊娠
	不符合绝对禁忌证的已知其他颅内病变
	活动性消化性溃疡
	正在使用抗凝药物(国际标准化比值越高,出血风险越大)

【知识点】

常用溶栓药物的种类与用法,详见表 3-33-4。

表 3-33-4　常用溶栓药物的种类与用法

溶栓剂	用法
替奈普酶	16mg/ 支,用注射用水 3ml 稀释,静脉注射 5~10s,单次给药,使用方便
瑞替普酶	1 000 万 IU(18mg)缓慢静脉注射(2min 以上),间隔 30min 同等剂量重复给药一次。使用单独的静脉通路,不能与其他药物混合给药
	溶栓前先给普通肝素 60IU/kg(最大量 4 000IU)静脉注射,溶栓结束后以 12IU/(kg·h)的速度静脉滴注维持至少 48h,监测活化部分凝血活酶时间(APTT),控制在对照值的 1.5~2 倍;其后,可改为低分子量肝素皮下注射,每 12h 一次,连用 3~5d

续表

溶栓剂	用法
阿替普酶	90min 加速给药法:先静脉注射 15mg,继而 30min 内静脉滴注 0.75mg/kg(最大剂量不超过 50mg),其后 60min 内再给予 0.5mg/kg(最大剂量不超过 35mg)静脉滴注 抗凝治疗参照瑞替普酶方案
尿激酶	150 万 IU 溶于 100ml 生理盐水,30min 内静脉滴注
重组人尿激酶原	20mg 溶于 10ml 生理盐水,3min 内静脉注射,继以 30mg 溶于 90ml 生理盐水,30min 内静脉滴注

【知识点】

溶栓血管再通判断

直接指标:冠状动脉造影观察血管再通情况。

间接判定指标:①60~90 分钟内心电图抬高的 ST 段至少回落 50%;②CK-MB 峰值提前至发病 12~13 小时内;③2 小时内胸痛症状明显缓解;④2~3 小时内出现再灌注心律失常,如加速性室性自主心律、房室传导阻滞、束支传导阻滞突然改善或消失,或下壁心肌梗死患者出现一过性窦性心动过缓、窦房传导阻滞,伴或不伴低血压。

具备上述 4 项中的 2 项或 2 项以上者,考虑再通;但第③和④两项组合不能判定为再通。

【问题 3】进一步的处理是什么。

思路:溶栓后 2~3 小时全面评估风险,尽可能早地把患者转送到心脏导管室行冠状动脉造影。

为保证溶栓治疗的疗效确定以及进一步了解病变血管情况,所有患者溶栓后应尽早送至 PCI 中心,即使溶栓成功也应在 2~3 小时后、24 小时内行冠状动脉造影并对梗死相关血管进行血运重建。

【问题 4】患者的综合治疗是什么?

思路 1:抗血小板治疗(阿司匹林、替格瑞洛或氯吡格雷)、抗凝治疗(肝素等)是 ACS 的基本药物治疗,抗心肌缺血、抗心律失常(硝酸盐、β 受体阻滞剂)也是主要治疗,其他药物治疗包括调脂药物、ACEI 药物等应用。

1. 抗血小板治疗　抗血小板治疗主要包括环氧化酶抑制剂(如阿司匹林)、P2Y12 受体抑制剂(又称"二磷酸腺苷受体拮抗剂",如替格瑞洛和氯吡格雷)、血小板膜糖蛋白(GP)Ⅱb/Ⅲa 受体拮抗剂(阿昔单抗、依替巴肽、替罗非班等)。

所有无阿司匹林禁忌证的患者均立即服用阿司匹林负荷量 300mg,继以 100mg/d 长期维持。在阿司匹林基础上,应当联合应用一种 P2Y12 受体抑制剂至少 12 个月,除非有极高出血风险等禁忌证,其中 P2Y12 受体抑制剂可首选替格瑞洛(180mg 负荷量,以后 90mg/ 次,2 次 /d),因其具有快速抑制血小板的作用,且不受代谢酶的影响;不能使用替格瑞洛者,可应用氯吡格雷(300~600mg 负荷量,以后 75mg/ 次,1 次 /d)。对于有高消化道出血风险的患者,最好在双联抗血小板治疗的基础上加用质子泵抑制剂(PPI)。

阿昔单抗、依替巴肽、替罗非班等血小板膜糖蛋白Ⅱb/Ⅲa 受体拮抗剂均适用于急诊 PCI 患者。

2. 抗凝治疗　凝血酶是使纤维蛋白原转变为纤维蛋白最终形成血栓的关键环节,因此抑制凝血酶至关重要。确诊为 ACS 时应用肠道外抗凝药,警惕并观察出血风险。

对于接受溶栓治疗的患者,至少接受 48 小时抗凝治疗(最多 8 天或至血运重建)。静脉注射普通肝素(70~100IU/kg),维持活化凝血时间(ACT)250~300 秒或皮下注射低分子量肝素(2 次 /d)。低分子量肝素应用方便、不需监测凝血时间、肝素诱导的血小板减少症发生率低。应该注意,阿替普酶或瑞替普酶溶栓前、后需要普通肝素抗凝治疗(表 3-33-4)。

对于 NSTE-ACS 患者,使用磺达肝癸钠(2.5mg,1 次 /d,皮下注射),因其具有良好的药效和安全性。

抗凝治疗期间,若出现血小板减少到 <100×10⁹/L(或者较血小板计数基础值相对下降 >50%),立刻停止肝素(普通肝素、低分子量肝素或者其他肝素类药物)。

3. 抗心肌缺血、抗心律失常及其他治疗　硝酸酯类:舌下含服或静脉应用硝酸酯类药物用于缓解缺血性胸痛、控制高血压或减轻肺水肿。收缩压 <90mmHg 或较基础血压降低 >30%、拟诊右心室梗死的 STEMI 患者不使用硝酸酯类药物。

需要时,吗啡 3~4mg 静脉注射解除疼痛,10~15 分钟后可重复,总量一般不超过 10mg,注意低血压和呼吸功能抑制。

β 受体阻滞剂:对缩小心肌梗死面积,减少复发性心肌缺血、再梗死、心室颤动及其他恶性心律失常,以及降低急性期病死率有肯定的疗效。无 β 受体阻滞剂禁忌证的患者,在发病后 24 小时内常规口服 β 受体阻滞剂,尤其窦性心动过速和高血压的患者最适合使用。

对于疑似或确诊变异型心绞痛患者,宜使用钙通道阻滞剂和硝酸酯类药物,避免使用 β 受体阻滞剂。STEMI 患者不使用短效二氢吡啶类钙通道阻滞剂。

他汀类药物除调脂外,还具有抗炎、改善内皮功能、抑制血小板聚集等独立于调脂作用的抗 ACS 的多效性,无禁忌证的患者入院后尽早开始他汀类药物治疗。

无 ACEI 禁忌证的患者可服用 ACEI 长期治疗,不能耐受 ACEI 者用 ARB 替代。

思路 2:积极、全程控制危险因素,详见表 3-33-5。

AMI 患者的预后与梗死范围的大小、侧支循环产生的情况及治疗是否早期及时有关。即使经急性期处理、病情稳定后,仍可能因 ACS 发病的危险因素未能得到有效控制,冠脉粥样硬化病变仍会持续发展,进而引起心肌缺血事件复发。基于生活方式的调整及控制高血压、糖尿病和高脂血症等的药物治疗十分重要。

表 3-33-5　危险因素

分类	危险因素
主要危险因素	①年龄、性别:多见于 40 岁以上的中、老年人。女性发病率较低,但在更年期后发病率增加。②血脂异常:总胆固醇(TC)、甘油三酯(TG)、低密度脂蛋白(LDL)或极低密度脂蛋白(VLDL)增高,相应的载脂蛋白 B(ApoB)增高;高密度脂蛋白(HDL)减低,载脂蛋白 A(ApoA)降低。③高血压:60%~70% 的冠状动脉粥样硬化患者有高血压,高血压患者患本病较血压正常者高 3~4 倍。④吸烟:吸烟者本病的发病率和病死率增高 2~6 倍,且与每日吸烟的支数成正比。⑤糖尿病和糖耐量异常:糖尿病患者中不仅本病发病率较非糖尿病者高出数倍,且病变进展迅速
其他危险因素	①肥胖。②从事体力活动少,脑力活动紧张,经常有工作紧迫感者。③西方的饮食方式:常进食较高能量、含较多动物性脂肪、胆固醇、糖和盐的食物者。④早发冠心病家族史(年龄 <50 岁时患病)。⑤性情急躁、好胜心和竞争性强、不善于劳逸结合的 A 型性格者。⑥血中同型半胱氨酸增高

(张新超)

【推荐阅读文献】

[1] 中国医师协会急诊医师分会. 急性冠脉综合征急诊快速诊治指南 (2019). 中华急诊医学杂志, 2019, 28 (4): 413-420.

[2] 中华医学会心血管病分会, 中华医学会检验医学分会. 急性冠状动脉综合征患者检测心肌肌钙蛋白的专家共识. 中华医学杂志, 2017, 97 (16): 1212-1213.

[3] APPLE F S, JESSE R L, NEWBY L K, et al. National Academy of Clinical Biochemistry and IFCC committee for standardization of markers of cardiac damage laboratory medicine practice guidelines: analytical issues for biochemical markers of acute coronary syndromes. Circulation, 2007, 115 (13): e352-355.

[4] BHATT D L, HULOT J S, MOLITERNO D J, et al. Antiplatelet and anticoagulation therapy for acute coronary syndromes. Circ Res, 2014, 114 (12): 1929-1943.

[5] GIUGIANO R P, BRAUNWALD E. The year in acute coronary syndrome. J Am Coll Cardiol, 2014, 63 (3): 201-214.

[6] IBANEZ B, JAMES S, AGEWALL S, et al. 2017 ESC Guidelines for the management of acute myocardial infarction in patients presenting with ST-segment elevation: The Task Force for the management of acute myocardial

infarction in patients presenting with ST-segment elevation of the European Society of Cardiology (ESC). Eur Heart J, 2018, 39 (2): 119-177.

［7］MISTRY N F, VESELY M R. Acute coronary syndromes: from the emergency department to the cardiac care unit. Cardiol Clin, 2012, 30 (4): 617-627.

［8］POEOCKI M, REICHLIN T, THALMANN S, et al. Diagnostic and prognostic impact of copeptin and high-sensitivity cardiac troponin T in patients with pre-existing coronary artery disease and suspected acute myocardial infarction. Heart, 2012, 98 (7): 558-565.

［9］ROFFI M, PATRONO C, COLLET JP, et al. 2015 ESC guidelines for the management of acute coronary syndromes in patients presenting without persistent ST-segment elevation: Task Force for the management of acute coronary syndromes in patients presenting without persistent ST-Segment elevation of the European Society of Cardiology (ESC). Eur Heart J, 2016, 37 (3): 267-315.

［10］STONE G W. Acute coronary syndromes in 2013: optimizing revascularization strategies in patients with ACS. Nat Rev Cardiol, 2014, 11 (2): 67-68.

［11］THYGESEN K, ALPERT J S, JAFFE A S, et al. Fourth universal definition of myocardial infarction (2018). Am Coll Cardiol, 2018, 72 (18): 2231-2264.

［12］VALGIMIGLI M, BUENO H, BYRNE R A, et al. 2017 ESC focused update on dual antiplatelet therapy in coronary artery disease developed in collaboration with EACTS: The Task Force for dual antiplatelet therapy in coronary artery disease of the European Society of Cardiology (ESC) and of the European Association for Cardio-Thoracic Surgery (EACTS). Eur Heart J, 2018, 39 (3): 213-260.

第34章　心力衰竭

【精粹】

1. 急性心力衰竭（acute heart failure，AHF）以急性左心衰竭最为常见，主要和突出的表现是呼吸困难，伴发呼吸衰竭或心源性休克是其极危急状态。

2. 血浆利尿钠肽检测对明确诊断十分重要；早期心电图、心肌损伤标志物如肌钙蛋白 I 或 T（TnI/T）、胸部 X 线、超声心动图、血气分析及血乳酸监测等对 AHF 的致命性病因如急性冠脉综合征（acute coronary syndrome，ACS）、高血压危象、严重心律失常和急性肺栓塞等快速筛查以及评估病情严重程度有益。

3. AHF 早期急诊抢救阶段以迅速稳定血流动力学状态（正性肌力药物与血管收缩药物的使用等）、纠正低氧（常规氧疗、无创或有创机械通气）、改善症状、维护重要脏器灌注和功能为主要治疗目标。

4. AHF 治疗原则为减轻心脏前后负荷（利尿剂、血管扩张剂）、改善心脏收缩与舒张功能（正性肌力药物等）、积极祛除诱因及治疗原发病变。

5. AHF 根据临床上有无淤血和组织器官低灌注的情况分暖而湿、暖而干、冷而湿和冷而干四种类型，也可根据血压高低分为高血压型、正常血压型和低血压型 AHF。不同类型的 AHF 采用不同的治疗策略。

【病历摘要】

患者，女，49 岁。5 天前发热，伴咳嗽、咳黏液痰，给予相应处理后症好转。2 天前受凉后再次发热，最高体温 38.8℃，伴吸气时左侧胸痛，出现喘憋并逐渐加重，不能平卧，夜间憋醒。3 年前诊断"风湿免疫性疾病"，间断治疗 1 年，自行终止。查体：T 38℃，BP 104/60mmHg，P 125 次/min，R 26 次/min，SpO$_2$ 90%，神清，精神差。喘息貌，睑结膜轻度苍白，无颈静脉怒张，双肺呼吸音低，可闻及湿啰音，左中下肺明显，心界扩大，心律齐，未闻及病理性杂音，S$_3$ 奔马律，腹软，双下肢无水肿。辅助检查：血常规，WBC 13.44×10^9/L，NE 83.6%，Hb 91g/L；血气（3L/min），pH 7.51，PCO$_2$ 29.8mmHg，PO$_2$ 67mmHg，Lac 2.0mmol/L，BE −3.6mmol/L，SO$_2$ 92.7%；D- 二聚体 1.151mg/L；心肌损伤标志物，TnI 0.18μg/L，CK-MB 5.2 mg/ml；NT-proBNP 13 600ng/L；胸部 X 线片，心影明显增大（心胸比 0.72，与 5 天前心胸比 0.45 相比），左下肺炎症可能；心电图，窦性心动过速，（肢体导联）低电压。

【知识点】

心力衰竭（heart failure），简称"心衰"，是由于心脏结构或功能异常导致心室充盈和 / 或射血能力受损的一组临床综合征，其病理生理学特征为肺淤血和 / 或体循环淤血及组织器官低灌注，主要临床表现为呼吸困难、乏力（活动耐量受限）及液体潴留（外周水肿）。

急性心力衰竭（acute heart failure，AHF）是指继发于心脏功能异常而迅速发生或恶化的症状和体征并伴有血浆利尿钠肽水平的升高，既可以是急性起病，也可以表现为慢性心力衰竭急性失代偿（acute decompensated heart failure，ADHF），其中后者更为多见，占 70%~80%。临床上最为常见的 AHF 是急性左心衰竭。

AHF 是常见急症，常危及生命，必须快速诊断和紧急抢救治疗。AHF 预后很差，住院病死率为 3%，6 个月的再住院率约 50%，5 年病死率高达 60%。近年来，绝大多数 AHF 患者在急诊科首诊和救治。

【问题 1】患者有无生命危险？如何紧急处置？

思路 1：患者新近出现呼吸困难并逐渐加重，伴有心动过速、低氧血症（吸氧 3L/min）、心肌损伤等，结合心界扩大、肺部湿啰音、S_3 奔马律及 NT-proBNP 明显增高，首先考虑 AHF。AHF 本就病情危急，加之该患者十分突出的特点是心影在短时间内异常明显增大，随时有生命危险，应入抢救室或监护室行多功能心电监护，并取坐位、双下肢下垂，予以面罩吸氧（也可无创正压通气）、开放静脉通路，维护循环与呼吸功能稳定等急救处理，同时积极争取行超声心动图检查等，记录 24 小时尿量和出入量变化。动态记录心电图与 TnI 等心肌损伤标志物以及 NT-proBNP 的变化。

思路 2：患者发热、血白细胞与中性粒细胞分类高，考虑感染，结合胸部 X 线片以及左下肺湿啰音较明显，考虑下呼吸道感染的可能性大，进一步胸部 CT 检查确定及降钙素原（PCT）检测等。

解析 1：处于疑似 AHF 患者，首要的是紧急评估循环和呼吸状态，并给予必要的支持治疗。积极采取下列措施可能带来早期获益：完善心电图；早期无创监测，包括脉搏血氧饱和度（SpO_2）、血压、呼吸频率及连续心电监测等；若 $SpO_2 < 90\%$，应及时进行氧疗；早期检测血浆利尿钠肽也对明确诊断有益处。在此基础上，应迅速识别出致命性病因的心力衰竭及需要紧急处理的促使心功能恶化的各种可逆性因素，尽早给予相应处理。

解析 2：AHF 的最初诊断大多是基于以呼吸困难为突出临床表现而开始的。

1. 病史与临床表现　既往基础心脏病史和 / 或心力衰竭史，以夜间阵发性呼吸困难、端坐呼吸为主要症状，若咳出大量粉红色泡沫痰伴两肺湿啰音，基本可明确急性心源性肺水肿。S_3 和 / 或 S_4 奔马律也是心力衰竭较为特异的体征。

2. 心脏生物学标记物检查　利尿钠肽（NP）：血浆脑钠肽（BNP）或 N 末端脑钠肽前体（NT-proBNP）或中段心房钠尿肽前体（MR-proANP）有助于鉴别心源性和非心源性呼吸困难，所有疑似 AHF 的呼吸困难患者均应进行检测。利尿钠肽敏感性较高，阴性预测价值突出，当血 BNP<100ng/L、NT-proBNP<300ng/L、MR-proANP<120ng/L 基本可排除 AHF。目前利尿钠肽可在床旁快速检测，操作便捷，其在 AHF 的诊断与鉴别诊断中的价值日益重要。利尿钠肽还有助于心力衰竭严重程度和预后的评估，心力衰竭程度越重，利尿钠肽水平越高。年龄、性别和体重指数是影响利尿钠肽的主要生理因素；许多病理状况如缺血性卒中、肾功能不全、肝硬化伴腹水、肺血栓栓塞症、甲状腺疾病、严重感染与脓毒症等都可引起血浆利尿钠肽升高，一些药物如 β 受体阻滞剂、血管紧张素转换酶抑制剂等也可影响血浆利尿钠肽浓度。还需注意的是，有极少数失代偿的终末期心力衰竭、急性右心衰竭患者的利尿钠肽水平也可以不升高。

肌钙蛋白 I 或 T（TnI/T）：对 AMI 的诊断有明确意义，也用于对肺血栓栓塞危险分层，应作为 AHF 的常规检测。即使多数肌钙蛋白升高的 AHF 患者没有明显的急性冠脉事件，但也提示存在进行性心肌损伤，后者与心功能恶化或加重往往互为因果。研究认为，增高的 TnI/T 患者的死亡率和再住院率明显增高。

3. 心电图　AHF 患者的心电图极少完全正常，因此其阴性预测价值较高。虽然心力衰竭患者的心电图无特征性表现，但心电图异常对于识别基础心脏病（陈旧心肌梗死、高血压心脏病和肥厚型心肌病等）和心力衰竭的诱因（心律失常、急性心肌缺血等）都很有帮助。

4. 胸部 X 线　立位或坐位胸部 X 线检查对 AHF 的诊断很重要，其典型表现为肺静脉淤血、胸腔积液、间质性或肺泡性肺水肿，心影增大。胸部 X 线检查还能为肺炎、气胸等疾病的鉴别诊断提供依据。患者情况与检查条件许可，也可尽早行肺部 CT 扫描，以进一步全面了解心肺病理状况。

5. 血气分析　动脉血气分析对于确定 AHF 患者是否伴发呼吸衰竭有不可替代的价值，并提供酸碱平衡失调等关键信息，也是判断 AHF 病情严重程度、指导治疗的必要检查之一。

6. 乳酸　乳酸是葡萄糖无氧酵解的产物。高乳酸血症是急重症患者氧代谢障碍的结果，往往提示存在组织缺氧，且在器官功能障碍早期即可出现。增高的血乳酸水平与急重症的严重程度和不良预后密切相关。

组织缺氧与低灌注虽不能等同视之，但多数情况下二者是直接关联的，临床上，与尿量和部分体征相比较，血乳酸是更好反映组织低灌注的替代指标。

7. 其他实验室检查　除上所述，还应进行以下实验室指标的常规检测，辅助检出可能的 AHF 病因和诱因，以及综合评价患者病情与预后：全血细胞计数、尿素氮（BUN）、肌酐（Cr）、电解质、肝功能和血糖等。怀疑肺血栓栓塞的患者还应完善 D- 二聚体，怀疑合并肺部感染的患者尚需完善降钙素原（PCT）检测。甲状腺功能减退和亢进都可并发 AHF，尤其对新诊断的 AHF 应检测甲状腺功能。伴有肾功能不全的 AHF 或是 AHF 治疗中出现急性肾损伤是预后不良的危险因素。肝功能检查异常也可识别存在预后不良风险的患者。

【知识点】

1. 肺循环淤血　端坐呼吸、夜间阵发性呼吸困难、咳嗽并咳(粉红色)泡沫痰,肺部湿啰音伴或不伴哮鸣音,P_2 亢进,S_3 和 / 或 S_4 奔马律。

2. 体循环淤血　颈静脉充盈、外周水肿(双侧)、肝淤血(肿大伴压痛)、肝 - 颈静脉回流征、胃肠淤血(腹胀、食欲缺乏)、腹水。

3. 低灌注表现　低血压(收缩压 <90mmHg)、四肢皮肤湿冷、少尿 [尿量 <0.5ml/(kg·h)]、意识模糊和头晕。需注意,低灌注常伴有低血压,但不等同于低血压。

4. 呼吸衰竭　是由于心力衰竭、肺淤血或肺水肿所导致的严重呼吸功能障碍,引起动脉血氧分压(PaO_2)降低,海平面静息状态呼吸空气时 <60mmHg,伴或不伴有二氧化碳分压($PaCO_2$)增高(>50mmHg)而出现一系列病理生理紊乱的临床综合征。

5. 心源性休克:没有低血容量存在的情况下,收缩压 <90mmHg 持续 30 分钟及以上或平均动脉压 <65mmHg 持续 30 分钟及以上,或需要血管活性药物才能维持收缩压 >90mmHg;心脏指数显著降低,存在肺淤血或左心室充盈压升高;组织器官低灌注表现之一或以上,如神志改变、皮肤湿冷、少尿和血乳酸升高。

【问题 2】如何明确诊断以及进一步的处置?

血生化:肝、肾功能与电解质基本正常。

超声心动图:左心室扩大(前后径 66mm),左心室心尖部活动微弱,左心室射血分数(LVEF)40%,心包积液少量(6~8mm);右心室正常大小,肺动脉不宽。此外,胸部 CT 证实左下肺炎症,PCT 1.9μg/L。心电图无动态变化,TnI 与 CK-MB 也无急性心肌梗死(AMI)的特征性变化,血糖、甲状腺功能等正常。

思路 1:虽然患者的临床表现支持 AHF 的诊断,但因心影短时间异常增大的变化、心音低钝及心电图的低电压,需与心包积液鉴别。颈静脉无充盈、无奇脉,无坐位与卧位的心浊音界变化等,尤其超声心动图结果只提示少量(6mm),不支持心包积液所致的心影增大。

思路 2:患者的 AHF 诊断确定,其病因基本除外了 AMI、肺血栓栓塞、高血压危象、严重心律失常等常见致命性病症。肺部感染可能是诱因之一,应激性心肌病为原发病变的可能性较大。

思路 3:依据患者的临床表现特征(有肺部啰音、奔马律、无肢体末端湿冷和血乳酸临界值等),确定其 AHF 临床分型为暖而湿型,并且是收缩压正常型、LVEF 降低型。治疗上应个体化地纠正心力衰竭,首先使用利尿剂、血管扩张剂,并适当应用正性肌力药物,低分子量肝素抗凝,同时抗肺部感染(社区获得性肺炎)。

【知识点】

AHF 常见病因及诱发因素

新发 AHF 最常见的病因包括由急性缺血、感染和中毒等所致的急性心肌细胞损伤或坏死、急性瓣膜功能不全和急性心脏压塞。ADHF 可以无诱因,但更多地是由一个或多个诱发因素所引发,例如感染、心律失常、高血压、不恰当地调整或停止药物(治疗依从性差)等。

【知识点】

AHF 的分型与分级

1. 临床上,根据是否存在淤血和外周组织器官低灌注的表现,将 AHF 快速分为四型,其中以暖而湿型最常见,详见表 3-34-1。此分类与血流动力学分类相对应,简洁,便于快速应用。

表 3-34-1　AHF 的分型与分级

分型	外周低灌注	淤血
暖而干型	–	–
暖而湿型	–	+
冷而干型	+	–
冷而湿型	+	+

2. 依据左心室射血分数(left ventricular ejection fraction,LVEF),心力衰竭可分为 LVEF 降低(<40%)的心力衰竭(heart failure with reduced left ventricular ejection fraction,HF-REF)和 LVEF 保留(≥ 50%)的心力衰竭(heart failure with preserved left ventricular ejection fraction,HF-PEF)及 EF 中间值(40%~49%)的心力衰竭。一般来说,HF-REF 指传统的收缩性心力衰竭,HF-PEF 指舒张性心力衰竭,且由于 AHF 的多数是 ADHF,此分型对于临床应用正性肌力药物有很好的指导意义。仍需注意,LVEF 保留或正常的情况下收缩功能仍可能是异常的,部分心力衰竭患者收缩功能异常和舒张功能异常可以共存。

3. AMI 出现 AHF 可应用 Killip-Kimball 分级,详见表 3-34-2,其与近期病死率相关。

表 3-34-2　Killip-Kimball 分级

分级	表现	近期病死率 /%
Ⅰ级	无明显心功能损害,肺部无啰音	6
Ⅱ级	轻至中度心力衰竭,肺部啰音和 S_3 奔马律,X 线示肺淤血	17
Ⅲ级	重度心力衰竭,肺啰音超过两肺野的 50%,X 线示肺水肿	38
Ⅳ级	心源性休克,伴或不伴肺水肿	81

4. 此外,在大多数情况下,AHF 患者表现为收缩压正常(90~140mmHg)或收缩压升高(>140mmHg,高血压性 AHF),只有少数(约 5%)表现为收缩压降低(<90mmHg,低血压性 AHF)。低血压性 AHF 与预后不良相关,特别是同时存在低灌注时。

【知识点】

AHF 的治疗目标与治疗原则

AHF 治疗目标:依据心力衰竭的不同阶段而不同,早期急诊抢救阶段以迅速稳定血流动力学状态、纠正低氧、改善症状、维护重要脏器灌注和功能为主要治疗目标。

AHF 治疗原则:减轻心脏前后负荷、改善心脏收缩与舒张功能、积极祛除诱因及治疗原发病变。

【问题3】如何治疗?

1. 一般处理　允许患者采取最舒适的体位,通常为端坐位,两下肢下垂,保持此体位 10~20 分钟后,可使肺血容量降低约 25%(单纯坐位而下肢不下垂收益不大)。

2. 氧疗与通气支持　氧疗适用于呼吸困难明显伴低氧血症(SaO_2<90% 或 PO_2<60mmHg)的患者。

常规氧疗方法包括:①鼻导管吸氧,是常用的给氧方法,适用于轻至中度缺氧者,氧流量从 1~2L/min 起始,根据动脉血气结果可增加到 4~6L/min;②面罩吸氧,适用于伴呼吸性碱中毒的患者。

呼吸频率 >25 次 /min,SpO_2<90% 的患者在有条件的情况下应尽早使用无创正压通气(non-invasive positive pressure ventilation,NIPPV)。多项研究皆显示,NIPPV 治疗急性心源性肺水肿可改善氧合,减轻呼吸困难,缓解呼吸肌疲劳,降低呼吸功耗,降低插管率。NIPPV 有两种方式,包括持续气道正压(CPAP)和双水

平气道正压(BiPAP),其中对于有二氧化碳潴留者,应首先考虑 BiPAP 模式。

经积极治疗后病情仍继续恶化(意识障碍,呼吸节律异常,或呼吸频率 <8 次 /min,自主呼吸微弱或消失,$PaCO_2$ 进行性升高者)、不能耐受 NIPPV 或是存在 NIPPV 治疗禁忌证者,应气管插管,行有创机械通气(invasive positive pressure ventilation,IPPV)。

对于非低氧血症的 AHF 患者,不常规给氧。

3. **心源性休克的救治** 对于所有疑似心源性休克的患者,尽早行超声心动图检查。对于急性冠脉综合征(ACS)并发心源性休克的患者,宜尽早(在入院 2 小时内)行冠状动脉造影。无临床征象提示容量负荷增多的情况下,首先在 15~30 分钟内给予生理盐水或平衡盐溶液 200ml。静脉使用正性肌力药物限于心排血量严重降低导致组织器官低灌注的患者。应用了正性肌力药物仍然存在持续组织低灌注,需要使用血管收缩药物维持收缩压者,首选去甲肾上腺素,因其具有不增加心室率、不增加心肌氧耗的优势,副作用较少且死亡率较低,并最好监测动脉内血压。根据患者的年龄、合并症和神经功能情况,可考虑使用短期机械循环支持如体外膜氧合(ECMO)。

4. **利尿剂** 利尿剂是治疗心力衰竭的重要基石,无论病因如何,有容量超负荷证据的 AHF 患者均应在初始治疗中采用静脉利尿剂。但有低灌注表现的 AHF 患者,在达到适当的灌注前,应避免使用。

袢利尿剂(如呋塞米、布美他尼和托拉塞米)作为一线药物。呋塞米静脉注射一般首剂量为 20~40mg,对正在使用呋塞米或有大量水钠潴留或高血压或肾功能不全的患者,首剂量可加倍;单次给药和持续滴注在有效性及安全性终点上均无显著差异。也可以用布美他尼(丁尿胺)1~2mg,或依他尼酸 25~100mg,或托拉塞米 5~10mg 静脉注射。利尿剂剂量应个体化,并根据疗效和患者状态逐步调整。长期使用袢利尿剂的患者在紧急情况下可能需要更高剂量;静脉给药剂量应等于或者大于(如 2.5 倍)口服维持剂量,然后根据治疗反应进行调整。

应注意由于过度利尿可能发生的低血容量、休克与电解质紊乱如低钾血症等。

新型利尿剂托伐普坦(tolvaptan)是血管升压素受体拮抗剂,选择性阻断肾小管上的精氨酸血管升压素受体,具有排水不排钠的特点,能减轻容量负荷并使低钠血症患者的血钠正常化,特别适用于心力衰竭合并低钠血症的患者。其副作用主要是血钠增高。

5. **血管扩张剂** 血管扩张剂通过降低静脉张力(优化前负荷)和动脉张力(降低后负荷),治疗伴有高血压的 AHF 特别有效;收缩压 <90mmHg 或有症状性低血压的患者应避免使用血管扩张剂。血管扩张剂通常选择静脉用药,应谨慎控制剂量以免过度降压,过度降压与预后不良相关。

(1)硝酸甘油与硝酸异山梨酯:其作用主要是扩张静脉容量血管、降低心脏前负荷,较大剂量时可同时降低心脏后负荷,在不减少每搏输出量和不增加心肌耗氧的情况下减轻肺淤血,尤其是适用于 ACS 伴心力衰竭的患者。硝酸甘油静脉给药,一般采用微量泵滴注,从 10~20μg/min 开始,以后每 5 分钟递增 5~10μg/min,直至心力衰竭的症状缓解或收缩压降至 100mmHg 左右;硝酸异山梨酯静脉滴注剂量 1mg/h,根据症状体征可以增加到不超过 10mg/h。病情稳定后逐步减量至停用,突然终止用药可能会出现反跳现象。硝酸酯类药物长期应用均可能产生耐药。

(2)硝普钠:能均衡的扩张动脉和静脉,同时降低心脏前、后负荷,适用于严重心力衰竭、有高血压以及伴肺淤血或肺水肿患者。宜从小剂量 10~20μg/min 开始静脉滴注,以后酌情每 5~10 分钟递增 5~10μg,直至症状缓解、血压由原水平下降 30mmHg 或血压降至 100mmHg 左右为止。由于具有强的降压效应,用药过程中要密切监测血压,调整剂量;停药应逐渐减量,以免反跳。通常疗程不超过 72 小时。长期用药可引起氰化物和硫氰酸盐中毒,合并肾功能不全患者尤其谨慎。静脉滴注时需要避光。

(3)重组人利尿钠肽——奈西立肽(nesritide)、新活素:具有扩张静脉、动脉和冠脉,降低前、后负荷,增加心排血量,增加钠盐排泄,抑制肾素 - 血管紧张素系统和交感神经系统的作用,无直接正性肌力作用。AHF 患者静脉滴注重组人利尿钠肽可获有益的临床与血流动力学效果:左心室充盈压或 PCWP 降低、心排血量增加,呼吸困难症状改善,安全性良好。该药可作为血管扩张剂单独使用,也可与其他血管扩张剂(如硝酸酯类)合用,还可与正性肌力药物(如多巴胺、多巴酚丁胺或米力农等)合用。给药方法:1.5~2μg/kg 负荷剂量缓慢静脉注射,继以 0.01μg/(kg·min)持续静脉滴注;也可不用负荷剂量而直接静脉滴注,给药时间在 3 天以内。

(4)乌拉地尔:主要阻断突触后 α_1 受体,使外周阻力降低,同时激活中枢 5- 羟色胺 1A 受体,降低延髓心血管中枢的交感反馈调节,外周交感张力下降。可降低心脏负荷和平均肺动脉压,改善心功能,对心率无明显影响。通常静脉注射 12.5~25mg,如血压无明显降低可重复注射,然后 50~100mg 于 100ml 液体中静脉滴注维持,速度为 0.4~2mg/min,根据血压调整速度。

6. 正性肌力药物　临床上应用的正性肌力药物主要包括多巴胺和多巴酚丁胺、磷酸二酯酶抑制剂、新型钙增敏剂,静脉使用正性肌力药物限用于心排血量严重降低导致组织器官低灌注的患者。使用静脉正性肌力药物时需要持续或频繁监测血压,并持续监测心律。

(1)儿茶酚胺类:常用者为多巴胺和多巴酚丁胺。

多巴胺(dopamine)小剂量[1~4μg/(kg·min)]时主要是多巴胺样激动剂作用,有轻度正性肌力和肾血管扩张作用,5~10μg/(kg·min)时主要兴奋 β 受体,可增加心肌收缩力和心排血量,10~20μg/(kg·min)时 α 受体激动效应占主导地位,使外周血管阻力增加。静脉内应用。可引起低氧血症,宜监测 SaO_2。

多巴酚丁胺(dobutamine)主要通过激动 β_1 受体发挥作用,具有很强的正性肌力效应,在增加心排血量的同时伴有左心室充盈压的下降,且具有剂量依赖性,常用于严重收缩性心力衰竭的治疗。用量与用法与多巴胺相似,一般在 2~20μg/(kg·min),但对急重症患者来讲,药物反应的个体差异较大,老年患者对多巴酚丁胺的反应显著下降。常见不良反应有心律失常、心动过速。用药 72 小时后可出现耐受。

正在应用 β 受体阻滞剂的患者不宜应用多巴胺和多巴酚丁胺。

(2)磷酸二酯酶抑制剂:选择性抑制心肌和平滑肌的磷酸二酯酶同工酶Ⅲ,减少 cAMP 的降解而提高细胞内 cAMP 的含量,发挥强心与直接扩血管作用。常用药物有米力农、依诺昔酮等。米力农首剂 25~75μg/kg 静脉注射(>10 分钟),继以 0.375~0.75μg/(kg·min)滴注。常见不良反应有低血压和心律失常,可能增加心脏不良事件和病死率。

(3)新型钙增敏剂——左西孟旦:与 Tnc 结合,增加 Tnc 与 Ca^{2+} 复合物的构象稳定性而不增加细胞内 Ca^{2+} 浓度,促进横桥与细肌丝的结合,增强心肌收缩力而不增加心肌氧耗量,并能改善心脏舒张功能;同时激活血管平滑肌的 K^+ 通道,扩张组织血管。几项研究结果显示,左西孟旦增加急性失代偿心力衰竭患者的每搏输出量与左心室射血分数,改善临床症状,使患者的 BNP 水平明显下降,安全性良好。左西孟旦宜在低心排血量或低灌注时尽早使用,负荷量 12μg/kg 静脉注射(>10 分钟),继以 0.1~0.2μg/(kg·min)滴注,维持用药24 小时;如血压偏低患者,可不予负荷量,直接静脉滴注维持量 24 小时。

7. 抗凝治疗　血栓栓塞是心力衰竭患者重要的并发症,心力衰竭患者血栓栓塞风险估计为每年1%~4.5%。无禁忌证或既往未接受抗凝治疗的心力衰竭患者给予低分子量肝素可明显降低血栓风险。

8. 阿片类药物　阿片类药物(吗啡)主要作用在于抑制中枢交感神经,反射性地降低周围血管阻力,扩张静脉而减少回心血量;其他作用包括减轻焦虑、烦躁,抑制呼吸中枢兴奋、避免呼吸过频,直接松弛支气管平滑肌,改善通气。主要副作用是低血压与呼吸抑制,并呈剂量依赖性。目前没有证据表明吗啡能改善预后,不推荐常规使用。但对烦躁不安又除外持续低血压、意识障碍、严重慢性阻塞性肺疾病的患者,可小剂量缓慢静脉注射吗啡,也可皮下注射,同时需注意个体化。

9. 抗心律失常与抗心肌缺血治疗　心房颤动合并快速心室率的 AHF 患者,洋地黄和 / 或 β 受体阻滞剂是控制心率的一线选择,若无效或存在禁忌证,可用胺碘酮。

毛花苷 C(西地兰)0.2~0.4mg 缓慢静脉注射;必要时 2~4 小时后再给 0.2~0.4mg,直至心室率控制在80 次 /min 左右或 24 小时总量达到 1.0~1.4mg。使用洋地黄之前,应描记心电图确定心律,了解是否有AMI、心肌炎或低血钾等,AMI 后 24 小时内应尽量避免用洋地黄药物;单纯性二尖瓣狭窄合并急性肺水肿时,如为窦性心律不宜使用洋地黄制剂,因洋地黄能增加心肌收缩力,使右心室排血量增加,加重肺水肿;但若二尖瓣狭窄合并二尖瓣关闭不全的肺水肿患者,可用洋地黄制剂。此外,要注意其他禁忌证。

目前尚无随机临床研究使用 β 受体阻滞剂治疗 AHF 改善急性期病情。若 AHF 患者发生持续的心肌缺血或心动过速,可考虑谨慎地静脉使用美托洛尔或艾司洛尔。严重的容量超负荷和 / 或需要正性肌力药物支持的患者,不能用 β 受体阻滞剂。

10. 肾脏替代治疗　肾脏替代治疗 AHF 患者减轻容量负荷很有效,但不宜代替袢利尿剂作为一线治疗。对于难治性容量负荷过重或对液体复苏无效的少尿,可行肾脏替代治疗。

(张新超)

【推荐阅读文献】

［1］中国医师协会急诊医师分会, 中国心胸血管麻醉学会急救与复苏分会. 中国急性心力衰竭急诊临床实践指南 (2017). 中华急诊医学杂志, 2017, 26 (12): 1347-1357.

［2］DE BACKER D, BISTON P, DEVRIENDT J, et al. Comparison of dopamine and norepinephrine in the treatment of shock. N Engl J Med, 2010, 362: 779-789.

［3］FELKER G M, LEE K L, BULL D A, et al. Diuretic strategies in patients with acute decompensated heart failure. N Engl J Med, 2011, 364 (9): 797.

［4］FELKER G M, MENTZ R J, TEERLINK J R, et al. Serial high sensitivity cardiac troponin T measurement in acute heart failure: insights from the RELAX-AHF study. Eur J Heart Fail, 2015, 17 (12): 1262-1270.

［5］KONSTAM M A, GHEORGHIADE M, BURNETT JC JR. et al. Effects of oral tolvaptan in patients hospitalized for worsening heart failure: the EVEREST outcome trial. JAMA, 2007, 297 (12): 1319-1331.

［6］L'HER E, DUQUESNE F, GIROU E, et al. Noninvasive continuous positive airway pressure in elderly cardiogenic pulmonary edema patients. Intensive Care Med, 2004, 30 (5): 882-888.

［7］MENTZ R J, KJELDSEN K, ROSSI G P, et al. Decongestion in acute heart failure. Eur J Heart Fail, 2014, 16: 471-482.

［8］O'CONNOR C M, STARLING R C, HERNANDEZ A F, et al. Effect of nesiritide in patients with acute decompensated heart failure. N Eng J Med, 2011, 365 (1): 32-43.

［9］ROBERTS E, LUDMAN A J, DWORZYNSKI K, et al. The diagnostic accuracy of the natriuretic peptides in heart failure: systematic review and diagnostic meta-analysis in the acute care setting. Br Med J, 2015, 350: h910.

［10］WANG G G, WANG S G, QIN J, et al. Characteristics, management, and outcomes of acute heart failure in emergency department: a multicenter registry study with 1-year follow-up in a Chinese cohort in Beijing. Chin Med J, 2017, 130 (16): 1894-1901.

第 35 章　高血压急症

【精粹】

1. 患者血压短期内严重升高,常为数小时或数天内出现收缩压 >180mmHg 和 / 或舒张压 >120mmHg,应高度怀疑高血压急症(hypertensive emergencies)。

2. 高血压急症伴发有进行性靶器官损害,主要表现为高血压脑病、急性卒中(缺血性、出血性)、急性冠脉综合征、急性左心衰竭、主动脉夹层及子痫前期和子痫等。

3. 高血压急症危害严重,应立即进行有效降压并保护靶器官功能,阻止靶器官进一步损害,注意根据不同原因或靶器官损害给予选择相应降压目标和措施,急诊处理流程可见图 3-35-1。

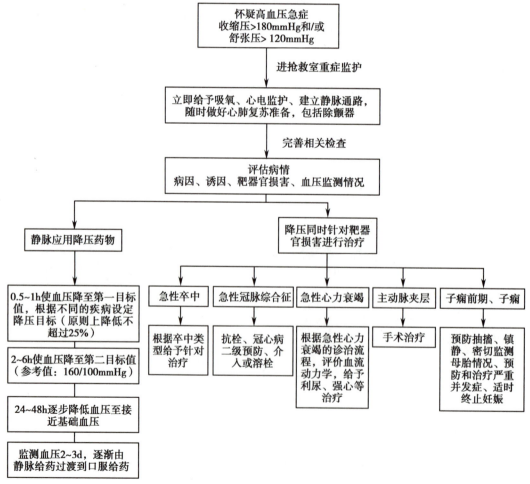

图 3-35-1　高血压急症的处理流程

176

【病历摘要】

　　患者,男,62 岁。4 小时前无明显诱因突感舌根僵硬,言语不清,左侧肢体无力、活动不灵;伴有头痛头晕,视物模糊,恶心呕吐,吐出少量胃内容物,无意识不清。既往有多年高血压病史,自服降压药物治疗(具体药物不详),未规律服药。吸烟史 30 余年,约 20 支 /d。其父 14 年前因"脑出血"去世。查体:T 36.2℃,P 74 次 /min,R 16 次 /min,BP 244/122mmHg。

　　【问题 1】患者目前有无生命危险? 最可能的诊断是什么?

　　根据患者的主诉、症状、既往史和个人史,应考虑高血压急症,且要高度怀疑卒中、高血压脑病可能。患者血压 244/122mmHg,应警惕血压进一步升高威胁生命,需入抢救室监测生命体征,并予以吸氧等基本处理。

　　思路 1:病史询问和体格检查应简单而又重点突出。患者老年男性,既往高血压病史且血压控制不佳、长期吸烟史,为心脑血管疾病的高发人群,应引起重视。

　　思路 2:注意区分非靶器官损害症状和靶器官损害。头痛头晕、恶心呕吐是高血压脑病常见的临床症状,但不是特异性表现。真正区分是否伴有靶器官损害需要结合相应的辅助检查,对脏器进行评估,才能明确诊断。根据该患者的症状,要高度怀疑卒中可能。问诊中还需注意详细询问患者近期有无消化系统疾病或感染性疾病存在的可能,进行鉴别诊断。

　　思路 3:问诊时应特别注意患者个人史和家族史、药物治疗情况及血压控制程度,有无使血压急剧升高的诱因,有无特殊用药史。该患者既往有多年高血压病史,且其父亲死于"脑出血",这些均为高血压急症产生的主要危险因素。

【知识点】

　　高血压急症(hypertensive emergencies)是指血压短时间内严重升高,通常收缩压(SBP)>180mmHg 和 /或舒张压(DBP)>120mmHg,同时伴有重要靶器官功能进行性损害的临床综合征。高血压急症的靶器官损害主要表现为高血压脑病、急性卒中(缺血性、出血性)、急性冠脉综合征、急性左心衰竭、主动脉夹层及子痫前期和子痫等。围术期高血压急症和嗜铬细胞瘤危象也属于高血压急症范畴。高血压急症对人体健康危害严重,一旦发生,需采取迅速有效的措施将血压降至安全范围,以阻止靶器官的进一步损害,否则预后较差。

　　【问题 2】为进一步明确诊断,查体应注意哪些体征,应选择何种检查?

　　思路 1:应仔细检查神经系统、心血管系统和眼底,除了重点检查患者有无意识障碍,双侧瞳孔是否等大,对光反射是否灵敏,是否存在脑膜刺激征,偏盲,偏瘫,偏身感觉障碍,四肢肌力、肌张力,生理反射,腱反射,病理反射外,还需要进一步了解其他靶器官的损害程度,评估有无继发性高血压的可能。

　　思路 2:患者目前最需要的辅助检查是头颅 CT 和头颅 MRI 检查。常规行血尿常规、血液生化(肝肾功能、电解质)和心电图检查,依据患者靶器官的损害情况选择心肌损伤标志物、血尿儿茶酚胺、血气分析、心脏超声、胸部 X 线和肾上腺 CT 等检查。

【知识点】

头颅 CT 及 MRI

　　头颅 CT 检查可快速明确或排除出血性卒中,头颅 MRI 检查可明确有无急性缺血性卒中。单纯高血压脑病,头颅 CT 和 MRI 检查显示为脑水肿的特征性改变。头颅 CT 检查可见脑组织结构饱满,脑沟变窄或消失,病变部位以大脑后部脑白质为主,病变基本对称,在头颅 CT 上呈现低密度影。头颅 MRI 较 CT 显示更清晰,病变区域显示为 T_1 序列低信号、T_2 序列高信号,弥散加权成像(DWI)可以早期(发病 2 小时内)显示缺血组织的大小、部位,甚至可显示皮质下、脑干和小脑的小梗死灶。结合表观弥散系数(ADC),DWI 对早期梗死的诊断敏感性达到 88%~100%,特异性达到 95%~100%,还可以对颅内脑血管进行成像,了解脑血管病变程度。

【病历摘要】

进一步检查:

专科查体:神志清,精神差,交流可,言语不清晰,双侧瞳孔等大等圆,直径约 2.5mm,对光反射灵敏,口角喝斜,伸舌左偏。双侧肢体肌张力正常,右侧上下肢肌力 5 级,感觉正常。左侧上下肢肌力 1 级,感觉正常。双侧跟、膝腱反射无亢进和减弱,双侧 Babinski 征、Kernig 征、Brudzinski 征均阴性。

头颅 CT 检查结果:双侧基底核区腔隙性脑梗死,大脑镰前部钙化灶(图 3-35-2)。

头颅 MRI+DWI+MRA 结果:①右侧基底核区急性腔隙性脑梗死(图 3-35-3);②双侧侧脑室旁、右侧顶叶小软化灶伴胶质增生,双侧侧脑室旁、半卵圆中心多发脱髓鞘改变。

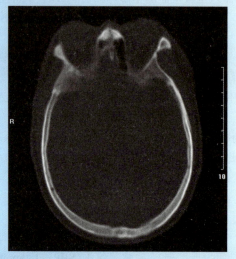 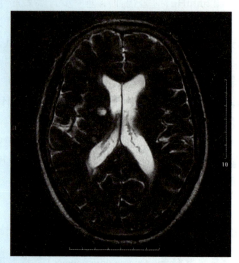

图 3-35-2　患者头颅 CT　　　　　　　　图 3-35-3　患者头颅 MRI

【问题 3】结合上述查体情况,患者的明确诊断是什么?

结合临床症状、体征及查体结果,考虑该患者为高血压脑病、急性腔隙性脑梗死、高血压 3 级(很高危)。

【知识点】

高血压分级详见表 3-35-1。

表 3-35-1　成人正常血压及高血压分级　　　　　　　单位:mmHg

分类	收缩压	舒张压
正常血压	<120 和	<80
正常高值	120~139 和 / 或	80~89
高血压	≥ 140 和 / 或	≥ 90
1 级高血压(轻度)	140~159 和 / 或	90~99
2 级高血压(中度)	160~179 和 / 或	100~109
3 级高血压(重度)	≥ 180 和 / 或	≥ 110
单纯收缩期高血压	≥ 140 和	<90

【问题 4】下一步需做何处理?

依据患者临床表现及最终诊断,需快速静脉控制性降压,并给予抗血小板聚集、稳定斑块等综合治疗。降压并非越快越好,也并非越低越好,快速过度降压会缩小血管床的自身调节空间,可能会导致组织灌注不足和 / 或梗死,应制订个体化方案,总的来说有以下三个目标:

第一目标:在 1~2 小时使平均动脉血压迅速下降不超过 25%。

第二目标:加用口服药物,2~6 小时将血压降到 160/100mmHg。

第三目标:24~48 小时将血压降至接近基础水平。

【问题 5】什么时候需请专科会诊?

该患者血压持续升高或居高不下和 / 或伴神经系统表现,应尽快请心脏内科和神经内科会诊协助控制病情。

【问题 6】门(急)诊环境下应给患者哪些处理?

应进行一系列常规检查,如血常规、尿常规、粪便常规、肝肾功能、血电解质、血糖、凝血功能、血脂四项、心电图、心脏超声和颈部血管超声等常规检查,必要时查糖化血红蛋白、血液流变学指标,以评估患者身体的基础状态,遴选出心脑血管疾病的高危因素,有无糖尿病、动脉粥样硬化和高脂血症等情况,对于制订患者个体化治疗方案有重要意义。同时应注意高血压急症预防知识的宣传教育。

【知识点】

高血压急症的预防

高血压急症病情稳定后,及时寻找血压异常升高的原因并积极纠正是预防再次复发的关键。对于有高血压病史的患者,不适当减药、停药和其他诱发因素未得到很好控制都会诱发高血压急症。高血压急症患者在血压初步控制后应给予调整口服药物治疗的建议,以长期稳定地控制血压,并定期评估靶器官,早发现、早干预以避免靶器官进行性损害。

(尹　文)

【推荐阅读文献】

《中国高血压防治指南》修订委员会 . 中国高血压防治指南 2018 年修订版 . 心脑血管病防治 , 2019, 1: 1-44.

第36章 心 律 失 常

【精粹】

1. 危险性心律失常又称"恶性心律失常(malignant arrhythmia)",常常是导致心脏猝死的前兆,包括下列几种类型:异位性快速心律失常,如室性心动过速和扭转型室性心动过速;完全性房室传导阻滞或严重室内传导阻滞;QT间期延长综合征;病态窦房结综合征等。

2. 急诊医师在接诊心律失常患者时须厘清几个问题:患者是否存在心律失常?是哪一种类型的心律失常?是否属于需要紧急处理的危险性心律失常?最有效的治疗方法是什么?急诊处理心律失常应该以评估血流动力学状态为核心,通过纠正或控制心律失常,以尽快达到稳定血流动力学状态、改善症状的目的。

3. 心律失常紧急处理时如果遇到治疗矛盾,如平时存在心动过缓的患者,发生快速心房颤动;心律失常发作时血压偏低但需要用胺碘酮,这类问题处理的原则是权衡矛盾的主要方面,即针对当前对患者危害较大的方面先进行处理,而对另一方面则需做好应急预案。另外,心律失常的处理不能仅着眼于心律失常本身,需要考虑基础疾病及诱发因素的纠正。异位性心动过速处理流程图可见图3-36-1。

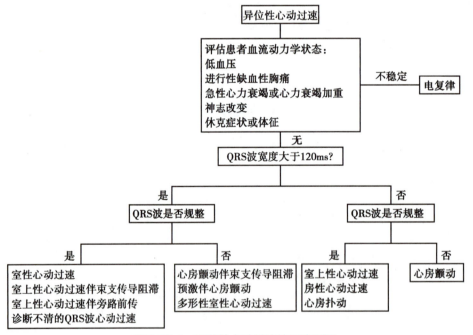

图 3-36-1 异位性心动过速处理流程图

【病历摘要】

患者,男,58岁。主因"胸痛10小时"来急诊。患者10小时前无明显诱因出现胸痛、心悸、心前区不适,无发热、无呕吐、腹泻,拟诊冠心病。予以硝酸甘油静脉滴注后,胸痛症状未见明显改善,1小时前出现头晕、出冷汗,无呼吸困难,遂转来急诊。既往无高血压、糖尿病史。初诊测量生命体征:BP 110/65mmHg,P 170 次 /min,SpO₂ 95%。

【问题 1】患者是否需要进抢救室？

对于胸痛、心前区不适患者，急诊医生应该重点关注，如同时存在低血压、休克及意识障碍，建议先安置进抢救室，进行心电、血压、呼吸和血氧饱和度监护，建立静脉通路，保证生命体征，尽快明确原因。该患者胸痛、心率 170 次 /min，应该进抢救室进一步诊治。

【问题 2】最可能的诊断是什么？患者目前有无生命危险？

患者床边心电图示：宽 QRS 波心动过速，临床上宽 QRS 波心动过速一般可分为室上性心动过速和室性心动过速。两者可通过病史、临床表现和心电图进行鉴别。该患者经进一步分析其心律失常发作为持续性室性心动过速。由于患者有进行性缺血性胸痛症状，所以血流动力学不稳定，存在一定生命危险。

【知识点】

宽 QRS 波心动过速的诊断和鉴别诊断

宽 QRS 波心动过速（wide complex tachycardia，WCT）指 QRS 宽度 >120ms、频率 >100 次 /min 的一类心动过速，主要包括：①室性心动过速，约占 80%；②房室结折返性心动过速（atrioventricular nodal reentrant tachycardia，AVNRT）和顺向性房室折返性心动过速（anterograde atrioventricular reentrant tachycardia，AAVRT）伴束支传导阻滞或室内差异传导，约占 15%；③旁路前传的逆向性房室折返性心动过速（OAVRT），发生率 <5%。诊断和鉴别诊断时常结合以下几点：

1. 病史　既往有心肌梗死或心肌病、药物中毒、长 QT 间期综合征等病史，急性发作宽 QRS 波心动过速，则多为室性心动过速。既往无心脏病史而反复发作的年轻人，多为室上性心动过速或预激综合征。

2. 临床表现　室上性心动过速多有突发突止的特点，一般临床症状轻，对血流动力学影响较小。室性心动过速相对较多发生严重血流动力学障碍，如血压下降、意识障碍、心绞痛等。另外，体格检查寻找房室分离的证据也有助于诊断，体征包括：①颈静脉搏动出现不规则的"炮 A 波"（有无间歇出现的颈静脉怒张，亦为颈静脉"大炮波"），这是由于心房收缩与心室收缩相巧合的结果；②第一心音强弱不等；③逐次心搏间的收缩压不等。以上三个体征的任何之一均提示房室分离。

3. 心电图　几种方法来鉴别，如 Brugada4 步法、Vereckei 新的 4 步流程图及单一 aVR 导联诊断流程。另外，食管心房调搏心电图较体表心电图更易诊断房室分离或心室夺获及室性融合波而有助于室性心动过速的诊断。

4. 心脏电生理　对于 WCT 的鉴别诊断，心脏电生理是目前最可靠的诊断方法。

心律失常发作对于生命的危险性，在于其有无导致血流动力学状态不稳定，主要包括：持续性低血压、休克的症状及体征、急性心力衰竭、持续性缺血性胸痛和意识障碍。根据有无血流动力学障碍来处理心律失常是急诊重要的原则。有血流动力学障碍者，病情往往较严重，诊断和治疗措施要快。

【知识点】

急诊宽 QRS 波心动过速处理流程

1. 若血流动力学不稳定，即使不能立即明确心动过速的类型是室性还是室上性，也可直接同步电复律。

2. 若血流动力学稳定，可详细询问病史，查体，了解既往发作情况、诊断和治疗措施。

3. 通过心电图寻找室房分离的证据。若有室房分离，则可明确为室性心动过速。若无室房分离或无法判断，则不要求作出十分精确的诊断，按照室性心动过速处理。

4. 血流动力学稳定的宽 QRS 波心动过速若明确为室上性心动过速，按室上性心动过速处理。

5. 怀疑为室性心动过速，或未能明确心律失常分型，按室性心动过速处理。

【问题3】该患者首要处理措施是什么?

该患者初步诊断室性心动过速,有持续性缺血性胸痛症状,评估血流动力学不稳定,应在镇静后给予同步直流电复律治疗,电能量选择150J,心电图改变见图3-36-2、图3-36-3。

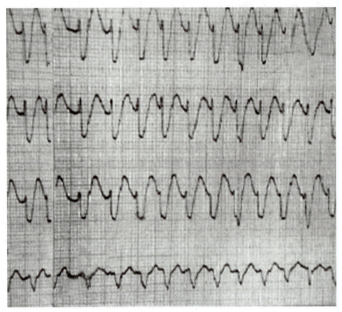

图3-36-2　复律前心电图(V₁~V₃、Ⅱ导联)

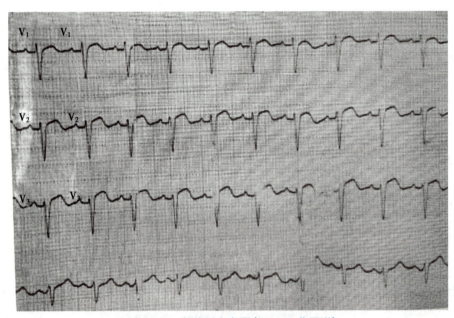

图3-36-3　复律后心电图(V₁~V₃、Ⅱ导联)

【问题4】患者在抢救的同时需行哪些检查?

1. 血常规及血型、肝肾功能、血电解质、血糖、动脉血气分析、凝血功能、心肌损伤标志物和术前病毒筛查(为急诊有创操作准备),必要时行甲状腺功能检查(胺碘酮抗心律失常所需)。

2. 急诊床旁超声心动图、床旁胸部X线片。尽量避免搬动患者导致病情加重。

【问题5】心律失常复律后,该患者下一步如何处理?

1. 防止心律失常复发　予以抗心律失常药物治疗,负荷量胺碘酮静脉注射后,继续使用胺碘酮注射液1mg/min,维持6小时;随后以0.5mg/min维持18小时。第一个24小时内总量要不超过1 200mg。如使用利多卡因,建议维持剂量为1~4mg/min。在胺碘酮治疗过程中,如出现心动过缓、房室传导阻滞、低血压等,要及时停用,停药后上述表现不能恢复者,可酌情使用异丙肾上腺素、多巴胺等处理。

2. 积极明确病因 患者复律后心电图提示 V_1~V_3 导联 ST 段抬高,0.2~0.3mV。床边超声心动图示:室间隔、左心室前壁、前间隔厚度变薄,运动减弱;心肌肌钙蛋白升高,考虑为冠心病、急性心肌梗死、左心室运动功能降低。考虑该患者为急性心肌梗死导致的室性心动过速,室性心动过速终止后应进入急诊经皮冠脉介入术(percutaneous coronary intervention,PCI)流程。急诊 PCI 示左前降支(LAD)近端完全闭塞,回旋支及右冠状动脉无明显狭窄,予以植入支架一枚后收住冠心病监护病房(CCU)。

【知识点】

持续性室性心动过速处理流程

1. 根据患者血流动力学状态,确定终止室性心动过速的方式。如患者未扪及大动脉搏动,则诊断为无脉性室性心动过速,应立即行 CPR,并马上行体外电除颤(单向波 360J;双向波 200J),静脉应用胺碘酮第一次 300mg。如有颈动脉搏动但血流动力学不稳定者,立即给予体外同步直流电复律,通常用150~200J 电能;意识清楚者须给予静脉诱导麻醉后再施行直流电复律;血流动力学稳定者,应先静脉给予抗心律失常药物终止,无效则直流电复律。

2. 初步筛查引起室性心动过速的基础疾病,确定进一步治疗方案。

(1)存在电解质紊乱者,室性心动过速终止后给予补充电解质;存在药物毒性诱因者,应停药观察。

(2)急性心肌梗死导致室性心动过速的患者,室性心动过速终止后行急诊 PCI。

(3)一过性缺血导致室性心动过速的患者,室性心动过速终止后行择期 PCI。

(4)特发性室性心动过速患者需行电生理检查及经导管消融手术。

(5)伴有心肌病、心力衰竭等有埋藏式心律转复除颤器(implantable cardioverter defibrillator,ICD)植入指征的室性心动过速患者,有条件者可行 ICD 植入术。

【问题6】什么时候需请相关专科会诊?

1. 对于急诊科暂无开展急诊 PCI 条件的单位,可请心脏专科或其他有条件的医疗单位会诊,行急诊 PCI手术。

2. 患者经抗心律失常治疗后病情反而加重,其他难以控制以及反复发作的心律失常,建议请心脏专科会诊,采取进一步措施,如心脏电生理检查或者射频消融治疗。

【问题7】院前急救的环境下应给患者哪些处理?

立即予以吸氧、静卧休息,快速建立静脉通道,行心电图检查,并快速询问病史及检查症状,抗心律失常方面予以上述处理,维持生命体征,必要时予以吗啡镇痛。抗凝治疗方面如无禁忌证,予以肠溶阿司匹林300mg 嚼服。转运途中持续监测心电和血压,严密监测生命体征,必要时行电复律和心肺复苏。

【知识点】

急诊常见可导致血流动力学不稳定的心律失常:

1. 预激综合征合并心房颤动或心房扑动 药物治疗往往效果不佳,可以使用普罗帕酮或胺碘酮。但若应用一种药物后效果不好,不推荐序贯使用其他药物或联合用药,而应使用电复律。复律后建议射频消融治疗。禁用洋地黄、β 受体阻滞剂、非二氢吡啶类钙通道阻滞剂等。

2. 严重缓慢性心律失常 药物治疗首选阿托品。阿托品或临时起搏器无效时可以使用肾上腺素,根据反应调整剂量;异丙肾上腺素根据心率和心律反应调速;多巴胺可以单独使用,也可以和肾上腺素合用。注意:当合并急性心肌缺血或心肌梗死时应用上述药物可导致心肌氧耗量增加,加重心肌缺血,产生新的快速性心律失常。对有血流动力学障碍但仍有脉搏的心动过缓,应尽早实行起搏治疗。无灌注的缓慢性心律失常(如心室停搏或无脉性电活动),应立即实施心肺复苏。

3. QT 间期延长伴尖端扭转型室性心动过速　已经发生扭转型室性心动过速的患者,首要措施是寻找并停用一切可以引起 QT 间期延长的药物。处理上可予以硫酸镁、补钾、临时起搏治疗及使用异丙肾上腺素提高心室率,根据心率快慢调整用量,一般需将心率提高到 90 次 /min 以上。但先天性长 QT 综合征不宜使用异丙肾上腺素,冠心病者应慎用异丙肾上腺素。阿托品也可用于提高心室率。

4. 室上性心动过速　在诊断室上性心动过速前应注意和其他心律失常鉴别。处理方面,对于伴明显低血压和严重心功能不全者,原则上应首选同步直流电复律或食管心房调搏;药物可选去乙酰毛花苷注射液、腺苷、胺碘酮和美托洛尔等。

(张国强)

【推荐阅读文献】

[1] 郭成军,信满坤.2017AHA/ACC/HRS 室性心律失常处理与预防心脏猝死指南释要.中华心律失常学杂志,2017,21 (6): 574-579.

[2] 黄元铸,邹建刚.宽 QRS 波心动过速的诊断与鉴别诊断.北京:人民卫生出版社,2009.

[3] 中华医学会心血管病学分会,中国生物医学工程学会心律分会.心律失常紧急处理专家共识.中华心血管病杂志,2013,41 (5): 363-376.

第37章 急性心肌炎

【精粹】

1. 急性心肌炎(acute myocarditis)是心肌的急性炎症性疾病,分为感染性和非感染性两大类,其中最常见的病因为病毒感染。

2. 病毒引起急性心肌炎的发病机制为病毒直接作用和病毒与机体的免疫反应共同作用。

3. 急性心肌炎的临床表现多样,轻者可无症状,大部分以心律失常为首发症状,早期可有上呼吸道感染或腹泻等症状,少数可发生晕厥、阿-斯综合征、心源性休克或急性充血性心力衰竭,于数小时或数日内死亡或猝死。

4. 急性心肌炎的诊断主要为临床诊断,心内膜心肌组织活检是心肌炎确诊的"金标准"。

5. 急性心肌炎的治疗主要是对症辅助支持,无特异性治疗,积极给予抗休克、抗心力衰竭及纠正心律失常等综合治疗。

6. 暴发性心肌炎和重症心肌炎进展快、死亡率高。

【病历摘要】

患者,男,21 岁。1 周前开始出现咽痛、头痛、全身酸痛、发热,体温最高至 39.0℃,近 2 天出现胸闷、心悸、呼吸困难,1 天前加重,咳少量粉红色泡沫痰,严重时呈端坐呼吸。既往健康,否认高血压、糖尿病和心脏病病史。查体:T 37.7℃,BP 92/53mmHg,P 126 次/min,R 31 次/min,端坐位,神清语明,呼吸急促,口唇发绀,双肺可闻及明显湿啰音,心律不齐,可闻及期前收缩。腹部查体无异常,双下肢无水肿。心电图示窦性心律,心律不齐,可见频发室性期前收缩,广泛导联 ST 压低,T 波倒置。

【问题1】患者目前有无生命危险?该患者最可能的诊断是什么?

思路1:患者入院时咳少量粉红色泡沫痰,血压偏低,呼吸急促,端坐呼吸,口唇发绀,双肺可闻及明显湿啰音,心律不齐,可闻及期前收缩。提示患者已经出现了心律失常、急性左心衰竭,病情危重,随时有生命危险,要密切监测生命体征及病情变化。

思路2:年轻患者,既往健康,以"头痛、全身酸痛、发热"等上呼吸道感染症状发病,1 周后出现胸闷、心悸、呼吸困难症状,咳少量粉红色泡沫痰;入院时查体发现端坐位,神清语明,呼吸急促,口唇发绀,双肺可闻及明显湿啰音,心律不齐,偶可闻及期前收缩等急性左心衰竭的体征;心电图示窦性心律,心律不齐,可见频发室性期前收缩,广泛导联 ST 压低,T 波倒置。结合患者呼吸道感染后出现心脏损伤的表现,高度怀疑急性心肌炎。

【问题2】何种情况该怀疑急性心肌炎?

在上呼吸道感染、腹泻等病毒感染后 3 周内出现心脏功能异常表现,如不能用一般原因解释的感染后重度乏力、胸闷、头昏(心排血量降低所致)、心尖第一心音明显减弱、舒张期奔马律、心包摩擦音、心脏扩大、充血性心力衰竭或阿-斯综合征等症状,要警惕急性心肌炎的可能。

【问题3】为进一步明确诊断,应选择何种检查?

该患者目前应做的检查包括:血液常规及生化检测;心肌损伤标志物如血清肌钙蛋白 I 或 T(TnI/T)检测;病毒血清学的检测;动态监测心电图的变化;超声心动图;胸部 X 线片或胸部 CT 等。

【知识点】

急性心肌炎的主要检查如下:

(1)血常规及生化检测:血白细胞计数可正常、偏高或降低;血沉增快和C反应蛋白增高;心肌损伤标志物如血清TnI/T升高,二者对心肌损伤的诊断具有较高的特异性和敏感性,有助于损伤程度和预后的判断。

(2)心电图:主要表现有ST段下移,T波低平或倒置;少数患者可出现类似急性心肌梗死的心电图改变,如广泛的ST段弓背向上抬高和病理性Q波;可出现各种心律失常,特别是室性心律失常和房室传导阻滞。

(3)超声心动图:可以正常,也可显示左心室增大、室壁运动减弱、左心室射血分数降低、心包积液等。

(4)胸部X线和CT:大部分患者心影不大或稍增大;因左心功能不全而有肺淤血或肺水肿征象,如肺门血管影增强、上肺血管影增多、肺野模糊等;急性肺泡性肺水肿时,肺门呈蝴蝶状,肺野可见大片融合的阴影;部分患者可见胸腔积液和叶间胸膜增厚。由于病变范围及病变严重程度不同,放射线检查亦有较大差别,1/3~1/2患者出现心脏扩大,多为轻中度扩大,明显扩大者多伴有心包积液,心影呈球形或烧瓶状,心搏减弱,局限性心肌炎或病变较轻者心界可完全正常。发生心力衰竭时出现肺淤血以及胸腔积液的征象。

(5)其他:心脏磁共振表现为钆延迟增强扫描可见心肌片状强化;核素心肌显像可检出心肌特征性的炎性和坏死改变;心内膜心肌活检可提供心肌炎的病理组织学证据,即心肌的炎症细胞浸润、心肌细胞的变性和坏死,但因其有创性,主要用于病情急重、治疗反应差、原因不明的患者。

【病历摘要】

患者的进一步检查结果:

白细胞计数$4.92×10^9/L$,中性粒细胞百分比60.1%,血红蛋白129g/L,血小板计数$246×10^9/L$;TnI 4.01μg/L;血沉77mm/h;复查心电图示各导联ST段压低、T波倒置,无动态演变;超声心动图检查提示左心室收缩功能下降,射血分数38%,心包少量积液。胸部CT肺门呈蝴蝶状阴影,肺野可见大片融合的阴影,双侧胸腔内见液性密度影,右侧为主。

【问题4】结合病史、查体和检查结果,患者目前急性心肌炎能否确诊?

结合患者上呼吸道感染1周后出现心律失常、急性左心衰竭的症状及体征;心肌损伤标志物TnI增高、血沉加快;复查心电图示各导联ST段压低、T波倒置且无动态演变;超声心动图检查提示左心室收缩功能下降,射血分数38%,心包少量积液;胸部CT肺门呈蝴蝶状,肺野可见大片融合的阴影,双侧胸腔内见液性密度影,右侧为主。可以诊断为急性心肌炎。

【知识点】

急性心肌炎的诊断主要为临床诊断。国际上尚无统一的诊断标准,多采用结合前驱感染史,相应的临床表现及体征、心电图、心肌酶学检查或超声来考虑急性心肌炎的诊断。2013年欧洲心脏病学会(ESC)首次提出临床拟诊心肌炎的标准:

(1)临床表现:急性胸痛;数天至3个月新发生的心力衰竭或心力衰竭症状;心悸,无明显诱因的心律失常、晕厥或心源性猝死;不能解释的心源性休克。

(2)辅助检查:心电图改变包括ST-T改变、房室传导阻滞、异常Q波、室上性心动过速等;心肌损伤标志物TnI/T升高;超声心动图可正常,也可显示左心室增大,室壁运动减低,左心室收缩功能减低,附壁血栓,合并心包炎者可有心包积液;心脏磁共振证实心肌组织学的特征,T_2WI示心肌水肿和/或心肌延迟,强化扫描呈强化信号。

(3) 疑似急性心肌炎的诊断标准:有≥1个临床表现并伴随辅助检查≥1项异常者;若无临床症状,则需符合≥2项辅助检查异常者;同时均应排除其他疾病。临床疑似心肌炎患者建议入院进一步观察及检查,心内膜心肌活检是确诊的金标准。

【问题 5】下一步如何治疗?

急性心肌炎尚无特异性治疗,主要包括以下两方面:

1. 积极治疗原发病,如急性病毒性心肌炎可考虑给阿昔洛韦/更昔洛韦、干扰素等抗病毒治疗。

2. 针对心脏病变采取相应的措施。首先要注意休息,轻症者在发热、心率、心脏大小和功能恢复正常后,一般还需休息3个月;重症者应休息半年至一年,直至心脏功能完全恢复。其次是给予营养心肌、改善心肌代谢的药物。针对心功能不全、心律失常及一些其他症状给予相应治疗。暴发性心肌炎病例,可能需要利用心室辅助装置或体外膜氧合(ECMO)来作为心脏移植或疾病恢复期的过渡。

【问题 6】影响急性心肌炎预后的因素有哪些?

心肌炎患者的预后取决于以下临床表现的程度,如左心室功能障碍、肺动脉高压、血压持续偏低、心率增快和心肌损伤标志物变化等情况。左心室射血分数正常的急性心肌炎患者,预后较好,多可自愈且无后遗症。血流动力学正常的暴发性病毒性心肌炎患者,长期预后佳,及早强化药物治疗和/或机械循环支持患者的预后相对较好。

(刘　志)

【推荐阅读文献】

［1］葛均波,徐永健,王辰.内科学.9版.北京:人民卫生出版社,2018.

［2］张文武.急诊内科学.4版.北京:人民卫生出版社,2017.

［3］EUROPEAN SOCIETY OF CARDIOLOGY. Current state of knowledge on etiology, diagnosis, management, and therapy of myocarditis. European Heart Journal, 2013, 34 (33): 2636-2648.

第38章　急性心包炎

【精粹】

1. 急性心包炎(acute pericarditis)为心包脏层和壁层急性炎症性疾病。可以单独存在,也可以是全身疾病累及心包的表现。

2. 急性心包炎最常见的病因是病毒感染,其他包括细菌感染(以结核多见)、自身免疫病、肿瘤、尿毒症、急性心肌梗死、主动脉夹层、胸壁外伤及心脏手术等。

3. 超声心动图是诊断急性心包炎最重要的检查手段。

4. 条件允许时进行心包穿刺术,抽取心包积液可送检以明确积液性质,查找病因。

5. 急性心包炎的治疗主要包括祛除病因、防治心脏压塞和对症治疗。

【病历摘要】

患者,男,51岁。2周前开始出现呼吸困难,于外院行心脏超声检查发现大量心包积液,1天前呼吸困难加重,不能平卧,前倾坐位可稍缓解。既往原发性高血压5年,未规律治疗;5年前有脑梗死病史。金矿井下工作数年。查体:T 36.7℃,P 62次/min,R 18次/min,BP 117/67mmHg,双肺呼吸音粗,未闻及明显干湿啰音。

【问题1】该患者最可能的诊断是什么?

思路1:患者以呼吸困难2周主诉入院,外院心脏超声检查提示大量心包积液,初步诊断考虑急性心包炎。

思路2:患者中年男性,急性起病,病情进展快,既往无自身免疫、代谢疾病、外伤等特殊病史。问诊中主要涉及是否存在寒战高热、体重下降、长期低热、盗汗和关节疼痛等症状,对于化脓性、肿瘤性、结核性、免疫性等心包炎具有提示意义。

【问题2】急性心包炎时患者可能会有哪些症状及体征?

1. 症状　胸骨后、心前区疼痛为急性心包炎的特征,常于体位改变、深呼吸、咳嗽、吞咽、卧位尤其当抬腿或左侧卧位时加剧,坐位或前倾位时减轻,常放射到左肩、背部、颈部或上腹部,偶向下颌、左前臂和手放射;部分患者可因心脏压塞出现呼吸困难、水肿等症状;急性心包炎本身亦可引起畏寒、发热、心悸、出汗和乏力等症状。

2. 体征　急性心包炎最具诊断价值的体征是心包摩擦音,呈抓刮样粗糙的高频音。多位于心前区,在胸骨左缘第三、四肋间、胸骨下部和剑突附近最清楚。典型的摩擦音可听到与心房收缩、心室收缩和心室舒张相一致的三个成分,称为三相摩擦音。身体前倾坐位、深呼吸或将听诊器胸件加压后可能听到摩擦音增强。心包摩擦音常见于急性心包炎早期,当心包积液逐渐增加并将脏层和壁层心包完全分开时,心包摩擦音消失。

【问题3】为进一步明确诊断,应选择何种检查?

思路1:查体应注意有无心前区饱满、是否可触及心尖搏动、有无心浊音界扩大、是否可闻及心包摩擦音、有无尤尔特征(Ewart征)或奇脉等特殊体征。

思路2:完善血常规、心肌酶谱、肌钙蛋白、血沉、抗结核抗体、结核感染T细胞斑点试验、心电图、心脏超声、胸部CT等检查,行心包积液穿刺引流术并送检心包积液。

【知识点】

急性心包炎时的主要检查：

1. 血液化验　感染者可能有白细胞计数增多、血沉增快及 C 反应蛋白浓度增加。肌钙蛋白可以轻度升高，可能与心外膜心肌受到炎症刺激有关，大部分急性心包炎患者合并肌钙蛋白升高者，冠状动脉造影正常。

2. 心电图　除 aVR 和 V_1 导联以外，ST 段呈弓背向下抬高，T 波高，这些改变可于数小时至数日后恢复；几天后 ST 段回复到基线，T 波减低、变平及倒置，此改变可于数周或数月后恢复正常，也可长期存在。常有窦性心动过速。心包积液量较大时可出现 QRS 电交替。

3. 超声心动图检查　可确定有无心包积液，有助于确诊急性心包炎。可估计心包积液的量，提示有无心脏压塞，是否合并其他心脏疾病，如心肌梗死、心力衰竭。心脏压塞时的特征为：右心房及右心室舒张期塌陷；吸气时右心室内径增大，左心室内径减少，室间隔左移等。

4. X 线检查　可见心脏阴影向两侧扩大，心脏搏动减弱；尤其是肺部无明显充血现象而心影明显增大是心包积液的有力证据，可与心力衰竭相鉴别。成人液体量小于 250ml，儿童少于 150ml 时，X 线难以检出心包积液。

5. 心脏 CT 或心包 MRI　二者均可以非常敏感地探测到心包积液和测量心包的厚度。心脏 CT 可以测量急性心包炎时心包的增厚；心包 MRI 延迟显像可见心包强化。

【病历摘要】

进一步检查：

专科查体：心前区饱满，未触及心尖搏动，叩诊心浊音界向两侧扩大，心脏听诊心音低钝遥远，节律齐，心率 62 次 /min，心脏各瓣膜听诊区未闻及明显病理性杂音，Ewart 征阳性，脉搏呈奇脉。

血常规：白细胞计数 8.92×10^9/L，中性粒细胞百分比 70.1%，血红蛋白 149g/L，血小板计数 246×10^9/L。

肝功能：谷丙转氨酶 80IU/L，谷草转氨酶 46IU/L，总蛋白 64.3g/L，白蛋白 41.8g/L。乳酸脱氢酶 219IU/L。肌钙蛋白 I 0.01μg/L，肌红蛋白 24.6μg/L。血沉 7mm/h。抗结核抗体：阴性。

自身抗体系列：阴性。痰抗酸染色未查见抗酸杆菌。结核感染 T 细胞斑点试验抗原 A 42SFC/2.5×10^5，结核感染 T 细胞斑点试验抗原 B 55SFC/2.5×10^5。

心电图：窦性心律，心率 59 次 /min，Ⅰ、Ⅱ、aVL、aVF、V_4~V_6 导联 T 波低平（图 3-38-1）。

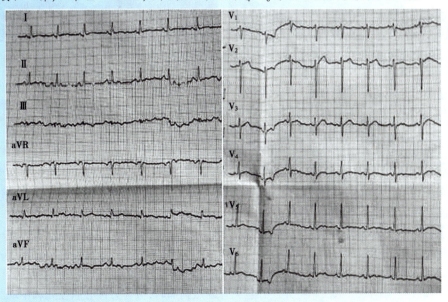

图 3-38-1　患者的心电图

超声心动图检查:LVEF 58%,心包大量积液,各心腔大小及大血管内径未见异常;左心室收缩功能正常,各瓣膜未见病理性反流。在超声心动图引导下行心包积液置管引流术,抽出暗红色污秽血性心包积液,送检常规、生化、结核和肿瘤等检查(图 3-38-2)。

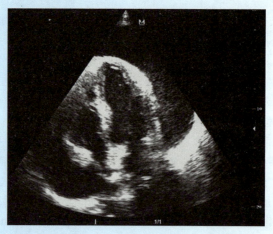

图 3-38-2　患者的超声心动图

心包积液常规:红细胞(++++),黏蛋白定性阳性。生化:葡萄糖 2.0mmol/L。总蛋白 53.5g/L。心包积液乳酸脱氢酶 226IU/L。溶菌酶 247mg/L。心包积液脱落细胞未查见肿瘤细胞。心包积液浓缩法查见抗酸杆菌。

胸部 CT:双肺上叶见片状高密度影,其内见斑点状钙化灶,余双肺内见多发小叶中央型结节,边界清楚。双肺下叶见条片状密度增高影。双侧胸腔内见液性密度影,右侧为主并包裹。心包内见大量液性密度影。

结论:①双肺改变考虑硅沉着病可能,并双肺慢性炎症;②双侧胸腔积液,右肺为主并包裹,心包大量积液(图 3-38-3)。

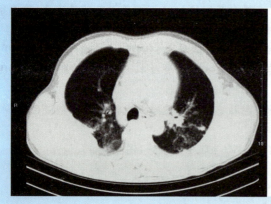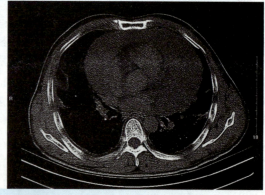

图 3-38-3　患者的胸部 CT

【问题 4】患者心包积液为渗出液还是漏出液?

本例患者心包积液为血性,蛋白 >30g/L,积液 / 血清总蛋白 >0.5,乳酸脱氢酶 >200IU/L,积液 / 血清乳酸脱氢酶 >0.6。综合上述考虑为渗出液,多见于炎症、肿瘤等疾病。

【问题 5】根据以上检查结果诊断考虑什么?

结合患者既往金矿井下工作史及胸部 CT,考虑硅沉着病诊断成立,且硅沉着病患者是并发肺结核的高危人群,虽血沉不快、抗结核抗体阴性、痰中未查见抗酸杆菌,但结核感染 T 细胞斑点试验、心包积液查见抗酸杆菌,诊断继发性肺结核、结核性心包炎明确。

【问题 6】急性心包炎诊断过程中应注意哪些事项?

1. 在心前区听到心包摩擦音,则需考虑心包炎的诊断。在可能并发心包炎的疾病过程中,如出现胸痛、呼吸困难、心动过速和原因不明的体循环静脉淤血或心影扩大,应考虑为心包炎伴有渗液的可能,辅以超声心动图等检查可确诊。临床上,急性非特异性心包炎有剧烈胸痛时,应与急性心肌梗死和主动脉夹层动脉瘤相鉴别。心包渗液应与引起心脏扩大的心肌病和心肌炎等疾病鉴别。如急性心包炎的疼痛主要在腹部,可能被误诊为急腹症。

2. 2015 年 8 月欧洲心脏病学会(ESC)提出了如下诊断标准:典型的心包炎性胸痛、心包摩擦音、心电图新发广泛的 ST 段抬高或 PR 段压低或心包积液(新发或恶化)。附加支持证据包括发热、炎症标记物(C 反应蛋白等)升高及影像学(CT 或 MRI)心包炎症的表现。具备诊断标准两项以上者即可确诊。

3. 不同病因的心包炎临床表现有所不同,治疗亦不同,因此急性心包炎诊断确立后,尚需进一步明确其病因。

【问题 7】下一步如何治疗?

患者心包积液引流出 1 000ml 后,复查超声心动图提示已无明显心包积液,可拔出引流管。诊断明确后应立即转入结核专科病房给予规范抗结核治疗,嘱规律口服药物,并定期门诊复查肝肾功能、胸部 CT 和心脏超声等。

【知识点】

急性心包炎的治疗

1. 对原发疾病的病因治疗 风湿性心包炎时应加强抗风湿治疗;结核性心包炎时应尽早开始抗结核治疗,如渗液继续产生或有心包缩窄表现,应及时做心包切除,以防止发展为缩窄性心包炎;化脓性心包炎时应选用足量对致病菌有效的抗生素,并反复心包穿刺抽脓和心包腔内注入抗生素,如疗效不显著,应及早考虑心包切开引流,如引流发现心包增厚,则可作广泛心包切除;非特异性心包炎时肾上腺皮质激素可能有效,如反复发作亦可考虑心包切除。

2. 解除心脏压塞 如出现心脏压塞症状,应进行心包穿刺引流。

3. 对症治疗 患者宜卧床休息。胸痛时给予镇静剂,必要时使用吗啡类药物或左侧星状神经节封闭。

【问题 8】急性心包炎的预后会如何?

急性心包炎预后取决于病因。病毒性心包炎、非特异性心包炎、心肌梗死后或心包切开术后综合征通常是自限性的,部分化脓性和结核性心包炎患者发展为缩窄性心包炎。

【知识点】

缩窄性心包炎(constrictive pericarditis)是由于心包增厚、粘连甚至钙化,使心脏舒张、收缩受限,心功能减退,引起全身血液循环障碍的疾病。多继发于急性心包炎,其病因在我国仍以结核性为最常见,其次为化脓性和创伤性心包炎后演变而来。主要表现有呼吸困难、心尖搏动减弱或消失、颈静脉怒张、肝肿大、大量腹水和下肢水肿、奇脉等。临床上常需要与肝硬化、充血性心力衰竭及结核性腹膜炎相鉴别。限制型心肌病的临床表现和血流动力学改变与本病很相似,两者鉴别可能十分困难,必要时需通过心内膜心肌活检来诊断。心包切除术是唯一有效的治疗方法,对不能手术治疗者,主要是利尿和支持治疗,必要时抽除胸腔积液及腹水。

(刘 志)

【推荐阅读文献】

[1] 葛均波,徐永健,王辰.内科学.9 版.北京:人民卫生出版社,2018.
[2] 张文武.急诊内科学.4 版.北京:人民卫生出版社,2017.
[3] 中华医学会.临床诊疗指南心血管分册.北京:人民卫生出版社,2009.

第 39 章　主动脉夹层

【精粹】

主动脉夹层（aortic dissection，AD）指主动脉腔内的血液从主动脉内膜撕裂处进入主动脉中层，使中层剥离、扩展，沿主动脉长轴方向扩展形成主动脉壁的真假两腔分离状态。起病急、进展快，临床误诊率及漏诊率较高，患者急性期死于心脏压塞、恶性心律失常等，必须早期诊断和及时治疗。

1. 发病率每年（3~6）/10 万，高峰年龄 50~70 岁，男女比例约（2~3）：1，24 小时生存率仅 40%，病变累及升主动脉者 30 天生存率仅 8%，仅累及降主动脉者 30 天生存率可达 75%。

2. 最常见的原因是高血压，多数主动脉夹层患者都存在控制不良的高血压。

3. 突发剧烈的胸背部撕裂样疼痛是主动脉夹层最常见的症状，发生率为 90%。

4. 临床常用的辅助检查是超声心动图和 CT 血管造影（CTA），条件允许时可选做磁共振血管成像（MRA）或数字减影血管造影（DSA）。

5. 治疗手段主要包括内科保守治疗、介入治疗和外科手术治疗。

【病历摘要】

患者，女，68 岁。因"突发胸背部持续性疼痛 6 小时，加重 3 小时"来诊。患者 6 小时前步行途中突发胸背部持续性疼痛，剧烈难以忍受，路人呼叫救护车送至当地医院，CT 检查提示"胸主动脉明显扩张，考虑胸主动脉瘤"，予镇痛等对症治疗（具体药物不详），患者胸痛缓解不明显，家属要求转来医院进一步治疗。

既往发现"高血压"4 年，最高血压 200/115mmHg，未予重视，没有正规治疗，平日未规律监测血压；3 年前因"甲状腺囊肿"行手术切除，术后恢复良好，规律服用甲状腺素替代治疗。否认冠心病、糖尿病等其他慢性病史，否认肝炎、结核等传染病病史，无吸毒史。

担架车推入病房，痛苦面容，入室生命体征：T 36.2℃，P 78 次/min，R 22 次/min，BP 156/98mmHg，意识清醒。口唇无发绀，心肺听诊无特殊，腹平软，全腹部无明显压痛反跳痛，四肢未见水肿。

【问题 1】最可能的诊断是什么？

根据患者症状、体征、既往史和外院检查结果，应高度怀疑主动脉夹层。

思路 1：老年女性，活动时突发剧烈胸痛，既往有高血压病史，控制不佳，符合主动脉夹层的好发人群和高危因素。

思路 2：患者无明显诱因突发持续性胸痛，外院影像学仅提示胸主动脉瘤，不能完全解释胸痛症状，应考虑主动脉夹层可能。

主动脉夹层患者多伴有胸背疼痛，部分可见颈部、咽部或牙齿疼痛。根据疼痛起始部位有助于判断动脉破口位置。如前胸部疼痛者，破口多发生于主动脉起始部；肩胛部疼痛者常提示夹层累及主动脉弓部。

【知识点】

主动脉夹层常见病因

1. 高血压和动脉硬化　主动脉夹层由于高血压、动脉粥样硬化所致者占 70%~80%,高血压可使动脉弹力纤维发生囊性变或坏死,导致夹层形成。

2. 结缔组织病　马方综合征、埃勒斯 - 当洛综合征(Ehlers-Danlos 综合征)、Erdheim 中层坏死、白塞综合征等。

3. 先天性心脏病　如先天性主动脉缩窄。

4. 损伤　严重外伤可引起主动脉峡部撕裂,也包括医源性损伤。

5. 其他　妊娠、梅毒、心内膜炎、系统性红斑狼疮和多发性结节性动脉炎等。

【知识点】

主动脉夹层临床表现

1. 疼痛剧烈难以忍受,呈刀割或撕裂样。

2. 高血压　大部分患者伴有高血压。患者因剧痛焦虑不安、大汗淋漓、心率加速。

3. 心血管症状　夹层血肿累及主动脉瓣环或影响瓣叶的支撑时发生主动脉瓣关闭不全,在主动脉瓣听诊区可闻及舒张期吹风样杂音,脉压增宽,急性主动脉瓣反流可引起心力衰竭,一侧脉搏减弱或消失,可有心包摩擦音。

4. 脏器和肢体缺血　夹层累及内脏供应动脉、肢体动脉及脊髓滋养血管时可出现相应脏器组织缺血表现,如肾脏缺血、下肢疼痛或截瘫等症状。

【问题 2】完善哪些检查,有助于明确诊断?

结合危险因素和临床表现,该患者初步考虑主动脉夹层,需进一步完善实验室和影像学检查明确诊断。

血常规:白细胞计数 24.14×10⁹/L,中性粒细胞百分比 87.1%。

肝肾功能:ALT 65IU/L,AST 71IU/L,ALB 31g/L,总胆红素 25.9μmol/L,直接胆红素 16.1μmol/L,肌酐 108μmol/L,尿素氮 9.3mmol/L。

心电图:窦性心律,未发现明显异常。

超声心动图:①升主动脉内膜与管壁分离,管腔内均可见纤细光带飘动,真假腔内均可见彩色血流信号;②升主动脉内瘤样增宽;③心包脏、壁层分离,其内可见液性液区。超声心动图提示:主动脉夹层动脉瘤(Ⅱ型),心包积液(少至中量)。

胸部 CTA(图 3-39-1):升主动脉瘤样扩张,主动脉根窦部上方至主动脉弓管腔内均可见内膜片影,使其分成真假两腔,破口位于主动脉根部上方,约 1.9cm。无名动脉、左颈总动脉及左锁骨下动脉未见受累,两下肺见条状高密影,边缘模糊,心包积液,双侧胸腔积液。CTA 提示:①升主动脉瘤样扩张,主动脉夹层(Ⅱ型);②心包积液,双侧胸腔积液。

【知识点】

主动脉夹层临床常用辅助检查方法

1. 实验室检查

(1)血液:CRP 升高,白细胞计数增高,可出现溶血性贫血,胆红素和乳酸脱氢酶轻度升高。

(2)尿液:可发现红细胞,甚至肉眼血尿。

(3)特异性标志物:平滑肌肌球蛋白重链浓度增加,可作为疑似诊断主动脉夹层的生化指标。

(4)D-二聚体:增高有助于主动脉夹层的诊断和鉴别诊断。

2. 其他检查

(1)心电图:病变累及冠状动脉时,可出现急性心肌缺血甚至梗死改变。

(2)超声心动图:诊断升主动脉夹层很有价值,且能识别心包积血、主动脉瓣关闭不全。

(3)CT 检查:增强扫描可显示真假腔和其大小,同时还可了解假腔内血栓情况。

(4)磁共振成像:敏感性和特异性均为 98%,但检查时间长,不宜作为主动脉夹层的首选检查。

(5)选择性主动脉造影术:曾被当作金标准,但属侵入性检查,有一定危险性。

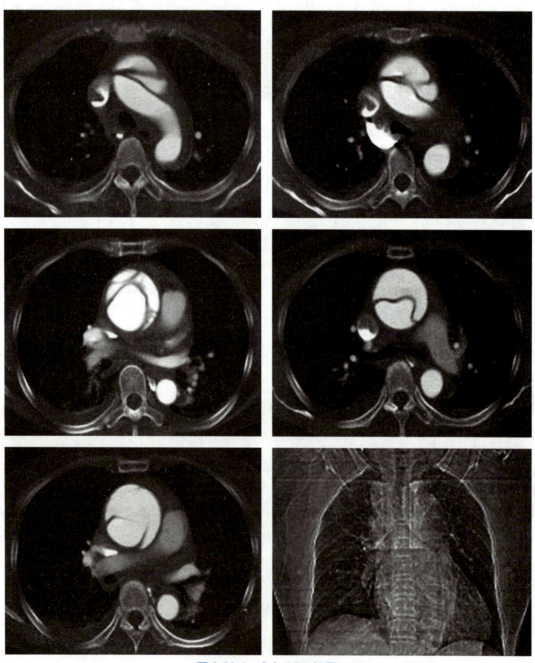

图 3-39-1　患者 CTA 组图

【问题 3】检查结果为主动脉夹层(Ⅱ型),主动脉夹层如何分型和鉴别诊断?

患者主动脉夹层诊断明确,还应注意患者胸痛是否合并其他病症,可通过观察有无呼吸困难、心悸气短,与急性心肌梗死、肺栓塞等相鉴别。

【知识点】

主动脉夹层常用分型方法

1. Debakey 分型　根据破口位置及夹层累及范围,分为三型:

Ⅰ型:破口位于主动脉瓣上 5cm 内,近端累及主动脉瓣,远端累及主动脉弓、降主动脉、腹主动脉,甚至达髂动脉。

Ⅱ型:破口位置与Ⅰ型相同,但夹层仅限于升主动脉。

Ⅲ型:破口位于左侧锁骨下动脉开口远端 2~5cm,向远端累及至髂动脉。

2. Stanford 分型　根据手术的需要分为 A、B 两型:

A 型:破口位于升主动脉,适合急诊外科手术。

B 型:夹层病变局限于降主动脉或腹主动脉,可先内科治疗,再手术。

【知识点】

主动脉夹层的鉴别诊断

1. 急性心肌梗死　胸前区压榨样疼痛一般逐渐递增,常局限于胸骨后或向颈部及左臂放射,而主动脉夹层胸痛开始即为撕裂样疼痛,部位较为广泛;结合心肌损伤标志物、心电图及影像学技术有助于鉴别。

2. 肺栓塞　表现为急性胸痛、胸闷,伴有呼吸困难、咯血和休克等症状,见于长期卧床、手术、下肢骨折或分娩后等。动脉血气可见低氧血症,选择性肺动脉造影显示肺动脉高压或右心室扩大甚至发现肺动脉阻塞征,则不难鉴别。

3. 其他原因引起的主动脉瓣关闭不全　如感染性心内膜炎所致的主动脉穿孔、主动脉窦瘤破裂等,胸痛一般不剧烈。

4. 急腹症　主动脉夹层影响腹腔器官的供血,可出现急腹症,需密切观察有无血管阻塞体征,必要时行腹部超声及主动脉造影检查相鉴别。

【问题 4】下一步如何处理?

目前主动脉夹层(Ⅱ型)诊断明确,需转入重症监护病房(ICU)严密观察,同时予以镇静镇痛、调节血压心率等对症治疗,请心脏外科会诊,尽快施行手术。

【知识点】

主动脉夹层的治疗措施、处置流程见图 3-39-2。

1. 内科保守治疗　可降低无并发症的 B 型主动脉夹层患者早期病死率,也是后期手术治疗的基础。β 受体阻滞剂作为一线药物,可使收缩压控制在 100~120mmHg、心率 <60 次 /min。不耐受者,可用非二氢吡啶类钙通道阻滞剂。疼痛引起烦躁、大汗淋漓、呼吸急促者可予吗啡镇痛镇静。

2. 介入治疗　最常用的是胸主动脉腔内修复,主要用于 B 型主动脉夹层,将覆膜支架植入到主动脉真腔内,对夹层破口进行封堵,但不封堵出口,通过阻断假腔内血流、降低假腔内压力、继发形成血栓和改善分支血管血流等机制,降低主动脉夹层进一步扩张或破裂的风险。

3. 外科手术治疗　①夹层动脉瘤最大直径 ≥ 6.5cm,有破裂征兆;②进展期的主动脉夹层累及重要脏器,导致灌注不良;③ A 型或伴重度主动脉瓣反流;④急性期内科保守治疗效果不佳。外科手术切除破裂部位的主动脉后,行人造血管移植,恢复真腔血流。

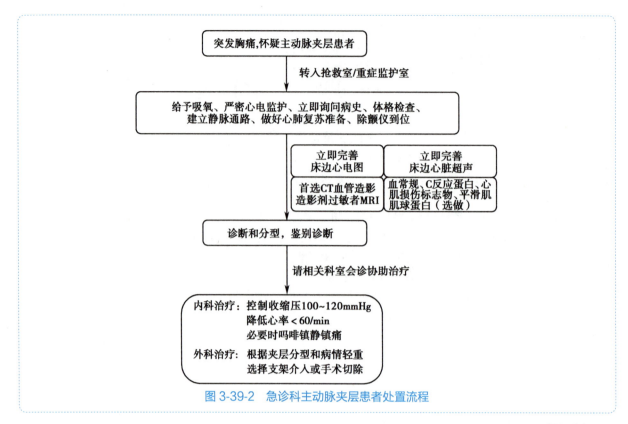

图 3-39-2 急诊科主动脉夹层患者处置流程

（尹 文）

【推荐阅读文献】

［1］王烽，王旭东．主动脉夹层的诊治．中国临床医生杂志，2016, 44 (2): 13-16.

［2］杨梅，张刚，曹雪滨，等．主动脉夹层研究进展．中国循证心血管医学杂志，2013, 5 (2): 210-212.

［3］于学忠．协和急诊医学．北京：科学出版社，2011.

［4］ERBEL R, ABOYANS V, BOILEAU C, et al. 2014 ESC guidelines on the diagnosis and treatment of aortic diseases. European Heart Journal, 2014, 72 (12): 1169-1252.

［5］JOHN A, MARX. Rosen's emergency medicine: concepts and clinical practice. 7th ed. Philadelphia: Mosby, 2010.

第40章　感染性心内膜炎

【精粹】

1. 感染性心内膜炎（infective endocarditis，IE）是指由细菌、真菌和其他微生物直接感染而产生心瓣膜或心室壁内膜的炎症。

2. 根据病程可分为急性感染性心内膜炎和亚急性感染性心内膜炎；根据瓣膜材质可分为自体瓣膜心内膜炎和人工瓣膜心内膜炎。

3. 金黄色葡萄球菌和草绿色链球菌是引起感染性心内膜炎的主要病原微生物，急性感染者主要由金黄色葡萄球菌引起，亚急性者则以草绿色链球菌感染最常见。

4. 临床主要表现为发热、心脏杂音、周围体征、动脉栓塞、脾大和贫血等感染的非特异症状。常见致命性并发症如心力衰竭、栓塞和细菌性动脉瘤破裂等。

5. 血培养和超声心动图是诊断感染性心内膜炎重要的检查方法。

6. 抗微生物药物治疗是最重要的治疗措施，血培养及药敏试验指导抗生素的应用，病原微生物不明时，抗生素尽量选择对可能的微生物均有效的广谱抗生素。抗生素治疗无效或有严重心脏并发症的患者应及时考虑手术治疗。

【病历摘要】

患者，女，48岁。因"发热、全身肌肉酸痛、乏力1个月"就诊于急诊。患者于入院前1个月开始出现发热，体温波动于37~39℃，全身肌肉酸痛，乏力。于外院查外周血常规示白细胞计数 $12.18×10^9$/L，中性粒细胞百分比87.1%；C反应蛋白70.6mg/L；超声心动图示二尖瓣脱垂伴中度反流，左心室增大。给予"头孢丙烯片"口服，具体不详，服药后热渐退，停药后再次出现反复发热，遂来急诊。查体：神志清楚，T 38℃，BP 110/63mmHg，P 108次/min，R 17次/min。叩诊示心界无增大，听诊第一心音减弱，二尖瓣听诊区可闻及3/6级全收缩期杂音，吹风样，粗糙，向心底传导，主动脉瓣第一、第二听诊区可闻及3/6级收缩期杂音，吹风样。双肺未闻及干湿啰音。腹部查体无异常。未见周围体征。

【问题1】患者目前有无生命危险？最可能的诊断是什么？

患者神志清楚，呼吸、血压平稳，生命体征大致正常，暂无生命危险。目前主要表现为发热，心脏杂音，超声心动图示二尖瓣脱垂伴反流，左心室增大，应警惕急性心律失常发作、左心衰竭等心脏急症的发生。除上述表现外，患者血常规示白细胞升高，以中性粒细胞升高为主，超声心动图示二尖瓣病变，予抗生素治疗后有效，停药症状再发。综合以上情况，最可能的诊断是亚急性感染性心内膜炎。

【知识点】

以下情况必须怀疑感染性心内膜炎：
1. 新出现的反流性心脏杂音。
2. 原因不明的栓塞。
3. 原因不明的脓毒症（尤其是与感染性心内膜炎相关的致病微生物引起的脓毒症）。

4. 发热　发热是感染性心内膜炎最常见的临床表现,如果发热合并有以下情况时应高度怀疑感染性心内膜炎:①心脏内有人工材料,如人工瓣膜、起搏器、植入性除颤仪和外科电极等;②既往有感染性心内膜炎的病史;③既往有心脏瓣膜病或充血性心力衰竭病史;④感染性心内膜炎的其他易感因素如免疫抑制状态,静脉药瘾者;⑤有引起菌血症的易感因素或近期接受过介入手术;⑥充血性心力衰竭;⑦血培养提示感染性心内膜炎典型致病微生物或慢性 Q 热的血清学检查阳性(微生物检查的阳性结果可能会比心脏阳性体征更早出现);⑧心脏瓣膜或免疫学的表现,栓塞症状、罗特斑(Roth 斑)、瘀点、詹韦损害(Janeway 损害)和奥斯勒结节(Osler 结节);⑨定位的或非特异性的神经系统症状或体征;⑩肺栓塞(右心感染性心内膜炎);⑪不明原因的周围脓肿(肾脓肿、脾脓肿、脑脓肿和脊椎脓肿)。

【问题 2】该患者疑诊为感染性心内膜炎,需要警惕哪些危重的并发症?

该患者心脏体征及超声心动图提示心脏瓣膜病变及左心室增大,要高度警惕瓣膜穿孔或腱索断裂导致急性瓣膜关闭不全所诱发的急性左心衰竭,瓣膜赘生物的脱落可引起急性心肌梗死、脑栓塞和肺栓塞等急危重症。

【知识点】

感染性心内膜炎的常见并发症和死亡原因

1. 感染性心内膜炎的常见并发症
(1)心脏:心力衰竭、心肌脓肿、心肌梗死、化脓性心包炎和心肌炎。
(2)细菌性动脉瘤:受累动脉依次为近端主动脉、脑、内脏和四肢动脉。
(3)迁徙性脓肿:多发生于肝、脾、骨髓和神经系统。
(4)神经系统:脑栓塞、脑出血和脑脓肿等。
(5)肾脏:肾动脉栓塞、肾炎和肾脓肿。
2. 感染性心内膜炎常见死亡原因　心力衰竭、肾衰竭、栓塞、细菌性动脉瘤破裂和严重感染。

【问题 3】该患者需要完善哪些检查?

该患者目前最需要完善的检查是血培养和超声心动图,其次是血常规、尿常规、肝肾功能、血沉、血清补体、血清类风湿因子、胸部 X 线片和心电图等。

【知识点】

感染性心内膜炎的主要检查

1. 血培养　急性发病患者应该在入院后 3 小时内取 3 次血标本(每次取静脉血 20ml,间隔 1 小时,从双侧肢体获取血样)后,再开始治疗。血标本须同时做需氧菌和厌氧菌培养,至少培养 3 周,并周期性做革兰氏染色涂片和次代培养。亚急性患者,若尚未使用过抗生素治疗,应在第一天内取 3 次血标本(每次取静脉血 20ml,间隔 1 小时,从双侧肢体获取血样)。如次日未见细菌生长,重复第一天采血步骤(每次取静脉血 20ml,间隔 1 小时)后,开始抗生素治疗;若已用过抗生素者,应停药 2~7 天后采血。

2. 超声心动图　一般选择经胸超声心动图(transthoracic echocardiography,TTE)即可,当存在人工机械瓣、检测右心系统病变及怀疑心肌脓肿时才需行经食管超声心动图(transesophageal echocardiography,TEE)。超声心动图未发现原有赘生物时并不能除外感染性心内膜炎,必须密切结合临床。

【病历摘要】

检验结果：

血常规：白细胞计数 6.65×10^9/L，中性粒细胞百分比 78.9%，血红蛋白 104g/L，正细胞正色素性，血小板计数 328×10^9/L；尿常规：红细胞(++)，潜血(+++)，蛋白(+)；血沉 67mm/h；3 份血细菌培养，见革兰氏染色阳性球菌生长；血清补体未见异常；血清类风湿因子阴性；胸部 X 线片未见异常；心电图未见异常；超声心动图：二尖瓣后叶脱垂并中重度反流，二尖瓣前叶赘生物，大小约 4mm×5mm，三尖瓣和肺动脉瓣轻度反流，左心室射血分数(EF)66%(图 3-40-1、图 3-40-2)。

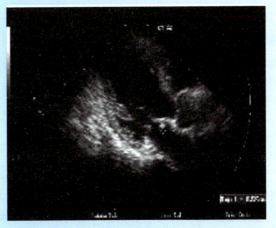
图 3-40-1　超声心动图:二尖瓣前叶赘生物

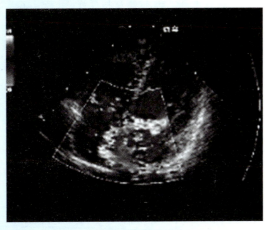
图 3-40-2　超声心动图:二尖瓣反流

【问题 4】患者目前能否确诊感染性心内膜炎?

虽然该患者血培养结果仅提示有革兰氏染色阳性球菌，但根据感染性心内膜炎 Duke 诊断标准，该患者可以确诊。

【知识点】

感染性心内膜炎 Duke 诊断标准(2015 年修订)

1. 主要标准

(1)血培养阳性证据(符合以下至少 1 项):①两次不同时间的血培养均为感染性心内膜炎的典型致病菌(草绿色链球菌、链球菌、金黄色葡萄球菌或社区获得性肠球菌等);②多次血培养检出同一感染性心内膜炎致病微生物;③Q 热病原体 1 次血培养阳性或其 IgG 抗体滴度 ≥ 1:800。

(2)影像学阳性证据(符合以下至少 1 项):①超声心动图异常,如赘生物、心脏脓肿、瓣膜穿孔破裂等;②假体植入>3 个月者,^{18}F-FDG-PET/CT 或 SPECT/CT 检测出人工瓣膜植入部位周围组织异常活性;③心脏 CT 确定的瓣周病灶。

2. 次要标准

(1)易患因素、基础心脏病或静脉吸毒成瘾。

(2)体温 >38℃的发热。

(3)血管损害征象:动脉栓塞、感染性肺梗死、细菌性动脉瘤、颅内出血、结膜出血、Janeway 损害等。

(4)免疫异常征象:肾小球肾炎、Osler 结节、Roth 出血点及类风湿因子。

(5)微生物学证据:血培养阳性但未能达到主要标准要求;或与感染性心内膜炎一致的活动性细菌感染的血清学证据。

确诊:符合 2 条主要标准,或 1 条主要标准 +3 条次要标准,或 5 条次要标准。

疑诊:符合 1 条主要标准 +1 条次要标准,或 3 条次要标准。

【问题5】该患者下一步如何处理?

除了全身支持疗法,抗微生物药物治疗是最为重要的治疗措施。该患者血培养见有革兰氏染色阳性球菌生长,但具体的病原菌仍未明确。由于感染性心内膜炎的常见细菌有葡萄球菌、链球菌和肠球菌,可先选用能覆盖这三类细菌的敏感抗生素,待血培养结果回报后根据病原菌情况和药敏试验调整用药。

【知识点】

抗生素的用药原则

1. 早期应用　在连续送3~5次血培养后即可开始治疗。
2. 足量用药　大剂量及长疗程,用药4~6周。
3. 静脉用药为主,保持高而稳定的血药浓度。
4. 病原微生物不明时,急性者选用针对金黄色葡萄球菌、链球菌和革兰氏阴性菌均有效的广谱抗生素,如萘夫西林加氨苄西林或庆大霉素;亚急性者选用针对大多数链球菌(包括肠球菌)的抗生素,如青霉素或加庆大霉素,对不能耐受β内酰胺酶者,可选用万古霉素联合环丙沙星。
5. 已分离出病原微生物时,应根据药敏试验指导选用抗生素。

【病历摘要】

病情转归:

患者血培养结果于入院后第7天回复,提示肠球菌,对青霉素、万古霉素和左氧氟沙星均敏感。于入院后第2天起静脉滴注青霉素钠,患者体温逐渐下降,肌肉酸痛及乏力逐渐好转,于入院后第9天起热退。现在患者诉无不适,心脏查体结果同前。

【问题6】该患者是否需要进行早期外科手术治疗?

该患者虽然存在心脏瓣膜关闭不全、二尖瓣脱垂,但是目前无心力衰竭、栓塞表现,对抗生素治疗效果较好,所以暂不需要进行外科手术。

【知识点】

自体瓣膜感染性心内膜炎早期手术干预的适应证:

1. 紧急手术(<24小时)指征　主动脉瓣或二尖瓣重度急性反流、阻塞导致难治性肺水肿、心源性休克。
2. 限期手术(<7天)指征　①主动脉瓣或二尖瓣重度急性反流、阻塞导致有心力衰竭表现;②未能控制的局部感染灶(脓肿、赘生物和假性动脉瘤等);③规范抗菌治疗后仍持续存在菌血症或真菌等难治性病原微生物感染;④主动脉瓣或二尖瓣较大赘生物(一般>10mm),严重瓣膜狭窄或反流。需要预防栓塞事件的发生。
3. 右心心内膜炎如内科治疗效果不佳,存在难治性微生物感染或者出现进行性右心衰竭,需外科手术。

(张国强)

【推荐阅读文献】

[1] 葛均波,徐永健,王辰.内科学.9版.北京:人民卫生出版社,2018.
[2] 梁峰,胡大一,沈珠军,等.2015年欧洲心脏病学会关于感染性心内膜炎治疗指南解读.中国心血管病研究.2017,15(4),301-309.
[3] HABIB G, HOEN B, TORNOS P, et al. Guidelines on the prevention, diagnosis, and treatment of infective endocarditis (new version 2009). European Heart J, 2009, 30 (19): 2369-2413.

第41章 卒 中

卒中是指由各种原因引起的单一或多处颅内血管的急性损害，导致脑功能暂时或永久性障碍的总称。基于急诊临床实践的考虑，本章根据临床病理特征将急性卒中分为缺血性卒中（短暂性脑缺血发作、脑梗死）和出血性卒中（脑出血、蛛网膜下腔出血）。

第1节　短暂性脑缺血发作

【精粹】

1. 短暂性脑缺血发作（transient ischemic attack，TIA）多指颅内动脉微栓塞、血流动力学异常、血流变学异常导致短暂的局部脑动脉或视网膜动脉缺血而引起的短暂性神经功能障碍，临床症状不超过24小时，且没有脑梗死的证据，排除非血管性因素。

2. TIA好发于40~70岁，男多于女，患者多伴有高血压、动脉粥样硬化、心脏病、糖尿病和血脂异常等高危因素。

3. 急性起病，短暂的视网膜或局灶性神经功能障碍，持续数分钟至数小时，多在1小时内恢复，最长不超过24小时。可反复发作，每次发作临床表现和体征几近相同，椎-基底动脉系统TIA更易反复出现。发作间歇无任何神经系统体征。

4. 头颅CT或MRI检查正常或有非责任病灶，且排除脑内非血管性因素。

5. 抗血小板或抗凝治疗基础上，积极查找原因，控制可能存在的脑血管病危险因素。

【病历摘要】

患者，男，55岁。发作性左侧肢体无力，无短暂意识丧失，无抽搐。既往有高血压病史，服用ACEI类药物和β受体阻滞剂，血压控制情况不详。现神清语利，血压165/100mmHg，心率75次/min，呼吸18次/min，左侧上下肢肌力正常。

【问题1】患者目前有无生命危险？最可能的诊断是什么？

思路：患者除血压稍高外，余生命体征平稳，神清，也不伴其他重要器官损害或功能异常，属于高血压亚急症状态。根据发作性一侧肢体无力等一过性神经功能障碍、持续时间较短，考虑TIA可能性大，暂时留院观察。

【知识点】

短暂性脑缺血发作

绝大部分患者来诊时，均已恢复正常。主要依据典型的病史进行诊断。

1. 颈内动脉系统TIA　最常见的症状是一过性失明、语言障碍、对侧发作性的面瘫、肢体单瘫或偏瘫。

2. 椎 - 基底动脉系统 TIA　以脑干和小脑缺血最常见,常见的症状包括眩晕、恶心、呕吐、复视、吞咽困难和构音障碍等。可有眼震、眼肌麻痹、交叉性瘫痪、共济失调及平衡障碍、同向视野缺损等临床体征。

【问题2】如何选择检查明确诊断?

本例头颅 CT 检查无异常发现。

TIA 者头颅 CT 和 MRI 无异常责任病灶,部分患者发作期 MRI 可见片状非责任缺血病灶。

超声检查可对血管病变进行初步筛查;血管造影是判断血管狭窄的金标准,可发现脑动脉硬化的斑块、溃疡、狭窄的部位及狭窄的程度。

血液学检查:血常规、血生化及凝血功能等,对查找病因及预后判定是有益的。

【知识点】

短暂性脑缺血发作的鉴别诊断

1. 晕厥　是由于各种原因所致的脑缺血缺氧,进而突然发生短暂性意识丧失,且全身肌肉无力、姿势张力丧失、不能站立,在无任何医学干预下可自行完全好转。发作间歇期查体正常,不留后遗症。

2. 脑梗死　多数症状与体征非一过性,头颅 CT 或 MRI 可显示相应病灶。

【问题3】下一步需做何处理?

以控制症状及预防发作为主。

1. 抗血小板聚集　抗血小板聚集药物能阻止血小板活化、黏附和聚集,防止血栓形成,减少 TIA 复发。阿司匹林 100~150mg,1 次 /d;氯吡格雷 75mg/d。

2. 抗凝治疗　对于伴发心房颤动和冠心病的患者(感染性心内膜炎除外),可使用抗凝治疗。

3. 钙通道阻滞剂　防止血管痉挛,增加血流量,改善微循环。尼莫地平 20~40mg,3 次 /d。

4. 病因治疗　积极查找原因,并针对可能存在的脑血管病危险因素,如高血压、糖尿病、血脂异常和心脏疾病等进行积极有效的治疗,后者是预防 TIA 复发的关键。

5. 手术治疗　多次发生 TIA 的患者,如药物治疗效果不佳,颈动脉狭窄程度超过 70% 或斑块呈溃疡性的,可行颈动脉内膜切除术或血管内成形术及血管内支架植入术。

第2节　脑　梗　死

【精粹】

1. 脑梗死(cerebral infarction)是指各种原因引起的脑部血液供应障碍导致局部脑组织发生不可逆的损害,致脑组织缺血、缺氧及坏死。

2. 本病好发于中老年人,多由动脉硬化性或高血压性动脉狭窄、血栓形成或栓塞所引起。男性多于女性,多在静态下发病。其临床表现取决于梗死灶的部位以及面积大小,主要为偏瘫、偏身感觉减退与偏盲等。

3. 进展性卒中为脑梗死正在进展性扩大,神经功能障碍在 24~48 小时内继续有所加重;完全性卒中为脑梗死所表现的神经功能损害已经稳定,不再进展。

4. 头颅 CT 一般在梗死 24 小时后,显示梗死区低密度改变,且脑干、小脑及小梗死灶显示不佳;MRI 在梗死后几小时后,即可显示清晰的梗死灶,也可早期发现脑干、小脑及小梗死灶。

5. 常规监测生命体征等,保持呼吸道通畅与呼吸、循环功能稳定。

6. 对于临床诊断脑梗死且 CT 证实无颅内出血、发病 4.5 小时以内、年龄大于 18 岁的患者,若无禁忌证,可静脉溶栓治疗。

【病历摘要】

患者,男,60 岁。1 天前起床时发现口齿不清,明显的口舌歪斜,左侧肢体力弱,嗜睡,吞咽困难,偶伴心悸、气短、乏力等症,患者既往有高血压病史,平时口服硝苯地平 10mg/ 次,3 次 /d。现血压 195/95mmHg,心率 103 次 /min,呼吸 23 次 /min,左侧上下肢肌力 3 级。

【问题 1】患者目前有无生命危险? 最可能的诊断是什么?

思路 1:患者有意识障碍,生命体征不稳定(心率快、血压高、呼吸略急促),应警惕循环、呼吸功能与意识状态的进一步恶化威胁生命,需入抢救室或监护室行多功能心电监护,查验肝肾功能、血糖和血清电解质,血气分析(酌情吸氧),建静脉通路等基本处理。

思路 2:结合一侧肢体偏瘫的症状和体征以及既往高血压病史,考虑脑梗死的可能性最大。进一步辅助检查确定。

【问题 2】如何选择检查明确诊断?

本例头颅 CT 显示右侧基底核区梗死。

脑梗死 24 小时内,头颅 CT 一般无明显异常;24 小时后,梗死区出现低密度改变,但对脑干、小脑及小梗死灶显示不佳;梗死几小时后,头颅 MRI 即可显示 T_1 低信号、T_2 高信号的梗死灶,也可早期发现脑干、小脑及小梗死灶。

脑血管造影可发现动脉狭窄的程度及动脉硬化的情况、血栓形成动脉闭塞的部位。

【知识点】

脑　梗　死

动脉粥样硬化或其他疾病(如动脉炎、风湿性心脏病)引起的血栓或栓子通常造成缺血性动脉阻塞。颈总动脉在颈部的分叉处是最常产生栓子的部位;颅内的血栓形成最常见于大脑中动脉的主干及其分支动脉内。

大脑中动脉闭塞:大脑中动脉或其深穿支之一是最常发生闭塞的血管。大脑中动脉的近端部分供应额叶、顶叶与颞叶的大部分表面区域,当发生闭塞时可引起对侧的偏瘫(通常程度严重),偏身感觉减退与同向偏盲;若主侧(优势)半球受累及则发生失语症,当非优势半球被累及则出现失用症和 / 或感觉性忽视。当供应基底核、内囊、外囊与丘脑的深穿支之一发生闭塞时,也可造成对侧面部和上、下肢的偏瘫,有时伴偏身感觉减退。

颈内动脉闭塞:引起大脑半球中央 - 外侧部位的梗死,临床症状与大脑中动脉闭塞相同,唯一不同点是可见闭塞的颈内动脉同侧的单眼失明。

大脑前动脉闭塞:不常见,它可以累及额叶和顶叶的内侧部分、胼胝体以及尾状核与内囊,可发生对侧的偏瘫(尤以下肢为重),强握反射与小便失禁。双侧性大脑前动脉闭塞可引起两下肢强直性轻瘫与情绪障碍,表现为情绪淡漠、精神错乱及偶见的缄默状态。

大脑后动脉闭塞:可累及颞叶和枕叶的部分区域,内囊、海马、丘脑、乳头体与膝状体、脉络丛与上脑干。可发生对侧的同向偏盲,偏身感觉丧失,自发的丘脑性疼痛以及突发的偏侧舞蹈;当优势半球发生梗死时可出现失读症。

椎 - 基底动脉闭塞:分支闭塞可引起小脑、锥体束、感觉与脑神经体征的各种组合。在单侧病变中,脑神经障碍往往是在病变的同侧,因此是在偏瘫与偏身感觉减退的对侧。基底动脉完全性闭塞通常引起眼肌瘫痪、瞳孔异常、双侧性锥体束体征(四肢轻瘫或全瘫)及意识障碍,往往导致死亡。

【知识点】

脑梗死的鉴别诊断

脑出血：在用力活动时发病者提示脑出血，头痛、昏迷或木僵、显著的高血压及抽搐性发作更多见于脑出血。

【问题3】下一步需做何处理?

1. 对昏迷患者要特别注意保持呼吸道通畅；吞咽困难者留置鼻饲管，均衡肠内与肠外营养等。

2. 严重的高血压（即收缩压 >220mmHg 或舒张压 >120mmHg）宜静脉注射血管扩张药物，1~2 小时内降低血压 10%~15%，同时密切注意观察患者因血压降低可能引发的相关神经系统症状。

心力衰竭、严重心律失常、并发的呼吸道感染及体温 >38.0℃ 的发热都须及时予以治疗。

3. 溶栓治疗

适应证：临床诊断缺血性卒中，CT 证实无颅内出血，发病 4.5 小时以内，年龄大于 18 岁。

禁忌证：过去 3 个月中曾发生卒中或脑外伤；以前发生过颅内出血（包括蛛网膜下腔出血）；过去 2 周内曾接受大手术或曾发生严重创伤；过去 1 周中曾进行大动脉穿刺；目前在妊娠中；卒中症状正在快速好转；卒中开始时曾发生惊厥；临床不能排除蛛网膜下腔出血（即使头颅 CT 正常）；血压持续增高（收缩压高于 180mmHg 或舒张压高于 110mmHg）需要积极的药物降压；临床有证据提示合并 AMI 或 AMI 后心包炎的患者应在溶栓前进行心脏功能评估。大面积脑梗死（如 CT 已显示超过大脑中动脉供应区的 1/3 以上）不宜溶栓；血糖低于 2.78mmol/L（50mg/dl）或高于 22.22mmol/L（400mg/dl）；血小板计数小于 100×10^9/L；正在接受华法林治疗，INR ≥ 1.7；患者在过去 48 小时内已接受过肝素抗凝治疗，而且 PT 延长。

方法：重组组织型纤溶酶原激活物（rt-PA）0.9mg/kg 静脉注射（最大剂量 90mg）；先将 10% 快速静脉注射，其余的在 60 分钟内连续静脉滴注。严密监测生命体征等变化，如果发生任何出血并发症必须积极加以控制。应用 rt-PA 治疗 24 小时内不得应用抗凝剂与抗血小板药物。

4. 抗凝治疗　对不能溶栓的进展性卒中患者，应用肝素有可能稳定症状。

5. 抗血小板治疗　一般患者可仅以阿司匹林治疗，首剂 300mg，以后 100mg/d。

第 3 节　脑　出　血

【精粹】

1. 脑出血通常指原发性非外伤性脑实质内出血（又称"自发性脑出血"）。脑出血占全部卒中的 20%~30%，病死率为 35%~50%，残疾率为 80%~95%。脑疝、呼吸衰竭和各种严重并发症是死亡的主要原因。

2. 绝大多数系由高血压合并动脉粥样硬化导致，通常在活动、用力或精神受刺激时发病。起病突然而急骤，在数分钟至数小时内达到高峰。

3. 通常表现以下三组症状体征　①突出的全脑损害症状，头痛、呕吐、不同程度的意识障碍如嗜睡甚至昏迷，如脑水肿发展迅速，可引起双侧病理征阳性。②明确的局灶性神经功能缺损表现：优势半球出血者可伴以失语症，病变对侧偏瘫。可迅速出现双眼同向偏斜。眼底可有视网膜出血和视神经乳头水肿。③迅速的脑外器官系统功能损伤，如高血压、心律失常、呼吸节律紊乱、呃逆、呕吐咖啡色样胃内容物、体温迅速上升及心电图异常变化等。

4. 高血压性脑出血通常出血量大，单一出血灶，出血可以发生在脑内任何一处部位，如基底核、内囊、丘脑、小脑与脑干。破坏性严重，出血形成的血肿对周围脑组织产生压迫与推移的作用，而且如果血肿大会引起颅内压增高，严重时可发生脑疝。

5. CT 是首选的辅助检查，可直接、迅速地显示脑血肿的部位、大小、形状及对周围组织结构的影响。

6. 常规生命体征监测。保持呼吸道通畅与呼吸、循环功能稳定。

7. 脑水肿是脑出血的主要并发症，也是致命因素之一。脱水降低颅内压治疗一般首选药物为 20% 甘露醇。

8. 收缩压持续 >200mmHg 或平均动脉压 >150mmHg 时,应在监测血压的情况下予以降血压药物,使血压维持在略高于发病前水平或 180/100mmHg 以内。

9. 处理全身并发症,请神经外科会诊,确定手术与否。

【病历摘要】

患者,男,62 岁。2 年前出现头痛、头晕,健忘等症状,血压 160/95mmHg,服用降压药后自觉上述症状缓解。2 天前出现剧烈头痛、视物模糊、呕吐及右侧面神经麻痹及左侧上、下肢瘫痪,急性病容,昏迷,呼吸深大,血压 210/110mmHg,双下肢水肿,颈静脉充盈。

【问题1】患者目前有无生命危险? 最可能的诊断是什么?

思路 1:患者昏迷、血压高、呈高血压急症,呼吸深大,随时有生命危险,需入抢救室或监护室行多功能心电监护,查验肝、肾功能、血糖、血清电解质,血气分析(酌情吸氧),建静脉通路等基本处理。留置导尿管。

思路 2:结合血压升高、突然出现意识障碍、头痛与呕吐、偏瘫、面神经麻痹等症状和体征及既往高血压病史,考虑脑出血的可能性最大。进一步辅助检查确定。

【知识点】

脑出血通常是由高血压性动脉硬化的血管发生破裂所致。长期高血压使脑的细、小动脉发生玻璃样变及纤维素性坏死,管壁弹性减弱,血压骤然升高时血管易破裂出血。其他原因导致的脑出血少见,包括先天性动脉瘤或其他血管畸形、脑淀粉样血管病、真菌(细菌)性动脉瘤、血液病、胶原性血管疾病及可卡因等非法药物的滥用。

脑疝:当颅腔内某一分腔有占位性病变时,该分腔的压力比邻近分腔的压力高,脑组织从高压区向低压区移位,从而引起一系列临床综合征,称为脑疝。幕上的脑组织(颞叶的海马回、钩回)通过小脑幕切迹被挤向幕下,称为小脑幕切迹疝或颞叶钩回疝;幕下的小脑扁桃体及延髓经枕骨大孔被挤向椎管内,称为枕骨大孔疝或小脑扁桃体疝;一侧大脑半球的扣带回经镰下孔被挤入对侧分腔,称为大脑镰下疝或扣带回疝。

大脑幕上血肿及伴发的脑水肿所产生的压力作用可引起经小脑幕切迹的脑疝,对脑干产生压迫。如果出血破入脑室系统,则血液可到达蛛网膜下腔。

【问题2】如何选择检查明确诊断?

本例头颅 CT 显示右侧脑桥出血。

CT 是首选的辅助检查,可直接、迅速地显示脑出血的部位、大小及对周围组织结构的影响。脑内血肿的部位和面积直接决定病情的严重性。

MRI 优于 CT 之处在于显示后颅窝病变清晰可靠,并且能提示血管异常(血管畸形和动脉瘤)迹象及可能提供出血时间。

血管造影的价值在于寻找破裂的动脉瘤或动静脉畸形等病因及可能的手术需要。大面积出血并发脑疝时不适合血管造影。

腰椎穿刺不是必要的辅助检查,无条件行头颅 CT 而病情又不十分严重、无明显颅内压增高的患者可行腰椎穿刺。当颅内压增高明显,有脑疝形成可能时,禁忌腰椎穿刺检查。

【知识点】

脑出血的鉴别诊断

1. 脑梗死　也有偏瘫等症状,但多在安静时发病,头颅 CT 可以区分。

2. 蛛网膜下腔出血　多有颈项强直、脑膜刺激征阳性、头痛剧烈,腰椎穿刺可发现血性脑脊液,头颅 CT 可以证实。

【问题3】下一步需做何处理?

1. 一般治疗 患者应卧床,昏迷者头部偏向一侧,注意抬高床头 15°~20°,预防发生呕吐后误吸。留置胃管,胃肠内营养。保持呼吸道通畅,必要时气管插管、辅助呼吸机通气。

2. 控制血压 一般认为脑出血的发生、出血的停止、出血复发都与血压有密切的关系,因此控制血压非常重要。但早期血压升高不急于降压,一般是当收缩压持续 >200mmHg 或平均动脉压 >150mmHg 时,应在严密监测血压的情况下予以降血压药物,没有明确的降压目标,一般建议维持平均动脉压 130mmHg,谨防血压降得过低,加重脑供血不足而造成额外脑损伤。

3. 降低颅内压 脑水肿是脑出血的主要并发症,也是主要致命因素之一。脱水降颅内压治疗的首选药物为 20% 甘露醇,常规剂量 125~250ml,快速静脉滴注,每 6~8 小时 1 次。白蛋白(10~20g)和呋塞米(10~20mg)用于轻度肾功能障碍患者,白蛋白滴注完毕后即刻予以呋塞米,以减轻心脏负荷和加强利尿。

4. 纠正凝血异常 与华法林有关的脑出血可用冻干健康人血浆和维生素 K;与血小板功能障碍有关者可静脉输入新鲜血小板;与肝素有关者用鱼精蛋白;与纤溶药物有关者用鱼精蛋白和 6- 氨基己酸;血友病相关的脑出血用凝血因子。

5. 处理并发症 脑出血后由于自主神经中枢受损,神经 - 体液调节功能紊乱,易并发肺部感染、消化道出血和水电解质紊乱等多种并发症,加之患者多数有高血压、糖尿病、冠心病等慢性病史,易发生心、肺、肾等器官功能障碍,皆要及时发现,积极处理。

6. 手术治疗 手术治疗的目的是尽快清除血肿,减少对周围组织的压迫,避免脑疝形成,从而减少死亡率。出血量大于 50ml、年龄 70 岁以下的患者,应考虑手术清除血肿或局部钻孔抽吸治疗。然而手术本身也有造成额外脑损伤的可能,有时甚至不可避免,因此决定手术和具体方式应权衡利弊。

第 4 节 蛛网膜下腔出血

【精粹】

1. 蛛网膜下腔出血(subarachnoid hemorrhage,SAH)是脑表面或脑底部血管破裂后,血液流入蛛网膜和脑软膜之间的蛛网膜下腔,可伴或不伴有颅内或椎管内其他部位出血。

2. 蛛网膜下腔出血占全部卒中的 10%~15%,病死率为 10%~30%,残疾率明显低于脑出血。

3. 引起蛛网膜下腔出血的常见原因是先天性颅内动脉瘤和血管畸形。

4. 临床表现主要以剧烈头痛、呕吐和脑膜刺激征、血性脑脊液为其特征。

5. 头颅CT往往能提供诊断依据,大多不必进行腰椎穿刺。但如果出血量小,则诊断还得依靠腰椎穿刺,穿刺出现血性脑脊液是诊断蛛网膜下腔出血的直接证据。

6. 维持循环与呼吸功能的稳定;降颅内压与解除脑血管痉挛治疗。

7. 由脑动脉瘤和动静脉畸形所致的蛛网膜下腔出血,应争取手术治疗。

【病历摘要】

患者,男,30 岁。因"突发头痛、呕吐 1 小时"入院。查体:血压 230/100mmHg,嗜睡,语利,脑神经无异常所见,颈抵抗,脑膜刺激征(+),四肢活动如常,病理征未引出,心肺腹无明显异常。

【问题1】患者目前有无生命危险? 最可能的诊断是什么?

思路 1:患者呈高血压危象状态、嗜睡,应警惕循环、呼吸功能与意识状态进一步恶化威胁生命,需入抢救室或监护室监测生命体征,检查肝肾功能、血糖、血清电解质、血气分析(酌情吸氧),建静脉通路等基本处理。留置导尿管。

思路 2:结合头痛、呕吐等症状,颈抵抗、脑膜刺激征阳性的体征,考虑蛛网膜下腔出血的可能性最大。需进一步 CT 检查确定,必要时做腰椎穿刺明确。

【问题 2】如何选择检查明确诊断？

本例头颅 CT 显示蛛网膜下腔出血。

CT 往往能提供诊断依据，大多不必进行腰椎穿刺。由于一般在 5 天后出血密度开始降低，因此 CT 检查宜在 5 天之内。但如果出血量小，则诊断还需依靠腰椎穿刺，腰椎穿刺出现血性脑脊液是诊断蛛网膜下腔出血的直接证据。

MRI 对蛛网膜下腔出血急性期诊断价值不如头颅 CT，因脑池和脑沟的新鲜出血在 MRI 的征象为低或等信号，与脑实质的信号接近。

脑血管造影的临床意义在于确定原发病的诊断和明确是否有动脉瘤或血管畸形，确定动脉瘤或血管畸形的部位、大小、形状和数目，对进一步治疗具有重要指导意义。

【知识点】

临床上蛛网膜下腔出血分为自发性和外伤性两类，自发性蛛网膜下腔出血占急性脑血管病的 15% 左右。

由于颅内动脉瘤好发于脑底动脉交叉处，最易直接受到血流冲击，加上血管先天性发育不良，极易破裂出血。其他病因为脑血管畸形、高血压脑动脉硬化、脑底异常血管网病、颅内肿瘤和血液病等。

一般认为 30 岁以前发病者，多为血管畸形；40 岁以后发病者多为颅内动脉瘤破裂；50 岁以上发病者，则往往因高血压脑动脉硬化及脑肿瘤引起。

头痛及呕吐为常见的首发症状，多突然发病，常描述为"裂开样"剧烈头痛，大多数为全头痛和颈后部痛，呕吐多与头痛同时出现，呈喷射性。

脑膜刺激征为本病的特征性体征，发生在发病后数小时，但 1~2 天最多见。脑膜刺激征中最明显的是颈项强直，其次是 Kernig 征及 Brudzinski 征阳性。

【知识点】

蛛网膜下腔出血的鉴别诊断

蛛网膜下腔出血必须与脑实质内出血、脑挫裂伤、硬膜下血肿及脑肿瘤出血相鉴别。除 CT 外，往往需要脑动脉造影检查来协助鉴别诊断。应做全脑血管造影以显示所有 4 支主要的脑动脉，因为有时存在多发的脑动脉瘤。

【问题 3】下一步需做何处理？

1. 控制血压　本病多有血压增高，宜将平均动脉压降低 25%，维持收缩压 130~160mmHg。防止血压过度下降，引起短暂神经功能缺损，造成血管痉挛及继发性出血。

2. 降低颅内压　预防脑疝，防止蛛网膜粘连，可用 20% 甘露醇 125~250ml，快速静脉滴注，每 6~8 小时 1 次，视病情用药 1~2 周。注意维持水电解质平衡和心肾功能状态。

3. 止血药物　常用抗纤溶药物 6- 氨基己酸，一般 24g/d，连用 7 天，7 天后改为 8g/d，维持 2~3 周或到手术前。

4. 对抗脑血管痉挛　蛛网膜下腔出血后，颅底大血管可发生迟发性痉挛，受累血管远端区域的灌注减少，约半数病例可表现为迟发的神经系统功能缺损，可自行缓解或发展为脑梗死。一般从第 3~5 天开始，5~14 天最明显，2~4 周后逐渐恢复。钙通道阻滞剂尼莫地平可解除动脉痉挛，减少蛛网膜下腔出血相关的神经功能缺损，对临床状况良好的患者应尽早用药，40~60mg，每日 4~6 次，口服，连续 21 天。必要时可静脉使用，应注意其低血压等副作用。

5. 对症处理　头痛剧烈、烦躁不安者，可肌内注射或口服常规用量的地西泮、苯巴比妥、罗通定或布桂嗪，或视病情酌定。必要时用亚冬眠疗法，或腰椎穿刺放脑脊液，以减轻症状。

6. 手术治疗　目前认为由脑动脉瘤和动静脉畸形所致的蛛网膜下腔出血,一旦诊断确立,应早期手术治疗,以避免再出血。

（张新超）

【推荐阅读文献】

于学忠 . 协和急诊医学 . 北京 : 科学出版社 , 2011.

第 42 章　颅内压增高综合征

【精粹】

1. 颅内压增高综合征(intracranial hypertension syndrome)是由各种病变所致颅内容物的体积增加,引起病理性、持续性的颅内压增高的一种综合征。

2. 引起颅内压增高的常见病因　颅内占位性病变,如硬膜下或硬膜外血肿、脑出血、脑肿瘤和脑脓肿等;脑脊液容量增加,如脑水肿;脑容积增加,如良性颅内高压症(脑假瘤)、脑梗死、全脑缺血缺氧、急性低钠血症、肝性脑病、脑挫裂伤、脑炎、脑膜炎、铅中毒脑病、子痫、高血压脑病和硬膜窦血栓等。

3. 颅内压增高的临床表现分为四期,即代偿期、早期、高峰期和晚期(衰竭期)。颅内压增高有急性、亚急性和慢性之分。其临床表现可为头痛,恶心、呕吐,视神经乳头水肿,展神经麻痹和复视,意识障碍,抽搐、去大脑强直发作,生命体征的改变(高血压、脉搏缓慢、呼吸慢而深),此外还可表现为胃肠功能紊乱、消化道出血及神经源性肺水肿。

4. 根据颅内高压的症状、眼底检查、脱水试验及颅内压监测可明确诊断。注意有创颅内压监测的适应证和禁忌证。确定颅内压增高后,应积极寻找颅内压增高的原因。

5. 病因治疗是改善颅内压增高最根本的措施,而采取其他必要措施迅速而有效地降低颅内压直接关系到生命的挽救。

6. 病因治疗　急性颅内压增高时首先考虑是否需要紧急手术治疗,减少颅内容积以降低颅内压。降低颅内压的治疗包括物理治疗、镇静治疗、调整血压治疗和脱水利尿治疗等。

【病历摘要】

患者,女,36岁。主因"头痛8天"入院。患者于8天前无明显诱因出现头痛,无发热及其他明显伴随症状。曾于外院行头颅 CT 检查,结果未见异常。接受输液治疗(具体用药不详),治疗后症状改善不明显。3 天前头痛加重伴颈后部疼痛,伴呕吐,遂来医院就诊。门诊复查头颅 CT 仍未见异常。门诊以"头痛原因待查"收入院。患者既往体健。入院查体:T 36.7℃,BP 120/80mmHg。神清,急性痛苦面容,心肺未见异常;神经系统检查除颈部抵抗外,无明确定位体征。入院血常规:白细胞计数 8.01×10^9/L,中性粒细胞百分比 82.5%。

【问题1】患者目前有无生命危险? 最可能的诊断是什么?

思路1:患者虽然目前神志清楚,生命体征平稳,头颅 CT 未见明显异常,但患者的头痛症状加重并出现了后颈部疼痛、呕吐的症状。在诊治过程中应警惕脑疝的形成,在积极寻找病因的同时,应密切监测生命征和病情的变化。

思路2:患者头痛呈进行性加重,颈抵抗、呕吐,头颅 CT 未见明显异常,应考虑为颅内压增高综合征。

颅内压增高综合征的诊断程序为:①判断是否存在颅内压增高;②确定颅内压增高的原因。

通常病程缓慢的疾病,患者多表现为头痛、呕吐和视神经乳头水肿等症状,可初步诊断颅内压增高。但对于急性、亚急性脑疾病由于病程短,病情发展快,多伴有不同程度的意识障碍,而且可无明显视神经乳头水肿,确诊颅内压增高比较困难时可进行以下检查。

(1)眼底检查:在典型的视神经乳头水肿出现之前,常有眼底静脉充盈扩张、搏动消失、眼底微血管出血、视神经乳头上下缘见灰白色放射状线条等改变。

(2)脱水试验治疗:20% 甘露醇 250ml 快速静脉滴注或呋塞米 40mg 静脉注射后,如头痛、呕吐等症状减轻,则颅内压增高的可能性大。

(3)腰椎穿刺检查:对怀疑有严重颅内压增高,特别是急性、亚急性起病,有局限性脑损害症状的患者,切忌盲目腰椎穿刺检查。只有在诊断为脑炎、脑膜炎和无局限性脑损害的蛛网膜下腔出血症时才能在充分准备后行腰椎穿刺检查。当腰椎穿刺脑脊液压力婴幼儿 >100mmH$_2$O,3 岁以上儿童和成人 >200mmH$_2$O 时,即可诊断为颅内压增高。

【问题 2】颅内压增高的严重并发症是什么?

各种原因引起的颅内压增高,都可导致脑组织向压力相对较低的部位移位,形成脑疝。脑疝通常是逐渐形成的,但遇到剧烈呕吐、咳嗽或腰椎穿刺等情况时,颅内压可急剧增高,或颅腔与椎管间的压力失去平衡,可导致脑疝的骤然发生或原有脑疝加重。因此,临床上怀疑慢性颅内压增高是因为颅内占位性病变引起时,作腰椎穿刺应慎重或尽量不做。确因诊断需要检查脑脊液时,腰椎穿刺前应使用一次高渗性脱水剂,穿刺放脑脊液时尽量不拔出针芯且放液量宜少,穿刺后去枕平卧,头低位,并继续高渗性脱水剂治疗。颅内可发生脑疝的部位虽多,但并非所有脑疝均有临床意义。临床常见且危害较大的有小脑幕裂孔下疝、枕骨大孔疝和小脑幕裂孔上疝。

【问题 3】为明确病因,患者需要完善哪些检查?

(1)确定颅内压,脑脊液检查确定脑脊液性质,判断是否是由颅内病原微生物感染导致。

(2)完善头颅磁共振(MRI)、脑血管造影等检查,以明确是否由颅内血管性疾病引起,如毛细血管扩张症、颅内血管瘤和动静脉性血管畸形等。

(3)血、尿常规,动脉血气,电解质,肝肾功能,毒物检测等实验室检查也是必不可少的,可排除脓毒血症引起的细胞中毒性水肿及混合性脑水肿。

【问题 4】下一步如何处理?

对于颅内压增高的患者,既要及时治疗原发病,又要尽可能降低颅内压,及时中断恶性循环。

1. 一般疗法 卧床休息,头高位 30°,以利于颅内静脉回流;保持安静,避免一切使颅内压增高的因素,如强烈刺激、搬动、颈部扭转或屈伸、憋尿等;处理高热、抽搐和咳嗽,以防颅内压突然变动诱发脑疝;吸氧,保持呼吸道通畅,昏迷患者不能排痰者应考虑气管切开;呕吐频繁者应暂时禁食,静脉补足液体和能量或改全肠外营养;限制水、盐的摄入量,液体量成人每日不超过 2 000ml(不包括脱水剂量),其中电解质液量不超过 500ml;保持大便通畅,避免用力屏气排便,可给予缓泻剂,需灌肠者禁用高压将大剂量灌肠液灌入,以免诱发颅内压骤增而发生脑疝;严密观察生命体征的变化,对呼吸、血压和脉搏进行监测,有条件者可进行颅内压监测;观察患者的意识变化,突然烦躁不安提示颅内压增高;意识障碍加重或突然昏迷,多提示脑疝形成。

2. 并发高血压的处理 当颅内压增高到一定程度时,脑血管自动调节功能就会受损,主要靠全身性血管的加压反应以提高血压,进而提高脑灌注压维持脑部血流量。因此,颅内压增高的患者,血压升高是机体的一个自我保护性反应,不必要强行将血压降得过低,以免降低脑灌注压,加重脑损害。对此类患者血压应控制在什么水平以及如何控制,目前还缺乏统一标准,借鉴脑血管病高血压处理方法,提出以下建议:①收缩压 <220mmHg 或舒张压 <120mmHg 时应观察,除非其他重要器官受损,如主动脉夹层、急性心肌梗死、肺水肿或高血压脑病。②收缩压 >220mmHg 或舒张压在 121~140mmHg 时,用拉贝洛尔 10~20mg 静脉注射,每10 分钟可重复或加倍使用,最大剂量 300mg;或者尼卡地平 5mg/h 静脉滴注,每 5 分钟增加 2.5mg/h,直到最大剂量 15mg/h,达到预期效果;目标是使血压降低 10%~15%。值得强调的是,对颅内压增高并发高血压的处理,应重点针对病因治疗,以便有效降低颅内压,血压会自动下调。

3. 脱水降低颅内压的药物治疗

(1)脱水剂

1)渗透性脱水剂:甘露醇是最常用的脱水剂,每次 0.5~1g/kg,每 4~6 小时 1 次,脑疝时可加大剂量至 2g/kg。病情好转后先减药量后减次数。在甘露醇滴注 15 分钟后使用呋塞米,比单用呋塞米或甘露醇产生更大的脱水作用。

2)甘油果糖:其降低颅内压的特点为发挥作用时间及降颅内压高峰时间比甘露醇慢,持续时间比甘露醇长约 2 小时,并且无反跳现象,无明显利尿作用,对肾脏影响小,适用于长时间降颅内压者,对肾功能有损害而不能使用甘露醇的患者更为适用。成人每次 250~500ml，每日 1~2 次，每 500ml 需要滴注 1~1.5 小时。

3) 甘油：是一种无毒、安全的脱水剂，可较长时间使用，对慢性颅内压增高或手术不能切除的脑肿瘤患者最为适宜。成人静脉滴注的剂量为每日 0.8~1.0mg/kg，即每日可给予 10% 甘油溶液 500ml，缓慢静脉滴注。浓度过高或滴注过快时可引起溶血、血红蛋白尿，甚至急性肾功能衰竭。

4) 高渗盐水：高渗盐水降低颅内压是目前学者研究的热点之一。研究表明，高渗盐水能有效地减轻脑水肿、降低颅内压。高渗盐水减轻脑水肿降低颅内压的作用比甘露醇更安全有效。但静脉注射高渗盐水可能会导致血浆渗透压过高、充血性心力衰竭、电解质紊乱、酸碱失衡、脑桥中央髓鞘破坏等副作用。目前还无法成为一线用药。

(2) 利尿性脱水剂

1) 呋塞米：每次 20~40mg，每日 2~4 次肌内注射或静脉注射。

2) 布美他尼：每次 0.5~1mg 肌内注射或静脉注射，必要时 30 分钟重复使用一次。

4. 其他降颅内压治疗

(1) 肾上腺皮质激素：地塞米松 0.5~1mg/(kg·d)，每 12 小时 1 次，静脉注射。

(2) 过度通气疗法：应用呼吸机进行控制性通气，维持 $PaCO_2$ 25~30mmHg，pH 7.45~7.55，PaO_2 100mmHg 以上。但有研究发现，持续的低 $PaCO_2$ 会导致脑血管收缩甚至痉挛，继而加重脑缺血程度，加重继发性脑损害。所以目前不主张任何形式的过度通气治疗颅内压增高，而采用正常的辅助通气，维持 $PaCO_2$ 在正常范围内。

(3) 冬眠疗法或亚冬眠疗法：氯丙嗪和异丙嗪，每次 1mg/kg，静脉注射，每 4~6 小时 1 次，同时给予物理降温。

(4) 人血白蛋白：对血容量不足、低蛋白血症的颅内高压、脑水肿患者使用。一般用 20% 人血白蛋白 50ml，静脉滴注，每日 1~2 次。有心功能不全者慎用。血脑屏障严重破坏的病变，因血清蛋白漏出至毛细血管而加剧颅内高压，使用时须注意。

(5) 保护和维持脑代谢功能：脑代谢活化剂如胞二磷胆碱等。

5. 病因治疗　各种原因所致的颅内压增高，均应采用积极而有效的方法对其原发病进行治疗，才能阻断恶性循环，使各种对症治疗有效。

【问题 5】什么情况下需要手术治疗？

如果颅内压增高是由于颅内占位性病变导致的，而在保守治疗后不能理想地控制颅内压的情况下，可考虑手术切除颅内占位。颅脑创伤伴有明显的硬膜外、硬膜下颅内血肿的患者，常需进行手术治疗。出血性脑挫裂伤表现出进行性恶化者可考虑清除损伤坏死的脑组织。

对于颅内压调节失代偿者，当常规治疗方法失效，祛除占位性病变仍不能控制颅内压时，去骨瓣减压术是可采用的外科手段。通常认为，经保守治疗，颅内压持续 >25mmHg（脑灌注压 <50mmHg）不能得到控制，有脑疝表现或格拉斯哥（GCS）评分进行性下降者应采取去骨瓣减压治疗。

颅内压增高可导致脑疝形成，脑疝的症状一旦出现，除立即静脉快速滴注或推注脱水剂，以期望缓解症状外，还应依据不同情况尽可能做手术处理。

急性脑室扩张：急性脑室扩张多见于小脑出血或梗死向前推压第四脑室、蛛网膜下腔出血、脑实质出血破入蛛网膜下腔等情况。一旦出现急性脑室扩张颅内压会急剧升高，药物治疗无效时应急诊行侧脑室穿刺引流。

小脑幕裂孔下疝：如果病因明确，应立即开颅手术，切除病变以达到缓解颅内压增高的目的。

枕骨大孔疝：应紧急作脑室穿刺，缓慢放出脑室液，使颅内压慢慢下降，然后行脑室持续引流术，待脑疝症状缓解后，对颅后凹开颅，切除原发病变，对脑积水病例实施脑脊液分流术。

(梁　璐)

【推荐阅读文献】

[1] 吕传真，周良辅. 实用神经病学. 4 版. 上海：上海科学技术出版社，2014.
[2] 张文武. 急诊内科学. 3 版. 北京：人民卫生出版社，2012.

第 43 章 癫 痫

【精粹】

1. 癫痫（epilepsy）分为全面性发作、局限性发作、发作类型不明型三类。
2. 全面性强直 - 阵挛发作是一种表现最明显的发作形式，又称"大发作"。
3. 典型失神发作突发突止，表现为动作突然中止或明显变慢，意识障碍，不伴有或伴有轻微的运动症状（如阵挛 / 肌阵挛 / 强直 / 自动症等）。
4. 癫痫患者在经过抗癫痫药物治疗后，有 60%~70% 可以实现无发作。
5. 癫痫持续状态，地西泮（安定）为首选药物。

【知识点】

1. 癫痫是一种由多种病因引起的慢性脑部疾病，以脑神经元过度放电导致反复性、发作性及短暂性的中枢神经系统功能失常为特征，分为全面性发作、局限性发作、发作类型不明型三类。

2. 癫痫相关概念　①癫痫发作：是指脑神经元异常过度、同步化放电所造成的一过性临床表现，可分为诱发性发作及非诱发性发作。②癫痫综合征：是指一组特定临床表现和脑电图改变组成的癫痫疾病，着重强调脑电与临床结合的综合征，如颞叶癫痫、额叶癫痫、儿童良性癫痫伴中央颞区棘波和青少年肌阵挛性癫痫等。值得注意的是，并非所有患者均能明确诊断为某种癫痫综合征。③癫痫性脑病：是指由于频繁癫痫发作和 / 或癫痫样放电造成的进行性神经精神功能障碍或退化。本概念强调由于癫痫本身异常造成进行性神经功能衰退。

3. 常见病因　酒精戒断；脑肿瘤、外伤、感染、皮质发育障碍、神经系统遗传代谢病和神经系统变形病等；脑血管病（出血性、缺血性、脑血管畸形）；青霉素、喹诺酮类、链霉素、两性霉素 B、异烟肼、低氧和低钙等。

4. 常见癫痫发作类型及诊断要点

(1) 全面性发作

1) 全面性强直 - 阵挛发作：是一种表现最明显的发作形式，又称"大发作"。以意识丧失、双侧对称强直后紧跟有阵挛动作并通常伴有自主神经受累表现为主要临床特征。

2) 失神发作

①典型失神：发作突发突止，表现为动作突然中止或明显变慢，意识障碍，不伴有或伴有轻微的运动症状（如阵挛 / 肌阵挛 / 强直 / 自动症等）。发作通常持续 5~20 秒（<30 秒）。发作时脑电图呈双侧对称同步 3Hz（2.5~4Hz）的棘慢综合波暴发。约 90% 的典型失神患者可被过度换气诱发。主要见于儿童和青少年，如儿童失神癫痫和青少年失神癫痫，罕见于成人。

②不典型失神：发作起始和结束均较典型失神缓慢，意识障碍程度较轻，伴随的运动症状（如自动症）也较复杂，肌张力通常减低，发作持续可能超过 20 秒。发作时脑电图表现为慢的（<2.5Hz）棘慢波综合节律。主要见于严重神经精神障碍的患者，如 Lennox-Gastaut 综合征。

③肌阵挛失神：表现为失神发作的同时，出现肢体节律性 2.5~4.5Hz 阵挛性动作，并伴有强直成分。发作时脑电图与典型失神类似。

④失神伴眼睑肌阵挛:表现为失神发作的同时,眼睑和/或前额部肌肉出现5~6Hz肌阵挛动作。发作时脑电图显示全面性3~6Hz多棘慢波综合。

3) 强直发作:表现为躯体中轴、双侧肢体近端或全身肌肉持续性的收缩,肌肉僵直,没有阵挛成分。通常持续2~10秒,偶尔可达数分钟。发作时脑电图显示双侧性波幅渐增的棘波节律(20Hz±5Hz)或低波幅约10Hz节律性放电活动。强直发作主要见于Lennox-Gastaut综合征。

4) 阵挛发作:表现为双侧肢体节律性(1~3Hz)的抽动,伴有或不伴有意识障碍,多持续数分钟。发作时脑电图为全面性(多)棘波或(多)棘-慢波综合。

5) 肌阵挛发作:表现为不自主、快速短暂、电击样肌肉抽动,每次抽动历时10~50毫秒,很少超过100毫秒。可累及全身也可限于某局部肌肉或肌群。可非节律性反复出现。发作期典型的脑电图表现为暴发性出现的全面性多棘慢波综合。肌阵挛发作既可见于一些预后较好的特发性癫痫患者(如青少年肌阵挛性癫痫),也可见于一些预后较差的、有弥漫性脑损害的癫痫性脑病(如Dravet综合征、Lennox-Gastaut综合征)。

6) 失张力发作:表现为头部、躯干或肢体肌张力突然丧失或减低,发作之前没有明显的肌阵挛或强直成分。发作持续1~2秒或更长。临床表现轻重不一,轻者可仅有点头动作,重者则可导致站立时突然跌倒。发作时脑电图表现为短暂全面性2~3Hz(多)棘-慢波综合发放或突然电压低减。失张力发作多见于癫痫性脑病(如Lennox-Gastaut综合征、Doose综合征)。

(2) 部分性发作

1) 简单部分性发作:发作时无意识障碍。根据放电起源和累及的部位不同,简单部分性发作可表现为运动性、感觉性、自主神经性和精神性发作四类,后两者较少单独出现,常发展为复杂部分性发作。

2) 复杂部分性发作:发作时有不同程度的意识障碍,可伴有一种或多种简单部分性发作的内容。

3) 继发全面性发作:简单或复杂部分性发作均可继发全面性发作,可继发为全面强直-阵挛、强直或阵挛发作。本质上仍为部分性发作。

(3) 癫痫性痉挛:癫痫性痉挛可以是全面性起源、局灶性起源或起源不明。癫痫性痉挛表现为突然、主要累及躯干中轴和双侧肢体近端肌肉的强直性收缩,历时0.2~2秒,突发突止。临床可分为屈曲型或伸展型痉挛,以前者多见,表现为发作性点头动作,常在觉醒后成串发作。发作间期脑电图表现为高度失律或类高度失律,发作期脑电图变现多样化(电压低减、高幅双相慢波或棘慢波等)。癫痫性痉挛多见于婴幼儿,如West综合征,也可见于其他年龄。

(4) 反射性发作:反射性发作不是独立的发作类型。它既可以表现为局灶性发作,也可以为全面性发作。其特殊之处是,发作具有特殊的外源性或内源性促发因素,即每次发作均为某种特定感觉刺激所促发,并且发作与促发因素之间有密切的锁时关系。促发因素包括视觉、思考、音乐、阅读、进食和操作等非病理性因素。可以是简单的感觉刺激(如闪光),也可以是复杂的智能活动(如阅读、下棋)。发热、酒精或药物戒断等病理性情况下诱发的发作,则不属于反射性发作。反射性发作和自发性发作可同时出现在一个癫痫患者中。

5. 按照定义,诊断癫痫发作的"金标准"是在发作期异常脑电活动和临床表现之间建立起"因果关系",这可通过长程视频-脑电图监测来实现。

6. 常用治疗的方法可以分为药物治疗、外科治疗(包括神经调控疗法)和生酮饮食。

7. 常规内科治疗及饮食治疗无效,结合影像学资料明确存在癫痫病因,切除性癫痫手术的适应证主要是药物治疗失败的且可以确定致痫部位的难治性癫痫、有明确病灶的症状性癫痫。

【病历摘要】

患者,男,23岁。主因"全身抽搐,伴意识丧失6小时"入院。患者入院前6小时体育锻炼时出现突发倒地、全身抽搐,伴意识丧失,后数分钟转为清醒(具体时间不详),醒后发现左侧面部皮肤及鼻部轻微破损,四肢酸痛。1小时前和朋友聚餐饮酒后再发全身抽搐伴意识障碍,双眼上翻,口吐白沫,牙关紧闭,面色发青,持续约2分钟,之后转为清醒。连续发作4次,发作间隙意识不清,于当地医院,行头颅CT检查未见明显异常,考虑"癫痫大发作",予以地西泮静脉注射,甘露醇脱水治疗,家属为求进一步诊治转至笔者所在医院,转院过程出现类似发作3次。既往:无类似发作病史,发病前1周有感冒病史。近期无头痛、发热、恶心、呕吐病史。查体:体温36.4℃,心率78次/min,血压126/84mmHg,呼吸17次/min。心肺腹未见异常;神经系统检查:神志清楚,精神差,反应稍迟钝,言语流利,脑神经无异常,双侧面部及肢体深浅感觉对称存在,四肢肌力5级,肌张力、腱反射对称,双侧Babinski征(+),颈抵抗(+),Kernig征(+),Brudzinski征(-)。辅助检查:头颅CT未见明显异常;头颅MRI可见双侧颞叶内侧Flair加权像可见片状高信号病灶;常规头皮脑电图:中度异常脑电图,背景慢波增多,双侧颞叶区频发中至高波幅尖波;脑脊液:压力305mmH$_2$O,白细胞计数33×10^9/L,蛋白定性(±);脑脊液生化:Cl$^-$ 113.0mmol/L,蛋白792mg/L,糖3.84mmol/L。

【问题1】患者目前有无生命危险?最可能的诊断是什么?

思路1:患者目前血压、呼吸平稳,体温及心率正常,头颅CT未见明显异常,但脑电图提示异常脑电图,应警惕再发癫痫后意识丧失,甚至呼吸心搏骤停的发生,要密切监测生命体征及病情变化。

思路2:患者为青年男性。急性起病,以突发意识丧失、全身抽搐为主要表现。6小时前体育锻炼时倒地、抽搐、意识丧失。1小时前再发全身抽搐伴意识障碍,双眼上翻,口吐白沫,牙关紧闭,面色发青,发作间隙意识不清。临床表现符合癫痫持续状态诊断标准。

思路3:发病前1周有感冒病史,结合脑膜刺激征,提示有病毒性脑膜炎的可能。

思路4:主要神经系统查体,双侧Babinski征(+),颈抵抗(+),Kernig征(+)。符合脑膜炎专科查体。

思路5:

辅助检查:头颅MRI可见双侧颞叶内侧Flair加权像可见片状高信号病灶;常规头皮脑电图:中度异常脑电图,背景慢波增多,双侧颞叶区频发中至高波幅尖波;脑脊液:压力305mmH$_2$O,白细胞计数33×10^9/L,蛋白定性(±),生化:Cl$^-$ 113.0mmol/L,蛋白792mg/L,糖3.84mmol/L。头颅MRI、脑电图及脑脊液检查符合病毒性脑膜炎的诊断标准。

思路6:目前可明确诊断:癫痫持续状态,继发性癫痫,病毒性脑膜炎。

【问题2】下一步如何治疗?

思路1:将患者头转向一侧,利于口腔分泌物流出及清理,防止误吸;保持呼吸道通畅,必要予以吸氧;监测血压、呼吸、脉搏、体温和血氧饱和度等,注意生命体征变化;建立静脉输液通路;脑电图监测。

思路2:癫痫持续状态处理原则:迅速控制癫痫发作,立即终止发作,后积极寻找病因。

1. 选择适当药物,终止发作。

地西泮(安定):为首选药物。成人每次10~20mg,以每分钟不超过2mg速度静脉推入。如有效,再将地西泮60~100mg溶于5%葡萄糖中,于12小时内缓慢静脉滴注。儿童首剂量为0.25~0.5mg/kg,一般不超过10mg。地西泮有时可发生呼吸抑制,此时需停药,必要时予以呼吸兴奋剂。

地西泮加苯妥英钠:首先用地西泮症状有效后,联合苯妥英钠0.3~0.6g溶入生理盐水500ml中静脉滴注,速度不超过50mg/min。用药过程中如出现血压下降或心律失常需减慢滴速或停药。

10%水合氯醛:20~30ml加等量植物油保留灌肠,每8小时1次,适合肝功能不全或不宜用苯巴比妥类药物者。

副醛:8~10ml(儿童0.3ml/kg)植物油稀释后保留灌肠。因其可能引起剧烈咳嗽,有呼吸道疾病者勿用。

经上述处理。发作控制后,可考虑使用苯巴比妥0.1~0.2g肌内注射,2次/d,巩固及维持治疗。

2. 若如上方法治疗无效者,转为难治性癫痫持续状态处理。

1)异戊苯巴比妥钠:是治疗难治性癫痫持续状态的标准治疗计划。成人每次0.25~0.5g,1~4岁儿童每次0.1g,>4岁儿童每次0.2g,用灭菌注射用水稀释后缓慢注射,速度每分钟不超出100mg。低血压、呼吸抑制、复苏延迟是其主要不良反应,需配合气管插管、机械通气维持生命体征稳定。

2)丙戊酸钠:首剂15mg/kg,缓慢静脉注射,持续大于5分钟,可15~20分钟重复给药1次。后将400mg溶于500ml生理盐水中持续微量泵入,维持24小时或每6小时1次。每次滴注间隔时间需超过1小时。平均滴注速度1mg/(kg·h),监测丙戊酸钠血药浓度达75mg/L。通常剂量为20~30mg/(kg·h)。

3）咪达唑仑：短时间起效，1~5分钟出现药理效应，5~15分钟出现抗癫痫作用，使用方便，相对于地西泮对呼吸、血压抑制作用小。首剂量静脉注射0.15~0.2mg/kg，后0.06~0.6mg/kg静脉滴注维持。新生儿推荐0.1~0.4mg/kg持续静脉泵入。

4）丙泊酚：是一种非苯巴妥类的短效静脉注射用麻醉剂，能明显增强GABA能神经递质的释放，可在几秒内终止癫痫发作和脑电图上的痫上放电，平均起效时间2~6分钟。推荐剂量1~2mg/kg静脉注射，随后以2~10mg/(kg·h)维持。注意丙泊酚对血压、呼吸的抑制作用，突然停用可是发作加重，逐渐减量则不出现癫痫发作的反跳。

5）拉莫三嗪：症状性部分性发作的首选，一线用药为拉莫三嗪，还有左乙拉西坦。美国神经病学会（AAN）共识中，拉莫三嗪与丙戊酸作为特发性全面性发作的一线用药，而症状性部分性发作的一线用药仅拉莫三嗪。成人起始剂量50mg/d，2次/d，每周追加25mg，最大剂量至500mg/d，维持剂量为100~200mg/d。儿童起始剂量推荐0.3mg/(kg·d)，2次/d，每日追加0.3mg/(kg·d)，最大剂量至2~10mg/(kg·d)。

6）利多卡因：对苯巴妥治疗无效的新生儿癫痫状态有效，终止发作的首次负荷剂量为1~3mg/kg，大多数患者发作停止后仍需静脉给药。

3. 治疗脑水肿　癫痫反复发作，可诱发脑水肿，恶性循环再次引起癫痫发作，临床可应用20%甘露醇250ml静脉滴注脱水治疗，注意监测电解质情况，警惕脱髓鞘病变。

思路3：继发性癫痫治疗。

药物治疗：常用药物有地西泮、苯妥英钠、卡马西平、拉莫三嗪、丙戊酸钠和左乙拉西坦等，原则上宜单用药，症状难以控制时，才考虑联合用药；需要足量使用药物，加药、减量需慢速，必要时监测药物血药浓度。药物治疗2年以上无效者，可酌情考虑手术。

高压氧治疗：对于各种脑损伤引起的继发癫痫具有一定效果。

手术治疗：对于颅内占位病变合并癫痫者，当药物控制不佳时可以考虑手术治疗，祛除病因。

思路4：抗癫痫药物（AEDs）的不良反应。

1. 所有的AEDs都可能产生不良反应，其严重程度在不同个体有很大差异。AEDs的不良反应是导致治疗失败的另一个主要原因。大部分不良反应是轻微的，但也有少数会危及生命。

2. 最常见的不良反应包括对中枢神经系统的影响（镇静、思睡、头晕、共济障碍、认知和记忆等）、对全身多系统的影响（血液系统、消化系统、体重改变、生育问题和骨骼健康等）和特异体质反应。可以分为四类：

（1）剂量相关的不良反应：例如苯巴妥的镇静作用，卡马西平、苯妥英钠引起的头晕、复视和共济失调等与剂量有关。从小剂量开始缓慢增加剂量，尽可能不要超过说明书推荐的最大治疗剂量，可以减轻这类不良反应。

（2）特异体质的不良反应：一般出现在治疗开始的前几周，与剂量无关。部分特异体质不良反应虽然罕见但有可能危及生命。几乎所有的传统AEDs都有特异体质不良反应的报道。主要有皮肤损害、严重的肝毒性和血液系统损害。新型AEDs中的拉莫三嗪和奥卡西平也有报告。一般比较轻微，在停药后迅速缓解。部分严重的不良反应需要立即停药，并积极对症处理。

（3）长期的不良反应：与累积剂量有关。如给予患者能够控制发作的最小剂量，若干年无发作后可考虑逐渐撤药或减量，有助于减少AEDs的长期不良反应。

（4）致畸作用：癫痫妇女后代的畸形发生率是正常妇女的2倍左右。造成后代畸形的原因是多方面的，包括遗传、癫痫发作、服用AEDs等。大多数研究者认为AEDs是造成后代畸形的主要原因。

【问题3】如何治疗原发病？还需完善哪些相关检查？

思路1：患者目前诊断为病毒性脑膜炎，诱发癫痫，待癫痫控制后，需就原发病治疗。仍需完善各类病毒抗体、PCR。

思路2：抗病毒治疗。

单纯疱疹病毒：阿昔洛韦10mg/kg，静脉注射，3次/d×14天（免疫抑制者21天）。

水痘/带状疱疹病毒：阿昔洛韦10mg/kg，静脉注射，3次/d×21天。

巨细胞病毒：更昔洛韦5mg/kg，静脉注射，2次/d，联合膦甲酸钠60~120mg/(kg·d)×3周（免疫抑制者6周）。

肠病毒：普可那利。

部分患者可自愈;激素疗效不确切,影像学证实脑水肿明显时可短期使用(3~5 天)。

【问题 4】什么时候停药？停药原则是什么？

癫痫患者在经过抗癫痫药物治疗后,有 60%~70% 可以实现无发作。通常情况下,癫痫患者如果持续无发作 2 年以上,即存在减停药的可能性,但是否减停、如何减停,还需要综合考虑患者的癫痫类型(病因、发作类型和综合征分类)、既往治疗反应及患者个人情况,仔细评估停药复发风险。确定减停药复发风险较低时,与患者或者其监护人充分沟通减药与继续服药的风险 / 效益比之后,可考虑开始逐渐减停抗癫痫药物。减停药物时的注意事项如下:

(1)脑电图对减停抗癫痫药物有参考价值,减药前须复查脑电图,停药前最好再次复查脑电图。多数癫痫综合征需要脑电图完全无癫痫样放电再考虑减停药物,而且减药过程中需要定期(每 3~6 个月)复查长程脑电图,如果减停药过程中再次出现癫痫样放电,需要停止减量。

(2)少数年龄相关性癫痫综合征,如良性癫痫伴中央颞区棘波(BECT),超过患病年龄,并不完全要求减停药前复查脑电图正常。存在脑结构性异常者或一些特殊综合征,如青少年肌阵挛性癫痫(JME)等,应当延长到 3~5 年无发作。

(3)单药治疗时,减药过程应当不少于 6 个月;多药治疗时,每种抗癫痫药物减停时间不少于 3 个月,一次只减停一种药。

(4)在减停苯二氮䓬类药物与巴比妥药物时,可能出现的药物减停相关性综合征和 / 或再次出现癫痫发作,减停时间应当不低于 6 个月。

(5)如减药过程中再次出现癫痫发作,应当将药物恢复至减量前一次的剂量并给予医疗建议。

(6)停药后短期内出现癫痫复发,应恢复既往药物治疗并随访;在停药 1 年后出现有诱因的发作可以观察,注意避免诱发因素,可以暂不应用抗癫痫药物;如有每年 2 年以上的发作,应再次评估确定治疗方案。

(梁 璐)

【推荐阅读文献】

［1］中国抗癫痫协会 . 临床诊疗指南 (癫痫病分册). 北京 : 人民卫生出版社 , 2015.

［2］中华医学会神经病学分会脑电图与癫痫学组 . 抗癫痫药物应用专家共识 . 中华神经科杂志 , 2011, 1 (44): 56-64.

［3］于学忠 , 黄子通 . 急诊医学 . 北京 : 人民卫生出版社 , 2015.

［4］赵久良 , 冯云路 . 协和内科住院医师手册 . 2 版 . 北京 : 中国协和医科大学出版社 , 2014.

第44章 重症肌无力

【精粹】

1. 重症肌无力(myasthenia gravis,MG)是一种神经-肌肉接头间传递功能障碍的自身免疫性疾病。主要临床表现为受累骨骼肌易疲劳,晨轻暮重,休息和使用胆碱酯酶抑制剂后症状可缓解/减轻/恢复,具有缓解与复发倾向。多侵犯眼外肌、咀嚼肌、吞咽肌和呼吸肌。

2. 临床类型主要有成人重症肌无力、儿童重症肌无力、新生儿重症肌无力与危象。其中成人重症肌无力包括单纯眼肌型、延髓肌型、全身肌无力型、脊髓肌无力型与肌萎缩型;危象包括肌无力危象、胆碱能危象与反拗性危象。

3. 肌疲劳试验阳性,应考虑重症肌无力的可能;或新斯的明试验阳性,若为阴性则可做重复神经电刺激提示波幅递减现象,单纤维肌电图提示颤抖增宽和抗AChR抗体滴度增高者,可明确重症肌无力的诊断。

4. 胆碱酯酶抑制剂是治疗重症肌无力的基本药物,常用的药物有新斯的明、溴吡斯的明等,应强调个体化用药,原则上以不良反应最小、改善肌力效果最好为标准。其他治疗包括使用免疫抑制剂、血浆置换和静脉注射免疫球蛋白等。

5. 应警惕危象的发生,危象是重症肌无力患者由于药物使用不当、感染、分娩和手术等诸多因素所导致的呼吸肌无力而不能维持换气功能的危急状态,是重症肌无力患者死亡的常见原因。处理:不管何种类型的危象,保证呼吸道通畅是首要措施,同时给予足量和适当的抗菌药物控制呼吸道感染,但在抗生素选择时应避开氨基糖苷类。绝大多数危象患者应暂时停用胆碱酯酶抑制剂。

6. 肌无力综合征又称"Lambert-Eaton综合征(LEMS)",是一种突触前膜乙酰胆碱(ACh)释放异常导致的类似重症肌无力临床表现的综合征,多与恶性肿瘤有关,尤其是小细胞肺癌,亦可为自身免疫疾病。与肿瘤相关者发病年龄多在40岁以上,不相关者多在20~40岁。其确诊依赖于肌电图的特征性表现,即高频重复电刺激、病肌持续收缩15秒及寒冷状态下动作电位波幅明显增高,而低频重复电刺激时电位波幅明显降低。

【病历摘要】

患者,男,45岁。5个月前行胸腺瘤切除术,主因"发作性双眼睑下垂1个月余,视物成双1周余"就诊于急诊,表现为晨起较轻,下午略有加重,休息后略有缓解。查体:血压118/76mmHg,脉搏75次/min,神志清楚,双侧眼睑下垂,反复眨眼后明显,其余查体未见明显阳性体征。

【问题1】患者目前有无生命危险?最可能的诊断是什么?

思路1:患者虽仅表现为眼睑的症状,心率、血压正常,但在诊断不明的情况下,应警惕威胁生命的疾病,要密切监测生命体征及病情变化。

思路2:结合症状、体征和既往史,考虑重症肌无力(眼肌型)的可能性最大。但不除外慢性进行性眼外肌麻痹、眼咽型肌营养不良、眶内占位病变、脑干病变和甲亢等疾病,需借助辅助检查才能确诊。

【知识点】

重症肌无力的分型

任何年龄均可患病,我国14岁以下起病者占所有重症肌无力病例的47.8%,20~30岁发病者以女性多见,常伴胸腺增生,中年以后发病者多为男性,常伴胸腺瘤和其他自身免疫性疾病。

按受累范围和严重程度,成人重症肌无力有两种常用的分型:

1. Osserman改良法分型

(1) Ⅰ型:眼肌型,症状主要是单纯眼外肌受累,表现为一侧或双侧上睑下垂,有复视或斜视现象。肾上腺皮质激素治疗有效,预后好。

(2) Ⅱ型:全身型,累及一组以上延髓支配的肌群,病情较Ⅰ型重,累及颈、项、背部及四肢躯干肌肉群。据其严重程度可分为Ⅱa与Ⅱb型。Ⅱa型:轻度全身型,常伴眼外肌无力,无咀嚼、吞咽及构音障碍,下肢无力明显,登楼抬腿无力,无胸闷或呼吸困难等症状。对药物反应好,预后较好。Ⅱb型:中度全身型,明显全身无力,生活尚可自理,伴有轻度吞咽困难,时有进流质不当而呛咳,感觉胸闷,呼吸不畅。

(3) Ⅲ型:急性暴发型或重症激进型,起病快,进展迅速,常数周就可出现严重全身肌无力和呼吸肌麻痹。药物治疗不理想,预后不良。

(4) Ⅳ型:迟发重症型,起病隐匿,缓慢进展,药物治疗不理想。2年内逐渐由Ⅰ型、Ⅱ型发展出现延髓麻痹和呼吸肌麻痹。药物治疗差,预后差。

(5) Ⅴ型:肌萎缩型,起病6个月出现肌肉萎缩,生活不能自理,吞咽困难,食物误入气管而由鼻孔呛出。口齿不清或伴有胸闷气急。因长期肌无力而出现继发性肌萎缩者不属于此型。病程反复2年以上,常由Ⅰ型或Ⅱ型发展而来。

2. 美国重症肌无力基金会(MGFA)分型　见表3-44-1:

表3-44-1　美国重症肌无力基金会(MGFA)分型

分型	临床表现
Ⅰ型	单纯眼肌无力,其他肌群肌力正常
Ⅱ型	眼外肌以外肌肉轻度受累,可伴有不同程度的眼肌受累
Ⅱa	轻度四肢肌和/或躯干肌受累,也可累及咽喉肌
Ⅱb	轻度咽喉肌和/或呼吸肌受累,也可累及四肢和/或躯干肌
Ⅲ型	眼外肌以外肌肉中度受累,可伴有不同程度的眼肌受累
Ⅲa	中度四肢肌和/或躯干肌受累,也可累及咽喉肌
Ⅲb	中度咽喉肌和/或呼吸肌受累,也可累及四肢和/或躯干肌
Ⅳ型	眼外肌以外肌肉重度受累,可伴有不同程度的眼肌受累
Ⅳa	重度四肢肌和/或躯干肌受累,也可累及咽喉肌
Ⅳb	重度咽喉肌和/或呼吸肌受累,也可累及四肢和/或躯干肌
Ⅴ型	气管插管伴或不伴机械通气;无插管或鼻饲者为Ⅳb型

【问题2】疑诊为重症肌无力时,需要警惕哪些并发症的发生?

该名患者高度怀疑重症肌无力可能,要高度警惕重症肌无力危象的发生及有无伴发胸腺疾病、甲状腺疾病等。

【知识点】

重症肌无力的并发症

1. 重症肌无力危象 是指肌无力突然加重,特别是呼吸肌(包括膈肌、肋间肌)及咽喉肌的严重无力,导致呼吸困难,喉头与气管分泌物增多而无法排出,需排痰或人工呼吸。多在重型肌无力基础上诱发,伴有胸腺瘤者更易发生危象。如果不及时抢救,即可危及患者生命。危象可分为 3 种:

(1)肌无力危象:为疾病本身肌无力的加重所致,此时胆碱酯酶抑制剂往往药量不足,加大药量或静脉注射腾喜龙(依酚氯铵)后肌力好转。常由感冒诱发,也可发生于应用神经 - 肌肉阻滞药(如链霉素)、大剂量皮质类固醇及胸腺放射治疗或手术后。

(2)胆碱能危象:是由于胆碱酯酶抑制剂过量,使 ACh 免于水解,在突触积聚过多,表现胆碱能毒性反应;肌无力加重、肌束颤动(烟碱样反应,终板膜过度除极化);瞳孔缩小(于自然光线下直径小于 2mm)、出汗、唾液增多(毒蕈碱样反应)、头痛、精神紧张(中枢神经反应)。注射腾喜龙无力症状不见好转,反而加重。

(3)反拗性危象:对胆碱酯酶抑制剂暂时失效,加大剂量无济于事。

2. 重症肌无力常见伴发疾病

(1)胸腺疾病:胸腺是机体免疫中的重要器官,与重症肌无力有很大关系。临床上,90% 重症肌无力患者有胸腺异常,约有 70% 患者伴发胸腺增生,10%~15% 患者伴发胸腺瘤。许多重症肌无力患者胸腺切除术后症状明显改善。

(2)甲状腺疾病:甲亢和重症肌无力可先后或者同时发生;眼肌和四肢无力是最常见的主诉。可在患者体内检测到乙酰胆碱受体抗体(AChR-Ab)、甲状腺球蛋白抗体(TgAb)、甲状腺微粒体抗体(TmAb)。

【问题 3】患者需要完善哪些检查?

思路 1:实验室检查。

1. 血、尿及脑脊液常规检查。

2. 甲状腺功能测定。

3. 乙酰胆碱受体抗体(AChR-Ab)的测定:80% 以上重症肌无力患者 AChR-Ab 滴度明显增加,是一项高度敏感、特异的诊断试验。临床表现典型且该抗体阳性可确诊重症肌无力。

思路 2:其他检查。

1. 胆碱酯酶抑制剂试验 用于重症肌无力诊断和各类危象鉴别。

(1)腾喜龙试验:试验前应先对特定脑神经支配肌如提上睑肌和眼外肌进行肌力评估,对肢体肌力进行测量(用握力测定仪),重症患者应检查肺活量。腾喜龙 10mg 稀释至 1ml,先静脉注射 2mg(0.2ml),若无不良反应且 45 秒后肌力无提高,将剩余 8mg(0.8ml)约 1 分钟缓慢注入。副作用包括轻度毒蕈碱样反应,如恶心、呕吐、肠蠕动增强、多汗及多涎等,可事先用阿托品 0.8mg 皮下注射对抗。

结果判定:多数患者注入 5mg 后症状有所缓解,若为肌无力危象,呼吸肌无力在 30~60 秒内好转,症状缓解仅持续 4~5 分钟;若为胆碱能危象会暂时性加重并伴肌束震颤;反拗性危象无反应。判定腾喜龙试验阳性应包括客观的肌收缩力增强、睑下垂和复视等明显减轻或消失。

(2)新斯的明试验:成人 1~1.5mg 肌内注射,可提前数分钟或同时肌内注射硫酸阿托品 0.8mg(平均 0.5~1.0mg),对抗毒蕈碱样副作用及心律不齐。

结果判定:通常注射后 10~15 分钟症状改善,20 分钟达高峰,持续 2~3 小时,可仔细评估改善程度。注意事项参照腾喜龙试验。

2. 肌疲劳试验(Jolly 试验) 受累随意肌快速重复收缩,如连续眨眼 50 次,可见眼裂逐渐变小;令患者仰卧位连续抬头 30~40 次,可见胸锁乳突肌收缩力逐渐减弱出现抬头无力;举臂动作或眼球向上凝视持续数分钟,若出现暂时性瘫痪或肌无力明显加重,休息后恢复者为阳性;如咀嚼肌力弱可令重复咀嚼动作 30 次以上,如肌无力加重以至不咀嚼为疲劳试验阳性。

3. 电生理检查

(1)低频重复神经电刺激(RNS):最常用。采用低频(2~5Hz)超强重复电刺激神经干。在相应肌肉记录复合肌肉动作电位。持续时间为 3 秒,结果判断用第 4 或第 5 波与第 1 波的波幅相比较,波幅衰竭 10% 以上为阳性。

(2)单纤维肌电图(SFEMG):敏感性高。使用特殊的单纤维针电极通过测定"颤抖"(Jitter)研究神经 - 肌肉传递功能,"颤抖"通常 35 微秒;超过 55 微秒为"颤抖增宽",一块肌肉记录 20 个"颤抖"中有 2 个或 2 个以上大于 55 微秒以及检测过程中出现阻滞则为异常。

检查结果回报:肌电图提示重频电刺激,低频衰减大于 10%,高频无递增;单纤维肌电图表现为 Jitter 增宽和阻滞。新斯的明试验阳性,血 AChR-Ab 阳性,血、尿及脑脊液常规检查均正常,甲状腺功能检查正常,重症肌无力(眼肌型)诊断明确。

【知识点】

重症肌无力鉴别诊断

1. **伴有口咽、肢体肌无力的疾病**　如肌营养不良、肌萎缩侧索硬化、神经症或甲亢引起的肌无力、其他原因引起的眼肌麻痹。眼肌痉挛偶见伴有轻度眼肌无力,但其眼睑闭合力弱涉及上、下眼睑。这些疾病根据病史、神经系统检查、电生理检查和新斯的明试验不难与重症肌无力鉴别。

2. **兰伯特 - 伊顿综合征(Lambert-Eaton 综合征)**　多数 50 岁以后起病,男性多见;多伴发肿瘤,以小细胞型肺癌最多见;主要是四肢近端的躯干肌肉无力,下肢症状重于上肢;消瘦和易疲劳,行动缓慢。肌肉在活动后即感到疲劳,但如继续进行收缩则肌力反而可暂时改善;偶见眼外肌和延髓支配肌肉受累;约 1/2 病例有四肢感觉异常、口腔干燥、勃起功能障碍;胆碱酯酶抑制剂治疗无效。腱反射减弱但无肌萎缩现象。而重症肌无力 40 岁以下女性多见;常伴胸腺肿瘤;全身肌肉均可受累,以活动最多的肌肉受累最早;肌无力晨轻午重,活动后加重,休息后减轻或消失;腱反射通常不受影响;胆碱酯酶抑制剂治疗有效。

3. **药物中毒**　肉毒杆菌中毒、有机磷农药中毒、蛇咬伤所引起的神经 - 肌肉传递障碍,用新斯的明或腾喜龙后临床症状也会改善,但这些疾病都有明确的病史。其中肉毒杆菌中毒有流行病史,其毒素作用在突触前膜,影响神经 - 肌肉接头的传递功能,出现骨骼肌瘫痪。

【问题 4】下一步应如何处理?

1. 诊断已经明确,转入神经内科住院治疗。

2. 药物治疗

(1)胆碱酯酶抑制剂治疗:治疗所有类型重症肌无力的一线药物。溴吡斯的明(每片 60mg)最常用,180~540mg/d,分 3~4 次口服。不宜单独长期使用,以使用剂量最少、改善肌无力症状最好为原则。

(2)免疫抑制药物治疗

1)糖皮质激素:一线药物。泼尼松,成人以 10~20mg/d 顿服开始,每 2 周增加 10mg,至 40~50mg/d 改为隔日方案,继续加大剂量 1~1.5mg/(kg·d)至病情改善,在有效后维持 8~12 周逐渐减量。最初每个月减 20mg,至隔日 60mg 后每个月减 10mg,至隔日 20mg 后每 3 个月减 5mg,至隔日 10mg 后维持使用。大剂量地塞米松 10~20mg/d,或甲泼尼龙 500~1 000mg/d 静脉滴入,连用 7~10 天,之后改为泼尼松隔日 100mg 晨顿服,适用于重症肌无力危象的治疗。

2)硫唑嘌呤:常与皮质固醇类激素合用,常用剂量 50mg,2 次/d。

3)环磷酰胺:用于皮质固醇类激素治疗效果不佳或病情加重时,通常 200mg,静脉滴注,每 2~3 天一次,或 50mg 口服,每日 2~3 次,总量以 3g 为一疗程。

4)环孢素 A:通常使用 3~6 个月起效。50~100mg,2 次/d。

5)辅助用药:螺内酯、辅酶、氯化钾等。

3. 胸腺瘤术后,考虑胸腺切除效果不佳。

4. 血浆置换　适用于抗胆碱酯酶药物、激素疗效不佳或胸腺切除术前用药。

5. 免疫球蛋白　400mg/(kg·d),隔日 1 次,5 次为一疗程。

【病历摘要】

入院当天,患者突然出现呼吸困难,发病前有发热、咳痰的症状。查体:血压 110/80mmHg,脉搏 110 次/min,SpO$_2$ 76%,神志清楚,双侧眼睑下垂,端坐呼吸,双肺呼吸音粗,未闻及明显干湿啰音,其余内科系统查体未见明显阳性体征。

【问题 5】此时患者出现的状况可能是什么?应给予哪些治疗?

思路:此时出现的呼吸困难高度怀疑重症肌无力危象。

1. 一般治疗　在监护室密切观察生命体征;呼吸支持;停用胆碱酯酶抑制剂;给予大剂量激素地塞米松 10~20mg/d 或甲泼尼龙 10~20mg/(kg·d);血浆置换;免疫球蛋白 400mg/(kg·d),隔日 1 次,5 次为一疗程。

2. 病因治疗　区分危象的类型对治疗至关重要。腾喜龙试验因 20 分钟左右作用消失,故较为安全。用 10mg 溶于 10ml 生理盐水中,先静脉注射 2mg,无不适再注射 8mg,30 秒用完;或阿托品试验以 0.5~1mg 静脉注射;或肌电图检查。

(1)肌无力危象的治疗:腾喜龙试验后症状先改善后加重,阿托品试验后症状加重,肌电图提示动作电位明显减少、波幅降低。甲基硫酸新斯的明 1~2mg 肌内注射或 0.5~1mg 静脉注射,好转后根据病情可 2 小时重复 1 次,日总量 6mg,或 1~2mg 加入 5% 葡萄糖盐水 500mg 中静脉滴注。

(2)胆碱能危象的治疗:腾喜龙试验后症状加重,阿托品试验后症状减轻,肌电图提示大量密集动作电位。阿托品 0.5~2mg 肌内注射或静脉注射,15~30 分钟重复 1 次,症状减轻后减量间歇使用,直至恢复,或碘解磷定 400~500mg 加入 5% 葡萄糖或盐水中静脉滴注直至肌肉松弛及肌力恢复。

(3)反拗性危象的治疗:腾喜龙试验、阿托品试验、肌电图均无明显变化。停用一切胆碱酯酶抑制剂至少 3 天,之后从原药的半量开始给药,同时改用或并用激素。危象解除后继续服用胆碱酯酶抑制剂,并配合其他药物治疗。

(张 玮)

【推荐阅读文献】

[1] 葛均波,徐永健.内科学.8 版.北京:人民卫生出版社,2013.

[2] 蒋健,于金德.现代急诊内科学.北京:科学出版社,2005.

[3] 吕传真,周良辅.实用神经病学.上海:上海科学技术出版社,2014.

[4] 王伟,杨明山.神经科急症医学.北京:人民卫生出版社,2014.

[5] 于学忠.协和急诊医学.北京:科学出版社,2011.

[6] JUDITH E TINTINALLI. Emergency medicine: a comprehensive study guide. 6th ed. New York: McGraw-Hill, 2003.

[7] MARX J A. Rosen's emergency medicine: concepts and clinical practice. 7th ed. Philadelphia: Mosby, 2010.

第45章 中枢神经系统感染

中枢神经系统感染包括脑膜炎、脑炎、脑脓肿等病变,本章仅讨论较为常见的三个感染急症:化脓性脑膜炎、病毒性脑炎和结核性脑膜炎。

第1节 化脓性脑膜炎

【精粹】

1. 化脓性脑膜炎(purulent meningitis)是指各种化脓菌感染引起的脑脊髓膜炎症,常合并化脓性脑炎或脑脓肿,其病死率和致残率较高,为一种严重的颅内感染性疾病。

2. 化脓性脑膜炎最常见的致病菌是脑膜炎双球菌、肺炎链球菌和流感嗜血杆菌,这三种细菌引起的脑膜炎占化脓性脑膜炎 2/3 以上。最常见的感染途径是菌血症引起。

3. 化脓性脑膜炎好发于婴幼儿、儿童和老年人。

4. 多呈急性或暴发性起病,临床表现主要有发热、剧烈头痛、呕吐、脑膜刺激征(颈项强直,Kernig 征、Brudzinski 征阳性)。脑实质受累出现意识障碍、抽搐和精神症状。

5. 脑脊液(CSF)检查可确定诊断。CSF 涂片革兰氏染色寻找细菌是明确脑膜炎病原的重要方法。

6. 临床疑似中枢神经系统细菌性感染宜早选用易透过血脑屏障的抗生素治疗。

7. 有高颅压者降颅内压治疗,加强支持与对症治疗。

【病历摘要】

患者,女,24 岁。发热 2 天,出现全身散在皮疹、瘀斑 1 天,头痛 5 小时,1 小时前出现呕吐、气短、昏迷。体格检查:体温 39.8℃,脉搏 128 次/min,呼吸短促,26 次/min,血压 80/40mmHg,昏迷,瞳孔对光反射消失,膝腱反射消失。实验室检查:外周血白细胞计数 23.0×10^9/L,中性粒细胞百分比 92%。

【问题1】患者目前有无生命危险? 最可能的诊断是什么?

思路 1:患者高热、昏迷、休克(心率快、低血压等),病情危急,随时有生命危险,需入抢救室或监护室行多功能心电监护,并予以吸氧、开放大静脉通路,积极纠正休克、维护循环与呼吸功能稳定等急救处理,同时查验肝肾功能、血糖、血清电解质、血气分析,留置导尿管,记录 24 小时尿量和出入量变化。

思路 2:结合发热、白细胞计数与中性分类高,考虑感染原因为主;结合出现意识障碍、头痛与呕吐及全身皮肤瘀点和瘀斑等体征,考虑中枢感染病变的可能性最大。进一步辅助检查确定。

【知识点】

化脓性脑膜炎

1. 几乎所有患者均至少存在以下 4 项中的 2 项:头痛、发热、颈强直、精神状态改变(定义为格拉斯哥评分低于 14 分)。

2. 婴幼儿、老年人和免疫功能低下的患者可仅有低热、轻度行为改变和轻微的脑膜炎体征。大约 15% 的患者出现局灶性脑功能异常，但老年患者可达 40%。20%~50% 的患者在病程中可能会出现癫痫发作。

3. 化脓性脑膜炎的并发症包括脑水肿、脑脓肿、硬脑膜下积液、DIC、呼吸衰竭、水和 / 或电解质紊乱、抗利尿激素分泌失调综合征、心包积液等；后遗症包括癫痫、脑神经麻痹、智力障碍、感音神经性聋、失语、共济失调、失明和出血性肾上腺综合征（Waterhouse-Friderichsen 综合征）等。

4. 脑脊液检查多呈"三高二低"改变：即脑脊液压力增高，白细胞计数显著增高、以中性粒细胞为主，蛋白含量增高、蛋白定性试验阳性，糖和氯化物含量显著降低（化脓性脑膜炎患者脑脊液糖水平一般低于血糖的 40%）。

【问题 2】如何选择检查明确诊断？

本例患者脑脊液黄色浑浊，白细胞计数明显升高，蛋白显著增高，糖明显降低。皮肤瘀点细菌涂片阳性。脑脊液培养：革兰氏阴性球菌。

脑膜炎的诊断要求腰椎穿刺，除非有禁忌证，坚守此原则有助于早期诊断和早期治疗，从而降低病残率和死亡率，尤其对于临床表现不典型的患者，脑脊液检查更是明确中枢感染存在的关键。大多数情况下，腰椎穿刺先于抗菌治疗。典型化脓性脑膜炎患者脑脊液（CSF）检查往往呈"三高二低"改变。

若检查发现患者有局部神经系统体征、视神经乳头水肿或意识障碍或出血风险较高（如有凝血障碍、血小板减少症等），应考虑先做 MRI 或 CT，以防因腰椎穿刺而发生脑疝危险或严重出血并发症。

CSF 涂片革兰氏染色寻找细菌是明确脑膜炎病原的重要方法，最终确定病原菌仍需依靠 CSF 细菌培养。外周血白细胞总数多明显增高，以中性粒细胞为主，伴明显核左移。贫血常见于流感嗜血杆菌脑膜炎。

降钙素原（PCT）是一个反应细菌感染，尤其是革兰氏阴性菌感染的特异性标志物，在临床应用方面受到重视。PCT 的具体数值与细菌感染的严重程度密切相关。

【知识点】

鉴 别 诊 断

1. 虚性脑膜炎　一些严重脓毒症患者可出现脑膜刺激征，但除脑脊液压力略高外，余均正常，脑脊液细菌培养阴性。

2. 结核性脑膜炎　多有结核史，起病缓慢，伴有低热、盗汗、消瘦等症状。脑脊液的细胞数为数十至数百个，以淋巴细胞为主。脑脊液在试管内放置 12~24 小时有薄膜形成，薄膜和脑脊液沉淀涂片抗酸染色可检出结核分枝杆菌。

3. 流行性乙型脑炎　发病多在 7~9 月，有蚊叮咬史，起病后脑实质损害严重，惊厥、昏迷较多见。脑脊液早期清亮，晚期微浑，细胞数多在 $(0.1~0.5)×10^9/L$，蛋白稍增加，糖正常或略高，氯化物正常。确诊有赖双份血清补体结合试验、血凝抑制试验等。

【问题 3】下一步需做何处理？

1. 抗感染治疗　抗感染治疗延迟会导致病残率和死亡率增加，抗生素选择对常见致病菌（脑膜炎双球菌、肺炎链球菌及流感嗜血杆菌等）敏感且易透过血脑屏障的药物。病原菌未明的化脓性脑膜炎宜经验性选用广谱的第三代头孢菌素如头孢曲松、头孢噻肟等加上万古霉素；病原菌明确者，参照细菌药敏试验结果针对性选用抗生素治疗。

2. 地塞米松　目前被作为肺炎链球菌性脑膜炎标准治疗之一。对疑似肺炎链球菌性脑膜炎，应优先使用或在注入抗生素前使用，10mg 静脉滴注，每 6 小时 1 次，疗程 4 天。非肺炎链球菌性脑膜炎是否应用地塞米松尚有争议。

3. 降颅内压治疗　首选 20% 甘露醇，常规剂量 125~250ml，快速静脉滴注，每6~8 小时 1 次。白蛋白（10~20g）和呋塞米（10~20mg）用于轻度肾功能障碍患者，白蛋白滴注完毕后即刻予以呋塞米，以减轻心脏负荷和加强利尿。

4. 对症与支持治疗　抗休克治疗包括液体复苏、血管活性药物的应用及肾上腺皮质激素的应用,必要时输血治疗等。

第 2 节　病毒性脑炎

【精粹】

1. 病毒性脑炎是指各种病毒感染引起的脑实质的炎症,有时病毒感染也累及脑膜,此时又可称为病毒性脑膜脑炎。病原体多见于单纯疱疹病毒、带状疱疹病毒、乙型脑炎病毒、肠道病毒、麻疹病毒和腺病毒等。死亡率较高。

2. 起病类似感冒症状,高热、咽喉痛、全身不适等。

3. 局灶性或弥散性脑部症状　意识障碍、精神症状、抽搐、失语、共济失调和偏瘫等。

4. 高颅压症和脑膜刺激征　头痛、恶心呕吐及脑膜刺激征阳性等。

5. 部分患者可于早期即呈现去大脑皮质或去大脑强直状态。

6. 脑脊液检查以及血清抗体滴度明显增高有助于诊断。

7. 保持呼吸道通畅,呼吸抑制的患者行气管插管辅助通气。

8. 应用抗病毒药物,中、重症患者使用肾上腺皮质激素。

9. 有颅内压升高者可予甘露醇等脱水治疗;高热、惊厥发作和精神症状等对症治疗。

【病历摘要】

患者,男,27 岁。头痛,高热不退,嗜睡,呕吐,有蚊虫叮咬史,发病为秋季。查体:体温 40℃,面色苍白无光泽,神志不清,血压 110/60mmHg,心率 120 次 /min,呼吸深浅不均,节律不齐,时有惊厥,两侧瞳孔不等大,光反射迟钝,颈抵抗,心音可,节律齐,肺无干湿啰音。血常规大致正常。

【问题 1】患者目前有无生命危险? 最可能的诊断是什么?

思路 1:患者高热、神志不清、心动过速、呼吸节律不齐,病情危急,随时有生命危险,需入抢救室或监护室行多功能心电监护,并予以吸氧、开放静脉通路,行气道保护,准备好气管插管、辅助呼吸机通气等急救处理,同时查验床旁胸部 X 线片、肝肾功能、血糖、血清电解质,血气分析,留置导尿管,记录24 小时尿量和出入量变化。

思路 2:结合发热、意识障碍、惊厥、呼吸衰竭、颈抵抗及蚊虫叮咬史、秋季发病,考虑病毒性脑炎(乙型脑炎病毒)可能性最大。进一步辅助检查确定。

【知识点】

病毒性脑炎

1. 初期似流感,可有发热、头痛、咽痛、食欲下降、肌肉关节痛、倦怠等。

2. 中枢神经系统症状多样。

3. 脑脊液检查　多数患者压力升高,细胞增多(数十至数百,有时可达数千,淋巴细胞居多),蛋白轻至中度增高,糖和氯化物正常(注意糖在晚期可降低)。可查到病毒抗原或特异性抗体。

【问题 2】如何选择检查明确诊断?

本例脑脊液呈微浊状,压力增高,白细胞总数增高,淋巴细胞居多。

脑脊液和血清病毒特异性 IgM 抗体滴度增高。

1. 脑脊液检查　有重要诊断价值。

2. 脑电图检查　常呈弥散性高波幅慢波,以颞区更明显,但缺乏诊断特异性。

3. 影像学检查　多数情况下,MRI 在病情早期无明显异常,可能有颞叶、额叶的异常信号改变,或更多弥漫性改变。

4. 病毒抗体检查　病毒特异性 IgG 抗体出现较晚,约在 2 周后,对早期诊断帮助不大。IgM 抗体起病早期即可出现在脑脊液或血液中,检测脑脊液或血清中病毒 IgM 抗体对早期协助诊断有一定价值,且敏感性较高。

5. 病原学检查　所有脑炎患者行单纯疱疹病毒 PCR,如阴性,最好在 3~7 天内复查。

【知识点】

鉴 别 诊 断

1. 化脓性脑膜炎　症状类似流行性乙型脑炎,但冬春季节多见,病情发展较速,重者病后 1~2 天内即可进入昏迷。流行性脑脊髓膜炎早期即可见皮肤瘀点。查脑脊液可协助鉴别。

2. 中毒性菌痢　多见于夏秋季,儿童多发,病初胃肠症状出现前即可有高热及神经系统症状,易与流行性乙型脑炎混淆。但本病早期即有休克,一般无脑膜刺激征,脑脊液无改变,大便或灌肠液可查见红细胞、脓细胞及吞噬细胞,培养有痢疾杆菌生长。

3. 结核性脑膜炎　结核性脑膜炎病程长,有结核病灶或结核病接触史,结核菌素试验多阳性。结核性脑膜炎脑脊液外观呈毛玻璃样,白细胞分类以淋巴细胞为主,糖及氯化物含量减低,蛋白可增加;放置后脑脊液出现薄膜,涂片可找到结核分枝杆菌。

【问题 3】下一步需做何处理?

主要是消除病因,阻止病毒在体内的复制与扩散,减轻组织炎性反应,恢复受损功能。

1. 抗病毒药物　宜在感染的早期用药才较有效。目前使用的药物抗病毒谱均较窄。阿昔洛韦(acyclovir):5~10mg/kg,每 8 小时静脉滴注一次,连续 14~21 天为一疗程。其他有更昔洛韦、拉米夫定和齐多夫定等。

2. 支持与免疫调节疗法

干扰素(interferon):具有抗病毒、免疫调节等作用,α- 干扰素 100 万 IU,肌内注射,1 次 /d,3~5 天为一疗程。转移因子适用于免疫缺损患者。丙种球蛋白对部分患者也有一定辅助疗效。

肾上腺皮质激素:多用于中、重型患者,有抗炎、减轻脑水肿、解毒和退热等作用。早期、大剂量、短疗程,氢化可的松 5~10mg/(kg·d)或地塞米松 10~20mg/d,静脉滴注,7~14 天。

3. 降颅内压治疗　脑水肿是危及生命的关键环节,应早期发现和及时处理颅内高压症。20% 甘露醇 125~250ml,快速静脉滴注,每 6~8 小时 1 次。

4　对症治疗　物理降温或解热药物控制高热,地西泮等静脉注射抗惊厥发作。

第 3 节　结核性脑膜炎

【精粹】

1. 结核性脑膜炎(tuberculous meningitis,TBM)是结核分枝杆菌引起的以脑膜受累为主的非化脓性炎症,脑实质及脑血管亦常受累。TBM 约占活动性结核病的 1%,是最常见的肺外结核病。约有 30% 的 TBM 患者虽经抗结核治疗但仍死亡,早期诊断与及时治疗是改善预后的主要因素。

2. TBM 起病隐袭、病程长,无特征性临床表现。主要表现为症状轻重不一的结核中毒症状和神经系统症状如头痛、呕吐和脑膜刺激征等。

3. 多有肺结核和 / 或肺外结核证据。

4. 脑脊液检查有重要诊断意义,若在脑脊液中直接检出或培养分离出结核分枝杆菌是诊断 TBM 的金标准。

5. 早期、联合、规律、适量和全程抗结核用药是治疗原则,联合糖皮质激素。必要时鞘内注射治疗。

6. 预后与患者年龄、病情严重程度和治疗是否及时规范等有关。发病时昏迷、脑脊液蛋白定量 >3g/L 是预后不良的重要指征;临床症状体征完全消失,脑脊液细胞数、蛋白、糖和氯化物恢复正常提示预后良好。

【病历摘要】

患者,女,19 岁。发热、食欲缺乏、精神差 2 周,头痛、呕吐 3 天并视物模糊。查体:体温 38.6℃,血压 110/60mmHg,心率 100 次 /min,淡漠,面色苍白,脑膜刺激征阳性,心律齐,无病理性杂音,右肺有湿啰音。外周血白细胞计数 12.0×10^9/L,淋巴细胞百分比 40%,胸部 X 线片提示肺结核病灶。

【问题 1】患者目前有无生命危险? 最可能的诊断是什么?

思路 1:患者生命体征相对平稳,但存在淡漠、脑膜刺激征,应注意中枢病变并潜在的生命危险,宜入住病房或监护室行心电监护,并开放静脉通路,同时查验肝肾功能、血糖、血清电解质、血沉和血气分析等。

思路 2:结合发热、食欲缺乏、淡漠、脑膜刺激征阳性及胸部 X 线片,提示肺结核病灶,考虑 TBM 可能性大。需进一步辅助检查确定。

【知识点】

结核性脑膜炎

1. 结核中毒症状　低热、食欲缺乏、消瘦、盗汗,或少言、懒动、疲倦和嗜睡。

2. 神经系统症状　①脑膜刺激症状与体征:头痛进行性加剧,伴呕吐,脑膜刺激征阳性。②颅内压增高:头痛剧烈伴喷射状呕吐,视神经乳头水肿。③脑神经受损表现:以视神经、动眼神经、展神经、面神经受损为多见,视力减退、复视、面神经麻痹等。④脑实质受损:意识障碍明显,伴肢体瘫痪、大小便失禁、抽搐发作等。

3. 颅内压增高　早期由于脑膜、脉络丛和室管膜炎性反应,脑脊液生成增多,蛛网膜颗粒吸收下降,形成交通性脑积水,颅内压多为轻、中度增高;晚期蛛网膜、脉络丛粘连,呈完全或不完全性梗阻性脑积水,颅内压多明显增高。

4. 脑脊液检查　半数以上有颅内压增高,脑脊液多无色、清亮,少数呈黄色微混或毛玻璃状,静置 24 小时上层可形成薄膜,涂片染色查找结核分枝杆菌;细胞数多中度升高,以淋巴细胞、单核细胞为主;蛋白增加,糖和氯化物含量降低。

【问题 2】如何选择检查明确诊断?

本例脑脊液呈微浊状,压力增高,蛋白增高,细胞数升高,以淋巴细胞、单核细胞为主。静置 24 小时后上层可见薄膜形成,挑去薄膜层涂片染色检出抗酸杆菌。

1. 脑脊液检查　对诊断有重要意义。在脑脊液中直接检出或培养分离出结核分枝杆菌仍然被认为是诊断 TBM 的金标准。病程长短、脑脊液乳酸含量及脑脊液与血浆葡萄糖比值均与抗酸杆菌的检出率高低相关。

2. 免疫学检查证据　①测定结核分枝杆菌抗原(TBAg)阳性提示细菌处于繁殖期;②抗结核分枝杆菌抗体(TBAb)检测阳性率约 50%。

3. 脑外结核病灶的证据　①约半数患者结核菌素试验(OT、PPD 法)阳性;②病史、查体及辅助检查(如胸部 X 线片及组织学活检)可以发现脑外结核病灶。

4. 脑内结核证据(MRI、CT 阳性率约半数以上)　直接征象有粟粒状结核结节、渗出物、结核球、脑膜强化病灶及血管钙化;间接征象有脑水肿、脑积水、血管炎、脑梗死和脑出血。

5. 部分患者血沉可增高。伴有抗利尿激素分泌失调综合征的患者可出现低钠和低氯血症。

【知识点】

诊断与鉴别诊断

1. 临床诊断参考标准(Thwaites 标准)

(1)确定诊断:脑脊液中发现结核分枝杆菌。

(2)TBM 可能:满足下列 3 条中的 1 条或以上。①脑脊液以外发现结核分枝杆菌;②X 线发现活动性肺结核;③其他肺外结核的临床证据。

(3)TBM 可疑

满足下列 7 条中的 4 条或以上:①有结核病史;②病史超过 5 天;③脑脊液中以淋巴细胞为主;④脑脊液与血浆葡萄糖比值低于 0.5;⑤脑脊液黄色外观;⑥意识障碍;⑦有神经系统定位体征。

2. 与隐球菌脑膜炎鉴别 两者的临床过程和脑脊液改变极为相似,应尽量寻找结核分枝杆菌和新型隐球菌感染的实验室证据。

【问题 3】下一步需做何处理?

TBM 诊治中,应努力提高脑脊液抗酸杆菌检出的阳性率。在无病原学依据时,可参考 Thwaites 诊断标准,尽早规范使用抗结核药物及联用肾上腺皮质激素,整体化综合治疗和个体化治疗相结合。

1. 抗结核治疗 遵循原则:早期、联合、规律、适量、全程用药;此外,宜选用有杀菌作用、且可良好通过血脑屏障的药物。

治疗方案:国内尚无统一的 TBM 抗结核治疗方案,2009 年 6 月英国感染学会发表的 TBM 治疗指南中将异烟肼(INH)、利福平(RFP)和吡嗪酰胺(PZA)列入核心抗结核药物,第四种药物可选用乙胺丁醇(EMB)、链霉素(SM)或氟喹诺酮类中的一种,其中哪种疗效更佳尚无对照研究依据,一般选用乙胺丁醇。该指南推荐的成人 TBM 抗结核方案为:INH 300mg/d,口服,12 个月;RFP 450mg/d(体重 <50kg)或 600mg/d(体重 ≥ 50kg),口服,12 个月;PZA 1.5g/d(体重 <50kg)或 2.0g/d(体重 ≥ 50kg),口服,2 个月;EMB 15mg/kg,口服,2 个月。由于中国人有 80% 属 INH 快代谢型,与西方人有别,而快代谢型患者的血及脑脊液药物浓度仅为慢代谢型的 20%~50%,参照我国 2001 年肺结核诊断和治疗指南,TBM 患者 INH 可用至 600~900mg/d,静脉注射,3 个月后减量口服。

2. 肾上腺皮质激素联合应用 对于 TBM,糖皮质激素能减少结核性渗出物,降低脑神经受损及梗阻性脑积水的发生率,减轻继发性脑血管炎,促进脑膜和脑实质炎症的消散和吸收,防止纤维组织增生和粘连,并能缓解中毒症状,恢复受损的血脑屏障。成人 TBM 患者常选用泼尼松 60mg/d 口服,3~4 周逐渐减量,6 周左右停用。

3. 鞘内注药治疗 对于顽固性颅内压增高且脱水药无效者、脑脊髓膜炎有早期椎管内阻塞者、病情严重伴昏迷者、肝功能异常致部分抗结核药停用者、常规治疗 1 个月无好转且脑脊液变化加重者、晚期慢性复发或有耐药性患者,鞘内注药治疗可提高脑脊液药物浓度、改善杀菌环境、提高药效,并有效防治脑脊膜粘连。异烟肼 0.1g、地塞米松 5~10mg、α- 糜蛋白酶 4 000IU、透明质酸酶 1 500IU,隔 2~3 天 1 次,注药宜缓慢;症状消失后每周 2 次,体征消失后每 1~2 周 1 次,直至脑脊液检查正常。

4. 脑脊液冲洗置换术 稀释作用。适应证为脑脊液蛋白含量极高(≥ 3.0g/L)且经全身治疗而未能下降者,常用于迁延型、复发型、难治型 TBM 患者。常规腰椎穿刺后取脑脊液 5~10ml,以 1ml/min 速度注入等量生理盐水,停 3~5 分钟,再依上法取脑脊液及注射生理盐水,如此反复 3~5 次。

(张新超)

【推荐阅读文献】

于学忠. 协和急诊医学. 北京:科学出版社,2011.

第 46 章 吉兰 - 巴雷综合征

【精粹】

1. 吉兰 - 巴雷综合征(Guillain-Barré syndrome,GBS),是一种免疫介导的周围神经病,其病理特征是多灶性单核细胞浸润周围神经系统和节段性炎性脱髓鞘改变。任何年龄、任何季节均可发病。病程有自限性。

2. 几乎 2/3 的患者有前驱病史,多为呼吸道、胃肠道感染或出现神经系统症状的 1~4 周前有过疫苗接种史;急性或亚急性起病,症状多在 2 周左右达到高峰,常先累及双下肢,在数小时到数天内向近端进展,可累及躯干肌、双上肢等,重者可有呼吸肌无力,腱反射减弱或消失,可伴有肢体感觉异常、自主神经功能受损;脑脊液出现蛋白 - 细胞分离现象。电生理检查显示远端运动神经传导潜伏期延长、传导速度减慢、F 波异常、传导阻滞等。

3. 与 GBS 相关且经常被确认的病菌是空肠弯曲杆菌,其他病原体包括巨细胞病毒(cytomegalovirus,CMV)、EB 病毒(Epstein-Barr virus,EBV)、带状疱疹病毒、甲型或乙型肝炎病毒、人类免疫缺陷病毒(HIV)、肺炎支原体等。

4. GBS 应与低钾性周期性麻痹、脊髓灰质炎、重症肌无力、急性横贯性脊髓炎和血卟啉病性周围神经病等疾病相鉴别。

5. GBS 患者要密切观察呼吸情况,加强气道管理,有条件者尽早使用血浆置换、静脉注射免疫球蛋白(IVIg)等免疫治疗,同时注意抗感染、营养支持、对症支持治疗及预防并发症。

【病历摘要】

患者,女,39 岁。主因"肢体麻木、疼痛、无力 2 天,加重 1 天"就诊,表现为手足端麻木,并觉肩臂部和腰腿部疼痛,双下肢可缓慢行走,且觉穿衣稍费力。病前发热咳嗽流涕 8 天。既往体健,无接触毒物病史。查体:生命体征平稳,心、肺、腹部无明显阳性体征,双下肢肌张力减低,双上肢肌张力正常,双上肢近端肌力 3 级,远端肌力 4 级,双下肢肌力 2 级,下肢腱反射未引出,其余均未见阳性体征。

【问题 1】最可能的诊断是什么?

思路:该患者青年女性,有发热咳嗽流涕的上呼吸道感染病史,根据四肢无力、麻木、疼痛的症状及腱反射消失、深浅感觉未见异常的体征,以及起病急,无力进行性加重,肢体远端、近端对称性受累,应高度怀疑GBS。

【知识点】

吉兰 - 巴雷综合征病因、分类

GBS 确切病因未明。临床及流行病学研究表明发病可能与空肠弯曲杆菌感染有关,我国空肠弯曲杆菌的感染率在急性运动轴突性神经病中高达 76%,在急性炎性脱髓鞘性多发性神经病中达 42%;还可能与病毒感染有关,例如巨细胞病毒、EB 病毒、带状疱疹病毒、甲型或乙型肝炎病毒、HIV、肺炎支原体等;一些疫苗,如破伤风和白喉疫苗、狂犬病疫苗以及口服脊髓灰质炎和脑膜炎双球菌复合疫苗等与GBS 发病有一定相关;GBS 还可见于免疫抑制治疗的患者。

　　该病包括急性炎性脱髓鞘性多发性神经病（acute inflammatory demyelinating polyneuropathy，AIDP）、急性运动轴突性神经病（acute motor axonal neuropathy，AMAN）、急性运动感觉轴突性神经病（acute motor-sensory axonal neuropathy，AMSAN）、米 - 费综合征（Miller-Fisher 综合征，MFS）等亚型。

【问题 2】需做哪些辅助检查以明确诊断？

为进一步明确诊断，需进行以下辅助检查：

思路 1：血尿便常规、生化、凝血功能、血沉、CRP、肿瘤标志物、动脉血气分析。

思路 2：腰椎穿刺（脑脊液常规、生化、细菌涂片、墨汁染色、抗酸染色、寡克隆区带、髓鞘碱性蛋白）。

思路 3：腰椎脊髓 MRI、肌电图、神经传导速度、重频刺激、心理测查（病程早期可不必进行肌电图检测；神经传导检测最好在 2~3 周后复查，以便确定亚型）。

【病历摘要】

部分结果回报：

血尿便常规阴性。生化阴性。凝血功能阴性、血沉 12mm/h、C 反应蛋白 5mg/L、肿瘤标志物阴性、动脉血气分析正常。脑脊液：常规及生化正常，髓鞘碱性蛋白阴性，脑脊液寡克隆区带阴性，IgG 寡克隆区带阳性，潘氏试验弱阳性。腰椎脊髓 MRI 阴性。神经传导速度、重频刺激、肌电图、心理测查等结果待报。

【问题 3】下一步该如何处理？

思路：请神经内科会诊收住院进一步诊治，建议来诊 1 周后复查脑脊液，追踪尚未回报的各项检查结果。若电生理检查提示运动神经传导速度减慢、脱髓鞘病变改变等，GBS 即诊断明确。

【知识点】

吉兰 - 巴雷综合征临床表现

多数患者发病前 1~4 周有呼吸道、胃肠道感染或疫苗接种史，急性或亚急性起病，肌无力多于数天至 2 周发展至高峰，肌无力始于下肢，然后累及躯干肌，上肢或四肢同时发生，肢体呈弛缓性瘫痪，肢体近端或远端严重无力，腱反射减弱或消失，同时伴有肢体感觉异常、自主神经功能受损。

鉴别诊断：

1. 低钾性周期性麻痹　患者可有低血钾、甲亢，迅速出现的四肢弛缓性瘫痪，无感觉障碍和神经根刺激征，一般不累及呼吸肌、脑神经，脑脊液检查正常。补钾有效。

2. 脊髓灰质炎　起病时多有发热，肢体病变常常只累及一侧下肢，无感觉障碍。

3. 重症肌无力　受累骨骼肌易疲劳，晨轻暮重，疲劳后加重，休息和使用胆碱酯酶抑制剂后症状可部分和暂时缓解或消失，具有缓解与复发倾向。

【问题 4】应如何治疗？

该病的治疗分为一般治疗、免疫治疗、神经营养及康复治疗等。

【知识点】

吉兰 - 巴雷综合征的治疗

本病治疗的关键在于维持正常呼吸及促进神经功能的恢复。

1. 一般治疗　保持呼吸道通畅，防治继发感染；密切观察呼吸情况，出现呼吸困难者尽早给予机械通气；加强肢体功能锻炼；防止压疮形成；适当给予营养神经治疗。

2. 免疫治疗

(1)血浆置换:推荐有条件者尽早使用。起病 2 周内使用效果更佳,每次血浆置换量为 30~50ml/kg,在 1~2 周内进行 3~5 次。

(2)IVIg:推荐有条件者尽早使用。剂量为 0.4g/(kg·d),连用 5 天。在血流动力学不稳定的成人及儿童,应优先考虑 IVIg。IVIg 与血浆置换不可联合使用。

(3)激素治疗:目前意见不统一,国内使用较多,通常用甲泼尼龙 500mg 或地塞米松 5~10mg/d,连用 7~10 天为一疗程。

3. 神经营养　始终应用 B 族维生素治疗,包括维生素 B_1、维生素 B_{12}(氰钴胺、甲钴胺)、维生素 B_6 等。

4. 康复治疗　病情稳定后,早期行正规的神经功能康复锻炼,以预防失用性肌挛缩和关节挛缩。

【问题 5】血浆置换治疗有哪些注意事项?

血浆置换治疗可引起血流动力学改变以致血压变化、心律失常,也可引起输液反应、电解质紊乱、过敏等,使用中心静脉导管时还可能引起气胸及导管相关性感染。此外,严重感染、电解质紊乱、心律失常、心功能不全、严重的肝肾衰竭、凝血系统疾病是使用血浆置换治疗的禁忌证。

【问题 6】该病预后如何? 怎样治疗及预防并发症?

1. GBS 预后　GBS 病情一般在 2 周左右达到高峰,继而持续数天至数周后开始恢复,少数患者在病情恢复过程中出现波动。多数患者神经功能在数周至数月内恢复,少数遗留持久的神经功能障碍。GBS 病死率约 3%,主要死于呼吸衰竭、感染、低血压、严重心律失常等并发症。

2. GBS 并发症的治疗及预防

(1)重症患者:需持续给予心电监护直至患者开始恢复,注意观察心率情况。

(2)高血压:可能与失神经支配后受体上调有关,可给予小剂量的 β 受体阻滞剂治疗,低血压可补充胶体液或调整体位治疗,须注意血管扩张剂的使用。

(3)尿潴留:嘱患者家属给予加压按摩下腹部,必要时留置导尿管,胃肠道自主神经功能受损可引起便秘甚至肠梗阻,注意调整饮食及对症支持治疗。

(4)长期卧床可导致坠积性肺炎和脓毒血症,应用广谱抗生素并注意感染后并发症预防。

(5)预防深静脉血栓及其并发肺栓塞,被动及主动活动肢体,必要时给予抗凝治疗。

(6)勤翻身预防压疮。

(7)延髓麻痹不能进食者尽早鼻饲饮食,餐后 30 分钟取坐位。

(8)长时间卧床、呼吸肌麻痹、不能进食均可导致焦虑甚至抑郁,应尽早识别、早期治疗。

(9)康复治疗及早进行,主要包括主动被动运动、针灸、按摩和理疗等支持治疗。

(张 玮)

【推荐阅读文献】

[1] 葛均波,徐永健. 内科学. 北京:人民卫生出版社,2013.

[2] 蒋健,于金德. 现代急诊内科学. 北京:科学出版社,2005.

[3] 吕传真,周良辅. 实用神经病学. 上海:上海科学技术出版社,2014.

[4] 王伟,杨明山. 神经科急症医学. 北京:人民卫生出版社,2014.

[5] 于学忠. 协和急诊医学. 北京:科学出版社,2011.

[6] MARX J A. Rosen's emergency medicine: concepts and clinical practice. 7th ed. Philadelphia: Mosby, 2010.

第47章 消化道出血

【精粹】

1. 消化道出血（gastrointestinal hemorrhage，GIH）以十二指肠悬韧带（Treitz 韧带）为分界，Treitz 韧带以上的消化道（食管、胃、十二指肠、胰胆）的出血称为上消化道出血（upper gastrointestinal hemorrhage，UGIH）；Treitz 韧带以下的消化道（空肠、回肠、结肠、直肠）的出血为下消化道出血（lower gastrointestinal hemorrhage，LGIH）。

2. 在我国，常见的 UGIH 原因依次为：消化性溃疡、食管静脉曲张破裂、应激性胃黏膜病变和胃肿瘤。常见的 LGIH 的原因为：肿瘤性疾病、炎症性肠病、痔疮和血管畸形。

3. 初始评估　在大致掌握 GIH 患者的失血程度、其血流动力学得以稳定后，接着应分析出血是 UGIH 还是 LGIH，明确出血部位和病因，制订针对性治疗方案．

4. UGIH 危险程度评估的三个评分量表（严重程度分级评分、Rockall 再出血和死亡危险性评分、Blatchford 评分）可更好的评估患者。

5. UGIH 和 LGIH 的诊断流程图有助于明晰医生的诊疗思路。

6. UGIH 的早期处理包括初步评估出血的严重程度、监测生命体征、尽快建立静脉通路和补充血容量。

7. 掌握出入院指征、急诊胃镜指征、急诊介入指征和外科手术指征可更好为患者提供帮助，避免不良事件的发生。

8. 治疗 GIH 药物包括垂体后叶激素、抑酸药物、抗纤溶药（氨甲环酸）、前列腺素、生长抑素及其类似物等。

【病历1摘要】

患者，男，31 岁。因"间断呕血黑粪1周"入院。近1周来无明显诱因解黑色稀软便 2~3 次，每次量 200~300ml，无黑矇、晕厥，无心悸、胸痛等不适，未予重视，未行特殊治疗，1 天前出现呕吐咖啡渣样液体数次，今晨起呕吐暗红色血液约 300ml，伴暗红色血便 150ml，便后大汗，乏力，站立不稳。既往饮食不规律，频繁熬夜，吸烟。否认肝炎、肝硬化病史，否认高血压、糖尿病、心脏病等病史。体格检查：BP 85/50mmHg，P 110 次/min，R 25 次/min，T 37.1℃。神志清楚，重度贫血貌，皮肤巩膜未见明显黄染，未见明显蜘蛛痣及曲张静脉。脉搏细速。双肺呼吸音清，对称，无干湿啰音。心率 110 次/min，节律整齐，心脏相对浊音界正常范围。腹软，全腹无固定压痛，无反跳痛，肝脾肋下未触及，Murphy 征阴性，双肾区叩击痛阴性，肠鸣音活跃。实验室检查：血常规：WBC 12.9×10^9/L，RBC 2.1×10^{12}/L，Hb 57g/L，PLT 125×10^9/L，血细胞比容（Hct）17%。肝胆脾胰超声：未见明显异常。心电图：窦性心动过速，电轴正常，各导联 ST-T 未见明显异常。

【病例2摘要】

患者，女，68 岁。因"反复血便1年，加重1周"入院。患者近1年来反复出现解暗红色血便，频次不固定，有时 1~2 个月出现 2~3 次，有时每周 1~2 次，具体量不详，无腹痛，无发热，无呕吐，未予特殊处理。昨日无明显诱因出现解暗红色血便 3 次，每次量约 200ml，伴头晕、乏力、恶心、冷汗，无呕血，无晕厥，无胸痛、胸闷等不适。既往史：否认肝炎、肝硬化病史，否认消化性溃疡病史，否认高血压、糖尿病、心脏病病史。查体：BP 110/65mmHg，P 92 次/min，T 36.8℃，R 22 次/min，神志清楚，精神差，贫血貌，皮肤巩膜未见明显黄染。双肺呼吸音清,对称,无干湿啰音。心率 92 次 /min,节律整齐。腹软,全腹无固定压痛,无反跳痛,肝脾肋下未触及,Murphy 征阴性,双肾区叩击痛阴性,肠鸣音正常。腹平软,无明显压痛反跳痛。辅助检查:血常规示,WBC 9.9×10^9/L,RBC 3.2×10^{12}/L,Hb 86g/L,PLT 180×10^9/L,Hct 30%。心电图:①窦性心律;②电轴左偏;③大致正常心电图。肝胆脾胰超声未见明显异常。

【问题 1】如何区分 UGIH 还是 LGIH ?

病例 1 患者的诊断:UGIH。

病例 2 患者的诊断:LGIH。

1. UGIH 和 LGIH 的定义与鉴别

UGIH 的定义:UGIH 是指十二指肠悬韧带(Treitz 韧带)以上的消化道,包括食管、胃、十二指肠或胰胆等引起的出血,包括胃空肠吻合术后的空肠上段。在我国,常见的 UGIH 原因依次为:消化性溃疡、食管静脉曲张破裂、应激性胃黏膜病变和胃肿瘤。GIH 的临床症状主要取决于出血量、出血速度、出血部位及性质,UGIH 主要表现为呕血和 / 或黑粪,可伴有血容量减少引起的周围循环衰竭。

LGIH 的定义:既往将 Treitz 韧带以下的空肠、回肠或结肠出血称为 LGIH。LGIH 在老年和男性患者中多见,常见为肿瘤性疾病、炎症性肠病、痔疮、血管畸形。

2. UGIH 和 LGIH 初始评估　初始评估:在大致掌握 GIH 患者的失血程度、其血流动力学得以稳定后,接着应分析出血发生于 UGIH 还是 LGIH,明确出血部位和病因,制订针对性治疗方案。

患者呕血常提示 UGIH;黑粪说明血液在肠道内停留时间 >14 小时,出血部位距离肛门越远,黑粪发生的概率越大,通常以 UGIH 多见,但也可见于小肠或近端结肠出血患者;血便通常意味着出血来源于下消化道,但如 UGIH 过多过快,血液来不及在肠道内停留降解,也可表现为血便。小肠出血既可表现为黑粪,也可表现为血便,由出血的具体部位、出血量及出血速度决定。

如果对出血部位的判断有疑问,可给患者插入鼻胃管抽取胃内容物并观察其颜色,如为血性液体说明出血来源于上消化道,如为非血性液体出血则不太可能源于食管和胃。有 16% 的 UGIH 患者鼻胃管引流出非血性液体,这类患者的出血部位大多位于十二指肠。非血性胃内容物内如含有胆汁,出血源于上消化道的可能性就很小。需注意的是,与粪便潜血阳性的意义不同,非血性胃管引流液潜血阳性对判定出血来源无任何临床价值,不值得提倡。

【问题 2】UGIH 和 LGIH 的常见病因是什么?

UGIH 和 LGIH 的常见病因详见表 3-47-1 和表 3-47-2。

表 3-47-1　引起上消化道出血的常见病因

序号	常见病因(发生率超过 1%)
1	消化性溃疡(十二指肠、胃)
2	食管静脉曲张
3	糜烂性胃炎
4	良性肿瘤(平滑肌瘤、腺癌、脂肪瘤、纤维瘤、血管瘤、神经纤维瘤等)
5	恶性肿瘤(食管癌、胃癌、平滑肌肉瘤、卡波西肉瘤、淋巴瘤、类癌等)
6	转移性肿瘤(黑色素瘤、乳腺、胰腺、肺、肾脏肿瘤的转移等)
7	马洛里 - 魏斯综合征(Mallory-Weiss 综合征)
8	糜烂性食管炎
9	吻合口溃疡
10	血管畸形

表 3-47-2　不同年龄患者下消化道出血主要临床表现及常见病因

临床表现	年龄组			
	儿童	青年	中年	老年
腹痛	炎性肠病、肠套叠	炎性肠病	炎性肠病	缺血
无腹痛	梅克尔憩室、幼年性息肉	梅克尔憩室、息肉	憩室、息肉、恶性肿瘤	血管发育不良、憩室、息肉、恶性肿瘤
腹泻	炎性肠病、感染	炎性肠病、感染	炎性肠病、感染	缺血、感染
便秘/排便困难	肛裂	痔疮、肛裂、直肠溃疡	痔疮、肛裂	恶性肿瘤、痔疮、肛裂

【问题 3】GIH 危险程度评估的三个评分量表。

GIH 危险程度评估的三个评分量表见表 3-47-3~ 表 3-47-5。

表 3-47-3　上消化道出血病情严重程度分级

分级	年龄/岁	伴发病	失血量/ml	血压/mmHg	脉搏/(次·min^{-1})	血红蛋白/(g·L^{-1})	症状
轻度	<60	无	<500	基本正常	正常	无变化	头昏
中度	<60	无	500~1 500	下降	>100	70~100	晕厥、口渴、少尿
重度	>60	有	>1 500	收缩压 80	>120	<70	肢冷、少尿、意识障碍

表 3-47-4　急上消化道出血患者的 Rockall 再出血和死亡危险性评分系统

项目	评分/分			
	0	1	2	3
年龄	<60	60~79	≥80	
休克	无休克①	心动过速②	低血压③	
伴发病	无		心力衰竭、缺血性心脏病和其他重要伴发病	肝衰竭、肾衰竭和肿瘤播散
内镜下出血征象	无或有黑斑		上消化道血液潴留，黏附血凝块，血管显露或喷血	
内镜诊断	Mallory-Weiss 综合征，无病变		上消化道恶性疾病	

注：①收缩压 >100mmHg，心率 <100 次 /min；②收缩压 >100mmHg，心率 >100 次 /min；③收缩压 <100mmHg，心率 >100 次 /min。

表 3-47-5　急性上消化道出血患者的 Blatchford 评分

项目	检测结果	评分/分
收缩压 /mmHg	100~109	1
	90~99	2
	<90	3
血尿素氮 /(mmol·L^{-1})	6.5~7.9	2
	8.0~9.9	3
	10.0~24.9	4
	≥25.0	6

续表

项目	检测结果		评分 / 分
血红蛋白 /(g·L⁻¹)	男性	120~129	1
		100~119	3
		<100	6
	女性	100~119	1
		<100	6
其他表现	脉搏 ≥ 100 次 /min		1
	黑粪		1
	晕厥		2
	肝脏疾病		2
	心力衰竭		2

注:积分 ≥ 6 分为中高危,<6 分为低危;1mmHg=0.133kPa。

【问题 4】急性 UGIH 和急性 LGIH 的诊断流程。

见图 3-47-1 和图 3-47-2。

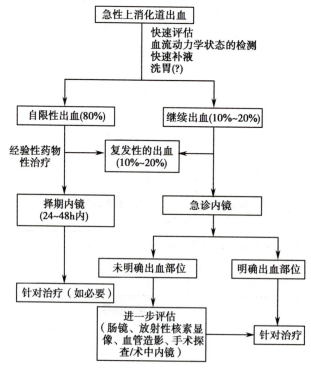

图 3-47-1 急性上消化道出血的诊断流程

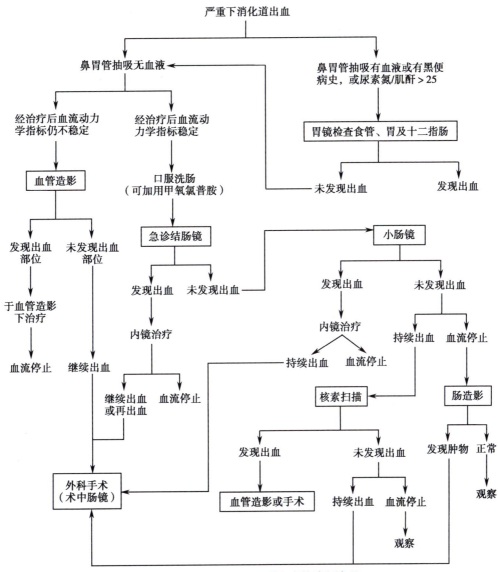

图 3-47-2　急性下消化道出血的诊断流程

【问题 5】急性 UGIH 的早期治疗原则。

1. 早期处理　UGIH 的早期处理包括初步评估出血的严重程度、监测生命体征、尽快建立静脉通路、补充血容量。血流动力学不稳定患者应尽可能收入 ICU。在血流动力学恢复稳定后尽快进行内镜检查。

2. 出入院指征

出院指征：十二指肠球溃疡基底部无异常患者（年龄 <60 岁，没有严重共患病），在血流动力学稳定，血红蛋白达到 100g/L 以上，收缩压在 100mmHg 以上后可以在 24 小时内出院。

入普通病房指征：通常发生在首次出血或再出血后 3 天内，溃疡底部有平坦出血点或者凝血块的患者需要住院观察至少 3 天，渡过再出血危险期，血流动力学稳定者收治普通病房即可。

入 ICU 指征：溃疡正在活动性大出血或有可见血管出血者需要内镜治疗，治疗后在 ICU 观察至少 1 天，病情稳定者转入普通病房。

3. 药物治疗　药物包括垂体后叶激素、抑酸药物、抗纤溶药（氨甲环酸）、前列腺素、生长抑素及其类似物等。

4. 内镜治疗　荟萃分析结果表明内镜治疗能够显著降低非曲张静脉出血的再出血率、手术率和死亡率，溃疡底部有活动性出血或可见血管的患者接受内镜治疗后获益最为明显。

急诊胃镜的指征：

（1）确定有 UGIH,有明确呕血、黑粪及头晕、面色苍白、心率增快、血压降低等周围循环衰竭征象者,对可疑患者可做胃液、呕吐物或粪便隐血试验。

（2）肝硬化门静脉曲张者慎做急诊胃镜,急性冠脉综合征或疑是穿孔患者禁忌。

（3）心率 >120 次 /min、收缩压 <90mmHg 或较基础收缩压降低 >30mmHg、血红蛋白 <50g/L 等;应先迅速纠正循环衰竭,血红蛋白上升至 70g/L 后再行检查。

（4）入院评估,根据 Blatchford 评分,低危患者可暂缓胃镜继续观察,中高危患者如有下述活动性出血表现,可行急诊胃镜。①呕血或黑粪次数增多,呕吐物呈鲜红色或排出暗红血便,或伴有肠鸣音活跃;②经快速输液输血,周围循环衰竭的表现未见明显改善,或虽暂时好转而又恶化,中心静脉压仍有波动,稍稳定又再下降;③红细胞计数、血红蛋白测定与血细胞比容继续下降,网织红细胞计数持续增加;补液与尿量足够的情况下,血尿素氮持续或再次增高;④胃管抽出物有较多新鲜血。

5. 介入治疗　包括经导管灌注血管收缩药物(垂体后叶激素)和选择性动脉栓塞。

6. 外科治疗　手术的目的为控制出血和防止再次出血。其适应证包括:药物和内镜治疗失败的活动性出血、药物治疗无效且内镜不能明确出血部位、再次出血内镜止血失败、主动脉肠瘘等。对于有失血性休克、年老及合并多种内科疾病、罕见血型配血困难和反复消化性溃疡(尤其胃溃疡)患者,手术指征相应放宽。

7. 预防再出血　消化性溃疡反复发生的相关因素包括幽门螺杆菌感染、高胃酸分泌、非甾体抗炎药的使用。要达到预防溃疡出血的目的,一方面需要避免相关危险因素,进行幽门螺杆菌根除治疗、抑制胃酸分泌并降低非甾体抗炎药的损害(包括停止或减少剂量、选择损害较小的药物、合用抑酸药物和前列腺素等);另一方面需要提高溃疡的愈合质量,强调合理用药,包括使用足够抑酸强度的药物(质子泵抑制剂优于 H_2 受体阻滞剂),足够疗程的抑酸治疗(胃溃疡 6~8 周,十二指肠溃疡 4~6 周);另外,在治疗早期合用黏膜保护剂对于提高溃疡愈合质量,预防溃疡复发也有一定的作用。经正规用药治疗后仍反复溃疡发作,需要寻找导致原因(胃泌素瘤等)。

【问题 6】UGIH 常见病因的治疗方案。

UGIH 常见病因的治疗方案详见图 3-47-3。

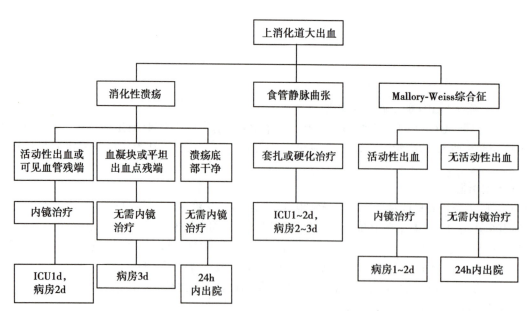

图 3-47-3　上消化道出血常见病因的治疗方案

【问题 7】LGIH 常见病因的治疗方案。

LGIH 常见病因的治疗方案详见图 3-47-4。

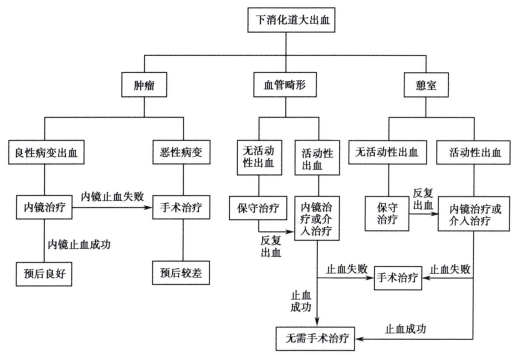

图 3-47-4　下消化道出血常见病因的治疗方案

保守治疗：垂体后叶激素和生长抑素的持续静脉滴注。

（魏　捷）

【推荐阅读文献】

［1］刘大为.实用重症医学.北京：人民卫生出版社，2017.
［2］沈洪，刘中民.急诊与灾难医学.北京：人民卫生出版社，2013.
［3］张文武.急诊内科学.北京：人民卫生出版社，2017.

第 48 章　肝硬化及其急性并发症

【精粹】

1. 肝硬化（hepatic cirrhosis）是一种以肝组织弥漫性纤维化、假小叶和再生结节形成为特征的慢性肝病；临床以肝功能减退和门静脉高压为主要表现，晚期常出现消化道出血、肝性脑病、脾功能亢进和继发感染等严重并发症。

2. 肝硬化急性并发症包括消化道出血、肝性脑病（hepatic encephalopathy）和脾功能亢进。

3. 肝硬化患者来诊后应立即检查生命体征（包括 SpO_2），若病情危重，生命体征不稳定，最好入抢救室监护，并予吸氧、建静脉通路。

4. 血尿便常规、凝血功能、肝肾功能等指标是必查项目，必要时查血氨、甲胎蛋白（AFP）、血气分析、腹部超声及腹部 CT 检查等。

5. 仔细询问病史对明确诊断很重要，对于区分病毒性肝硬化和酒精性肝硬化有一定的参考价值。

6. 如疑诊肝性脑病，需积极消除诱因，如控制感染、控制消化道出血和限制蛋白质的摄入等。保证能量的摄入，维持水、电解质平衡。减少氨的生成和吸收、促进氨的代谢很重要。

7. 如疑诊脾功能亢进，首先应根据超声或者 CT 判断有无脾大，结合血常规检查有无血细胞减少的情况判断是否脾功能亢进，还要与继发性脾功能亢进相鉴别，排除非肝硬化导致的脾功能亢进。

8. 肝硬化的诊治流程详见图 3-48-1。

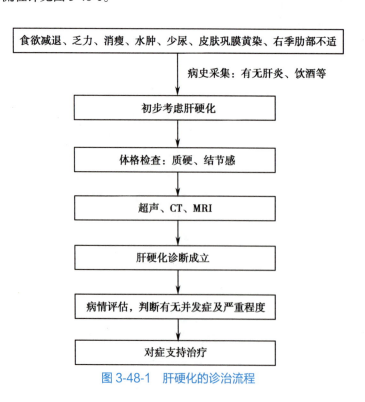

图 3-48-1　肝硬化的诊治流程

【病历摘要】

患者,女,41 岁,工人。主因"腹胀 1 周"入院。患者于 1 周前无明显诱因出现腹胀、乏力,伴肝区持续性紧缩样隐痛,并向右肩部放射。既往乙型肝炎 20 年余,肝硬化 1 年。查体:T 37.4℃,P 106 次/min,R 22 次/min,BP 110/68mmHg,全身皮肤巩膜黄染,肝掌(+),蜘蛛痣(−),双肺呼吸音清晰,未闻及干湿啰音。心律齐,无杂音。腹膨隆,无压痛及反跳痛,肝右肋下约 2cm,质硬,边钝,移动性浊音阳性,双下肢轻度凹陷性水肿。

【问题 1】该患者是否需要进抢救室?

肝硬化患者可出现消化道出血、肝癌及肝性脑病等危及生命的严重并发症,建议先进抢救室,进行心电、血压和血氧监护,建静脉通路,吸氧。

【问题 2】在急诊应先进行哪些基本检查?

血常规、尿常规、粪便常规 + 隐血;凝血功能(PT/APTT)+D- 二聚体,凝血酶原时间(PT)有助于评估病情危重程度;肝功能、血生化、电解质、肾功能、转氨酶、胆红素和白蛋白等水平有助于进一步评估病情;乙型肝炎免疫五项;血氨在肝性脑病患者通常会升高,但与疾病的严重程度并不一定平行;甲胎蛋白(AFP)对评估患者有无肝癌具有重要参考价值;血氧饱和度、动脉血气评估氧合和通气情况;心电图评估心脏基本情况;腹部超声或腹部 CT,明确腹部情况,如有无肝大、肝硬化、肝癌、肝脓肿及脾大、腹水等。

血常规:WBC 12.73×10^9/L,N% 85.4%,RBC 3.7×10^{12}/L,Hb 101g/L,Hct 0.33,PLT 65×10^9/L。尿常规示:酮体(+)。大便隐血(−)。肝功能:ALT 56IU/L,AST 87IU/L,GGT 77IU/L,ALP 77IU/L,ALB 29g/L,TBIL 91.70μmol/L,UBIL 43.00μmol/L,DBIL 48.70μmol/L。凝血功能:PT 23 秒,PT-INR 35%,APTT 48 秒。血氨 112mmol/L。AFP 正常。腹部超声:肝硬化,肝内多发结节,脾大,腹水,胆囊壁增厚。心电图:窦性心动过速。

【问题 3】患者最可能的诊断是什么?

结合病史、症状、体征及实验室检查,考虑慢性乙型肝炎、肝硬化失代偿期和腹水诊断成立。

【知识点】

肝硬化分期

肝硬化分为代偿期和失代偿期。

1. 代偿期　症状较轻且不典型,以乏力和食欲减退为早期表现;肝功能检查结果正常或轻度异常;患者营养状况可,肝脏轻度肿大,无或有轻度压痛,一般无其他系统表现。

2. 失代偿期　症状显著;主要为肝功能减退(全身皮肤巩膜黄染、肝功能异常、有肝掌)和门静脉高压(肝脾大、腹水)两大类表现;同时可出现全身其他系统症状。

【病历摘要】

因患者腹胀明显,给予腹腔穿刺抽液术,抽出淡黄色腹水 2 200ml。腹水送检。

4 小时后患者突然出现烦躁不安,意识模糊,询问病史家属称早晨曾食用较多蛋白粉,查体:P 118 次/min,R 28 次/min,BP 153/79mmHg,双侧瞳孔等大等圆,直径 5mm,对光反射存在。扑翼样震颤(+),其余同前。

【问题 4】如何评估目前病情?

思路 1:患者目前考虑出现肝硬化并发肝性脑病。

思路 2:该患者发生肝性脑病的诱因为放腹水及高蛋白饮食,为肝性脑病Ⅱ期。

【知识点】

肝硬化失代偿期的并发症

1. 食管 - 胃底静脉破裂出血　急性出血死亡率平均为 32%,是肝硬化较为常见和严重的并发症。患者出现呕血、黑粪,严重者休克。

2. 自发性细菌性腹膜炎　常表现为短期内腹水迅速增加,伴腹痛、腹胀、发热,少数患者伴血压下降。

3. 原发性肝癌　进行性肝大,质地坚硬如石,表面结节状。

4. 肝肾综合征　在顽固性腹水基础上出现少尿、无尿以及恶心等氮质血症的临床表现。

5. 肝肺综合征　终末期肝病患者中发生率为 13%~47%。患者可出现杵状指、发绀、蜘蛛痣、进行性呼吸困难。

6. 肝性脑病　扑翼样震颤、谵妄进而昏迷。

7. 门静脉血栓形成　发生率 10%,如血栓缓慢形成,可无明显临床症状。如突然发生急性完全性阻塞,可出现剧烈腹痛、腹胀、便血及休克,脾脏迅速增大伴腹水迅速增加。

【问题5】下一步需做何处理?

1. 首先要评估气道情况,注意预防误吸。

2. 控制蛋白质的摄入,保持蛋白质摄入量在 40g/d。

3. 补液,提供每日所需能量 1 200~1 600kcal。及时纠正低钾血症、低钠血症、碱中毒、低血糖等,维持水、电解质平衡。

4. 乳果糖 30~60g/d,分 3 次口服。

5. 精氨酸 10g/d 入液静脉滴注,用于降血氨。

6. 支链氨基酸 250ml/d 静脉滴注,可减少假性神经递质的产生。

7. 请消化内科会诊协助诊治。

该患者经以上治疗后意识状态改善,收入消化科继续治疗。

【知识点】

肝性脑病的诱因和分期

诱因:上消化道出血、高蛋白饮食、放大量腹水、感染、镇静催眠药和大量利尿等。

肝性脑病分期见表 3-48-1。

表 3-48-1　肝性脑病分期

分期	精神改变	扑翼样震颤	脑电图改变
Ⅰ期:前驱期	轻度性格改变和行为异常,欣快或淡漠,失定向,思维变慢,言语不清	+	轻度
Ⅱ期:昏迷前期	意识错乱,性格改变,行为异常,不能完成简单的数字实验,Babinski 征阳性	++	轻度
Ⅲ期:昏睡期	以昏睡和精神错乱为主,昏睡状态,可唤醒	+/-	重度
Ⅳ期:昏迷期	神志完全丧失,不能唤醒,深昏迷时对痛觉亦无反应		重度

【知识点】

肝性脑病的治疗

1. 首先要评估气道情况　不仅要确定是否需要呼吸支持,还要注意预防误吸。

2. 消除诱因　针对上消化道出血、感染等原因对因治疗,控制蛋白质的摄入,保持每日蛋白质摄入量在 40g/d,随病情好转、神志清醒逐渐增加蛋白质量。

3. 保持内环境稳定　提供每日所需能量 1 200~1 600kcal。注意及时纠正低钾血症、低钠血症、碱中毒、低血糖症等,维持水、电解质平衡。

4. 减少肠道氨的生成和吸收　①灌肠,禁用碱性溶液,可用生理盐水 500~700ml 加适量食醋灌肠。②导泻,口服或鼻饲 25% 硫酸镁 30~60ml。③乳果糖 30~60g,分 3 次每日口服。此外,尚可选用乳梨醇或乳糖等。④口服抗生素也可抑制肠道产尿素酶的细菌,减少氨的产生。

5. 促进体内氨的代谢　精氨酸(10~20g/d)可作用于鸟氨酸代谢环节,促进尿素循环而降低血氨。

6. 减少或拮抗假性神经递质　支链氨基酸可竞争性抑制芳香族氨基酸进入大脑,减少假性神经递质的产生。

7. GABA/BZ 受体拮抗剂　氟马西尼 0.5~1mg 静脉注射,或 1mg/h 持续静脉滴注。

8. 人工肝支持系统　有多种方式可供选择,如血浆置换、血液透析、血液灌流、分子吸附再循环系统(MARS)及生物型人工肝等。

【问题 6】该患者预后如何?

根据 Child-pugh 分级,该患者为 13 分,为 C 级,预后差。肝功能 Child-pugh 分级详见表 3-48-2。

表 3-48-2　肝功能 Child-pugh 分级

项目	分数 / 分		
	1	2	3
肝性脑病 / 期	无	Ⅰ ~ Ⅱ	Ⅲ ~ Ⅳ
腹水	无	易消退	难消退
胆红素 /(μmmol·L⁻¹)	<34	34~51	>51
白蛋白 /(g·L⁻¹)	>35	28~35	<28
凝血酶原时间 /s	≤ 14	15~17	≥ 18

注:根据 5 项的总分判断分级,A 级 5~8 分,B 级 9~11 分,C 级 12~15 分。

【问题 7】肝硬化还有哪些常见的并发症?

除了肝性脑病外,还有消化道出血、脾功能亢进等。

【问题 8】脾功能亢进的诊断与鉴别诊断。

肝硬化脾功能亢进要有脾大和功能亢进。脾大:脾大程度除依赖一般的查体测量外,必要时,特别是对轻度肿大的肋缘下未触及的脾脏,还可以超声、放射性核素显像或 CT 等检查手段测定。脾功能亢进最突出的表现就是外周血细胞减少,红细胞计数、白细胞计数或血小板可以单一或同时减少。同时骨髓造血细胞增生,骨髓涂片可见增生性骨髓象,骨髓增生活跃或明显活跃,部分病例可出现轻度成熟障碍表现(因外周血细胞大量破坏,骨髓中成熟细胞释放过多,造成类似成熟障碍的现象)。脾切除后可使外周血象接近或恢复正常。

肝硬化导致的脾功能亢进属于继发性脾功能亢进,主要与原发性脾功能亢进相鉴别,还要与其他继发性脾功能亢进鉴别。原发性脾功能亢进主要包括原发性脾增生、非热带性特发性脾大、原发性脾性粒细胞减少、原发性脾性全血细胞减少、脾性贫血或脾性血小板减少症。由于病因不明,很难确定该组疾病系同一病因引起的不同后果,或系相互无关的独立疾病,这类疾病一般不会有肝硬化。与其他继发性脾功能亢进鉴别要点是涉及脾大及血细胞减少的鉴别诊断。前者主要是各种继发性脾亢间的鉴别。后者除各种继发性脾亢间的鉴别外,尚需与其他各种血细胞减少病因鉴别,包括再生障碍性贫血、急慢性白血病、骨髓增生异常综合征、阵发性睡眠性血红蛋白尿症、多发性骨髓瘤、巨幼细胞贫血和慢性肾功能衰竭等。

【问题 9】如何初步判断常见的肝病急症?

肝病急症的初步判断见图 3-48-2。

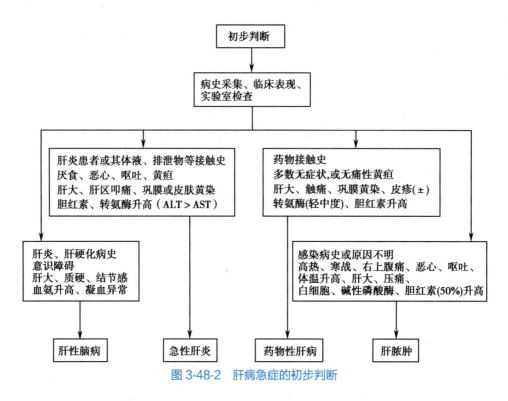

图 3-48-2 肝病急症的初步判断

【问题 10】如何进一步明确鉴别肝病急症?

1. 急性肝炎 实验室检查在诊断肝炎和确定病因方面非常重要,ALT 和 AST 升高 10~100 倍,通常 ALT 升高超过 AST。胆红素通常中等度升高(85~170μmol/L),偶尔明显升高(255~425μmol/L)。ALP 和 LDH 也可以升高,但很少超过正常值的 2~3 倍。

急性甲型肝炎通过抗 HAV IgM 阳性来诊断;急性乙型肝炎以 HBsAg 阳性和 HBcAb IgM 阳性为特征;丙型肝炎的诊断是基于暴露史和排除其他原因,通常 HCV RNA 阳性伴或不伴抗 HCV 抗体阳性;丁型肝炎通常与 HBV 同时感染,抗 HDV 抗体阳性对诊断有一定的帮助;戊型肝炎急性期血清 HEV RNA 阳性和 / 或粪便中免疫电镜找到 HEV 颗粒,或发病一周后血清抗 HEV IgM 和 / 或抗 HEV IgG 阳性有助于诊断戊型肝炎。

急性甲型肝炎和戊型肝炎为粪 - 口途径传播,急性乙型肝炎多为输血制品、母婴、皮肤、黏膜和性接触传播,急性丙型肝炎多为血液传播,丁型肝炎多为皮肤或性接触传播。

2. 药物性肝病 仔细询问病史非常重要,结合常见与肝毒性有关的药物知识有助于诊断(表 3-48-3)。腹部超声和肝活检有时是必需的。

表 3-48-3 肝脏损伤中涉及的常见药物

肝脏损伤分类	涉及的常见药物
肝细胞型	解热镇痛药:对乙酰氨基酚、非甾体抗炎药
ALT ↑	心血管药物:胺碘酮、他汀类、奎尼丁
	抗代谢药物:别嘌醇、甲氨蝶呤、顺铂、环磷酰胺
	抗生素:异烟肼、吡嗪酰胺、利福平、两性霉素
	神经精神类药物:丙戊酸钠、帕罗西汀 / 氟西汀、苯妥英钠

续表

肝脏损伤分类	涉及的常见药物
瘀胆型 ALP↑+TBIL↑	心血管药物:氯吡格雷、伊贝沙坦 抗生素:阿莫西林+克拉维酸钾、红霉素、特比萘芬 甾体类:雄激素、雌激素、口服避孕药 神经精神类药物:吩噻嗪、三环类抗抑郁药、氯丙嗪、氟哌啶醇
混合型 ALP↑+ALT↑	心血管药物:卡托普利、依那普利、维拉帕米 抗生素:克林霉素、呋喃妥因、磺胺类、四环素 神经精神类药物:卡马西平、阿米替林、曲唑酮、硫唑嘌呤、赛庚啶

注:ALT,谷丙转氨酶;ALP,碱性磷酸酶;TBIL,总胆红素。

3. 肝脓肿　腹部超声和 CT 扫描是最敏感和迅速的方法。在粪便中发现致病的病原微生物可支持阿米巴肝脓肿诊断。

(陈玉国)

【推荐阅读文献】

［1］陆再英,钟南山.内科学.7版.北京:人民卫生出版社,2008.
［2］中华医学会消化病学分会.中国肝性脑病诊治共识意见.中华肝脏病学杂志,2013,21 (9): 641-651.

第 49 章　急性胰腺炎

【精粹】

1. 腹痛为急性胰腺炎（acute pancreatitis，AP）的主要症状，位于上腹部，常向背部放射，呈持续性，可以伴有发热、恶心和呕吐。体征：轻者可有上腹部轻压痛，重者出现腹膜刺激征、腹水、格雷·特纳征（Grey Turner 征）和卡伦征（Cullen 征）等。腹部因液体积聚或假性囊肿形成可触及包块。

2. 常见病因　胆石症、酗酒、高脂血症。其他如内分泌与代谢性疾病、十二指肠乳头及周围疾病、药物和毒物、外伤、感染、自身免疫性疾病等。

3. 辅助检查　血清淀粉酶、脂肪酶、降钙素原、C 反应蛋白、肝肾功能、血脂、血糖、血钙和腹部超声，进一步检查包括增强 CT、磁共振胰胆管成像、超声内镜检查、免疫标志物和胰腺外分泌功能检查等。动态复查影像学检查十分必要。

4. 血清淀粉酶及脂肪酶活性与病情严重程度不呈相关性，动态观察有助于早期发现并发症。

5. 急性胰腺炎临床分型　轻度急性胰腺炎：无器官衰竭，无局部或全身的并发症；中度急性胰腺炎：一过性器官功能衰竭（48 小时内恢复）和 / 或局部或全身的并发症，但没有持续的器官衰竭；重度急性胰腺炎：持续器官衰竭大于 48 小时。

6. 相关术语　①影像术语：间质水肿性急性胰腺炎（胰腺实质和胰周组织出现急性炎症反应，没有出现组织坏死）、坏死性急性胰腺炎（胰腺实质坏死和 / 或胰周组织坏死性炎症）；②其他术语：急性胰周积液、胰腺假性囊肿、急性坏死物积聚、包裹性胰腺坏死。

7. 病情评估标准　主要有临床 Ranson 评分标准和 CT 分级，也包括急性生理与慢性健康评分（acute physiology and chronic health evaluation，APACHE）Ⅱ。

8. 临床上完整的急性胰腺炎诊断应包括疾病诊断、病因诊断、分级诊断和并发症诊断。

9. 主要处理原则　动态监测病情变化、脏器功能维护、抑制胰腺外分泌和胰酶活性抑制剂的应用、营养支持治疗、抗生素的应用、胆源性胰腺炎的内镜治疗、局部并发症的处理、全身并发症的处理、中医中药及手术治疗。

【病历摘要】

患者，男，39 岁。因"剑突下疼痛 12 小时余"入院。12 小时余前暴食及饮酒后出现剑突下疼痛，初为阵发性，后呈持续性，伴腹胀、恶心、呕吐、少尿，轻微胸闷，无明显胸痛，无腹泻，伴发热，体温最高 38.2℃。症状持续无缓解，就诊于急诊科。既往高脂血症病史。无具体药物过敏史。

体格检查：T 38.5℃，R 25 次 /min，BP 100/65mmHg。神志清，皮肤及巩膜轻度黄染，双肺呼吸音粗，未闻及明显干湿啰音。心率 98 次 /min，律齐。腹软，剑突下压痛明显，无反跳痛，Murphy 征（±）。

【问题 1】患者目前有无生命危险？考虑可能的疾病是什么？

思路 1：病情评估，患者入院时神志清，呼吸及心率略快，血压尚稳定，但体温升高，腹部查体有明显压痛，应进行急诊留观，并给予吸氧、心电监护、氧饱和度监护、尽快建立静脉通路等处理。

思路 2：患者既往高脂血症病史，本次发病前有暴食及饮酒史，上腹部查体有压痛，Murphy 征（±），考虑消化系统急症可能性较大，应注意腹部体征及全身一般状况（意识状态、生命体征、尿量等）变化，尽快完善辅助检查。

【问题 2】患者应进行哪些辅助检查?

动脉血气分析、全血细胞计数;肝肾功能、血脂、血尿淀粉酶、脂肪酶、降钙素原、血糖、酮体;凝血功能(PT/APTT)+D- 二聚体;床旁腹部超声;腹部(强化)CT。

患者血常规:白细胞计数 $18.74 \times 10^9/L$,中性粒细胞百分比 88.4%。血糖:10.1mmol/L。肝功能:ALT 311IU/L,AST 440IU/L,GGT 211IU/L,ALB 30g/L,TBIL 39μmol/L,DBIL 22μmol/L。肾功能:BUN 17.3mmol/L,Cr 186μmol/L。血脂:TG 5.5mmol/L。血脂肪酶 3 805IU/L,淀粉酶 889IU/L。血生化:K^+ 3.1mmol/L,Ca^{2+} 1.7mmol/L。凝血系列:PT 15.2秒,D- 二聚体 1.35mg/L。PCT 4.63μg/L。其余指标正常。床边腹部超声:胰腺肿大,胰腺内及胰腺周围回声异常,胆囊增大,壁毛糙。CT:胆囊轻度增大,壁厚毛糙。胰腺弥漫性肿大,密度不均匀,周围可见少量液体渗出。

【问题 3】该患者的诊断是什么?

根据该患者的病史及化验检查和影像学结果,诊断为急性胰腺炎(中度,急性肾损伤)。CT 分级为 B 级。

【知识点】

急性胰腺炎的诊断标准

符合下列 2 项者可诊断:
1. 腹痛 急性发作的持续性、严重的上腹部疼痛,常常放射至背部。
2. 血脂肪酶活性(或淀粉酶)至少比正常值上限高 3 倍。
3. CT 或 MRI 具有急性胰腺炎特征性改变。

【知识点】

急性胰腺炎临床分型

1. 轻度急性胰腺炎(mild acute pancreatitis,MAP) 具备急性胰腺炎的临床表现和生物化学改变,不伴有器官功能衰竭及局部或全身并发症,通常在 1~2 周内恢复。病死率极低。

2. 中度急性胰腺炎(moderately severe acute pancreatitis,MSAP) 具备急性胰腺炎的临床表现和生物化学改变,伴有一过性的器官功能衰竭(48 小时内可自行恢复),或伴有局部或全身并发症而不存在持续性的器官功能衰竭。对于有重症倾向的急性胰腺炎患者,要定期监测各项生命体征并持续评估。

3. 重度急性胰腺炎(severe acute pancreatitis,SAP) 具备急性胰腺炎的临床表现和生物化学改变,须伴有持续的器官功能衰竭(持续 48 小时以上、不能自行恢复的呼吸系统、心血管或肾脏功能衰竭),累及一个或多个脏器。下列情况应诊断为重度急性胰腺炎:①基线或在 72 小时内 CRP ≥ 14 286nmol/L,(150mg/dl);② APACHE Ⅱ 评分 ≥ 8 分(基线或 72 小时内);③持续器官衰竭 >48 小时(充分液体复苏后)。SAP 病死率较高,如后期合并感染则病死率极高。

【知识点】

急性胰腺炎 Ranson 评分标准见表 3-49-1,CT 分级见表 3-49-2。

表 3-49-1　急性胰腺炎 Ranson 评分标准

分类		指标
入院时	非胆源性胰腺炎	年龄 >55 岁
		白细胞计数 >16×10⁹/L
		血糖 >11.1mmol/L
		乳酸脱氢酶 >350IU/L
		谷草转氨酶 >250IU/L
	胆源性胰腺炎	年龄 >70 岁
		白细胞计数 >18×10⁹/L
		血糖 >12.2mmol/L
		乳酸脱氢酶 >400IU/L
		谷草转氨酶 >250IU/L
入院 48 小时后	非胆源性胰腺炎	血细胞比容下降 >10%
		血尿素氮升高 , >1.79mmol/L
		Ca^{2+} <2mmol/L
		动脉血氧分压（PaO_2）<60mmHg
		碱缺乏 >4mmol/L
		液体需要量 >6L
	胆源性胰腺炎	血细胞比容下降 >10%
		血尿素氮升高 , >0.71mmol/L
		Ca^{2+} <2mmol/L
		动脉血氧分压（PaO_2）<60mmHg
		碱缺乏 >6mmol/L
		液体需要量 >4L

注:符合 1~2 条标准,病死率为 1%;符合 3~4 条标准,病死率为 15%;符合标准 ≥ 6 条,病死率约 100%。

表 3-49-2　急性胰腺炎 CT 分级

CT 表现	分级	评分 / 分
正常	A	0
胰腺实质改变,腺体局部或弥漫性肿大	B	1
胰腺实质或周围炎性改变,胰周轻度渗出	C	2
胰周明显渗出,胰腺内或胰周单个区域积液	D	3
胰腺内外广泛积液,胰腺和脂肪坏死,胰腺脓肿	E	4

注:1. 坏死面积评分:无,0 分;<33%,2 分;33%~50%,4 分;>50%,6 分。
　　2. 总分与病死率:0~3 分,病死率 3%;4~6 分,病死率 6%;7~10 分,病死率 17%。

【问题 4】应与哪些疾病进行鉴别诊断?

　　急性胰腺炎诊断与鉴别诊断中具有意义的项目主要包括血尿淀粉酶、脂肪酶,但是疾病的严重程度与淀粉酶及脂肪酶升高的水平不完全平行,因此需要进行其他的辅助检查以明确诊断。目前临床主要应用超声与腹部 CT 甚至强化 CT 检查进行明确诊断与辅助病情评估。

【知识点】

急性胰腺炎的鉴别诊断

1. 急性胆囊炎、胆石症　可有右上腹胀痛，向右胸背及右肩部放射，伴有寒战、发热及黄疸，血尿淀粉酶、脂肪酶正常或稍高，一般不超过正常值的 2 倍，腹部超声及强化 CT 有助鉴别。

2. 胆道蛔虫症　多为儿童及青年。突发剑突下偏右的剧烈阵发性绞痛，向上钻顶样痛，患者辗转不安，出冷汗，痛后如常人，一般症状较重而体征轻，粪便常规可查见虫卵。

3. 胃十二指肠穿孔　多有消化性溃疡病史，突发上腹部剧烈刀割样痛，很快扩散到全腹部，腹壁呈板状强直，肠鸣音消失，腹部立位 X 线片见膈下游离气体可明确诊断。血淀粉酶可升高，但一般不超过正常值 3 倍。

4. 急性肾绞痛　阵发性肾区绞痛，向腹股间区放射，间隙期有胀痛，常伴血尿。

5. 急性心肌梗死　多数患者有冠心病史。胸前区有压迫感，腹部体征不明显。心电图有动态改变，心肌损伤标志物如肌钙蛋白、血清肌酸激酶同工酶和肌红蛋白等可升高。

6. 肠梗阻　有腹部手术史或腹壁疝史。有腹部胀痛、呕吐，停止排气排便，高音调肠鸣音及气过水声，腹部立位 X 线片或 CT 见肠腔胀气并有气液平面。血淀粉酶可升高，但一般不超过正常值 3 倍。

【问题 5】下一步应该采取的措施有哪些？

思路 1：进行密切监护。包括心电、血压和血氧饱和度监测，动态观察腹部体征和肠鸣音改变，记录 24 小时出入量变化，复查实验室指标。

思路 2：急性期主要以支持治疗为主，加强对症处理。

1. 禁饮食，因腹胀给予持续胃肠减压。

2. 补液，纠正内环境紊乱。

3. 镇痛　在严密观察病情下，肌内注射哌替啶 50~100mg。不推荐吗啡，因可导致奥迪（Oddi）括约肌收缩；也不推荐胆碱能受体拮抗剂如山莨菪碱，因可诱发或加重肠麻痹。

4. 促胃肠动力药　如硫酸镁、乳果糖等，也可用中药芒硝、大黄等外敷。

5. 保护肠道黏膜屏障　应用谷氨酰胺制剂保护肠道黏膜屏障。

6. 抑制胰腺外分泌和胰酶活性

（1）生长抑素及类似物：直接抑制胰腺外分泌，奥曲肽首次剂量推注 100μg，继以 25~50μg/h；或生长抑素首次剂量 250μg，继以 250μg/h 维持。

（2）H_2 受体阻滞剂和质子泵抑制剂：抑制胃酸分泌而间接抑制胰腺分泌，预防应激性溃疡。

7. 蛋白酶抑制剂　乌司他丁 10 万 IU 静脉滴注，1~3 次 /d。

8. 抗生素　轻症非胆源性急性胰腺炎酌情使用抗生素，胆源性轻型急性胰腺炎及重型急性胰腺炎常规使用抗生素。应选择针对革兰氏阴性菌和厌氧菌的、能透过血胰屏障的抗生素，如喹诺酮类或头孢类。给予患者莫西沙星 0.4g 静脉滴注。此外，无法用细菌感染解释的发热等表现应考虑真菌感染，在经验性应用抗真菌药同时进行血液或体液真菌培养。

【病历摘要】

患者留观处理 10 小时后仍感腹胀、腹痛，出现高热、神志淡漠、呼吸浅促、脉搏细速、无尿。查体：T 39.2℃，P 120 次 /min，R 35 次 /min，BP 85/47mmHg，SpO_2 92%。全身皮肤散在花斑，双肺呼吸音低，闻及较广泛湿啰音。心律齐，心音略低钝，未闻及病理性杂音；腹膨隆，腹肌紧张，压痛及反跳痛明显。

辅助检查：血常规示白细胞 $24×10^9$/L，血细胞比容 30%；血糖 19.8mmol/L；血清 LDH 3 200IU/L；AST 780IU/L，BUN 21.8mmol/L，Cr 476μmol/L；血清 Ca^{2+} 1.4mmol/L；动脉血气分析：pH 7.15，PaO_2 62mmHg，Lac 4.1mmol/L；CT 增强胰腺实质及周围炎症改变，胰周渗出显著，胰腺实质内或胰周单个液体积聚。图 3-49-1 为其强化 CT 表现。

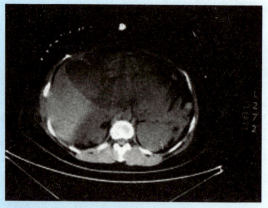

图 3-49-1　患者 CT

【问题 6】如何评估目前病情？

该患者目前情况：重症急性胰腺炎，感染性休克，ARDS、Ranson 评分 ≥ 9 分；CT 分级为 D 级。

【问题 7】应采取何种抢救措施？

1. 抗休克　应用早期目标指导的液体复苏能更好地掌握液体复苏的量、程度、速度，适当增加胶体的补充，避免和减轻因组织低灌注所致的脏器损伤。但不推荐使用羟乙基淀粉扩容治疗。开始给予该患者平衡液 10ml/(kg·h) 静脉滴注，去甲肾上腺素微量泵入。

2. 器官功能维护　给予无创辅助通气；入急诊 ICU（EICU）进行连续性血液净化治疗。

3. 静脉应用胰岛素控制血糖，并维持内环境稳定。

【知识点】

出现下列情况之一时，患者应该转移到监护单元：

1. 重度急性胰腺炎　APACHE Ⅱ 评分 ≥ 8 分，CRP ≥ 14 286nmol/L（150mg/dl），充分液体复苏后器官功能障碍大于 48 小时。

2. 出现如下器官功能障碍的依据：

呼吸：氧合指数（PaO_2/FiO_2）≤ 300mmHg，或呼吸频率 >20 次 /min。

心血管：低血压（液体复苏后，收缩压仍低于 90mmHg，或收缩压下降 40mmHg），需要应用血管活性药物，或 pH<7.3。

肾功能：血肌酐升高 1.5 倍超过 7 天，或血肌酐升高 ≥ 26.5μmol 超过 48 小时，尿量 <0.5ml/(kg·h) 持续 6 小时以上。

3. 需要积极、持续的液体复苏。液体复苏的依据：红细胞浓缩（Hg>160g/L），血细胞比容（Hct）>50%。具有上述条件一个或一个以上者，合并体重指数（BMI）>30kg/m²（亚裔人 >25 kg/m²），应该转入监护单元治疗。肥胖的危重患者转入监护单元的指证可适当放宽。

【知识点】

重症急性胰腺炎的连续性血液净化治疗

连续性血液净化治疗的早期应用已经成为重症患者救治成功的成熟技术之一，有效作用包括：①对促炎因子有显著的清除作用；②对机体免疫紊乱的调节作用；③对器官有显著的保护作用；④可以延长重症急性胰腺炎患者的存活时间。主要应用连续性静脉 - 静脉血液滤过模式（CVVH），高脂血症性胰腺炎可行血液灌流治疗。

【病历摘要】

　　该患者转入抢救室开放中心静脉后,经积极液体复苏及应用去甲肾上腺素抗休克、胰岛素控制血糖等治疗,血压维持在 90/60mmHg,心率 115 次 /min,尿量 15ml/h,收入 EICU 继续治疗。

　　【问题 8】什么时候需请专科会诊?
　　重症急性胰腺炎一般应收入重症监护病房(如 EICU 或 ICU)治疗。胆源性重症急性胰腺炎应请消化科会诊,判断是否行急诊内镜逆行胰胆管造影和括约肌切开术。既往外科手术的指征是胰腺坏死和患者一般情况恶化,随着无菌性和感染性胰腺坏死概念的建立,无菌坏死的患者不需要手术也可恢复。坏死组织感染是外科手术的绝对指征。

(陈玉国)

【推荐阅读文献】

[1] 中华医学会消化病学分会胰腺疾病学组 ,《中华胰腺病杂志》编辑委员会 ,《中华消化杂志》编辑委员会 . 中国急性胰腺炎诊治指南 (2013 年 , 上海). 临床肝胆病杂志 , 2013, 029 (009): 656-660.
[2] CROCKETT S D, WANI S, GARDNER T B, et al. American Gastroenterological Association Institute Clinical Guidelines Committee. American Gastroenterological Association Institute Guideline on initial management of acute pancreatitis. Gastroenterology, 2018, 154: 1096-1101.
[3] GREENBERG JA, HSU J, BAWAZEER M, et al. Clinical practice guideline: management of acute pancreatitis. Can J Surg, 2016, 59: 128-140.

第50章 肝脓肿

【精粹】

1. 肝脓肿(hepatic abscess)是最常见的内脏脓肿,通常分为细菌性肝脓肿和阿米巴肝脓肿。

2. 细菌性肝脓肿常见的侵入途径为胆道感染直接蔓延;肠内容物漏入腹腔造成腹腔感染,经门静脉系统播散至肝脏;全身感染由肝动脉血性播散。

3. 细菌性肝脓肿常见细菌为肺炎克雷伯菌、大肠埃希氏菌、链球菌和葡萄球菌。

4. 对于有疫区接触史的患者,应考虑阿米巴肝脓肿可能,阿米巴肝脓肿是阿米巴病最常见的肠外表现,阿米巴原虫沿门静脉系统上行而引起肝脏感染。

5. 肝脓肿的典型表现为高热、右上腹胀痛和肝区叩痛。

6. 肝脓肿确诊的主要辅助检查是腹部增强CT,腹部超声对肝脓肿有一定的诊断价值,可进行超声引导下脓液抽吸培养获得病原学结果。

7. 肝脓肿的治疗包括抗生素治疗和引流。在没有得到细菌培养和药敏试验结果之前,应该静脉应用广谱抗生素作为起始治疗,并应覆盖厌氧菌。

8. 对于诊断明确、发病时间短、中毒症状轻、脓肿直径 ≤ 5cm 的单个脓肿可行经皮穿刺置管引流或细针抽吸;对于直径 >5cm 的单个脓肿优选置管引流;对于多发性脓肿,包裹性脓肿,经皮穿刺引流 7 日内治疗效果不佳患者,应考虑行外科手术治疗。

【病历摘要】

患者,男,65 岁。体重 75kg。腹胀伴间断发热 1 周。既往胆囊结石、胆囊炎病史,曾于门诊输液抗炎解痉治疗,否认高血压、心脏病、糖尿病史,否认乙型肝炎、结核等传染病史。起病以来,间断发热,睡眠、饮食稍差,体力及体重轻度下降,大小便发黄。查体:BP 132/84mmHg,P 92 次 /min,R 18 次 /min,SpO$_2$ 100%,T 39.2℃。神志清楚,皮肤巩膜稍黄染,腹软,右上腹压痛伴轻度反跳痛,Murphy 征(+),肝脾未触及。辅助检查:门诊胸部 X 线片示心脏增大,余无明显异常。腹部超声示脂肪肝,胆囊多发细小结石,胆囊肿大,胆囊炎并囊内炎性沉积物,余未见明显异常。

各项异常检验值:白细胞计数 12.24×10^9/L,中性粒细胞计数 11.26×10^9/L,谷草转氨酶 37IU/L,谷丙转氨酶 44IU/L。

入院后查腹部增强 CT 示(图 3-50-1):①胆囊炎、胆囊周围及邻近肝 S4 段、S5 段见多发病灶,不除外脓肿;②肝多发囊肿;③胰腺体部囊肿;④扫描范围内示双侧胸腔少量积液。腹部超声示:肝囊肿,静脉增宽,胆囊肿大,胆囊炎,胆囊内异常回声(积脓不除外),胆囊周边常低弱回声(肝脓肿?),胰腺囊肿,少量腹水。

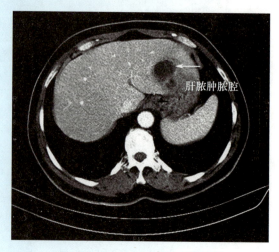

肝脓肿脓腔

图 3-50-1　肝脓肿腹部 CT 表现

【问题 1】该患者的初步诊断是什么?

初步诊断:细菌性肝脓肿。

病史采集:老年男性患者,腹胀伴间断发热 1 周入院,既往胆囊结石胆囊炎病史,起病以来,间断发热。

体格检查:体温 39.2℃,皮肤巩膜稍黄染,腹软,右上腹压痛伴轻度反跳痛,Murphy 征(+)。

辅助检查:腹部超声示脂肪肝,胆囊多发细小结石,胆囊肿大,胆囊炎并囊内炎性沉积物。白细胞计数 12.24×10^9/L;中性粒细胞计数 11.26×10^9/L;腹部增强 CT 示胆囊炎,胆囊周围及邻近肝 S4 段、S5 段见多发病灶,不除外脓肿。

【知识点】

细菌性肝脓肿的致病途径

1. 胆道　据报道,22%~52% 细菌性肝脓肿来自胆道炎症,包括胆石、胆囊炎、胆道蛔虫、其他原因所致胆管狭窄与阻塞等。

2. 门静脉　所有腹腔内、胃肠道的感染均可通过门静脉进入肝脏。以往细菌性肝脓肿最常见来源为化脓性阑尾炎,可占 30%~50%,近年已被胆道感染所取代。其他还有溃疡病、憩室炎、溃疡性结肠炎、大肠癌伴感染和痔核感染等。

3. 肝动脉　全身性或其他全身各部化脓性疾病,如败血症、化脓性骨髓炎、痈疖、亚急性细菌性心内膜炎和呼吸道感染等,均可通过肝动脉进入肝脏。这种途径约占细菌性肝脓肿的 10%。

4. 邻近组织器官化脓性炎症的直接蔓延　包括胆囊、右肾、溃疡病穿孔、胰腺和膈下脓肿等。

【知识点】

肝脓肿的典型表现为高热、右上腹胀痛。其他常见症状包括恶心、呕吐、厌食、体重减轻及不适。肝脓肿病理表现见图 3-50-2。

约 90% 的患者出现发热,50%~75% 的患者出现腹部不适。腹部症状和体征通常局限于右上腹,可能包括疼痛。查体可出现右上腹压痛、叩击痛和肌紧张。缺乏右上腹表现并不能排除肝脓肿。

实验室检查见白细胞显著增高,中性粒细胞百分比达 90% 左右。

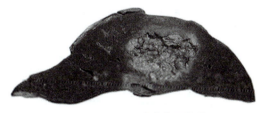

图 3-50-2　肝脓肿病理表现

【问题 2】如何诊断?需要与哪些常见疾病相鉴别?

诊断:根据病史、临床表现以及超声和 X 线检查,即可诊断本病。必要时可在肝区压痛最剧烈处或超声引导下行诊断学穿刺,抽出脓液即可证实本病。

应与下列疾病相鉴别:①阿米巴肝脓肿;②右膈下脓肿;③胆囊或化脓性胆管炎;④肝癌。

【知识点】

1. 细菌性肝脓肿 与阿米巴肝脓肿的鉴别诊断,详见表 3-50-1。

表 3-50-1 细菌性肝脓肿与阿米巴肝脓肿的鉴别诊断

项目	细菌性肝脓肿	阿米巴肝脓肿
病史	继发于胆道感染或其他化脓性疾病	继发于阿米巴痢疾后
症状	病情急骤严重,全身中毒症状明显,有寒战、高热	起病较缓慢,病程较长,可有高热或不规则发热、盗汗
血液化验	白细胞计数及中性粒细胞可明显增加,血液细菌培养可阳性	白细胞计数可增加,如无继发细菌感染,血液细菌培养阴性,血清阿米巴抗体检测阳性
粪便检查	无特殊表现	部分患者可找到阿米巴滋养体或包囊大多为棕褐色脓液,无臭味,镜检有时可找到阿米巴滋养体。若无混合感染,涂片可无细菌
脓液	多为黄白色脓液,涂片和培养可发现细菌	大多为浓褐色脓液,无臭味,镜检有时可找到阿米巴滋养体,若无混合感染,涂片和培养无细菌
诊断性治疗	抗阿米巴药物治疗无效	抗阿米巴药物治疗好转
脓肿	较小,常为多发性	较大多为单发,多见于肝右叶

2. 右膈下脓肿 患者也可有发热,右上腹疼痛表现,实验室检查可有白细胞计数升高、中性粒细胞百分比增加。但脓肿由于靠近膈肌,疼痛常位于近中线的肋缘下或剑突下,有时可牵涉到肩、颈部。脓肿刺激膈肌可引起呃逆。另外,膈下感染可通过淋巴引起胸膜、肺反应,出现胸腔积液、咳嗽和胸痛。脓肿穿破到胸腔发生脓胸。右膈下脓肿可使肝浊音界扩大。10%~25% 的脓腔内含有气体。有时与细菌性肝脓肿不容易鉴别,超声或 CT 检查对右膈下脓肿的诊断及鉴别诊断帮助较大。

3. 肝癌 常见表现为间歇持续性肝脏钝痛或胀痛,若肿瘤侵犯膈肌,疼痛可放射至右肩或右背;向右后生长的肿瘤可致右腰疼痛;突然发生剧烈腹痛和腹膜刺激征提示癌结节包膜下出血或向腹腔破溃。但患者一般无高热。结合超声、增强 CT 和肿瘤标志物等可鉴别。

4. 化脓性胆管炎 大多数患者有胆道疾病史。一般起病急骤,突发剑突下或右上腹部胀痛或绞痛,继而寒战、高热、恶心和呕吐。病情常发展迅猛,有时尚未出现黄疸已发生神志淡漠、嗜睡和昏迷等症状。如未予有效治疗,可出现感染性休克,并出现多脏器功能不全,严重者可在短期内死亡。患者体温常高达 40℃ 以上,脉率达 120~140 次 /min,血压降低,呼吸浅快。剑突下压痛和肌紧张,肝肿大,肝区有叩击痛,有时可触及肿大的胆囊。实验室检查白细胞计数及中性粒细胞百分比均明显升高,许多患者出现代谢性酸中毒,血氧分压明显下降。

【问题 3】如何治疗?

细菌性肝脓肿的治疗应该包括抗生素治疗和引流。

1. 抗生素治疗 细菌性肝脓肿是一种严重的消耗性疾病,常伴有中毒、贫血、低蛋白血症和水电解质紊乱,故应给予充分营养。抗菌药物选择有效广谱抗生素(覆盖肺炎克雷伯菌、大肠埃希氏菌、链球菌和葡萄球菌)或联合用药。在没有得到细菌培养和药敏试验结果之前,应该应用强力广谱抗生素做起始治疗,同时应该加用抗厌氧菌药物。

2. 引流 引流技术包括超声引导下经皮穿刺引流、外科手术引流或内镜下逆行胰胆管造影引流。所选方法取决于脓肿的大小和数量:对于直径 ≤ 5cm 的单个脓肿,可行经皮穿刺置管引流或细针抽吸,引流管应保留到引流量极少时再拔除(一般最长 7 日);对于直径 >5cm 的单个脓肿应选择经皮引流置管,而不是细针抽吸;对于多发性脓肿、包裹性脓肿、脓肿内容物黏稠堵塞引流管、基础疾病需要手术治疗,以及经皮穿刺 7 日内治疗效果不佳的情况,通常首选手术引流。当然,具体如何选择需要由多学科团队通过患者的基础情况,脓肿数量、大小和是否易于达到来决定。

【知识点】

治疗的持续时间

目前患者的最佳治疗持续时间多根据感染程度及患者对初始治疗的临床反应来确定,而不用影像学的恢复作为评判指标。脓肿难以引流的患者通常疗程较长。若患者进行穿刺引流,引流管应保留到引流量极小时再拔除,一般最长 7 日。如果经皮细针抽吸时未放置引流管,则多达一半病例需要行重复抽吸。

抗生素治疗应持续 4~6 周。对初始引流反应良好的患者应接受 2~4 周静脉抗生素治疗,而引流不完全的患者应接受 4~6 周静脉抗生素治疗。剩余疗程可根据培养结果和药敏试验结果来决定。若无培养结果,可经验性给予口服抗生素治疗,包括阿莫西林 - 克拉维酸钾单药或氟喹诺酮类(如环丙沙星或左氧氟沙星)加甲硝唑。

(魏　捷)

【推荐阅读文献】

［1］宋兴超 . 细菌性肝脓肿临床特点及治疗策略 . 当代医学 , 2018, 24 (31): 56-59.
［2］吴在德 . 外科学 . 7 版 . 北京 : 人民卫生出版社 , 2008.
［3］章顺轶 , 陈岳祥 . 细菌性肝脓肿诊治进展 . 临床肝胆病杂志 , 2018, 34 (7): 1577-1580.

第51章 食 管 异 物

【精粹】

1. 单纯的食管异物(esophageal foreign body),经食管镜取出后可很快恢复健康;一旦异物导致食管穿孔后可以引起严重的并发症,甚至危及生命。

2. 有食管异物者,出现颈部皮下气肿或纵隔气肿即示食管已穿孔。

3. 并发症处理 如出现高热、颈部肿胀、疼痛、压痛、皮下气肿和胸痛时,要考虑食管穿孔后引起了食管周围炎、食管周围脓肿或纵隔感染,出现颈部脓肿需做颈侧切开引流,并放置引流管,每日用抗生素液冲洗。

4. CT检查能有效显示食管周围脓肿及纵隔感染,并确定手术引流范围及追踪疗效,故在临床诊治上具有重要的意义。

5. 有食管异物者,先做食管碘甘油造影或颈胸部CT检查以进行定位诊断并明确有无穿孔,但若怀疑穿孔一般不用吞钡检查。

6. 食管嵌顿型异物的处理应尽量控制在24小时内,因持续组织水肿容易形成食管溃疡,将导致穿孔、出血和纵隔脓肿等风险增加。

7. 如患者出现呼吸困难,必要时行气管切开。

8. 食管异物患者的诊断流程,见图3-51-1。

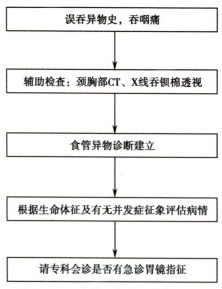

图3-51-1 食管异物患者的诊断流程

【病历摘要】

患者,女,46岁。因"误吞鸡骨后吞咽痛1小时"来诊。患者1小时前误吞鸡骨后出现吞咽时胸骨后疼痛,无肩背部放射痛,无呕吐、咯血、呼吸困难。查体:T 36.5℃,P 78次/min,R 20次/min,BP 120/75mmHg,SpO₂ 97%。神志清,心、肺、腹部检查未发现异常。

【问题1】患者目前有无生命危险? 最可能的诊断是什么?

思路1:生命体征。

患者为中年女性,目前生命体征平稳,无明显血氧下降、呼吸急促,可暂不予以吸氧、建静脉通路等基本处理。应警惕食管异物致使食管破裂的危险,密切观察病情变化,如有需要及时入抢救室。

思路2:辅助检查。

结合病史及查体,考虑食管异物的可能性最大,需借助辅助检查才能确定异物位置,选择治疗手段。

【问题2】选择何种检查明确诊断?

1. 间接喉镜检查可见双侧梨状窝积液。

2. X线吞钡棉透视可见第4胸椎水平有挂棉。

【知识点】

食 管 异 物

食管异物绝大多数发生在食管入口处或食管狭窄处。临床表现主要是咽下困难。异物停留于食管,由于机械性阻塞而影响吞咽,轻者如圆钝异物,或可稍进流食或半流食饮食,重者则滴水难咽,常张口流涎,同时感胸部有物阻塞。

根据病史、症状、检查,诊断不难。可嘱患者作咽口水动作,此时面部可立即出现特殊痉挛性的痛苦表情,转头缩颈,手扶痛处。间接喉镜检查见到梨状窝有唾液滞留,或杓状软骨呈水肿隆起,应认为有食管异物可能。颈胸部CT检查可以进行定位诊断并明确有无穿孔。食管X线检查,对金属不透光异物或大块致密骨质可以确诊,并可经X线片定位。对较小、不显影和非金属异物可用钡剂检查,或加入棉絮纤维做透视定位。疑有食管穿孔时应改用碘油。少数病例应做食管镜检查。

【知识点】

食管的三个生理狭窄

食管是前后扁窄的长管状器官,上方起于环状软骨,向下经纵隔穿膈肌的食管裂孔入腹腔,接于胃的贲门。食管的全长有三个生理性狭窄:

第一个狭窄位于食管的起端,即咽与食管的交接处,相当于环状软骨和第6颈椎体下缘,由环咽肌和环状软骨所围成,距离中切牙约15cm。

第二个狭窄在食管入口以下7cm处,位于左主支气管后方与之交叉处,相当于胸骨角或第4、5胸椎之间的水平,距离中切牙约25cm。由主动脉弓从其左侧穿过和左支气管从食管前方越过而形成,该部位是食管异物易存留处。

第三个狭窄是食管通过膈肌的裂孔处,距离中切牙约40cm。

【知识点】

食管异物的鉴别诊断

食管癌:病程较长,常为数月,进食困难呈进行性加重,消瘦。食管钡剂检查时发现局部黏膜皱襞增粗、不规整、中断、消失或管壁僵硬、管腔变窄、管腔扩张等改变。应注意两病可同时存在。

【问题3】下一步需做何处理?

思路1:食管异物应于内镜下取出,若异物存留时间较久,患者就诊时极度衰竭、脱水,食管炎症较重,应先纠正全身情况,进行抗感染治疗,待情况好转再进行内镜检查并取出异物。

思路2：对特殊形状、尖锐带钩异物（如义齿等）应先设计取出方案，再行手术取出，防止强拉、硬拉造成食管黏膜损伤、穿孔等并发症。

思路3：内镜手术后若有黏膜损伤，应禁食或镜下留鼻饲管，给足量广谱抗生素。

该患者最终解决方案：表面麻醉下行内镜检查并取出异物。

【问题4】什么时候需请外科专科会诊？

思路1：如已有并发症或异物插入主动脉弓压迫食管狭窄部位，发生大出血可能性大时，立即请胸、心外科开胸取出。

思路2：食管穿孔者亦应请胸、心外科协助处理。

（陈玉国）

【推荐阅读文献】

于学忠.协和急诊医学.北京：科学出版社,2011.

第52章　弥散性血管内凝血

【精粹】

1. 弥散性血管内凝血(disseminated intravascular coagulation, DIC)本身并不是一个独立的疾病,只是众多疾病复杂的病理生理过程中的环节,故在接诊后应对病情进行全面评估,积极评估和处理原发病。

2. 提高对 DIC 的认识和警惕性,如果患者存在高危因素,又有 DIC 相关的临床表现,要及时考虑 DIC 的可能,再密切结合临床及实验室检查进行综合判断。

3. DIC 是一个复杂和动态的病理生理过程,不能仅仅依靠单一的实验室检测指标和单次检查结果来确诊,应该强调综合分析和动态监测。

4. DIC 的临床表现多样、诊断困难且治疗个体化差异较大,如怀疑 DIC,可尽早请相关专科如血液科会诊。

【病历摘要】

患者,男,43 岁。因"车祸致下腹部疼痛 4 天"由基层医院转院来急诊。4 天前患者骑摩托车与汽车相撞,当时无意识障碍,感觉下腹部疼痛,送至当地医院就诊,X 线提示骨盆骨折,予住院观察治疗。入院后患者腹痛、腹胀加重,并出现高热。1 天前在全麻下行剖腹探查术,术中发现乙状结肠破裂,行乙状结肠造瘘术。术后高热不退,进而出现血压下降、呼吸急促、少尿和腹胀明显等。为进一步治疗而转上级医院。既往体健,否认过敏史。

【问题 1】急诊接诊后首先应该做些什么?

思路 1:患者为外伤术后第 4 天,因病情危重从基层医院转到上级医院,生命体征不平稳。首先应进入急诊抢救室监测生命体征,立即进行初步评估,判断是否存在危及生命、需要紧急处理的问题,包括气道、呼吸和循环等情况。因患者神志模糊,呼吸急促,面罩高流量吸氧下氧合状况不佳,且血流动力学不稳定,需要考虑尽快予以气管插管、机械通气。同时核查当地医院已经建立的静脉通路通畅,抽取血标本待送实验室检查等。

思路 2:该患者原发病为道路交通事故导致的创伤,因此在完成对患者的初步评估后,应进行从头到脚的全面创伤评估,包括头颅、颌面部、颈部、胸腔、腹腔、骨盆、脊柱和四肢等,关注腹部手术后的相关情况。

思路 3:要尽可能全面了解患者此次受伤和救治的具体经过,包括既往史、过敏史等信息,有助于全面准确地掌握病情,从而作出正确的判断和采取合适的诊疗措施。

【病历摘要】

入院查体:嗜睡状态,精神萎靡;T 39.2℃,BP 97/56mmHg(去甲肾上腺素针 2.4mg/h 维持),P 130 次 /min,R 36 次 /min;面罩 10L/min 吸氧,SpO$_2$ 92%,双侧呼吸音粗、对称,未闻及明显的干湿啰音;留置胃管,胃肠减压引出约 200ml 咖啡色液体;腹部较膨隆,肠鸣音未闻及,广泛压痛,腹部正中约 20cm 的手术切口,左侧肠造瘘口接引流袋,腹腔引流管 3 根,有淡血性液体引出;骨盆带固定;全身皮肤可见多处皮下出血点,留置导尿,尿色呈茶色。

【问题2】如何选择检查明确诊断?

思路1: 根据患者原发疾病和并发症评估的需要确定检查项目。考虑患者为高能量机制导致的创伤,需要警惕全身多处损伤的可能,应逐项评估和筛查各解剖部位,根据需要和急迫程度安排辅助检查,包括腹部超声、胸部 X 线片,病情允许时考虑头部、胸部和腹部 CT 检查。另外要评估全身各脏器的功能状况,包括血常规、血气分析、血生化、凝血功能和血乳酸,检查感染相关指标如 C 反应蛋白、降钙素原,送检血培养、腹腔引流液培养。

思路2: 除原发病外,结合患者的临床表现,需要高度怀疑弥散性血管内凝血(DIC)可能。故还应行相关的实验室检查,包括两方面:一是反映凝血因子消耗的检查,包括凝血酶原时间(PT)、活化部分凝血活酶时间(APTT)、血浆纤维蛋白原浓度及血小板计数;二是反映纤溶系统活化的指标,包括 D-二聚体、纤维蛋白降解产物(FDP)和 3P 试验等。血栓弹力图(thromboelastography,TEG)能够全面提供从血块形成到纤维蛋白溶解的全过程,对凝血因子、纤维蛋白原、血小板聚集功能及纤维蛋白溶解等方面进行全面评估,对 DIC 的诊断具有很好的价值。

【知识点】

DIC 的病因及临床表现

弥散性血管内凝血(DIC)的病因很多,包括感染性疾病、病理产科、严重外伤或大型手术、恶性肿瘤、溶血性输血、严重肝病、严重中毒或免疫反应等。

其临床表现为:

1. **出血** 为自发性,多部位出血,常见于皮肤、黏膜、伤口及穿刺部位,严重者可危及生命。

2. **休克或微循环衰竭** DIC 诱发的休克不能用原发病解释,顽固而不容易纠正,早期可出现肾、肺、脑等器官的功能不全。顽固性休克是 DIC 病情严重、预后不良的征兆。

3. **微血管栓塞** 微血管栓塞分布广泛。可为浅层栓塞,见于皮肤、黏膜等部位,表现为皮肤发绀,进而发生灶性坏死、斑块状坏死或溃疡形成。栓塞也常发生在深部器官,多见于肾脏、肺、脑等脏器,可表现为急性肾衰竭、呼吸衰竭和意识障碍等。虽然出血是 DIC 的最典型临床表现,但器官功能衰竭在临床上却更为常见。

4. **微血管病性溶血** 可表现为进行性贫血,贫血程度与出血量不成比例,偶见皮肤、巩膜黄染。

【病历摘要】

辅 助 检 查

血常规:白细胞计数 15.5×10^9/L,中性粒细胞百分比 87%,血红蛋白 63g/L,血小板计数 38×10^9/L。

动脉血气分析:pH 7.21,氧分压 55mmHg,二氧化碳分压 30mmHg,碱剩余 -9mmol/L。

血生化:谷丙转氨酶 189IU/L,谷草转氨酶 146IU/L,血糖 13.6mmol/L,尿素氮 14.5mmol/L,肌酐 196μmol/L,钾 5.35mmol/L,钠 146mmol/L,氯 110mmol/L。

心肌酶谱:肌酸激酶 3 861IU/L,CK-MB 50IU/L,乳酸脱氢酶 1 252IU/L,TnI 0.28μg/L。

血乳酸:8.2mmol/L。

凝血功能:凝血酶原时间 21.5 秒,部分凝血酶原时间 76.7 秒,凝血酶时间 22 秒,血浆纤维蛋白原 0.82g/L,D-二聚体 2.115mg/L,3P 试验阳性。

【问题3】目前诊断是什么?

结合患者的病史、查体及实验室检查结果,患者目前诊断为:

1. 乙状结肠破裂伴弥漫性腹膜炎,剖腹探查、乙状结肠造瘘术后。

2. 骨盆骨折。

3. 感染性休克,多脏器功能不全(呼吸、循环、肾脏功能不全,弥散性血管内凝血)。

思路 1：参照中华医学会血液学分会血栓与止血学组制定的《弥散性血管内凝血诊断与治疗中国专家共识(2012 年版)》，诊断时需要考虑如下思路：

DIC 必须存在基础疾病，结合临床表现和实验室检查才能作出正确诊断。由于 DIC 是一个复杂和动态的病理变化过程，不能仅依靠单一的实验室检测指标及一次检查结果得出结论，需强调综合分析和动态监测。

1. 临床表现

(1)存在易引起 DIC 的基础疾病。

(2)有下列一项以上临床表现：①多发性出血倾向；②不易用原发病解释的微循环衰竭或休克；③多发性微血管栓塞的症状、体征。

2. 实验检查指标，同时有下列 3 项以上异常　①PLT<100×10^9/L 或进行性下降；②血浆纤维蛋白原<1.5g/L 或进行性下降；③血浆 FDP>20mg/L，或 D- 二聚体水平升高或阳性，或 3P 试验阳性；④PT 缩短或延长 3 秒以上，或 APTT 缩短或延长 10 秒以上。

思路 2：中华医学会血液学分会血栓与止血学组制定《弥散性血管内凝血诊断中国专家共识(2017 版)》，提出中国弥散性血管内凝血诊断积分系统(Chinese DIC scoring system, CDSS)(表 3-52-1)，值得参考。

该评分系统包括原发病、临床表现和实验室指标 3 部分的内容。对于非恶性血液病，每日计分 1 次，>7 分时可诊断为 DIC；如果是恶性血液病，临床表现第一项不参与评分，每日计分 1 次，>6 分时可诊断为 DIC。

表 3-52-1　中国弥散性血管内凝血诊断积分系统(CDSS)

积分项	分数/分
存在导致 DIC 的原发病	2
临床表现	
不能用原发病解释的严重或多发出血倾向	1
不能用原发病解释的微循环障碍或休克	1
广泛性皮肤、黏膜栓塞，灶性缺血性坏死、脱落及溃疡形成，不明原因的肺、肾、脑等脏器功能衰竭	1
实验室指标	
血小板计数	
非恶性血液病	
≥100×10^9/L	0
(80~<100)×10^9/L	1
<80×10^9/L	2
24h 内下降 ≥50%	1
恶性血液病	
<50×10^9/L	1
24h 内下降 ≥50%	1
D 二聚体	
<5mg/L	0
5~<9mg/L	2
≥9mg/L	3
PT 及 APTT 延长	
PT 延长 <3s 且 APTT 延长 <10s	0
PT 延长 ≥3s 或 APTT 延长 ≥10s	1
PT 延长 ≥6s	2
纤维蛋白原	
≥1.0g/L	0
<1.0g/L	1

注：非恶性血液病，每日计分 1 次，≥7 分时可诊断 DIC；恶性血液病，临床表现第一项不参与评分，每日计分 1 次，≥6 分时可诊断 DIC。DIC，弥散性血管内凝血；PT，凝血酶原时间；APTT，活化部分凝血活酶时间。

思路 3：鉴别诊断。DIC 的鉴别诊断包括可引起出血和高凝状态的其他疾病，例如严重肝病、肝素诱导的血小板减少症，以及其他导致微血管病性溶血性贫血和血小板减少的病因（如血栓性血小板减少性紫癜）。

1. 血栓性血小板减少性紫癜（TTP）　是一组以血小板血栓为主的微血管血栓出血综合征，主要临床特征包括微血管病性溶血性贫血、血小板减少、神经精神症状、发热和肾脏受累等。遗传性 TTP 系 *ADAMTS13* 基因突变导致酶活性降低或缺乏所致；特发性 TTP 因患者体内存在抗 *ADAMTS13* 自身抗体（抑制物）而导致 *ADAMTS13* 活性降低或缺乏；继发性 TTP 由感染、药物、肿瘤和自身免疫性疾病等因素引发。

2. 溶血性尿毒症综合征（HUS）　是以微血管内溶血性贫血、血小板减少和急性肾功能衰竭为特征的综合征。病变主要局限于肾脏，主要病理改变为肾脏毛细血管内微血栓形成，少尿、无尿等尿毒症表现更为突出，多见于儿童与婴儿，发热与神经系统症状少见。HUS 分为流行性（多数有血性腹泻的前驱症状）、散发性（常无腹泻）和继发性。实验室检查：尿中大量蛋白、红细胞、白细胞、管型、血红蛋白尿、含铁血黄素及尿胆素，肾功能损害严重；HUS 患者血小板计数一般正常，血涂片破碎红细胞较少，血浆 *ADAMTS13* 活性无降低。

3. 严重肝病　多有肝病史，黄疸、肝功能损害症状较为突出，血小板减少程度较轻、较少，凝血因子Ⅷ活性正常或升高，纤溶亢进与微血管病性溶血表现少见，但需注意严重肝病合并 DIC 的情况。

4. 原发性纤溶亢进　严重肝病、恶性肿瘤、感染、中暑和冻伤可引起纤溶酶原激活物抑制物（PAI）活性减低，导致纤溶活性亢进、纤维蛋白原减少、其降解产物 FDP 明显增加，引起临床广泛、严重出血，但无血栓栓塞和微循环衰竭表现。原发性纤溶亢进时无血管内凝血存在，无血小板消耗与激活，因此血小板计数正常。由于不是继发性纤溶亢进，故 D- 二聚体正常或轻度增高。

【问题 4】什么时候需请专科会诊？

DIC 的临床表现多样，诊断有一定困难，且治疗上个体化差异较大，如怀疑患者存在 DIC，应及时请血液科及原发疾病相关学科会诊协助诊治。

【问题 5】DIC 的治疗原则是什么？

强调原发病的治疗是终止 DIC 病理过程的最关键措施。DIC 的治疗原则是序贯性、及时性、个体性和动态性。主要治疗包括：

1. 祛除产生 DIC 的基础疾病和诱因。本病例导致 DIC 的病因为脓毒症，需要积极补充血容量、纠正低灌注和低氧；评估腹腔感染的情况，有无存在腹腔引流不通畅、腹腔脓肿，可选择腹腔 CT 检查，必要时进行脓肿穿刺置管引流或在原引流管基础上进行冲洗引流；使用覆盖腹腔感染常见病原菌的广谱抗菌药物，可选择哌拉西林 / 他唑巴坦、碳青霉烯类，后续根据腹腔引流物培养结果再调整。

2. 抗凝治疗的目的是阻止凝血过度活化、重建凝血 - 抗凝平衡、中断 DIC 的病理生理过程。一般认为，DIC 的抗凝治疗应在处理基础疾病的前提下，与凝血因子补充同步进行。临床上常用的抗凝药物为肝素，主要包括普通肝素和低分子量肝素。

适应证：① DIC 早期（高凝期）；②血小板及凝血因子呈进行性下降，微血管栓塞表现（如器官功能衰竭）明显者；③消耗性低凝期但病因短期内不能祛除者，在补充凝血因子情况下使用；④除外原发病因素，顽固性休克不能纠正者。

禁忌证：①手术后或损伤创面未经良好止血者；②近期有严重的活动性出血；③蛇毒所致 DIC；④严重凝血因子缺乏及明显纤溶亢进者。但至今没有直接的证据说明抗凝治疗对 DIC 的效果，只适用于危重、非出血的 DIC 患者进行静脉血栓栓塞症的预防性抗凝。

3. 恢复血小板和血浆凝血因子水平，纠正消耗性的凝血功能异常，可输注新鲜冷冻血浆、凝血酶原复合物、冷沉淀、纤维蛋白原，使血浆纤维蛋白原大于 1g/L。当血小板计数低于 20×10^9/L，或低于 50×10^9/L 但有较明显的活动性出血或需要一些侵袭性治疗，予以输注血小板。

4. 一般禁用抗纤溶药物，可用于伴纤溶亢进状态的大出血患者。

5. 对症和脏器功能支持治疗，包括呼吸、循环和肾脏等主要脏器功能的支持，避免继发的缺血 / 缺氧性损害加重。

（张　茂）

【推荐阅读文献】

［1］中华医学会血液学分会血栓与止血学组 . 弥散性血管内凝血诊断中国专家共识 (2017 年版). 中华血液学杂志 , 2017, 38 (5): 361-363.

［2］中华医学会血液学分会血栓与止血学组 . 弥散性血管内凝血诊断与治疗中国专家共识 (2012 年版). 中华血液学杂志 , 2012, 33 (11): 978-979.

［3］WADA H, THACHIL J, NISIO M D, et al. Guidance for diagnosis and treatment of disseminated intravascular coagulation from harmonization of the recommendations from three guidelines. J Thromb Haemost, 2013, 11: 761-767.

第53章　血小板减少性紫癜

【精粹】

1. 血小板减少性紫癜是一种以血小板减少为特征的出血性疾病,主要表现为皮肤、脏器的出血性倾向及血小板显著减少,可分为特发性血小板减少性紫癜、继发性血小板减少性紫癜。

2. 特发性血小板减少性紫癜(idiopathic thrombocytopenic purpura,ITP),又称"原发性血小板减少性紫癜",由于许多患者仅有血小板减少而无出血体征,紫癜也被取消,故目前称为"原发性免疫性血小板减少症"(primary immune thrombocytopenia)。

3. ITP可以发生在任何年龄阶段,一般儿童发病多为急性型,成人ITP多为慢性型。

4. ITP特点是皮肤黏膜出血为主,血小板减少及寿命缩短,巨核细胞成熟障碍,抗血小板自身抗体出现。

5. ITP的诊断标准　至少2次化验血小板计数减少,血细胞形态无异常;脾脏一般不增大。骨髓检查:巨核细胞数增多或正常、有成熟障碍;排除其他继发性血小板减少症。

6. ITP治疗的主要目的是控制出血、减少血小板破坏,使血小板数量满足机体止血需要,而不是使血小板达到正常数量,即维持ITP患者安全、不发生大出血是治疗的主要目的。

7. ITP的一线治疗药物为糖皮质激素和丙种球蛋白,二线治疗目前主要的治疗方法有脾切除、利妥昔单抗、TPO及其受体激动剂。

【病历摘要】

患者,女,50岁。主因"发现双下肢皮肤出血点5天"来急诊就诊。患者5天前无明显诱因出现双下肢皮肤有出血点,为针尖样大小,较为散在,无关节红肿,口腔黏膜偶有出血,无鼻出血及牙龈出血,无呕血黑粪,至当地医院就诊,查血常规血小板极低,未做治疗,建议上级医院就诊,来笔者所在医院急诊。血常规示血小板 5×10^9/L,追问病史,10天来无上呼吸道感染症状,有腹泻,现已好转,无恶心呕吐,无尿频尿急,无下肢水肿,为进一步诊治收住入院。

既往史:有高血压病史,否认糖尿病史,否认食物药物过敏史,否认输血史,有下肢静脉曲张及阑尾炎手术史。

体格检查:T 36.8℃,P 82次/min,R 14次/min,BP 130/75mmHg。神志清醒,发育正常,营养良好,正常面容,体型适中,步入病房,自主体位,对答切题,查体合作。皮肤黏膜无黄染,无肝掌,无蜘蛛痣,无贫血貌。全身浅表淋巴结无肿大。无巩膜黄染,口唇红润。颈软,颈静脉无怒张,肝-颈静脉回流征未做,双侧甲状腺无肿大。双肺呼吸音清,未及干啰音、湿啰音。心率82次/min,心律齐,无病理性杂音。腹壁柔软,无压痛,无反跳痛,肝肋下未触及,脾肋下未触及,未触及腹部包块。无肝区叩击痛,无肾区叩击痛、移动性浊音。四肢活动自如,双下肢无水肿。双下肢皮肤散在出血点。生理反射存在,病理反射未引出。

辅助检查:血常规示,单核细胞百分比4.2%,红细胞计数 5.38×10^{12}/L,血小板计数 5×10^9/L;血型A型(Rh阳性);电解质、肝肾功能、心肌酶正常;凝血功能四项及D-二聚体正常。

【问题1】该患者的初步拟诊诊断是什么?

思路:该患者以皮肤紫癜来诊,需要围绕紫癜进行病因的鉴别诊断,紫癜的病因包括血管外因素、血管因素、血小板因素和凝血因子因素:

1. 血管外因素多见于老年性或恶病质性紫癜，毛细血管与小血管稍受轻微外力撞压即可引起破裂出血而致紫癜，该患者体型匀称，且无外伤、磕碰史，既往也无皮肤磕碰后出现紫癜的病史，故血管外因素不考虑。

2. 血管因素紫癜是指因毛细血管壁的损害，使血液从血管内渗出到血管外形成的紫癜。血管因素所引起的紫癜占全部紫癜的首位。此类紫癜最常见者为过敏性紫癜。其次，细菌或病毒感染、维生素 C 缺乏和化学因素等均可使血管壁受损而引起紫癜。对于此病例，该类紫癜需要进行进一步鉴别。

3. 凝血因子因素紫癜是因凝血因子缺乏常致凝血障碍而导致紫癜。此类疾病较少，病因多为先天性，少数为获得性（主要由肝病引起），该患者无血友病等先天凝血相关疾病病史，无肝病史，凝血及纤溶指标正常，故此类紫癜不考虑。

4. 血小板因素紫癜，血小板减少或血小板功能缺陷则止血功能减弱或丧失，均易致紫癜。可以是血小板减少引起，也可以是血小板功能缺陷性疾病如出血性血小板增多症、血小板无力症等引起。该患者同时存在紫癜伴血小板减少，发病前有上呼吸道感染病史，故首先拟诊血小板减少性紫癜，过敏性紫癜证据不足。

【知识点】

过敏性紫癜

1. 过敏性紫癜又称"Schonlein-Henoch 综合征"，为一种常见的血管变态反应性疾病，因机体对某些致敏物质产生变态反应，导致毛细血管脆性及通透性增加，血液外渗，产生紫癜、黏膜及某些器官出血。可同时伴发血管神经水肿、荨麻疹等其他过敏表现。

2. 药疹有一定的服药史，皮疹常分布于全身，停药后药疹即可消失。

3. 过敏性紫癜发病前 1~3 周有低热、咽痛、全身乏力或上呼吸道感染史。

4. 典型过敏性紫癜患者有四肢皮肤紫癜，可伴腹痛、关节肿痛或血尿。

5. 过敏性紫癜是以小血管炎为主要病变的系统性血管炎。多为急性起病，临床上以皮肤紫癜为首发症状者多见，少数以腹痛、关节痛和血尿为首发症状。

6. 过敏性紫癜通常根据病变累及部位所出现的临床表现分为紫癜型、腹型、关节型、肾型、混合型和少见类型。

7. 紫癜型最常见，主要表现为皮肤紫癜，局限于四肢，尤其是下肢及臀部，躯干极少累及。紫癜常成批反复发生、对称分布，可同时伴发皮肤水肿、荨麻疹。紫癜大小不等，初呈深红色，按之不褪色，可融合成片形成瘀斑，数天内渐变成紫色、黄褐色和淡黄色，经 7~14 天逐渐消退。

8. 腹型除皮肤紫癜外，因消化道黏膜及腹膜脏层毛细血管受累而产生一系列消化道症状及体征，如恶心、呕吐、呕血、腹泻及黏液便、便血等。其中腹痛最为常见，常为阵发性绞痛，多位于脐周、下腹或全腹，发作时可因腹肌紧张及明显压痛、肠鸣音亢进而误诊为外科急腹症。

9. 关节型除皮肤紫癜外，因关节部位血管受累出现关节肿胀、疼痛、压痛及功能障碍等表现。多发生于膝、踝、肘和腕等大关节，呈游走性、反复性发作，经数天而愈，不遗留关节畸形。

10. 肾型在皮肤紫癜的基础上，因肾小球毛细血管袢炎症反应而出现血尿、蛋白尿及管型尿，偶见水肿、高血压及肾衰竭等表现。肾损害多发生于紫癜出现后 1 周，亦可延迟出现。

11. 皮肤紫癜应与药疹、血小板减少性紫癜相鉴别；关节型应与风湿性关节炎相鉴别；腹型应与急腹症相鉴别；肾型应与急性肾小球肾炎、狼疮肾炎、肾结核相鉴别。

【知识点】

过敏性紫癜治疗要点

1. 祛除变应原。

2. 一般治疗　①抗组胺药物，疗效不定；②改善血管通透性药物：芦丁、维生素 C 及钙制剂。

3. 肾上腺皮质激素及免疫抑制剂 激素适用于有严重皮肤损害的过敏性紫癜或者关节型、腹型紫癜患者。常用泼尼松 30mg,症状严重者可用氢化可的松或地塞米松每日静脉滴注。激素对肾型往往疗效不佳,也不能防止复发。肾型患者可加用免疫抑制剂(硫唑嘌呤、环磷酰胺、雷公藤)进行治疗。也可采用激素和免疫抑制剂联合疗法。

4. 对症治疗 关节肿痛者可口服阿司匹林。腹痛明显者可予阿托品或山莨菪碱(654-2)口服或皮下注射。腹痛疑为肠套叠或肠穿孔者,需及时手术治疗。消化道出血者可予以奥美拉唑治疗。

5. 抗凝药 适用于肾型患者。

6. 其他 前列腺素 E 也有预防和治疗紫癜性肾炎的作用。

【问题 2】为明确诊断,还应该选择何种检查进一步明确诊断?

该患者需要进一步做的检查:病原学检查;抗核抗体(ANA)、抗可溶性抗原(ENA);肿瘤标志物;肝脾超声;血小板相关抗体。

思路:该患者目前拟诊血小板减少性紫癜,但引起血小板减少症的病因众多,需要进行仔细鉴别。血小板减少可见于特发性血小板减少症、继发性血小板减少症(可因骨髓造血障碍致血小板发生减少,见于再生障碍性贫血、白血病、癌症骨转移引起)、放射物质及化学药品破坏巨核细胞而使血小板生成减少、重度感染(如伤寒、流行性脑脊髓膜炎、败血症)使血小板破坏过多等。此外,脾功能亢进、红斑狼疮和尿毒症等也可使血小板减少。该患者需要进一步完善检查排除上述病因。

【病历摘要】

完善检查:EBV IgM、IgG 阴性;单纯疱疹病毒阴性;呼吸道病原感染联合检测阴性;肥达、外斐反应阴性;ANA、ENA 阴性;肿瘤标志物阴性;全腹超声未见异常;血小板相关抗体(PAIg)(+)和血小板相关补体(PAC3)(+)。结合病史,临床表现及实验室检查,排除其他可能引起血小板减少的疾病,该患者明确诊断为:特发性血小板减少性紫癜(ITP)。

【知识点】

特发性血小板减少性紫癜/原发性免疫性血小板减少症

1. ITP 分为原发性 ITP 和继发性 ITP 两类。原发性 ITP 是指暂未找到特殊致病原因的单纯性血小板减少;继发性 ITP 是指除了原发性 ITP 以外的所有形式的免疫介导的血小板减少症。继发性 ITP 包括药物诱导、狼疮相关性及其他继发性 ITP(HIV 相关性、HCV 相关性、幽门螺杆菌感染相关性)等。通常 ITP 指的是原发性 ITP。

2. ITP 可以发生在任何年龄阶段,一般儿童发病多为急性型,成人 ITP 多为慢性型。

3. 临床上常根据患者的病程将 ITP 划分为急性型和慢性型,病程在 6 个月以内的称为急性型,6 个月以上的为慢性型,有的急性可能转为慢性型。

4. 急性型 ITP 常见于儿童,占儿童 ITP 的 70%~90%,发病前 1~3 周常有上呼吸道感染的前驱症状,起病急骤,出现全身性皮肤、黏膜出血,起病时常首先出现肢体皮肤瘀斑,少数不仅表现在皮肤黏膜出血,还有内脏出血,如消化道、泌尿道出血或视网膜、颅内出血等。病程多为自限性,80% 以上可以在病后半年内自行缓解,平均病程 4~6 周,少数迁延半年或数年以上转为慢性。

5. 慢性型 ITP 多见青年女性,为男性的 3~4 倍,起病隐匿,无明显前驱症状,30%~40% 患者在诊断时无任何症状,多在常规检查时偶然发现;常表现为不同程度的皮肤与黏膜出血,出血症状常呈持续性或反复发作,皮肤紫癜及瘀斑可发生于全身任何部位,以四肢远端多见,自发性缓解少见。

6. 实验室检查

血小板计数减少:程度不一,急性型多 $<20 \times 10^9/L$;慢性型多在 $50 \times 10^9/L$ 左右。

骨髓检查:红系及粒、单核系正常,巨核细胞异常,急性型巨核细胞数量轻度增多或正常,出现巨核细胞发育障碍,可见幼稚巨核细胞增多,慢性型骨髓象中巨核细胞显著增多,颗粒巨核细胞增多但是产板型巨核细胞显著减少或缺乏。

血小板相关抗体:血小板相关抗体(PAIg)、PAC3的测定已成为诊断ITP的一项重要检测方法。

7. 诊断要点 ①出血征象:广泛皮肤、黏膜出血,可累及内脏;②多次检验血小板计数减少,小于 $100 \times 10^9/L$;③脾不大或轻度肿大;④骨髓巨核细胞增多或正常,有成熟障碍;⑤泼尼松治疗有效、脾切除有效、抗血小板抗体增多、血小板寿命测定缩短,上述四点中具备任何一点;⑥可排除继发性血小板减少症:老年人ITP应与其他继发性血小板减少性紫癜鉴别,如药物、感染等原因,若伴有脾大,应警惕可能有引起血小板减少的其他疾病。

【问题3】明确诊断后,下一步应做如何治疗?

思路1:ITP治疗的主要目的是控制出血、减少血小板破坏,使血小板数量满足机体止血需要,而不是使血小板达到正常数量,即维持ITP患者安全、不发生大出血是治疗的主要目的。

思路2:患者目前诊断明确,目前无内脏出血的临床表现,但血小板极低,是否需要常规输注单采血小板? ITP治疗的主要目的是使血小板数量满足机体止血需要,而不是强调使血小板数量达到正常,而且ITP因免疫介导的血小板过度破坏,血小板的输注虽然可以暂时提高血小板数量,但在体内会快速破坏,反复输注使患者产生同种抗体,因此需权衡利弊,而不应该常规输注血小板。

【病历摘要】

该患者治疗方案:卧床休息,避免外伤;申请单采血小板2个治疗量;予治疗糖皮质激素甲泼尼龙40mg,2 次/d,静脉滴注免疫球蛋白20g,1 次/d,3 天后复查血常规提示 PLT $28 \times 10^9/L$,撤销申请血小板,6 天后查 PLT $110 \times 10^9/L$,改泼尼松 30mg,1 次/d,维持治疗。

【知识点】

ITP急诊的治疗

儿童ITP多为急性自限性疾病,80%~90%在病后半年内恢复,而成人ITP常属慢性型,自发缓解少见。因此,成人ITP的治疗尤为重要,原则上,血小板计数在(30~50)$\times 10^9/L$ 以上时一般不会有出血危险,可以不予治疗,仅给予观察和随访。如果发病时患者血小板计数严重减少,小于 $30 \times 10^9/L$ 并伴有明显出血,则需紧急和适当处理。

ITP急诊的治疗:对血小板 $<20 \times 10^9/L$ 者、出血严重者、疑有或已发生颅内出血者、近期有手术或分娩者按急诊治疗。

1. 血小板输注 适用于血小板 $<20 \times 10^9/L$,疑有颅内出血或活动性出血者,输入的血小板有效作用时间为1~3 天,必要时可3 天输注一次,但多次输注后患者体内可产生相应的同种抗体、发生血小板输注反应,出现畏寒、发热,输入的血小板也会迅速破坏,使治疗无效。

2. 静脉免疫球蛋白 $0.4g/(kg \cdot d) \times 4$~5 天,1 个月后重复,主要起封闭单核巨噬细胞受体、抗体中和与免疫调节作用。可作为泼尼松或脾切除无效,或脾切除术后复发,严重出血的一种急救措施,治疗后80% 以上患者血小板升至 $50 \times 10^9/L$ 以上,能维持数天至数十天,副作用少,但价格昂贵。

3. 血浆置换 每次置换3 000ml 血浆,连续3 次以上。

4. 大剂量甲泼尼龙 1.0g/d,静脉输注,3~5 次一疗程,注意激素副作用,通过抑制单核巨噬细胞系统而发挥作用。

(周荣斌)

【推荐阅读文献】

［1］北京协和医院.急诊科诊疗常规.2版.北京：人民卫生出版社,2012.

［2］马克思,霍克伯格,瓦尔斯.罗森急诊医学.7版.李春盛,译.北京：北京大学医学出版社,2013.

［3］于学忠.协和急诊医学.北京：科学出版社,2011.

第 54 章　血液系统肿瘤急症

【精粹】

1. 血液系统肿瘤常见急症包括白细胞减少和粒细胞缺乏症、发热、血小板减少性出血、白细胞增多症、血小板增多症、红细胞增多症、高黏滞综合征和弥散性血管内凝血等。尤其以白细胞减少和粒细胞缺乏症更为常见。

2. 外周血白细胞绝对计数持续低于 4.0×10^9/L，称为白细胞减少(leukopenia)；外周血中性粒细胞计数低于 0.5×10^9/L 时，称为粒细胞缺乏症(agranulocytosis)。粒细胞缺乏症的病因可分为中性粒细胞生成缺陷、中性粒细胞破坏或消耗过多、中性粒细胞分布异常。

3. 粒细胞缺乏症的患者易发生感染，出现乏力、无力、头晕和食欲减退等非特异性症状。

4. 粒细胞缺乏症的患者要停用可疑药物、停止接触可疑毒物及其他致病因素、控制感染、积极治疗原发病、使用升粒细胞药物和免疫抑制剂等治疗。

5. 中性粒细胞减少的主要表现为感染，感染的严重程度与中性粒细胞减少程度密切相关。

【病历摘要】

患者，女，42 岁。主因"怕热、消瘦 2 年，发热 1 周"就诊于急诊。患者诉近 1 年来出现怕热、消瘦，一直未予重视。2 个月前在本地县医院查 T_3 6.14nmol/L，T_4 311.22nmol/L，TSH 0.011mIU/L；甲状腺超声示双侧甲状腺弥漫性肿大；血常规：WBC 10.2×10^9/L，N% 62.6%，RBC 5.45×10^{12}/L。考虑为甲亢，本地医师予以"甲巯咪唑 10mg，3 次/d、普萘洛尔 10mg，3 次/d"等治疗，嘱患者 1 周后随访，但患者未及时复诊，自服"甲巯咪唑"近 2 个月。1 周前患者出现发热（未检测体温），伴有咽痛，偶有咳嗽，无黄痰，无畏寒、寒战。2 天前患者因发热自行停用"甲巯咪唑"，1 天前到本地医院就诊，查血常规：WBC 0.44×10^9/L，中性粒细胞测不出，复查 WBC 0.34×10^9/L，中性粒细胞仍测不出。诊断为"甲亢，粒细胞缺乏，急性上呼吸道感染"，为求进一步诊治遂来医院。

自发病以来，患者乏力，无呼吸困难；无腹痛、腹泻、恶心、呕吐；无尿频、尿急、尿痛；无明显多尿、口干、多饮；饮食尚可，大小便正常，体重下降约 10kg。既往体健，否认乙型肝炎、结核病史，否认糖尿病家族史，否认家族中类似疾病病史。

体格检查：T 39.5℃，P 120/min，R 20 次/min，BP 109/79mmHg。神清，身高 160cm，体重 55kg，BMI 21.5kg/m²，精神欠佳，轻度脱水貌。颜面部潮红，突眼征(-)，扁桃体Ⅰ度肿大，其上有白色脓苔，浅表淋巴结未触及肿大，甲状腺Ⅱ度肿大，质软，压痛(-)，未闻及血管杂音。双肺呼吸音粗，右下肺可闻及干啰音，心界不大，心率 120 次/min，律齐，未闻及病理性杂音。腹软，无压痛及反跳痛。双下肢无水肿。

【问题 1】该患者可能的诊断是什么？

患者既往甲亢病史，抗甲状腺药物(ATD)治疗是甲亢的基础治疗，但 ATD 可以引起白细胞减少或粒细胞缺乏，抢救不及时容易导致生命危险。引起粒细胞缺乏症的发病因素很多，如某些病原体引起的感染，物理、化学和药物因素等。该患者服"甲巯咪唑"近 2 个月，考虑为甲巯咪唑药物致粒细胞缺乏。甲亢患者除服用 ATD 可引起白细胞减少外，甲亢本身也可造成白细胞减少，所以要区分甲亢所致，还是 ATD 所致。

根据患者的主诉、症状、既往史和个人史，首先应考虑甲亢、糖尿病、急性上呼吸道感染、粒细胞缺乏、电解质紊乱可能。不除外急性再生障碍性贫血、骨髓增生异常综合征和急性白血病。还需进一步实验室检查及辅助检查明确诊断。

【知识点】

1. 白细胞减少（leukopenia）是指外周血白细胞绝对计数持续低于 4.0×10^9/L。

2. 外周血中性粒细胞绝对计数，在成人低于 2.0×10^9/L 时，在儿童 ≥10 岁低于 1.8×10^9/L 或 <10 岁低于 1.5×10^9/L 时，称为中性粒细胞减少；严重者低于 0.5×10^9/L 时，称为粒细胞缺乏症。

3. 粒细胞缺乏症患者易发生感染，出现疲乏、无力、头晕和食欲减退等非特异性表现。

4. 中性粒细胞是人体抵御病原微生物的第一道防线，因而粒细胞减少症的临床症状主要是易有反复的感染。患者发生感染的危险性与中性粒细胞计数多少、减少的速率及其他免疫系统受损的程度直接相关。

5. 粒细胞缺乏时与一般白细胞减少的表现完全不同，几乎均发生严重感染。肺、泌尿系、口咽部和皮肤是最常见的感染部位，黏膜可有坏死性溃疡。

6. 诊断粒细胞缺乏症时需与急性再生障碍性贫血、骨髓增生异常综合征和急性白血病等相鉴别。

7. 甲亢是指甲状腺体本身产生甲状腺激素过多而引起的甲状腺毒症。

8. 甲状腺毒症是指血液循环中甲状腺激素过多，引起以神经、循环和消化等系统兴奋性增高和代谢亢进为主要表现的一组临床综合征。

【问题 2】还应该选择何种检查进一步明确诊断？

该患者需进一步进行的检查：血常规、尿常规、粪便常规、随机血糖、电解质、甲状腺功能、心电图、胸部 X 线片、骨髓涂片、肝肾功能、免疫十项和血培养。

【病历摘要】

血常规：WBC 0.61×10^9/L，N 0.03×10^9/L，Hb 117g/L，PLT 222×10^9/L；尿常规：酮体（+），隐血（±），蛋白质（++），葡萄糖（++），红细胞 22/HP；粪便常规及隐血正常。随机血糖 14.4mmol/L，空腹血糖 11.22mmol/L，糖化血红蛋白 7.0%。肝功能、肾功能、免疫十项正常。电解质：钠 133.2mmol/L，氯 94mmol/L，碳酸氢根 17mmol/L，钙 1.9mmol/L，磷 0.86mmol/L。甲状腺功能：T_3 5.2nmol/L（正常 0.92~2.79nmol/L），T_4 264.4nmol/L（正常 58.1~140.6nmol/L），TSH 0.005mIU/L（正常 0.35~5.5mIU/L），TPO-A 95IU/ml。心电图：窦性心动过速，左心室高电压，ST-T 变化；左心室肥大伴劳损可能。胸部 X 线片：两肺纹理增多、增粗，两肺内可见斑片状模糊影，密度不均，边界不清；两肺少许炎症。骨髓涂片：骨髓有核细胞减少，中性粒细胞明显减少。通过上述检查可证实患者存在糖尿病、甲亢、肺部感染、粒细胞缺乏。

【知识点】

1. 急性再生障碍性贫血骨髓三系细胞增生减低或局部增生活跃，但活检见脂肪组织明显增多，造血组织减少。

2. 急性白血病骨髓三系细胞增生减低，活检可见大量原幼粒细胞浸润。

3. 骨髓增生异常综合征骨髓三系细胞至少一系细胞增生减低，原幼粒细胞比例增多，粒、红系可见巨幼样改变，或佩尔格 - 休特畸形（Pelger-Huët 畸形），可见小圆巨核细胞，活检可见幼稚细胞异常定位（ALIP）等。

4. 糖尿病的诊断标准　糖尿病症状加任意时间血浆葡萄糖 ≥11.1mmol/L（200mg/dl），或空腹血糖 ≥7.0mmol/L（126mg/dl），或 OGTT 2 小时，血糖 ≥11.1mmol/L（200mg/dl）。需重复一次确认，诊断才能成立。

5. 血酮体升高,正常 <0.6mmol/L,>1.0mmol/L 为高血酮,>3.0mmol/L 提示酸中毒。

6. 糖化血红蛋白是葡萄糖或其他糖与血红蛋白的氨基发生非酶催化反应的产物,其糖与血糖浓度呈正相关。

【问题 3】通过上述检查结果,下一步应做如何处理?

中性粒细胞缺乏症患者一旦出现发热,不明原因的发热常常是这些患者感染时的唯一征象。在未获得病原学证据之前必须争分夺秒地开始广谱抗生素经验性抗感染治疗,以控制病情,降低重症感染的病死率。经验性抗感染的治疗策略并非经治医师的臆想,而应分析感染的临床特点,并考虑到所在地区、社区和所在医院的病原微生物学分布规律和耐药性规律作出综合判断,并尽快做血、尿和其他有关的培养,待证实病原体后再改用抗生素。应对患者予以严格的消毒隔离保护,有条件者最宜于置入空气净化的无菌室内,加强皮肤、口腔护理,以防交叉感染。粒细胞缺乏症患者抗感染治疗常为抢救成功与否的关键。

该患者在治疗上给予充分补液、纠正电解质紊乱,给予粒细胞集落刺激因子及激素升白细胞,美罗培南联合万古霉素抗感染,甘精胰岛素联合门冬胰岛素强化降糖,普萘洛尔控制心室率及支持对症等处理。每日复查血常规、电解质,发热时多次送血培养 + 药敏试验、痰培养 + 药敏试验以指导抗生素使用,反复予以尿、粪、痰和咽拭子查真菌。

【知识点】

促进白细胞生成

1. 重组人粒细胞生长因子(CSF)主要有 rhGM-CSF 和 rhG-CSF,可诱导造血干细胞进入增殖周期,促进粒细胞增生、分化成熟、由骨髓释放至外周血液,并能增强粒细胞的趋化、吞噬和杀菌活性。

2. G-CSF 对周期性粒细胞减少和严重的先天性粒细胞缺乏儿童效果较好,它能加速化疗引起白细胞减少的恢复,亦可用于预防强烈化疗引起的白细胞减少和发热。待白细胞回升后酌情减量或停药。

3. CSF 的副作用有发热、寒战和骨关节痛等。

4. 免疫抑制剂治疗如糖皮质激素、硫唑嘌呤、环磷酰胺和大剂量丙种球蛋白输注对免疫性粒细胞减少者有效。

5. 促白细胞生成药如维生素 B_6、维生素 B_4、利血生、肌苷、雄激素和碳酸锂等,但均缺乏肯定及持久的疗效。

【问题 4】治疗效果如何?

患者自入院后第 2 天,酮症酸中毒纠正,尿酮体转阴。入院后第 7 天,患者体温正常。之后,白细胞逐渐上升,入院后第 4 天咽拭子培养出肺炎克雷伯菌。第 5 天痰涂片未检出孢子及假菌丝;咽拭子未检出孢子及假菌丝。第 8 天血常规示:WBC 5.09×10^9/L,N 1.12×10^9/L。第 12 天血常规示:WBC 16.67×10^9/L,N 8.87×10^9/L,Hb 131g/L,PLT 175×10^9/L,血钾恢复正常,血糖渐控制平稳,第 13 天好转出院。病情稳定后患者行放射性核素治疗甲亢。现随访甲状腺功能正常,继续生物合成人胰岛素 30R 早 18IU、晚 16IU 皮下注射,血糖控制可。

(周荣斌)

【推荐阅读文献】

[1] 北京协和医院. 急诊科诊疗常规. 2 版. 北京:人民卫生出版社,2012.
[2] 马克思,霍克伯格,瓦尔斯. 罗森急诊医学. 7 版. 李春盛,译. 北京:北京大学医学出版社,2013.
[3] 于学忠. 协和急诊医学. 北京:科学出版社,2011.

第55章 贫 血

【精粹】

1. 贫血(anemia)是指人体外周血红细胞容量减少,低于正常范围下限的一种常见的临床症状。

2. 按贫血进展速度分急、慢性贫血;按红细胞形态分大细胞性贫血、正常细胞性贫血和小细胞低色素性贫血;按血红蛋白浓度分轻度、中度、重度和极重度贫血;按骨髓红系增生情况分增生性贫血(如溶血性贫血、缺铁性贫血、巨幼细胞贫血等)和增生低下性贫血(如再生障碍性贫血)。

3. 贫血的病因,血液携氧能力下降的程度,血容量下降的程度,发生贫血的速度和血液、循环、呼吸等系统的代偿和耐受能力均会影响贫血的临床表现。

4. 贫血的检查主要包括血常规和骨髓检查,以及贫血原发病相关检查。

5. 治疗包括对症治疗(输血、器官功能支持等)和病因治疗(如缺铁性贫血补铁及治疗导致缺铁的原发病;巨幼细胞贫血补充叶酸或维生素 B_{12};自身免疫性溶血性贫血采用糖皮质激素或脾切除术;范科尼贫血采用造血干细胞移植等。)

【病历摘要】

患者,女,40 岁。主因"乏力、面色苍白 1 个月"来急诊就诊。患者 1 个月前无明显诱因出现乏力、面色苍白,不能胜任工作,稍动则心悸、气短,尿色如浓茶,化验有贫血(具体不详),无发热、关节痛、脱发、光过敏,进食和睡眠稍差,大便正常。既往体健,无结核病史,无毒物接触史,无药物过敏史,无偏食和烟酒嗜好,月经正常,家族中无类似疾病患者。

体格检查:T 36.6℃,P 100 次/min,R 18 次/min,BP 110/75mmHg。一般情况可,贫血貌,无皮疹和出血点,全身浅表淋巴结未触及,睑结膜苍白,巩膜轻度黄染,舌乳头正常,甲状腺(-),心肺无异常,腹平软,肝未及,脾肋下 1cm,腹水征(-),双下肢无水肿。

【问题 1】患者目前有无生命危险?该患者可能的诊断是什么?

该患者目前生命体征较平稳,暂不需特殊处理。可先进一步实验室检查及辅助检查。

根据患者的主诉、症状、既往史及个人史,患者乏力、面色苍白,稍动则出现心悸、气短,尿色如茶,考虑患者存在贫血、上呼吸道感染可能。不除外消化道出血可能,需进一步实验室检查和辅助检查才能确诊。

【知识点】

贫血与出血

1. 贫血是指人体外周血红细胞容量减少,低于正常范围下限的一种常见的临床症状。

2. 我国血液病学家认为在我国海平面地区,成年男性 Hb<120g/L,成年女性(非妊娠)Hb<110g/L,孕妇 Hb<100g/L,即为贫血。

3. 消化道以十二指肠悬韧带为界,其上的消化道出血称为上消化道出血,其下的消化道出血称为下消化道出血。

4. 上消化道出血在临床上最常见的病因是消化性溃疡、食管-胃底静脉曲张破裂、急性糜烂出血

性胃炎和胃癌。

5. 消化道急性大出血,临床表现为呕血、黑粪和血便等,并伴有血容量减少引起的急性周围循环障碍,是临床常见急症,病情严重者,可危及生命。

6. 成人每日消化道出血 >5ml 粪便隐血试验出现阳性,每日出血量 50~100ml 可出现黑粪。

7. 胃内储积血量在 250~300ml 可引起呕血。

8. 出血量超过 400~500ml,可出现全身症状,如头晕、心悸和乏力等。

9. 短时间内出血量超过 1 000ml,可出现周围循环衰竭表现。

【问题2】还应该选择何种检查进一步明确诊断?

思路1:血常规、粪便常规。

检查结果:血红蛋白 68g/L,白细胞计数 6.4×10^9/L,中性粒细胞百分比 72%,淋巴细胞百分比 24%,单核细胞百分比 4%;粪便常规(-),隐血(-)。提示患者有贫血,还需进一步实验室检查明确贫血的性质。

思路2:尿常规、网织红细胞计数、血象、骨髓象。

检查结果:尿常规(-),尿胆红素(-),尿胆原强阳性;总血胆红素 41μmol/L,直接胆红素 5μmol/L;骨髓象,可见 2 个晚幼红细胞,可见嗜碱性点彩红细胞,分类中晚幼红细胞和嗜碱性点彩红细胞等骨髓代偿增生的表现;血小板计数 140×10^9/L,网织红细胞 18%。不符合再生障碍性贫血的表现,初步诊断为血管外溶血性贫血。

【知识点】

再生障碍性贫血

1. 原因不明造血干细胞损伤,造血功能衰竭。

2. 病因

(1)化学因素:氯霉素、抗肿瘤药(慢性粒细胞白血病治疗药物白消安)、苯和砷等。

(2)物理因素:高能射线。

(3)病毒:HBV。

3. 临床表现　全血细胞减少引起的各种临床症状:

(1)红细胞减少,正细胞正色素,网织红细胞下降,贫血表现。

(2)血小板减少,出血倾向。

(3)粒细胞下降引起感染(发热)。

(4)粒细胞和血小板下降是再生障碍性贫血(AA)的主要死亡原因。

4. 分型

(1)重型再生障碍性贫血(急性再生障碍性贫血):急性起病称为重型再生障碍性贫血 1 型;慢性再生障碍性贫血转为急性的,称为重型再生障碍性贫血 2 型。起病急、进展快、不治疗多在 1~3 个月死亡,多为出血起病、出血和感染(高热)重、开始贫血不明显、一旦贫血血红蛋白下降极快。因为红细胞的寿命 120 天,血小板和粒细胞都是几天或几小时。

(2)慢性再生障碍性贫血:起病慢、进展慢、以贫血为主、出血感染不突出。

5. 诊断标准(1~5 同时满足)

(1)血三系下降、网织红细胞下降。

(2)脾不大(除非有别的原因)。

(3)骨髓至少一处增生低下,需要多部位穿刺,因为一般发病多为向心式,一般最后累及胸骨。慢性患者可有局部代偿性增生灶,但巨核细胞减少而且非造血组织增生。

(4)除外其他:阵发性睡眠性血红蛋白尿症(PNH)等。

(5)一般的抗贫血治疗无效。

(6)重型再生障碍性贫血诊断标准(区别慢性):网织红细胞 <1%、中性粒细胞绝对值 $<0.5 \times 10^9$/L、

血小板计数 $<20 \times 10^{9}/L$。

6. 鉴别诊断

(1) PNH：酸溶血实验（Ham）（确诊试验），PNH 阳性，蔗糖溶血阳性（筛查试验）。

(2) 含铁血黄素试验（Rous）：PNH 阳性。

(3) 网织红细胞：AA 下降、PNH 升高。

(4) 骨髓增生异常综合征（MDS）：可见病态造血。

(5) 恶性组织细胞病：高热、肝脾淋巴结肿大、老年人多发、骨髓片可见异常组织细胞。

7. 治疗

(1) 慢性：雄激素、司坦唑醇（康力龙）。

(2) 重型：①免疫抑制剂，包括 ALG/ATG、环孢素 A、糖皮质激素、丙种球蛋白；②骨髓移植，尽早尽快，尽量不输血（减少移植物抗宿主反应等免疫问题）；③细胞因子。

思路 3：为进一步确定溶血性贫血的种类，还需做哪些检查？

抗人球蛋白试验（Coombs 试验）是测定吸附在红细胞膜上的不完全抗体和补体较敏感的方法，是诊断自身免疫性溶血性贫血（AIHA）的重要依据，也是检测血液中温抗体的一种方法。

检查结果提示：Coombs 试验（+），该患者属于温抗体型自身免疫性溶血性贫血。

【知识点】

溶血性贫血

1. 溶血是红细胞遭到破坏，寿命缩短的过程。当溶血超过骨髓的代偿能力，引起的贫血为溶血性贫血（HA）。

2. 急性溶血性贫血短期内在血管内大量溶血。起病急骤，临床表现为严重的腰背及四肢酸痛，伴头痛、呕吐、寒战，随后高热、面色苍白和血红蛋白尿、黄疸，严重者出现周围循环衰竭和急性肾衰竭。

3. 慢性溶血性贫血临床表现为贫血、黄疸、脾大，即溶血性贫血"三联征"。

4. 溶血性贫血表现　四高：高胆红素血症（尤以间接胆红素高）；高游离血红蛋白；高乳酸脱氢酶；高网织红细胞计数。二低：低血红蛋白（正细胞正色素性贫血，偶可大细胞性）；低结合珠蛋白。一增生：骨髓增生，尤以红系为著。

5. 自身免疫性溶血性贫血的症状常表现为虚弱及头晕。

6. 自身免疫性溶血性贫血的体征表现为皮肤黏膜苍白，黄疸；轻中度脾大，质较硬，无压痛；中度肝大，肝质地硬但无压痛。

7. 诊断自身免疫性溶血性贫血时应注意与营养不良性贫血、巨幼细胞贫血、再生障碍性贫血相鉴别。

8. 急性型温抗体型 AIHA 多发生于小儿伴病毒感染者，偶尔也见于成人。起病急骤，有寒战、高热、腰背痛和呕吐。严重时，有休克、昏迷。

9. 如有溶血性贫血，Coombs 试验（+），近 4 个月内无输血或可疑药物服用史，冷凝集素效价正常，可以考虑温抗体型 AIHA 诊断。

【问题 3】通过上述检查结果，下一步应做如何处理？

该患者首选糖皮质激素治疗；免疫抑制剂或切脾；对症治疗。

【知识点】

温抗体型 AIHA 的治疗

1. 肾上腺糖皮质激素为温抗体型 AIHA 首选治疗方法。泼尼松 $1\sim1.5mg/(kg \cdot d)$ 分次口服。如治疗 3 周无效，则更换其他疗法。红细胞数恢复正常后，维持治疗剂量 1 个月。然后缓慢减量，小剂量泼尼松(5~10mg/d)持续至少 6 个月。

2. 脾是产生抗体的器官,又是致敏红细胞的主要破坏场所。

3. 温抗体型 AIHA 切脾后,虽然红细胞仍被致敏,但抗体对红细胞寿命的影响却减小了,术后有效率为 60%。

4. 间接抗人球蛋白试验阴性或抗体为 IgG 型者,温抗体型 AIHA 患者切脾疗效可能较好。术后复发病例再用糖皮质激素,仍可有效。

5. 贫血较重者应输洗涤红细胞。

6. 保暖是冷抗体型 AIHA 最重要的治疗措施,输血时血制品应预热到 37℃后方可输入。激素疗效不佳,切脾无效,免疫抑制治疗是主要的治疗选择。血浆置换时,需用 5% 的白蛋白做置换液,以避免血浆中的补体加剧溶血。

7. 肾上腺皮质激素作用机制　抑制抗体产生;减低抗体对红细胞膜上抗原的亲和力;减少巨噬细胞上的 IgG 及 C3 受体,或抑制受体与红细胞相结合。

【知识点】

脾切除和免疫抑制剂应用的指征

1. 脾切除的指征

(1)脾大显著,引起明显的压迫症状。

(2)贫血严重,尤其是有溶血性贫血时。

(3)有相当程度的血小板减少及出血症状。若血小板数正常或轻度减少,切除脾后可能出现血小板增多症甚至发生血栓形成,所以血小板正常或轻度减少者不宜切脾。

(4)粒细胞缺乏症,有反复感染史。

2. 免疫抑制剂应用的指征

(1)皮质激素和脾切除都不缓解者。

(2)脾切除有禁忌证者。

(3)泼尼松剂量 10mg/d 以上才能维持缓解者。常用达那唑、吗替麦考酚酯(MMF,骁悉)、利妥昔单抗(rituximab,美罗华)、硫唑嘌呤、环磷酰胺等,可与激素同用。总疗程约需 6 个月。任何一种免疫抑制剂试用 4 周如疗效不佳,应该用其他制剂。疗程中需观察药物的不良反应。

【问题 4】该病的诊断要点是什么?

自身免疫性溶血性贫血的诊断要点:

1. 血象　贫血或伴有血小板,白细胞数下降,网织红细胞计数升高(再生障碍性贫血危象时可明显降低)。

2. 骨髓　多呈增生性贫血(红系以中幼红为主)骨髓象;再生障碍性贫血危象时可呈再生障碍性贫血的骨髓改变。

3. 尿　高尿胆原或高游离血红蛋白或高含铁血黄素。

4. 血浆或血清高血红蛋白症和 / 或高胆红素血症。

5. 免疫指标、丙种球蛋白量可升高,C3 水平可下降,可出现抗链球菌溶血素“O”、血沉、类风湿因子、抗核抗体和抗 DNA 抗体等指标的异常。

6. 其他项目包括心、肺、肝、肾功能等检查,不同原发病可能在不同脏器有不同表现。

7. 起病急骤,有寒战、高热、腰背痛和呕吐。严重时,有休克、昏迷。

(周荣斌)

【推荐阅读文献】

［1］北京协和医院.急诊科诊疗常规.2版.北京：人民卫生出版社,2012.

［2］马克思,霍克伯格,瓦尔斯.罗森急诊医学.7版.李春盛,译.北京：北京大学医学出版社,2013.

［3］于学忠.协和急诊医学.北京：科学出版社,2011.

第 56 章　糖尿病及相关急症

第 1 节　糖尿病酮症酸中毒

【精粹】

1. 糖尿病酮症酸中毒（diabetic ketoacidosis，DKA）是最常见的糖尿病急症。以高血糖、酮症和酸中毒为主要表现，是胰岛素不足和拮抗胰岛素激素过多共同作用所致的严重代谢紊乱综合征。

2. 临床上对于原因不明的呼吸困难、恶心呕吐、酸中毒、失水、休克、昏迷和不可解释的心动过速患者，尤其是呼吸有酮味（烂苹果味）、血压低而尿量多者，不论有无糖尿病病史，均应考虑此病可能。

3. 血糖超过 13.9mmol/L，尿酮体阳性，血酮体超过 3mmol/L，可诊断糖尿病酮症；而 pH<7.3 和/或血 HCO_3^-<18mmol/L 可诊断 DKA。

4. 出现以下情况表明病情危重　深快呼吸、重度脱水、酸中毒；昏迷；血 pH<7.1，血糖 >33.3mmol/L，血浆渗透压 >330mOsm/L；出现电解质紊乱，如血钾过高或过低；血尿素氮持续升高。

5. 治疗的首要目标是恢复血容量，降低阴离子间隙（AG）比降低血糖更重要。

6. 静脉和皮下胰岛素必须重叠，以预防 DKA 反弹。

7. 一般不推荐补碱，只有 pH<7.1 时才补碱。

【病历摘要】

患者，女，45 岁。因"咳嗽伴发热 2 天，神志不清 1 小时"，由救护车送至急诊抢救室。生命体征：P 112 次/min，BP 95/46mmHg，R 32 次/min，SpO_2 98%，T 38.5℃。查体：神志不清，呼之不应，双侧瞳孔等大等圆，对光反射（+），颈软，律齐，心脏未及杂音，呼吸深快，呼气中有烂苹果味，右下肺可闻及湿啰音。即测血糖：17.2mmol/L。进一步行血常规提示：WBC 13.8×10^9/L，N% 89%，Hb 146g/L，PLT 102×10^9/L；尿糖（++++），酮体（++++）；动脉血气分析：pH 7.25，HCO_3^- 8mmol/L。心电图：窦性心动过速。胸部 X 线片：右下肺片状渗出影。头颅 CT：未见明显异常。

【问题 1】该患者目前有无生命危险？初步诊断考虑什么？

思路 1：患者心率快，血压低，呼吸急促，处于生命体征不稳定状态，需要尽快开放静脉通路，及时补液抗休克治疗，同时密切监测生命体征及病情变化。

思路 2：患者未提供明确糖尿病病史。此次以"咳嗽伴发热 2 天，神志不清 1 小时"入院。发热伴神志不清首先考虑流行性脑脊髓膜炎，白细胞计数及中性粒细胞明显增多，但查体颈部无抵抗不支持该诊断。患者血糖明显升高，尿糖（++++），糖尿病诊断明确，加上尿中出现酮体合并代谢性酸中毒，且呼气有特征性的烂苹果味，DKA 诊断明确。

糖尿病酮症酸中毒（DKA）

DKA 是体内胰岛素缺乏，胰岛素反调节激素增加，引起糖和脂肪代谢紊乱，以高血糖、高酮血症和代谢性酸中毒为主要改变的临床综合征。DKA 是糖尿病的急性并发症，也是内科常见急症之一。1 型糖尿病的患者有自发 DKA 倾向，2 型糖尿病则多在某些应激（如严重感染、创伤、心血管或其他急症）情况下发生，其中 20%~30% 的 DKA 患者既往无 DM 病史，而以 DKA 为首发表现。目前 DKA 仍是 DM 患者的主要死亡原因之一。

当血酮体 ≥ 3mmol/L 或尿酮体阳性，血糖 >13.9mmol/L 或已知为糖尿病患者，血 pH>7.3 和 / 或血 HCO_3^->18mmol/L 时可诊断为糖尿病酮症，而血 pH<7.3 和 / 或血 HCO_3^-<18mmol/L 即可诊断为 DKA。如发生昏迷可诊断为 DKA 伴昏迷。

思路 3：酮症引起的昏迷也较为常见。遇到任何昏迷患者，都应该常规行血糖和尿液分析。本例患者有明确的肺部感染证据，为诱发因素。

DKA 常见的临床表现

DKA 通常在 24 小时内迅速进展。DKA 的特征性三联征包括高血糖、阴离子间隙增高型代谢性酸中毒和酮血症。血糖明显升高的最早期多表现为多尿、烦渴和体重下降，部分 DKA 患者可有恶心、呕吐和腹痛等消化道症状。随着血糖进一步升高，患者常出现严重脱水（皮肤和黏膜干燥、低血压、心动过速）、休克和昏迷。同时，机体为了代偿代谢性酸中毒，通过加快呼吸来降低动脉二氧化碳分压，因此表现为库斯莫尔（Kussmaul）深大呼吸。DKA 另外一个阳性体征是患者呼气中有烂苹果味，这是由于体内有丙酮产生，而其他酮酸是没有味道的。DKA 患者由于没有足够的能量物质产热，可表现为低温，但合并感染时体温通常升高。

【问题 2】需要哪些急诊处理？

迅速恢复有效血容量，补充胰岛素，纠正酸中毒和电解质平衡失常，祛除诱因，防治并发症。

思路 1：液体治疗。纠正低容量是治疗 DKA 的关键，基本原则为"先快后慢，先盐后糖"。患者脱水通常可达体重 10%（100ml/kg）以上。第 1 小时滴注生理盐水（0.9%NaCl），速度为 15~20ml/（kg·h）（一般 1~1.5L）；随后补液速度取决于脱水的程度、电解质水平、尿量等；一般第 2 小时补液约 1L，后 500~1 000ml/h 持续 3 小时，第 6~12 小时为 250~500ml/h；24 小时输液量应包括已失水量和部分继续失水量，补液一般要持续 36~48 小时。如果纠正后的血钠浓度正常或升高，则最初以 250~500ml/h 速度补充 0.45%NaCl，同时输入 0.9%NaCl；如果纠正后的血钠浓度低于正常，仅输入 0.9%NaCl。当血糖 <13.9mmol/L 时须补 5% 葡萄糖，并按每 2~4g 葡萄糖加入 1IU 短效胰岛素。如治疗前已有低血压或休克，经快速输液仍不能有效升高血压，应输注胶体溶液并采取其他抗休克措施。对于有心肾功能不全的患者，在补液过程中要监测血浆渗透压，并经常对患者的心脏、肾脏和神经系统的状况进行评估以防止出现补液过多。鼓励患者喝水，减少静脉补液量；也可使用胃管灌注温 0.9%NaCl 或温开水，注意分次少量灌注，并不宜应用于有呕吐、胃肠胀气或消化道出血者。

思路 2：应用胰岛素。目前主张小剂量（短效）胰岛素治疗方案，即每小时给予 0.1IU/kg 胰岛素。通常将短效胰岛素加入生理盐水中持续静脉滴注（应另建输液途径），或应用静脉胰岛素注射泵装置（DKA 治疗期间不建议经皮下胰岛素泵注射）。初始可加用静脉负荷剂量 0.1IU/kg（一般 10IU）；若第 1 小时内血糖下降不到 10%，则再加用 0.14IU/kg 胰岛素。每小时血糖下降速度一般以 3.9~6.1mmol/L 为宜，每 1~2 小时复查血糖；在补足液量的情况下，血糖下降不理想或反而升高，胰岛素剂量应加倍。一旦血糖 <13.9mmol/L，可以减少胰岛素输入量至 0.02~0.05IU/（kg·h），并开始输入葡萄糖（或葡萄糖生理盐水），此时仍需每 4~6 小时复

查血糖,并不断调整胰岛素用量及葡萄糖浓度以维持血糖值在较安全的范围内。当 DKA 缓解,患者可以进食时,应该开始常规皮下胰岛素方案。确诊糖尿病患者可给予病前胰岛素治疗剂量,未用过胰岛素的患者,起始可以给予 0.5~0.8IU//(kg·d)的不同胰岛素方案。静脉和皮下胰岛素必须重叠 2~3 小时,以预防 DKA 反弹。

【知识点】

相 关 公 式

校正血[Na$^+$]＝实测血[Na$^+$]+2.2(血糖 -5.6)/5.6(单位:mmol/L)

阴离子间隙(AG)＝实测血[Na$^+$]－[Cl$^-$]－[HCO$_3^-$](单位:mmol/L)

血浆有效渗透压(mOsm/L)=2×([Na$^+$]+[K$^+$])+血糖(单位:mmol/L)

DKA 缓解的标准:血糖 <11.1mmol/L,血酮 <0.3mmol/L,血清 HCO$_3^-$ ≥ 15mmol/L,静脉血 pH>7.3,AG ≤ 12mmol/L。

思路 3:补钾。DKA 患者有不同程度失钾,在血钾 <5.2mmol/L、尿量 >40ml/h 时应立即开始补钾,一般在每升输入溶液中加入 KCl 1.5~3.0g,血钾正常、尿量 <30ml/h 暂缓补钾,待尿量增加后开始补钾,血钾 <3.3mmol/L 时优先补钾治疗。治疗过程中应定期监测血钾、心电图及尿量。

补碱:一般不推荐,经补液和胰岛素治疗后酸中毒可自行纠正。只有当 pH<7.1,HCO$_3^-$<5mmol/L 时适当补碱,应采用等渗碳酸氢钠(1.25%~1.4%)溶液,或将 5% 碳酸氢钠 84ml 加入无菌注射用水至 300ml 配成 1.4% 等渗溶液。补碱不宜过多、过快,一般仅给 1~2 次。

思路 4:消除各种诱因和积极治疗合并症。合并症不仅是酮症酸中毒的诱因,且关系到患者的预后,常是导致患者死亡的直接原因。

【问题 3】应行哪些其他实验室检查?

思路 1:血电解质测定。1/2 以上的 DKA 患者有低钠血症,但这通常是由于高血糖高渗透压造成细胞内水外移稀释所致的假性低钠血症。常用的校正公式是:血糖水平每升高 5.56mmol/L,血钠降低 1.5~2.0mmol/L。钾离子水平也常常失衡,血钾浓度可以正常、升高或降低,但所有患者的总钾含量都减少。由于胰岛素缺乏和酸中毒引起的钾跨膜转移,因此一开始的血钾水平和实际含量有所不同。尤其重要的是,在治疗期间随着胰岛素的使用、酸中毒的纠正及静脉补液使尿量增加,血清钾水平可迅速下降。如果患者在入急诊时血钾水平就已经降低,就应在输第一瓶液体的时候静脉补钾。

【知识点】

DKA 的水、电解质紊乱

DKA 还会引起其他水和电解质紊乱,主要是由于高血糖的结果。高血糖导致糖尿从而引起渗透性利尿,使电解质丢失和血容量减少。一个体重 70kg 的男性,如果发生了 DKA,机体将有 3~5L 的水分丢失、300~500mmol 的 Na$^+$ 丢失及 150~250mmol 的 K$^+$ 丢失。

思路 2:血尿素氮增高可见于半数以上病例,与脱水及肾功能损害有关,但多随病情好转而恢复。血细胞比容和血红蛋白浓度常升高,白细胞计数也可升高或出现核左移。

思路 3:复测血糖。通常 DKA 患者血糖浓度超过 13.9mmol/L,约 50% 患者血糖低于 19.44mmol/L。血糖浓度明显升高者,提示脱水和病情严重。正常情况下血酮体(乙酰乙酸、丙酮酸、β- 羟丁酸)低于 0.6mmol/L,如果超过 1.0mmol/L 为血酮体升高,超过 3.0mmol/L 提示代谢性酸中毒。

思路 4:复查血气分析。严重 DKA 患者血 pH 常介于 6.9~7.2。治疗前应进行动脉血气测定,典型 DKA 常为阴离子间隙增高性酸中毒和高氯性酸中毒。严重代谢性酸中毒时,由于呼吸代偿出现过度通气,PCO$_2$ 可降低到 1.33~2.67kPa(10~20mmHg)。

【问题 4】与哪些疾病进行鉴别?

思路 1:高渗性高血糖非酮症综合征,多见于 2 型糖尿病老年患者,表现为明显脱水、低血压和神志障碍。血糖显著升高,多在 33.3mmol/L 以上;血钠多在 155mmol/L 以上;血浆渗透压超过 330mOsm/L,多在 350mOsm/L 以上。尿糖强阳性,酮体阴性或弱阳性,无明显酸中毒。

思路 2:乳酸性酸中毒,常发生于严重感染、休克,心、肝和肾衰竭患者。血乳酸浓度 >5mmol/L,AG>18mmol/L 时,则可诊断乳酸酸中毒。

思路 3:饥饿性酮症。患者有饥饿状态或长时间进食减少、恶心、呕吐史。尿酮体阳性,血糖降低或正常,尿糖阴性。

思路 4:低血糖昏迷。有过量应用胰岛素或口服降糖药、进食减少史,或应用胰岛素、口服药物治疗后未及时进食。发病迅速,呼出气无酮味。血糖降低,尿酮体阴性。静脉注射葡萄糖后神志迅速恢复。

【问题 5】促进 DKA 发展恶化的最常见原因及主要并发症分别是什么?

思路 1:大多数情况下,感染和药物是促进 DKA 发展的最常见原因,但不明原因也比较常见。白细胞增多并不是 DKA 患者发生感染后敏感和特异性的指标,白细胞升高是由于应激和血液浓缩的缘故。

【知识点】

糖尿病酮症酸中毒的诱因

1. 感染(30%~50%) 肺炎、急性胃肠炎、尿路感染、脓毒症。
2. 胰岛素使用不当(20%~40%)。
3. 急性心肌梗死(3%~5%)。
4. 其他诱因 胰腺炎、卒中、急性肺栓塞、肠系膜动脉血栓形成、肠梗阻、创伤和酒精等。
5. 药物 心血管药物:钙通道阻滞剂、利尿剂、二氮嗪、恩卡尼;糖皮质激素;抗精神病药:苯妥英钠、氯丙嗪、氯噻酮;西咪替丁;L- 天冬酰胺酶;洛沙平。

思路 2:DKA 的死亡率在 5%~10%。糖尿病患者很少死于酮症酸中毒本身。通常预后与患者自身的功能状况好坏有关。低温和昏迷是预后不良的表现。少数并发症与 DKA 的治疗不当有关,其中主要有低血糖、低血钾、低血磷和脑水肿。

【知识点】

糖尿病酮症酸中毒的常见并发症

1. 低血糖 10%~25% 的 DKA 患者在小剂量胰岛素输注过程中会发生未察觉性低血糖,即患者并不会出现出汗、精神紧张、疲劳、饥饿等交感神经反应症状。因此,胰岛素应用中应严密监测血糖,3.3mmol/L< 血糖 <4.4mmol/L,停止胰岛素,每 15 分钟查血糖一次;血糖 3.3mmol/L,停止胰岛素,予以 50% 葡萄糖 50ml 静脉注射,每 15 小时查血糖一次,直至 >5.6mmol/L 再开始治疗。

2. 低血钾 DKA 治疗过程中血钾浓度会急剧下降,严重的低钾血症可能导致神经肌肉功能障碍和 / 或心律失常,甚至引起死亡。因此需尽早开始补钾。

3. 高氯性代谢性酸中毒 DKA 恢复期可出现高氯血症,原因与使用过多氯化钠有关,但通常氯离子升高呈自限性,不具有临床意义。除非同时发生急性肾衰竭或严重少尿,此时可以平衡液和磷酸钾代替补液及补钾治疗。

4. 脑水肿 脑水肿是 DKA 患者少见但最严重的并发症之一,成年 DKA 患者脑水肿死亡率可达 20%~40%,仅 7%~14% 的患者能够痊愈而不留后遗症。如果患者在开始治疗后 12~24 小时突然出现昏迷,尤其是对于年轻患者,应高度怀疑颅内压的升高。目前对这一现象有多种解释,其中最有说服力的是由于在治疗过程中渗透压梯度的急剧改变。对于易发脑水肿的高渗患者,不宜输入过多钠盐、低张液体和使血糖下降过速[渗透压下降≤3mOsm/(L·h)]。

5. 血栓形成 炎症及高凝状态是DKA发生心脑血管血栓形成的主要原因,低分子量肝素可预防血栓形成,但需评估患者血栓形成风险后酌情使用。

第2节 高血糖高渗综合征

【精粹】

1. 高血糖高渗综合征(hyperosmolar hyperglycemic syndrome,HHS)是糖尿病的另一种急性代谢紊乱类型。以严重高血糖、高血浆渗透压和脱水为特点。

2. HHS多见于50岁以上中老年人,男女相当,发病率占糖尿病的1.5%~2%,半数以上发病前未被诊断为糖尿病。

3. 本症预后比糖尿病酮症酸中毒(DKA)差,且起病隐匿,病情凶险,病死率可达40%~50%。

4. 血糖≥33.3mmol/L,血浆渗透压≥320mOsm/L可诊断。血清HCO_3^-≥15mmol/L,动脉血pH≥7.3,尿糖强阳性,尿酮体阴性或弱阳性可与DKA鉴别。

5. 预防HHS是最好的治疗。

6. 治疗原则包括尽快恢复血容量、应用胰岛素、纠正电解质紊乱、祛除诱因、防治并发症。

【病历摘要】

患者,女,58岁。因"烦渴、多尿2周,进食大量巧克力后渐进性昏迷4小时"送入急诊。既往否认慢性病史。查体:P 98次/min,BP 80/51mmHg,R 27次/min,SpO_2 95%,T 37.2℃。昏迷,口唇干燥,双侧瞳孔等大等圆,对光反射(+),颈软,律齐,呼吸平稳,呼出气无特殊气味,未闻及肺部明显干湿啰音。腹软,无压痛及反跳痛,膀胱区膨隆,叩浊音,肠鸣音正常,双下肢不肿。即测血糖:37mmol/L。

【问题1】该患者进入抢救室后应如何处理?

患者昏迷,血压偏低,有脱水症状,病情危急,应监测生命体征,吸氧,建立静脉通路,静脉滴注生理盐水,胰岛素降血糖。患者查体示有尿潴留,留置导尿管,记出入水量。完善相关检查:血气分析、血常规、肝肾功能、电解质、头颅CT和心电图。

【病历摘要】

化验检查回报:

血气分析:pH正常,二氧化碳结合力正常;尿常规:尿糖(++++),酮体(−);血常规:白细胞计数18.1×10^9/L;电解质:Na^+ 153mmol/L,K^+ 3.8mmol/L;肾功能:血尿素氮30.2mmol/L,血肌酐445.1μmol/L;心电图:窦性心动过速;头颅CT未见明显异常。

【问题2】该患者初步诊断考虑什么?

患者既往无糖尿病病史,在进食高糖时候出现昏迷,辅助检查提示尿糖强阳性,而酮体阴性,血糖明显升高,血气分析提示pH和二氧化碳结合力正常,血浆渗透压明显升高(380.8mOsm/L),故考虑高血糖高渗综合征。

【知识点】

高血糖高渗综合征

高血糖高渗综合征((hyperosmolar hyperglycemic syndrome,HHS),旧称高血糖高渗性昏迷,是糖尿病的一种急性严重并发症。以血糖及血浆渗透压明显升高、严重脱水和意识障碍为特征,约 10% 患者发生昏迷,多无酮血症和酸中毒。HHS 起病缓慢,最初多表现为多尿、多饮和食欲减退,逐渐出现严重脱水和神经精神症状。可有局灶神经症状(偏盲和偏瘫)和神经系统损害的定位体征(局灶或广泛性),易误诊为卒中。常见于中老年 2 型糖尿病患者。约 2/3 患者无糖尿病病史。较 DKA 少见,其患病率约为 DKA 的 1/6。其诱发因素与 DKA 相同。

【问题 3】 下一步如何处理?

治疗原则同 DKA:迅速恢复有效血容量,补充胰岛素,纠正酸中毒和电解质平衡失常,祛除诱因,防治并发症。

思路 1: 补液治疗。本症失水比 DKA 更为严重,可达体重 10%~15%,输液要更为积极谨慎,24 小时补液量可达 6~10L。休克患者可另予血浆或全血。如无休克或休克已纠正,在输入生理盐水后血浆渗透压高于 350mOsm/L,血钠高于 155mmol/L,可考虑输入适量低渗溶液如 0.45%NaCl。视病情可考虑同时给予胃肠道补液。当血糖降至 16.7mmol/L 时应开始输入 5% 葡萄糖,并按每 2~4g 葡萄糖加入 1IU 短效胰岛素。

思路 2: 胰岛素的应用。本症患者一般对胰岛素较敏感,所需胰岛素用量较少。仍主张以小剂量持续滴注。静脉胰岛素初始用量为 1~5IU/h,一般无须负荷量。血糖下降至 16.7mmol/L 时改用 5% 葡萄糖溶液。需调整胰岛素给药速度及葡萄糖浓度以维持血糖在 13.9~16.7mmol/L,而不是使血糖降至正常,直到患者清醒或病情缓解。血糖浓度下降太快常会诱发脑水肿。

思路 3: 碱性药物的应用与电解质补充。因胰岛素敏感,患者血钾下降可更快,补钾要更及时。一般无须补碱。

思路 4: 积极治疗诱发病,祛除诱因。选用恰当的抗生素预防和治疗感染。防止心力衰竭、肾衰竭。二氧化碳结合力 <11.23mmol/L(25Vol%)时应注意乳酸性酸中毒可能。

【知识点】

预防 HHS

预防 HHS 是最好的治疗。对高危人群(独居老人、手术或创伤和接受全胃肠外营养患者)应严密监测血糖和血浆渗透压。

【问题 4】 HHS 如何与其他疾病鉴别?

HHS 的鉴别诊断见表 3-56-1。

表 3-56-1　高血糖高渗综合征的鉴别诊断

项目	糖尿病酮症酸中毒	高血糖高渗综合征	低血糖昏迷
病史	多有糖尿病病史,主要见于 1 型糖尿病。有感染、胰岛素治疗中断等诱因	有或无糖尿病史,常有感染、呕吐、腹泻、利尿剂、激素、烧伤等诱因	糖尿病病史,有注射胰岛素、口服降糖药、进食过少、运动过度等病史
年龄	多发生于青少年	多发生于中老年人	
起病	快(数小时至数天)	缓慢(数天至数周)	迅速(数分钟至数小时)
症状	厌食、恶心、呕吐、口渴和多尿等	烦渴、多尿、嗜睡、幻觉等	饥饿感、出汗、心悸、手抖动等
体征	呼吸深快,呼出气有烂苹果味,血压下降或正常,昏睡	皮肤黏膜干燥、心动过速、低血压和意识障碍,常有抽搐	皮肤潮湿、多汗,心率增快,血压正常或升高

续表

项目	糖尿病酮症酸中毒	高血糖高渗综合征	低血糖昏迷
尿素氮/(mmol·L^{-1})	↑ 14.3 左右	↑↑↑ 25 以上	多正常
血糖/(mmol·L^{-1})	升高,16.7~33.3	显著升高,>33.3	显著降低,<2.8
尿糖	++++	++++	阴性或 +
尿酮体	+~+++	阴性或 +	阴性
动脉血 pH	降低	正常或轻度降低	正常
HCO$_3^-$	降低	正常或降低	正常
Na$^+$	降低或正常	正常或升高	正常
血浆渗透压/(mOsm·L^{-1})	正常或↑ <320	↑↑↑一般 >350	正常

第 3 节　低　血　糖

【精粹】

1. 低血糖(hypoglycemia)指血糖 <2.8mmol/L。
2. 任何新出现的意识障碍都要查血糖。
3. 局灶神经系统异常可能由代谢性因素造成,尤其是低血糖。
4. 对可疑低血糖昏迷患者,立即静脉注射葡萄糖,无须等待血糖测定结果。
5. 促胰岛素分泌剂所致低血糖持续时间较长,须治疗并观察 24 小时以上。
6. 应积极寻找低血糖病因。
7. 低血糖昏迷的诊断流程见图 3-56-1。

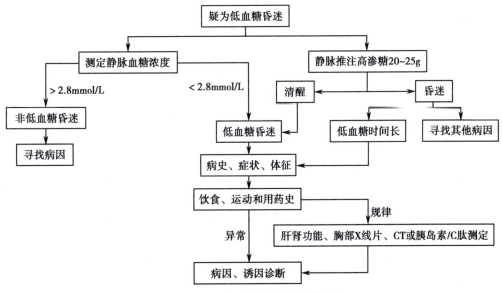

图 3-56-1　低血糖昏迷的诊断流程

【病历摘要】

患者，女，46 岁。乘坐地铁时突发心悸、出汗、头晕，继而摔倒在地。送至附近医院急诊就诊。查体：P 110 次 /min，BP 92/64mmHg，R 28 次 /min，SpO$_2$ 97%，T 37.5℃。神志不清，营养欠佳，右额处皮下可见一血肿，直径约为 4cm，双侧瞳孔等大等圆，对光反射（+），律齐，双肺呼吸音清，腹软，双下肢不肿，四肢无自主活动，腱反射未引出，病理征（-）。经家人叙述，患者 1 型糖尿病病史 13 年，平素每日皮下注射胰岛素控制，早 26IU，晚 14IU，不定时监测血糖，近日由于感冒，胃口较差。指测血糖 2.7mmol/L。

【问题 1】该患者初步诊断考虑什么？

思路 1：本例患者既往有 1 型糖尿病病史，平日皮下注射胰岛素，近期进食少。此次外出后出现心悸、出汗、无力、头晕，继而摔倒在地，神志不清。指测血糖 2.7mmol/L。应高度怀疑低血糖昏迷。

思路 2：低血糖昏迷常发生在餐前、延迟进餐或运动后。该患者近期有感冒，病前营养不良，肝糖原储备减少，又因近日食欲缺乏，未监测血糖，未调整胰岛素用量，从而引起低血糖昏迷的发生。在 1 型糖尿病中，医源性低血糖可引起患者死亡。

【知识点】

低血糖昏迷

低血糖昏迷是指血浆葡萄糖浓度低于 2.8mmol/L（<50mg/dl）或全血葡萄糖浓度低于 2.22mmol/L 时出现昏迷，静脉注射适量葡萄糖（20~25g）后神志迅速恢复的一种临床状态。然而，需要注意的是，在不同临床状态下低血糖引起症状和生理学反应时血糖阈值变化较大，需要全面综合考虑血糖浓度与出现临床症状间的关系。低血糖昏迷是糖尿病的常见急性并发症，也是糖尿病患者昏迷的常见原因。20% 的糖尿病患者应用胰岛素或口服降糖药治疗过程中可发生低血糖。大多数 1 型糖尿病患者不能避免低血糖发生，30%~40% 的 1 型糖尿病患者每年至少发生一次严重低血糖事件。

【问题 2】应予以哪些急诊处理？

治疗原则：迅速升高血糖，祛除病因和预防再发低血糖。

思路 1：紧急复苏措施。严重低血糖昏迷、心率减慢、呼吸衰竭或体温降低者，应立即采取相应复苏措施，如保持呼吸道通畅、吸氧、心肺复苏、心电监护和保温措施等。迅速建立静脉通路，立即抽取血液标本进行相关检查。

思路 2：静脉注射葡萄糖溶液。疑为低血糖昏迷者，在进行血糖测定的同时（无须等待血糖测定结果），立即静脉注射葡萄糖 25g（相当于 25% 葡萄糖 100ml 或 10% 葡萄糖 150~250ml），为避免葡萄糖外渗的组织损伤，注射时间建议维持大于 15 分钟，10 分钟后复测末梢血糖，低于 4mmol/L 可重复应用。口服降糖药过量引起的低血糖状态可以持续 24~36 小时，为防止再次发生低血糖，需静脉维持输注 10% 葡萄糖溶液，同时注意观察神志变化。首剂葡萄糖注射后的常规末梢血糖监测需持续 24~48 小时。

思路 3：药物治疗。不能或不适合手术治疗者，选用抑制胰岛素分泌的药物治疗。①胰高血糖素：用于治疗 1 型糖尿病低血糖昏迷患者。胰高血糖素 1mg 肌内注射或皮下注射，10~15 分钟患者可能神志恢复。对乙醇中毒所致低血糖昏迷者无效。②奥曲肽：生长抑素类似物奥曲肽能抑制胰岛素分泌，但也能抑制生长激素和胰高血糖素释放。用于辅助治疗磺脲类降糖药或胰岛细胞瘤引起的低血糖昏迷患者。③二氮嗪：直接抑制胰岛素分泌，增加肝糖原输出，减少细胞对葡萄糖摄取。用于治疗口服降糖药过量或胰岛细胞瘤所致低血糖昏迷者，疗效有限。④原发病治疗：肿瘤引起的低血糖患者，应行手术切除肿瘤。肝、肾功能障碍者出现低血糖时应积极治疗原发病。肾上腺皮质功能减退引起的低血糖昏迷患者，纠正昏迷后，长期口服氢化可的松替代治疗。

【问题 3】静脉注射 25% 葡萄糖溶液 100ml，2~3 分钟后患者苏醒，下一步应做什么？

判断低血糖病因。低血糖的病因复杂，一般分为两类：

1. 空腹(吸收后)低血糖症　不适当的空腹高胰岛素血症,反复发作空腹低血糖提示有器质性疾病。

常见病因有:①药物,糖尿病患者主要是降糖药物,胰岛素、促胰岛素分泌剂(格列本脲、格列齐特、格列吡嗪、格列美脲、瑞格列奈、那格列奈等),非糖尿病个体的低血糖可能由多种其他药物所致,包括酒精、喹诺酮类、喷他脒、奎宁、β 受体阻滞剂、血管紧张素转换酶抑制剂、IGF-1 等。②重症疾病,如肝衰竭、心力衰竭、肾衰竭、脓毒血症、营养不良。③升高血糖激素缺乏,皮质醇、生长激素、胰高糖素及肾上腺素。④非胰岛 B 细胞肿瘤。⑤内源性高胰岛素血症,如胰岛 B 细胞疾病、胰岛素分泌过多、自身免疫性低血糖、异位胰岛素分泌。

2. 餐后(反应性)低血糖症　进餐后胰岛素反应性释放过多,引起餐后低血糖症,又称"反应性低血糖症",多见于功能性疾病。常见病因有:碳水化合物代谢酶的先天性缺乏;特发性反应性低血糖症;滋养性低血糖症;肠外营养治疗;功能性低血糖症。

临床上以药物性低血糖多见,尤其以胰岛素、促胰岛素分泌剂和饮酒所致低血糖症最常见。

【问题 4】如何判断低血糖发作的典型表现?

根据低血糖病因、发生速度、严重程度、健康状态及代偿能力不同,在低血糖昏迷发生前临床表现各异。

思路 1:低血糖的症状和体征是由于神经元缺乏葡萄糖所致,主要分为两方面——自主神经系统低血糖症状和大脑神经元低血糖症状。①自主神经系统症状:包括震颤、心悸、出汗和焦虑(高儿茶酚胺介导的肾上腺素能症状)及饥饿、恶心、感觉异常(乙酰胆碱介导的胆碱能症状)等。面色苍白、心律和收缩压上升也是低血糖常见的体征。自主神经系统症状往往早于神经低血糖症状,血糖低于 3.9mmol/L 即可引起症状,但对于反复发作的低血糖患者,发作阈值可能会向更低的血糖浓度偏移。②大脑神经元低血糖症状:由于大脑几乎完全依靠葡萄糖提供能量,因此低血糖可对中枢神经系统有直接影响,包括认知损害、行为改变、精神运动异常,血糖浓度进一步降低时可出现癫痫发作和昏迷。持续性的严重低血糖可能造成永久性的神经损伤,甚至脑死亡。

思路 2:低血糖昏迷。低血糖发作也可能没有症状,或因发作时遗忘或自身无法识别,称为无感知性低血糖。由于低血糖症状不能及时识别和治疗,患者可以迅速出现神志恍惚、昏迷或癫痫样抽搐、心动过缓、血压降低、呼吸减慢,最终引起不可逆性脑损害或死亡。因此对于此类患者,须尽可能从亲近的家人或朋友处采集信息,同时及时的血糖测定十分必要。

思路 3:惠普尔(Whipple)三联征。发作性低血糖、意识障碍或昏迷和静脉注射葡萄糖后神志恢复,即为 Whipple 三联征。此为胰岛 B 细胞瘤患者典型表现。该肿瘤多见于中年体胖妇女,常于清晨空腹反复发病。

【知识点】

胰岛素瘤的诊断

胰岛素瘤是最常见的胰腺分泌胰岛素的功能性神经内分泌瘤。可以发生在任何年龄,90% 为良性肿瘤。

1. 定性

(1) Whipple 三联征:空腹和运动促使低血糖症发作;发作时血糖低于 2.5mmol/L;供糖后低血糖症状迅速缓解。

(2) 胰岛素释放指数:血浆胰岛素与同一标本测定的血糖值之比值。正常人此比值 <0.3,多数胰岛素瘤患者 >0.4,可至 1.0 以上。血糖不低时此比值 >0.3 也无临床意义。

2. 定位　CT、MRI 及腹部超声能检测出大部分胰岛素瘤。对于肿瘤体积小、超声和 CT 阴性但不能排除本病时,考虑行超声内镜或选择性动脉钙刺激试验(ASCS)以定位胰岛素瘤。同位素标记的生长抑素受体显像对定位诊断有一定帮助。

【问题 5】院前环境下应给患者哪些处理?

思路 1:糖尿病患者对于重度低血糖最好的防御就是在血糖下降早期自我感知到低血糖,并立即进食15~20g 葡萄糖,最理想的是葡萄糖片,其次如含糖果汁、软饮料、牛奶、糖果、其他点心或进餐。

思路 2：怀疑低血糖昏迷患者，可立即静脉注射葡萄糖溶液。予以吸氧，平卧，监测血压、心率、氧饱和度。

【问题 6】什么时候需请专科会诊？

在怀疑低血糖昏迷及时处理后即可请内分泌科医师会诊，在患者清醒、生命体征平稳后，协助祛除病因和预防再发低血糖。

（陆一鸣）

【推荐阅读文献】

［1］葛均波，徐永健，王辰. 内科学. 9 版. 北京：人民卫生出版社，2018.

［2］中华医学会内分泌学分会. 中国糖尿病患者低血糖管理的专家共识. 中华内分泌代谢杂志，2012, 28 (8)：619-623.

［3］中华医学会糖尿病学分会. 中国高血糖危象诊断与治疗指南. 中华糖尿病杂志. 2013, 5 (8)：449-461.

［4］MARX J A. Rosen's emergency medicine: concepts and clinical practice. 7th ed. Philadelphia: Mosby, 2010.

第57章　内分泌危象

第1节　甲状腺危象

【精粹】

1. 甲状腺危象(thyroid crisis,thyroid storm)又称"甲亢危象",是甲状腺毒症急性加重的综合征,可能与甲状腺激素大量进入循环或机体对甲状腺激素反应性增高有关。

2. 甲亢危象常常有明显诱因,掌握诱因有助于初步诊断及后续治疗。反之,某些诱因本身即可使患者处于危重状态,故在抢救时不应忽略继发于诱因的甲亢危象。

3. 典型甲亢危象临床表现为高热、大汗淋漓、心动过速、频繁的呕吐及腹泻、谵妄,甚至昏迷。消化道症状可发生在早期。神经系统症状发生提示病情危重。

4. 诊断主要依赖临床症状、体征及既往甲亢病史,临床高度怀疑本症及有危象前兆者应按甲亢危象处理。掌握甲亢危象诊断评分表有助于及时作出诊断的同时评估病情严重度。

5. 不典型甲亢或恶病质的患者危象发生时无典型表现,可有昏迷或低体温、皮肤干燥无汗等单一表现,应高度警惕。

6. 甲亢危象退热应给予物理降温,禁用乙酰水杨酸类药物。

7. 此病病情变化迅速,病死率高,应及时给予对症支持治疗及有效的抗甲状腺治疗,同时监测生命体征、观察病情变化。

【病历摘要】

患者,女,42岁。入院前1周出现发热、咳嗽、心悸明显,伴恶心、呕吐。3小时前被家属发现胡言乱语,大汗淋漓。既往"甲亢"病史10余年,未正规治疗。否认心脏病、糖尿病病史。查体:BP 123/68mmHg,P 150次/min,R 20次/min,T 39.5℃。谵妄、胡言乱语,体形消瘦,颜面潮红,大汗。突眼,双侧瞳孔等大(直径3.5mm),对光反射存在,颈软,甲状腺Ⅱ度肿大,可闻及血管杂音。双肺底可闻及少许湿啰音,心率140次/min,心律绝对不齐,第一心音强弱不等。腹部检查阴性。

【问题1】是否需要进抢救室?

患者目前出现意识改变,大汗淋漓,心脏听诊示心律失常,病情危重,需立刻入抢救室监护生命体征,并予以吸氧、建立静脉通路等基本处理,立即进行进一步治疗,并高度警惕病情进一步恶化。

【问题2】最可能的诊断是什么?

根据患者主诉、症状、体征和既往史,应高度怀疑甲亢危象。

思路1:患者中年女性,甲亢病史10余年,未正规治疗,此次入院前1周有发热、咳嗽,家属代诉患者有"受凉、感冒",自服酚麻美敏片,症状未好转。考虑患者有上呼吸道感染病史,为甲亢危象常见诱因。

【知识点】

甲亢危象诱因

甲亢危象常有明显的诱因,对于明确诊断十分重要。诱因可以是单一的,也可由多种原因合并诱发。

1. 内科性诱因

(1)感染:最常见。其中上呼吸道感染多见,其次为胃肠道及尿路感染,偶有皮肤感染等。

(2)应激:精神紧张、劳累、高温环境、饥饿、药物反应、心力衰竭、心绞痛、肺栓塞和分娩等。

(3)不适当停用抗甲状腺药物。

(4)其他:放射性碘治疗,甲状腺活组织检查、过多过重地扪按甲状腺均可使大量甲状腺激素释放入血。

2. 外科性诱因

(1)凡甲状腺患者在手术后4~16小时内发生危象者系与手术有直接关系。术后16小时出现者还应寻找其他诱因。

(2)甲状腺本身的手术或其他急诊手术,如急腹症、剖宫产,甚至拔牙等均可引起危象。

思路2:临床症状及体征支持甲亢危象诊断,患者1周前有发热、心悸,伴恶心、呕吐,考虑甲亢危象的先兆。此次入院前出现神经系统表现,大汗淋漓、高热、脉压增大,高度怀疑为危象期的临床表现。

【知识点】

甲亢危象先兆期及危象期临床表现见表3-57-1。

表3-57-1　甲亢危象先兆期及危象期临床表现

甲亢危象	先兆期	危象期
全身症状	严重乏力、多汗	大汗淋漓、皮肤潮红
发热	<39℃	>39℃
神经系统	烦躁	极度烦躁、精神异常、谵妄、昏迷
消化道表现	食欲减退、恶心、呕吐、腹泻	严重恶心、呕吐、腹泻
心血管系统	心悸,活动后气促,脉压增大,心率120~140次/min	心率>140次/min,可有心律失常,如心房颤动、室上速等,后期可出现心力衰竭

【问题3】如何进一步明确诊断及评估病情?

思路1:甲亢危象的诊断主要根据临床表现、诱因和甲亢病史。由于危象发生时症状多变,目前尚无十分完善的诊断标准,现有的甲亢危象评分表,对医师及早作出诊断颇具参考性。除此评分表上的临床表现以外,需要注意的是有时患者会以突然性昏迷、癫痫持续状态等少见情况为首发。不典型甲亢或原有全身衰竭、恶病质的患者,危象时常无典型表现,可只有心律失常、心力衰竭或者消化道症状或神经精神症状等某一表现,也有可能出现体温过低,皮肤干燥、无汗。

【知识点】

Burch 和 Wartofsky 甲亢危象诊断评分表见表3-57-2。

表 3-57-2　Burch 和 Wartofsky 甲亢危象诊断评分表

项目	表现	评分 / 分
体温 /℃	37.2~37.7	5
	37.8~38.2	10
	38.3~38.8	15
	38.9~39.3	20
	39.4~39.9	25
	≥ 40	30
精神系统症状	无	0
	轻度:烦躁	10
	中度:谵妄、昏睡	20
	重度:抽搐、昏迷	30
消化系统症状	无	0
	轻度:腹泻、恶心、呕吐、腹痛	10
	重度:不明原因黄疸	20
心率 / (次·min^{-1})	99~109	5
	110~119	10
	120~129	15
	130~13	20
	≥ 140	25
心功能不全	轻度:足部水肿	5
	重度:肺底啰音	10
心房颤动	无	0
	有	10
诱因	无	0
	有	10

注:总分≥ 45 分时提示甲亢危象,25~44 分时需考虑危象先兆可能。

思路 2:行进一步检查予以明确诊断。

1. 血常规　甲亢危象患者可表现为白细胞明显升高。

2. 血生化　半数患者血钠中度降低,血钾可降低或升高,血镁血磷可降低;肝功能示转氨酶、γ 谷氨酰转肽酶、乳酸脱氢酶升高,有黄疸时血清胆红素升高。

3. 甲状腺功能　甲亢危象时大多数患者 T_3、T_4 明显升高,但不能鉴别重度甲亢和甲亢危象。

4. 心电图　可显示窦性心动过速、室上性心动过速、心房颤动及其他类型心律失常。

5. 胸部 X 线　可以发现肺部感染、心力衰竭者心影增大。

6. 头颅 CT　此患者有神经精神症状,应行头颅 CT 检查,除外颅脑疾病。

实验室检查对甲亢危象的诊断学意义相对有限,必须根据临床症状作出及时的诊断,而不应等待实验室检查的结果。

思路 3:甲亢危象患者应注意与恶性高热、严重感染、脓毒症休克、多器官衰竭和高血糖高渗状态等鉴别。根据病史、发病过程、临床表现和甲状腺激素水平不难鉴别。

【问题4】下一步需做何处理?

思路1:危象先兆的抢救成功率较高,进入危象期后病死率骤升。甲亢危象处理应个体化,如处理不及时常在48小时内死亡。

【知识点】

甲亢危象治疗原则

1. 保护机体脏器、防止功能衰竭。
2. 减少甲状腺激素的合成和释放。
3. 降低循环中的甲状腺素激素水平。
4. 降低周围组织对甲状腺素的反应。
5. 消除诱因。

思路2:积极维护生命体征和脏器功能是救治的首要目标。

1. 保持气道通畅。

2. 经鼻导管或面罩吸氧,必要时给予机械通气。

3. 建立静脉通道,由于患者大汗、高热、呕吐,故容易发生血容量不足及电解质紊乱,应及时纠正。

4. 营养支持　甲亢危象时分解代谢异常亢进,应保证足够的能量供给,如能量合剂、多种氨基酸注射液均可酌情使用。B族维生素应予大量补充。

5. 降温　①物理降温,如冰袋、冰水或乙醇擦浴等。②冰生理盐水灌肠。③肾上腺皮质激素有非特异性抗毒、退热、抗休克等作用,而且也能纠正肾上腺皮质功能不全,此外激素尚能抑制周围组织对甲状腺激素的反应。一般采用氢化可的松200~300mg或地塞米松20~30mg溶于5%葡萄糖盐水1000ml中静脉滴注。④人工冬眠。予以哌替啶(杜冷丁)100mg,氯丙嗪及异丙嗪各50mg,混合后静脉持续泵入。

【知识点】

甲亢危象治疗注意事项

1. 水杨酸盐类可增加游离甲状腺激素浓度,大剂量水杨酸类药物可增加机体代谢率,还可与血中的T_3及T_4竞争性结合甲状腺球蛋白(TBG)及甲状腺素结合前白蛋白(TBPA),使血中游离甲状腺激素增多,应避免使用。

2. 甲亢危象患者禁用肾上腺素能药物,应该选用降低肾上腺素能活性的药物。

3. 甲亢危象引起的心房颤动,电复律无效。

思路3:减少甲状腺激素的合成和释放。

1. 抑制甲状腺激素合成　硫脲类抗甲状腺药物,可选用甲硫氧嘧啶或丙硫氧嘧啶600~1000mg/24h,分次口服或经胃管鼻饲或必要时直肠给药,1小时内可阻止甲状腺内碘化物有机结合。此后每日给维持剂量(300~600mg/d,分次给药)。危象基本控制(平均2~10天)后,逐渐减量至常规治疗剂量。

2. 抑制甲状腺激素的释放　用硫脲类抗甲状腺药1小时后开始给碘剂,可抑制甲状腺球蛋白的水解,从而减少甲状腺激素释放,能迅速控制症状。一般每日口服或鼻饲复方碘溶液(Lugol液)10滴,每8小时1次;或饱和碘化钾溶液5滴,每6小时1次。也可静脉滴注,采用碘化钠1~2g(或0.25g/h)加入10%葡萄糖溶液中,或复方碘溶液3~4ml/1000~2000ml 5%葡萄糖,碘化物浓度过高或滴注过快易引起静脉炎,症状缓解后逐渐减量至停用,不可长期服用。

思路4:降低循环中甲状腺激素水平。绝大部分T_4与血浆蛋白结合,故可采用下列方法迅速清除与血浆蛋白结合的T_4:①血浆置换;②腹膜透析或血液透析法,透析后血浆T_4浓度可降低40%~50%。

思路5:降低周围组织对甲状腺素的反应,常用药物有两类。

1. β受体阻滞剂　常用普萘洛尔(心得安),1~2mg静脉滴注,1次/5min,或每次40~80mg,每6小时口服给药。应用前需注意用药禁忌。

2. 利血平　首次 2.5~5mg 肌内注射,以后 2.5mg/4~6h,症状与体征改善后逐渐减量至停药。利血平可抑制中枢神经系统及降血压,应用时应注意监测。

思路 6：尽快消除诱因,如积极控制感染,根据感染的致病菌特点,选用有效、广谱的抗生素;对本症常见并发症如心力衰竭、呼吸衰竭、休克及肝肾功能不全等,要及早加以防治。

【问题 5】该患者留院需要观察哪些指标?

所有甲亢危象的患者在抢救室予以上述紧急治疗后应在急诊监护病房(EICU)治疗,严密监测心电图、血压和氧饱和度等生命体征,注意患者神志变化、临床症状及体征,复查甲状腺功能、血常规、肝肾功能和电解质等指标。如果治疗有效,24 小时后临床症状能有所缓解,危象多在 1 周内缓解。

【问题 6】什么时候需请专科会诊?

该患者根据临床症状及既往病史高度怀疑甲亢危象,在及时给予对症支持及抗甲状腺治疗的同时请内分泌科会诊,由于此病进展迅速,病死率高,不应该等内分泌会诊医师到来后再予以相关治疗,以免延误病情。

【问题 7】院前的环境下应给患者哪些处理?

应予吸氧,保护气道通畅,补液支持,静卧休息,若烦躁不安,必要时可予镇静和抗抽搐等对症处理。

第 2 节　甲状腺功能减退危象

【精粹】

1. 甲状腺功能减退危象(hypothyroidism crisis,HC)又称"黏液性水肿昏迷",是甲状腺功能减退(简称"甲减")失代偿的一种严重的临床状态。此病发病率低于 1%,但病死率极高,达 50% 以上,早期诊断和有效治疗可使病死率降为 20%。

2. 常于冬季寒冷时发病。凡是老年患者有体温低,存在不能解释的意识模糊、嗜睡或昏迷,应考虑本症。

3. 如果发现患者颈前有手术瘢痕,并伴有心动过缓、通气低下、黏液水肿面容、大舌、低血压等,应怀疑甲减危象,可做甲状腺功能检查。

4. 低体温是甲减危象的突出表现,但加温治疗时体温不宜升高过快,一般使其每小时上升 0.3~1 ℃即可。

5. 呼吸机的使用是抢救甲减危象所致呼吸衰竭的关键,为病情的好转创造有利条件。

6. 黏液性水肿昏迷患者若不用甲状腺素治疗,病死率极高,但甲状腺素治疗又会引起心动过速及心肌梗死,故使用时应严密观察患者病情变化及中毒症状,并调整剂量。

【病历摘要】

患者,女,65 岁。"嗜睡伴面部水肿 2 周,意识丧失 1 小时"入院,患者 2 周前受凉后逐渐出现嗜睡,面部水肿,乏力明显,伴有咳嗽、咳痰,不耐寒冷。入院前 1 小时出现意识丧失,呼之不应。既往:3 年前行双侧甲状腺全切术,术后口服左甲状腺素治疗,1 年前自行停药。查体:T<35.0℃,BP 85/56mmHg,P 45 次/min,R 10 次/min。昏迷,中度贫血貌,眼睑及嘴唇肿胀。双侧瞳孔等大(4mm),对光反射存在。颈前皮肤可见 5cm 陈旧性手术瘢痕,甲状腺未触及。双侧呼吸音低,双下肺可闻及湿啰音。心率 45 次/min,心音低钝,律齐。腹部(−)。双下肢非凹陷性水肿。

【问题 1】进抢救室后应立即行哪些处理?

思路 1：该患者病情危急,应立即监护生命体征,快速评估昏迷程度。

思路 2：患者呼吸浅慢,应首先行无创呼吸机面罩加压辅助通气,急查血气分析,必要时予气管插管。

【知识点】

机械通气的适应证

1. 自主呼吸频率大于正常 3 倍或小于 1/3 者。
2. 自主潮气量小于正常值 1/3 者。
3. 吸氧下 $PO_2<60mmHg$。
4. $PCO_2>50mmHg$。
5. 氧合指数小于 300mmHg 者。

达到以上列任何一项标准,可考虑进行机械通气治疗,当然还要结合临床情况综合考虑。

思路 3:患者体温偏低,故可保温治疗。建立静脉通路,由于患者水肿明显,心率偏慢,应谨慎控制补液量及补液速度。同时化验血常规、血糖、肝肾功能和电解质等。

【问题 2】最可能的诊断是什么?

根据患者主诉、症状、体征和既往史,应高度怀疑甲状腺功能减退症。

思路 1:患者老年女性,冬季发病,有双甲状腺全切史,不适当停用替代治疗,这是诊断甲减危象的主要证据。此次入院前 2 周有受凉、呼吸道感染病史。几乎所有使机体对甲状腺素需要量增加的内、外界刺激均可成为危象的诱因,其中包括感染(最常见,特别是肺部感染)、寒冷环境、心脑血管疾病及药物影响等。

【知识点】

诱发甲减危象的药物

1. 中枢药物　镇静催眠药、麻醉剂、苯二氮䓬类。
2. 减少 T_3 和 T_4 释放　胺碘酮、锂剂、碘剂。
3. 增加 T_3 和 T_4 清除　苯妥英、利福平。
4. 甲状腺替代不足　剂量不够,干扰吸收(铁剂、钙剂、考来烯胺)。

思路 2:此患者在 2 周前开始逐渐出现意识障碍,表现为嗜睡,且有不耐寒冷,同时有黏液水肿面容,在此高度怀疑已发生甲减危象或昏迷的前驱症状。

【知识点】

甲减危象应警惕意识障碍

尽管命名为黏液性水肿昏迷,但多数患者表现为意识模糊、嗜睡而不是昏迷,而如果不及时治疗,进展至昏迷是不可避免的,且常突然发生。由于此病多发生于老年人,有些症状极易误认为衰老、体虚所致而被忽视。甲减患者发生意识障碍应首先考虑甲减危象的可能。

思路 3:该患者入院前 1 小时出现昏迷,入院查体示低体温、血压偏低、心动过缓、呼吸浅慢,这些均支持甲减危象的诊断。急诊工作中,如发现患者颈前有手术瘢痕,并伴有心动过缓、通气低下、黏液水肿面容、大舌和低血压等,都是诊断的重要参考资料。对疑诊病例,应进一步做甲状腺功能检查。

【问题 3】应与哪些疾病鉴别?

1. 低血糖昏迷　低血糖也可引起体温降低,而甲减昏迷时也有低血糖,故当昏迷患者伴有低血糖时,应注意有无甲减症状及体征,必要时行甲状腺功能检查。

2. 脑血管疾病　常有高血压史,突然发病,有神经定位体征。头颅 CT 及甲状腺功能检测是鉴别依据。

3. 继发性甲减危象　原发性与继发性甲状腺功能减退症临床上常难于鉴别。从病因考虑绝大多数是原发性的。测定 TSH 对区别原发性、继发性或散发性甲状腺功能减退症有帮助。在紧急治疗开始时,均采用糖皮质激素,因此,不一定需要鉴别。但是,对病情改善后的进一步病因治疗,此项检查是有意义的。

典型病例诊断并不困难,对不够典型的病例,急诊条件下常难证实。临床上本病易与其他系统疾病混淆,应尽快排除,便于治疗。

【问题4】须进一步行哪些检查?

1. 甲状腺功能指标　血清 T_3、T_4 均明显低下甚至测不出。促甲状腺激素(TSH)在原发性甲减者可明显升高,降低则见于继发性甲减。

2. TRH 兴奋试验　注射促甲状腺激素释放激素(TRH)以后,TSH 在原来基础上进一步升高;垂体性甲减则表现为低值、无反应。

3. 血液生化改变为低血糖、低血钠、高血脂。

4. 血氧分析显示氧分压降低;二氧化碳分压升高,氧饱和度下降;血 pH 下降,CO_2 结合力下降,呼吸性酸中毒表现。

5. 心电图　可有低电压、心动过缓、QT 间期延长、ST-T 变化及不同程度的房室传导阻滞。

6. 胸部 X 线片　心影增大,可有肺部感染表现。

7. CT　对于神志改变者,行头颅 CT 扫描有助于排除能引起昏迷的脑部疾病。

【问题5】下一步需做何处理?

思路1:甲减危象病死率高达 50% 以上,故一旦诊断明确,应立即采取强有力的综合性治疗。最初 24 小时是治疗关键。进入急诊科时即可给予积极对症治疗。呼吸衰竭是甲减危象患者主要死亡原因。由于舌头肥大,呼吸道分泌物多,可致呼吸阻塞、呼吸浅慢、换气不足,CO_2 潴留造成呼吸衰竭,故应监测患者动脉氧含量,予机械通气辅助呼吸,必要时可行气管插管。

【知识点】

气管插管操作要点

1. 准备工作　气管导管及管芯、喉镜、牙垫、注射器、胶布;检查呼吸机是否正常;备气管切开包。

2. 操作过程　将患者头部后仰,术者站于患者头侧,启开口腔,清除口腔内异物,一手持喉镜沿右侧口角垂直进入口腔;然后将舌体推向左侧,喉镜移至口腔正中线上。另一手持导管后端,把导管斜面开口对准声门插入后小心拔出管芯。拔出管芯后立即顺势将导管插入气管内,调整深度。置入牙垫,拔出喉镜。

3. 通过观察胸廓活动、听诊、呼气末二氧化碳波形等方式确认导管位置正确。

4. 用胶布将牙垫与导管捆绑并一起固定于患者面部。向气囊内注入 5ml 空气。连接呼吸机。

【知识点】

甲减危象复温注意事项

1. 甲减危象加温治疗时体温不宜升高过快,一般使每小时上升 0.5℃ 即可,因为体温骤升可导致代谢增加,加重甲状腺负担,同时外周血管扩张,增加氧耗,加重低血压,促发循环衰竭。

2. 加温治疗　气温低于 25℃ 时宜适当增加室内温度,也可以电热毯或温水洗浴等保暖至体温可测得。一般掌握体温上升每小时在 0.5℃ 为宜。

3. 补液治疗　首选 5% 葡萄糖氯化钠溶液,因为甲减危象患者是低钠、低血糖的高危人群。限制水分摄入,每日补液量 500~1 000ml,重度低钠血症患者可适当给予少量高渗盐水(5% 氯化钠溶液 50~100ml),之后可予利尿剂,如呋塞米 40~120mg,一次性静脉注射。

4. 升血压　恢复体温后,通常血压可恢复。补充甲状腺素也可使血压升高,但需要数天时间,可适当补液,避免低张溶液。该类患者对升压药反应差,可适当用激素类如氢化可的松 100mg,每 8 小时静脉注射。

　　5. 糖皮质激素　甲减患者均存在不同程度肾上腺皮质功能不全,故及时给予糖皮质激素应视为抢救本病的常规,可选用氢化可的松 200~300mg/d,加入 5% 葡萄糖盐水中。争取在应用甲状腺素的同时予以静脉滴注,可兼收矫正低血糖、低血钠之利(输液量一日不宜大于 1 000ml)。视病情稳定后渐减。

　　思路 2：确诊甲减危象后应立即给予甲状腺激素的治疗。T₃ 或 T₄ 均可作为抢救甲减危象的制剂。首剂可给 T₃ 30~50µg 或 T₄ 200~400µg(5~7µg/kg)静脉注射,以后视病情可每 8 小时静脉注射一次,T₃ 20µg 或 T₄ 50µg。如无注射剂可予片剂研细后加水鼻饲,左旋三碘甲腺原氨酸(L-T₃)20~30µg,每 4~6 小时一次;或左甲状腺素(L-T₄)首次 100~200µg。至意识状态恢复、休克纠正后改为口服。病情稳定后可渐减至最小剂量替代维持。一般 T₃ 每日 20µg 左右,T₄ 每日 50µg。甲状腺素在使用过程中宜密切注意心绞痛及心律失常的发生。对原有心脏病伴发症者剂量宜偏小,可减少 1/4~1/3 量。

　　【问题 6】该患者留院需要观察哪些指标?

　　留院观察时应严密监测心电图、血压、氧饱和度和体温等基本生命体征,根据血气分析结果及时调整呼吸机各项参数,可根据中心静脉压、出入量及电解质情况调整补液种类、补液量及速度。

　　密切观察患者病情变化情况,同时注意有无发生甲状腺素不良反应,并据之调整剂量。积极复查甲状腺功能、血常规、肝肾功能和血糖等指标,及时对症治疗。

　　【问题 7】什么时候需请专科会诊?

　　根据临床症状及既往病史,该患者高度怀疑甲减危象,在及时给予急诊对症治疗的时候即可请内分泌科会诊,进一步明确诊断并协助诊治。由于患者脑血管意外不能排除,可以请神经内科医师会诊。由于甲亢危象患者舌头常肥大,属于困难气道,可请麻醉科会诊,协助气管插管,备气管切开包。

　　【问题 8】院前的环境下应给患者哪些处理?

　　监测生命体征。在院前可先予以保温,建立静脉通路,并输注生理盐水,面罩给氧。

第 3 节　肾上腺危象

【精粹】

　　1. 肾上腺危象(adrenal crisis)又称"急性肾上腺皮质功能减退症",是指由各种原因导致肾上腺皮质功能衰竭,肾上腺皮质激素分泌不足或缺如,全身多器官、多系统急剧发生的功能衰竭的综合征。

　　2. 患者临床上表现为高热(部分病例无高热)、胃肠功能紊乱、虚脱、神志淡漠、萎靡或躁动不安、谵妄、惊厥,甚至昏迷、休克等。

　　3. 肾上腺危象因发病率低和临床表现不典型往往被误诊漏诊,尤其是原有慢性肾上腺皮质功能不全未获正确诊断的患者,在发生危象时更易误诊漏诊。

　　4. 本症部分病例具有全身皮肤黏膜色素沉着这一典型体征,实验室检查特点是三低(低血糖、低血钠和低皮质醇)和三高(高血钾、高尿素氮和高外周血嗜酸性粒细胞)。

　　5. 肾上腺危象是危及生命的急症,应立即采取抢救措施,主要是静脉滴注糖皮质激素,纠正水和电解质紊乱,纠正低血糖等。临床上怀疑急性肾上腺皮质功能减退时,应立即抢救,不要等待实验室检查结果。

　　6. 该病诊断流程　病史(多有肾上腺皮质功能减退及应激病史)→临床表现(可有胃肠道感染以及神经系统异常表现)→血皮质醇降低,包括血促肾上腺皮质激素(ACTH)值变化,尿 17- 羟类固醇、17- 酮类固醇测定降低→CT、MRI 有肾上腺病变表现。

【病历摘要】

　　患者,女,64 岁,入院前 5 天无明显诱因下突发高热,体温最高达 39.4℃,伴全腹痛及呕吐,呕吐胃内容及胆汁样物。患者神志淡漠,四肢厥冷,心率 120 次 /min,血压 60/40mmHg。血常规:白细胞计数 14.7×10⁹/L,

中性粒细胞百分比 89%；粪便常规：白细胞 5~8/HP，红细胞 1~2/HP，见酵母菌，大便隐血(+++)；血糖 2.39mmol/L，血钠 126mmol/L，血钾 5.3mmol/L，血 pH 7.30，标准碳酸氢根(SB)19.2mmol/L。初步诊断为"急性胃肠炎伴感染性休克、代谢性酸中毒、低钠血症、低血糖"。

【问题 1】患者目前有无生命危险？

患者神志淡漠、四肢厥冷、心率快、血压低，有生命危险，应给予扩容、抗感染、纠正代谢性酸中毒和电解质紊乱等紧急处理，需入抢救室监护生命体征，并予以吸氧、心电监护、中心静脉压(CVP)监测、导尿(计算液体出入平衡)等基本处理。

予以对症支持治疗后患者病情缓解，血糖升至 6.15mmol/L，血钠 140mmol/L，血钾 4.3mmol/L。但患者血压仍偏低，在 70~80mmHg/40~60mmHg 之间，对多巴胺反应差。急诊查体：神志欠清，消瘦，心率 100 次/min，血压 80/50mmHg(用多巴胺中)。全身皮肤颜色发黑，掌纹较深，皮肤皱褶，关节伸面、瘢痕、双乳头处皮肤色黑尤其明显。口腔黏膜和齿龈上有点、片状色素沉着。腹部平软，无固定压痛点。追问病史，患者 20 余年来有难以名状的全身乏力，休息后不能缓解，同时伴全身皮肤、口腔、舌和齿龈黏膜色素的逐渐加深。

【问题 2】目前患者最可能的诊断是什么？

思路 1：结合患者 20 年全身乏力病史，本次骤起高热，有全身衰竭、低血压、休克、低血糖和神志淡漠等临床表现，出现全身皮肤黏膜色素沉着，胃肠道感染为主要诱因，目前考虑肾上腺危象可能。

【知识点】

艾迪生病(Addison 病)

最具特征性者为全身皮肤色素加深，暴露处、摩擦处、乳晕、瘢痕等处尤为明显，黏膜色素沉着见于齿龈、舌部、颊黏膜等处，系垂体促肾上腺皮质激素(ACTH)、黑素细胞刺激素(MSH)分泌增多所致。该病实验室检查特点是 3 低(低血糖、低血钠和低皮质醇)和 3 高(高血钾、高尿素氮和高外周血嗜酸性粒细胞，通常 $>0.05 \times 10^9$/L，可高达 0.3×10^9/L)。

【知识点】

肾上腺危象常见病因

1. 急性肾上腺皮质出血、坏死。

2. 因感染、创伤、手术、胃肠紊乱、妊娠、分娩或长期大剂量肾上腺皮质激素治疗过程中突然停药或减量等导致原有的慢性肾上腺皮质功能减退症加重，诱发肾上腺危象。

3. 长期糖皮质激素治疗过程中，垂体肾上腺皮质已受重度抑制而呈萎缩者，如骤然停药或减量过速，可引起本症。

4. 肾上腺切除术后。

5. 先天性肾上腺羟化酶缺陷致皮质激素合成受阻。

思路 2：该病需与以下疾病进行鉴别。

1. 中暑　可有高热及脱水症状，可表现出恶心、呕吐以及明显的循环衰竭，精神萎靡、烦躁不安或嗜睡、谵妄或神志模糊，重症者可昏迷。患者多有高热环境接触史。

2. 感染性休克　感染性休克常以严重感染为诱因，在毒血症或败血症的基础上伴有 DIC。有时两者在临床上难以区分，但治疗原则相似，鉴别困难时可不予严格区分，诊断和治疗同时进行，以期稳定病情，挽救生命。待病情平稳后结合病史和治疗中的表现予以鉴别。

【问题 3】如何选择检查明确诊断？

快速法适用于病情较危急、需立即确诊、补充糖皮质激素的患者。在静脉注射人工合成 ACTH(1~24 肽)0.25mg 前及注射后 30 分钟测血浆皮质醇，正常人血浆皮质醇经注射后会在正常水平基础上增加 276~552nmol/L。

对于病情较严重,疑有肾上腺皮质功能不全者,同时用静脉注射(或静脉滴注)地塞米松及 ACTH,在注入 ACTH 前、后测血浆皮质醇,既可进行诊断检查,又可同时开始治疗。此外,X 线片、CT 或 MRI 检查可示肾上腺增大及钙化阴影。其他感染、出血、转移性病变在 CT 扫描时也示肾上腺体积增大,而自身免疫病所致者肾上腺不增大。

【知识点】

肾上腺危象诊断注意事项

肾上腺危象的诊断不难,关键在于是否对本症有足够的认识。在临床急诊工作中,若患者有感染、外伤或手术等应激情况,又出现下列情况之一应考虑到危象的可能:

1. 不能解释的频繁呕吐、腹泻或腹痛。
2. 发热、白细胞增高但用抗生素治疗无效。
3. 顽固性休克。
4. 顽固性低血钠(血钠 / 血钾 <30)。
5. 反复低血糖发作。
6. 不能解释的神经精神症状。
7. 精神萎靡、明显乏力、虚脱或衰竭与病情不成比例,且出现迅速加深的皮肤色素沉着。

【问题 4】下一步需做何处理?

1. 补充液体 典型的危象患者液体损失量约达细胞外液的 1/5,故于初治的第 1、2 天内应迅速补充生理盐水,每日 2 000~3 000ml。对于以糖皮质激素缺乏为主、脱水不甚严重者补水量适当减少。补充葡萄糖液以避免低血糖。

2. 抗休克治疗 血压偏低伴休克症状者经补液及激素治疗仍不能纠正循环衰竭,故尽早使用血管活性药物。

3. 糖皮质激素 立即静脉注射氢化可的松或琥珀酸氢化可的松 100mg,使血皮质醇浓度达到正常人在发生严重应激时的水平。以后每 6 小时加入补液中静脉滴注 100mg,第 2、3 天可减至每日 300mg,分次静脉滴注。如病情好转,继续减至每日 200mg,继而每日 100mg。呕吐停止,可进食者,可改为口服。每 6 小时口服氢化可的松 20mg,约半月减至维持量。一般情况下可用泼尼松 5~10mg/d,上午 2/3,下午 1/3 应用。

4. 监测血糖 低血糖者予以 50% 葡萄糖 50ml。
5. 预防 DIC 注意监测 DIC 指标,如合并 DIC 诊断明确尽早采用肝素治疗。
6. 对症治疗 包括给氧、使用各种对症治疗药物。
7. 积极治疗感染及其他诱因。

【知识点】

糖皮质激素的等效剂量见表 3-57-3。

表 3-57-3 糖皮质激素的等效剂量

药物	等效剂量 /mg
地塞米松	0.75
甲泼尼龙	4
泼尼松	5
氢化可的松	20
醋酸可的松	25

【问题 5】还需要什么后续治疗？

慢性肾上腺皮质功能减退症治疗：纠正危象后针对诊断明确的慢性肾上腺皮质功能减退症，尽早给予糖皮质激素替代治疗，并注意以下几点。①坚持长期替代治疗；②模拟激素昼夜节律用药，根据病情及激素水平，予以个体化治疗；③食盐摄入充分，必要时加用盐皮质激素；④给患者佩戴急救卡；⑤应激时增加激素剂量。替代治疗通常采用氢化可的松或醋酸可的松口服，早上剂量分别为 20mg 和 25mg，下午为 10mg 和 12.5mg，并在此基础上适当调整，如果患者有明显的低血压，可加用盐皮质激素，口服 α- 氟氢可的松 0.05~0.2mg/d。

第 4 节　嗜铬细胞瘤危象

【精粹】

1. 嗜铬细胞瘤危象（pheochromocytoma crisis）是在嗜铬细胞瘤未被诊断或虽已诊断但未被良好控制，加上诱发因素导致肿瘤短期分泌大量肾上腺素和去甲肾上腺素，造成急性高儿茶酚胺血症的多种具特征性的危急症群发生，如不及时进行处理，病死率极高。

2. 嗜铬细胞瘤危象包括高血压危象、高血压与低血压交替、发作性低血压与休克、急性左心功能不全、上消化道大出血、糖尿病酮症酸中毒及低血糖危象等。

3. 高血压发作伴有头痛、心悸、多汗三联征时，对嗜铬细胞瘤的诊断有重要意义。

4. 在没有休克的情况下出现乳酸性酸中毒应高度怀疑嗜铬细胞瘤。

5. 诊断流程　应激情况下出现高血压危象、高血压与低血压交替、发作性低血压与休克、急性左心功能不全、上消化道大出血、糖尿病酮症酸中毒及低血糖危象等症状→实验室检查（血及尿游离儿茶酚胺、尿儿茶酚胺代谢产物、血清嗜铬粒蛋白 A 测定、冷加压试验、胰高糖素激发试验、可乐定抑制试验）→超声、CT、MRI 进一步定位→肾上腺髓质 [131]I 间碘苄胍核素显像→药物控制症状→症状稳定后手术根治→随访观察。

【病历摘要】

患者，女，19 岁，学生。因"反复头痛、心悸、大汗 2 年，再发伴呼吸困难 2 小时"就诊。患者近两年来常不定时出现头晕、头痛、心悸、大汗、恶心、视物模糊，持续几分钟至数十分钟不等，剧烈运动易诱发，可自行缓解，曾在一次发作过程中测血压 210/120mmHg，但此后几次查体血压均正常，未行诊治。入院前 2 小时，头痛、心悸再发，伴呼吸困难，咳粉红色泡沫痰，遂来诊。入院查体：T 37.3℃，R 32 次 /min，P 150 次 /min，BP 220/135mmHg，神清，消瘦，急性重病容，端坐呼吸，烦躁，大汗淋漓，口唇发绀，口鼻大量粉红色泡沫痰涌出。双肺满布湿啰音，心界向左扩大，心率 150 次 /min，律齐，心音低钝，可闻奔马律。腹部检查未见异常。

【问题 1】患者目前有无生命危险？如何处理？

思路 1：患者有头痛、心悸、呼吸困难、咳粉红色泡沫痰，查体呼吸急促、血压高、心率快，随时有生命危险。

思路 2：送入抢救室监护生命体征，并予以吸氧、心电监护、中心静脉压（CVP）监测、导尿（计算液体出入平衡），予吗啡、毛花苷 C、呋塞米静脉注射，以硝酸甘油、硝普钠或重组人脑钠肽（rhBNP）治疗。必要时气管插管、呼吸机辅助呼吸等对症支持等基本处理。

思路 3：急查血气分析、血常规、肝肾功能、电解质、血糖、心肌酶谱、心电图、肾上腺 CT。

【病历摘要】

化验检查回报：

血常规：Hb 112g/L，WBC 18.3×10⁹/L，N% 91%，L%8%，RBC 5.81×10¹²/L。

血 BUN 5.4mmol/L，CO_2 结合力（CO_2CP）15mmol/L，电解质未见明显异常。

空腹血糖 9.3mmol/L,AST 760IU/L,酶谱指标:CK 526IU/L,LDH 1 467IU/L,HBDH 846IU/L,CK-MB 38IU/L。

血气分析:pH 7.136,PO_2 54mmHg,PCO_2 64mmHg,BE-14.2mmol/L,SaO_2 65%。

心电图:①室上速;②左心室高电压;③ Ⅰ、Ⅱ、$V_4 \sim V_6$ 导联 ST 段下移 0.05~0.2mV,Ⅱ、Ⅲ、aVF、$V_4 \sim V_6$ 导联 T 波正负双向或倒置。

肾上腺 CT:提示右腹膜后肿瘤。

【问题 2】最可能的诊断是什么?

思路 1:患者年轻女性,两年来反复发作头晕、头痛、心悸、大汗、恶心、视物模糊,剧烈运动后更易发作。曾有一次发作时测血压 210/120mmHg。酶学指标普遍升高,且 CT 可见肾上腺占位。结合患者年龄、临床症状和辅助检查,考虑患者有嗜铬细胞瘤危象、急性左心衰竭和高血压危象。

【知识点】

常 见 病 因

突然体位变化、按压肿瘤、腹压增加、吸烟、饮酒等,药物的使用(如单胺氧化酶抑制剂、β 受体阻滞剂、利血平、胍乙啶、胰高血糖素等),可以诱发嗜铬细胞瘤危象。

【知识点】

临 床 表 现

1. 经典的三联征:发作性头痛、出汗和心动过速。

2. 高血压和直立性低血压。50% 是持续的高血压,50% 是阵发性的血压升高。

3. 焦虑发作、震颤、心悸、肢冷、苍白。

4. 心律失常(包括心房颤动和心室颤动)和扩张型心肌病。

5. 高血压危象可因 β 受体阻滞剂、三环类抗抑郁药、甲氧氯普胺和纳洛酮而加剧。

6. 不能解释的乳酸酸中毒。

思路 2:该病需与多种疾病进行鉴别。

1. 急进型高血压 患者常有剧烈头痛、心悸、视物模糊等症状。

2. 甲亢 甲亢常有代谢增高症状如消瘦、心悸、汗多等,且多表现为紧张、焦虑。但经测定甲状腺功能即可明确诊断。

3. 不典型心绞痛 不典型心绞痛患者发作时,可出现胸闷、心悸、面色苍白、濒死感等症状,有的患者发作心绞痛时血压可短暂升高。

4. 其他 如精神焦虑,更年期综合征,严重神经症及低血糖发作者,有时也需与本病鉴别。

【问题 3】下一步需做何急诊处理?

1. 在中心静脉压监测下,补充足够的液体。

2. 急性高血压危象应积极用静脉抗高血压药物处理,必要时输注硝普钠[0.5~1.5μg/(kg·min)],经典剂量是 100μg/min。

【知识点】

嗜铬细胞瘤危象的治疗注意点

嗜铬细胞瘤危象患者通常表现有血容量不足,所以在使用 α 受体阻滞剂之前要补液,否则会发生严重的低血压。单独使用 β 受体阻滞剂会引发高血压危象,绝对不能在使用足够的 α 受体阻滞剂之前使用。拉贝洛尔主要是 β 受体阻滞剂,不应单独使用。长效 α 受体阻滞剂可预防逸搏发作。

【问题 4】还需做其他哪些检查进一步明确诊断？

思路 1：实验室检查。血及尿游离儿茶酚胺水平升高；尿儿茶酚胺代谢产物水平升高；血清嗜铬粒蛋白A 测定明显增高。少数难诊断患者可通过功能试验来明确，如激发试验中的冷加压试验、胰高血糖素激发试验或抑制试验中的可乐定抑制试验。肾上腺髓质 ^{131}I 间碘苄胍核素显像对定位诊断和寻找转移灶有帮助。

思路 2：影像学检查。超声方法简易但阳性率仅 50%。CT 诊断对肾上腺上的嗜铬细胞瘤有很高的敏感性，对肾上腺外的病灶敏感性略低，90% 以上的肿瘤可准确定位，故目前常用。但此方法受辐射剂量制约，特异性较低，且如未事先用 α 受体阻滞剂控制高血压，静脉造影剂有可能引起高血压发作。MRI 对于肾上腺外嗜铬细胞瘤的检测有一定优势，对肾上腺嗜铬细胞瘤检出敏感性略低或等于 CT。间碘苄胍扫描弥补了CT、MRI 的缺点，其特异性很高，可同时对嗜铬细胞瘤进行形态和功能的定位，尤其是对于肾上腺外的肿瘤。

【知识点】

嗜铬细胞瘤

嗜铬细胞瘤位于肾上腺者占 80%~90%，大多为一侧性，少数为双侧性或一侧肾上腺瘤与另一侧肾上腺外瘤并存，多发性者较多见于儿童和家族性患者。肾上腺外嗜铬细胞瘤称为副神经节瘤，主要位于腹部，多在腹主动脉旁（占 10%~15%），其他少见部位为肾门、肾上极、肝门区、肝及下腔静脉之间、近胰头部位、髂窝或近髂窝血管处（如卵巢内、膀胱内、直肠后）等。腹外者甚少见，可位于胸内（主要在后纵隔或脊柱旁，也可在心脏内）、颈部、颅内。

【问题 5】还需要什么后续治疗？

嗜铬细胞瘤的病因和发病机制虽不清楚，但是确诊后切除肿瘤可使绝大多数患者治愈。早期手术切除肿瘤是临床根治的唯一途径，近年来腹腔镜下肾上腺切除术得到了广泛应用。术中切除肿瘤之后，血压下降不明显，应考虑到多发可能，应该进行探查腹膜后交感神经节、嗜铬体这些肿瘤好发部位，多发性嗜铬细胞瘤术后易于在其他部位嗜铬组织中复发。术中应该注意保存正常肾上腺组织，以防止术后肾上腺皮质功能减退。肿瘤的复发多表现为血压的增高，术后随访应该严密监测血压。

(陆一鸣)

【推荐阅读文献】

［1］北京协和医院.急诊科诊疗常规.2 版.北京：人民卫生出版社，2012.

［2］葛均波，徐永健，王辰.内科学.9 版.北京：人民卫生出版社，2018.

［3］于学忠.协和急诊医学.北京：科学出版社，2011.

［4］张文武.急诊内科学.3 版.北京：人民卫生出版社，2012.

［5］MARX J A. Rosen's emergency medicine: concepts and clinical practice. 7th ed. Philadelphia: Mosby, 2010.

第 58 章　肾功能衰竭

【精粹】

1. 患者可有少尿（<400ml/d）或无尿（<100ml/d），出现尿毒症毒素潴留和水、电解质及酸碱平衡紊乱的表现。AKI 的全身表现包括：消化系统表现，如食欲减退、恶心、呕吐、腹胀；呼吸系统表现，如容量过多导致急性肺水肿和感染，如咳嗽、呼吸困难、发热；循环系统表现，如高血压和心力衰竭；尿毒症脑病，如谵妄、抽搐、昏迷等。

2. 患者查体有肾区叩击痛、呼吸促、双肺湿啰音、心率快、血压高。部分患者也可无明显体征。

3. 来诊后都应查血尿常规、生化（包括肾功能和电解质）、血气分析、胸部 X 线片、泌尿系超声等。

4. 应能立即识别急性肾损伤的急性并发症，如少尿或无尿期容量负荷过重诱发的急性左心衰竭、高钾血症引发的恶性心律失常等。对于出现烦躁不安、端坐位、呼吸窘迫、双肺大量湿啰音/哮鸣音、血压下降、冷汗、低氧血症、颈静脉怒张等，应立即给予抗心力衰竭处理，并请相关科室会诊。急性肾损伤的处理流程见图 3-58-1。

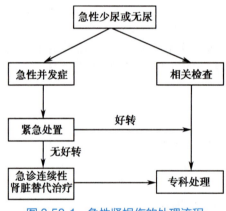

图 3-58-1　急性肾损伤的处理流程

【知识点】

急性肾损伤（acute kidney injury，AKI）是由各种病因引起短时间内肾功能快速减退而导致的临床综合征，表现为肾小球滤过率（GFR）下降，伴有氮质产物如肌酐、尿素氮等潴留，水、电解质和酸碱平衡紊乱，重者出现多系统并发症。既往称为急性肾衰竭，传统的急性肾衰竭（ARF）不能明确病情的早期识别、诊断和治疗，因此近年来引入急性肾损伤的概念。

2012 年改善全球肾脏疾病预后（kidney disease：improving global outcomes，KDIGO）指南对急性肾损伤（AKI）的定义：

符合以下任一情况：

（1）血肌酐 48 小时内升高 ≥ 26.5μmol/L（0.3mg/dl）。

（2）血肌酐在 7 天内升高达基线值的 1.5 倍。

（3）尿量 <0.5ml/（kg·h），持续 6 小时。

KDIGO 基于 AKI 严重程度的分期见表 3-58-1。

表 3-58-1　KDIGO 的 AKI 分期

分期	血肌酐	尿量
1	48h 内血肌酐值增至基础的 1.5~1.9 倍，或增加 ≥ 26.5μmol/L（0.3mg/dl）	<0.5ml/（kg·h）×6~12h
2	血肌酐值增至基础值的 2.0~2.9 倍	<0.5ml/（kg·h）≥ 12h
3	血肌酐值增至基础值 3 倍；或 ≥ 353.6μmol/L（4mg/dl）；或开始肾脏替代支持治疗；或年龄 <18 岁，eGFR 降低至 <35ml/（min·1.73m²）	<0.3ml/（kg·h）≥ 24h，或无尿 ≥ 12h

【病历摘要】

患者，男，60 岁。因"右上腹痛 7 天，发热伴全身水肿、尿少 3 天，近 2 天尿量 <200ml/d"入院。既往有 2 型糖尿病史 10 年，平日降糖药控制下空腹血糖波动于 10mmol/L，1 个月前体检尿常规和肾功能均正常。查体：T 38.8℃，P 120 次 /min，R 28 次 /min，BP 85/55mmHg。全身皮肤黏膜无黄染，末梢稍湿冷，双肺呼吸音清晰，未闻及干湿啰音，心率 120 次 /min，律齐，腹平软，无压痛、反跳痛，肝区叩击痛，脾未及，移动性浊音阴性，肠鸣音减弱。双下肢水肿（++），病理征阴性。辅助检查：血常规示，白细胞 15.5×10⁹/L，中性粒细胞百分比 85%，淋巴细胞百分比 13%，红细胞 4.2×10¹²/L，血红蛋白 135g/L，血小板 93×10⁹/L；尿常规示，尿蛋白（++），红细胞（++）/HP；血生化示，谷丙转氨酶 88IU/L，谷草转氨酶 91IU/L，血钠 131mmol/L，血钾 6.3mmol/L，血钙 1.6mmol/L，血氯 92mmol/L，葡萄糖 16mmol/L，血尿素氮 38.5mmol/L，血肌酐 780μmol/L，二氧化碳结合力 16.6mmol/L，乳酸 3.8mmol/L。腹部超声：肝右叶见混合回声包块，大小约 3.6cm×4.1cm，双肾大小形态正常，考虑肝脓肿声像。

【问题 1】该患者有生命危险吗？ 最可能的诊断是什么？

思路 1：患者有发热、血压降低、心率增快、呼吸急促等表现，脓毒症休克诊断成立，生命体征不稳定情况，患者高血钾随时有心搏骤停的可能，所以需要在抢救室进行密切心电监护和紧急评估救治。

思路 2：结合患者症状、体征和相关的实验室检查，考虑肝脓肿可能、脓毒症休克、急性肾损伤、高钾血症、肝功能异常、2 型糖尿病。

【知识点】

高 钾 血 症

高钾血症（hyperkalemia）的病因：钾的摄入量增加和钾的排出量减少。最严重的后果是严重的心肌抑制作用，表现为发生心室颤动及心搏骤停。

【问题 2】该患者诊断依据是什么？ 该病的病因有哪些?

思路 1：结合患者既往史、症状、体征、辅助检查，考虑诊断为肝脓肿可能、脓毒症休克、急性肾损伤、高钾血症、肝功能异常、2 型糖尿病，为 AKI 3 期。诊断依据：

①右上腹痛 7 天，发热 3 天。②出现全身水肿、尿少，且近 2 天尿量 <200ml/d。③查体：T 38.8℃，P 120 次 /min，R 28 次 /min，BP 85/55mmHg，肝区叩击痛。④ 48 小时内血尿素氮 38.5mmol/L，血肌酐 780μmol/L。⑤血生化：谷丙转氨酶 88IU/L，谷草转氨酶 91IU/L，二氧化碳结合力 16.6mmol/L，乳酸 3.8mmol/L。⑥腹部超声：肝右叶见混合回声包块，大小约 3.6cm×4.1cm，双肾大小形态正常，考虑肝脓肿声像。⑦既往有 2 型糖尿病史 10 年。

思路 2：依据致病因素对肾脏直接作用部位的不同，AKI 可分为三大类（表 3-58-2）。

表 3-58-2 急性肾损伤的发病原因

分类		发病原因
肾前性	心排血量减少	充血性心力衰竭
		急性心肌梗死、心源性休克
		肺动脉高压、大面积肺栓塞
		机械通气
		心脏压塞
		恶性心律失常
		心肌功能失调
		心脏瓣膜病
	血容量减少	胃肠道体液丢失：呕吐、腹泻
		过量使用利尿剂
		液体转移入第三间隙：大面积烧伤、重症急性胰腺炎、低蛋白血症
		各种原因引起的大出血、失血性休克
		皮肤大量失液：中暑及大量出汗
	血管内液体再分布	脓毒症休克
		过敏性休克
	肾血管阻力增加	肾动脉栓塞或血栓
		肝肾综合征
		应用大剂量血管收缩药
肾性	急性肾小管损伤或坏死	严重感染
		严重创伤、挤压综合征
		急性溶血综合征
		肾毒性物质包括：
		（1）抗生素
		（2）造影剂：含碘照影剂
		（3）重金属：汞、铅、砷等
		（4）工业毒物：甲醇、苯、除草剂
		（5）生物毒：蛇毒、鱼胆等
		（6）其他药物：甘露醇等
	肾小球	急性感染后肾小球肾炎
		急进性肾小球肾炎
		肾病综合征
		狼疮性肾炎
		IgA 肾炎
	肾小管间质	肾感染性疾病
		肾毒性物质
		各种药物致肾间质损害
	血管性	急进性高血压
		肾动脉栓塞和血栓形成
		肾静脉血栓形成
		腹主动脉瘤
		微血管病变
肾后性	尿路腔内梗阻	尿路结石
		肾乳头坏死
		尿道狭窄
		后尿道瓣膜

续表

分类		发病原因
肾后性	尿路腔内梗阻	膀胱颈梗阻 膀胱肿瘤 膀胱内较大血块 前列腺增生或肿瘤
	尿路腔外梗阻	腹膜后纤维化、盆腔肿瘤蔓延及转移致粘连,压迫输尿管、膀胱、尿道
	尿路功能性梗阻	神经源性膀胱
	肾小管梗阻	尿酸盐、草酸盐、磺胺类、甲氨蝶呤及骨髓瘤轻链蛋白在肾小管内形成结晶

(1)肾前性 AKI:各种原因引起肾实质血流灌注减少,导致肾小球滤过率减少和 GFR 降低。

(2)肾性 AKI:出现肾实质损伤,以肾缺血和肾毒性药物或毒素导致的急性肾小管坏死(acute tubular necrosis,ATN)最为常见。

(3)肾后性 AKI:急性尿路梗阻引起,梗阻发生于尿道至肾盂之间的任何部位。

思路 3:如何进行 AKI 的病因分类？该患者的病因考虑是什么？

(1)AKI 的病因分类

缺血性 AKI:见于血容量不足及各种因素导致肾血管收缩及肾血管狭窄。

脓毒性 AKI:脓毒症和感染性休克。

药物性 AKI:如造影剂相关性急性肾损伤。

手术相关性 AKI:麻醉、手术应激、失血等引发。

挤压综合征致 AKI:以肢体肿胀、肌红蛋白尿、少尿或无尿、高血钾为特点。

心肾综合征:心脏或肾功能不全时相互影响、相互加重导致心肾功能急剧恶化的临床综合征。

肝肾综合征:包括肝硬化失代偿期及功能性肾衰竭的症状及体征,患者有门静脉高压、脾大、大量腹水、黄疸、氮质血症、少尿及低钠血症等。

(2)该患者考虑为肝脓肿所致脓毒症休克导致急性肾损伤(AKI)。

【问题 3】对于肾前性、肾性及肾后性 AKI 如何鉴别(图 3-58-2)？

1. 肾前性 AKI 与急性肾小管坏死(ATN)鉴别见表 3-58-3。

表 3-58-3　肾前性 AKI 与 ATN 的鉴别

指标	肾前性 AKI	ATN
尿比重	>1.018	<1.012
尿渗透压 /(mOsm·L^{-1})	>500	<250
尿钠 /(mmol·L^{-1})	<10	>20
尿肌酐 / 血肌酐	>40	<20
血尿素氮 / 肌酐	>20	<10~15
肾衰竭指数	<1	>1
钠排泄分数	<1%	>1%
尿沉渣	透明管型	棕色颗粒管型

注:AKI,急性肾损伤;ATN,急性肾小管坏死。

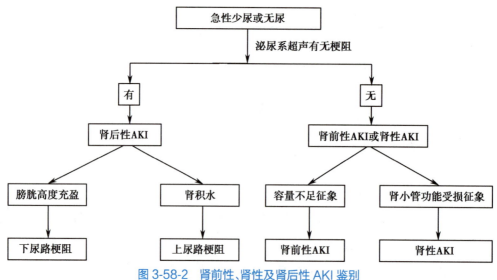

图 3-58-2 肾前性、肾性及肾后性 AKI 鉴别

AKI,急性肾损伤。

2. 肾后性 AKI 既往有引起尿路梗阻的原发病,如泌尿系结石、前列腺增生等;短期内无尿伴肾绞痛,查体见肾区叩痛、膀胱区膨胀;超声、逆行性肾盂造影等可协助鉴别。

3. 肾性 AKI 在排除了肾前性与肾后性 AKI 后,在诊断 ATN 型 AKI 前,必须与肾血管性疾病、急(进)性肾小球肾炎、严重的急性间质性肾炎、慢性肾脏疾病的急性发作等不同类型的肾实质病变相鉴别,不能明确病因时可行肾活检鉴别诊断。

【问题 4】肾性 AKI 的临床病程有哪些?

肾性 AKI 根据临床表现病程一般分为起始期、进展和维持期、恢复期三个阶段。在起始期对引发 AKI 的病因及时纠正可逆转病程。进展期和维持期患者肾小球滤过率进行性下降,可出现少尿(<400ml/d)和无尿(<100ml/d),少数患者为非少尿型 AKI(尿量 >400ml/d),出现尿毒症表现及全身表现,病情进展可致多器官功能障碍综合征。恢复期肾小球滤过率渐恢复正常,部分患者转为慢性肾脏病。

【问题 5】对肾前性少尿如何鉴别?

1. 补液试验 即输液 5% 葡萄糖 200~250ml 并静脉注射利尿剂呋塞米 40~100mg,如果补充血容量充足后血压恢复正常、尿量增加,可诊断肾前性少尿。

2. 被动抬腿试验(passive leg raising,PLR) 模拟内源性快速补液,患者基础体位为 45° 半卧位,然后上身放平后,双下肢被动抬高持续 1 分钟或利用自动床调整体位,患者可增加回心血量 250~400ml,PLR 后每搏心排血量增加 >10% 提示容量有反应性,提示存在肾前性少尿。

【问题 6】此患者仍需要哪些实验室及辅助检查有助于诊断?

除了常规的血常规、尿常规、肾功能及生化检查,查血培养、血气分析,此患者可行肝脏、肾脏 CT,必要时可行肾脏活检,以了解肾脏结构及功能。

【问题 7】该患者的急诊处理原则是什么?

1. 监护病情 入院后立刻进行神志、心率、血压、血氧饱和度、中心静脉压(CVP)监护,记录每小时尿量、24 小时尿量和出入量变化;监测血常规、尿常规、肾功能、血清电解质和酸碱度、血糖、肝功能、凝血功能、血气分析、脑钠肽等指标;查腹部超声、胸部 X 线片、腹部 X 线片等相关检查。

2. 积极寻找并治疗原发病 AKI 起始期应积极寻找病因并消除病因,积极治疗引起急性肾损伤的原发病,如维持血流动力学稳定,改善心排血量,停用影响肾灌注或肾毒性的药物,解除尿路梗阻性因素等。对于该患者积极控制感染,超声定位下肝脓肿穿刺引流,纠正脓毒症休克。

3. 纠正水、电解质和酸碱失衡

(1)根据 AKI 不同阶段的改变,给予相应的液体管理。控制入液量,维持体液平衡,是治疗 AKI 最重要的一环。在纠正了患者的基础体液缺失后,遵循"量出为入、调整平衡"的原则。每日补液量按前一日尿量加 500ml;行肾脏替代支持治疗时可适当放宽。容量负荷过度可用袢利尿剂,利尿剂无效应紧急血液透析治疗。

（2）高钾血症：是 AKI 的重要死因之一，血钾应控制在 <6mmol/L。

措施：①积极控制感染和酸中毒，彻底清创，防止消化道出血；②供给足够的能量；③停用一切含钾药物和 / 或食物，不输库存血；④防治血管内溶血。

血钾 >6.5mmol/L 时，应紧急处理：① 10% 葡萄糖酸钙液 10~20ml 稀释后静脉注射，对抗钾离子心肌毒性；② 5% 碳酸氢钠液 100ml 静脉注射（5 分钟内），以促使钾离子向细胞内移动；③ 50% 葡萄糖液 50ml 加胰岛素 6~8IU 静脉注射，葡萄糖与胰岛素比值为（4~6）∶1，通过促进糖原生成的过程中将钾离子转入细胞内；④口服钠型阳离子交换树脂 30~50g（分 3~4 次）或用 30~50g 加在 25% 山梨醇 100~200ml 中高位灌肠或口服，可清除肠道内的钾离子，降低血钾；⑤袢利尿剂，促进钾离子排泄；⑥急诊血液透析为最有效、最彻底的措施，应尽早进行。

（3）代谢性酸中毒：动脉血 pH<7.2 或静脉血 HCO_3^- <12mmol/L，5% 碳酸氢钠 125~250ml 静脉滴注，无效者紧急血液透析治疗。

（4）低钙与高磷血症：低钙血症若无症状，可不处理；伴有抽搐者，可用 10% 葡萄糖酸钙液 10~20ml 静脉注射。高磷血症应以预防为主，如供给足够能量，减少蛋白分解，避免高磷饮食，口服磷络合剂如氢氧化铝凝胶等。

4. 肾脏替代治疗　包括腹膜透析、血液透析和持续性肾脏替代治疗。主要作用为：①尽早清除体内过多的水分，以免发生急性肺水肿或脑水肿；②尽早清除体内过多的代谢废物，使毒素所致的各种病理生理变化、组织细胞损伤减轻；③治疗、预防高钾血症和酸中毒，稳定机体内环境。对于重症 AKI 倾向早期开始目标导向的肾脏替代治疗，是降低病死率、提高存活率的关键措施。

【知识点】

　　紧急血液透析的指征为：①血钾 >6.5mmol/L，或每日上升 1mmol/L 者；②心电图出现严重心律失常；③血肌酐 >580μmol/L，尿素氮 >28.6mmol/L 者；④积极利尿治疗无效的容量过负荷，如高血容量性心力衰竭或肺水肿者；⑤尿毒症症状明显者，如恶心、呕吐、尿毒症心包炎、尿毒症脑病精神症状等；⑥严重代谢性酸中毒（动脉血 pH<7.2）补碱未能纠正者。

5. 防治各种类型的并发症　①急性左心衰竭与肺水肿：最佳方法是尽早进行透析治疗，紧急时用毛花苷 C 0.4mg 静脉注射。②感染：预防非常重要，应严格床边无菌操作和隔离，注意口腔、皮肤、阴部的清洁，帮助患者多翻身，留置导尿管不宜过久。不主张预防性应用抗生素，以避免在患者抵抗力低下时有抗药性细菌侵入繁殖。当临床上遇到不能解释的心动过速、低血压和呼吸困难时要警惕发生感染的可能，尤应注意肺部、静脉导管和留置导尿管等部位的感染及压疮。一旦发生感染，尽早使用抗生素，根据细菌培养和药敏试验选用对肾脏无毒性或毒性较小的抗生素治疗，其剂量应根据肌酐清除率进行调整。③消化道出血、高血压、抽搐等应相应处理。

6. 营养支持治疗　优先给予胃肠内营养，酌情限制水分、钠盐和钾摄入，不能口服者予胃肠外营养途径。每日摄入总能量为 20~30kcal/（kg·d），包括碳水化合物 3~5g/（kg·d）、脂肪 0.8~1.0g/（kg·d）、蛋白质 0.8~1.0g/（kg·d），应选用优质动物蛋白如鸡蛋、牛奶、鱼肉或瘦肉等，若静脉补充必需氨基酸（EAA），可适当减少蛋白质的摄入。对于合并肺炎、消化道出血、高代谢型的患者，均推荐使用高营养注射液。能进食者应尽可能从胃肠道营养，给予清淡流质或半流质，以不出现腹胀和腹泻为原则。若患者行肾脏替代支持治疗，则蛋白质或氨基酸可酌情增加。

7. 防止医源性肾损伤　避免使用造影剂、非甾体抗炎药、肾毒性抗生素等，必要时根据肾功能状态调整剂量，并监测其血药浓度。

（陈宏毅）

【推荐阅读文献】

［1］葛均波，徐永健，王辰 . 内科学 . 9 版 . 北京：人民卫生出版社，2018.

［2］王海燕 . 肾脏病学 . 3 版 . 北京：人民卫生出版社，2008.

第59章 尿路感染

【精粹】

1. 急性尿路感染（acute urinary tract infection，AUTI）是指微生物直接侵入泌尿系统（肾脏、输尿管、膀胱和尿道等）生长繁殖所引起的尿路急性炎症。根据其感染部位，分为急性上尿路感染和下尿路感染。根据感染发生时的尿路状态分类对临床治疗指导意义更大（图 3-59-1）。

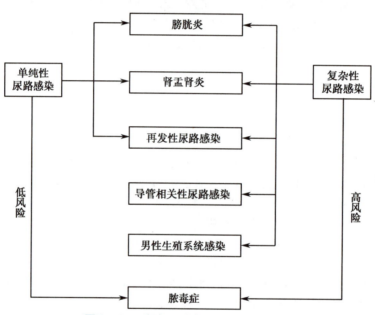

图 3-59-1　根据尿路状态分类尿路感染

2. 尿路感染多具有尿路系统的特殊症状，最典型的是膀胱刺激征，即尿频、尿急、尿痛、排尿不适等。

3. 细菌是导致尿路感染最主要的病原微生物，革兰氏阴性菌是尿路感染最常见致病菌，其中以大肠埃希氏菌最常见。病毒、真菌、衣原体、支原体等较为少见。

4. 各种原因（结石、前列腺增生、狭窄、畸形、肿瘤、异物）所致的尿路梗阻是尿路感染最主要的易感因素。其他易感因素还包括机体抵抗力低下、妊娠和泌尿道医疗器械操作等。

5. 95% 以上急性尿路感染由病原菌上行感染引起，其他感染途径包括血行感染、淋巴感染和直接感染，但均较为少见。

6. 尿路感染诊断不依赖阳性体征的出现，但患者如有肾区叩痛、腰肋角压痛及叩痛、输尿管点压痛、膀胱区叩痛等体征，对定位尿路感染有较大帮助。

【知识点】

尿路感染 90% 以上是由单一细菌引起。上尿路感染包括肾盂肾炎、肾脓肿、肾周围脓肿等。上行感染多为大肠埃希氏菌等革兰氏阴性菌，血行感染多发生于患有慢性疾病或接受免疫抑制剂治疗的患者,常见为金黄色葡萄球菌。

下尿路感染包括膀胱炎、尿道炎和前列腺炎。常见致病菌为大肠埃希氏菌、链球菌和葡萄球菌,少部分由淋球菌、病毒和支原体引起。

【病历摘要】

患者,女,56 岁。因"反复畏冷、寒战伴尿频 6 天,发热半天"急诊就诊。入院前 6 天无明显诱因出现畏冷、寒战伴尿频、尿急,每次尿量少,尿色尚正常,就诊当地医院,予对症处理无好转。仍反复尿频、尿急,无明显尿痛、尿不尽感,自测体温正常。入院前半天出现畏冷、寒战伴发热,体温最高 38.3℃,仍尿频、尿急,每次尿量少,伴左侧腰部酸胀痛不适,无明显尿痛,为进一步诊治就诊。既往有反复尿频、尿急病史 3 年余,当地医院治疗均可缓解(具体不详)。查体:T 39℃,P 90 次/min,R 27 次/min,BP 89/62mmHg,神志清楚,急性病容,口唇稍干燥,双肺呼吸音清,未闻及干湿啰音,心率 90 次/min,心律齐,未闻及病理性杂音,腹部平软,无压痛及反跳痛,左肾区叩击痛阳性,双下肢无水肿。辅助检查如下:

血常规:白细胞 13.7×10^9/L,中性粒细胞百分比 83.8%,淋巴细胞百分比 8.5%;尿常规:黄色、混浊、比重 1.019,酸碱度 5.5,白细胞 434.7 个/μl,红细胞 35.3 个/μl,蛋白质微量,亚硝酸盐阳性,细菌 17 531 个/μl。降钙素原 1.13μg/L(ng/ml)。血气分析:pH 7.454,PCO_2 33.8mmHg,PO_2 113mmHg,SO_2 99.2%,BE 0.1mmol/L,Lac 0.9mmol/L。泌尿系超声:左侧肾窦稍低回声,大小约 20mm×23mm,内回声不均,右肾、输尿管、膀胱未见明显占位性病变。尿细菌和血细菌培养:产 ESBL 的大肠埃希氏菌,对丁胺卡钠霉素、厄他培南、亚胺培南、呋喃妥因/哌拉西林/他唑巴坦敏感,对头孢他啶、头孢吡肟、氨曲南、左氧氟沙星、复方新诺明耐药。

【问题 1】患者目前病情如何评估? 最可能的诊断是什么?

思路 1:患者目前序贯器官衰竭评分(SOFA)评分 2 分,血细菌培养和尿细菌培养检出产超广谱 β 内酰胺酶(ESBL)大肠埃希氏菌,尿路感染、急性肾盂肾炎诊断明确。因病情较重,需要积极治疗,避免发展为脓毒症,甚至脓毒症休克等严重的状态。

思路 2:目前的诊断可考虑为尿路感染、急性肾盂肾炎。诊断依据:

①中年女性,病情逐渐进展,尿频、尿急伴畏寒寒战,其后出现发热伴左侧腰痛。②查体:T 39℃,左肾区叩痛阳性。③血常规:白细胞计数、中性粒细胞百分比增高。尿常规白细胞数增加、细菌数增加,亚硝酸盐阳性,呈脓尿改变。降钙素原指标增高。④尿细菌培养和血细菌培养均检出产 ESBL 大肠埃希氏菌。⑤超声:左肾稍低回声,大小约 20mm×23mm,内回声不均。

【问题 2】患者目前的诊断思路是什么?

诊断思路:①该女患者为绝经后妇女;②临床的尿路感染症状突出;③具备尿路感染的阳性体征;④尿液常规及细菌学检查有典型表现;⑤相关辅助检查(超声)示左肾窦低回声团块,性质待定。

【问题 3】如何鉴定上下尿路感染?

以下指标提示上尿路感染:①有全身感染表现,出现高热、寒战、肌肉酸痛和血白细胞明显升高等;②腰痛明显,腰肋角压痛、肾区叩痛阳性;③尿液检查出现白细胞管型和/或颗粒管型,抗体包裹细菌阳性,尿 NAG 酶升高或维生素 A 结合蛋白升高,尿 Tamm-Horsfall 蛋白升高和/或血 Tamm-Horsfall 蛋白抗体阳性;④出现夜尿增多、低渗尿、低比重尿及肾性糖尿等肾小管功能受损表现;⑤影像学和超声检查提示肾盂病变。

以下指标提示下尿路感染:①典型的膀胱刺激征,尿频、尿急、尿痛、排尿不适等;②全身感染症状不重,一般仅低热(不超过 38℃),血白细胞常不增高。

【问题 4】如何鉴别诊断? 诊断时须注意什么?

思路 1:鉴别诊断。

1. 泌尿系结核 泌尿系结核为结核分枝杆菌引起的特殊尿路感染,常有肾外结核病灶,伴低热、乏力、盗汗等全身中毒症状,膀胱刺激症状明显,尿培养可见分枝杆菌,一般抗生素治疗无效。

2. 慢性肾小球肾炎 可出现尿蛋白阳性和白细胞增加,并发感染也可发热,但多有水肿、高血压等表现,尿中白细胞数量不多,主要呈大量蛋白尿和血尿改变。

3. 尿道综合征　常见于女性,有膀胱刺激征,但多次检查均无真性细菌尿,考虑逼尿肌与膀胱括约肌功能不协调、妇科或肛周疾病、神经焦虑引起,衣原体等非细菌感染可能也会引起。

思路 2:诊断注意事项。

尿路感染的诊断须注意:①上尿路感染未累及膀胱之前或脓液不多时,可无膀胱刺激症状或较轻微,此时可主要表现为发热和 / 或腰痛;②部分女性、老年人、留置导尿和尿道器械操作后的尿路感染患者可无临床症状,表现为"无症状性菌尿"或"无症状性感染";③少数患者可以血尿为突出表现就诊;④昏迷患者的急性尿路感染可仅表现为发热。

【问题 5】尿路感染有何检查手段?

检查手段包括尿常规、血常规、尿沉渣涂片、腹部 X 线片、尿培养、血培养、肾功能、电解质、泌尿系超声和腹部 CT 等。

【问题 6】尿路感染可出现什么并发症?

1. 肾乳头坏死　常发生于伴有糖尿病或尿路梗阻的肾盂肾炎,为严重并发症,临床症状为寒战、高热、剧烈腰痛或腹痛、血尿,可同时伴发革兰氏阴性杆菌败血症和 / 或急性肾损伤。静脉肾盂造影见肾乳头区特征性"环形征",应急救治疗原发病,加强抗生素应用。

2. 肾周围脓肿　为严重肾盂直接感染扩展,多有糖尿病、尿路结石等易感因素;致病菌常为革兰氏阴性杆菌,尤其是大肠埃希氏菌;除原有症状加剧外,出现明显单侧腰痛,向健侧弯腰时疼痛加剧;超声、腹部 X 线片、CT 等有助于诊断;治疗为加强抗感染和 / 或局部切开引流。

【问题 7】尿路感染如何处置治疗?

思路 1:院前处置:多饮水,注意休息;建立静脉通路,扩容补液;病情较重如有脓毒症表现者,予以监护与对症处置,防止病情进展。

思路 2:急诊处置:①住院治疗,医嘱卧床休息、多饮水;②完善中段尿细菌定量培养及药敏试验等检查;③建立静脉通道,扩容补液;④予以心电监护等;⑤抗生素治疗,可选用喹诺酮类、第二代或第三代头孢菌素抗菌药物等。

思路 3:院内处置。

1. 治疗原则　①以抗感染治疗为主,结合一般治疗,同时积极纠正和控制易感因素;②依据病变性质、部位和细菌学检查实行个体化抗感染治疗;③重视预防。

2. 一般治疗　①多饮水,勤排尿,促进细菌和炎性分泌物排出;②有发热等全身症状时应卧床休息;③膀胱刺激症状明显时可予碳酸氢钠 1g,一日 3 次口服,碱化尿液,同时还可增加磺胺、氨基糖苷类、青霉素等药物的疗效,但也可使四环素、呋喃妥因等药效下降。

3. 抗感染治疗　可选用抗生素包括磺胺、喹诺酮、二或三代头孢、青霉素类、氨基糖苷类以及大环内酯类。抗生素种类、制剂的选择以及使用疗程应遵循以下原则:

(1)尽可能获得病原学证据,无病原学结果前,首选对革兰氏阴性杆菌有效的抗生素;有病原学结果后治疗显效无须换药,如果治疗 3 天症状无改善,根据药敏试验结果更改抗生素。合并妊娠首选青霉素类(阿莫西林、氨苄西林等),也可应用头孢菌素,禁用喹诺酮类,分娩前禁用磺胺类。

(2)选择在尿内和肾内浓度高的抗生素。

(3)选择肾毒性小 / 副作用少的抗生素;肾功能不全时避免使用具有肾毒性的抗生素。

(4)足够疗程,以细菌学治愈为目标。

(5)抗生素具体使用方法依病变性质和部位决定。①急性下尿路感染:复方新诺明或阿莫西林或氧氟沙星连续口服治疗 3 天。合并妊娠和糖尿病等应持续抗生素治疗 7 天。②急性肾盂肾炎:轻中度患者可通过口服给药;对于重度患者多采用静脉用药,尤其对发热超过 38.5℃,肋脊角压痛,血白细胞升高或出现严重的全身中毒症状、疑有菌血症者,可选择喹诺酮类、第二代或第三代头孢菌素、氨苄西林和庆大霉素等。如果用药后 48~72 小时仍未见效,则应根据药敏试验选用有效药物治疗。在全身症状消退、退热 72 小时后可改用喹诺酮类或头孢类口服,总疗程 2 周。疗程结束如症状消失、尿检白细胞和细菌学检查阴性可停药,但应在停药后 2、6 周复查尿培养,若两次均为阴性方考虑临床治愈。

思路 4:预防措施。增强体质,提高机体抵抗力;消除糖尿病、尿路结石等易感因素,控制会阴等部位感染病灶;多饮水,每 2~3 小时排尿一次;尽可能避免泌尿道器械检查和导尿;对于半年内发作 2 次及以上或 1

年内发作 3 次及以上的频发尿路感染患者,可长期予以小剂量抗生素口服预防复发,连用半年;注意性生活卫生,事后及时排尿、保洁等。

【问题 8】急性尿路感染的诊疗流程(图 3-59-2)。

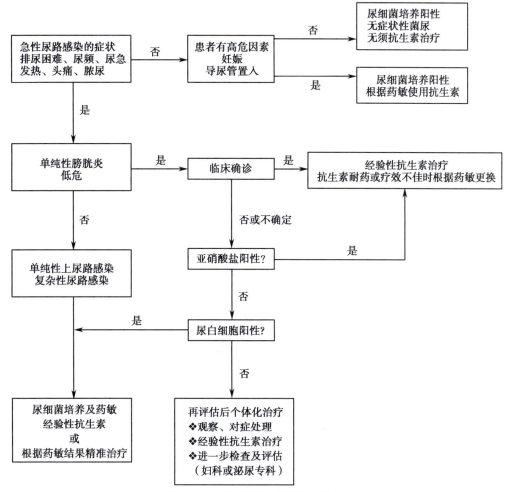

图 3-59-2　急性尿路感染的诊疗流程

(陈宏毅)

【推荐阅读文献】

[1] 葛均波.内科学.9 版.北京:人民卫生出版社,2018.
[2] 那彦群,叶章群,孙颖浩,等.中国泌尿外科疾病诊断治疗指南手册 2014 版.北京:人民卫生出版社,2014.

第 60 章 尿 石 症

【精粹】

1. 尿石症是指某些因素造成尿中部分晶体物质浓度升高或溶解度降低,呈过饱和状态,析出结晶,并在有机基质参与下在泌尿系统的异常聚集。

2. 尿石症分为上尿路(肾、输尿管)结石和下尿路(膀胱或尿道)结石。

3. 上尿路结石主要表现为血尿和疼痛。

4. 输尿管有三个生理狭窄处,即肾盂输尿管连接处、输尿管跨过髂血管处及输尿管膀胱壁段。

5. 肾绞痛是上尿路结石的特征症状,表现为突然发作腰、背或腹部剧烈疼痛,可沿输尿管向下放射到下腹至会阴。发作时患者面色苍白、大汗淋漓、烦躁不安。

6. 小儿上尿路结石以尿路感染为重要表现,应予以注意。

7. 尿石症的确诊主要依赖于 X 线和超声检查。

8. 尿石症处理流程见图 3-60-1。

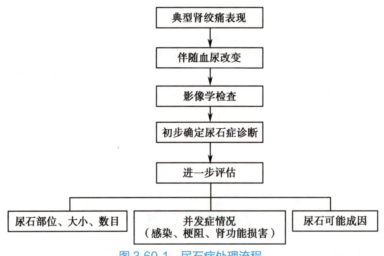

图 3-60-1 尿石症处理流程

【病历摘要】

患者,女,48 岁。因"右侧腰腹部疼痛 30 分钟"急诊就诊。患者 30 分钟前无明显诱因出现右侧腰腹部疼痛,呈阵发性绞痛,程度重,可放射至会阴处。伴大汗淋漓,呕吐胃内容物 2 次,共约 300ml,非喷射样及咖啡样。无意识障碍、腹泻、腹胀、发热、下肢乏力、排尿困难及肉眼血尿。途中未诊治,来急诊外科就诊。查体:T 37.1℃,P 106 次/min,R 28 次/min,BP 130/85mmHg。神清,急性痛苦病容。双肺呼吸音粗,未闻及干湿啰音,心率 106 次/min,律齐,心音有力,无杂音。腹软,右侧输尿管行径压痛,余无明显压痛。右肾区叩痛阴性。

【问题 1】最可能的诊断是什么?

思路:结合症状和查体,考虑该患者右侧输尿管结石可能性最大。因输尿管结石治疗上须应用药物解痉镇痛,需借助辅助检查明确诊断,以防止掩盖病情而使病情加重。

【知识点】

鉴 别 诊 断

1. 阑尾炎　患者一般伴有转移性右下腹痛,发热,白细胞及中性粒细胞升高,行超声检查可发现肿大阑尾及同心圆征。

2. 消化道穿孔　可有腹膜刺激征,既往多有消化道疾病病史,行 X 线检查可见膈下游离气体。

3. 异位妊娠破裂　有停经史,血、尿 hCG 升高,严重者伴有休克症状,行超声检查可鉴别。

4. 急性胃肠炎　伴有发热、腹泻、呕吐等症状,多有进食不洁食物史,尿隐血阴性。

5. 胆囊结石　一般以胀痛为主,可伴恶心、呕吐,尿隐血阴性,行超声可鉴别。

【知识点】

下尿路结石的临床表现

1. 膀胱结石典型症状为排尿突然中断,疼痛放射至远端尿道及阴茎头部,伴排尿困难和膀胱刺激症状。小儿常用手搓拉阴茎,跑跳或改变排尿姿势后,能使疼痛缓解,继续排尿。由于排尿费力,腹压增加,可并发脱肛。常有终末血尿。并发感染时,膀胱刺激症状加重,并有脓尿。若结石位于膀胱憩室内,仅表现为尿路感染。

2. 尿道结石临床表现典型症状为排尿困难,点滴状排尿,伴尿痛,重者可发生急性尿潴留及会阴部剧痛。

【问题 2】如何选择检查来明确诊断?

思路:出现腰痛伴血尿和 / 或尿路感染和排尿困难症状应考虑诊断尿石症,确诊有赖于影像学检查。尿石症诊断不仅应确定存在尿路结石,还应明确结石部位、数量、大小及结石危害(是否引起尿路梗阻和感染,对肾功能影响),并尽可能明确结石形成原因。

【知识点】

影像检查的特点

1. 超声　能显示结石的特殊声影,可发现泌尿系 X 线片不能显示的小结石和 X 线透光结石。对造影剂过敏、孕妇、无尿或肾功能不全者,不能做排泄性尿路造影,而超声可作为诊断方法。对于膀胱结石,超声能发现强光团及声影,还可同时发现膀胱憩室、良性前列腺增生等。

2. X 线检查　目的是确定结石的存在、特点及解剖形态,确定是否需要治疗,确定合适的治疗方法。①泌尿系 X 线片能发现 95% 以上的结石。正侧位摄片可以除外腹内其他钙化阴影如胆囊结石、肠系膜淋巴结钙化、静脉石等。结石过小或钙化程度不高,纯的尿酸结石及基质结石,则不显示。②排泄性尿路造影可以评价结石所致的肾结构和功能改变,有无引起结石的尿路异常如先天性畸形等。若有充盈缺损,则提示有 X 线透光的尿酸结石可能。若查明肾盂、肾盂输尿管连接处和输尿管的解剖结构异常有助于确定治疗方案。③逆行肾盂造影很少用于初始诊断阶段,往往在其他方法不能确定结石的部位或结石以下尿路系统病情不明时被采用。④平扫 CT 很少作为结石患者首选的诊断方法,能发现以上检查不能显示的或较小的输尿管中、下段结石,有助于鉴别不透光的结石、肿瘤、血凝块等及了解有无肾畸形。

3. 放射性核素肾显像　评价治疗前受损的肾功能和治疗后肾功能恢复状况:确定双侧尿路梗阻患者功能较好的肾。

【问题3】下一步需做何处理?

思路1:院前处置,多饮水,多休息;建立静脉通道,补液促进排尿;予以镇痛对症处理。

思路2:控制症状。上尿路结石处理原则为控制肾绞痛症状(解痉、镇痛),处理结石、保护肾脏功能,祛除病因、防止复发。在明确诊断为尿路结石后,可暂时给予解痉、镇痛等治疗缓解患者症状(如:曲马多注射液100mg肌内注射+阿托品注射液0.5mg皮下注射)。并注意患者生命体征变化及是否合并其他疾病,如患者疼痛无明显缓解,必要时可使用哌替啶注射液镇痛。

思路3:处理结石。因尿路症复杂多变,治疗上应根据结石的性质、形态、大小、部位不同,泌尿道局部各异,个体差异等因素为患者选择治疗方案。结石直径<0.6cm,光滑,无尿路梗阻、无感染,纯尿酸结石及胱氨酸结石,可先使用保守疗法。直径<0.4cm,光滑的结石,90%能自行排出。

思路4:预防结石复发。①祛除发病诱因,如治疗甲状旁腺功能亢进、控制尿路梗阻和感染、治疗痛风等;②多饮水是治疗和预防尿路结石简便、有效的方式;③根据结石形成原因进行不同预防,主要措施包括:控制高钙或高草酸、高嘌呤食物摄入,应用噻嗪类利尿剂减少尿钙排出,碱化尿液,口服枸橼酸制剂等。

【知识点】

双侧上尿路结石的治疗原则

①出现双侧输尿管结石,一般先处理梗阻严重侧。条件允许时,可同时行双侧输尿管取石。②一侧肾结石,另一侧输尿管结石时,先处理输尿管结石。③双侧肾结石时,应在尽可能保留肾的前提下,一般先处理容易取出且安全的一侧。④孤立肾上尿路结石或双侧上尿路结石引起急性完全性梗阻无尿时,一旦诊断明确,只要患者全身情况许可,应及时施行手术。若病情严重不能耐受手术,亦应试行输尿管插管,通过结石后留置导管引流。所有这些措施的目的是引流尿液,改善肾功能。待病情好转后再选择适当的治疗方法。

治疗的决策必须做到个体化,对于较大而难以排出的结石,可考虑使用以下方式治疗:①体外冲击波碎石治疗已成为肾、输尿管结石的首选方法。②输尿管肾盂镜、经皮肾镜取石,主要用于治疗一些复杂性肾结石,如鹿角型结石、多发性肾结石等。③开放性手术治疗。体外冲击波碎石和非开放性手术取石存在禁忌证或治疗失败者,一些大的复杂性结石,结石远端尿路狭窄需行尿路整形者,需同时切除肾脏者考虑进行开放性手术。④输尿管镜取石可作为中、下段输尿管结石首选。⑤膀胱取石通常采用经尿道取石或开放式取石。⑥尿道取石可选经尿道口直接取出、推入膀胱后取出等多种措施,应尽可能选择对尿道损伤最小的方式。

【知识点】

下尿路结石的治疗原则

1. 膀胱结石　治疗采用手术治疗。膀胱感染严重时,应用抗菌药物;若有排尿困难,则应先留置导尿管,以利于引流尿液及控制感染。应同时治疗病因。

2. 尿道结石　治疗结石位于尿道舟状窝,可向尿道内注入无菌液状石蜡,而后可轻轻地推挤,或用小钳子取出。前尿道结石采用阴茎根阻滞麻醉下,压迫结石近端尿道,阻止结石后退。注入无菌液状石蜡,再轻轻地向尿道远端推挤,钩取或钳出。处理切忌粗暴,尽量不做尿道切开取石,以免尿道狭窄。后尿道结石可用尿道探条将结石轻轻地推入膀胱,再按膀胱结石处理。

【问题4】什么时候需请专科会诊?

当患者因结石梗阻严重而出现肾实质受损、肾功能不全、肾盏积液或积脓时,应请泌尿外科会诊协助诊治。对于多发结石患者应考虑是否有促结石形成诱因存在。

(杜俊凯)

【推荐阅读文献】

［1］谷现恩, 梁丽莉 . 尿石症的诊断与治疗 . 北京：人民卫生出版社, 2008.

［2］那彦群, 叶章群, 孙颖浩, 等 . 中国泌尿外科疾病诊断治疗指南手册 2014 版 . 北京：人民卫生出版社, 2014.

第61章　包皮嵌顿和睾丸扭转

第1节　包 皮 嵌 顿

【精粹】

1. 包皮嵌顿(paraphimosis)是指过长的包皮翻转回缩后,在龟头冠状沟形成紧缩,阻断血流,导致这些部位发生肿胀。

2. 包皮嵌顿多因性交或手淫引起。嵌顿时间越长,肿胀越严重。如不及时处理,包皮和阴茎头就会发生缺血、坏死。

【病历摘要】

患者,男,31岁。性交后突发阴茎疼痛、严重包皮水肿、阴茎畸形、排尿困难等,既往包皮过长、包茎。

【问题1】通过上述问诊,该患者的初步诊断是什么?

思路1:中青年男性,急性起病。根据患者的主诉、症状、既往史和个人史,应高度考虑包皮嵌顿。

> #### 【知识点】
>
> ##### 包 皮 嵌 顿
>
> 包皮嵌顿发病通常以中青年为主,并且既往有包皮过长、包茎史等,突然起病,临床表现以阴茎疼痛、严重包皮水肿、阴茎畸形和排尿困难等为主。

思路2:如何与单纯包皮水肿、阴茎炎等鉴别?

包皮嵌顿是包茎或包皮过长的并发症。以突然起病、疼痛感剧烈、包皮水肿明显和血白细胞计数不高等为特点。单纯包皮水肿和阴茎炎时,包皮均未曾翻转回缩嵌顿。

【问题2】患者下一步应当如何处理?

思路1:诊断明确后,立即行手法复位;请泌尿外科会诊,专科诊治。

思路2:若手法复位困难,可急诊行Ⅰ期包皮环切术,患者在阴茎根部阻滞麻醉下,用低温生理盐水纱布裹紧阴茎远端水肿的包皮,并用手握住阴茎包皮由轻到重持续均匀加压按摩10~20分钟,使水肿逐渐减轻,并使因水肿造成的阴茎包皮畸形逐渐塑形至正常状态。上翻包皮,于距冠状沟约1.0cm处用甲紫标记出包皮内板切口线,并预留系带侧包皮稍长于背侧包皮;用CO_2激光分别沿包皮背腹两侧及左右正中线纵行切开至标记线处,之后用大弯钳钳夹法沿标记线用激光环形切除多余包皮;结扎活动性出血点,并用生理盐水或高渗盐水湿敷创面5~10分钟;用5-0可吸收线间断缝合包皮内外板,外用弹力绷带加压包扎阴茎体。

【问题3】院前的环境下应给患者哪些处理?

予以冷敷;有经验的医师可以尝试立即手法复位;给予镇痛等对症处理。

【问题4】出入院指征有哪些?

1. 入院指征　蜂窝织炎、阴茎坏死等。
2. 出院指征　成功复位及伴随症状解除,无其他并发症。

第 2 节　睾 丸 扭 转

【精粹】

1. 睾丸扭转(testicular torsion)以幼年、青春期多发,30 岁以后极少发生。
2. 约半数患者曾有间断扭转及自然恢复的经历。
3. 睾丸扭转不伴有尿频、尿急、尿痛等尿路刺激症状。

【病历摘要】

患者,男,16 岁。因"突发性阴囊部剧烈疼痛30分钟"门诊就诊。患者30分钟前突发性阴囊部剧烈疼痛,并向下腹部放射,伴有恶心、呕吐。查体:阴囊肿胀明显,睾丸触痛,移动或托起睾丸时疼痛加重。辅助检查:白细胞升高。睾丸超声提示:睾丸血流减少。

【问题1】通过上述问诊,该患者可疑的诊断是什么?

思路1:青年男性,急性起病。根据患者的主诉、症状、既往史和个人史,应高度怀疑睾丸扭转的可能。

【知识点】

睾 丸 扭 转

睾丸扭转是青少年急性阴囊疼痛的主要原因,容易误诊,常导致睾丸坏死或不可逆性睾丸萎缩。早期诊断和及时手术是治疗的关键。

思路2:睾丸疼痛是睾丸扭转最常见的临床症状,要和急性睾丸炎相鉴别。问诊时还应特别注意询问最近有无感冒流涕或是否患过流行性腮腺炎、阴囊是否发热等,需查血常规和尿常规,对疾病的诊断具有提示作用。

思路3:应注意睾丸扭转的几个特殊症状。

睾丸扭转的特殊表现:阴囊肿胀明显,单侧睾丸触痛,移动或托起睾丸时疼痛加重。

【知识点】

睾丸扭转与急性睾丸炎的表现特点

睾丸扭转为患侧睾丸位置升高,睾丸触痛、肿大,阴囊肿胀、红斑,精索增粗、压痛,患侧提睾反射消失,睾丸超声提示睾丸血流减少。急性睾丸炎也有阴囊肿胀、红斑,睾丸或附睾触痛。但其有发热,血、尿常规见白细胞计数增加,尿细菌培养阳性。彩色多普勒超声显示睾丸的血供明显增加。

【问题2】如何选择检查来明确诊断?

1. 外科专科查体　重点检查阴囊有无肿大,睾丸被上提到阴囊上部,患侧睾丸提睾反射消失,健侧正常等征象。

2. 阴囊超声检查　特点是评价睾丸内部的血流情况,其特异度和灵敏度均很高,是诊断睾丸扭转目前最有效的方法。

【知识点】

睾丸扭转患者的体征

患侧睾丸位置升高,睾丸触痛、肿大,阴囊肿胀、红斑,精索增粗、压痛,患侧提睾反射消失。

【问题3】下一步需做何处理?

思路1:确诊后,应立即住院行手术治疗,扭转后4小时内睾丸尚有保留的希望。

手术时将扭转的睾丸复位并固定于阴囊壁。若有睾丸及附睾坏死则切除。睾丸扭转人工手法复位仅作为争取时间的一种手段,最终仍需手术。

思路2:患者在硬膜外麻醉下行睾丸扭转复位加同侧睾丸固定术,通过观察睾丸的颜色来判断睾丸的血运是否良好,切除已坏死的睾丸;经阴囊纵隔固定对侧睾丸。

睾丸扭转手术复位后观察要点:阴囊区有无疼痛? 疼痛的性质? 阴囊有无肿胀、压痛? 阴囊皮肤有无发红? 血白细胞是否下降? 双侧提睾反射是否存在?

【问题4】出入院指征有哪些?

出院指征:阴囊肿胀消退,血流恢复正常;睾丸复位,症状缓解;无并发症。

(杜俊凯)

【推荐阅读文献】

[1] 陈孝平,汪建平. 外科学. 8版. 北京:人民卫生出版社,2013.

[2] 郭震华,那彦群. 实用泌尿外科学. 2版. 北京:人民卫生出版社,2013.

第62章 系统性红斑狼疮

【精粹】

1. 系统性红斑狼疮(systemic lupus erythematosus,SLE)是一种由自身免疫介导的,以免疫性炎症为主要表现的弥漫性结缔组织病。

2. SLE 的诊断分类标准共 11 项,分别为:颊部红斑、盘状红斑、光过敏、口腔溃疡、关节炎、浆膜炎、肾脏病变、神经系统异常、血液系统异常、免疫学异常[包括抗双链 DNA(ds-DNA),或抗 Sm 抗体,或抗磷脂抗体、抗核抗体滴度]。满足以上 4 项或 4 项以上可诊断。

3. 急诊就诊的狼疮患者通常处于狼疮活动期,评判活动性的临床症状及实验室辅助检查包括:乏力伴体重下降、发热、新发红斑、关节肿痛、胸痛、泡沫尿、新发血管炎、头痛、癫痫样表现、血常规检查三系降低、血沉升高、血尿、蛋白尿、肾功能异常、低补体血症及抗 ds-DNA 滴度升高。

4. 多数急诊 SLE 患者可提供相关病史,但也要警惕急性起病的初发患者,当发现无感染依据的发热、无外伤史关节痛、无原因多浆膜腔积液、面部红斑、无法解释的贫血或血小板降低等症状,特别是当多个症状同时出现于育龄期女性时应该引起注意。

5. 治疗 SLE 急症的首要原则是祛除诱因,常见的诱因有感染、日光暴晒、妊娠、分娩、药物、感染、情绪激动等。

6. SLE 的病情轻重程度评估直接影响治疗方案的选择,一般需急诊处理的 SLE 为重型 SLE 及狼疮危象。所谓重型 SLE 指疾病活动,累及重要脏器并影响其功能;狼疮危象是指急性的危及生命的重型 SLE。

7. 在以 SLE 为基础疾病的患者中,最常见的狼疮危象可累及多个系统,其中以血液系统(严重的溶血性贫血、血小板减少、粒细胞缺乏)、泌尿系统(急进性肾小球肾炎)、呼吸系统(严重的肺炎)和中枢神经系统(SLE 脑病)最为常见。

8. 糖皮质激素是 SLE 急症的核心药物,根据剂量的不同一般可分为大剂量短程治疗和中大剂量冲击疗法,在激素无效或无法耐受的情况下可加用免疫抑制剂,当危象出现危及生命时应积极给予生命支持,维持内环境稳定。

9. "lupus can do everything"是国外教科书对 SLE 的高度概括,因此当患者存在 SLE 时,出现的一切症状都要警惕疾病活动、加重或危象的存在。

10. SLE 诊治流程见图 3-62-1。

【病历摘要】

患者,女,27 岁。"因持续高热 3 天伴严重乏力"就诊。患者 3 天前外出游玩日晒后出现乏力、发热,呈稽留热型,体温维持于 39~40℃并伴有明显乏力,既往有 SLE 病史 5 年,长期小剂量泼尼松维持治疗。

查体:P 110 次 /min,R 30 次 /min,T 39.5℃,BP 120/77mmHg。神志清,精神萎靡,满月脸,面部可见蝴蝶样红斑,双肺散在湿啰音,心律齐,杂音未及。腹部可见散出血点,压之不褪色,腹部未及明显压痛,肝脾未及肿大,双下肢无水肿。

辅助检查:血常规示,WBC 4.5×10^9/L,N% 81.2%,Hb 90g/L,PLT 5×10^9/L;尿常规示,尿蛋白(+)、隐血(++++),RBC 15~20/HP;胸部 CT 显示双下肺感染,双侧胸腔积液、心包积液。

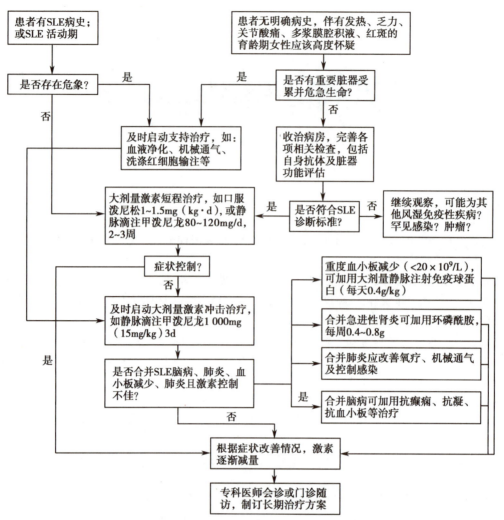

图 3-62-1　系统性红斑狼疮诊治流程

SLE. 系统性红斑狼疮。

【问题 1】目前患者是否处于 SLE 活动期？严重程度如何？是否存在危象？

思路 1：持续高热、乏力、面部红斑出现、血小板明显下降、多浆膜腔积液都提示 SLE 进入活动期。

思路 2：患者血小板计数提示血液系统受累，应该归类于重型 SLE。同时，血小板极度低下，自发性出血特别是颅内出血风险极大，威胁生命，因此患者存在狼疮危象。

【知识点】

狼疮危象的定义

狼疮危象(lupus crisis)是指急性的危及生命的重症 SLE，可以包括急进性狼疮肾炎、严重的溶血性贫血、血小板低下、粒细胞缺乏症、中枢神经系统损害、心脏损害和肺出血等表现。

【问题 2】目前患者的首要治疗原则是什么？

患者由于存在明确病史，首先应立即入院治疗，在保持严格制动、预防颅内出血、避免紫外线刺激的情况下，迅速启动大剂量激素短程治疗并辅以大剂量静脉注射免疫球蛋白，以短期内抑制患者自身免疫紊乱状态，提升血小板计数。其次应控制感染，避免肺部感染继续加重病情。治疗过程中应持续观察血象及各脏器功能情况，保护器官功能。

【知识点】

大剂量免疫球蛋白治疗

适用于病情严重和／或并发全身严重感染者,对重症血小板减少性紫癜有效。一般每日 0.4g/kg 静脉滴注,连续 3~5 天为 1 疗程。

【问题3】患者在治疗过程中出现咳嗽、咯血、呼吸困难、SaO_2 下降,首先考虑什么疾病? 处理的原则是什么?

首先考虑 SLE 肺部受累,应尽快进行机械通气,改善氧合,同时提示大剂量激素短程治疗效果不佳,应及时改为大剂量激素冲击治疗,同时加强抗感染。请专科医师会诊,讨论是否可加用其他免疫抑制剂改善病情。

【知识点】

急性狼疮肺炎

见于病情活动期,发展快,死亡率高。临床表现为发热、咳嗽、少痰或无痰、呼吸困难、低氧血症。可有气促、咯血或胸痛。查体发现双肺底细湿啰音,严重者可有发绀。影像学可见单侧或双侧较弥漫肺部浸润影,肺底为著。血白细胞计数多正常,抗感染无效。治疗原则为呼吸支持、大剂量激素冲击治疗,必要时应用免疫抑制剂(硫唑嘌呤、环磷酰胺)。

(陆一鸣)

【推荐阅读文献】

［1］北京协和医院.急诊科诊疗常规.2 版.北京:人民卫生出版社,2012.

［2］张文武.急诊内科学.3 版.北京:人民卫生出版社,2012.

［3］MARX J A. Rosen's emergency medicine: concepts and clinical practice. 7th ed. Philadelphia: Mosby, 2010.

第63章 痛 风

【精粹】

1. 痛风的定义　嘌呤代谢紊乱和/或尿酸排泄障碍所致的一组异质性疾病,高尿酸是最重要的生化基础。
2. 痛风的临床表现　高尿酸血症,反复发作急性关节炎、痛风石及慢性关节炎、尿酸性肾结石、痛风性肾病、急性肾衰竭。
3. 痛风的诊断标准　血及尿的尿酸增高、临床表现、关节液或痛风石中发现尿酸盐结晶。
4. 痛风的鉴别诊断　风湿性关节炎、类风湿关节炎、化脓性关节炎、创伤性关节炎等。
5. 痛风的治疗　治疗目标是控制急性关节炎发作及复发。一线治疗药物为秋水仙碱、非甾体抗炎药及糖皮质激素。

【病历摘要】

患者,男,48岁。与朋友聚会饮大量啤酒和进食大量海鲜后出现关节疼痛难忍,夜不能寐,来急诊就诊。既往曾有类似病史发作,未引起注意。查体:BP 140/90mmHg,P 70次/min,R 16次/min,T 37℃。意识清楚,急性病容,足趾关节红肿热痛,触痛明显,外观可见2~3个黄白色的赘生物,双侧足趾关节不对称肿胀、疼痛,手指关节轻度变形,以第一跖趾关节疼痛或肿胀为重。

【问题1】患者目前有无生命危险? 该患者可能的诊断是什么?

思路1:该患者男性,青壮年,血压在正常范围的高限值,心率及呼吸均在正常范围,目前生命体征稳定。

思路2:该患者足趾疼痛难忍,可见2~3个黄白色的赘生物,并伴有红肿热痛,双侧不对称,是急性炎症的表现。此次是饮酒和进食海产品后发病,既往有类似的病史发生。考虑关节炎急性发作,痛风引起的关节炎可能性大。但是要注意鉴别是风湿性关节炎、类风湿关节炎,还是创伤性关节炎,或局部的炎症感染,要检查是否有外伤存在。

痛风分类包括原发性、继发性和特发性。继发性痛风的主要病因:某些遗传疾病、血液病或恶性肿瘤化疗或放疗后尿酸生产过多、慢性肾病肾小管分泌尿酸减少,以及药物(如呋塞米、阿司匹林吡嗪酰胺等)抑制尿酸排泄。

【问题2】患者疑诊痛风需要警惕哪些致命性并发症的发生? 注意与哪些疾病鉴别?

思路1:痛风常伴有肥胖、高脂血症、高血压、糖耐量异常或糖尿病、动脉硬化及冠心病。要注意伴随疾病的并发症是否存在危险,同时高尿酸也是心脑血管疾病独立的风险因素。

思路2:注意与风湿性关节炎、类风湿关节炎、化脓性关节炎、创伤性关节炎及皮肤外伤感染鉴别。

【问题3】需要选择何种检查进一步明确诊断?

思路:血常规、血尿酸,尿尿酸、足趾关节的X线片、肾功能检查,必要时做关节CT或MRI。

【病历摘要】

患者检查结果:

血常规:白细胞计数 7.65×10^9/L,中性粒细胞百分比71.9%,血红蛋白 134g/L,血小板计数 218×10^9/L;

血尿酸 480μmol/L（8.0mg/L），尿尿酸 5.57mmol/L（936mg/L）；X 线检查：足趾关节软组织肿胀，可见软骨破坏、穿凿样改变透亮缺损；肌酐 230μmol/L，尿素氮 8.7mmol/L。

【问题 4】结合病史、临床表现、查体及辅助检查是否可以确诊急性痛风性关节炎？常见的诱因有哪些？

思路 1：根据患者的病史、临床表现、查体、血及尿尿酸水平加 X 线的报告基本可以确诊痛风性关节炎急性发作。关节液与或痛风石中发现尿酸盐结晶可以确诊。但是急诊通常做不了偏振光显微镜检查。CT 可见关节面破坏硬化，边缘增生，关节周围可见斑点或结节钙化。

思路 2：急性痛风性关节炎常见诱因有受寒、劳累、饮酒、外伤、手术、进食高蛋白高嘌呤食物（如海产品）等。

【知识点】

急性痛风性关节炎多采用 1977 年美国风湿病学会的标准：

关节滑液和痛风结节中找到尿酸盐结晶，可依此作为诊断痛风的"金标准"。但当取材困难或条件所限时，根据 12 条临床特征中具备 6 条，也能确定痛风的诊断。另外，该标准还需与临床实际相结合，例如用秋水仙碱试验性治疗迅速有效，同样具有特征性诊断价值。诊断标准如下：

1. 关节液中有特征性尿酸盐结晶。

2. 用化学方法或偏振光显微镜证实痛风结节中含尿酸盐结晶。

3. 具备以下 12 条中 6 条或 6 条以上者

（1）急性关节炎发作多于 1 次。

（2）炎症反应在 1 天内达高峰。

（3）急性单关节炎发作。

（4）患病关节可见皮肤呈暗红色。

（5）第一跖趾关节疼痛或肿胀。

（6）单侧关节炎发作，累及第一跖趾关节。

（7）单侧关节炎发作，累及跗骨关节。

（8）有可疑痛风结节。

（9）高尿酸血症。

（10）X 线摄片检查显示不对称关节内肿胀。

（11）X 线摄片检查显示不伴侵蚀的骨皮质下囊肿。

（12）关节炎发作期间关节液微生物培养阴性。

符合以上 1、2、3、中任何一个条件者即可诊断为痛风。

【问题 5】在急诊，下一步做如何处理？

思路：治疗目标是控制急性关节炎发作。秋水仙碱、非甾体抗炎药及糖皮质激素是一线用药。急性发作期不进行降尿酸治疗，但已用降尿酸治疗者不需停药，以免尿酸波动加重症状。

【知识点】

急诊处置：

①秋水仙碱：应用小剂量有效，首次剂量 1mg，1 小时后再给 0.5mg，24 小时不超过 1.5mg，小剂量应用持续关节红肿消失。秋水仙碱不良反应较多，如胃肠道症状、骨髓抑制、肝细胞损害等。肾功能不全者减量使用。②非甾体抗炎药：如常用的吲哚美辛 50mg，每日 3~4 次，依托考昔 120mg，每日 1 次。常见不良反应胃肠道溃疡及出血，心血管毒性反应。活动的消化道溃疡禁用，肾功能不全者慎用。③糖皮质激素：有明显疗效，上述无效或禁忌时可以口服或关节腔注射，但停药易复发。

（邓　颖）

【推荐阅读文献】

［1］葛均波, 徐永健, 王辰. 内科学. 9 版. 北京: 人民卫生出版社, 2018.

［2］王辰, 王建安. 内科学. 3 版. 北京: 人民卫生出版社, 2015.

第64章 病毒性肝炎

【精粹】

1. 急性病毒性肝炎(acute viral hepatitis)是指肝炎病毒引起的肝脏病变及肝功能损害为主要特征的急性传染性疾病。

2. 目前根据病原学,肝炎病毒主要分类有甲型、乙型、丙型、丁型和戊型。

3. 各病毒性肝炎的主要临床表现相似,以食欲减退、疲乏、厌油、肝功能异常为主,部分可出现黄疸症状,消化道症状常见,同时合并肝脏功能损害。

4. 甲型、戊型主要表现为急性感染,主要通过粪-口途径传播;乙型、丙型、丁型多呈慢性感染,少数为急性感染;部分病例可发展为肝硬化、肝癌、肝衰竭,其中乙型、丙型是我国肝硬化、肝癌的主要病因,主要经血液、体液等胃肠外途径传播。

5. 丁型肝炎病毒是一种缺陷病毒,可与乙型肝炎病毒同时感染人体,或在感染乙型肝炎病毒的基础上重叠感染,当乙型肝炎结束时,丁型肝炎病毒感染也结束。

6. 我国是病毒性肝炎的高发区,甲型肝炎的人群流行率(抗 HAV 阳性)约80%,全球 HBsAg 携带者约3.5亿,其中我国1亿左右,HBsAg 阳性率7.18%;全球 HCV 感染者约1.7亿,我国人群抗 HCV 阳性者占1%~3%,约3 000万;丁型肝炎的人群流行率约为1%;戊型肝炎约20%。

7. 不同类型病毒引起的肝炎潜伏期不同,甲型肝炎2~6周,平均4周;乙型肝炎1~6月,平均3个月;丙型肝炎2周~6个月,平均40天;丁型肝炎4~20周;戊型肝炎2~9周,平均6周。

8. 急性肝炎包括急性黄疸型肝炎和急性非黄疸型肝炎。各型病毒性肝炎均可引起,甲型、戊型不转为慢性,成人急性乙型肝炎约10%转为慢性,丙型肝炎超过50%转为慢性,丁型肝炎约70%转为慢性。

9. 重型肝炎(肝衰竭)根据病理组织学特征和病情发展速度可分为急性重型肝炎(急性肝衰竭,又称"暴发性肝炎")、亚急性重型肝炎(亚急性肝衰竭,又称"亚急性肝坏死")、慢性急性/亚急性重型肝炎(慢性急性/亚急性肝衰竭)和慢性重型肝炎(慢性肝衰竭)。

10. 急性淤胆型肝炎起病类似急性黄疸型肝炎,大多数患者可恢复。

11. 根据肝炎情况分为活动性肝硬化和静止性肝硬化,根据肝组织病理及临床表现分为代偿性肝硬化及失代偿性肝硬化。肝硬化主要为失代偿期。

【病历摘要】

患者,青年男性,以"乏力、食欲缺乏10天,黄疸3天"入院。患者诉10天前在海边市场食用海特产后开始出现乏力、食欲缺乏症状,食欲减退,见到食物就产生厌恶感,厌油,伴全身乏力,伴呕吐、腹胀,右上腹疼痛,否认腹泻、黑粪、呕血、发热、寒战等症状,未就诊;3天前上述症状开始加重,同时出现皮肤黄染,故就诊于医院急诊科。查体:体温36.3℃,呼吸17次/min,血压120/75mmHg,心率78次/min,患者双肺呼吸音可,未闻及明显干湿啰音,心音正常,心律齐,腹软,肝区压痛,叩痛明显,Murphy(−),无反跳痛,全身皮肤黄染,巩膜中度黄染,病理征未引出。辅助检查:尿胆红素(+),尿胆原(+);肝功能 AST 200IU/L,ALT 100IU/L,胆红素80μmmol/L;腹部超声提示肝大,抗 HAV IgM(+)。

【问题1】该患者最可能的诊断是什么?

　　患者考虑诊断为急性黄疸型肝炎,甲型病毒性肝炎。诊断依据:病程10天,患者病史中主要临床表现为全身乏力、食欲减退,伴有全身黄疸;查体可触及肝区疼痛,辅助检查中胆红素及转氨酶偏高,提示肝功能受损,急性病原学检测,提示抗HAV IgM(+)。故结合病史、查体、辅助检查考虑诊断为急性黄疸型肝炎,甲型病毒性肝炎。

【知识点】

急性黄疸型肝炎的主要临床表现(总病程2~4月):

1. 黄疸前期　发热伴有畏寒,常见于甲型、戊型肝炎,乙型、丙型、丁型肝炎较少见。主要表现为全身乏力、食欲减退、恶心、呕吐、厌油、腹胀、肝区疼痛、小便颜色加深等症状,同时伴有肝功能损害,常表现为谷丙转氨酶(ALT)、谷草转氨酶(AST)升高,持续时间5~7天,未见明显黄疸。

2. 黄疸期　小便颜色进一步加深,黄疸症状出现,主要表现为皮肤、巩膜黄染,常在1~3周内达到高峰,部分可出现梗阻性黄疸,表现为大便颜色一过性变浅、皮肤瘙痒、心动徐缓等。查体可见肝大,质软,有压痛及叩痛。肝功能损害表现为ALT和胆红素升高,尿胆红素阳性,持续2~6周。

3. 恢复期　乏力、食欲减退等症状逐渐好转,黄疸逐渐消退,查体肝脏回缩,肝脏功能逐渐恢复正常,持续1~2个月。

急性无黄疸型肝炎的主要临床表现:全身乏力、食欲减退、恶心、腹胀、肝区疼痛、肝大、肝区压痛叩痛等表现,无黄疸。相比急性黄疸型肝炎,其发病率高,起病相对缓慢,恢复较快,病程多在3个月以内。

【问题2】重型肝炎(肝衰竭)如何分类?

1. 急性重型肝炎　即急性肝衰竭(acute liver failure),又称"暴发性肝炎(fulminant hepatitis)"。特征是发病的诱因多,起病急,病程进展快,2周内可出现意识改变,甚至昏迷、性格改变及行为异常、扑翼样震颤、经肺呼出或经皮肤散发出的烂苹果味、大蒜味或鱼腥味等肝性脑病临床表现,病死率高,病程多不超过3周。

2. 亚急性重型肝炎　即亚急性肝衰竭(subacute liver failure),又称"亚急性肝坏死"。起病急,病程长,临床表现主要为肝衰竭症候群,先出现肝性脑病者称为脑病型,先出现腹水者称为腹水型。晚期可出现脑水肿、严重感染、电解质紊乱、消化道出血等难治性并发症,若出现肝肾综合征提示预后极差。病程可达3周至数月,易转化为慢性肝炎。

3. 慢性急性/亚急性重型肝炎　即慢性急性/亚急性肝衰竭(acute-on-chronic liver failure),在慢性肝病基础上出现的急性或亚急性肝功能失代偿期。

4. 慢性重型肝炎　即慢性肝衰竭(chronic liver failure),在肝硬化基础上,出现的慢性肝功能失代偿期,可有腹水或门静脉高压。

【问题3】在询问患者病史中,尚需要询问患者哪些病史?

思路:询问患者病史时,需询问既往有无肝炎病史,有无慢性肝炎急性发作可能,询问有无肝炎患者接触史。此次主要为进食海鲜后引起,需询问有无相同症状者,有无传染趋势,注意询问可能的传播途径。

【问题4】五型肝炎的传染源、传播途径及易感人群见表3-64-1。

表3-64-1　五型肝炎的传染源、传播途径及易感人群

类型	病毒类型	传染源	传播途径	易感人群
甲型	RNA	急性期感染者和隐性感染者	粪-口途径	抗HAV阴性者均为易感人群
乙型	DNA	急、慢性乙型肝炎患者和病毒携带者	母婴传播 血液、体液传播	抗HBs阴性者均为以易感人群
丙型	RNA	急、慢性患者和无症状病毒携带者	输血;注射、针刺、器官移植、骨髓移植、血液透析;生活密切接触;性传播;母婴传播	普遍易感
丁型	δ因子	与乙型肝炎相似	与乙型肝炎相似	普遍易感
戊型	α病毒亚组	与甲型肝炎相似	与甲型肝炎相似	抗HEV阴性者均为易感人群

【问题 5】甲型肝炎和戊型肝炎的传播特点鉴别。

戊型肝炎的传染源和传播途径与甲型肝炎相似,但有如下特点:

1. 暴发流行均由粪便污染的水源所致,散发多由于不洁食物或饮品所引起。

2. 隐性感染多见,显性感染主要发生于成年。

3. 原有慢性 HBV 感染者或晚期孕妇感染 HEV 后病死率高。

4. 有春、冬季高峰。

5. 抗 HEV 多在短期内消失,少数可持续 1 年以上。

【问题 6】肝炎相关鉴别诊断有哪些?

1. 其他原因引起的黄疸

(1)溶血性黄疸:临床表现主要为贫血、腰痛、发热、血红蛋白尿和网织红细胞增高,黄疸症状较轻,主要为间接胆红素升高,治疗后黄疸减退。

(2)肝外梗阻性黄疸:主要表现为黄疸症状,但常见原因为胆囊炎、胆囊结石、胰头癌、壶腹周围癌、肝癌、胆管癌等,一般有原发疾病症状及体征,肝功能损害以直接胆红素升高为主。

2. 其他原因引起的肝炎

(1)其他病毒所致的肝炎:巨细胞病毒感染、传染性单核细胞增多症,原发病毒及病原学检测可鉴别。

(2)感染中毒性肝炎:流行性出血热、伤寒、恙虫病、阿米巴肝病、急性血吸虫感染等引起的肝功能损害,原发疾病的表现和病原学检测进行鉴别。

(3)酒精性肝病:长期可引起酒精性肝硬化,肝功能损害,但病原学检测肝炎病毒阴性。

(4)自身免疫性肝炎:诊断主要依据自身抗体的检测和病理学检查。

(5)药物性肝损害:有长期服用肝脏损害药物,并有肝脏损害的临床表现,停用药物后肝脏功能可恢复。

(6)肝豆状核变性:血清铜及铜蓝蛋白降低,眼角膜边沿可发现角膜色素环。

【问题 7】急性肝炎患者应做哪些实验室检查?

1. 血常规　急性肝炎初期白细胞总数正常或略高,重症肝炎时可见白细胞升高同时伴有血红蛋白及红细胞下降。伴有脾大时可有白细胞、血小板、血红蛋白减少。

2. 尿常规　尿胆红素和尿胆原有助于黄疸的鉴别诊断,肝细胞性黄疸时均阴性,溶血性黄疸以尿胆原升高为主,梗阻性黄疸以尿胆红素升高为主。

3. 肝功能　① AST:血清升高,提示肝脏线粒体受损伤,提示病情易持久且严重,与肝病的危重程度呈正相关,急性期如果 AST 持续升高,有转为慢性肝炎可能。② ALT:肝细胞损害入血,特异性高于 AST,急性肝炎时明显升高,AST/ALT 常小于 1,慢性肝炎时中度升高,AST/ALT 常大于 1,重症肝炎时,ALT 急剧下降,胆红素不断升高,出现"酶胆分离"现象,提示肝细胞大量坏死。③乳酸脱氢酶:肝病时可显著升高,肌病时也可升高。④γ- 谷氨酰转肽酶:肝炎、肝癌可显著升高,胆管炎症及阻塞时加重。⑤胆碱酯酶:活度降低,提示肝细胞损害,越低损害越严重。⑥碱性磷酸酶:肝内或肝外胆汁排泄受阻时,肝组织表达的碱性磷酸酶不能排出体外回流入血,导致碱性磷酸酶活性升高。⑦血清蛋白:急性肝炎可在正常范围内,慢性或重型肝炎可出现白蛋白下降,γ 球蛋白升高,白 / 球比例下降甚至倒置。⑧胆红素:胆红素反应肝细胞损害的严重程度,急性或慢性黄疸型肝炎时血清胆红素升高,重型肝炎常超过 171μmmol/L。直接胆红素反应淤胆的程度。⑨凝血酶原时间、凝血酶原活动度、国际标准化比值(INR)、PT 延长或凝血酶原活动度(PTA)下降与肝损害严重程度密切相关。PTA ≤ 40% 是诊断重型肝炎或肝衰竭的重要依据。⑩其他指标:血氨升高常见于重型肝炎;重症肝炎患者常有血糖减低;肝细胞损害严重时补体合成减少,C3 补体对预后有评估作用;肝炎活动时胆汁酸升高。

4. 甲胎蛋白　肝炎活动和肝细胞修复时甲胎蛋白有不同程度升高。

5. 肝纤维化指标　透明质酸(HA)、Ⅲ型前胶原氨基端肽(P ⅢP)、Ⅳ型胶原(CL- Ⅳ)、脯氨酰羟化酶(PH)等对肝纤维化诊断有一定的参考价值,但缺乏特异性。

6. 病原学检查　见表 3-64-2。

表 3-64-2　病原学检查

类型	病原学
甲型	抗 HAV IgM 是新近感染证据 抗 HAV IgG 出现较晚,持续多年或终生,属于保护性抗体,急性期及恢复期滴度 4 倍以上增长,亦可诊断甲型肝炎
乙型	HBsAg 在感染两周后即可阳性;抗 HBs 为保护性抗体,阳性提示有免疫力 HBeAg 提示病毒复制活跃且传染性强;抗 HBe 阳性提示复制处于静止状态,传染性降低 HBcAg 阳性提示病毒复制;抗 HBe IgM 是 HBV 感染后较早出现的抗体 HBV DNA 是病毒复制和传染性的直接标志
丙型	HCV 抗体不是保护性抗体,是感染的标志 抗 HCV IgM 提示现症感染 抗 HCV IgG 提示既往感染
丁型	HDV Ag 诊断急性感染的直接证据 抗 HDV IgM 提示现症感染 抗 HDV IgG 高滴度提示感染持续存在,低滴度提示感染静止或终止
戊型	抗 HEV IgM 提示近期感染 抗 HEV IgG 急性期滴度高,恢复期下降

7. 影像学检查　超声有助于鉴别诊断阻塞性黄疸、肝内占位、脂肪肝等病变。CT、MRI 的价值基本同超声。

8. 肝组织病理学检查　对明确诊断、衡量炎症活动度、纤维化程度及评估疗效具有重要价值,同时可检测病原抗原或核酸,以助于确定病毒复制状态。

【问题 8】肝炎常见的并发症有哪些?

1. 肝性脑病　是肝功能不全引起的一系列神经精神症候群,以精神症状为主,常见于肝硬化及重型肝炎。诱因有感染、消化道出血、大量放腹水和高蛋白饮食等。

根据症状、体征及脑电波异常分为四度:

Ⅰ度:轻型肝性脑病,精神症状明显,性格行为改变。

Ⅱ度:中型肝性脑病,神经症状为主,出现扑翼样震颤、肌张力增强、昏迷前期、行为异常。

Ⅲ度:重型肝性脑病,昏睡状态,昏迷期。

Ⅳ度:深昏迷状态,对刺激无反应,腱反射消失。

2. 上消化道出血　可诱发肝性脑病,常见原因有凝血因子及血小板减少、胃黏膜糜烂和溃疡、门静脉高压。

3. 肝肾综合征(hepatorenal syndrome)　是肝病终末期的表现,主要表现为少尿或无尿、氮质血症、电解质平衡失调。

4. 感染　以胆道、腹膜、肺多见,以革兰氏阴性菌为主,细菌主要来源于肠道,应用广谱抗生素后易出现真菌感染。

【问题 9】应如何治疗?

1. 急性肝炎　急性肝炎一般为自限性,以对症治疗为主,给予纠正电解质紊乱,同时给予保护肝脏治疗。急性期应进行隔离,注意休息,避免食用引起肝功能损害的食物及药物。一般不采用抗病毒药物治疗,但急性丙型肝炎易转为慢性,故应早期使用抗病毒药物,选用干扰素加用利巴韦林治疗。

2. 慢性肝炎

(1)一般治疗:适当休息,避免体力劳动,卧床休息可增加肝脏血流量;合理饮食,适当高蛋白,避免过度高营养。

(2)药物治疗

①改善和恢复肝功能:非特异性护肝药物,如维生素类、还原型谷胱甘肽等;降酶药,如五味子类、山豆根类、甘草提取物等;退黄药物,如丹参、门冬氨酸钾镁、苯巴比妥、山莨菪碱、皮质激素等。

②免疫调节:胸腺肽或胸腺素、转移因子、特异性免疫核糖核酸等。

③抗肝纤维化:主要有丹参、冬虫夏草等。

④抗病毒治疗:抑制病毒复制,减少传染性,改善肝功能,减少或延缓肝硬化。

抗病毒指征:HBV DNA 拷贝 ≥ 10^5/ml;ALT ≥ 2 倍正常上限,如用干扰素治疗,ALT 应 ≤ 10 倍正常上限,血 TBIL ≤ 2 倍正常上限;如 ALT<2 倍正常上限,但组织病毒学 Knodell HAI 指数 ≥ 4,或中度(G2~3)及以上炎症坏死和 / 或中度(S2)以上纤维化病变;丙型肝炎 HCV RNA 阳性。

干扰素可用于慢性乙型肝炎和丙型肝炎抗病毒治疗。

核苷类似物仅用于乙型肝炎的抗病毒治疗,有拉米夫定、恩替卡韦、恩曲他滨、阿德福韦酯、替诺福韦等。

3. 重型肝炎(肝衰竭)

(1)支持和对症治疗:卧床休息,给予维持电解质平衡及酸碱平衡,补液,输注新鲜血浆、白蛋白等。

(2)促进肝细胞再生:肝细胞生长因子、前列腺素 E_1、肝干细胞或干细胞移植等。

(3)抗病毒治疗:乙型重型肝炎应尽早抗病毒治疗,抗病毒药物以核苷类药物为主,一般不主张使用干扰素。

(4)免疫调节:早期适当使用激素治疗。

(5)并发症的防治

肝性脑病:低蛋白饮食,保持大便通畅等,出现脑水肿给予脱水治疗;上消化道出血:预防出血可用组胺 H_2 受体阻滞剂,出血给予对症支持治疗,止血、输血对症治疗;继发感染:早期预防,一旦出现,尽早使用抗生素;肝肾综合征:避免使用肝肾损害药物,及时对症处理,尽早进行肝移植。

(6)人工肝支持系统:主要清除患者体内毒物及补充生物活性物质。

(7)肝移植:适用于各种原因所致的中、晚期肝衰竭,经积极内科及人工肝治疗疗效欠佳;各类型终末期肝硬化。

【问题 10】肝炎预后?

1. 急性肝炎　多在 3 个月内临床恢复。甲型肝炎预后良好;急性乙型肝炎 60%~90% 可完全恢复,10%~40% 转为慢性或病毒携带;急性丙型肝炎易转为慢性或病毒携带;急性丁型肝炎重叠乙型肝炎感染时约 70% 转为慢性;戊型肝炎病死率为 1%~5%。

2. 慢性肝炎　轻度一般预后良好;重度预后较差;中度介于轻度及重度之间。

3. 重型肝炎(肝衰竭)　预后不良,病死率为 50%~70%。急性重症肝炎存活者,远期预后较好,多不发展为慢性肝炎或肝硬化;亚急性重型肝炎存活者,多转化为慢性肝炎或肝硬化;慢性重型肝炎病死率高,存活者病情易反复。

(杨建中)

【推荐阅读文献】

[1] 李兰娟,任红.传染病学.8 版.北京:人民卫生出版社,2013.

[2] European Association for the Study of the Liver. EASL 2017 clinical practice guidelines on the management of hepatitis B virus infection. J Hepatol, 2017, 67 (2): 370-398.

第65章 感染性腹泻

【精粹】

1. 腹泻定义为每日排便 3 次或 3 次以上,总量超过 250g。依据腹泻的持续时间,可分为:急性腹泻,持续时间 ≤ 14 天;迁延性腹泻,持续时间 14~30 天;慢性腹泻,持续时间 >30 天。

2. 大多数急性腹泻病例为感染性,约占 85%,常见病原体包括细菌、病毒和寄生虫等。大多数感染性腹泻病例可能是由病毒引起,而大多数严重腹泻病例是由细菌引起。

3. 应了解腹泻持续时间、排便的频率和粪便性状及有无发热和腹膜刺激征等相关症状。结合其他情况如进食史、居住情况、职业暴露、近期和远期旅行、宠物及兴趣爱好,有助于判断可能的致病微生物。

4. 接诊时要注意评估患者的血容量状态,积极补充血容量,推荐给予口服补液盐(ORS)补充。ORS 应间断、少量、多次,不宜短时间内大量饮用,口服剂量应是累计丢失量加上继续丢失量之和的 1.5~2.0 倍。病情严重、不宜口服补液者进行静脉补液。

5. 对于大多数病情不严重或无高风险共存疾病的腹泻患者,可以不进行粪便微生物学检测,具体根据各地肠道门诊管理制度来执行。有下列指征时应进行标准的粪便培养检查:

(1)病情严重:①剧烈水样泻,伴有低血容量征象;②每 24 小时排 6 次以上不成形便;③腹痛剧烈;④需住院留观。

(2)体温 ≥ 38.5℃;血性便或者多次黏液便。

(3)高危患者:①年龄 ≥ 70 岁;②合并严重基础疾病,如心脏病及免疫功能受损;③妊娠。

(4)症状持续 1 周以上。

(5)出于公共卫生方面的担忧。

6. 治疗　对于急性腹泻的成人患者,不需要常规给予经验性抗生素治疗。轻、中度腹泻患者一般不用抗菌药物,而对于症状更明显或有疾病加重风险的特定患者,经验性抗生素治疗是恰当的。

【病历摘要】

患者,男,65 岁。因"腹泻半天"来院急诊。患者昨晚进食冷菜,后半夜开始解水样便,至今已有 7~8 次,量较多。伴发作性腹痛,位于脐周,并有恶心呕吐数次,头晕口渴。既往有"高血压",具体诊治情况不详。查体:神志清,精神欠佳,对答缓慢;体温 37.9℃,脉搏 130 次 /min,呼吸 22 次 /min,血压 72/53mmHg;眼眶凹陷,嘴唇干燥,脉搏细弱;腹部软,肠鸣音活跃,无明显压痛和反跳痛,肝脾肋下未及。

【问题 1】该患者接诊后该如何进行初步处理?

思路 1:患者为老年男性,因不洁饮食后出现多次水样腹泻半天入院。目前神志清,精神欠佳,心率快,血压低,生命体征异常,病情较重,需要立即进入抢救室进行处理。给予多功能监护、吸氧、建立静脉通路,并告病重。

思路 2:患者目前的突出表现为低血压,结合有大量体液丢失的病史,首先考虑为血容量不足引起。另外需要鉴别有无同时合并心脏泵功能损害、血管张力降低的因素,后者为合并脓毒症所致。应积极补充平衡液进行抗休克治疗,观察对液体治疗的反应。有条件时可以使用超声进行快速评估,了解血容量状态、心脏功能及有无心包积液;也可以考虑进行中心静脉穿刺置管,连续监测中心静脉压(CVP)和有利于快速补液。根据患者对快速补液的反应,决定是否加用血管活性药物。

思路 3:患者初步诊断考虑为腹泻、低血容量性休克,需要鉴别有无合并感染性休克。急诊送实验室检查包括血常规、电解质、肝肾功能、凝血功能、血气分析及乳酸、C 反应蛋白和降钙素原等,查心电图。

【病历摘要】

急诊辅助检查

血常规:WBC 21.9×10⁹/L,N% 86.6%,RBC 6.46×10¹²/L,Hg 154g/L,PLT 283×10⁹/L。电解质:钾 3.3mmol/L,钠 144mmol/L,氯 101mmol/L,钙 3.1mmol/L。血尿素氮 15.6mmol/L,肌酐 149μmol/L,肝功能基本正常。血降钙素原 12.5μg/L,C 反应蛋白 129mg/L。血气分析:pH 7.21,$PaCO_2$ 32.9mmHg,PaO_2 94mmHg,乳酸 4.9mmol/L。粪便常规:质稀,白细胞(++),红细胞(−),黏液少许,阿米巴滋养体(−)。心电图:窦性心动过速,前壁轻度 ST 段改变。床旁超声提示下腔静脉 1.1cm,呼吸变异明显。

【问题 2】该患者初步诊断为腹泻,如何进行进一步的评估?

思路 1:首先判断是感染性腹泻还是非感染性腹泻,通过全面了解现病史和既往病史,结合体格检查,可以作出初步判断。患者为急性起病,有明确的不洁饮食诱因,腹泻呈水样,伴有恶心、呕吐和脐周阵发性绞痛;辅助检查提示炎症指标升高,考虑细菌感染,符合感染性腹泻的诊断。

思路 2:同时要根据病史、查体,评估有无血容量不足的情况。本例患者出现多次水样腹泻,腹泻量大,并有口干、尿少、血压降低、心率增快的表现,符合低血容量性休克的表现。

思路 3:结合病史、腹泻的特点,判断引起感染性腹泻的病原体。如有发热、黏液样便或血便等,常提示大肠感染,其病原体与小肠感染不同。了解其他情况如进食史、居住情况、职业暴露、近期和远期旅行、宠物及兴趣爱好,也有助于判断可能的致病微生物。

【知识点】

腹泻的分类与病因

腹泻定义为每日排便 3 次或 3 次以上,总量超过 250g。粪便性状可为稀便、水样便、黏液便、脓血便或血样便,可伴有恶心、呕吐、腹痛或发热等全身症状。依据腹泻的持续时间,可分为 3 类:急性腹泻,持续时间 ≤ 14 天;迁延性腹泻,持续时间 14~30 天;慢性腹泻,持续时间 >30 天。

大部分急性腹泻是由感染引起,呈自限性。急性感染性腹泻的主要病因包括病毒、细菌和原虫感染。其中病毒有诺如病毒、轮状病毒、腺病毒、星状病毒等;细菌主要有沙门菌属、弯曲杆菌属、志贺菌属、大肠埃希氏菌和艰难梭菌等;而原虫则主要有隐孢子虫、贾第虫属、环孢子虫和内阿米巴属等。总体而言,大多数急性感染性腹泻都是由病毒引起,而重度腹泻患者大多数是由细菌性病因引起。随着腹泻病程迁延并发展为慢性腹泻,非感染性病因变得更常见。

排便频率和粪便性质能提示腹泻是起源自小肠还是大肠,进而判断病原体。起源于小肠的腹泻通常为水样泻,排泄量较大,伴有腹部绞痛、腹胀感和排气。如果腹泻迁延不愈,患者还可出现体重减轻。很少有明显发热,并且粪便中也很少查到隐血或炎症细胞。源自大肠的腹泻往往表现为规律而频繁地排便,量较少,且排便时常有疼痛。发热和血便或黏液样便常见,粪便显微镜检通常可查到红细胞和炎症细胞。出现大肠感染有关的炎症征象如发热、血性便或黏液样便,提示感染的病原体为侵袭性细菌、肠道病毒、阿米巴或细胞毒性微生物。

【问题 3】感染性腹泻的患者需要进行粪便病原体检查吗?

对于大多数病情不严重或无高风险共存疾病的腹泻患者,可以继续观察治疗而不进行粪便微生物学检测如粪便培养,具体应根据各地肠道门诊管理制度关于大便培养的要求来执行。但对于有下列特征的成人急性腹泻患者,应进行粪便微生物检测。

(1)病情严重:①剧烈水样泻,伴有低血容量征象;②每 24 小时排 6 次以上不成形便;③腹痛剧烈;④需住院或抢救室留观治疗。

(2)体温 ≥ 38.5℃;血性便或者多次黏液便。

(3)高危患者:①年龄 ≥ 70 岁;②合并严重基础疾病如心脏病及免疫功能受损;③妊娠。

（4）症状持续1周以上。

（5）出于公共卫生方面的担忧（如食物处理人员、医疗保健工作者和日托中心人员发生的腹泻）。粪便检测包括粪便培养、病原体分子检测；对于血性腹泻患者还应检测志贺氏毒素及阿米巴等，需要排除缺血性结肠炎和炎性肠病可能。

本例患者病情危重，需要送检大便培养。

【问题4】如何评估感染性腹泻患者的脱水程度？

水、电解质和酸碱平衡的评估与处理是成人急性感染性腹泻病诊治的重要内容，其中脱水状况的评估尤为重要。脱水程度可以通过以下体征来快速判断：皮肤是否干燥和皮肤弹性试验，是否无泪、眼球凹陷，脉搏次数，是否有直立性低血压或低血压，体重下降程度，以及意识状况。据此将脱水分型如下：①无脱水。意识正常，无眼球凹陷，皮肤弹性好，无口干。②轻度脱水。脉搏加快，烦躁，眼球凹陷，皮肤弹性差，口干。③严重脱水。血压下降或休克，嗜睡或倦怠，眼球凹陷，皮肤皱褶试验2秒不恢复，少尿或无尿。也可以利用超声、中心静脉压、血乳酸等手段来评估血容量状况。

本例患者脱水征象明显，已经出现低血容量休克，属于严重的脱水，需要积极补液处理。同时行右侧颈内静脉穿刺置管，测中心静脉压为3cmH$_2$O；留置导尿管监测每小时尿量。

【问题5】感染性腹泻患者如何进行补液？

积极补液和恢复血容量是感染性腹泻处理的重要内容。轻症患者推荐给予口服补液盐（oral rehydration salts，ORS）补充。ORS应间断、少量、多次，不宜短时间内大量饮用，口服剂量应是累计丢失量加上继续丢失量之和的1.5~2.0倍。有下述情况应采取静脉补液治疗：①频繁呕吐，不能进食或饮水者；②高热等全身症状严重，尤其是伴意识障碍者；③严重脱水，循环衰竭伴严重电解质紊乱和酸碱失衡者；④其他不适于口服补液治疗的情况。静脉补液量、液体成分和补液时间应根据患者病情决定。脱水引起休克者的补液应遵循"先快后慢、先晶体后胶体、先盐后糖"的原则。补液速率取决于脱水程度，严重脱水时应尽可能快速给予1~2L等张平衡液体以恢复组织灌注，后给予30~50ml/kg补液，维持尿量大于0.5ml/（kg·h），监测乳酸等指标。

本例患者在半小时内输入乳酸林格液1 000ml，血压上升到102/59mmHg，中心静脉压为5cmH$_2$O，脉搏113次/min，呼吸22次/min，说明补充血容量的措施有效，后续应在血压、心率、每小时尿量、CVP等指标的监测下继续补液。

【问题6】感染性腹泻患者是否需要抗感染治疗？

对于急性腹泻的成人患者，不需要常规给予经验性抗菌药物治疗。经验性抗菌药物治疗在某些情况下可有效缩短腹泻症状的持续时间，但急性腹泻通常是由病毒引起且持续时间较短。因此，对于大多数患者，经验性抗菌药物治疗弊大于利，且有潜在副作用、促进细菌耐药、成本较高、影响肠道菌群。轻、中度腹泻患者一般不用抗菌药物，而对于症状很明显或有疾病加重风险的特定患者，经验性抗菌药物治疗是恰当的，包括：①发热伴有黏液脓血便的急性腹泻；②持续的志贺菌、沙门菌、弯曲杆菌感染或原虫感染；③感染发生在老年人、免疫功能低下者、败血症或有假体患者；④中、重度的旅行者腹泻患者。肠出血大肠埃希氏菌引起的腹泻患者是否使用抗菌药物宜慎重决定，因为目前认为应用抗菌药物可能使细菌释放的志贺氏菌样毒素增多，增加溶血性尿毒症的发生率，尤其要避免使用可能有肾毒性的药物。

本例患者诊断为感染性腹泻，存在严重的低血容量，经积极补液、扩充血容量后血压有改善。但血白细胞、降钙素原和C反应蛋白升高明显，合并血肌酐升高，考虑存在脓毒症，且为老年人，应在留取大便和血标本送检病原体后给予经验性抗生素治疗。

【知识点】

抗感染治疗的药物选择

应用抗菌药物前应首先行留取粪便标本进行细菌培养，以便依据分离出的病原体及药敏试验结果，选用和调整抗菌药物。若暂无培养和药敏试验结果，则应根据流行病学史和临床表现，经验性地推断可能的感染菌，同时参照所在区域公布的细菌药物敏感数据选择抗菌药物。对有适应证的社区获得性细菌感染性腹泻病，经验性抗生素治疗可以缩短1~2天的病程。喹诺酮类药物为首选抗菌药物，其次可选用阿奇霉素或利福昔明。如考虑艰难梭菌感染，轻、中型感染患者首选甲硝唑治疗，治疗效果不佳或重型感染患者可用万古霉素,或二者联用。

病毒性腹泻为自限性疾病,一般不用抗病毒和抗菌药物。急性寄生虫感染性腹泻如贾第虫病、溶组织内阿米巴肠病可使用甲硝唑或者替硝唑;隐孢子虫病选用螺旋霉素。中医药制剂治疗急性腹泻在我国应用广泛,如盐酸小檗碱(盐酸黄连素),对改善临床症状和缓解病情有一定效果。

【问题 7】感染性腹泻患者如何进行对症处理?

感染性腹泻患者可给予对症处理。常用肠黏膜保护剂和吸附剂如蒙脱石、果胶和活性炭等,有吸附肠道毒素和保护肠黏膜的作用。蒙脱石制剂被证实在急性腹泻中能够缩短腹泻病程,降低腹泻频度。抑制肠道分泌药物如次水杨酸铋,可抑制肠道分泌,减轻腹泻患者的腹泻、恶心、腹痛等症状。肠动力抑制剂如洛哌丁胺,其直接作用于肠壁肌肉,抑制肠蠕动和延长食物通过时间,还能减少粪便量,减少水、电解质丢失,多用于无侵袭性腹泻症状的轻、中度旅行者腹泻,可以缩短腹泻病程。但对于伴发热或明显腹痛等疑似炎性腹泻及血性腹泻的患者,应避免使用,黄疸、肠梗阻、中毒性巨结肠及伪膜性结肠炎或产肠毒素细菌引起的急性感染性腹泻者禁用。

对于感染性腹泻患者可考虑使用益生菌,可稍缩短腹泻持续时间,降低腹泻频率,减少腹泻的重要并发症,但目前的研究资料有限。

【问题 8】应如何考虑本例患者的诊断和去向?

本例患者的诊断考虑为感染性腹泻、严重脓毒症,病情较重,且为老年人,应收住院治疗。给予床旁隔离,等待大便培养结果。

感染性腹泻诊治流程见图 3-65-1。

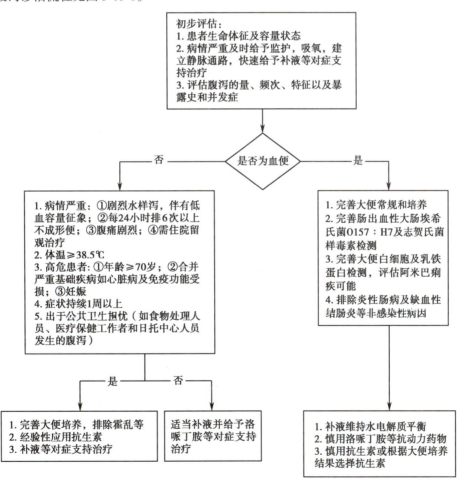

图 3-65-1 感染性腹泻诊治流程

(张 茂)

329

【推荐阅读文献】

［1］陈灏珠, 林果为. 实用内科学. 14 版. 北京: 人民卫生出版社, 2013.

［2］缪晓辉, 冉陆, 张文宏, 等. 成人急性感染性腹泻诊疗专家共识. 中华消化杂志, 2013, 33 (12): 793-800.

［3］SHANE A L, MODY P K, CRUMP J A, et al. 2017 infectious diseases society of america clinical practice guidelines for the diagnosis and management of infectious diarrhea. Clin Infect Dis. 2017, 65 (12): 1963-1973.

第66章 麻 疹

【精粹】

1. 麻疹（measles）是由麻疹病毒所引起的具有传染性的感染性疾病。潜伏期持续7~21天,病程可持续7~10天。

2. 在出疹前7~21天与确诊麻疹的患者有接触史或麻疹流行区的居住史和旅居史,传染途径以咳嗽、打喷嚏等呼吸道传播为主,也可通过接触患者口腔和鼻腔分泌物进行传播。

3. 初始症状包括高热（体温通常会超过40℃）、咳嗽、流涕和眼部感染,在发病后2~3天在口腔黏膜通常会出现白点,即科氏斑（Koplik斑）,典型的患者在发病3~5天后面部会出现扁平的红色皮疹并很快扩散至全身,一些伴有水疱。

4. 并发症包括腹泻、脱水、失明、脑炎、肺炎以及其他脏器的炎症。脑炎的死亡率高达15%。

5. 麻疹无特异性治疗,通常会给予碳水化合物和补充充足水分,减轻疼痛,必要时预防和治疗感染。

【病历摘要】

患者,男,14岁。因"发热,咳嗽、流涕3天,伴皮疹1天"就诊于急诊,患者家属述患者于3天前出现咳嗽、咳痰、流涕,发热,在家自测体温39℃,并逐渐升高,最高达到40.3℃,曾在社区门诊就诊,给予降温、抗病毒等药物治疗后,效果不明显,仍然发热,今日患者出现全身淡红色皮疹,先开始于面部,后在胸前、腹部和背部也逐渐出现淡红色皮疹,故来本院急诊。查体：T 40.2℃,P 120次/min,R 20次/min,BP 120/70mmHg,皮肤潮红,鼻翼扇动,口腔黏膜有白点,耳后、面部、胸部、腹部均有红色皮疹,未突出皮肤,部分皮疹连接成片,双肺呼吸音粗糙,双肺可闻及少量湿啰音,心率120次/min,各瓣膜未闻及杂音,腹部平软,无压痛及反跳痛。生理反射存在,病理反射未引出。

【问题1】该患者最可能的诊断是什么？是重症患者吗？

思路1：该患者有发热、咳嗽、咳痰、流涕,发热3天时出现口腔黏膜白斑（Koplik斑）（图3-66-1,见文末彩插）,且患者从耳后、面部开始逐渐出现红色扁平皮疹,且逐渐蔓延至胸部、腹部。从该患者的表现看,具备麻疹的典型临床特征,该患者最可能的诊断为麻疹。

思路2：该患者除具有麻疹的典型症状外,最高体温超过40℃,脉搏增快,鼻翼扇动,皮疹连成片,双肺呼吸音粗糙,双肺可闻及少量湿啰音,诊断考虑麻疹性肺炎,所以该患者属于重症麻疹。

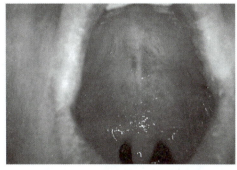

图3-66-1 麻疹的口腔黏膜白斑

【知识点】

典型麻疹的表现

典型麻疹即普通型,临床最为常见。典型麻疹的临床经过可分以下几期:

前驱期:3~4 天,发热,体温达 39~40℃,流涕、喷嚏、咳嗽、流泪、畏光、结膜炎等,发热 2~3 天后,口腔颊黏膜粗糙,上有数量不等周围可见红晕的 0.5~1mm 灰白色小点,称 Koplik 斑,上下唇黏膜也可见到,是早期诊断麻疹的标志。

出疹期:多在发热 2~3 天后出现,持续 3~5 天,自耳后、发际、前额、面、颈部开始自上而下波及躯干和四肢手掌足底,疹间皮肤正常,皮疹初为淡红色斑丘疹,以后部分融合成暗红色,出疹时体温达到高峰,全身症状加重。

恢复期:若无并发症,皮疹出齐后体温开始下降,进入恢复期。皮疹依出疹顺序逐渐隐退,色变暗,有色素沉着及糠皮样脱屑,1~2 周消退,疹退同时体温也下降到正常。

重症麻疹的表现

持续高热,体温在 40℃以上,皮疹融合成片,深红色,可见出血性皮疹,病情重且病程长,常伴肺炎、喉炎,或有惊厥、昏迷等脑炎表现。

【问题 2】在询问患者病史中,尚需要注意哪些问题?

遇见发热、皮疹,通常不能除外传染性疾病的可能,需要询问是否有同类发病者及人数、是否近期接触麻疹的确诊者、是否去过麻疹的流行区旅居。

【问题 3】麻疹的主要并发症包括哪些?

1. 肺炎和支气管炎　是麻疹最常见的并发症,发生率约 10%,多见于出疹期,也是引起死亡的主要原因。常见于 5 岁以下、原有佝偻病和营养不良的小儿。由麻疹病毒引起的肺炎多不严重,但有免疫功能缺陷患者(如白血病、先天性无丙种球蛋白血症等)发生严重和致死性的巨细胞性肺炎,其临床特征为缺乏皮疹、血清中不能形成麻疹病毒特异性抗体。其他病原所致的继发性肺炎多较为严重,常见的病原为腺病毒、肺炎球菌、葡萄球菌和流感嗜血杆菌等。

2. 喉炎　发生率为 1%~4%,可以是麻疹病毒本身感染所致,多见于 2~3 岁以下婴幼儿,程度轻者预后较好,若继发细菌感染则病情加重,常呈声音嘶哑、犬吠样咳嗽,容易气道梗阻,吸气性呼吸困难,胸部三凹征明显,若不及时处理可窒息。

3. 脑炎　免疫功能正常的患者,麻疹脑炎的发病率约占麻疹患者的 1‰。多见于 2 岁以上儿童,病死率约为 15%,病程 1~2 周,脑脊液和血中可查到麻疹 IgM 抗体。30% 的存活者有轻重不等的后遗症。细胞免疫功能缺陷的患者,可发生麻疹病毒包涵体脑炎,疾病呈急性或亚急性的过程。

部分病例可发展为亚急性硬化性全脑炎,主要是由缺陷性麻疹病毒引起的严重的中枢神经系统疾病,具有逐渐进展的特点。发病率约万分之一。病程通常会持续 1~27 年,平均 7 年,具有行为改变、智障、肌阵挛发作、失明、共济失调等临床表现,预后较差。

4. 其他并发症　中耳炎:多发生于儿童,与病毒感染无关,多继发于细菌感染;角膜溃疡:麻疹病毒可导致角膜溃疡,可影响视力,严重患者可导致失明。

【问题 4】麻疹患者通常需要与哪些发热出疹性疾病鉴别?

见表 3-66-1。

表 3-66-1　麻疹与其他发热出疹性疾病的鉴别要点

项目	麻疹	风疹	猩红热	幼儿急疹
病原学	麻疹病毒	风疹病毒	A 组乙型溶血性链球菌	人类疱疹病毒 6 型、7 型
潜伏期 /d	7~21	14~21	2~5	5~15

续表

项目	麻疹	风疹	猩红热	幼儿急疹
前驱期及常见症状	通常 3d,卡他症状严重,高热、上呼吸道症状明显,咳嗽较重,眼畏光及流泪。一般于病程第 2~3d 在口腔颊黏膜见到 Koplik 斑	通常 1d 以内,或无前驱期,卡他症状轻微、发热甚轻或不发热	通常 1d,表现为突然高热及咽痛	通常 3~4d,表现为高热,热退后出疹为主要特点
皮疹出现时间	多在发热第 4d 出现	多在发热第 1~2d 出现	多在发热第 2d 出现	多出现发热第 3~4d 出现
皮疹特征	暗红色斑丘疹,先于面部,自上而下逐步出现,通常于出疹后第 4d 开始消退	淡红色斑丘疹,较麻疹小,分散或融合,先见于面部,发展迅速,24h 内遍布全身,第 3~4d 隐退	弥漫性细小密集的猩红色斑点,压之褪色,皮肤皱褶处,如肘弯窝、腋窝、腹股沟等处皮疹密集,形成深红色线条,此外还可见到面部口周苍白圈及杨梅样舌	皮疹呈淡红色斑疹或斑丘疹,直径约 3mm,周围有浅色红晕,压之褪色,多呈散在性,亦可融合,不痒,皮疹由颈部和躯干开始,1d 内迅速散布全身,以躯干及腰臀部较多,面部及四肢远端皮疹较少,肘膝以下及掌跖部多无皮疹
脱屑	糠屑	少数有细糠脱屑或无	脱屑较严重,手掌、足跖大片脱皮,有时像手套、袜套样,重者可有脱发	无
色素沉着	有	无	无	无
血象	白细胞减少,出疹期内淋巴细胞相对增多	白细胞大多减少,出疹期内淋巴细胞较多,可出现异形淋巴细胞	早期血象升高,即白细胞总数与中性粒细胞增加,病程第 2~3d 起常有轻度嗜酸性粒细胞增加	发病第 1~2d,白细胞计数可增高,但发疹后白细胞计数下降,淋巴细胞相对增加

【问题 5】麻疹患者应做哪些实验室检查?

通常情况下,考虑患者为麻疹,典型的临床症状有助于诊断,但需要进行必要的实验室检查,如血常规、胸部 X 线片,必要时做血生化、血气分析等检查。特别强调需要做血清麻疹病毒 IgM 检测,如有条件可进行唾液麻疹特异性 IgA 检测和呼吸道分泌物的麻疹 RNA 检测。

【问题 6】麻疹患者该进行什么治疗?

麻疹患者缺乏特异性的抗病毒治疗,治疗通常包括以下几个方面:

1. 对症治疗　充分补液、电解质维持水电解质平衡;减轻疼痛。

2. 抗感染治疗　麻疹病毒通常会降低麻疹患者机体的免疫力,导致患者容易出现细菌感染,可根据经验给予恰当的抗生素并第一时间进行病原学检测。

3. 对于严重的营养不良患者和小儿可给予维生素 A 治疗。

4. 若患者出现脑炎、肺炎、角膜溃疡等并发症,需要进行相应的治疗。

(杨建中)

【推荐阅读文献】

［1］ANLAR B. Subacute sclerosing panencephalitis and chronic viral encephalitis. Handb Clin Neurol, 112: 1183-1189.

［2］NHS UK: Symptoms of measles. (2018-08-14) [2019-09-18]. https://www. nhs. uk/conditions/measles/symptoms/.

第67章 伤 寒

【精粹】

1. 伤寒(typhoid fever)是由伤寒杆菌所引起的具有传染性的急性肠道疾病。潜伏期 7~14 天,潜伏期时间与感染伤寒杆菌量及机体免疫状态有关,食物性暴发流行可短至 48 小时,而水源性暴发流行时间可长达 30 天,典型自然病程为 4~5 周。

2. 伤寒病程可分为四期,即初期、极期、缓解期、恢复期。

3. 伤寒传染途径主要为水源污染(最重要途径)、食物污染、日常生活接触、苍蝇或蟑螂媒介传播。

4. 带菌者或患者为伤寒的唯一传染源。

5. 临床表现 初期为第 1 周,主要表现为发热,伴有全身不适、乏力、食欲减退、咽痛、咳嗽等,体温呈上升趋势,3~7 天内达 39~40℃,发热前有畏寒。极期相当于病程的第 2~3 周,常有伤寒的典型表现。缓解期相当于病程第 4 周,体温开始下降,腹胀逐渐消失,本期有发生肠出血或肠穿孔的危险。恢复期为病程第 5 周开始,体温恢复正常,神经、消化系统症状消失。

6. 伤寒的典型表现 持续发热、表情淡漠、相对缓脉、玫瑰疹、脾大和白细胞减少等,有时可出现肠出血、肠穿孔等严重并发症。

7. 伤寒常见并发症 肠出血(常见并发症)、肠穿孔(最严重并发症)、中毒性心肌炎、中毒性肝炎和溶血性尿毒症综合征。

【病历摘要】

患者,男,25 岁。以"发热伴恶心、呕吐 10 天,加重 3 天"为主诉入院。患者自诉 10 天前在单位食堂食用食物后出现发热症状,最高温度可达 40.0℃,伴有恶心、呕吐症状,呕吐物为胃内容物,伴有腹痛症状,便秘,伴有全身乏力症状,发热症状持续不缓解,3 天前上述症状加重,同时开始出现表情淡漠、反应迟钝、耳鸣症状,并在胸背部及腹部出现斑丘疹,现为进一步治疗就诊于医院急诊科。查体:T 40.0℃,P 70 次/min,R 18 次/min,BP 115/78mmHg,表情淡漠,腹痛,压痛(+),反跳痛(-),胸背部及腹部可见斑丘疹,压之褪色,脾大,病理征未引出。追问病史可知同单位多位同事出现上述症状。辅助检查:血常规示中性粒细胞减少,嗜酸性粒细胞减少。骨髓象中有伤寒细胞(戒指细胞),粪便标本分离到伤寒杆菌。肥达反应"O"抗体凝集效价≥1:160,"H"抗体凝集效价≥1:320。

【问题 1】该患者最可能的诊断是什么?是重症患者吗?

患者最可能的诊断为伤寒极期。患者有伤寒的典型临床表现:持续发热,表情淡漠,相对缓脉;查体可见玫瑰疹,脾大;发热病程 10 天;同单位多位同事出现此症状。考虑为食物污染传播,辅助检查提示周围血象白细胞计数低下,嗜酸性粒细胞消失,骨髓象中有伤寒细胞(戒指细胞),粪便标本分离到伤寒杆菌。肥达反应"O"抗体凝集效价≥1:160,"H"抗体凝集效价≥1:320,根据病程考虑为伤寒的极期。

【知识点】

伤寒的主要分型

除典型伤寒之外,还有以下各种临床类型:

1. **轻型**　全身中毒症状轻,病程短,1~2 周可恢复健康。年幼儿童轻型多见,由于临床特征不典型,容易出现漏诊或误诊。

2. **暴发型**　急性起病,毒血症状严重、高热或体温不升,常并发中毒性脑病、心肌炎、肠麻痹、中毒性肝炎、中毒性心肌炎等。

3. **迁延型**　初期的表现与典型伤寒相似,但发热可持续 5 周以上至数月之久,呈弛张热或间歇热,肝脾大明显。常见于原有慢性乙型肝炎、胆道结石或慢性血吸虫病等消化系统基础疾病的患者。

4. **逍遥型**　初期症状不明显,患者能照常生活甚至工作,部分患者直至发生肠出血或肠穿孔才被诊断。

【问题 2】 在询问患者病史中,尚需要注意患者哪些问题?

思路: 有无不洁食物摄入史,患者健康状况,发热的类型,有无伴随皮疹,有无出现神经系统症状、胃肠道症状等,有无流行病学史。

【问题 3】 伤寒的主要并发症包括哪些?

1. **肠出血**　肠出血为常见的严重并发症,多出现在病程第 2~3 周,发生率为 2%~15%。成人比小儿多见,常有饮食不当、活动过多、腹泻及排便用力过度等诱发因素。大量出血时,常表现为体温突然下降、头晕、口渴、恶心和烦躁不安等症状,查体可发现面色苍白、手足冰冷、呼吸急促、脉搏细速、血压下降等休克体征。

2. **肠穿孔**　肠穿孔为最严重的并发症。发生率为 1%~4%。常发生于病程第 2~3 周,穿孔部位多发生在回肠末段,成人比小儿多见。穿孔可发生在经过病原治疗,病情明显好转的数天内,穿孔前可有腹胀、腹泻或肠出血等前兆。临床表现为右下腹突然疼痛,伴恶心、呕吐以及四肢冰冷,呼吸急促,脉搏细数,体温和血压下降等休克表现(休克期),经过 1~2 小时后,腹痛和休克症状可暂时缓解(缓平期),但是不久体温迅速上升,腹痛持续存在并加剧;出现腹胀、腹肌紧张、全腹压痛和反痛、肠鸣音减弱或消失、移动性浊音阳性等腹膜炎体征;白细胞较原先升高,腹部 X 线检查可发现膈下有游离气体(腹膜炎期)。

3. **中毒性肝炎**　中毒性肝炎常发生在病程第 1~3 周。发生率 10%~50%。查体可发现肝大和压痛;血清 ALT 轻至中度升高,仅有部分患者血清胆红素轻度升高。发生肝功能衰竭少见。

4. **中毒性心肌炎**　中毒性心肌炎常出现在病程第 2~3 周,患者有严重的毒血症状。主要表现为脉搏增快,血压下降,第一心音低钝、心律失常,心肌酶谱异常,心电图检查出现 PR 间期延长、ST 段下降或平坦、T 波改变等异常。

5. **其他并发症**　其他并发症包括支气管炎及肺炎、溶血性尿毒综合征、急性胆囊炎、骨髓炎、肾盂肾炎、脑膜炎和血栓性静脉炎等。

【问题 4】 伤寒患者通常需要与哪些发热出疹性疾病鉴别?

伤寒病程第 1 周临床症状缺乏特征性,需与其他急性发热性疾病相鉴别:

1. **病毒性上呼吸道感染**　患者有高热、头痛、白细胞减少等表现,与伤寒相似。患者起病急,咽痛、咳嗽等呼吸道症状明显,无表情淡漠、玫瑰疹,肝脾大,病程不超过 1~2 周等临床特点与伤寒相鉴别。

2. **细菌性痢疾**　患者有发热、腹痛、腹泻等表现与伤寒相似。可借助患者腹痛以左下腹为主,伴里急后重、排血便,白细胞升高,粪便培养出痢疾杆菌等临床特点与伤寒相鉴别。

3. **疟疾**　患者有发热、肝脾大、白细胞减少与伤寒相似。可借助患者寒战明显、体温每日波动范围较大,退热时出汗较多,红细胞和血红蛋白降低,外周血或骨髓涂片可找到疟原虫等临床特点与相鉴别。

伤寒病程 1~2 周以后,临床特征得以表现,需要与以下长期发热性疾病进行鉴别:

革兰氏阴性菌败血症患者高热、肝脾大、白细胞减少等表现与伤寒相似。可借助患者有胆道、泌尿道或呼吸道等原发性感染灶存在,寒战明显,弛张热多见,有皮肤瘀点、瘀斑,血培养找到相应的致病菌等临床特点与伤寒相鉴别。

【问题5】伤寒患者应做哪些实验室检查?

1. 常规检查　血白细胞大多为 $(3\sim5)\times10^9/L$,伴中性粒细胞减少和嗜酸性粒细胞消失,血小板计数突然下降,应警惕出现溶血性尿毒综合征或弥散性血管内凝血等严重并发症。腹泻患者大便可见少量白细胞,肠出血时可出现粪便隐血试验阳性。

2. 细菌学检查

(1)第 1~2 周阳性率最高,可达 80%~90%,第 3 周降为 30%~40%,以后迅速下降。

(2)骨髓培养:出现阳性时间与血培养相仿,骨髓培养阳性率较血培养高,尤适合于已用抗生素药物治疗,血培养阴性者。

(3)粪便培养:第二周起阳性率逐渐增加,第 3~4 周最高,可高达 75%。

(4)尿培养:初期多为阴性,病程第 3~4 周阳性率仅为 25% 左右。

(5)其他:玫瑰疹的刮取物或活检切片也可获阳性培养。

3. 血清学检查　肥达试验(Widal test),采用凝集法分别测定患者血清中相应抗体的凝集效价。多数患者在病程第 2 周起出现阳性,第 3 周阳性率约 50%,第 4 周可上升至 80%。"O"抗体凝集效价在 1:80 以上,"H"抗体凝集效价在 1:160 以上;或者 "O" 抗体凝集效价有 4 倍以上的升高,才有辅助诊断意义。

【问题6】伤寒患者该如何治疗?

1. 一般治疗　对患者进行消毒隔离,每隔 5~7 天送粪便进行培养,连续 2 次阴性才可解除隔离,卧床休息,少量多餐饮食,避免进食过硬或容易产气的食物诱发肠出血及肠穿孔。

2. 对症治疗　给予降温治疗,物理降温辅助药物降温治疗,阿司匹林有时可引起低血压,以慎用为宜。便秘患者给予灌肠治疗。饮食应减少豆奶、牛奶等容易产气的食物,避免腹胀,严重腹胀者可行肛管排气,禁用新斯的明等促进肠蠕动药物。腹泻患者选择低糖低脂肪的食物,可酌情使用小檗碱(黄连素) 0.3g,口服,3 次 /d 治疗。出现谵妄、昏迷或休克等严重毒血症的高危患者,应在有效、足量的抗菌药物配合下使用肾上腺皮质激素,可降低病死率,可选择地塞米松 5mg 静脉滴注,1 次 /d,或氢化可的松 50~100mg 静脉滴注,1 次 /d,疗程 3 天。

3. 病原治疗　20 世纪 90 年代后,推荐第二代喹诺酮类药物为治疗伤寒的首选药物。药物有左旋氧氟沙星(每次 0.2~0.4g,口服 2~3 次,疗程 14 天)、氧氟沙星(每次 0.2g,口服 3 次,疗程 14 天;对于重型或有并发症的患者,每次 0.2g,静脉滴注,2 次 /d,症状控制后改为口服,疗程 14 天)、环丙沙星(每次 0.5g,口服,每日 2 次,疗程 14 天,对于重型或有并发症的患者,每次 0.2g,静脉滴注,2 次 /d,症状控制后改为口服,疗程 14 天)等。第三代头孢菌素有头孢噻肟、头孢哌酮、头孢他啶和头孢曲松等。

4. 带菌者治疗　一般可选氧氟沙星、左氧氟沙星或环丙沙星。

【问题7】如何处理伤寒患者的并发症?

肠出血:卧床休息,禁食水。烦躁不安可给予地西泮或苯巴比妥;补充血容量,维持电解质平衡;及时给予止血药物治疗,如维生素 K_1 每次 10mg,静脉滴注,2 次 /d;卡巴克络每次 10mg,肌内注射,2 次 /d;酚磺乙胺(止血敏)每次 0.5g,静脉滴注,2 次 /d。必要时输血治疗。内科治疗无效,则外科手术治疗。

肠穿孔:禁食水,胃肠减压,控制感染,警惕感染性休克发生,及时行手术治疗。

中毒性心肌炎:卧床休息,保护心肌药物,必要时使用肾上腺皮质激素,出现心力衰竭时,给予洋地黄和利尿剂。

溶血性尿毒症综合征:足量、有效抗菌药物,肾上腺皮质激素,输血,碱化尿液,必要时行血液透析治疗。

(杨建中)

【推荐阅读文献】

[1] 李兰娟,任红.传染病学.8 版.北京:人民卫生出版社,2013.

[2] KEDDY, K H. 21st-century typhoid fever-progression of knowledge but regression of control？ Lancet Infect Dis, 2018, 18 (12): 1296-1298.

第68章 流行性感冒

【精粹】

1. 流感病毒属于正黏病毒科,为 RNA 病毒。根据核蛋白和基质蛋白分为甲、乙、丙、丁四型。

2. 流感的流行病学特征 流感的主要传染源是流感患者和隐性感染者。从潜伏期末到急性期都有传染性。病毒在人呼吸道分泌物中一般持续排毒 3~7 天。流感主要通过打喷嚏和咳嗽等飞沫传播。人群普遍易感。

3. 临床潜伏期一般为 1~7 天,多为 2~4 天。主要表现为发热、头痛、肌痛和全身不适等。常见临床表现分为单纯型(最常见)、肺炎型、其他类型。

4. 肺炎是流感最常见的并发症,其他并发症有神经系统损伤、心脏损害、肌炎、横纹肌溶解综合征和脓毒症休克等。

5. 病原学检查 病毒抗原检测敏感性较低,病毒核酸检测的特异性和敏感性较好。也可结合血清学检测与病毒分离培养。影像学等检查对重症肺炎患者的诊断有一定辅助作用。

6. 诊断主要结合流行病学史、临床表现和病原学检查。有流感临床表现且具有以下一种或多种病原学检测结果阳性可确诊:①流感病毒核酸阳性;②流感病毒分离培养阳性;③急性期和恢复期双份血清的流感病毒特异性 IgG 抗体水平呈 4 倍或 4 倍以上升高。

7. 尽早隔离,对症治疗,高危人群应尽早抗流感病毒治疗(发病 48 小时内进行抗病毒治疗可减少并发症、降低病死率、缩短住院时间)。抗流感病毒药物包括奥司他韦、扎那米韦和帕拉米韦等。

8. 疫苗接种是最有效的预防流感的手段,重症流感高危人群可使用药物预防。

流行性感冒(influenza)简称"流感",是由流感病毒(influenza virus)引起的急性呼吸道传染性疾病,其潜伏期短、传染性强,主要表现为突发高热、头痛、乏力和肌肉酸痛等全身中毒症状,而呼吸道症状轻微。在健康年轻患者中多呈良性经过,较少出现并发症;但在老年人和一些慢性疾病患者中则可引起较严重的并发症。其病原体分为甲、乙、丙、丁四型;甲型极易变异,可引起反复流行或大流行。流行性感冒的处理流程见图 3-68-1。

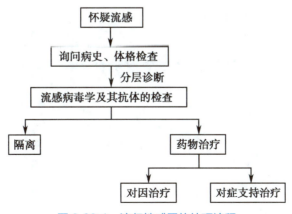

图 3-68-1 流行性感冒的处理流程

【病历摘要】

患者,男,19 岁。患者 1 天前受凉后自觉咽痛,咳嗽,伴全身酸痛。自服用"感冒片"后咽痛咳嗽无明显缓解。既往体健。查体:T 36.3℃,P 78 次/min,R 22 次/min,BP 114/76mmHg。意识清楚,颜面潮红,眼结膜外眦轻度充血,口唇无发绀,咽部轻度充血,无分泌物,双侧扁桃体不大。心音有力,心脏未闻及异常杂音。双肺呼吸音清晰,未闻及干湿啰音和胸膜摩擦音。

【问题 1】患者目前可能的诊断是什么?

思路 1:该患者 1 天前进行室内游泳后出门,着衣较少,受凉可能为上呼吸道感染的诱因。

思路 2:该患者开始时有咽痛症状,应考虑上呼吸道感染的可能,其后出现轻度咳嗽、咳痰等症状及全身酸痛。

思路 3:若要排除是否存在流感可能,应结合是否存在流行病学特点、是否发热、是否具备传染性等进行考虑。

【问题 2】为进一步明确诊断,应选择何种检查?

思路 1:常规检查主要有血常规、血生化和胸部影像学等。

流感患者一般检查中:白细胞总数正常或降低,分类正常或淋巴细胞相对增高,若继发细菌感染,白细胞及中性粒细胞可增多;重症可有乳酸脱氢酶(LDH)、肌酸激酶(CK)等增高。胸部影像学对肺炎患者的诊断有一定辅助作用。

思路 2:流感病原学相关检查等。

流感病毒学检查。①病毒分离:将起病 3 天内患者口咽分泌液接种于鸡胚或猴肾细胞进行病毒分离。灵敏度高,但实验要求高、费时。②蛋白水平检测:取患者鼻黏膜压片染色体找包涵体,免疫荧光检测抗原。此法可用于早期快速诊断。③核酸检测:用反转录 PCR(RT-PCR)直接检测患者上呼吸道分泌物中病毒RNA,快速、敏感。④流感血清学检查:患者早期和恢复期(2~4 周后)2 份血清,抗体效价 4 倍及以上为阳性。但灵敏度、特异度均较差,一般仅用于流行病学调查。

【病历摘要】

进一步检查:

血常规:白细胞计数 2.56×10^9/L,中性粒细胞百分比 56%,中性杆状核粒细胞百分比 8%,淋巴细胞百分比 16%,单核细胞百分比 7%,血红蛋白 129g/L,血小板计数 190×10^9/L。

胸部 X 线片:两肺野纹理清晰,双肺未见实质性病变(图 3-68-2)。

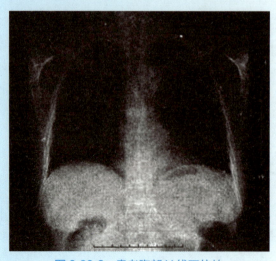

图 3-68-2　患者胸部 X 线正位片

【问题 3】该患者究竟是何种病原所致流感？如何诊断？

思路 1：采取分层诊断原则。流行及大流行期间可根据临床症状进行诊断，但流感早期散发病例要结合流行病学史、临床表现、实验室检查综合诊断。该患者表现为流涕，全身酸痛，颜面潮红，眼结膜外眦轻度充血，口唇无发绀，咽部轻度充血、无分泌物，双侧扁桃体不大，白细胞计数降低、淋巴细胞数目增高等均提示流感。

思路 2：病原学检查主要包括病毒分离培养及病毒抗原、核酸和抗体检测等。病毒分离为实验室检测的"金标准"；病毒的抗原和核酸检测可用于早期诊断；抗体检测可用于回顾性调查，但对病例的早期诊断意义不大。临床实验室一般无此条件，但对疑似病例可以临床考虑流感可能。

【问题 4】如何确定该患者治疗方案？该患者如何进行临床治疗，如何选用抗病毒药物治疗，或者联合抗生素治疗？

思路 1：要坚持预防隔离与药物治疗并重、对因治疗与对症治疗并重的原则。基本原则包括及早应用抗流感病毒药物，避免盲目或不恰当使用抗菌药物，加强支持治疗，预防和治疗并发症及合理应用对症治疗药物等。

思路 2：流感是一种常见的病毒感染性疾病，对于流感病毒的治疗，抗生素是没有作用的，因此在没有合并细菌感染迹象的情况下不得使用抗生素，否则易引起二重感染或耐药菌的产生。存在继发细菌感染时及时使用抗生素。由于发热是流感突出的症状，高热者宜选用物理降温或解热剂，解热剂阿司匹林会引起血小板减少和胃肠道的副作用，严重者可招致瑞氏综合征的发生，应尽量避免大剂量阿司匹林的应用。因此，对乙酰氨基酚通常是首选的退热药，如不能口服退热药，可使用非甾体抗炎药的肠外制剂或各种退热药的直肠栓剂。

综合考虑后，给予该患者奥司他韦，75mg，2 次 /d，5 天后随访发现该患者流涕、全身酸痛、颜面潮红、眼结膜外眦充血、咽部轻度充血等症状全部消失，治疗见效。

【问题 5】如何预防流感及并发症？

思路 1：流感期间应注意休息，饮食选用易于消化和富有营养的食物，主要补充维生素和水分，维持水、电解质平衡。进食后以温开水或温盐水漱口，保持口鼻清洁。密切观察、防治并发症。

思路 2：预防流感最有效的手段是接种疫苗，且必须与当前流行毒株的型别基本匹配，高危人群应当优先接种。机构内暴发流行时应积极进行病原学检测和采取必要隔离措施，降低进一步传播风险。因为流感病毒变异很快，而疫苗的研发和生产则相对滞后的现实，所以提出了预防性用药的原则。由于药物预防不能代替疫苗接种，也可能产生不必要的耐药性，建议抗流感病毒药物预防只能作为没有接种疫苗或接种疫苗后尚未获得免疫能力的且合并症高风险人群的临时紧急措施。

(尹 文)

【推荐阅读文献】

［1］国家卫生和计划生育委员会. 流行性感冒诊疗方案 (2018 年版). 中国病毒病杂志, 2018, 8 (2): 81-85.
［2］李兰娟, 王宇明. 感染病学. 3 版. 北京：人民卫生出版社, 2015.

第69章 狂 犬 病

【精粹】

1. 狂犬病(rabies)是由狂犬病病毒感染引起的一种动物源性传染病。在自然界的储存宿主主要为犬科、猫科及翼手目动物。人狂犬病主要是被患狂犬病的动物抓咬伤所致,全球范围内 99% 的狂犬病是由犬引起。

2. 人的狂犬病潜伏期从 5 天至数年,通常 2~3 个月。潜伏期长短与病毒的毒力、侵入部位的神经分布等因素相关。病毒数量越多、毒力越强,侵入部位神经越丰富、越靠近中枢神经系统,潜伏期就越短。

3. 狂犬病的病死率几乎为 100%,大部分患者于昏迷后 2 周内死亡。临床上表现为狂躁型或麻痹型,前者多由犬传播,患者出现发热并伴随明显的神经系统体征,恐水、怕风是独特的症状;后者多由吸血蝙蝠传播,患者无典型的兴奋期及恐水现象,有与吉兰-巴雷综合征相似的神经病变症状。

4. 狂犬病的治疗以对症支持为主。患者应单室严格隔离,尽量保持安静,防止声、光、风等的刺激;狂躁时使用镇静剂;加强监护治疗,进行呼吸循环支持、营养治疗,预防感染。

5. 狂犬病患者血液不携带病毒,病毒间歇性地从唾液、脑脊液、尿液和某些组织中排出,采用标准预防措施可以有效地防止人与人之间的传染。

6. 暴露后处置是预防狂犬病的唯一有效手段。及时、科学和彻底地暴露后预防处置能够避免狂犬病的发生,包括伤口处置、被动免疫制剂使用和疫苗接种。疫苗接种有 5 针法、2-1-1 两种程序。

【病历摘要】

患者,男,40 岁。因"发作性恐水、呼吸困难 1 天"来院急诊。1 天前患者饮水时出现喉部痉挛,不能下咽,随后发展至看到水杯即出现惊恐及呼吸困难。追问病史,14 天前患者给家养的狼狗强行喂水时右手示指被咬伤,因出血不多遂自己包扎处理。既往体健。查体:神志清醒,精神差,T 37.0℃,P 94 次/min,R 30 次/min,BP 125/85mmHg。

【问题 1】患者急诊评估与处理的要点是什么?

思路 1:患者中年男性,既往体健,14 天前有明确的狗咬伤病史,目前表现为特异性的发作性恐水症、呼吸困难,应高度怀疑狂犬病的可能。

思路 2:对于急诊可疑的传染性疾病患者,均应先置于单间隔离室内,做好严格的标准预防,包括医护人员和家属接触患者时的个人防护,患者的体液、分泌物均应集中收集和专门处置。

思路 3:进行快速评估,包括气道安全性、呼吸功能和循环功能的评估与维持,立即处理危及生命的情况,控制狂躁。

思路 4:要详细了解发病的经过和伴随症状,关注犬咬伤的病史、狗有无发病的表现,注意和其他脑炎患者的鉴别。本例追问得知病犬有狂犬病的表现,在咬人后 5 天死亡,进一步支持狂犬病的可能。

思路 5:按照疑似传染病进行报告,及时寻求专科和相关机构的帮助,包括传染性疾病科/专科医院、医院感染管理科、疾病预防控制中心会诊,协助患者的隔离管理、进一步诊治方案、联系传染病定点医院等。

【知识点】

狂犬病基本知识

狂犬病(rabies)是由狂犬病病毒感染引起的一种动物源性传染病。在自然界的储存宿主主要为犬科、猫科及翼手目动物。全球范围内99%的人狂犬病是由犬引起,特别是亚洲、非洲等狂犬病流行区。而在犬狂犬病疫情控制较好的欧洲、北美、澳大利亚等国家,传染源为蝙蝠、狐、貂、浣熊等野生动物。大多数的人狂犬病病例是被患狂犬病的动物咬伤所致,少数是由被抓挠或伤口、黏膜被污染所致,也偶有报道因移植狂犬病患者捐赠的器官或组织而发病。

狂犬病的临床表现可分为潜伏期、前驱期、急性神经症状期(兴奋期)、麻痹期、昏迷和死亡几个阶段,是一个连续的临床过程。

1. 潜伏期 从5天至数年,通常2~3个月,极少超过1年。潜伏期长短与病毒的毒力、侵入部位的神经分布等因素相关。病毒数量越多、毒力越强,侵入部位神经越丰富、越靠近中枢神经系统,潜伏期就越短。

2. 前驱期 一般为2~10天,通常2~4天。以不适、厌食、疲劳、头痛和发热等不典型症状开始,50%~80%的患者会在原暴露部位出现特异性神经性疼痛或感觉异常,如瘙痒、麻木及蚁行感等。还可能出现无端的恐惧、焦虑、激动、易怒、神经过敏、失眠或抑郁等症状。

3. 急性神经症状期 患者出现典型的临床症状,有狂躁型(占2/3)和麻痹型两种表现。其中狂躁型多由犬传播,患者出现发热并伴随明显的神经系统体征,包括功能亢进、定向力障碍、幻觉、痉挛发作、行为古怪和颈项强直等;突出表现为极度恐惧、恐水、怕风、发作性咽肌痉挛、呼吸困难、排尿排便困难及多汗流涎等,其中恐水、怕风是本病的特殊症状;患者的神志大多清楚,功能亢进为间歇性,由数个持续1~5分钟的兴奋期组成,亢进期之间患者一般合作,可以进行交流。本期一般持续1~3天。

麻痹型多由吸血蝙蝠传播,患者无典型的兴奋期及恐水现象,而以高热、头痛、呕吐、咬伤处疼痛开始,继而出现肢体软弱、腹胀、共济失调、肌肉瘫痪、大小便失禁等,呈现横断性脊髓炎或上升性脊髓麻痹等类吉兰-巴雷综合征表现。

4. 麻痹期 患者在急性神经症状期后逐渐进入安静状态,此时痉挛停止,患者渐趋安静,出现弛缓性瘫痪,尤以肢体软瘫最为多见;进而呼吸渐趋微弱或不规则,可出现潮式呼吸;脉搏细数、血压下降、反射消失、瞳孔散大;临终前患者多进入昏迷状态,呼吸骤停一般在昏迷后不久即发生。本期持续6~18小时。

狂犬病的病死率几乎为100%,大部分患者于昏迷后2周内死亡,但也有在重症治疗支持下达到更长病程的报道,自2004年起出现了少数临床狂犬病患者存活的报道。

【问题2】如何选择检查以明确诊断?

思路1:WHO关于狂犬病诊断的分类包括3类。①疑似病例:符合临床病例的定义;②可能病例:为疑似病例同时具有与疑似狂犬病动物接触的可靠病史;③确诊病例:实验室确认的疑似病例或可能病例。

其中临床病例的定义为:患者具有急性神经性综合征和脑炎,主要表现为功能亢奋(如狂躁型狂犬病)或者麻痹综合征(如麻痹型狂犬病),如果没有重症监护支持,患者通常会在首发症状出现后7~11天内进行性发展为昏迷和死亡,常见死因为呼吸循环衰竭。

符合下列实验室标准中的1种或几种即可确诊:

(1)存在病毒抗原。

(2)细胞培养方法或实验动物接种中分离到病毒。

(3)未接种疫苗者的脑脊液或血清中存在病毒特异性抗体。

(4)通过分子生物学方法在活体或尸检样本(如脑活检样本、皮肤、唾液、浓缩尿)中检测到病毒核酸。

思路2:基于上述标准,狂犬病的诊断主要是依据流行病学史及临床表现。因此,临床上实际可用的确诊检查较难实施,主要采用有助于和其他相似疾病进行鉴别诊断的检查,例如MRI和脑脊液检查、其他感染性疾病的检查手段。

【病历摘要】

进一步检查：

专科查体：意识清楚，表情恐慌，听到水声及吸氧时恐慌加重、躁动不安、喉部痉挛、声音嘶哑，双侧瞳孔等大等圆，直径 3.0mm，对光反射灵敏，口唇无发绀，双侧扁桃体不大，口中流涎明显，双肺呼吸音清，未闻及干湿啰音，心率 94 次/min，律齐，心脏未闻异常杂音，四肢肌张力、肌力正常，病理征阴性，右手示指可见一处约 0.5cm 咬伤，伤口已愈合。

血常规检查：白细胞计数 7×10^9/L，中性粒细胞百分比 83%，中性杆状核粒细胞百分比 8%，淋巴细胞百分比 7%，单核细胞百分比 2%，血红蛋白 145g/L，血小板计数 180×10^9/L。

肝肾功能、电解质正常。

头颅 CT 及 MRI 检查未见异常。

脑脊液检查：颜色清亮，压力 150mmH$_2$O，蛋白定性（++），糖及氯化物正常。

免疫荧光抗体检测：阳性。

【问题 3】 下一步需做何处理？

到目前为止，狂犬病尚无有效的治疗方法，以对症支持治疗为主。患者应收入传染性疾病科或者定点医院，单室严格隔离，尽量保持安静，防止声、光、风等的刺激；狂躁时使用镇静剂；加强监护治疗，进行呼吸循环支持、营养治疗，预防感染。

【病历摘要】

入院后治疗经过：

入院后将患者隔离于暗室中，避免声音、光、风等刺激。医护人员做好标准防护，以防止鼻和口腔黏膜及皮肤细小破损处为患者唾液所沾污。给予患者镇静、补液、营养支持等治疗，维持呼吸系统和心血管系统的功能。但患者症状无好转，并逐渐出现精神失常、谵妄、幻视幻听、冲撞嚎叫等，口中流涎加重，每日约 500ml；第 3 天出现意识不清、全身抽搐、呼吸衰竭，给予反复镇静和气管插管呼吸机治疗；第 5 天患者自主呼吸停止，瞳孔逐渐放大，对光反射消失；入院后第 6 天患者死亡。

【问题 4】 该患者有可能避免发生狂犬病吗？

完全可能避免发生。到目前为止，暴露后处置是预防狂犬病的唯一有效手段。及时、科学和彻底的暴露后处置能够避免狂犬病的发生，包括伤口处置、被动免疫制剂使用和疫苗接种。

【知识点】

狂犬病暴露与暴露后的预防处置

狂犬病暴露是指被狂犬、疑似狂犬或者不能确定是否患有狂犬病的宿主动物咬伤、抓伤、舔舐黏膜或者破损皮肤处，或者开放性伤口、黏膜接触可能含有狂犬病病毒的唾液或者组织。

1. 按照伤口暴露性质与严重程度，将狂犬病暴露分为三级，处理原则见表 3-69-1。

表 3-69-1 伤口分级标准及处置原则

分级	定义	处置
Ⅰ级	接触或者喂养动物；完好的皮肤被舔；完好皮肤接触分泌物或排泄物	无须医学处置，建议清洗接触部位
Ⅱ级	裸露的皮肤被轻咬；无出血的轻微抓伤或擦伤	立即处理伤口，接种狂犬疫苗

续表

分级	定义	处置
Ⅲ级	单处或者多处贯穿性皮肤咬伤或者抓伤;破损皮肤被舔舐;黏膜被污染;暴露于蝙蝠	立即处理伤口,使用狂犬病被动免疫抑制剂,接种狂犬病疫苗
特例	Ⅱ级暴露免疫功能低下者;Ⅱ级暴露位于头面部且致伤动物不能确定健康者	按Ⅲ级暴露处置

2. 伤口外科处置 局部伤口以处理越早越好为原则,即可预防狂犬病发生,也可以预防伤口发生继发细菌感染,促进伤口愈合和功能恢复。对于Ⅱ级和Ⅲ级暴露,彻底的伤口处理是非常重要的。伤口处理包括对伤口内部进行彻底冲洗、消毒及后续的外科处置。

3. 使用被动免疫制剂 通过在暴露部位直接浸润注射抗体,可以中和伤口处理后残留的病毒,起到减少伤口内病毒数量的作用。被动免疫制剂应尽早使用,如未能及时使用,在第一剂狂犬病疫苗接种后的 7 天内均可使用(使用原则见表 3-69-2)。

表 3-69-2 被动免疫制剂使用原则

项目	原则	备注
使用时间	尽早使用	接种首针狂犬疫苗 7 天内仍可使用
使用剂量	按照体重计算	狂犬患者免疫球球蛋白 20IU/kg 抗狂犬病血清 40IU/kg
使用部位	尽量浸润注射	一次性足量使用,尽量浸润注射到伤口周围 如量不足,可用生理盐水适当稀释 如有剩余,注射到远离疫苗接种部位的肌肉 黏膜暴露者,将被动免疫制剂滴 / 涂在黏膜上,解剖结构允许,也可进行局部浸润注射

注:被动免疫制剂和狂犬疫苗不能注射在同一部位;禁止用同一注射器注射狂犬疫苗和被动免疫制剂。

4. 接种狂犬病疫苗,应越早越好。通常有两种程序:第一种程序简称"5 针法程序",第 0 天(第一剂接种当天)、第 3 天、第 7 天、第 14 天、第 28 天各接种 1 剂;第二种程序简称"2-1-1 程序",第 0 天接种 2 剂(左右上臂三角肌各接种 1 剂),第 7 天、第 21 天各接种 1 剂。

(张 茂 尹 文)

【推荐阅读文献】

[1] 于学忠 . 协和急诊医学 . 北京 . 科学出版社 , 2011.
[2] 中国疾病预防控制中心 . 狂犬病预防控制技术指南 (2016 版). 中国病毒病杂志 , 2016, 3: 161-188.
[3] 北京市疾病预防控制中心 . 北京市狂犬病暴露预防处置技术指南 (试行). 首都公共卫生 , 2018, 12 (3): 113-119.

第70章 流行性乙型脑炎

【精粹】

1. 流行性乙型脑炎（epidemic encephalitis）是由乙型脑炎病毒感染所致的中枢神经系统急性传染性疾病。潜伏期持续 10~14 天，长者可达 24 天。

2. 流行性乙型脑炎可分为初期、极期、恢复期、后遗症期。

3. 临床表现 初期起病急，体温在 1~2 天内急剧上升，最高可达 39~40℃，可伴头痛、恶心、呕吐症状，多有嗜睡或精神倦怠。极期体温持续上升，可达 40℃ 以上，一般持续 7~10 天。初期症状逐渐加重，意识明显障碍，昏睡甚至昏迷。恢复期开始出现体温下降，轻者精神症状改善，重者仍出现神志迟钝及精神症状。后遗症期可在半年后出现精神症状，主要表现为意识障碍、痴呆、肢体瘫痪、癫痫等，癫痫症状可持续终生。

4. 流行性乙型脑炎是人畜共患的自然疫源性疾病，流行性乙型脑炎患者和隐性感染者不是本病的主要传染源，猪是本病的主要传染源。

5. 主要通过蚊虫叮咬进行传播，三带喙库蚊是主要传播媒介。

6. 临床类型可分为轻型、普通型、重型、极重型（暴发型）。

7. 感染、抽搐、呼吸衰竭是流行性乙型脑炎极期的严重症状，呼吸衰竭为致死主要原因。

【病历摘要】

患者，男，10 岁。8 月 19 日就诊，因"发热、头痛、恶心、呕吐 10 天，加重伴意识不清 1 天"就诊于急诊，患者家属述患者于 10 天前出现发热，最高体温达 41℃，伴有头痛、恶心、呕吐症状，给予对症降温处理效果不明显，1 天前上述症状加重，并伴有意识不清，呼之不应，抽搐，持续时间约 1 分钟，急诊科就诊。查体：T 41.2℃，P 115 次/min，R 25 次/min，BP 90/60mmHg，SpO$_2$ 80%，神志为昏睡，精神差，呼吸急促，双肺呼吸音可，未闻及明显干湿啰音，浅反射减弱，颈项强直，病理征阳性。既往史：10 天前被蚊子叮咬过手臂，同班同学中有相同症状患者。辅助检查：特异性抗体检查示，乙型脑炎病毒 IgM 阳性，脑脊液检查压力为 200mmH$_2$O。脑脊液结果：白细胞计数 500×10^6/L，蛋白 18g/L，糖 5.8mmol/L，氯 117mmol/L。

【问题 1】该患者最可能的诊断是什么？是重症患者吗？

思路 1：患者为 10 岁儿童，伴有发热、头痛、恶心、呕吐症状，体温高，最高达 41.2℃，同时伴有意识障碍、呼吸急促、血氧饱和度下降、血压下降，既往史提供发热之前被蚊虫叮咬手臂，同班中有相同症状同学，查体昏迷、颈项强直，浅反射消失，病理征阳性。考虑诊断为流行性乙型脑炎。

思路 2：患者体温高，伴有意识障碍、呼吸急促、血氧饱和度偏低、血压偏低，查体颈项强直，伴有抽搐症状，感染、抽搐、呼吸衰竭为流行性乙型脑炎极期的严重症状，多数患者因呼吸衰竭而死亡，中枢症状进一步加重，有发生脑疝可能，故为重症患者。

【知识点】

流行性乙型脑炎的临床分型

轻型：发热在 38~39℃，神志清，无抽搐，轻度嗜睡，脑膜刺激征不明显，病程 5~7 天，无后遗症，往往依赖脑脊液检查和血清学检查来确诊。

普通型:发热在39~40℃,主要症状表现为头痛、呕吐、嗜睡,偶可出现抽搐症状,脑膜刺激征明显,病程7~10天。

重型:发热在40℃以上,持续4~5天,烦躁,频繁呕吐,反复或持续抽搐,浅反射消失,深反射先亢进后消失,病理征往往阳性,可伴有肢体瘫痪或呼吸衰竭,恢复期常有精神异常、瘫痪、失语等症状,少数患者可出现后遗症。

极重型(暴发型):起病急骤,体温在1~2天内迅速上升到40℃以上,反复或持续出现抽搐,可伴有深度昏迷,迅速出现中枢神经性呼吸衰竭及脑疝等。在极重型中期可能出现死亡,存活者多伴有后遗症。

【问题2】在询问患者病史中,尚需要询问患者哪些病史?

思路:发热伴有头痛、恶心、呕吐、意识障碍患者,脑膜刺激征明显者,首先考虑颅内感染。患者为儿童,应着重询问有无流行病史,生活中有无类似患者,发病季节,有无接触史、蚊虫叮咬史等。

【问题3】该病主要与哪些疾病相鉴别?

中毒性菌痢:发病季节相同,常在24小时内即可出现高热、抽搐、昏迷,并伴有休克症状,常伴有胃肠道症状,粪便中细菌培养可阳性,脑脊液检查一般正常。

结核性脑膜炎:无季节性,病程较长,起病缓慢;脑膜刺激征阳性,头痛明显,常有结核病史或结核接触史;脑脊液检查中糖及氯化物明显降低,蛋白可增高。

化脓性脑膜炎:多发生在冬春季,常伴有发热症状,脑膜刺激征阳性;脑脊液检查提示白细胞明显增高,皮肤常伴有瘀斑。

病毒性脑炎:单纯疱疹病毒、埃可病毒、脊髓灰质炎病毒等,主要依赖血清学特异性抗体检查及病毒分离鉴别。

【问题4】流行性乙型脑炎有哪些并发症?

支气管肺炎最常见,多见于重型患者,发生率约10%;其次为肺不张、败血症、尿路感染、压疮、深静脉血栓形成等;重症患者可出现应激性溃疡所致上消化道大出血。

【问题5】流行性乙型脑炎患者应做哪些实验室检查?

1. 外周血常规、生化、血乳酸、血气分析等相关检查　白细胞总数轻度升高,常在(10~20)×10⁶/L,中性粒细胞偏高,嗜酸性粒细胞减少。

2. 脑脊液检查　外观无色透明,压力增高,白细胞计数多在(50~500)×10⁶/L;白细胞的多少只反映炎症渗出性改变,与病情轻重及预后无关。蛋白轻度增高,氯化物正常,糖正常或偏高,少数脑脊液检查结果可正常。

3. 病毒分离检查　乙型脑炎病毒主要存在于脑组织中,血及脑脊液中不易分离出病毒,死亡患者脑组织中可分离出乙型脑炎病毒。可用免疫荧光技术在脑组织或脑脊液中检测出病原体。

4. 病毒特异性抗体检查　特异性IgM抗体,可用IgM抗体捕获酶联免疫法和间接酶联免疫法,特异性IgM抗体一般在病后的3~4天出现,脑脊液中最早在病程第2天升高,两周可达高峰,可作早期诊断。

补体结合试验:补体结合抗体属特异性IgG抗体,出现较迟,一般在病程第3~4周出现,无早期诊断价值。

血凝抑制试验:抗体出现较早,病程第3~5天出现阳性,第2周达高峰,持续时间长,阳性率高于补体结合试验,可出现假阳性。

反向血凝抑制试验:即以乙型脑炎抗原和乙型脑炎单克隆抗体分别致敏羊血细胞,与含乙型脑炎抗体的被检血清混合可产生血凝抑制作用。特异性及敏感性均好。

中和试验:特异性高,抗体出现迟,于2个月时效价最高,可持续5~15年。

5. 病毒核酸检测　应用反转录-聚合酶链反应检测患者血液和脑脊液中乙型脑炎病毒核酸,方法敏感、特异,适用于早期诊断。

【问题6】流行性乙型脑炎患者该进行什么治疗?

1. 抗病毒治疗　目前尚无特效的抗病毒药物,可给予利巴韦林、干扰素等治疗,同时加强防护。

2. 一般治疗　给予吸氧、休息等治疗,定时翻身、侧卧、拍背、吸痰,可以防止继发性肺部感染。

3. 对症治疗

(1)高热:降温治疗,采取物理降温为主,药物降温为辅,体温控制在 38℃左右。高热伴抽搐者可用亚冬眠疗法,以氯丙嗪和异丙嗪每次各 0.5~1mg/kg,肌内注射,配合物理治疗,用药过程要注意呼吸道通畅。

(2)惊厥及抽搐:祛除病因及镇静止痉治疗。脑水肿所致以脱水为主,可用 20% 甘露醇静脉滴注或注射,可根据病情重复给药,同时可合用肾上腺皮质激素、呋塞米、50% 的葡萄糖溶液,以减轻血管通透性,防止脑水肿和脱水剂用后的反跳。保持呼吸道通畅,必要时行气管切开,加压呼吸,呼吸机辅助通气治疗;脑实质引起的抽搐可使用镇静剂。常用镇静剂有地西泮,成人每次 10~20mg,小儿每次 0.1~0.3mg/kg(每次不超过 10mg),肌内注射或缓慢静脉注射;也可用水合氯醛鼻饲或灌肠,必要时可采用阿米妥钠;肌内注射巴比妥钠可用以预防抽搐,成人每次 0.1~0.2g,小儿每次 5~8mg/kg,有蓄积作用,不宜久用。

(3)呼吸衰竭:呼吸道分泌物梗阻所致者应吸痰和加强翻身引流等,若痰液黏稠可雾化吸入 α-糜蛋白酶 5mg,伴有支气管痉挛可用异丙肾上腺素 0.25%~5% 雾化吸入。适当应用抗菌药物防治细菌感染等。脑水肿可用脱水剂治疗。呼吸道梗阻短时间内不能解除者可行气管切开术,给予人工辅助通气治疗。改善循环,减轻脑水肿。

(杨建中)

【推荐阅读文献】

［1］李兰娟,任红.传染病学.8 版.北京:人民卫生出版社,2013.

［2］HOFFMAN, L A, VILENSKY J A. Encephalitis lethargica: 100 years after the epidemic. BRAIN, 2017, 140 (8): 2246-2251.

第71章 疟 疾

【精粹】

1. 疟疾(malaria)是由疟原虫寄生在人体引起的传染性疾病,常见间日疟、恶性疟、三日疟、卵行疟等类型。
2. 全球主要分布在非洲,其他国家和地区也有分布,热带地区全年均为发病季节。人群普遍易感,传染源是现症患者和无症状感染者,传播途径是通过受感染的蚊子叮咬和血液传播,这种寄生虫会在人体肝脏内繁殖,进入血液感染和破坏红细胞,引起发热、头痛、恶心、呕吐等症状,严重者可引起昏迷、贫血、循环呼吸衰竭,危及生命。
3. 及时诊断的患者,可使用抗疟药物奎宁类和青蒿素,能取得较好的效果。

【病历摘要】

患者,男,47岁。因"发热、头痛、呕吐5天"入院。患者5天前开始,无明显诱因出现寒战、发热,最高体温达39.5℃,可持续数小时,伴有头痛、恶心、呕吐胃内容物,在社区医院以"胃肠型感冒"给予物理降温及口服"止痛片",效果不佳,仍间断发作寒战、高热,并逐渐出现意识淡漠、尿色加深。为进一步诊治来急诊。既往:体健,半月前自非洲旅游回国。入院查体:体温39.0℃,脉搏135次/min,呼吸30次/min,血压110/55mmHg,嗜睡,中度贫血貌,巩膜及全身皮肤黄染,未见皮疹及出血点,颈软,浅表淋巴结未触及;心脏听诊未闻及明显异常;肺部听诊呼吸音粗,未闻及干湿啰音;腹部无阳性体征,双肾区无叩击痛,双下肢不肿,神经系统病理反射未引出。

【问题1】患者应该安置在急诊什么区域?

该患者近期有非洲旅游经历,急性起病,发热、神经系统症状、贫血表现,传染性疾病的可能性较大,应该安置在急诊科隔离区域进行诊治,相关工作人员应该进行必要的防护。

【问题2】患者目前有无生命危险? 初步处理包括哪些?

患者目前反复高热症状控制不佳,意识障碍,而意识障碍与多种致命疾病有关,且气道缺乏保护,存在误吸窒息风险,同时存在贫血及溶血表现,还应排除有无脓毒症休克的可能,故该患者有一定生命危险。初步处理包括:安置在相对隔离诊治区域,保持呼吸道通畅,避免误吸,严密监测生命体征,必要时吸氧。

【问题3】下一步应该完善哪些检查?

应尽快完善血常规和血细菌培养、外周血涂片(注意查找寄生虫)、尿常规和尿培养、粪便常规、血沉、C反应蛋白、肝肾功能、血电解质、血乳酸、疟原虫抗原等,以及腹部超声、超声心动图、胸部X线片、头颅CT等。

【病历摘要】

检 查 结 果

患者外周血白细胞计数 9.0×10^{12}/L,血红蛋白 49g/L,血细胞比容 13%,尿潜血(+)、尿红细胞(+)、尿蛋白(+),血 ALT 390IU/L、AST 235IU/L,血肌酐 213μmol/L,血糖 2.8mmol/L,总胆红素 109mmol/L。超声显示:肝脾大。胸部X线片:肺纹理增多,双肺散在片状渗出影。外周血涂片:恶性疟环状体(±),进一步查骨髓涂片,恶性疟环状体(+)。

【问题 4】该患者目前诊断是什么？如何评价病情？

患者有非洲旅游经历、蚊虫叮咬史,急性发病,间断周期发热,肝脾大,恶性疟环状体(+),目前诊断疟疾(恶性疟)明确。由于存在意识障碍、重度贫血、低血糖、急性肾衰竭表现,诊断为重症疟疾。

【知识点】

疟疾的常见临床表现

1. 潜伏期　7~30 天不等,大多在 10~14 天。

2. 典型症状　突发寒战、高热,持续数小时,全身酸痛乏力,体温骤降、大汗,进入间歇期,间日疟和卵形疟间歇期约 48 小时,三日疟间歇期约 72 小时,相似的症状可周期性反复发作,对于诊断提供重要帮助。恶性疟发作的规律不明显。反复发作后,可出现贫血和脾大。

3. 常见并发症

(1)肝损害:常见肝功能减退、黄疸等肝炎表现。

(2)肾损害:可见蛋白尿、红细胞尿,早期抗疟治疗多可恢复,长期不愈者可进展为肾病综合征,甚至肾衰竭。

(3)肺部损害:呼吸道症状大多较轻,肺部 X 线片可见炎症表现,可能与疟原虫侵袭或者合并其他微生物感染有关,抗疟治疗后较易消退。

(4)黑尿热:主要见于感染集中暴发的重灾区,病死率高。

(5)其他:脑型患者在恢复期,可出现震颤及言语、吞咽功能障碍。

【问题 5】该患者的诊断需要与哪些疾病鉴别？

该患者有非洲旅游蚊虫叮咬史,主要临床症状有发热、意识障碍、肝肾损害,应该与呼吸道感染、登革热、流行性乙型脑炎、败血症和病毒性肝炎等鉴别诊断。

【知识点】

疟疾的诊断思路和鉴别诊断

1. 疟疾的诊断思路

(1)典型症状周期性发作,对诊断有较高价值。

(2)注意流行病学史和接触史,如疫区经历、蚊虫叮咬、输血污染等。

(3)确诊仍有赖于实验室检查:血及骨髓涂片发现疟原虫,和 / 或疟原虫抗原检测(+),和 / 或疟原虫核酸检测(+)。

(4)重症疟疾的诊断

出现以下一项或多项表现:昏迷;重度贫血(血红蛋白 <50g/L);急性肾衰竭(血肌酐 >265μmol/L);肺水肿或急性呼吸窘迫综合征;低血糖(血糖 <2.2mmol/L);循环衰竭(收缩压成人 <70mmHg,儿童 <50mmHg);代谢性酸中毒(血浆碳酸氢根 <15mmol/L)。

2. 鉴别诊断

(1)呼吸道感染:发热常有呼吸道症状,如鼻塞、流涕、咳嗽,疟原虫实验室检查阴性。

(2)登革热:起病急,常有高热、头痛、肌肉酸痛、淋巴结肿大、出疹,发热 4~5 天出疹,血液中特异性抗体阳性。疟原虫实验室检查阴性。

(3)流行性乙型脑炎、流行性脑脊髓膜炎:均有神经系统症状,与脑型疟疾症状体征相似,但乙型脑炎抗体阳性或者流行性脑脊髓膜可查到脑膜炎双球菌。疟原虫实验室检查阴性可以鉴别。

(4)败血症:有寒战、高热症状,外周血白细胞及中性粒细胞增高,血培养可见致病菌,也可存在原发感染灶如皮肤脓肿等。疟原虫实验室检查阴性可以鉴别。

(5)钩端螺旋体病:有接触疫水史,有畏寒发热症状,热型常见弛张热或稽留热,少有间歇热;可见眼结膜充血、出血,甚至肺出血,全身肌肉酸痛,腰背肌和腓肠肌疼痛显著。钩端螺旋体显微镜凝集试验阳性,疟原虫实验室检查阴性可以鉴别。

【病历摘要】

病 情 进 展

　　患者入院第2天,出现头痛进行性加剧、间断抽搐,逐渐昏迷,反复低血糖,血压正常,转入ICU进一步诊治。

　　【问题6】 该患者发生了什么情况?

　　该患者可能发生了脑型疟疾,属于疟疾发作的一种常见严重类型。

【知识点】

脑 型 疟 疾

　　脑型疟疾属于疟疾的严重类型,常见于恶性疟,也可见于严重的间日疟。由于大量受疟原虫感染的红细胞聚集在脑部血管,患者常出现头痛、呕吐、意识障碍、严重低血糖。病情可迅速进展,如不及时治疗,常死于呼吸衰竭。疟原虫及大量被溶解破坏的红细胞,也可引起肾脏损害,出现肾衰竭。特别是某些抗疟药物如伯氨奎,可能诱发或加重这种溶血过程,需注意避免。

　　【问题7】 该患者的治疗原则是什么?

　　1. 一般治疗　患者应收入重症监护病房,密切观察生命体征,保持呼吸道畅通,防止误吸,必要时给予气管插管、机械通气。监测血糖,纠正低血糖,保证足够营养。

　　2. 对症治疗　脑型疟疾常有脑水肿、昏迷,应给予积极脱水、降颅内压、改善脑循环治疗。头部降温。

　　3. 抗疟治疗

　　(1)常规抗疟可用氯喹标准化抗疟方案。

　　(2)恶性疟对氯喹耐药率较高,可使用抗耐药方案。首选静脉青蒿琥酯。也可用磷酸咯萘啶或奎宁。

【知识点】

抗疟疾药物治疗选择

　　1. 对氯奎敏感的疟疾发作的治疗　大多数间日疟对氯奎仍然敏感,恶性疟耐药率较高。

　　(1)氯奎

　　标准化治疗方案:磷酸氯奎1.0g口服,6小时后再服用0.6g。第2天、第3天各口服0.5g。

　　(2)伯氨喹:紧接着氯喹后服用磷酸伯氨喹39.6mg,1次/d,连续8天。

　　2. 耐氯喹疟疾发作的治疗

　　(1)青蒿素衍生物:双氢青蒿素片,口服,首次顿服1.0g,第2天、第3天各0.5g;蒿甲醚针剂,肌内注射,首次300mg,第2天、第3天,各150mg;青蒿琥酯,口服,首次顿服100mg,第2~5天,100mg/d,分两次服用。

　　(2)磷酸咯萘啶:口服,第1天总量0.4g,分两次服用,第2天、第3天各顿服0.4g。

　　3. 凶险型患者的药物选择　凶险型患者,多由耐氯喹的恶性疟引起,可用以下方案治疗:

　　(1)青蒿琥酯:每次用量1.2mg/kg,首次试用后,继之于4小时、24小时、48小时各静脉注射1次;患者清醒后,改为口服青蒿琥酯,100mg/d。

　　(2)磷酸咯萘啶:3~6mg/kg,稀释后静脉滴注,必要时可以重复使用或改为口服抗疟药物。

　　(3)二磷酸奎宁:500mg,稀释后静脉滴注,必要时可以重复使用或改为口服抗疟药物。

【病历摘要】

病 情 转 归

该患者经 ICU 治疗 7 天后,体温正常,意识清楚,肝肾功能好转,撤离呼吸机,转入感染科普通病房进一步诊治,7 天后出院。

【问题 8】 该患者出院后应注意什么问题?

患者出院后 1~3 年内需要复查,因为恶性疟存在再燃的可能,且 3 年内不能献血,防止血液传播。

【知识点】

疟疾的再燃和复发

再燃:指体内残存的少量红内期疟原虫,在一定条件下重新大量繁殖,经数周、数月至数年又引起的疟疾发作。常为治疗不彻底导致,预防再燃主要靠敏感的药物、规范的治疗。

复发:指疟疾初发患者红内期疟原虫已被消灭,未经蚊媒传播感染,经过数周至 1 年,出现疟疾发作。复发是因肝细胞内的休眠孢子复苏后,发育释放的裂殖子再次进入红细胞内繁殖,引起疟疾发作。恶性疟原虫和三日疟原虫无迟发型孢子,因而只有再燃的风险而不存在复发的可能,间日疟原虫和卵形疟原虫既有再燃又有复发。

【知识点】

普通易感人群如何预防疟疾

如果需要进入疫区,需提前了解疫区的疟疾流行情况,提前进行药物预防,并在停留期坚持预防治疗,能够降低患病的风险。离开后 1 年内,都应注意告知医务人员自己曾去过疫区。风险较低的情况下,可仅采取防蚊措施,风险较高的地区应采取防蚊措施联合药物预防。常用预防药物包括乙胺嘧啶和氯喹。

(张国强)

【推荐阅读文献】

[1] 葛均波,徐永健,王辰.内科学.9 版.北京:人民卫生出版社,2018.
[2] 王宇明.感染病学.2 版.北京:人民卫生出版社,2010.

第72章　流行性脑脊髓膜炎

【精粹】

1. 普通型流行性脑脊髓膜炎（epidemic cerebrospinal meningitis，简称"流脑"）如及时诊断，合理治疗，则预后良好，多能治愈，并发症和后遗症少见；少数暴发型流脑病情严重，病程进展快，救治不当易导致死亡。

2. 一旦高度怀疑流脑，应立即给予抗菌治疗，早期、足量应用敏感并能透过血脑屏障的抗菌药物，行病原学检查协助诊断，完善药敏试验指导抗菌药物使用。

3. 早期发现患者，就地隔离治疗，并填写疫情卡上报疫情，隔离至症状消失后3天，一般不少于病后7天；对密切接触者，除做医学观察7天外，可用复方磺胺甲噁唑片，成人2g/d，儿童50~100mg/kg，3天，进行药物预防；流行期间易感人群应避免大型集会或集体活动，搞好环境卫生，保持室内通风，不要携带婴儿到公共场所，儿童不去流脑患者住所，并应尽量避免到人多拥挤的公共场所，外出应戴口罩。

4. 疫苗接种以15岁以下儿童为主要对象，新兵入伍及免疫缺陷者均应注射。国内多年来应用脑膜炎球菌A群多糖菌苗，保护率达90%以上。近年由于C群流行，我国已开始接种A+C结合菌苗，也有很高的保护率。

5. 流脑的处理流程见图3-72-1。

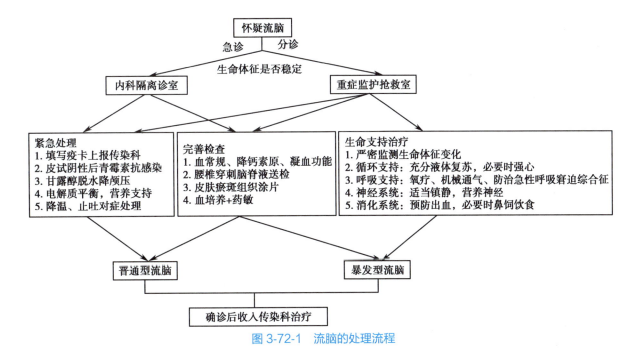

图 3-72-1　流脑的处理流程

【病历摘要】

患者，男，14岁。主因"发热、头痛3天，加重伴恶心、呕吐12小时"于2016年01月05日04时20分入急诊科。3天前受凉后出现发热、头痛，测体温38℃，就诊于社区医院，按"上呼吸道感染"给予输液治疗（具

351

体不详)效果欠佳。12小时前上述症状加重伴恶心、呕吐,呕吐呈喷射样,呕吐物为胃内容物。既往体健,预防接种史不详。查体:T 39.2℃,P 122次/min,R 24次/min,BP 127/80mmHg。神志清,精神差,急性痛苦面容,全身皮肤可见大量散在瘀斑。咽部轻度充血,双侧扁桃体Ⅱ度肿大。颈强直,抵抗。Kernig征、Brudzinski征阳性。

【问题1】患者最可能的诊断是什么?

患者有发热、头痛、恶心、喷射样呕吐,首先考虑中枢神经系统感染;同时咽部充血,皮肤多发瘀斑,发病于冬季,预防接种史不详,应高度怀疑流脑。

【问题2】该患者病例特点有哪些?入院后需完善哪些检查?

思路1:该患者因"发热、头痛"于社区医院诊断"上呼吸道感染",给予输液治疗,效果欠佳,头痛加重伴恶心及喷射样呕吐。既往体健,预防接种史不详。需进一步完善病史采集,详细询问预防接种史。查体发现患者全身皮肤可见瘀斑,咽部充血,双侧扁桃体肿大,脑膜刺激征阳性。

思路2:需完善的辅助检查包括血常规、肝功能、肾功能、电解质、血乳酸、血凝全套、C反应蛋白、降钙素原、头颅MRI+Flair加权像、脑脊液检查(常规、生化、细胞学、免疫球蛋白、细菌涂片、细菌培养+药敏试验)、血培养+药敏试验和皮肤瘀斑涂片等。

【病历摘要】

进一步检查结果如下:

血常规:白细胞计数 26.2×10⁹/L,中性粒细胞百分比 95.2%,淋巴细胞百分比 3.6%。

腰椎穿刺检查:脑脊液初压 255mmH₂O,末压 120mmH₂O,颜色淡黄稍浑浊。

脑脊液化验:白细胞计数 150×10⁶/L,中性粒细胞百分比 82%,淋巴细胞百分比 18%,脑脊液球蛋白定性为弱阳性,蛋白质 0.2g/L、葡萄糖 2.54mmol/L、氯 132.1mmol/L。

多部位(共6个部位)送检皮肤瘀斑涂片均见革兰氏阴性双球菌(肾形排列)。

【问题3】该患者的诊断依据有哪些?需与哪些疾病做鉴别?

该患者为年轻男性,既往体健。此次因"发热、头痛3天,加重伴恶心、呕吐12小时"来诊,发病季节为冬季。详细追问病史后得知既往未接种过流脑疫苗。查体发现患者全身皮肤可见瘀斑、咽部充血、双侧扁桃体Ⅱ度肿大、脑膜刺激征阳性。上述情况提示疑似流脑。实验室检查:血常规提示白细胞升高明显,以中性粒细胞升高为著。脑脊液检查提示:化脓性感染。皮肤瘀斑涂片检查见革兰氏阴性双球菌。有病原学依据,确诊流脑。

【知识点】

流脑的鉴别诊断

1. 其他细菌引起的化脓性脑膜炎 一般无明显季节性,以散发为主,无皮肤瘀点、瘀斑。肺炎链球菌脑膜炎多见于成年人,大多继发于肺炎、中耳炎和颅脑外伤,易复发;流感嗜血杆菌脑膜炎多见于婴幼儿;金黄色葡萄球菌脑膜炎继发于皮肤感染;铜绿假单胞菌脑膜炎常继发于腰椎穿刺、麻醉、造影或手术后;革兰氏阴性菌感染易发生于颅脑手术后。

2. 结核性脑膜炎 有结核病史或密切接触史,起病缓慢,病程较长;有低热、盗汗、消瘦等症状,神经系统症状出现晚,无皮肤瘀点、瘀斑;胸部影像学检查可有结核感染的影像学特征;脑脊液检查颅内压升高更明显,脑脊液外观混浊呈毛玻璃样,白细胞多在(50~500)×10⁶/L以下,细胞数以单核增多为主,蛋白质增加,糖和氯化物减低;脑脊液涂片抗酸染色或改良抗酸染色可检出抗酸染色阳性杆菌。

3. 流行性乙型脑炎 多见于夏秋季,脑脊液较澄清,病初数天内以中性多核粒细胞为主,之后则以淋巴细胞占优势,糖及蛋白质量正常或稍增,脑脊液乙型脑炎抗体阳性。血清补体结合试验、血凝抑制试验测乙型脑炎抗体阳性。

【问题 4 】下一步需做何处理?

密切监护,及时发现病情变化。做好护理,预防并发症。保证足够液体量及电解质,尽早足量应用抗菌药物。流脑一经确诊,患者需立即收住传染科,给予单间隔离,根据不同的临床分型采取相应的救治措施。同时填写疫情卡上报医院传染科,并按照有关程序逐级上报。

(尹 文)

【推荐阅读文献】

［1］李兰娟,任红. 传染病学. 9 版. 北京:人民卫生出版社,2018.

［2］吴疆. 中国脑膜炎球菌疫苗预防接种专家共识. 中华预防医学杂志,2019, 53 (2): 141-145.

第73章　病毒性脑炎

【精粹】

1. 病毒性脑炎(viral encephalitis)是指各种病毒感染引起的脑实质的炎症,有时病毒感染也累及脑膜,此时又可称为病毒性脑膜脑炎。病原体多见于单纯疱疹病毒(HSV)、水痘-带状疱疹病毒(VZV)、肠道病毒及虫媒病毒等。死亡率较高。

2. 临床表现　起病特点类似感冒症状,高热、咽痛、全身不适等;有局灶性或弥散性脑部症状:意识障碍、精神症状、抽搐、失语、共济障碍、偏瘫等;有颅高压及脑膜刺激征表现:头痛、恶心呕吐及脑膜刺激征阳性等;部分患者可于早期呈现去大脑皮层或去大脑强直状态。

3. 脑脊液检查及血清病毒抗体滴度明显增高有助于明确诊断。

4. 应早期使用敏感抗病毒药物治疗,中、重度患者可酌情使用肾上腺皮质激素或丙种球蛋白。

5. 有颅内压升高者可予甘露醇等脱水治疗;高热、惊厥发作、抽搐和精神症状等对症处理。

6. 保持呼吸道通畅,防止误吸,呼吸功能障碍的患者可尽早予以气管插管并辅助通气。

7. 疫苗接种可用于预防病毒性脑炎,包括脊髓灰质炎病毒、狂犬病毒、麻疹病毒、流行性腮腺炎病毒、风疹病毒、流感病毒、VZV和一些嗜神经黄病毒,如日本脑炎病毒和虫媒脑炎。

【病历摘要】

患者,女,47岁。10天前受凉后出现全身乏力、头痛,为额颞部持续性针刺样疼痛,伴发热,体温波动于37.5~39.5℃,伴恶心、呕吐,为喷射样呕吐,呕出物为胃内容物,有咳嗽,为少量白色黏痰。当地医院给予对症支持治疗,未见明显缓解,1天前出现抽搐并意识不清,给予镇静治疗后好转。既往体健。查体:T 38.0℃,P 105次/min,R 21次/min,BP 123/89mmHg,神志嗜睡,颈强直、抵抗。

【问题1】患者有无生命危险? 患者最可能的诊断是什么?

思路1:患者有抽搐并意识不清,且有呕吐病史,注意再次抽搐发作时及时控制抽搐;有呕吐致窒息风险,需立即入抢救室或监护室,给予心电、血压、指脉氧饱和度监测,建立静脉通路、吸氧、气道保护,注意做好辅助通气准备及密切观察窒息风险。

思路2:患者有受凉史,之后出现头痛、乏力、发热、呕吐、抽搐、颈强直、意识改变等症状。考虑颅内感染可能性大,需进一步完善相关检查。

【知识点】

1. 初期似流感,可有发热、头痛、咽痛、食欲减退、肌肉关节痛和倦怠等。

2. 中枢神经系统症状多样。

3. 脑脊液检查　脑脊液压力正常或升高,细胞数增多(数十到数百,有时可达数千,淋巴细胞增多为主),蛋白轻至中度升高(多数450mg/L以内),糖和氯化物正常(注意糖在晚期可降低);可查到病毒抗原或特异性IgM抗体。

【问题2】该患者入院后需完善哪些检查？哪些检查可以明确诊断？

思路1：完善血常规、肝肾功能、电解质检查、胸部CT、头颅磁共振，腰椎穿刺化验脑脊液常规、生化及细胞学、病毒系列等检查。

思路2：脑脊液常规白细胞计数$(10\sim500)\times10^6/L$，以淋巴细胞为主；脑脊液生化中蛋白升高或正常，糖及氯含量正常。血清及脑脊液病毒抗体IgM滴度升高。头颅磁共振发现有局灶性脑实质病灶或软化灶。脑电图检查以额、颞区损害为主的脑弥漫性异常，可明确癫痫诊断。

【问题3】该患者的诊断依据有哪些？

患者诊断依据：①有发热、头痛乏力、呕吐、抽搐、颈强直、意识改变等症状。②血常规中淋巴细胞百分比偏高或正常，腰椎穿刺脑脊液压力高，脑脊液外观多清亮，脑脊液中白细胞计数$(10\sim500)\times10^6/L$，以淋巴细胞为主；脑脊液生化中蛋白轻度升高或正常，糖及氯含量正常。血清及脑脊液病毒抗体IgM滴度升高。③头颅磁共振及脑电图异常。

1. 脑脊液检查 有重要诊断价值。

2. 脑电图检查 常呈弥漫性高波幅慢波，以颞区更明显，但缺乏特异诊断性。

3. 影像学检查 早期多数无明显异常，可有颞额区的异常信号或更多弥漫性改变。

4. 病毒抗体检查 病毒特异性IgG抗体出现较晚，多在2周后出现，对早期诊断意义不大。病毒IgM抗体可在早期出现在血液或脑脊液中，早期检测血液或脑脊液中病毒IgM抗体可协助早期诊断，且敏感性较高。

5. 病原学检查 检测脑脊液中单纯疱疹病毒DNA，用聚合酶链反应（PCR）检测病毒DNA，最好在发病2周内送检。

【知识点】

鉴 别 诊 断

1. 化脓性脑膜炎 多见于冬春季，类似于流行性乙型脑炎，发病迅速，较重者1~2天即昏迷，血常规白细胞升高，且以中性粒细胞为主。脑脊液外观黄色、浑浊，脑脊液中白细胞总数明显升高，以中性粒细胞为主，蛋白升高明显，蛋白定性试验阳性，糖和氯降低。

2. 结核性脑膜炎 发病时间长，有结核接触史或结核病灶，低热、盗汗、消瘦症状。结核菌素试验多阳性，脑脊液外观毛玻璃样，放置数小时可见薄膜形成，脑脊液中白细胞分类以淋巴细胞为主，糖和氯降低，蛋白升高。抗酸染色可明确病原体为结核分枝杆菌。

3. 流行性乙型脑炎 发病多见于7~9月，有蚊虫叮咬史，有区域性，脑实质损害严重，发病后进展迅速，惊厥昏迷多见。

【问题4】下一步需做何处理？

主要是消除病因，预防病毒在体内的复制与扩散，减轻组织炎性反应，恢复受损功能。

1. 抗病毒治疗 阿昔洛韦5~10mg/kg，每8小时1次静脉滴注，连用14~21天；对于巨细胞病毒（CMV）及人疱疹病毒-6（HHV-6）相关的脑炎，可使用更昔洛韦或膦甲酸钠，更昔洛韦0.25g，2次/d。

2. 免疫调节治疗 干扰素具有抗病毒及免疫调节作用，α-干扰素治疗由西尼罗河病毒或细小病毒引起的脑炎可能有效，但未获得指南一致性推荐。α-干扰素100万单位，肌内注射，1次/d，3~5天为一疗程；转移因子用于免疫缺陷患者。

3. 糖皮质激素，具有抗炎、退热、减轻脑水肿、减轻脑组织粘连等作用，联合糖皮质激素治疗HSV、EBV或VZV相关的脑炎获得了指南的推荐。早期、大剂量、短疗程，氢化可的松5~10mg/（kg·d）；或地塞米松10~20mg/d，静脉滴注，7~14天。

4. 控制颅内压增高 脑水肿是危及生命的关键环节，应及早发现并处理颅内高压症。患者头部高于足部30°；保持患者头部正直，避免颈部回流受阻；保持动脉二氧化碳处于较低水平；渗透性利尿剂可以短时间减低颅内压，常用20%甘露醇125ml，每6~8小时1次。

5. 对症支持治疗 抽搐时使用地西泮、丙戊酸钠等；高热时物理降温及使用退热药物；预防深静脉血栓及肺栓塞的风险;预防压疮等。

6. 高压氧治疗　促进脑功能恢复,减轻脑水肿,若无禁忌可 1 周内进行,最晚不超过 1 个月。

(尹 文)

【推荐阅读文献】

［1］贾建平,陈生弟. 神经病学 . 8 版 . 北京 : 人民卫生出版社 , 2018.

［2］卫生部医政司医用高压氧岗位培训中心 . 高压氧在儿科及产科的应用 . 北京 : 人民军医出版社 , 2004.

［3］于学忠 . 协和急诊医学 . 北京 : 科学出版社 , 2011.

［4］MARX J A. Rosen's emergency medicine: concepts and clinical practice. 7th ed. Philadelphia: Mosby, 2010.

第74章 艾 滋 病

【精粹】

获得性免疫缺陷综合征(acquired immunodeficiency syndrome,AIDS),即艾滋病,是一种破坏人体免疫系统并严重危害人类生命健康的疾病。截至2016年全球艾滋病患者约3670万人,截至2017年底,我国报告的现存活AIDS患者758 610例。人类免疫缺陷病毒(human immunodeficiency virus,HIV)是一种包膜逆转录病毒,可以分为HIV-1和HIV-2。HIV-2来自西非,毒性较小;HIV-1起源于中非,在全球范围内的扩散,毒性强。HIV附着在CD4分子和CCR5(一种趋化因子共受体)上,病毒表面与细胞膜融合,从而进入T辅助淋巴细胞;在宿主基因组整合后,HIV原病毒形成,然后转录并产生病毒mRNA。HIV的结构蛋白在宿主细胞中被制造和组装,病毒从宿主细胞萌发可以释放出数百万的HIV颗粒,这些颗粒可以感染其他细胞。

【病历摘要】

患者,男,20岁。主因"发热、气短10余天"入院。患者10天前无明显诱因出现发热,最高39.8℃,以夜间发热为主,伴咳嗽、咳痰,当地医院考虑"感冒",给予抗炎、补液对症治疗,效果不佳,症状持续加重伴胸闷、气短;考虑病情危重,为进一步诊治入院。查体:T 37.9℃,P 107次/min,R 33次/min,BP 108/67mmHg;神志清、精神差,消瘦,口舌可见溃疡及白色分泌物覆盖,双肺呼吸音粗,可闻及散在细湿啰音,心律齐,各瓣膜区未闻及杂音。

【问题1】患者有无生命危险,如何紧急处理?

患者呼吸急促,体温稍高,应警惕呼吸功能进一步下降威胁生命,应迅速进入急诊抢救室;急诊完善血气分析,完善血常规、血生化、凝血功能、感染四项及胸部CT等检查;给予吸氧、预防性抗感染、化痰等对症处理,必要时呼吸机辅助呼吸。

【问题2】最可能的诊断是什么? 如何进一步明确诊断?

患者目前肺部感染诊断明确。患者为青年男性,既往无心脏疾病,追问病史患者近半年来体重下降伴有反复口腔溃疡发作,半年至1年有冶游史;考虑机体免疫力低下,应重视免疫缺陷性疾病。

【病历摘要】

进一步检查

血气分析:pH 7.51,PCO_2 32mmHg,PO_2 58mmHg。血常规:WBC 10.11×10^9/L,中性粒计数 0.877×10^9/L,淋巴细胞百分比62%,淋巴细胞绝对值:0.63×10^9/L;HIV定性:(+)。胸部CT:双肺弥漫性病变,考虑感染,肺孢子菌肺炎可能(图3-74-1)。当$CD4^+$T淋巴细胞计数低于每微升200个细胞水平时,提示细胞免疫功能低下。

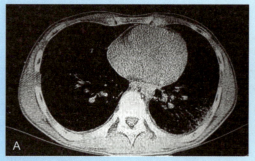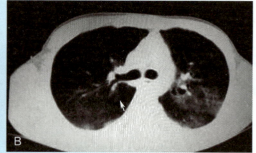

图 3-74-1 胸部 CT
A. 肺窗;B. 纵隔窗。

【知识点】

HIV 的分期及临床表现

1. 急性期 通常发生在初次感染 HIV 后 2~4 周;患者近期内有流行病学史和临床表现,结合实验室 HIV 抗体由阴性转为阳性即可诊断。80% 左右 HIV 感染者感染后 6 周初筛试验可检出抗体,感染者 12 周后几乎 100% 可检出抗体,只有极少数患者在感染后 3 个月内或 6 个月后才检出;临床表现以发热最为常见,可伴有咽痛、盗汗、恶心、呕吐、腹泻、皮疹、关节疼痛、淋巴结肿大及神经系统症状。

2. 无症状期 可从急性期进入此期,或无明显的急性期症状而直接进入此期,此期持续时间一般为 6~8 年;在无症状期免疫系统受损,CD4$^+$T 淋巴细胞计数逐渐下降,可出现淋巴结肿大等症状或体征,一般不易引起重视。

3. 艾滋病期 此期为感染 HIV 后的最终阶段,主要临床表现为 HIV 相关症状、体征及各种机会性感染和肿瘤。HIV 感染后相关症状及体征主要表现为:①长期原因不明的持续不规则发热,38℃以上;②长期慢性腹泻,体重持续下降 10% 以上;③反复发作的口腔白念珠菌感染;④反复发作的单纯疱疹或带状疱疹病毒感染;⑤持续的广泛性淋巴结病;⑥反复发生的细菌性肺炎,活动性巨细胞病毒感染,深部真菌感染,活动性结核或非结核分枝杆菌病;⑦肺孢子菌肺炎;⑧弓形虫脑病;⑨反复发生的败血症。

【问题 3】患者属于 HIV 感染的哪个时期?

结合患者出现发热、体重减轻和口腔溃疡(念珠菌感染),胸部 CT 双肺弥漫性病变,考虑感染,肺孢子菌肺炎可能;此患者属于艾滋病期。

【问题 4】下一步如何处理?

结合该患者病史、临床体征及相关检查,目前艾滋病诊断明确,同时继发肺孢子菌肺炎可能性大;需完善痰培养、血培养、真菌 G 实验、GM 实验、肺泡灌洗液查肺孢子菌等病原学检查;经验性抗感染治疗,呼吸支持、增强免疫、维持水电解质平衡等对症支持治疗;下一步应积极联系收入传染科,高效抗逆转录病毒治疗是治疗艾滋病的最根本治疗方法。

【知识点】

艾滋病诊疗进展

1. 艾滋病检测 ①快速检测:使用血液或唾液在数小时内检测艾滋病毒感染;②第四代检测:检测特异性抗体和 P24 HIV 抗原;③聚合酶链式反应:可作为 HIV 感染的诊断或确诊试验,可提供病毒载量信息。

2. 艾滋病治疗 抗逆转录病毒药物是用于治疗艾滋病毒感染 / 艾滋病的药物,它们以组合形式在高活性抗逆转录病毒疗法(HAART)中使用。抗逆转录病毒药物包括核苷 / 核苷酸逆转录酶抑制剂(NRTI)、NRTI 固定剂量组合、整合酶抑制剂、非核苷逆转录酶抑制剂(NNRTI)、蛋白酶抑制剂和 CCR5 抑制剂。无论 CD4 水平如何,所有 HIV 患者都应开始接受 HAART,这是一种终生治疗。

艾滋病的急诊处置流程见图 3-74-2。

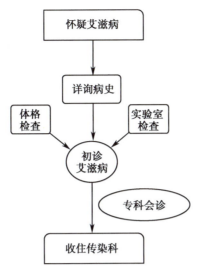

图 3-74-2 艾滋病的急诊处置流程

(尹 文)

【推荐阅读文献】

［1］李太生 , 王福生 , 高福 , 等 . 中国艾滋病诊疗指南 (2018 版), 中华内科杂志 , 2018, 57 (12): 867-884.

［2］于学忠 , 黄子通 . 急诊医学 . 北京 : 人民卫生出版社 , 2015.

［3］ANGEL A, VALIZ V, PETER G, et al. HIV disease. Las Vegas: StatPearls Publishing, 2018.

［4］BARRE-SINOUSSI F, ROSS A L, DELFRAISSY J F. Past, present and future: 30 years of HIV research. Nat Rev Microbiol, 2013, 11 (12): 877-883.

［5］JAVADI S, MENIA COavadi S, Menias CO, KARBASIAN, et al. HIV-related malignancies and mimics: imaging findings and management. Radiographics, 2018, 38 (7): 2051-2068.

［6］RAYNE F, DAISIEUX S, TU A, et al. Detecting HIV-1 tat in cell culture supernatants by ELISA or Western Blot. Methods Mol Biol. 2016, 1354: 329-342.

第 75 章　有机磷农药中毒

【精粹】

1. 有机磷农药是全球使用最广泛的杀虫剂,是国内急性农药中毒最常见的病因。有机磷农药品种多,毒性差异大,毒物代谢及其对解毒药物的反应性不同。急性有机磷农药中毒病死率 3%~40%,尤其剧毒类有机磷农药中毒易合并多脏器功能不全,死亡率高。

2. 不可逆的抑制胆碱酯酶活性是有机磷农药中毒致病的最主要机制,但不能完全解释有机磷农药中毒的所有临床表现,农药溶剂的毒性作用越来越受到关注。

3. 有机磷农药中毒主要表现为胆碱能危象(M 型胆碱能受体、N 型胆碱能受体、中枢神经系统)、中间期肌无力综合征(IMS)、有机磷迟发性神经病(OPIDP)、反跳、局部损害及多器官损害等。

4. 胆碱酯酶活力测定是有机磷农药中毒诊断特异的实验指标,其活力测定可作为有机磷农药中毒诊断、分级及病情判断的重要指标。当临床表现程度与胆碱酯酶活性结果不一致时,应更加重视临床情况的综合判断。

5. 肟类活化药和抗胆碱能药物是目前急性有机磷农药中毒的主要特效解毒剂,解毒剂的应用遵循早期、联合、足量和重复的原则,以活化药为主,抗胆碱药为辅。中、重度中毒活化药应用一般不少于 5~7 天。

6. 对重度急性有机磷中毒患者可尽早给予血液净化治疗,首选血液灌流。

【病历摘要】

患者,女,28 岁。30 分钟前喝农药"甲胺磷"约 200ml,随后恶心、呕吐、大汗、意识不清。既往体健。查体:BP 90/50mmHg,P 135 次/min,SpO$_2$ 90%,R 8 次/min。抬进抢救室,昏迷状态,可闻大蒜样气味,全身大汗,口吐白沫,双侧瞳孔针尖样大小,呼吸浅慢,双肺可闻及散在干湿啰音,心率 135 次/min,心律齐,心音弱,无杂音。腹平软,肝脾未触及。

【问题 1】患者目前有无生命危险? 需要做哪些初步处理? 诊断是否明确?

1. 紧急评估　患者入院时昏迷,呼吸、循环明显抑制,为 II 级急重患者,生命垂危。

2. 初步处理　患者呼吸仅 8 次/min,伴有饱和度下降,呼吸抑制明显,考虑到下一步洗胃误吸风险,应立即予气管插管、呼吸机辅助通气,建立静脉通路,一并采集血标本行血常规、生化、胆碱酯酶活力、毒物分析等化验,行心电、无创血压、血氧饱和度监测并采取措施稳定生命体征。

3. 入院诊断　有明确的有机磷农药服毒史,服毒量远超致死量,具备典型的胆碱能受体兴奋临床表现,临床诊断急性有机磷农药中毒成立,出现了昏迷、呼吸衰竭、循环不稳定,符合重度中毒标准。入院诊断:急性口服有机磷农药中毒(重度)。

【知识点】

急性有机磷农药中毒的诊断与鉴别诊断

1. 诊断　根据明确的有机磷农药接触史、呼气及呕吐物中特殊的蒜臭味及典型胆碱能危象表现(大汗、瞳孔明显缩小、腺体分泌、平滑肌痉挛、肌颤及中枢神经系统症状等),结合血胆碱酯酶活力降低,急性有机磷农药中毒临床诊断成立,一般无须毒物检测。对于病史不明确,出现胆碱能亢进表现者,血、尿、呕吐物等毒物检测有助于明确诊断。诊断的内容一般包括中毒途径、农药名称、中毒程度和并发症四个方面,由于毒物接触途径、剂量及就诊时间不同,临床表现可出现不同特点,应动态观察和补充诊断。

2. 病情分度

(1)轻度中毒:以毒蕈碱症状为主,全血胆碱酯酶活力在正常值 50%~70%。

(2)中度中毒:上述症状加重,出现烟碱样症状,全血胆碱酯酶活力在正常值 30%~50%。

(3)重度中毒:除毒蕈碱样症状及烟碱样症状外,出现肺水肿、呼吸功能衰竭、昏迷、脑水肿等重要脏器功能衰竭的临床表现,全血胆碱酯酶活力在正常值 30% 以下。如果临床表现程度与胆碱酯酶活性结果不一致时,应弱化胆碱酯酶活力的意义,更加重视临床情况的综合判断。

3. 鉴别诊断　出现胆碱能兴奋临床表现,除有机磷农药外,还有氨基甲酸酯类农药中毒、赤霉菌中毒和毒蕈中毒等。有机磷农药与其他毒物(农药、药物等)混合中毒常见,使临床表现复杂化,应避免漏诊。

【问题 2】应尽快使用哪些急救药物?

该患者急性重度有机磷农药中毒明确,胆碱能危象表现明显,应尽快使用特效解毒药物阿托品或长托宁、氯解磷定或碘解磷定等。首先是应用起效迅速、缓解危象的抗胆碱能药物阿托品。建立静脉通路后,即可静脉注射阿托品 10~20mg,观察效果。阿托品是有机磷中毒的对症药物,而活化药(氯解磷定或碘解磷定)是根本的病因治疗,本例患者首剂可选用 1.5~3.0g 氯解磷定针肌内注射或静脉注射。

【知识点】

解毒药的应用及注意事项

1. 抗胆碱药物　有阿托品、盐酸戊乙奎醚(长托宁)等,该类药物能阻断乙酰胆碱的 M 样作用,对抗有机磷农药所致的呼吸抑制、肺水肿、中枢抑制。急性有机磷农药中毒患者应迅速静脉给予足量阿托品,尽早达到阿托品化。阿托品化指标包括:口干、皮肤黏膜干燥、颜面潮红、肺部啰音显著减少或消失、瞳孔较前扩大、心率增快等。阿托品化与有机磷农药种类、服毒量、中毒时间、洗胃程度、个体对阿托品敏感性等多个因素有关,主张"在观察中用药和用药中观察"及个体化原则。患者达到"阿托品化"后,则以小剂量阿托品维持直至临床症状消失,疗程一般为 2~3 天。急性有机磷农药中毒抗胆碱药首剂用量见表 3-75-1。

表 3-75-1　急性有机磷农药中毒抗胆碱药首剂用量　　　　　　　　　　　　　　　　　　单位:mg

药物	轻度中毒	中度中毒	重度中毒
阿托品	2~4	4~10	10~20
盐酸戊乙奎醚	1~2	2~4	4~6

2. 胆碱酯酶活化药　活化药为主、辅以适量阿托品是有机磷农药中毒解毒治疗的基本原则。肟类活化药不仅能复活磷酰化酶(中毒酶),也直接对抗有机磷农药所致肌无力、肌麻痹,尚有较弱的阿托品样作用,是治"本"措施,早期、足量、足疗程为使用原则。常用的肟类活化药有碘解磷定和氯解磷定,氯解磷定使用简单、安全,应作为首选。氯解磷定常用方案如下:

首次剂量:轻度中毒 0.5~1g,中度中毒 1~2g,重度中毒 1.5~3g,肌内注射。随后以 0.5~1g 每 2 小时肌内注射,连续 6 次;改为 0.5~1g 每 4 小时肌内注射,连续 6 次;然后改为 0.5~1g 每 6 小时肌内注射,后酌情延长用药间隔时间,直到停用阿托品后 24~48 小时且患者已脱离呼吸机支持,临床症状基本消失,一般疗程 3~5 天,严重病例可能需要更长疗程。常用胆碱酯酶活化药首次参考用量见表 3-75-2.

表 3-75-2　常用胆碱酯酶活化药首次参考用量　　　　　　　　　　　　　　　　　　　单位:g

药物	轻度中毒	中度中毒	重度中毒
氯解磷定	0.5~1.0	1.0~2.0	1.5~3.0
碘解磷定	0.4	0.8~1.2	1.0~1.6

【问题3】下一步需做何处理?

本例患者在气管插管、维持呼吸循环稳定、使用首剂解毒药物之后,应立即考虑胃肠道净化治疗,减少毒物进一步吸收。一般用温清水洗胃。气管插管后插胃管洗胃通常难度增加,多需借助喉镜导引,多名医护人员配合,洗胃液应留存送检做毒物分析。洗胃后可予活性炭 50~100g 灌胃,增加肠道的毒物清除效果。

【知识点】

关于洗胃的争议

洗胃是阻止毒物经消化道进一步吸收的基本措施,但其疗效仍存在争议。国外研究表明,服毒后 1 小时内洗胃,对毒物的清除效率仅 32%~48%,且随时间延长洗胃作用迅速减弱。因此,国外专家主张对服毒后 1 小时内且致死性中毒的患者才行洗胃治疗。然而,国内大多数学者认为早期、彻底的洗胃是中毒抢救成功的关键之一。毒物中毒通常造成胃肠排空及吸收能力明显下降,毒物或毒素可在胃内持续存在与吸收。有研究表明,超过 12 小时或更长,在胃黏膜皱层内仍有有机磷残留被吸收。因此,国内专家推荐有机磷农药中毒 4~6 小时应常规洗胃,对摄入毒物较多或胃排空时间延长者,洗胃时间可放宽到 6 小时后甚至更长,甚至多次洗胃。事实上,关于急性中毒的洗胃作用与时机,应充分考虑患者服药量的多少、药物的毒性及患者胃肠排空等情况。因此,在救治过程中除了参考指南规范救治,同时应该充分考虑患者个体因素,恰当地实施个体化救治。

【问题4】本例患者是否需要血液净化治疗?

尽管缺乏循证医学证据,国内专家推荐对重度急性有机磷农药中毒患者可在解毒剂及综合治疗的同时尽早给予血液净化治疗。在实施血液净化治疗前要严格把握血液净化指征,首选血液灌流,应在中毒后 24 小时内进行。对于合并肾功能不全、多器官功能障碍综合征(MODS)等情况时,应考虑联合血液透析或连续性肾脏替代治疗(CRRT)。

【问题5】本例患者可能出现哪些病情变化?

随着通气支持,通常呼吸循环稳定,毒物清除后及解毒剂的应用胆碱酯酶活力会逐渐上升,意识状态好转,多数于 5~7 天内停用呼吸机。重度有机磷农药中毒死亡原因主要为呼吸衰竭、循环衰竭及脑水肿,随着急诊医学科通气技术和重用活化药治疗原则的推广,呼吸功能的有效维持已经普及,循环衰竭和脑水肿导致死亡占重要地位。患者可能出现的并发症包括非医源性和医源性。非医源性即疾病自身发展的结果,急性有机磷农药中毒可出现心肌损害,甚至心功能不全;脑水肿持续进展为不可逆转的脑损害;病情进展出现循环功能衰竭、休克;恢复过程中可出现中间综合征;2~4 周出现迟发性神经病等。医源性包括:洗胃的并发症如消化道黏膜损伤甚至胃穿孔、水电解质紊乱、误吸,甚至心搏骤停;机械通气的并发症如肺损伤、机械通气相关性肺炎、呼吸机依赖等;药物不适当应用如阿托品中毒等。在各阶段应适时评估病情,正确判断预后,防治并发症。

【知识点】

急性有机磷农药中毒的临床过程

除胆碱能危象外,随着时间推移,急性有机磷农药可能出现中间期肌无力综合征、反跳、迟发性神经病变等表现。

1. **中间期肌无力综合征**　是急性有机磷农药中毒在胆碱能危象消失后 1~4 天,以肢体近端肌肉、脑神经支配的肌肉及呼吸肌的无力和麻痹为突出表现的综合征,因其发生在胆碱能危象之后,迟发性多发神经病之前,故称之为"中间综合征"。其临床表现为意识清醒、抬头无力、肩外展和屈髋困难、睁眼无力、眼球活动受限、复视、声音嘶哑和吞咽困难。部分患者出现呼吸肌无力和麻痹,开始诉说呼吸困难,表现呼吸浅快以及由于缺氧导致的口唇面部发绀、烦躁,如不及时进行有效的人工呼吸,患者很快死亡。胆碱酯酶活力一般低下,神经肌电图检查类似重症肌无力表现。几乎均见于重度有机磷农药中毒,其发生机制可能为神经肌肉接头突触后传递功能障碍所致,与活化药应用不足有关。及时有效的人工通气是抢救成功的前提,足量活化药应用可使患者尽快脱离呼吸机,可采用适于重度中毒的氯解磷定突击疗法。

---

2. 反跳 有机磷中毒患者经积极抢救治疗,在症状明显缓解的恢复期,中毒后2~8天发生,病情突然反复,再次出现胆碱能危象并且加重,这种临床现象称为"反跳"。反跳后病情凶险,病死率高,多见于重用阿托品忽视活化药方案治疗的中、重度中毒患者。乐果、氧化乐果、马拉硫磷和剧毒类农药易发生反跳。通常认为反跳的主要原因有:解毒剂特别是活化药早期用量不足、减量过快、停药过早;毒物清除不彻底,皮肤胃肠黏膜残毒继续吸收,毒物贮存库(皮下脂肪和胃肠黏膜)再释放毒物;有机磷肝内氧化增强了毒性,代谢产物随胆汁贮存于胆囊,过早进食或受神经反射刺激毒物随胆汁进入肠道而再吸收中毒。一旦发生"反跳",宜寻找原因,再次足量应用活化药和抗胆碱药物。

3. 迟发性多发神经病 多见于重度中毒患者,在急性中毒症状消失2~4周出现肢体末梢神经炎、下肢瘫痪、四肢肌肉萎缩等神经系统症状,临床称为迟发性多发神经病,少数病例在急性中毒后1周内出现。可能因有机磷导致神经靶酯酶失活并进而老化所致。经营养神经、针灸和按摩等治疗多可恢复。

【问题 6】急性有机磷农药中毒出院标准。

1. 临床症状、体征消失,停药 2~3 天后无复发。

2. 精神、食欲正常。

3. 全血胆碱酯酶活力达 50% 以上或血浆胆碱酯酶活力正常而不再下降。

4. 无心、肝、肾等脏器的严重并发症。

【问题 7】院前环境下应给患者哪些处理?

立即脱离中毒现场,脱去污染的衣物,用清水或肥皂水清洗污染的皮肤、毛发和指甲。口服中毒者需及时给予洗胃,无禁忌证、不具备洗胃条件时可先行催吐,严防误吸。吸氧,根据病情程度给予肌内注射氯解磷定和阿托品,建立静脉通路,尽快到医院就诊。转运途中密切观察呼吸情况,心电、血压、血氧饱和度监测,注意呼吸道通畅,必要时气管插管辅助通气。急性有机磷农药中毒诊断救治流程见图3-75-1。

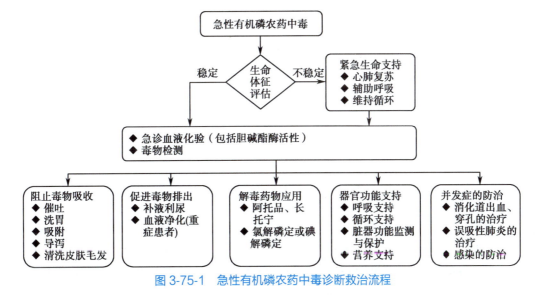

图 3-75-1 急性有机磷农药中毒诊断救治流程

(卢中秋)

【推荐阅读文献】

[1] 于学忠. 协和急诊医学. 北京:科学出版社,2011.

[2] 中国医师协会急诊医师分会. 急性有机磷农药中毒诊治临床专家共识(2016). 中国急救医学,2016,36 (12): 1057-1065.

第76章　急性除草剂中毒

【精粹】

1. 我国除草剂种类达 300 多种,其中百草枯、敌草快、草甘膦是除草剂中毒最常见的毒物种类。

2. 百草枯(1,1'- 二甲基 -4,4'- 联吡啶阳离子盐)毒性大,口服致死量 1~3g(即 20% 原液 5ml),病死率通常在 50%~70% 甚至更高。敌草快(1,1'- 亚乙基 -2,2'- 联吡啶二溴盐)毒性较百草枯弱,人口服致死量 15ml 以上(20% 水液),病死率约 40%。草甘膦(N- 磷酸甲基甘氨酸)为低毒,预后相对良好。

3. 百草枯可经消化道、呼吸道、皮肤等吸收,经口摄入后 2 小时内血浆浓度达峰值,并在肺组织主动蓄积,可导致多脏器功能不全,呼吸衰竭是患者死亡的主要原因。敌草快毒物代谢与百草枯类似,但主要导致肾功能损害。草甘膦口服吸收 1~2 小时血药浓度达高峰,组织持续时间短(2~6 小时),毒性低,大剂量时可引起呼吸衰竭、休克造成患者死亡。

4. 百草枯、敌草快中毒早期临床症状轻微,通常仅有消化道症状,毒物接触史不明时,血尿毒物检测是临床确诊的依据,也是判断预后的指标。

5. 经口中毒者,立即催吐,尽早彻底洗胃,可用清水或 1%~2% 碳酸氢钠溶液,洗毕可口服或经洗胃管给吸附剂(白陶土或活性炭),再行导泻。导泻剂可用硫酸镁、硫酸钠或甘露醇,大便排出漂白土或活性炭为导泻成功。

6. 血液灌流、血液透析均能清除血液中的百草枯,首选血液灌流,应强化或反复进行,直到血液中不能测出百草枯,肾功能受损时宜联合血液透析。

7. 早期应用糖皮质激素和免疫抑制剂可能对中重型百草枯中毒患者有效,免疫抑制剂的应用方法和疗程尚在探讨,应用过程中宜注意其毒副作用。

8. 当低毒性除草剂中毒出现多脏器功能不全时,应警惕混合百草枯可能,毒物检测非常必要。

【病历摘要】

患者,女,73 岁。高血压 4 年,老年痴呆病史。因"自服草甘膦 30ml,恶心呕吐 9 小时"入院,入院前 6 小时曾在当地洗胃治疗。神志清,精神差,痛苦面容,T 38.0℃,P 107 次 /min,R 25 次 /min,BP 166/88mmHg。口腔黏膜糜烂,右下肺闻及少许湿啰音。心界左大。余无殊。pH 7.415,PO_2 75.4mmHg,PCO_2 30.0mmHg,WBC 19.13×10⁹/L,N 0.926;Hb 146g/L;PLT 164×10⁹/L;胆碱酯酶(急诊)6 800IU/L;急诊 PCT 0.221μg/L;葡萄糖 9.0mmol/L;肌酐 120μmol/L;乳酸 9.6mmol/L;血清钾 2.68mmol/L。胸部 CT 提示两肺少许渗出性病灶(图 3-76-1)。

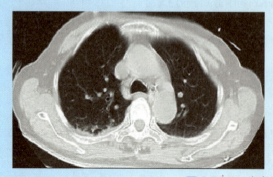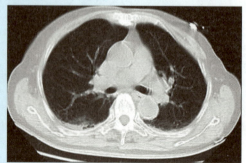

图 3-76-1　患者胸部 CT 肺窗

【问题 1】病情评估与诊断:是草甘膦中毒吗?

草甘膦为低毒杀草剂,文献报道大剂量(口服量大于 85ml)才出现消化道及全身反应。本例患者口服草甘膦约 30ml,却伴随着较严重的局部损害(口腔黏膜糜烂)和明显的全身反应(白细胞升高、低氧、肾功能损害、高乳酸血症和低钾血症),病情严重程度明显与药物毒性不对称,提示混合药物中毒可能。经快速毒物检测,显示患者血浆百草枯浓度为 16 000ng/L,远高于致死水平。由此可见,本例患者系口服混有百草枯的仿冒"草甘膦",为重度急性混合除草剂(百草枯、草甘膦)中毒。目前国内一些低毒除草剂常被混含百草枯以提高除草效率,因此留取血、尿样品做毒物检测非常有必要。

【知识点】

常见除草剂中毒临床特点的比较见表 3-76-1。

表 3-76-1　常见除草剂中毒临床特点的比较

种类	毒物代谢	毒理机制	靶器官损伤	预后
百草枯 (paraquat)	吸收:消化道、呼吸道、皮肤等;分布:2h 血药浓度达高峰,迅速分布全身,以肺、肾含量最高,肝脏次之;代谢:不被代谢;排泄:主要经肾脏排出,肠道排出 10% 左右	过氧化损伤、炎症、细胞凋亡、细胞外基质代谢失衡、肺组织主动蓄积	肺、肝、肾、中枢神经系统等受累,呼吸衰竭是主要死因	病死率 50% 以上
敌草快 (diquat)	吸收:口、呼吸道、眼、皮肤途径均可吸收;消化道吸收 <10%;分布:口服 2h 血药浓度达高峰,在肺内的半衰期比百草枯短 5 倍;代谢:少部分通过吡啶环氧化成毒性较小的单和二吡啶酮;排泄:绝大部分 24h 内从肠道排泄	过氧化损伤;炎症反应等	肾是毒性最主要靶器官;不会引起肺纤维化;难以透过血脑屏障	病死率约 40%
草甘膦 (glyphosate)	吸收:口服(吸收率 30%~36%)、皮肤(2%)均可吸收;分布:1~2h 血药浓度达高峰,迅速下降,组织持续时间短,2~6h 达高峰主要分布于小肠、结肠、肾、骨骼;代谢:不发生转化;排泄:90% 经粪便排出,10% 经肾脏排出	草甘膦仅抑制磷酸盐(EPSP)合成酶的活性	大剂量可导致胃肠道腐蚀、穿孔等;肝、肾、心、肺、意识等损害,呼吸衰竭、休克是主要死亡原因	病死率 12.5%

【问题 2】哪些措施需紧急进行?

百草枯中毒目前尚无特效治疗,尽早排出毒物、血液净化、免疫抑制剂应用等早期综合救治是目前急性百草枯中毒救治的关键。

1. 洗胃、吸附与导泻　立即以 1%~2% 碳酸氢钠或温清水洗胃,洗胃量不少于 5L,直到无色无味。洗胃完毕注入 15% 漂白土溶液,间断注入,总量 1 000ml,或活性炭 100g;使用导泻剂如 20% 甘露醇 250ml 或硫酸镁 60g 等药物进行导泻。此后,患者仍需连续口服漂白土或活性炭 2~3 天,直至大便农药颜色消失,出现活性炭或漂白土为导泻成功。

2. 血液净化　洗胃完成后应及早进行血液灌流治疗,首剂根据服毒量或血百草枯浓度选择 2~3 灌流柱,随后在浓度监测指导下间断进行。有肾功能受损可行血液灌流联合血液透析治疗,合并肝功能衰竭可联合血浆置换治疗。

3. 免疫抑制剂　遵循早期、适量、适当疗程的原则。早期联合应用糖皮质激素及环磷酰胺冲击治疗对中重度急性百草枯中毒患者可能有益。甲泼尼龙 15mg/kg 或等效剂量其他糖皮质激素、环磷酰胺

15mg/(kg·d),疗程一般 3~5 天。肾上腺皮质激素一般应用在 2 周以上,根据肺部和全身情况进行调整,监测可能的副作用如骨质疏松、股骨头坏死、消化道出血、继发感染等。

4. 抗氧化剂及中药 维生素 C、维生素 E、谷胱甘肽和活血化瘀中药如血必净、银杏叶提取物等可以选择性应用。

5. 对症及支持治疗。

【问题 3】如何判断该患者预后?

百草枯中毒发病具有"起病隐匿、进展凶猛"的特点。中毒初期(1~2 天)患者可能仅表现为咽喉烧灼等局部不适感,各项脏器功能指标可无明显异常;但是一旦出现脏器损害的临床表现(常常中毒后 3~7 天),患者病情可迅速恶化,急转直下,各种治疗效果差,救治困难。早期判断百草枯中毒患者预后,可以参考以下几个方面的指标:

1. 百草枯浓度 目前,血浆浓度被认为是反映病情严重程度的金指标。既往认为只要患者血百草枯浓度超过 3 000ng/L,死亡几乎已成定局。资料表明,初始血浆浓度 >5 000ng/L 的患者全部死亡。本例患者血百草枯浓度 16 000ng/L,预后不良。除了血浆浓度,尿百草枯浓度也能较好地预测患者的预后。一项研究表明尿百草枯浓度在 1mg/L,死亡的可能性很大。

2. 生化指标 白细胞升高(>15×10⁹/L)、低钾血症(<3.0mmol/L)、代谢性酸中毒、急性肾功能损害、肝功能损害均是患者病情危重的表现,应给予足够的重视。本例患者存在白细胞升高、低氧、肾功能损害、高乳酸血症和低钾血症,均提示预后不佳。

3. 肺部影像学 肺部病变的特征也可以反映病情轻重。一般来说,肺内病变范围越大(病变范围 >40%)、病变出现越早(1~3 天内出现),或者出现气胸、纵隔气肿、皮下气肿等特殊病变,往往提示患者病情危重,死亡率极高。本例患者服毒后 9 小时肺内已经出现病灶,提示预后不良。

【问题 4】本例患者病情将如何进展?

该患者为重度急性百草枯、草甘膦中毒患者,入院时已经呈现出明显的酸中毒、肾功能不全、肺部影像学改变,预示该患者病情重,可能会快速出现多脏器功能不全,尤其是肾、肝、肺等系统受累,患者往往死于呼吸衰竭。

1. 肾脏 肾功能进一步恶化,无尿,肾区叩痛,尿蛋白阳性,血尿素氮(BUN)、肌酐(Cr)升高,需要血液净化支持。

2. 肝功能 肝功能损害是重度百草枯中毒的标志,也是患者预后不良的危险因素。表现为肝区疼痛、肝大、黄疸和肝功能异常、肝衰竭等。

3. 肺脏 肺损伤是最突出和最严重的改变,表现为进行性胸闷、气短、发绀和呼吸频速,早期多为刺激性咳嗽,呼吸音减弱,两肺可闻及干湿啰音。本例患者摄毒量大,1~3 天内极可能出现肺水肿、出血,患者可常因呼吸衰竭而死亡。可出现严重肺部影像学改变,如两肺广泛渗出,形成"白肺"、实变和纵隔气肿等,见图 3-76-2。

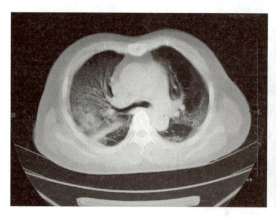
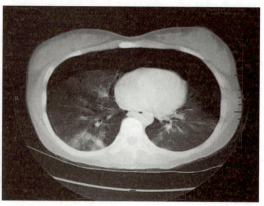

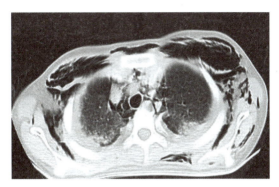

图 3-76-2　严重急性百草枯中毒患者肺部影像改变

（卢中秋）

【推荐阅读文献】

［1］于学忠 . 协和急诊医学 . 北京 : 科学出版社 , 2011.

［2］中国医师协会急诊医师分会 . 急性百草枯中毒诊治专家共识 (2013). 中国急救医学 , 2013, 33 (6): 484-489.

第 77 章　杀鼠剂中毒

【精粹】

1. 杀鼠剂种类繁多,按起效急缓分急性杀鼠剂(包括毒鼠强、氟乙酰胺)和慢性杀鼠剂(包括抗凝血类和华法林等)。按毒理作用分抗凝血杀鼠剂、兴奋中枢神经系统类杀鼠剂、有机磷酸酯类、氨基甲酸酯类、无机磷类杀鼠剂和天然植物性杀鼠剂等。

2. 不同的杀鼠剂有各自的临床表现。抗凝血杀鼠剂起病较慢,一般中毒 3 天后出现出血症状,如皮肤出血点、瘀斑、牙龈出血、鼻出血、咯血、便血、尿血和阴道出血等,甚至可以因内脏大出血或颅内出血而致死;毒鼠强和氟乙酰胺都有致惊厥作用,均以抽搐为主要表现,但是毒鼠强中毒潜伏期在 10~30 分钟;而氟乙酰胺中毒潜伏期一般为 2~15 小时。毒鼠强毒性剧烈,目前无特效解毒剂。

3. 毒物接触史是诊断的主要条件。

4. 凝血常规是诊断抗凝血杀鼠剂重要的检查方法。如有检测条件尽量留取标本行毒物检测。

5. 治疗主要为及时清除毒物,包括早期洗胃及对症支持治疗。维生素 K_1 是抗凝血杀鼠剂的特效解毒剂。乙酰胺是氟乙酰胺杀鼠剂的特效解毒剂。控制抽搐、血液净化及生命支持治疗是毒鼠强中毒抢救成功的关键。

【病历摘要】

患者,男,23 岁。既往体健,间断牙龈出血、皮肤出血点 1 个月余,加重伴血尿 2 天入院。患者于 1 个多月前出现牙龈出血、皮肤出血点,于本地口腔科、皮肤科反复就诊,时好时坏,曾查凝血常规提示凝血时间延长,骨髓检查未见异常。2 天前患者出现血尿而来笔者所在医院。查体:BP 120/85mmHg,P 105 次 /min,R 25 次 /min。神志清,轻度贫血貌,前胸、腋部皮肤可见瘀斑,四肢皮肤可见出血点,双肺呼吸音粗,心率 105 次 /min,腹(−)。

【问题 1】患者间断牙龈出血、皮肤出血点 1 个月余,如何考虑诊断?

思路 1：患者以出血倾向就诊,应该首先排除患者是否存在凝血功能、血小板数量和功能异常、毛细血管壁缺陷等血液系统疾病。

思路 2：凡不明原因的出血,排除基础疾病和血液系统疾病,要警惕抗凝血鼠药中毒的可能。

【知识点】

抗凝血杀鼠剂的中毒机制和临床表现

1. 抗凝血杀鼠剂是国家批准使用的慢性杀鼠剂,是我国最常用的合法鼠药。抗凝血杀鼠剂的中毒机制为:干扰肝脏对维生素 K 的作用,使凝血酶原和凝血因子 Ⅱ、Ⅶ、Ⅸ、Ⅹ 等的合成受阻,导致凝血时间与凝血酶原时间延长;同时,还可直接损伤毛细血管壁,使其通透性增加而加重出血。常用的有华法林(杀鼠灵、灭鼠灵等)、敌鼠、大隆、溴鼠隆、杀鼠醚等。

2. 潜伏期　出血倾向一般出现在服用后 3 天。

3. 中毒后早期出现恶心、呕吐、腹痛、头晕和乏力等症状。一般 3 天后出现出血症状,轻者往往在损伤处(如创口)出血,或刷牙后渗血等,重者可自发性全身性出血如皮肤出血点、瘀斑、鼻出血、咯血、便血、尿血、阴道出血、软组织出血等,甚至可以因内脏大出血或颅内出血而致死。

【问题 2】如何采集病史？

毒物接触史是诊断的必要条件，应详细加以询问，不要遗漏任何可疑信息；毒物接触史有时不明确，诊断困难，需仔细、深入追问。

对于怀疑中毒的患者应详细追问以下病史：

1. 职业史　工种、年龄、接触毒物种类、时间、防护等；对于鼠药中毒者主要注意生产、分装鼠药的工人或售卖鼠药人员。

2. 生活事件及精神创伤史。

3. 精神病史。

4. 常用药品种类、现场发现。

5. 进食特殊食物史及共同进食、住宿或工作者发病情况。

仔细询问患者的家人、朋友是否有类似情况发生。

本例患者没有提供任何毒物接触史，且反复多次间断发生出血，多次就诊（包括骨髓检查未见异常），均未能诊断明确，应考虑中毒可能。

【问题 3】应进行哪些基本检查？

该患者目前首先需要做的检查是血常规、凝血功能和凝血因子检测，其次是肝肾功能、尿常规、粪便常规等检查。如有条件，留取标本行毒物检测：容器，剩余毒物，可疑食物、水，呕吐物，胃内容物，血，尿，大便等。

【问题 4】需进行什么处理？

给予维生素 K_1，新鲜血浆等治疗。

1. 可留急诊观察室观察治疗。

2. 抗凝血杀鼠剂特效解毒剂　维生素 K_1 10~20mg 肌内注射或静脉注射，每日 2~3 次。严重者可用维生素 K_1 120mg 加入葡萄糖溶液中静脉滴注，每日用量可达 300mg。症状改善后可改为肌内注射。重症患者，可输新鲜血浆、冷沉淀或凝血酶原复合物等补充凝血因子。

【问题 5】鼠药中毒诊治中有哪些注意事项？

1. 人误服、自服被毒死的禽、畜肉可能导致二次中毒发生。

2. 注意隐讳的毒物接触史和毒物潜伏期，如抗凝血杀鼠剂一般在中毒后 3 天才有出血症状。

3. 试验性应用解毒剂治疗可以辅助诊断。

4. 抗凝血杀鼠剂在人体内半衰期较长，可达 15~20 天，注意维持应用解毒剂，监测凝血时间、凝血酶原时间。

5. 在临床上混合杀鼠剂中毒，应加以注意。

(卢中秋)

【推荐阅读文献】

[1] 北京协和医院.急诊科诊疗常规.2 版.北京：人民卫生出版社，2012.

[2] 葛均波，徐永健.内科学.8 版.北京：人民卫生出版社，2013.

第78章 急性乙醇中毒

【精粹】

1. 急性乙醇中毒临床分期　兴奋期、共济失调期、昏迷期。
2. 乙醇浓度　可检测血清乙醇浓度和呼出气乙醇浓度。
3. 诊断主要根据有饮酒过量史,呼出气或呕吐物有较浓酒味及醉酒的临床表现和乙醇浓度检测。
4. 急诊处理流程　判断患者的意识状态,评估患者的生命体征。神志不清患者建议进抢救室监护,保持气道通畅、建立静脉通路,必要时气管插管、呼吸机支持,维持生命体征稳定。洗胃、补液和补充 B 族维生素,保护胃黏膜,昏睡或昏迷的患者可给予纳洛酮。
5. 重症中毒患者可发生多脏器损伤,横纹肌溶解,建议血液透析治疗。

【病历摘要】

患者,男,24 岁。主因"饮 1kg 白酒后神志不清 2 小时"来急诊。分诊台测生命体征:神志不清,呼吸急促,呼出气可闻及酒味,血压 70/40mmHg,呼吸 12 次/min,P 102 次/min,SpO_2 75%,体温 35℃,两肺呼吸音清。心(-),腹(-)。

【问题 1】患者初步诊断是什么?

该患者饮大量白酒后出现神志不清,呼出气可闻及酒味,初步诊断为急性乙醇中毒。

急性乙醇中毒的鉴别诊断:患者如有大量饮酒史,诊断基本明确,如发现饮酒量和病情不符,需除外其他导致意识障碍的疾病,如脑血管意外;同时注意判断患者是否合并有外伤,特别是头部外伤,必要时查头颅 CT。另外还需了解患者是否同时服用了地西泮等镇静剂。

【问题 2】患者的临床分期是什么?

该患者神志不清,呼吸循环不稳定,属昏迷期。

【知识点】

急性乙醇中毒的临床表现与分期

1. 兴奋期　当血中乙醇达 500mg/L 时出现头晕乏力、自控力丧失、自感欣快、语言增多、情绪不稳、易感情用事、颜面潮红或苍白、呼气有乙醇味。
2. 共济失调期　血中乙醇浓度达 1 500mg/L 时,出现动作不协调,步态蹒跚、语无伦次、眼球震颤、躁动、恶心、呕吐、疲倦。
3. 昏迷期　血中乙醇浓度达 2 500mg/L 以上时,出现沉睡、颜面苍白、皮肤湿冷、口唇发绀、体温下降,可因呕吐物引起窒息。当血中乙醇浓度达 4 000mg/L 以上时,可深昏迷,心跳加快,大小便失禁,血压下降,呼吸变慢,严重者出现呼吸麻痹、呼吸衰竭而死亡。

【问题 3】该患者需立即进行什么处理?

1. 立即入抢救室监护生命体征,包括意识、呼吸、血压、脉搏和体温。

2. 让患者保持头侧位,呕吐时让患者头低位,防止呕吐物误吸,保持气道通畅。同时给予吸氧。

3. 与家属进一步沟通,并进行危重病谈话和知情同意签字。

4. 立即气管插管、呼吸机支持。

5. 建立静脉通路、补液,可予多巴胺和去甲肾上腺素升压。

6. 尽快予以清水洗胃。

7. 该患者属昏迷期、呼吸循环衰竭状态,可考虑尽早血液透析治疗,促进乙醇排泄。

8. 患者体温偏低、注意保暖,可因地制宜采用相应的物品,如衣服、被服、毛毯等包裹患者身体,保持体温。

【问题 4】该患者还需哪些药物处理?

1. 给予纳洛酮静脉注射,必要时可重复给药或静脉维持治疗。

2. 补充 B 族维生素。

3. 应用保护胃黏膜剂,可给予质子泵抑制剂。

4. 如出现低血钾,根据情况可以口服或静脉途径补钾。

【问题 5】在抢救同时应进行哪些急诊实验室及辅助检查?

血常规;血电解质、肝肾功能、肌酸激酶;血气分析;有条件时可测定呼出气、胃液、血、尿中乙醇浓度;经处理,患者呼吸循环稳定后检查头颅、胸部 CT。

【问题 6】该患者还需注意防治哪些并发症?

1. 脑水肿 该患者属昏迷期,经处理出现昏迷加重、球结膜水肿等表现,考虑脑水肿,根据患者血压情况,可予适量的甘露醇或呋塞米,减轻脑水肿。

2. 吸入性肺炎 该患者神志不清,容易误吸致吸入性肺炎,如出现吸入性肺炎,可予抗菌药物治疗。

(卢中秋)

【推荐阅读文献】

[1] 北京协和医院. 急诊科诊疗常规. 2 版. 北京:人民卫生出版社, 2012.
[2] 葛均波, 徐永健. 内科学. 8 版. 北京:人民卫生出版社, 2013.

第79章 药 物 中 毒

第1节 阿片类物质中毒

【精粹】

1. 阿片类物质中毒（opioid poisoning）诊断原则 包括3个方面：病史，明确或可疑的过量摄入阿片类物质史；临床表现包括神志或意识障碍、呼吸抑制和瞳孔缩小等；实验室检查，血、尿毒物定性或定量检测提示阳性。

2. 严重的阿片类物质中毒往往存在呼吸抑制或呼吸衰竭，对于此类患者应立即进入抢救病区，进行有效的呼吸支持治疗。

3. 存在肺水肿患者，常规进行心肌酶学、BNP、床旁超声心动图等，除外心源性肺水肿。

4. 存在神志或意识障碍、瞳孔缩小患者，如无明确阿片类物质中毒史，检测胆碱酯酶除外有机磷中毒，同时需与镇静催眠药物中毒等其他药物中毒相鉴别。生命体征平稳可行头颅 CT 除外脑血管意外等常见神经系统疾病。

5. 早期应用纳洛酮解毒。一旦呼吸状况稳定，即刻减少或停用纳洛酮。若纳洛酮总量达 20mg 仍无效，需考虑存在其他原因。

【病历摘要】

患者，男，51 岁。因"口服美沙酮液后乏力 2 天，神志不清 4 小时"来院。分诊台初步体格检查：神志清，双瞳孔等大正圆，直径 2.5mm，对光反应灵敏，口腔内可见粉红色泡沫痰，BP 135/90mmHg，P 105 次 /min，R 24 次 /min，SpO_2 90%（储氧面罩给氧）。

【问题 1】患者诊断是什么？是否需要进入抢救室诊治？

患者口服美沙酮病史明确，有神志不清病史，根据前文所述阿片类物质中毒的诊断原则，患者"美沙酮中毒"诊断考虑。患者口腔内有大量粉红色泡沫痰，且氧饱和度低，考虑存在"急性肺水肿、呼吸衰竭"，应立即进入抢救室进一步诊治。

【知识点】

阿片类物质定义和分类

1. 阿片类物质 是能对机体产生类吗啡效应的物质，按来源包括天然和人工合成两大类。

2. 天然阿片类物质 是指从罂粟果中直接提取的生物碱，包括吗啡、可卡因和蒂巴因等。

3. 人工合成的阿片类物质 常见的包括哌替啶、芬太尼、舒芬太尼、美沙酮、布桂嗪（强痛定）和海洛因（二醋吗啡）等。

【知识点】

阿片类物质中毒临床表现

1. 重度中毒常伴有昏迷、针尖样瞳孔和呼吸抑制"三联征"。
2. 吗啡中毒 典型表现为昏迷、针尖样瞳孔和呼吸抑制,可有发绀和血压下降。
3. 海洛因 严重心律失常和非心源性肺水肿表现。
4. 哌替啶 与吗啡不同的是可引起心动过速、瞳孔散大、抽搐、惊厥和谵妄。
5. 美沙酮 除吗啡类似表现外,还可出现失明和下肢瘫痪。
6. 戒断综合征 流泪、流涕、失眠、精神异常和肌束震颤等。

【病历摘要】

完善病史及查体:

既往史:既往有海洛因吸食病史,否认静脉吸毒病史,曾戒毒4~5年,近期可疑复吸。长期吸烟,40支/d,已吸30年。既往有高血压病史5年,收缩压约180mmHg,血压未监测,不规则服用降压药物。5年前有高处坠落伤,伤及腰椎,保守治疗后好转。

现病史:患者2天前自服美沙酮液约120ml后出现乏力、嗜睡,4小时前患者出现烦躁不安,被家人送至本地诊所,予口服药物(地西泮3片、曲马多2片)、静脉应用纳洛酮治疗,过程中出现神志不清、四肢抽搐,经抢救无效后转入医院,途中神志转清,但间歇性出现呼吸减慢。

体格检查:BP 120/80mmHg,R 22次/min,SpO$_2$ 90%~92%(储氧面罩给氧),HR 100次/min。神志清,查体合作,双瞳孔等大正圆,直径2mm,对光反射灵敏,口腔内可见粉红色泡沫痰,颈静脉无充盈、怒张;双肺呼吸音粗,双下肺可闻及细湿啰音;心律齐,各瓣膜未闻及杂音;腹软,全腹无压痛及反跳痛;双下肢无水肿,双侧Babinski征(-)。

【问题2】患者需要进行哪些紧急抢救措施?

患者咳粉红色泡沫痰,有间歇性呼吸减慢,血氧饱和度低,考虑存在"急性肺水肿、呼吸衰竭",抢救首先应纠正呼吸衰竭。由于患者神志清醒,故选择BiPAP辅助通气治疗。

口服阿片类物质中毒的患者,如在时间窗内(6小时)需以0.02%~0.05%高锰酸钾溶液或药用炭混悬液洗胃,必要时进行导泻治疗。患者2天前口服美沙酮,此后未再次服用,故入院后未进行洗胃处理。纳洛酮、纳络芬和纳美芬是阿片类物质中毒常用解毒药物,对于阿片类物质中毒后呼吸抑制应早期使用。患者有嗜睡、烦躁不安及神志不清病史,本地医院予以纳洛酮治疗后神志转清,但间断性呼吸减慢,入院后再次给予纳洛酮0.4mg静脉注射后好转。

【问题3】如需明确诊断需要安排哪些检查?

1. 收集现场残留物、呕吐物及血液、尿液等以备毒物定量和定性检测,有利于确诊。
2. 动脉血气分析 血气分析有助于判断患者是否存在呼吸衰竭及呼吸衰竭的类型,判断酸碱平衡情况。
3. 胸部X线片和胸部CT 患者存在肺水肿和呼吸衰竭表现,胸部X线片可在床旁实施,较为便捷,能够迅速观察患者肺部情况。胸部CT可作为X线片的定位、定性和定量的补充。

【问题4】患者肺水肿需考虑哪些病因?

1. 非心源性肺水肿 包括感染、中毒等引起肺毛细血管通透性增加或压力增高及神经源性等因素,患者存在明确美沙酮服用病史,无感染、其他毒物中毒和补液过多等因素,故首先考虑美沙酮中毒导致的肺水肿。

2. 心源性肺水肿 患者无心脏病病史,无典型体循环和肺循环淤血表现的病史,故暂不考虑。急诊可行如下检查鉴别:①脑钠肽(BNP),BNP检查对于除外心源性肺水肿具有重要价值,一般小于100ng/L不考虑心源性;②心肌损伤标志物(肌红蛋白、CK-MB、TnI)检测,明确是否存在心肌损伤、坏死等引起心功能异常和心源性肺水肿原因;③心电图,能快速观察是否存在心律失常、心肌缺血等情况。

【病历摘要】

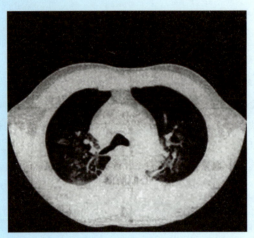

急诊辅助检查

胸部 CT（图 3-79-1）：两肺渗出性改变。床旁心电图未见明显异常。

血气分析（入院时）：pH 7.255；PCO_2 72.4mmHg；PO_2 49.6mmHg；BE 2.4mmol/L。血常规：WBC 24.0×10^9/L；N 92.3%；PLT 195×10^9/L；RBC 4.86×10^{12}/L。

血生化、心肌损伤标志物、BNP、凝血功能、D- 二聚体正常范围。

尿吗啡检测结果阳性。

图 3-79-1　胸部 CT 提示两肺渗出性改变

【问题 5】患者下一步应如何处置？进行哪些治疗？

患者诊断"美沙酮中毒，急性肺水肿、Ⅱ型呼吸衰竭"明确。此患者属于重度阿片类物质中毒患者，应收住 EICU 进一步监护和治疗。该患者入住急诊监护病房后，予无创呼吸支持、适当利尿和预防性抗感染治疗。对于出现神志不清的患者，要尽快气管插管行有创呼吸支持治疗。

第 2 节　镇静催眠药物中毒

【精粹】

1. 镇静催眠药物中毒（sedative-hypnotic poisoning）诊断原则　包括 3 个方面：有明确或可疑的摄入镇静催眠药物的病史；出现意识障碍、呼吸抑制和血压下降等临床表现；胃液、血液或尿液等检出镇静催眠药物或代谢产物。

2. 疑诊患者进行血常规、血生化、血气分析、毒物定性或定量检测。如条件允许，常规行床旁胸部 X 线片、头颅 CT 及心电图检查。

3. 临床诊断或实验室确诊中毒患者，尽早进行洗胃、催吐及导泻；苯二氮䓬类解毒药物为氟马西尼，巴比妥类和吩噻嗪类无特效解毒剂。

4. 重度中毒患者可出现呼吸抑制或呼吸衰竭，可有血压下降，此类患者应立即进入抢救区，进行有效的支持治疗。

5. 存在意识障碍、瞳孔缩小患者，应与有机磷、阿片类及其他药物中毒鉴别，同时应除外急性脑血管病等内科系统疾病。

6. 经常规治疗无效或血药浓度在致死剂量以上的中毒患者，可行血液净化治疗。长效巴比妥类可采用血液透析,苯二氮䓬类、中短效巴比妥类及噻嗪类可采用血液灌流治疗。

【病历摘要】

患者,女,28 岁。既往体健,因"神志不清 1 小时"来院。患者于 1 小时前(13 :00)被人发现平卧在床,呼之不应,无抽搐,无大小便失禁。体格检查:T 37.2℃,P 93 次 /min,R 15 次 /min,BP 100/60mmHg,SpO$_2$ 95%;GCS 评分:1 分 +2 分 +5 分;双瞳孔等大等圆,直径约 1.5mm,对光反射存在;双肺呼吸音清,未闻及干湿啰音,心律齐,各瓣膜区未闻及杂音,腹平软,病理征阴性。

【问题 1】患者目前病因考虑是什么? 需要完善哪些病史?

患者为年轻女性,既往身体健康,此次被人发现神志不清,临床表现为 GCS 评分:1 分 +2 分 +5 分,双瞳缩小,对光反射迟钝,病理征阴性,需考虑中毒可能。对于此类患者需要追问既往有无服用各类药物病史及此次发病前有无争吵等。此外,仍需除外脑血管意外及低血糖等常见病因。

【问题 2】患者需要进行哪些急诊处理? 完善哪些辅助检查?

1. 患者深昏迷,呼吸减弱,转抢救病区诊治。
2. 急诊处理 监测生命体征,保持呼吸道通畅。
3. 完善辅助检查。
(1)床旁快速血糖检测。
(2)急查血常规、血生化、血胆碱酯酶及血气分析等。
(3)收集患者尿液、血液等以备毒物定量和定性检测。
(4)行头颅 CT 检查除外脑血管病。
(5)完善床旁心电图等检查。

【病历摘要】

补 充 病 史

反复追问,家属诉患者上午 7 :00 和家人争吵后外出,8 :00 回家进入房间。家属回家后在床下发现一 100 片的地西泮(安定)药瓶(25mg/ 片),其中尚存地西泮片 20 片。

急诊辅助检查

头颅 CT:未见明显异常。心电图:窦性心律。血常规、血生化及血气分析和胆碱酯酶等均正常。患者血液和尿液送检毒物定量,结果未报。

【知识点】

镇静催眠药物分类

1. 苯二氮䓬类
(1)长效类(半衰期 >30 小时):氯氮䓬、地西泮、氟西泮。
(2)中效类(半衰期 6~30 小时):阿普唑仑、奥沙西泮、替马西泮。
(3)短效类(半衰期 <6 小时):三唑仑。
2. 巴比妥类
(1)长效类(作用时间 6~8 小时):巴比妥和苯巴比妥。
(2)中效类(作用时间 3~6 小时):戊巴比妥、异戊巴比妥、布他比妥。
(3)短效类(作用时间 2~3 小时):司可巴比妥、硫喷妥钠。
3. 非巴比妥非苯二氮䓬类 如水合氯醛、格鲁米特、甲喹酮、甲丙氨酯。
4. 吩噻嗪类 如氯丙嗪、硫利达嗪、奋乃静等。

【知识点】

镇静催眠药物急性中毒的临床表现

1. 苯二氮䓬类 主要表现为嗜睡、头晕、言语含糊不清、意识模糊和共济失调。

2. 巴比妥类

(1)轻度中毒:嗜睡、情绪不稳定、注意力不集中、记忆力减退、共济失调、发音含糊不清、步态不稳、眼球震颤、视物模糊;呼吸正常或略减慢;血压正常或略降低;恶心、呕吐。

(2)重度中毒:进行性呼吸系统抑制,由嗜睡到深昏迷;呼吸浅而慢甚至停止;低血压或休克;少尿、尿毒症;中毒性肝炎、黄疸、出血及肝损害;对本类药物过敏者可有各种形态的皮疹甚至剥脱性皮炎。

3. 非巴比妥非苯二氮䓬类

(1)水合氯醛:可有心律失常和肝肾功能损害。

(2)格鲁米特:意识障碍有周期性波动。

(3)甲喹酮:呼吸抑制明显,锥体束征。

(4)甲丙氨酯:常有血压下降。

4. 吩噻嗪类 最常见的是锥体外系反应,主要有以下三类:帕金森综合征、静坐不能、急性肌张力障碍反应。

【问题3】患者诊断考虑什么?需行哪些治疗?

1. 洗胃 根据患者病史,患者从服药至入院不超过 5 小时,应尽快进行洗胃治疗。可采用活性炭悬液洗胃或洗胃后保留吸附毒物。

2. 利尿与碱化尿液 在补液基础上,应用呋塞米利尿;碳酸氢钠碱化尿液治疗。

3. 特效解毒药 氟马西尼是苯二氮䓬类拮抗剂,但作用时间短,难以维持,主要用于苯二氮䓬类药物中毒的鉴别。用法:0.2mg 静脉注射 30 秒,再给 0.3mg,如仍无反应,则每隔 1 分钟给予 0.5mg,最大剂量 3mg。

【病历摘要】

病 情 演 变

患者经上述治疗后无好转。体格检查:T 35.2℃,P 102 次 /min,R 10 次 /min,BP 110/65mmHg,SpO$_2$ 88%~92%(储氧面罩给氧),GCS 评分:1 分 +1 分 +4 分,双瞳孔等大等圆,直径约 1.5mm,对光反射迟钝。复查血气分析:pH 7.242;PCO$_2$ 61.4mmHg;PO$_2$ 52.6mmHg。

【问题4】患者下一步应进行哪些治疗?

1. 气管插管,呼吸机辅助通气。

2. 患者中枢抑制明显,可用盐酸哌甲酯或纳洛酮促醒。

3. 患者经常规治疗病情进展,可行血液灌流治疗。

治疗注意事项:长效巴比妥类可采用血液透析,苯二氮䓬类、中短效巴比妥类及噻嗪类可采用血液灌流治疗。

【问题5】需要注意哪些并发症?

1. 肺部感染 患者神志不清,呼吸衰竭,有创机械通气,需要加强翻身拍背和吸痰。一般不主张预防性抗菌药物使用,如有肺部感染征象,如发热、炎症指标升高或肺部浸润影,可考虑给予抗感染。

2. 消化道出血 中毒后急性胃黏膜病变可导致消化道出血的发生,可保护性应用胃黏膜保护剂和抑酸剂。静脉应用质子泵抑制剂不宜时间过长,以免导致肺部感染发生风险增加。

3. 患者如出现血压下降,可造成组织低灌注,导致急性肾功能不全等,特别是在强化利尿后,需密切观察。此外,需要注意有无电解质平衡紊乱。

第 3 节　抗精神抑郁药物中毒

【精粹】

1. 抗精神抑郁药物(antidepressive drugs)中毒诊断原则　病史:明确或可疑的过量摄入抗精神抑郁药物史;临床表现:包括三环类抗抑郁药超量中毒特征性的昏迷、惊厥发作和心律失常三联征。

2. 疑诊患者常规进行血液学检测,如条件允许常规行床旁胸部 X 线片及心电图检查。

3. 抗精神抑郁药物中毒可有呼吸抑制、心律失常、反复癫痫发作、循环衰竭及多器官功能衰竭(MOF)。对于此类患者应立即进入抢救病区,进行有效的治疗。

4. 存在肺水肿患者,常规进行心肌酶学、BNP、床旁超声心动图等检查,除外心源性肺水肿。

5. 存在神志或意识障碍、昏迷患者,如无明确抗精神抑郁药物中毒史,应与其他引起昏迷的疾病如高血压、糖尿病、癫痫、肝病等相鉴别,还应与其他药物中毒如巴比妥类、抗胆碱能药物等相鉴别。生命体征平稳可行头颅 CT 除外脑血管意外等常见神经系统疾病。

6. 无特效解毒剂,主要是对症、支持治疗。重点是纠正低血压、心律失常及控制癫痫发作。

【病历摘要】

女性,34 岁。因"口服大量氯氮平片后神志不清 1 天"来院。体格检查:神志模糊,口唇轻度发绀,两侧瞳孔等圆等大,直径 0.3cm,光反射迟钝,脉搏 140 次 /min,呼吸 25 次 /min,体温 37.7℃,血压 105/70mmHg。两肺呼吸音粗,可闻及湿啰音。心界不大,心率 140 次 /min,律齐,未闻杂音。腹软,肝脾肋下未及。两侧 Babinski 征未引出。

【问题 1】患者诊断是什么? 是否需要进入抢救室诊治?

患者初步诊断"重度急性氯氮平中毒,肺部感染? ",立即进入抢救室进一步诊治,立即吸氧,并立即建立静脉通道和生命体征监护等。与家属进一步沟通,交代病情危重情况并签字。

【知识点】

抗精神抑郁药物分类

1. 三环类抗抑郁药　丙咪嗪、地昔帕明、氯米帕明、曲米帕明、阿米替林、去甲替林、普罗替林、多塞平、奥匹哌醇和度硫平等。

2. 四环类抗抑郁药　马普替林、米安色林和米塔扎平等。

3. 单胺氧化酶抑制剂　吗氯贝胺、异卡波肼和托洛沙酮等。

4. 5- 羟色胺再摄取抑制剂　氟伏沙明、氟西汀、帕罗西汀、舍曲林等。

【病历摘要】

完善病史及查体

既往史:既往有精神分裂症病史 10 余年,长期口服"利培酮片""氯氮平片",其中"氯氮平片"已停用 4 年余。否认高血压、糖尿病、肝炎和结核等病史。否认手术外伤史。否认过敏史。

现病史:患者 1 天前自服"氯氮平片"4 瓶(每瓶 100 片),约 30 分钟后被家人发现患者神志不清,有口吐白沫,呼唤无反应,急就诊于本地医院,诊断为"氯氮平中毒",予洗胃及对症支持治疗,经治疗患者神志无好转,为进一步诊治,急来医院。

体格检查:患者神志模糊,两侧瞳孔等圆等大,直径0.3cm,光反射迟钝,脉搏140次/min,呼吸25次/min,体温37.8℃,血压105/70mmHg。两肺呼吸音粗,可闻及湿啰音。心界不大,心率140次/min,律齐,未闻及杂音。腹软,全腹无压痛及反跳痛,肝脾肋下未及。两侧Babinski征未引出。

【问题2】抗精神抑郁药物中毒诊断要点是什么?
思路1:患者有明确的抗精神抑郁药物过量摄入病史。
思路2:患者有神志不清等相应临床表现。

【知识点】

抗精神抑郁药物中毒机制

1. 选择性地抑制中枢突触去甲肾上腺素(NA)的再摄取从而发挥抗抑郁效应。
2. 中枢与外周抗胆碱作用。
3. 心脏毒性　是其致死的主要原因,可能与其抗胆碱作用、奎尼丁样膜抑制作用、NA再摄取抑制作用及α受体阻滞作用等有关。
4. 拟交感作用　急性中毒早期引起高血压及心律失常,后期因神经递质储备耗竭导致低血压。
5. 组胺H_1受体阻滞作用　引起镇静或中枢抑制。

【问题3】进入抢救室后如何紧急处理? 进行哪些实验室检查和特殊检查?

进行常规心率、血压、呼吸、脉搏和氧饱和度等监测,立即建立静脉通路,用平衡液静脉维持;并导尿记录尿量。该患者口服药物中毒时间超过24小时,不需要洗胃。如其他患者服大量药后24小时内送医院急诊科,首先尽早洗胃,后活性炭50~100g灌胃吸附毒物。

进一步完善以下实验室检查及特殊检查。收集患者家中残留药物及药瓶等以明确中毒毒物种类;急诊常规检查:血常规、血生化、血糖、肝肾功能和动脉血气分析等;床旁心电图和超声心动图检查;患者病情适当稳定后,尽快行急诊胸部和头颅CT检查:明确患者有否误吸、吸入性肺炎及脑水肿,排除颅内其他病变。

【病历摘要】

急诊实验室及特殊检查

胸部CT:两肺感染性病变,提示吸入性肺炎。
头颅CT:轻度脑肿胀。
床旁心电图:窦性心动过速。
血气分析:血液酸碱度7.414;氧分压68.0mmHg;二氧化碳分压30.8mmHg;碱剩余 -4.1mmol/L;氧饱和度93.3%。
血常规:红细胞$3.70×10^{12}/L$;血小板$134×10^9/L$;白细胞$25.95×10^9/L$;血红蛋白109g/L;中性粒百分比91.4%。
血生化、心肌损伤标志物、BNP、凝血功能和D-二聚体正常范围。

【问题4】抗精神抑郁药物中毒的治疗措施还有哪些?

1. 血液净化治疗　在抢救室立即行血液灌流治疗,促进已吸收毒物的排出。由于氯氮平与蛋白质高度结合,而且水溶性差,故强力利尿和血液透析的排毒效果均不理想。

2. 药物治疗　静脉应用纳洛酮或醒脑静注射液,继续静脉补液,促进毒物代谢;维持水、电解质和酸碱平衡。适量应用甘露醇脱水。应用抗菌药物治疗呼吸道感染。

3. 加强气道管理等护理　该患者神志不清,气道的自身保护性反射常减退,需加强气道管理,嘱护士勤行翻身拍背吸痰。改用面罩吸氧。记录 24 小时出入量。如果患者出现呼吸衰竭时,可行气管插管及机械通气。

【问题 5】患者如何进行进一步安置?

该患者属重度抗精神抑郁药物中毒,收入 EICU 进一步监护、治疗。

第 4 节　解热镇痛药物中毒

【精粹】

1. 解热镇痛药(antipyretic analgesic)可分为水杨酸类(阿司匹林)、乙酸类(吲哚美辛)、苯胺类(对乙酰氨基酚)及丙酸类(布洛芬)和其他有机酸类等,中毒常累及凝血系统、消化系统、神经系统和循环系统。

2. 对乙酰氨基酚中毒以肝脏损害为突出表现,N- 乙酰半胱氨酸(NAC)是其特效解毒药,中毒后 24 小时内应用有效。

【病历摘要】

患者,女,45 岁。既往体健,此次因"发热 5 天,恶心、呕吐 2 天,黄疸 1 天"入院。患者 5 天前受凉后出现发热,体温最高 39.0℃,有畏寒,无寒战,伴鼻塞、流涕,无咳嗽咳痰,无呼吸困难。自服感冒药物治疗,体温反复。2 天前患者出现恶心、呕吐,为非喷射性,呕吐物为胃内容物,无呕血,伴腹痛腹胀,无腹泻,在当地医院就诊,予以护胃及止吐等治疗后,上述症状略有缓解。1 天前,患者出现皮肤黏膜黄染,遂来医院就诊。查体:神志清,皮肤巩膜黄染,BP 115/65mmHg,P 96 次 /min,R 22 次 /min,双肺呼吸音粗,未闻及干湿啰音,心律齐,各瓣膜区未闻及杂音,腹软,全腹轻压痛,无反跳痛,下肢水肿,病理征阴性。急诊查凝血功能提示 PT 22.1 秒、APTT 65.6 秒,血常规提示 WBC 8.7×10^9/L,N 45%,CRP 65.5mg/L,PCT 正常,ALT 220IU/L。尿胆红素阳性。胸部及腹部 CT 未见明显异常。

【问题 1】如何考虑该患者的诊断?

患者发热起病,后出现恶心呕吐及黄疸,入院辅助检查提示肝功能损伤和凝血异常,尿胆红素阳性,首先需考虑感染所致的肝功能损害。病原体鉴别:①细菌感染。该患者白细胞和中性粒细胞不高,PCT 正常范围,胸腹部 CT 未见异常,细菌性感染依据不足。②病毒感染。病毒性肝炎可有发热、黄疸和肝功能损害表现,需行病毒感染相关标志物以除外。此外,患者自服感冒药物治疗后,出现消化道症状和肝功能异常,需要除外药物中毒。

【病历摘要】

追问病史,患者有不规律服用复方对乙酰氨基酚片病史,体温高即服用,最多一次服用 4 片,最高一天服用 6 次。

入院查病毒性肝炎标志物均阴性,巨细胞病毒、风疹病毒和 EB 病毒 IgM 均为阴性。

【问题 2】患者目前诊断考虑为什么? 如何确诊?

患者过量服用复方对乙酰氨基酚片病史明确,临床可拟诊为对乙酰氨基酚中毒。对乙酰氨基酚中毒确诊依赖于血样毒理学检测。若有条件,可在服药 4 小时后测定药物浓度,过早测定结果不够可靠,服药后 18 小时测定结果依然具有价值。此外,肝功能等相关实验室指标有助于支持诊断。

【知识点】

对乙酰氨基酚中毒的分期

1 期:0.5~24 小时。常出现恶心、呕吐、出汗、面色苍白、嗜睡、烦躁不安等,大剂量中毒患者可有中枢神经系统抑制。实验室检查可出现阴离子间隙升高的代谢性酸中毒。

2 期:24~72 小时。1 期症状可消失,出现右上腹疼痛、肝大和肝区叩痛。实验室检查提示谷草转氨酶(AST)和谷丙转氨酶(ALT)升高、凝血酶原时间延长、总胆红素升高。

3 期:72~96 小时。1 期症状会再次出现,并伴有黄疸和肝性脑病表现。实验室检查有转氨酶、血氨明显升高,胆红素升高和酸中毒。10%~25% 的患者在此期会发生肾衰竭。

4 期:4 天~2 周。服药 4 天后患者通常进入恢复期,完全恢复约需 1 周。中毒较重者恢复期可能较长,数周后临床症状和实验室指标仍未恢复正常。组织学的恢复较临床症状恢复更慢,大概需要 3 个月。

【问题 3】对乙酰氨基酚中毒应如何治疗?

1. 清除药物 在服药后最初的 1~2 小时尽快催吐,但最多可清除 30%~40% 毒物;其次为洗胃,但随就诊时间的延长效果下降,可酌情应用活性炭 50~100g。

2. 解毒治疗 NAC 为特异性解毒剂。口服制剂有乙酰半胱氨酸胶囊(200mg/ 片)、乙酰半胱氨酸泡腾片(600mg/ 片);注射剂为乙酰半胱氨酸(4g/20ml)。口服 72 小时方案:负荷量 140mg/kg,维持量 70mg/kg,每 4 小时给 1 次,共 72 小时。静脉 20 小时方案:150mg/kg NAC 稀释于 5% 葡萄糖溶液 200ml 中,15~60 分钟输注完毕;50mg/kg NAC 稀释于 5% 葡萄糖溶液 500ml 中,4 小时输注完毕;100mg/kg NAC 稀释于 5% 葡萄糖溶液 1L 中,16 小时输注完毕。

3. 对症支持治疗 可予以保肝、输注血浆等,纠正肝功能和凝血功能异常。

【知识点】

NAC 应用注意事项

1. 依据血药浓度 Rumack 曲线使用 NAC,若提示需持续用药时,给药不可中断。

2. 确认需用 NAC 后,不必再重复检测血药浓度。若血 NAC 浓度高于对乙酰氨基酚水平,可在 Rumack 曲线提示未中毒后停用。

3. NAC 静脉给药可能导致变态反应,如皮疹、低血压、气管痉挛甚至死亡,与给药速度相关,当缓慢给药时极少发生。可在取得较高的、稳定的血药浓度,然后口服;或先负荷量静脉注射,再持续缓慢泵入。

【知识点】

"150" 法则

1. 如果无条件检测血药浓度,需进行全疗程 NAC 治疗。

2. 如果有条件,可在服药后 4 小时检测血药浓度,若 >150mg/dl 则需进行全疗程、足量的 NAC 治疗。

(卢中秋)

【推荐阅读文献】

［1］北京协和医院 . 急诊科诊疗常规 . 2 版 . 北京:人民卫生出版社,2012.

［2］李毅,于学忠 . 急诊医师如何早期识别及处理对乙酰氨基酚中毒 . 临床误诊误治,2014, 27 (10): 10-12.

［3］于学忠 . 协和急诊医学 . 北京:科学出版社,2011.

［4］赵敏 . 戒毒社会工作基础(第一册). 北京:军事医学科学出版社,2011.

第80章　植物中毒

【精粹】

1. 接诊任何中毒的患者,包括植物中毒,首先需评估患者意识状态、呼吸情况和循环情况。如果呼吸不稳定,需给氧,若不能维持氧合,则需立即气管插管;循环不稳定则需补液、升压;如果心跳、呼吸骤停,则需立即心肺复苏,具体步骤参见心肺复苏相关章节。

2. 边评估边询问病史,最好能获得准确的植物性毒物的名字、量及食入途径,有否和其他毒物或者白酒一同食入。此外还需除外该植物有否喷洒农药,某些患者主诉为植物中毒,实则为农药中毒。

3. 植物中毒常表现为神经精神异常(某些毒蕈)、肝毒性(某些毒蕈)、肾毒性(雷公藤等)、心脏毒性如心律失常(草乌或附子)、溶血(某些毒蕈)、类似氰化物中毒的氧利用障碍(木薯)等。

4. 食入者仍需洗胃,关于洗胃时机,原则上最好是6小时以内,个别可放宽至24小时以内。

5. 除了少数毒蕈可用阿托品对抗外,植物中毒基本没有特异性解毒剂,新兴治疗方法血液净化对某些中毒有效,对个别毒物甚至是最优救治方法。

第1节　乌头碱中毒

【病历摘要】

患者,男,60岁。有烟酒嗜好,因"饮酒后心悸伴晕厥6小时"来急诊,患者平时酒量可,来院前仅喝50g(一两)"白酒"。来院时查体:BP 90/70mmHg,神志清,精神焦虑,头部有一淤青斑块,无发绀,呼吸稍促,双肺未及啰音,心率120次/min,心律极不规则,各瓣膜听诊区未及杂音,神经系统(−)。

【问题1】此患者需立即监护,还是先完成一般检查后再决定是否留观?

此患者有一病情严重的信号——晕厥,尽管未获得心电图资料,但结合心律情况,需高度怀疑心源性晕厥可能。因此需立即留观,心电监护,最好接除颤仪。

【问题2】对于该患者需安排哪些检查?

1. 心电图(ECG)　患者心律极不规则,心电图有助于判断患者有否心律失常及类型,有否心肌缺血等。此外,在急诊心电图还具有方便、快速、价格低廉等优点。

2. 肾功能、电解质及心肌损伤标志物　电解质紊乱是心律失常的常见原因,对诊断及治疗均有帮助;心肌损伤标志物(CK、CK-MB、TnI/T)有助于了解有否心肌受损,动态监测更有利于除外心肌梗死。

3. 血气分析　帮助了解患者氧合及代谢情况,可以早期发现组织无氧代谢。

4. 血常规和肝功能　常规检查,了解血三系情况及有否肝损,并可为后续的肝功能复查留下对比依据。

5. 头颅CT　患者尽管意识已转清,但头部有淤青,需除外有否颅内继发性损害,并为后续的治疗决策提供帮助。

6. 其他　可行胸部影像学检查,如CT或胸部X线片,了解肺部情况。了解患者晕厥时有否误吸、吸入性肺炎等。

患者心电图(图3-80-1)提示频发室性期前收缩。肾功能、血钾及初次心肌损伤标志物未见明显。头颅CT亦未见颅内出血。

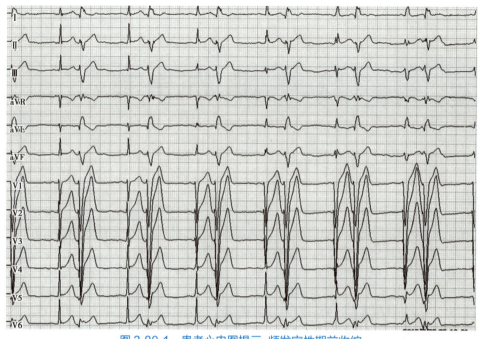

图 3-80-1 患者心电图提示:频发室性期前收缩

【问题3】此患者饮酒后出现心悸伴晕厥,诊断考虑什么? 是否单纯酒精引起? 需与哪些疾病相鉴别?

病史已述及患者平素酒量尚可,亦未见醉酒的表现,单纯用酒精来解释患者复杂的心律失常,似乎欠妥。追问患者饮用的是单纯的白酒还是有其他植物炮制的白酒? 患者诉酒里面有草乌,故此患者诊断首先考虑:晕厥、草乌中毒、心律失常。同时,患者平素爱饮,需除外以下疾病:①酒精性心肌病引起的心律失常,可结合患者饮酒量、心影大小、既往心电图表现除外;②冠心病引起的心律失常,男性、长期饮酒为冠心病危险因素,可动态观察心电图及心肌损伤标志物变化。

【问题4】针对此患者的治疗是什么?

由于来院时距患者饮酒已经6小时,且酒精在胃内吸收极快,故此患者未行洗胃及催吐治疗。由于该患者考虑草乌中毒,立即为患者进行了静脉补液及血液灌流治疗,灌流结束后,患者心律失常明显减少,变为窦性心律(图 3-80-2),心悸症状亦明显改善。

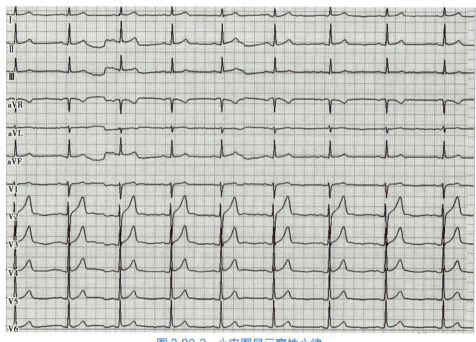

图 3-80-2 心电图显示窦性心律

【知识点】

1. 草乌为乌头碱类植物,属毛茛科,主根为乌头,支根为附子。草乌全株有毒,毒性依次为根、种子、叶。一般中毒剂量:草乌 3.0~4.5g、附子 30~60g。乌头类植物毒性成分为乌头碱,分子式为 $C_{34}H_{47}O_{11}N$,纯的乌头碱口服 0.2mg 即可中毒,致死量为 3~5g。乌头碱经煎煮毒性可以降低,煎煮时间越长,毒性越低,一般煎煮 4~6 小时,乌头碱可全部破坏。除胃肠吸收外,乌头碱亦可通过破损皮肤吸收。

2. 草乌中毒主要为心血管症状和神经系统症状。其直接作用于心肌,同时兴奋迷走神经,导致各种心律失常。其中室性期前收缩及室性心动过速较常见,房性心律失常、阿-斯综合征发作亦不少见。作用于延髓和运动中枢,可导致血压下降、呼吸抑制和肢体麻木活动障碍。

3. 单纯口服草乌者,时间短需立即洗胃,可用生理盐水或清水,然后可灌入活性炭(1g/kg),洗胃时谨防窒息。尽早安排血液灌流,灌流器可选择炭或树脂材料,一般初次治疗两个灌流器,然后根据患者情况,可再次灌流。如无灌流条件,又不适合转运,可考虑用抗心律失常药物对抗,但效果往往不佳,心律失常易反复发作。

注意,许多中药里常掺杂有附子,对于饮中药后出现心律失常患者,也要考虑草乌中毒可能。

第2节 毒蕈中毒

【精粹】

1. 毒蕈(toadstool),又称"毒蘑菇""毒菌",属大型真菌类,种类繁多,世界上毒蕈有 1 000 多种,我国有 435 种,外形常和可食用菌类相似。根据已确定的部分毒蕈毒素结构及中毒机制,毒素类型可分为环肽类、毒蕈碱类、裸盖菇素、异噁衍生物、鹿花菌素、鬼伞素及奥来毒素等。一种毒蕈可含有多种毒素,而一种毒素也可存在于多种毒蕈之中。

2. 毒蕈中毒根据不同临床表现,可以归纳为以下 7 类:胃肠炎症状、神经精神症状、急性肝损害、急性肾衰竭、溶血、横纹肌溶解和光过敏皮炎。急性肝损害型病死率可达 50%~90%。

3. 各种毒蕈中毒潜伏期不一样,多数 6 小时内发病,个别毒蕈潜伏期达 15~30 小时,某些毒蕈的肝功能损害在食入后数天至 1 周内发生。

【病历摘要】

患者,女,55 岁。农村妇女,主家务。8 小时前患者独自煮食自家山上采摘的蘑菇150g,食后 2 小时出现阵发性腹痛、解水样便,来院前 1 小时后出现神志不清伴抽搐 1 次。既往体健。入院查体:T 36.5℃,P 90次/min,R 23 次/min,BP 140/70mmHg,神志不清,谵妄状态,瞳孔直径 0.3cm,光反射灵敏,双肺未及啰音,心率 90 次/min,心律略不齐,各瓣膜听诊区未及杂音,腹软,无压痛,肠鸣音 10 次/min。

【问题1】此患者诊断是什么?具体分型是什么?

中毒常有群集现象,但此患者为独自食用,除自己采摘的蘑菇外,其他食物无特殊,结合胃肠炎症状及神经精神症状,故需要考虑毒蕈中毒。一种毒蘑菇常含有多种毒素,比如可同时含有毒蕈碱、蟾蜍毒和光盖伞毒等。毒蕈碱可产生 M 样症状(毒蕈碱样症状,可参见有机磷农药中毒章节),如腹痛、腹泻和出汗,气道分泌物增多,肺部啰音等;蟾蜍毒及光盖伞毒则可产生神经精神症状,比如幻视、幻听、谵妄甚至昏迷。

【问题2】初步处理是什么,需进行哪些必须检查?

1. 植物性中毒的初步处理原则

(1)首先需评估意识、呼吸及循环情况。此患者就诊主因是意识障碍,尤其需注意。意识障碍患者气道的很多自身保护反射常减退甚至消失,故常常需气道保护并给氧,合并呼吸衰竭或有很高反流误吸风险者,需及时气管插管。

(2)建立静脉通路,补液促进毒物代谢。

(3)心电、血压及氧饱和度监测。

(4)6 小时内建议洗胃。

2. 基本检查

(1)血常规、肝肾功能、电解质、心肌酶:了解患者有否肝、肾功能损害及电解质紊乱,有否贫血等。

(2)血气分析:了解氧合及代谢状况。

(3)血胆碱酯酶活性:本患者症状亦酷似有机磷农药中毒,故需除外。

(4)心电图:进一步了解心脏节律情况,有否心律失常,毒蕈有否累及心脏。

(5)头颅 CT:建议完善头颅 CT 除外急性脑血管病。

【问题 3】此患者的鉴别诊断是什么?

尽管高度怀疑毒蕈中毒,但由于此类中毒缺少特异性实验室检测指标,故仍需根据症状与其他疾病相鉴别。

1. 此患者有 M 样症状,也有中枢神经症状,与重度有机磷农药中毒相似,故需鉴别。

2. 患者的意识障碍亦需与脑血管病(如脑血管意外,包括脑出血、蛛网膜下腔出血)、癫痫、颅内感染等相鉴别。

3. 患者来院前有抽搐 1 次合并神志障碍,除与癫痫鉴别外,亦需与其他恶性心律失常如室性心动过速、心室颤动、房室传导阻滞导致的阿 - 斯综合征相鉴别,因此需心电监护,如有必要需复查心电图和心肌酶。

【病历摘要】

检 查 回 报

血常规:WBC 8.5×10^9/L、Hb 110g/L、PLT 105×10^9/L。

血生化:Glu 8.9mmol/L、Cr 70μmol/L、Na^+ 137mmol/L、K^+ 3.05mmol/L;心肌酶及肝功能未见异常。

心电图:窦性心律、偶发房性期前收缩,未见 ST-T 改变。

头颅 CT:未见明显异常。

【问题 4】毒蕈中毒患者如何治疗?

1. 疑似毒蕈中毒应尽早干预。

(1)洗胃:毒蕈中毒后尽早、彻底洗胃是抢救的关键,尤其是 1 小时内施行的洗胃是最为有效的,部分患者时间窗可放宽。

(2)活性炭:应用活性炭剂量推荐为 24 小时内 20~50g/4h,吸附胃肠道内毒素,减少吸收。

(3)催吐、导泻:促进毒素排出。

2. 血液净化治疗　目前被认为是毒蕈中毒救治最为有效的手段。早期 24 小时内应用血液净化技术可提高患者生存率。血液净化技术包括传统血液净化(血浆置换、血液灌流、血液透析)和人工肝技术。根据目前的研究,首选血液灌流,2~3 次 /d,连续 2~3 天,根据患者病情及毒物种类、剂量决定是否追加灌流次数。对于出现肝肾功能不全、MODS 患者应考虑血液灌流联合连续性血液净化技术,如有条件可开展人工肝技术。

3. 水飞蓟素　对于出现肝功能损害的毒蕈中毒,特别是鹅膏毒素蕈类中毒患者,推荐应用水飞蓟素。推荐用法:水飞蓟素注射液 20~50mg/(kg·d),连续应用 2~4 天。水飞蓟素胶囊:35mg/(kg·d),分 3 次口服。

4. N- 乙酰半胱氨酸(NAC)　NAC 对鹅膏毒素蕈类中毒治疗可能有益。用法用量目前无统一标准,可参照第 79 章第四节 NAC 静脉 20 小时给药方案。注意出现变态反应及凝血功能异常。

5. 灵芝煎剂(GGD)　有报道应用灵芝煎剂治疗鹅膏毒素蕈类中毒取得很好疗效。推荐用法:200g 灵芝加水煎至 600ml,200ml/ 次,3 次 /d,连续 7~14 天。

6. 器官功能支持和器官移植　予循环和呼吸支持、保肝、护肾、脑水肿防治及预防感染等支持治疗。如出现不可逆性肝衰竭,可考虑肝移植。

7. 其他对症支持治疗 胃肠炎型毒蕈中毒者予补液对症,维持内环境等治疗;胆碱能中毒者应用阿托品;神经精神症状可应用东莨菪碱,适当镇静。出现横纹肌溶解予补液,碱化尿液。出现肾功能不全尽早行肾脏替代治疗;凝血功能障碍可应用维生素 K_1 并补充新鲜血浆,可应用肾上腺糖皮质激素以减轻溶血反应。

(卢中秋)

【推荐阅读文献】

[1] 陈潇荣,赵光举,洪广亮,等.急性毒蕈中毒八例报告.中华劳动卫生职业病杂志,2016,34 (11): 859.
[2] 林果为,王吉耀,葛均波.实用内科学.15 版.北京:人民卫生出版社,2017.
[3] 卢中秋,洪广亮.高度重视,提高毒蕈中毒的临床救治水平.中华急诊医学杂志,2018,27 (3): 245.
[4] 欧阳钦.临床诊断学.2 版.北京:人民卫生出版社,2010.

第 81 章 气 体 中 毒

【精粹】

1. 急性气体中毒包括刺激性气体中毒和窒息性气体中毒两类,常通过呼吸道吸入引起中毒。

2. 临床常见刺激性气体包括浓硫酸、浓盐酸烟雾,氯气,光气等;主要造成呼吸道黏膜、眼部和皮肤的刺激作用,表现为咳嗽、胸闷和呼吸困难,严重可致 ARDS。

3. 窒息性气体中毒主要分为两类:单纯窒息性气体中毒(包括甲烷、二氧化碳等)和化学窒息性气体中毒(一氧化碳、硫化氢等),主要通过置换空气中的氧气或在体内进行化学反应造成组织、细胞缺氧;表现为头痛、头晕,神志、精神障碍及器官功能不全。

第 1 节   刺激性气体中毒

【病历摘要】

患者,男,52 岁。因"吸入硫酸烟雾后咳嗽 2 天,呼吸费力 1 天"就诊。2 天前患者在工厂清洗密闭硫酸池时,未戴任何防护设备,作业 20 分钟后出现咳嗽,后立即离开作业环境,无昏迷,无发热,无咯血,自服"感冒药"后无好转,1 天前出现呼吸费力,活动后明显。为求进一步治疗,来医院急诊就诊。既往无高血压、冠心病等病史,无药物过敏史。查体:T 36.8℃,P 110 次/min,R 28 次/min,BP 135/75mmHg。神志清,皮肤、巩膜无黄染,鼻导管(流量 10L/min)给氧下呼吸急促,口唇发绀,双肺呼吸音粗,可及广泛细湿啰音。心率 110 次/min,心律齐,各瓣膜听诊区未闻及病理性杂音。腹软,肝脾肋下未及,双下肢不肿,病理征阴性。辅助检查:胸部 CT 示双肺可见广泛渗出,感染可能(图 3-81-1)。血常规:WBC 12×10^9/L、N% 82%、Hb 130g/L、PLT 120×10^9/L;生化检查:肌酐 69μmol/L、K^+ 4.0mmol/L、Na^+ 140mmol/L、血糖 6.5mmol/L;血气分析:pH 7.405,PaO_2 52.1mmHg,$PaCO_2$ 39mmHg,BE −0.2mmol/L(氧浓度 33%)。

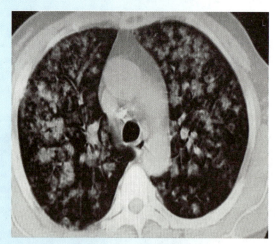

图 3-81-1   入院时胸部 CT

【问题 1】患者肺部病变性质及依据是什么?

结合患者病史,肺部病变主要考虑化学性肺炎,不考虑社区获得性肺炎。其依据在于:

1. 此患者前期无上呼吸道感染症状,并且诱因明确,清洗硫酸池后出现咳嗽。

2. 患者病程中无畏寒、发热等感染征象。

3. 血常规白细胞及中性粒细胞百分比升高,不具备感染特异性,很多非感染因素也会导致二者升高。

【知识点】

肺炎是指肺实质的炎症,引起感染的病因除常见的细菌、病毒、真菌和支原体等病原微生物外,也包括理化因素、免疫因素等病因。如本例中化学物质吸入、癌症患者放疗后放射性肺炎等。硫酸、盐酸和硝酸等是工业生产中常用化学物品,多储存于工厂酸池中。由于防护措施不完善,工人在清洗酸池时常发生中毒,轻者出现上呼吸道刺激症状,严重者出现化学性肺炎、肺水肿,甚至心跳、呼吸骤停。

【问题2】患者符合 ARDS 诊断吗?其依据是什么?

结合患者氧合指数,此患者考虑中度 ARDS。ARDS 诊断标准(2012 柏林标准):

1. 急性起病,原发病(严重感染、创伤、DIC、气体吸入等)后 7 天以内。

2. 肺部影像学示双肺浸润影。

3. 肺水肿难以用心力衰竭和液体超负荷解释。

4. 呼吸窘迫,氧合指数 ≤ 300mmHg。

其中 200mmHg < 氧合指数 ≤ 300mmHg 为轻度 ARDS;100mmHg < 氧合指数 ≤ 200mmHg 为中度 ARDS;氧合指数 ≤ 100mmHg 为重度 ARDS。

【问题3】作为首诊医生,如何对患者进行分流?

急诊科医生除了明确诊断,给予恰当治疗外,需决定患者如何分流,即患者去向:带药离院;留观;入住专科病房或重症监护病房(ICU)。

结合此患者,中度 ARDS,两肺弥漫性渗出,需呼吸机辅助通气;并且呼吸情况极有可能恶化,甚至需气管插管,有创机械通气;此外肺部也有继发严重感染风险;因此需联系 ICU 会诊收住。

【问题4】如何对此类患者进行呼吸支持?

呼吸支持是急诊科的重要支持治疗手段,包括普通氧疗及呼吸机辅助通气。氧疗的给氧方式包括鼻导管(提供 22%~44% 浓度的氧气)、文丘里面罩(可调式通气面罩)(提供 35%~55% 浓度的氧气)和储氧面罩(提供 60%~80% 浓度氧气)。根据患者氧合情况及基础疾病选择合适氧疗途径,维持经皮血氧饱和度(SpO_2)≥ 92%,氧分压(PaO_2)≥ 60mmHg。单纯刺激性咳嗽、胸闷,可选择鼻导管给氧,难以达到前述给氧目标,可升级至文丘里面罩或储氧面罩;肺部渗出明显,轻度 ARDS 则需选用文丘里面罩或储氧面罩给氧。如果经储氧面罩给氧,SpO_2 仍难以维持,则需呼吸辅助通气。此外,如果患者合并基础疾病,如 COPD,有二氧化碳潴留者,低流量给氧后氧合难以维持,也可直接进行呼吸机辅助通气。

呼吸机辅助通气包括无创呼吸机支持(BiPAP 最常用)和有创呼吸机支持。刺激性气体中毒后轻度到中度 ARDS 早期可试用 BiPAP 呼吸机,大部分患者可避免气管插管。重度 ARDS 或者 BiPAP 呼吸机参数已达上限,SpO_2 仍难以维持,需立即气管插管,进行有创呼吸机支持。对于中毒后神志不清、呕吐误吸或具备其他气管插管指征时,亦需尽早气管插管。

【问题5】除了氧疗,还需对患者进行什么治疗?

1. 糖皮质激素 对于此类患者,早期激素治疗十分重要。根据肺部渗出情况可选择不同激素剂量,甲泼尼龙 40~240mg/d;肺水肿合并重度 ARDS 者,甚至可短期冲击治疗(甲泼尼龙 0.5~1g)。激素一般使用 3~5 天,根据患者病情,可快速减量或停用。

2. 出入量控制 此类患者在循环及血压稳定的情况下,需保持出入量负平衡。

3. 预防性应用抗生素 患者极易继发肺部感染,需早期使用抗生素,并根据痰培养等结果进一步调整。

4. 其他 如维持水电解质平衡、其他器官功能保护等。

【问题6】此类患者预后如何?会留有后遗症吗?

此类患者如及时就医,来院时无呼吸、心搏骤停等并发症,经积极治疗,肺部病变一般会在一周内明显吸收,极少数患者病灶吸收后会留有肺部纤维化,对肺功能一般无影响。

入院后第 5 天复查胸部 CT,见图 3-81-2。

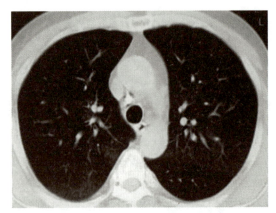

图 3-81-2　入院第 5 天胸部 CT 图片

第 2 节　一氧化碳中毒

【精粹】

一氧化碳(CO)是一种无色、无味、无刺激的气体,是生活燃料——液化气(俗称"煤气")的重要成分,也可由含碳物质不充分燃烧产生。一氧化碳中毒常常由煤气泄漏,烧炭/煤取暖或自杀导致;亦可由工业生产中泄漏,矿井瓦斯爆炸而导致群体性中毒事件。CO 进入人体后,迅速与血红蛋白(Hb)形成碳氧血红蛋白(COHb),并且 CO 与 Hb 亲和力比氧气大 240 倍,导致 Hb 失去携氧能力,从而引起全身各组织缺氧,尤其以脑组织损害最为突出。

【病历摘要】

患者,女,45 岁。因"在浴室洗澡时突发神志不清 2 小时"入院。患者 2 小时前用燃气热水器在浴室洗澡,约 30 分钟后,家属发现患者摔倒在浴室地面,呼之不应,无肢体抽搐,无大小便失禁,急送医院急诊。既往无高血压、糖尿病病史,无药物过敏史。查体:T 36.8℃,P 110 次/min,R 20 次/min,BP125/65mmHg,SpO$_2$ 80%,神志浅昏迷,头部未见明显淤青及出血,双侧瞳孔等大等圆,直径 0.25cm,对光反射灵敏,口唇红润,双肺呼吸音清,未闻及明显干湿啰音,心率 110 次/min,心律齐,各瓣膜听诊区未闻及明显杂音,腹软,肝脾肋下未及,双下肢不肿,病理征阴性。

【问题 1】作为首诊医生,需要立即进行的处理是什么?

作为急诊医生,首先需评估 A(气道,airway)、B(呼吸,breath)、C(循环或血压,circulation)。患者为昏迷患者,气道和呼吸的评估尤其重要。结合患者入院时体格检查,血压、心率、体温正常,但血氧饱和度<92%,需要立即处理。首先需给氧,如果普通给氧难以维持,则需呼吸机有创通气;此外如果患者气道不可靠,呕吐、误吸风险大,亦需尽早气管插管。

【问题 2】患者鉴别诊断是什么?如何合理安排辅助检查?

患者为中年女性,昏迷入院,主要是昏迷病因的鉴别。结合患者洗澡过程中出现神志不清,并且使用的是燃气热水器,首先需考虑有否一氧化碳中毒;其次需排除有否脑血管意外或摔倒后合并颅脑外伤;最后还需除外有否心源性、肺源性等其他病因,如心律失常、肺栓塞等。按照鉴别诊断思路,需安排头颅 CT、床旁心电图、COHb 浓度、血常规、血生化、血气分析、心肌酶及肌钙蛋白、凝血功能及 D-二聚体等检查。

【病历摘要】

患者辅助检查结果回报

头颅 CT：未见明显异常。

心电图：窦性心动过速，未见明显 ST-T 改变。

COHb 浓度：40%。

血常规：WBC 11×10^9/L、N%65%、Hb 120g/L、PLT 100×10^9/L；血气分析：pH 7.36，PaO_2 80mmHg，PCO_2 25mmHg，BE-3.5mmol/L；CK-Mb、TnI、D- 二聚体正常。

【问题 3】结合上述辅助检查结果，考虑什么诊断？如何进行分度？

患者头颅 CT 正常，心电图未见明显恶性心律失常，且心肌酶及肌钙蛋白、D- 二聚体等正常，其他昏迷原因暂不考虑；结合 COHb 浓度高达 40%，患者一氧化碳中毒诊断明确。

一氧化碳中毒主要按照临床表现和 COHb 浓度进行分度，可分为轻、中、重三种程度。其中临床表现为头晕、头痛、恶心等，COHb 浓度 10%~30% 为轻度一氧化碳中毒；临床表现为运动失调、幻觉，甚至浅昏迷，COHb 浓度 31%~50% 为中度一氧化碳中毒；临床表现为抽搐、深昏迷、低血压和心律失常等，COHb 浓度高达 51% 以上为重度一氧化碳中毒。此患者神志浅昏迷，COHb 浓度为 40%，合并呼吸衰竭，需考虑中度一氧化碳中毒。

【问题 4】除氧疗外，还需给予什么治疗？

1. 防治脑水肿　视病情给予 20% 甘露醇（125~250ml）每 6~12 小时 1 次，脱水降颅内压，同时需监测患者肾功能；肾功能不全者，可改白蛋白联合呋塞米脱水。

2. 促进脑细胞功能恢复　可给予胞二磷胆碱（尼可林）、醒脑静、B 族维生素等营养神经，促进神经功能恢复。

3. 防治并发症　定时翻身、拍背、吸痰，防止坠积性肺炎；防止压疮；维持水电解质平衡等。

【问题 5】患者经储氧面罩给氧 1 小时，神志仍昏迷，下一步治疗措施是什么？

需立即联系高压氧治疗，如本院无相关设备，需转院。

高压氧是治疗中重度一氧化碳中毒的有效方法，它能增加血液中物理溶解的氧含量，从而提高血液中总的氧含量，加速 COHb 解离，缩短昏迷时间和病程，并减少远期并发症的发生。

【问题 6】此患者因经济原因未行高压氧治疗，后经普通氧疗后好转出院。出院后 40 天，患者出现木僵、言语迟缓，诊断需考虑什么？

结合患者病史，治疗过程中未及时行高压氧治疗，出院 40 天出现的木僵、言语迟缓，需高度怀疑一氧化碳中毒迟发性脑病。

【知识点】

一氧化碳中毒迟发性脑病是指急性一氧化碳中毒患者意识恢复正常后在 2 个月以内出现的一系列神经精神症状，主要表现为以下几个方面：

1. 精神及意识障碍呈痴呆状态、谵妄状态或去大脑皮质状态。

2. 锥体外系神经障碍，出现帕金森综合征的表现。

3. 锥体系神经损害，如偏瘫、病理征阳性、小便失禁等。

4. 大脑皮质局灶性功能障碍，如失语、失明等，或出现继发性癫痫。

一氧化碳中毒迟发性脑病的发生与 CO 暴露时间，昏迷时间、昏迷程度、贫血等相关，可行头颅 MRI 或 CT 明确，但诊断及预后价值头颅 MRI 显著优于头颅 CT，早期磁共振（T_2WI）中双侧对称白质高信号是其预测因子。治疗上除高压氧及营养神经治疗外，目前无其他有效治疗方法。

（卢中秋）

【推荐阅读文献】

［1］林果为, 王吉耀, 葛均波. 实用内科学. 15 版. 北京: 人民卫生出版社, 2017.

［2］全国卫生标准技术委员会职业病诊断标准分委会. 职业性急性一氧化碳中毒诊断标准: GB 8781-1988. [2019-06-01]. https://www. spc. org. cn/online/GB%25208781-1988/ ?.

第82章 工业毒物中毒

第1节 亚硝酸盐中毒

【精粹】

1. 亚硝酸盐中毒多见于因误食工业用亚硝酸盐而引起的中毒。

2. 在一些特殊情况下，如肠道功能紊乱时，硝酸盐在肠道硝酸盐还原菌的作用下，可使大量硝酸盐还原为亚硝酸盐，从而引起亚硝酸盐中毒。

3. 长期饮用含亚硝酸盐的井水或腌制咸肉时添加亚硝酸盐过多也可引起亚硝酸盐中毒。

4. 亚硝酸盐的毒性是通过产生高铁血红蛋白，使红细胞失去携氧能力。另外，亚硝酸盐对周围血管也有麻痹作用。

5. 亚硝酸盐中毒多表现为发绀、呼吸困难，可因呼吸、循环衰竭而死亡。

6. 血高铁血红蛋白的定量检验和剩余食物中亚硝酸盐的定量检验可协助诊断。

7. 小剂量亚甲蓝的应用为亚硝酸盐中毒的特效解毒措施。

【病历摘要】

患者，男，47岁。因"头晕、头痛伴恶心、呕吐半小时"来急诊就诊。既往无心肺疾病史，主妇回忆煮菜过程中，家中食盐用尽，将亲友寄存的一罐白色类似食盐的粉末当作食盐使用，食用约半小时后开始出现头晕、头痛、恶心和呕吐等症状。查体：心率126次/min，呼吸26次/min，血压90/45mmHg，SpO₂ 80%。神志清楚，精神差，急性病容，口唇及甲床可见明显青紫，呼吸急促，双肺呼吸音粗，无明显干湿啰音。实验室检查血高铁血红蛋白含量为28%。

【问题1】该患者的诊断是什么？

思路1：病史采集。

中年男性患者，因"头晕、头痛伴恶心、呕吐半小时"来院，有误食食盐病史，接触史明确，需高度怀疑亚硝酸盐中毒。

思路2：体格检查。

患者急性病容，口唇及甲床可见明显青紫，呼吸急促，SpO₂仅有80%，需警惕出现意识障碍、抽搐、休克等危及生命的情况。

思路3：辅助检查。

该患者实验室检查血高铁血红蛋白含量为28%，较正常值（1%~3%）明显升高，是亚硝酸盐中毒的表现。

结合患者的病史、查体及辅助检查可诊断为急性亚硝酸盐中毒。

【问题2】如考虑亚硝酸盐中毒，急诊应该如何处置？

思路：终止毒物接触，稳定生命体征，清除毒物，特效解毒药，对症治疗。

1. 评估生命体征　若患者出现呼吸、循环功能不稳定，如休克、严重低氧血症和心脏骤停，应立即进行心肺复苏，尽快采取相应的救治措施。

2. 清除体内尚未吸收的毒物 催吐、洗胃、导泻、全肠道灌洗。

3. 促进已吸收毒物排出 血液净化治疗。

4. 特效解毒药的应用 小剂量亚甲蓝:亚甲蓝 1~2mg/kg 缓慢静脉注射,2~4 小时后可重复一次,之后视病情逐渐减量,直至发绀消失,24 小时总量一般不超过 600mg。注意,大剂量(10mg/kg)亚甲蓝的效果刚好相反,而加重病情。

5. 对症治疗 保持呼吸道通畅,输液营养支持,选用适当的抗生素防治感染,纠正休克,脏器功能保护等。

【问题 3】亚硝酸盐中毒的机制是什么?

思路:亚硝酸盐可产生高铁血红蛋白导致缺氧,转化为亚硝酸刺激胃肠道,还可以麻痹周围血管导致休克。

亚硝酸盐自肠道吸收后,使正常血红蛋白(Fe^{2+})氧化为失去携氧能力的高铁血红蛋白(Fe^{3+}),后者超过血液 10% 时即可引起发绀,组织器官缺氧,皮肤黏膜表现最为明显。亚硝酸盐于胃内部分转化为亚硝酸,可对胃肠道产生局部刺激,导致恶心、呕吐、腹痛、腹泻等症状。由于亚硝酸盐对中枢神经系统,尤其对血管舒缩中枢有麻痹作用,还能直接作用于血管平滑肌,导致血管扩张,发生周围循环衰竭。

第 2 节 氰化物中毒

【精粹】

1. 氰化物是分子中含有氰离子(CN^-)的剧毒化合物,皮肤伤口接触、吸入、吞食微量就会中毒死亡,军事上属于速杀型战剂。

2. 氰化物的毒性主要由在体内解离出的氰离子引起以中枢神经系统和心血管系统为主的多系统中毒症状。

3. 急性氰化物中毒后的潜伏期与接触氰化物的浓度及时间有直接关系,可于接触后数秒至 5 分钟内死亡,也可在接触后几小时出现症状。

4. 氰化物中毒患者口唇、皮肤和静脉血呈鲜红色,呼出气有苦杏仁味。皮肤接触后会有皮肤刺激、红斑及溃烂。

5. 亚硝酸盐 - 硫代硫酸钠疗法为急性氰化物中毒的特效解毒措施。

6. 正常人体全血氰离子浓度 <20μg/dl,氰化物中毒者的血氰离子浓度明显升高,最好在中毒后 8 小时内进行检测。

【病历摘要】

患者,女,37 岁。因"意识障碍半小时"来急诊就诊。患者于半小时前被家属发现晕倒在地,呼之不应,现场留有一标签注明氰化钠的容器瓶,内残留少量浅棕色液体,既往有精神病史 2 年。查体:P 110 次 /min,R 36 次 /min,BP 98/55mmHg,SpO_2 86%。神志昏迷,双瞳孔等大等圆(直径 4mm),对光反射存在,呼吸浅快,呼出气体有苦杏仁味,双下肺散在湿啰音,未见四肢抽搐,病理征阴性。动脉血气:PaO_2 76mmHg,$PaCO_2$ 38mmHg,pH 7.01,BE^- –18mmol/L,Lac 6.8mmol/L。静脉抽血呈鲜红色。实验室送检回报:肝肾功能及电解质未见异常,心肌梗死三项正常。容器内液体及患者静脉血均检出氰离子浓度 110μg/dl。

【问题 1】该患者的诊断是什么?

思路 1:病史采集。

中年女性患者,既往有精神病史,发现意识障碍半小时,现场有标注氰化物的容器,接触史明确,需高度怀疑氰化物中毒。

思路 2:体格检查。

患者神志昏迷,呼吸浅快,呼出气体有苦杏仁味,双下肺散在湿啰音,需警惕出现呼吸心跳停止、抽搐等危及生命的情况。

思路 3:辅助检查。

该患者静脉血呈鲜红色,血氰离子浓度 $110\mu g/dl$,较正常值明显升高,是诊断的"金标准"。

结合患者的病史、查体及辅助检查可诊断为急性氰化物中毒。

【问题 2】如考虑氰化物中毒,急诊应该如何处置?

思路:终止毒物接触,稳定生命体征,清除毒物,特效解毒药,对症治疗。

1. 评估生命体征　若患者出现呼吸、循环功能不稳定,如呼吸、心搏骤停,应立即进行心肺复苏,尽快采取相应的救治措施。

2. 清除毒物　可给予洗胃、导泻,必要时可选择血液净化。

3. 特效解毒药的应用　亚硝酸盐 - 硫代硫酸钠疗法:立即以亚硝酸异戊酯吸入,3% 亚硝酸钠溶液 $10\sim15ml$ 缓慢静脉注射,随即用 50% 硫代硫酸钠 $20\sim40ml$ 缓慢静脉注射。

4. 对症治疗　保持呼吸道通畅,脏器功能保护,预防感染,营养支持等。

【问题 3】该患者乳酸升高的机制是什么?

思路:氰离子在体内能抑制组织细胞内许多酶的活性,而在线粒体内膜中的细胞色素氧化酶对氰化物最为敏感。

氰离子与呼吸链的终端酶细胞色素氧化酶(aa3)中的 Fe^{3+} 结合使酶丧失活性,导致细胞内呼吸中断,阻断电子传递和氧化磷酸化,从根本上抑制三磷腺苷的合成,从而抑制了细胞内氧的利用;虽然线粒体的氧供应充足,但由于氧的摄取和利用障碍,使需氧代谢紊乱,无氧代谢增强,糖酵解发生,最终使乳酸生成增多,导致代谢性酸中毒。

第 3 节　苯　中　毒

【精粹】

1. 苯中毒可分为急性苯中毒和慢性苯中毒。苯主要以气态经呼吸道吸入,皮肤仅少量吸收,消化道吸收完全。

2. 急性苯中毒以中枢神经系统麻醉作用为主要临床表现,轻者酒醉状,重者意识丧失,可因呼吸中枢麻痹或循环衰竭死亡。

3. 慢性苯中毒除影响神经系统外,主要影响骨髓造血系统,导致造血细胞的生长和增殖异常,以白细胞减少和血小板减少最为常见。

4. 血苯测定可较全面反映苯接触程度,尿酚也可反映苯的接触水平,但特异性较低。

5. 急性苯中毒与一般麻醉气体中毒治疗原则相同,主要抢救措施是将患者尽快脱离中毒现场,移到新鲜空气中,脱去污染衣物,以温肥皂水清洗皮肤,注意保暖。

6. 慢性苯中毒为综合性对症处理,主要对造血系统各系细胞损害给予相应治疗。

【病历摘要】

患者,女,36 岁。某皮鞋厂仓库保管员。因"头昏、乏力、牙龈出血 2 天"入院。近 2 天来感头昏乏力,有失眠、多梦、记忆力减退,晨起刷牙发现有牙龈出血,无呕血,无晕厥,无胸痛胸闷等不适。既往史:否认高血压、糖尿病、心脏病病史;否认肝炎、结核等疾病史。入院查体:T 37℃,P 94 次 /min,R 21 次 /min,BP 110/65mmHg,神志清楚,轻度贫血貌,皮肤黏膜无瘀点。双肺呼吸音清,未闻及干湿啰音。心率 94 次 /min,节律整齐,各瓣膜区未闻及杂音。腹软,全腹无压痛及反跳痛,肝肋下 1.5cm,双肾区叩击痛阴性。实验室检查:血常规示,WBC $2.5\times10^9/L$,RBC $3\times10^{12}/L$,Hb 60g/L,PLT $50\times10^9/L$;尿常规检测(-);肝功能检查正常。骨髓检测考虑为再生障碍性贫血。患者担任仓库保管员十余年,几乎每日都在仓库工作。仓库中存有苯、甲苯、汽油、醋酸乙酯等化学品。经测定,空气中苯浓度最低为120mg/m³,最高达360mg/m³,是标准值的20~60倍。

【问题1】导致患者再生障碍性贫血的可能原因是什么?

病例中患者的诊断为慢性苯中毒。慢性苯中毒是指苯及其代谢产物影响骨髓的造血功能,临床表现以白细胞减少和血小板减少最为常见,最终可发展为再生障碍性贫血或白血病等造血系统疾病。

【知识点】

苯是从煤焦油分馏及石油裂解所得的一种芳香烃化合物,为无色透明、具有芳香气味的挥发性液体。苯主要经呼吸道吸入,偶从消化道进入人体内引起中毒。吸入的苯约43%以原形从呼吸道排出,吸收后主要蓄积在脑、脊髓、肝等脂肪组织中。主要在肝脏转化被氧化成酚类代谢产物。目前认为苯中毒由苯的代谢产物酚类等引起,主要造成神经系统、造血系统及呼吸道损害,可引起脑水肿、肺水肿、全身广泛出血及呼吸肌麻痹。

【问题2】如何诊断苯中毒?

根据毒物接触史和临床表现,结合实验室检测血苯、尿酚、血象和骨髓象等可诊断。

【知识点】

苯中毒的临床表现

急性中毒主要为中枢神经系统抑制症状。轻者有头痛、头晕、耳鸣、乏力、步如醉汉、幻觉和精神障碍;重者有意识障碍、昏迷、肌肉痉挛或抽搐、呼吸困难、血压下降、瞳孔散大、光反射消失,可因呼吸麻痹而死亡。个别病例可有心室颤动。短时间在密闭环境内接触高浓度苯蒸气可引起猝死。

慢性中毒除神经系统外,还影响造血系统。神经系统早期为神经衰弱和自主神经功能紊乱综合征;造血系统异常表现是慢性苯中毒的主要特征,以白细胞及血小板减少最常见,严重者表现为再生障碍性贫血。苯所引起的白血病以急性髓系白血病为主,包括粒系、红白血病和单核系,淋巴细胞和慢性粒细胞性白血病较少。

【问题3】苯中毒如何治疗?

1. 清除毒物　吸入中毒者,迅速脱离有毒环境,换去被污染的衣物,温肥皂水(忌用热水)清洗皮肤。口服中毒者,以0.5%活性炭或2%碳酸氢钠溶液洗胃,随后注入硫酸钠30g导泻,忌催吐。

2. 解毒剂　葡萄糖醛酸可与体内苯的代谢产物酚类结合,生成苯基葡萄糖醛酸脂而起解毒作用。用法:葡醛内酯100~200mg,肌内注射或静脉滴注,轻症可口服,2~3次/d;同时可加用较大剂量维生素C。

3. 预防脑水肿　对头痛、呕吐、意识模糊者,可用20%甘露醇250mg每6~8小时静脉滴注1次,氢化可的松200mg或地塞米松10mg静脉滴注。

4. 对症处理　有血压下降或休克者,补充血容量和用血管活性药物抗休克治疗,但忌用肾上腺素,因可致心室颤动,不过心脏骤停时另当别论。有精神症状或抽搐者,可用镇静抗惊厥药,首选水合氯醛15~20ml保留灌肠,或地西泮5~10ml肌内注射或静脉注射,但忌用吗啡或其他有较强烈抑制呼吸中枢作用的药物。眼损害者,以清水冲洗,滴四环素眼液,可的松眼膏涂眼。慢性中毒为综合性对症处理,主要对造血系统各系细胞损害给予相应的治疗。

第 4 节　甲 醇 中 毒

【精粹】

甲醇中毒的临床表现:急性中毒引起以中枢神经系统、眼部损害及代谢性酸中毒为主的全身性疾病。主要见于大量吸入甲醇蒸气或误作乙醇饮入所致。轻度中毒者感头痛、头昏、乏力、失眠、恶心、呕吐。中度中毒,主要表现为神经系统及眼部功能障碍,患者神志模糊、共济失调,眼球疼痛、视力减退,甚至失明。重度中毒,剧烈头痛、眩晕、谵妄、双目失明、面色苍白,可很快进入休克、昏迷状态,最后出现呼吸肌麻痹,甚至死亡。慢性中毒以皮肤局部脱脂和皮炎为主。眼底检查视网膜充血、出血、视神经乳头苍白及视神经萎缩等。血液中甲醇、甲酸增高,个别有肝肾损害。二氧化碳结合力降低,血气分析可见 pH 降低、SB 减少及 BE 负值增加等。

【病历摘要】

患者,男,36 岁。因"饮酒后嗜睡、视物模糊 4 天"入院。患者 4 天前口服白酒约 150ml 后开始出现乏力嗜睡,伴有视物模糊,视力较前明显减低;感头晕,无视物旋转,无恶心呕吐,无头痛,无心悸胸闷,无胸痛。既往史:否认高血压、糖尿病、心脏病病史;否认肝炎、结核等疾病史。入院查体:T 36.5℃,P 72 次 /min,R 16 次 /min,BP 108/66mmHg,嗜睡状,反应迟钝,对答有时不切题。皮肤黏膜无黄染、无瘀点、瘀斑。双肺呼吸音清,未闻及干湿啰音。心率 72 次 /min,节律整齐,各瓣膜区未闻及杂音。腹软,全腹无压痛及反跳痛,肝脾肋下未触及,双肾区叩击痛阴性。眼科检查:双眼角膜无水肿,眼底,视神经乳头界清,色红,C/D=0.5,黄斑区中心凹反光未见,可见色素沉积及水肿,周边视网膜可见圆点状色素游离,动静脉纤细。实验室检查:血常规未见明显异常;肝肾功能正常,二氧化碳总量(TCO$_2$)18.5mmol/L,血气分析 pH 7.301,BE −8.5mmol/L。头颅 CT 未见明显异常。

【问题 1】引起患者视网膜病变的可能原因是什么?

病例中的患者诊断考虑为甲醇中毒。甲醇中毒易引起中枢神经系统、眼部损伤及代谢性酸中毒,尤其是对视神经和视网膜具有特殊的选择作用。

【知识点】

甲醇为易燃、挥发性液体,气味和乙醇相似,易溶于水及多种有机溶剂。主要用于甲醛、醋酸、塑料、防冻剂等生产;主要为误服甲醇或饮用含甲醇的酒而中毒。

【问题 2】甲醇中毒如何诊断?

有接触甲醇作业或误服史,结合临床表现,以及实验室检测血中甲醇、甲酸含量等可诊断。

【问题 3】甲醇中毒如何治疗?

1. 清除毒物　口服中毒 2 小时以内可用 2% 碳酸氢钠溶液洗胃,随后导泻。早期透析可减轻症状、挽救生命和减少后遗症。血液透析的指征:①血液甲醇 >15.6mmol/L 或甲酸 >4.34mmol/L;②严重代谢性酸中毒;③视力严重障碍或视神经乳头水肿。

2. 乙醇抗毒治疗　建议尽早应用乙醇治疗,以阻断甲醇在体内的代谢。乙醇可口服或与 10% 葡萄糖溶液配成 10% 浓度静脉滴注。

3. 纠正酸中毒　可用 5% 碳酸氢钠溶液 125~250mg 静脉滴注,依据血浆二氧化碳结合力决定用量。

4. 眼科治疗　急性期避免光线刺激,双眼应用纱布覆盖保护。激素可减轻脑水肿和视神经损害,可用地塞米松 20~30mg 或氢化可的松 200~300mg 静脉滴注。

5. 对症支持治疗 烦躁不安时用地西泮 10~20mg 静脉注射,脑水肿时用 20% 甘露醇 125ml 静脉滴注及维持呼吸循环功能。应用大剂量维生素及促进神经系统恢复的药物。

第 5 节 强酸强碱中毒

【精粹】

1. 强酸强碱具有腐蚀性,主要经消化道、皮肤进入人体导致局部组织的炎症反应,可直接引起皮肤黏膜溃烂、胃肠穿孔。吸收后可导致肝、肾损害。这取决于腐蚀性物质的强度、浓度及接触的时间。

2. 强碱包括排水沟清洁剂中的氢氧化钠和家庭用漂白剂中的次氯酸钠等。强酸包括清洁剂中的盐酸和硫酸、铁锈去除剂中的氢氟酸。儿童经常无意中接触到强酸强碱,而有自杀倾向的成人会导致严重的结局。

3. 皮肤接触者,以大量清水冲洗。口服中毒者避免洗胃,可饮牛奶、蛋清、氢氧化铝凝胶。注意防治食管、胃穿孔。

【病历摘要】

患者,女,65 岁。既往有精神病史。因"口服 2 大口管道疏通剂 3 小时"入急诊科。患者于 3 小时前试图自杀,口服 2 大口管道疏通剂,15 分钟后感上腹痛及吞咽困难,伴恶心呕吐,无呼吸困难。查体:神清,语利,T 36.6℃,P 80 次/min,BP 145/90mmHg,R 22 次/min,SpO_2 100%,咽后壁红肿破溃,可见渗液,双肺呼吸音清,无干湿啰音,心率 80 次/min,律齐,无杂音,腹平软,无压痛及反跳痛,肝脾未触及。

【问题 1】患者目前有无生命危险?是否需要进入抢救室诊治?

患者老年女性,服用强碱自杀,目前生命体征相对平稳,无呼吸困难,但有食管及胃穿孔的风险,应进入抢救室进一步诊治。

【问题 2】需立即进行什么处理?

禁食禁水,开放静脉通道,补液,抽血留取标本,行血常规、尿常规、粪便常规、肝肾功能和凝血功能检查、血气分析等。请胃肠专科会诊。必要时行内镜检查。

【问题 3】如何清除胃内的强碱?

口服中毒者禁止洗胃。可以通过鼻饲管用牛奶、蛋清来减轻酸的腐蚀性。

【知识点】

强酸强碱中毒的临床特征

1. 皮肤接触强酸强碱通常引起局部的疼痛和炎症。例如氢氟酸钠可以导致不同程度的、通常是延迟性的深部组织坏死,伴有低钙和低镁血症以及室性心律失常,后者可以导致死亡。值得注意的是,当角膜接触酸性物质时,其损伤很表浅,通常不会引起穿孔或者留下伤疤;但接触碱性物质时,后果非常严重,可以出现穿孔或者留下伤疤。

2. 口服中毒后立即感口、咽、食管剧烈烧灼样疼痛,口腔、咽部充血、糜烂。吞咽困难、恶心、呕吐、腹痛、腹泻是远端胃肠道损伤的标志。标志性的喉气管损伤通常包括吞咽困难、流涎、喘鸣和呼吸困难。

3. 强碱损伤可以导致食管组织的液化坏死,引起穿孔或延迟性的狭窄。强酸导致凝固性坏死,可以减轻深部组织损伤的程度。严重的强酸损伤可导致胃出血、胃穿孔甚至化学性腹膜炎。

4. 强酸、强碱吸收后还可发生严重的酸、碱中毒,溶血和肾衰竭。

【知识点】

强酸强碱中毒的诊断与鉴别诊断

1. 没有口咽部的灼伤不一定能排除严重的食管或者胃部损伤。

2. 立位胸腹部 X 线检查能评价呼吸状况、纵隔积气或者由胃穿孔导致的气腹。

3. 内镜是评价严重的食管或者胃部损伤的诊断性检查。为了明确损伤的程度和是否需要住院,应当在摄入几小时内进行早期内镜检查。

【知识点】

强酸强碱中毒的急诊治疗

1. 应进行心电监护和监测血氧饱和度。出现呼吸系统症状的患者,应该吸入 100% 的氧气,随后,对所有呼吸困难的患者应当在直视下行气管插管。

2. 口服中毒者禁止洗胃。可以通过鼻饲管用牛奶、蛋清来减轻酸的腐蚀性。

3. 在摄入强碱时,类固醇激素的使用是有争议的。对于有食管狭窄危险的患者,在摄入的最初 6 小时内建议使用类固醇激素;特别是那些有深部、不连续或者环形溃疡而没有坏死证据的患者。推荐静脉应用地塞米松 0.1mg/kg 或者甲泼尼龙 2mg/kg。对于静脉应用类固醇激素或怀疑有食管及胃穿孔的患者,应该使用抗生素(例如氨苄西林 500mg,1 次 /6h,静脉注射)。

4. 除了无意的、易恢复的摄入外,对于任何摄入强酸强碱的患者都应当进行胃肠专科会诊。无意摄入,且经过几小时的观察仍然没有出现症状及能够很好地耐受流质饮食的患者可以出院。有意摄入的患者,无论有无症状出现都应当进行内镜检查并且住院治疗,也应当请精神科医师会诊。

5. 皮肤接触强酸强碱时,通常只需要应用大量的水冲洗。眼部接触应当使用 1~2L 的生理盐水大量冲洗,至少 20~30 分钟。强碱的接触通常需要更多以及更长时间的冲洗。在停止冲洗之前,结膜的最终 pH 应当小于 8.0。

第 6 节　金属(铅、汞)中毒

【精粹】

1. 铅中毒是慢性金属中毒的常见原因。铅中毒通过影响器官、系统发生变化而表现出症状和体征。

2. 吸入汞能引起肺炎、急性呼吸窘迫综合征和肺纤维化。服用汞盐导致严重胃肠炎和急性肾小管坏死,但不影响中枢神经系统。

3. 口服中毒者,催吐、洗胃、导泻。螯合疗法是主要的解毒治疗方法。

4. 血铅、汞和尿铅、汞水平升高可确定诊断。诊断关键是获得铅、汞的接触史。

【病历摘要】

　　患者,女,27 岁。因"恶心、呕吐、腹痛、血尿 2 天,加重伴皮肤黄染 1 天"入院。患者于 2 天前因月经不调到私人中医诊所就医,该诊所药师误将中药偏方湿毒丹(每剂含铅粉 31g)作为三七粉发给患者。患者服用该药后 2 小时出现恶心呕吐、腹部绞痛,呕吐后腹痛可缓解,伴头晕、四肢乏力、酱油色尿。次日患者上述症状加重,并逐渐出现皮肤黄染。查体:体温 37.3℃,心率 93 次 /min,呼吸 25 次 /min,血压 115/69mmHg。全身皮肤黏膜重度黄染,双侧巩膜黄染;口唇黏膜轻度苍白;肝区、双肾区压痛(+)、叩击痛

(+),肠鸣音 6~7 次 /min。肝功能示转氨酶增高,胆红素升高,凝血常规提示 PT、APTT 延长。血铅 8.38μmol/L (参考值 <1.93μmol/L),尿铅 4.87μmol/L(参考值 <0.34μmol/L)。

【问题 1】如何采集病史?

毒物接触史是诊断的必要条件,应详细加以询问,不要遗漏任何可疑信息;毒物接触史有时不明确,诊断困难,需仔细、深入追问。

【问题 2】如何考虑患者的诊断?

凡不明原因的多脏器损伤、不明原因的出血均应想到中毒的可能。此例患者以消化道症状、肝功能损伤和凝血功能异常要考虑到中毒。本例患者误服含铅中药湿毒丹后约 2 小时陆续出现恶心、呕吐、腹痛、血尿和皮肤黏膜黄染等症状,其临床表现、实验室检查结果均符合急性铅中毒。目前诊断考虑急性铅中毒、急性中毒性肝病(重度)、急性溶血、重度溶血性贫血。

【问题 3】需紧急采取哪些措施?

血浆置换,输注红细胞、新鲜冰冻血浆,保护脏器功能和排铅治疗。

【知识点】

铅中毒常见的症状体征见表 3-82-1。

表 3-82-1　铅中毒常见的症状体征

累及系统	临床表现
中枢神经系统	急性:脑病、癫痫、神志改变、视神经乳头水肿、视神经炎、共济失调 慢性:头痛、易激惹、抑郁、乏力、情绪和行为改变
周围神经系统	感觉异常、腕下垂、深部腱反射抑制或缺失、传导功能完整
胃肠道	腹痛(多见于急性中毒)、便秘、腹泻
肾脏	急性:范科尼(Fanconi)综合征(氨基酸尿、糖及磷酸盐尿)、肾小管性酸中毒 慢性:间质性肾炎、肾功能不全、高血压、痛风
血液系统	增生减低和 / 或溶血性贫血、红细胞嗜碱点彩(少见,非特异性)
生殖系统	性欲减退、勃起功能障碍、不育、流产、早产、精子减少或异常

【知识点】

铅中毒的诊断和鉴别诊断

出现不明原因的中枢或周围神经功能障碍、贫血,同时合并腹痛、恶心、呕吐,都应该怀疑铅中毒,尤其是儿童。虽然神经功能障碍、贫血和腹痛的鉴别诊断非常多,但如出现上述症状、体征,应迅速调查铅中毒的可能。通过职业、娱乐或环境接触也可以发生铅中毒。血清铅水平升高可确定诊断。实验室检查,如红细胞嗜碱点彩、放射照片出现长骨干骺端的铅带、肠道内不透 X 线的物质也可提示铅中毒。

铅中毒急诊处理和治疗

1. 有生命威胁的通气和循环障碍,应当进行气道处理和液体复苏。

2. 铅中毒时应使用聚乙烯二醇溶液进行胃肠去污和全肠道冲洗。成人滴注速度为 500~2 000ml/h,儿童为 100~500ml/h。

3. 螯合疗法是主要的治疗方法。有症状的患者应接受依地酸二钠钙治疗,每日 1g,加入 500ml

5%~10% 葡萄糖内静脉滴注,或加入 20~40ml 液体内静脉注射,1 次 /d,3 天为一疗程,间隔 3~4 天重复使用。对成人血清铅水平在 0.34~0.48μmol/L(70~100μg/dl)或儿童在 0.22~0.33μmol/L(45~69μg/dl)并且很少或没有体征的患者,应给予琥珀酸治疗,350mg/m² 口服,3 次 /d,共 5 天,然后 2 次 /d,共 14 天。对于无症状的患者,同时成人血清铅水平低于 0.34μmol/L(70μg/dl)或儿童低于 0.22μmol/L(45μg/dl),不需要进行螯合治疗。这类患者只需要将其脱离接触铅的环境。

4. 需要进行肠外排铅治疗或必须回到可导致铅接触环境工作的患者,应入院治疗。

【知识点】

汞中毒的临床特征

消化道有恶心、呕吐、腹痛、腹泻;泌尿系统有尿少、蛋白尿;呼吸系统有咳嗽、胸闷、呼吸困难;神经系统有头昏、头痛、乏力、抽搐等症状。检查可见齿龈炎、口腔炎,可能有龈汞线。

汞中毒的诊断和鉴别诊断

诊断汞中毒的关键是获得汞的接触史。24 小时尿汞水平升高可确诊除短链汞复合物以外所有的汞中毒,全血汞浓度升高可以确诊汞复合物中毒。汞中毒所导致体征的鉴别诊断范围广泛,包括所有可以引起脑病或震颤的原因。如果怀疑汞盐中毒,也应考虑导致腐蚀性胃肠炎的其他原因(铁、砷、磷、酸和碱的摄入)。

汞中毒的急诊处理和治疗

1. 最重要的是积极治疗通气功能和心血管功能的异常。

2. 应考虑洗胃及应用活性炭治疗。如出现严重腹泻,不需导泻剂。

3. 确诊前应首先进行螯合治疗。用 5% 二硫丙磺钠或二巯丁二钠溶液 5ml,肌内注射,1 次 /d 驱汞。

(魏　捷)

【推荐阅读文献】

[1] 邓普珍. 急诊临床诊疗指南. 北京:科学出版社,2005.

[2] 林果为,王吉耀,葛均波. 实用内科学. 北京:人民卫生出版社,2017.

[3] 沈洪,刘中民. 急诊与灾难医学. 2 版. 北京:人民卫生出版社,2013.

[4] 于学忠. 急诊医学. 北京:人民卫生出版社,2014.

[5] 张斌. 急诊内科学. 北京:人民卫生出版社,2017.

[6] JUDITH E. TINTINALLI. Tintinalli's emergency medicine: a comprehensive study guide. 7th ed. New York: McGraw-Hill, 2014.

第83章 动物毒中毒

第1节 毒 蛇 咬 伤

【精粹】

1. 询问病史。①明确蛇咬伤;②应注意辨别何种毒蛇,比如蛇的名称、外形、颜色,根据伤者局部及全身的症状表现判断属何种或何类毒蛇;③并记录被咬的时间、地点,密切注意局部和全身症状的发展情况。

2. 有临床症状者,需立即进行严密监护。患者出现眼睑下垂、视物模糊、伸舌困难、言语不清或者呕血、血压下降等,需立即送抢救室,吸氧,做好气管插管准备,进行抗休克治疗,必要时血液净化治疗。

3. 蛇咬伤患者应常规检测血常规、尿常规、粪便常规、凝血功能、血生化和肌酸激酶等,必要时同时行心电图及胸部影像学检查。借此可判断机体中毒、受损程度。

4. 局部见2个(或3~4个)大而深的牙痕,伴有局部红肿、压痛、血疱等或明显的全身症状,提示为中重度蛇咬伤中毒患者。

5. 对未能确定是毒蛇还是无毒蛇咬伤者,应争分夺秒按毒蛇咬伤处理。

6. 尽早足量使用抗蛇毒血清,注意皮试及变态反应的预防。蛇种不明时,神经毒表现者选用抗银环蛇毒血清,心脏及凝血障碍毒表现者用抗蝮蛇毒血清和/或抗五步蛇毒血清,兼有神经毒、心脏及凝血障碍毒等表现选用抗眼镜蛇毒血清或抗蝮蛇毒血清加抗银环蛇毒血清。

7. 局部处理包括尽早清创排毒和局部蛇毒血清封闭治疗。

8. 所有蛇伤患者应留院观察24小时以上。

【病历摘要】

患者,男,43岁。因"蛇咬伤右脚肿痛流血5小时"来急诊。查体:T 38.2℃,BP 138/72mmHg,P 95次/min,SpO_2 98%,R 26次/min。神志清,两眼视物清晰。两肺呼吸音清,心音强,律齐。右踝内侧见较深齿印两枚,间距约1cm,有渗血,局部皮肤瘀紫,脚踝肿胀并蔓延至小腿中段,触痛明显。

【问题1】患者目前有无生命危险?是否需要进抢救室?

患者入院时呼吸、循环稳定,暂时无生命危险。该患者局部肿胀明显,且有瘀斑渗血,伴有发热,提示为心脏及凝血障碍毒类毒蛇咬伤可能性大。中毒症状可渐进性加重,严重时可能出现低血压、休克及DIC。因此需要监护血压、心电及SpO_2等,密切观察病情进展情况。蛇咬伤出现下列情况应立即入住抢救室:①眼睑下垂、视物模糊、口角流涎、伸舌困难、言语不清和呼吸困难等神经毒损害表现者,需做好气管插管及辅助呼吸的准备;②呕血、心律失常和血压下降等严重心脏及凝血障碍毒损害表现者,也应在抢救室予扩容、输血和抗休克治疗。

【知识点】

蛇毒分类及中毒表现

1. 神经毒性　主要由金环蛇、银环蛇和眼镜王蛇等咬伤引起。局部症状不明显,仅有麻痒感。1~3小时后出现全身中毒症状,视力模糊、眼睑下垂、声嘶、言语和吞咽困难、流涎、共济失调、牙关紧闭和呼吸困难。严重时出现肢体弛缓性瘫痪、惊厥、昏迷、休克和呼吸衰竭。呼吸衰竭是毒蛇咬伤急性期的主要致死原因。

2. 心血管毒性及凝血病　主要由蝰蛇、五步蛇、竹叶青和烙铁头等毒蛇咬伤引起。局部明显肿胀、剧痛、出血、水肿和组织坏死。肿胀可迅速蔓延到整个肢体,伴附近淋巴结肿痛。全身症状有发热、乏力、恶心、呕吐、烦躁、谵妄、便血、血尿、少尿、无尿、黄疸和皮肤瘀斑等。心脏受累者,心电图上可有异位心律,ST-T 波改变、QT 间期延长、心脏传导阻滞等。严重患者可因肺出血、颅内出血、消化道大出血,循环衰竭、休克及心脏骤停死亡。

3. 混合毒表现　主要由眼镜蛇、眼镜王蛇、蝮蛇咬伤引起。但各自的临床表现有主次不同,眼镜王蛇、泰国眼镜蛇咬伤以神经毒为主,并常常引起呼吸衰竭而致死;中华眼镜蛇咬伤以局部组织坏死为主,常常带来截肢和肢体功能障碍的后遗症;蝮蛇咬伤以血循毒为主。

4. 组织和肌肉毒性表现　海蛇蛇毒除有神经毒作用外,还对横纹肌有严重破坏作用,一般在毒蛇咬伤后 2 小时内出现全身肌肉酸痛、乏力,继之出现肌红蛋白尿和发生高血钾,导致急性肾功能衰竭、严重心律失常和周围型呼吸衰竭,患者可发生猝死。

【问题2】在急诊应先进行哪些基本检查?

根据临床表现,本例患者可能是心脏及凝血障碍毒类毒蛇咬伤,应迅速进行血常规、生化、出凝血、心肌酶谱、尿常规和心电图等检查。如病情进展出现呼吸困难等,需行动脉血气分析及胸部影像学检查。

【问题3】如何鉴别毒蛇与无毒蛇咬伤?

本例患者在蛇咬伤后局部伤口可见粗大较深齿印,间距较大,且有明显的局部症状(渗血、皮肤瘀斑、肿胀并迅速蔓延、触痛)及全身症状(发热),借此可以判断患者为毒蛇咬伤。

【问题4】局部创面该如何处置?

本例患者为毒蛇咬伤,应及早有效地进行局部处置。

思路1:清创排毒。用生理盐水或过氧化氢溶液、1∶5 000 高锰酸钾溶液反复冲洗伤口,以去除伤口残留的毒液。过氧化氢或 1∶5 000 高锰酸钾溶液属氧化剂有解蛇毒作用。

思路2:扩创排毒。本例患者局部肿胀明显,肢体皮肤张力高,可考虑局部扩创排毒,即用刀片沿毒蛇牙痕作"十"字形或"一"字形切开,深达真皮,使毒血外流。若出凝血明显异常者可用针头在牙痕及周围针刺放出毒血。

思路3:局部封闭。以 2% 利多卡因 5~10ml 加地塞米松 5~10mg(或甲泼尼龙 40mg)、特异抗蛇毒血清1/2 支加入生理盐水 10ml 稀释,在伤口周围和近心端上一关节处做环状封闭,本法疗效确切。若抗蛇毒血清皮试阳性,或未能及时取得抗蛇毒血清时,可考虑以胰蛋白酶(4 000IU)或糜蛋白酶(4 000IU)暂时替代抗蛇毒血清,联合 2% 利多卡因 5~10ml 和地塞米松 5mg(或甲泼尼龙 40mg)做局部封闭。

思路4:局部外敷。伤口可用糜蛋白酶加生理盐水或 1∶5 000 高锰酸钾溶液湿敷;伤口周围肿胀部位可用 20% 硫酸镁溶液湿敷,或用季德胜蛇药等蛇伤中成药外敷,以消肿镇痛。

【问题5】如何使用抗蛇毒血清?

思路1:抗蛇毒血清的选择。本例咬伤的具体蛇种不明确,但根据临床表现判断为心脏及凝血障碍毒类损害,可选用抗蝮蛇毒血清加抗银环蛇毒血清(或抗五步蛇毒血清)静脉滴注或肌内注射治疗,尽量采用静脉滴注。

思路2:血清使用的剂量。临床上常根据临床症状,结合被蛇咬伤的时间来判断中毒程度,决定注射抗蛇毒血清的剂量。一般来说,就诊较早而未出现全身症状者用抗蛇毒血清 1~2 支加入 5% 葡萄糖注射液中静脉滴注。而本例患者入院时中毒症状明显,局部症状进展快,提示中毒程度较重,应调整为常规剂量的2~4 倍;并且开放 2 条静脉通路,抗过敏和抗蛇毒血清治疗同时进行。

思路 3：应用时机。应尽早使用。抗蛇毒血清只能中和未与靶器官结合的游离蛇毒,故其疗效取决于伤后投药时间。因此,使用血清的时间愈早愈好,力争在伤后 2 小时内用药效果较佳。一般伤后 24 小时内,抗蛇毒血清应列为常规用药。伤后 24 小时以上而有明显中毒表现者,血清仍有必要使用。

【问题 6】该患者应重点防治的并发症是什么?

心脏及凝血障碍毒类毒蛇咬伤可引起 DIC 和休克,需监测生命体征、血常规、血小板计数、PT、APTT、纤维蛋白原定量、3P 试验等,做到早发现早干预。出现休克者适当使用血管活性药物如多巴胺、多巴酚丁胺等。

第 2 节　节肢动物咬蜇伤

【精粹】

1. 注意询问咬蜇动物的名称、外形和数量。

2. 就诊时伴有明显全身症状者应给予持续心电、血压和呼吸等监护,尤其是幼儿及伴有严重基础疾病者。昏迷、抽搐、呼吸困难和休克者应立即送抢救室治疗。

3. 常规检测血常规、尿常规、心肌酶、肝肾功能和电解质等,胸闷、胸痛者需要查血气分析、心电图和胸部影像学等。

4. 节肢动物中毒效应不仅包括毒素的直接作用(局部损伤、神经毒素等),且常需警惕变态反应。

5. 局部处理主要包括清创、去毒刺(如毒蝎、蜂蜇伤)、封闭和中药外敷等。

6. 全身用药包括糖皮质激素抗炎、抗组胺、解痉和镇痛等支持对症治疗,常缺乏特效抗毒素。

7. 蜇伤时间未超过 6 小时者,应留观。对于伴有全身症状的幼儿、孕妇、老年患者或伴有心肺等基础疾病者,被蜇咬伤后容易出现严重后果,应住院治疗。

【病历摘要】

患者,女,32 岁。"蜂群蜇伤致使颜面颈部肿胀伴呼吸费力 2 小时"来急诊。查体:T 37.8 ℃,BP 108/62mmHg,P 108 次 /min,SpO_2 94%,R 30 次 /min。神志清,较烦躁。两肺可闻及哮鸣音及少许湿啰音,心音中等,律齐。颜面部、颈部可见多处淡黄色蜇伤创口,周围红肿,触痛明显。

【问题 1】患者是否需要进抢救室? 如何抢救?

该患者被群蜂蜇伤颜面部、颈部多处,入院时尽管血压尚平稳,但是症状进展快,伤后 2 小时内颜面颈部红肿触痛明显,而且伴有发热、烦躁、呼吸费力等的全身性症状,两肺出现哮鸣音及湿啰音,SpO_2 下降,提示并发肺水肿可能。因此,该患者需立即送入抢救室,高浓度给氧,严密监护呼吸、血压等,给予地塞米松 10~20mg 静脉滴注,异丙嗪 25mg 肌内注射,同时给予吸入支气管扩张剂如沙丁胺醇气雾剂,静脉注射氨茶碱等治疗。必要时行气管插管或气管切开接呼吸机辅助通气。

【知识点】

节肢动物咬蜇伤常见急危症的处理

1. 过敏性休克　立即予 100% 氧气,保证呼吸道畅通。用 0.1% 肾上腺素 0.5ml 皮下或静脉注射,同时加用地塞米松 10~20mg 静脉滴注,异丙嗪 25mg 肌内注射或苯海拉明 25~50mg 静脉注射。

2. 喉头水肿　除上述处理外,可同时吸入支气管扩张剂如沙丁胺醇气雾剂,氨茶碱 0.25g 加入葡萄糖注射液 40ml 静脉推注,甲泼尼龙 40~80mg 加入 100ml 5% 葡萄糖注射液中静脉滴注。必要时行气管插管或气管切开接呼吸机辅助通气。

3. 惊厥或肌肉痉挛　某些节肢动物(如蝎子、蜈蚣等)咬蜇伤可出现惊厥或肌肉痉挛,立即以 10% 葡萄糖酸钙 10~20ml 稀释后静脉注射,并可肌内注射地西泮 10mg。

【问题 2】应做哪些急诊检查？

本例患者以局部症状及呼吸费力为主要表现，应急诊检测血常规、血生化、心肌酶谱、动脉血气分析、脑钠肽（BNP）、尿常规、心电图、胸部 X 线等，注意评估患者循环及呼吸功能。

【问题 3】局部创面如何处置？

局部处理可减少毒素扩散与吸收，因此应对本例患者进行积极的创面处理。

思路 1：清创排毒。用生理盐水或过氧化氢溶液、1:5 000 高锰酸钾溶液反复冲洗伤口。如有毒刺和毒囊遗留在伤口处，即用针挑出。如患者病情进展，颈部组织肿胀明显加剧，影响颈部血液循环及呼吸，则需进一步切开局部皮肤，达到减压及引流排毒的目的。

思路 2：外搽激素类乳膏，利于局部消肿、止痒。为防治局部感染，最好使用激素、抗生素复方制剂，如曲咪新乳膏（含曲安奈德、咪康唑、新霉素）等。

思路 3：局部封闭。本患者局部红肿疼痛明显者，可以 2% 利多卡因 5~10ml 加地塞米松 5mg、糜蛋白酶 4 000IU 局部封闭。

【问题 4】如何全身治疗？

本患者全身用药主要包括肾上腺皮质激素、抗组胺药物、支气管扩张药物、抗生素等，具体如下：

1. 肾上腺皮质激素　肾上腺皮质激素有抗毒素、抗炎、抗过敏作用，能减轻毒血症和组织细胞损伤，减轻伤口局部反应和全身中毒症状，防治溶血、肾损伤和其他器官损伤。可用地塞米松 10~20mg 或甲泼尼龙 40~80mg 静脉注射，也可口服用药，一般使用 1~2 天。

2. 抗组胺药物　可用异丙嗪 25mg，肌内注射，或苯海拉明 20~40mg，静脉注射或口服。也可使用氯苯那敏、氯雷他定等抗过敏药。

3. 支气管扩张药　常规剂量吸入支气管扩张剂沙丁胺醇（舒喘灵）气雾剂，静脉注射氨茶碱。

4. 葡萄糖酸钙　肌肉痉挛者用 10% 葡萄糖酸钙 10~20ml 稀释后静脉注射。

5. 抗感染　本例患者为群蜂多处蜇伤者，应常规使用抗生素，并肌内注射破伤风抗毒素 1 500IU。

6. 清热解毒中药　可口服季德胜蛇药片或注射清热解毒中药针剂等。

【问题 5】本例患者需要严密观察的病情有哪些？

由于蜂毒的成分复杂，由多种酶、肽类和多种生物碱等组成，有致溶血、出血和神经毒作用，可引起多器官功能损害甚至衰竭。本例患者为群蜂多次蜇伤，毒素吸收量大，病情进一步进展恶化的可能性大，因此需要密切监护，连续监测与评估重要脏器功能。

1. 喉头水肿及上气道梗阻　本例患者颜面部、颈部多处蜇伤，该部位组织结构疏松，毒素容易扩散，造成局部肿胀及喉头水肿，可进展为上气道梗阻。因此，需严密观察呼吸及氧合情况，床头备气管切开术包。

2. 呼吸衰竭　患者入院时两肺可闻及哮鸣音及少许湿啰音，提示肺水肿可能，甚至可快速进展为呼吸衰竭。因此在严密监测呼吸及氧合同时，应做好机械通气的准备。

3. 休克　早期多因蜂毒中含有的抗原性蛋白所引起的过敏性休克，疾病进展中发生休克可能与低血容量、心脏损伤和弥散性血管内凝血等有关。

4. 多脏器功能不全　病情进展可能出现肾脏（少尿、无尿、血尿）、肝脏、血液（溶血、弥散性血管内凝血等）、胃肠道（呕血、黑便）、胰腺（急性胰腺炎）和腮腺（腮腺炎）等多器官功能不全，需加强监测与评估。

第 3 节　河鲀毒素中毒

【精粹】

1. 注意询问河鲀（河豚）的食用量和食用部位。

2. 判断患者的意识状态，评估患者的生命体征，包括呼吸、血压和心率。神志不清患者建议进抢救室监护，注意保持气道通畅、建立静脉通路，必要时气管插管、呼吸机支持，维持生命体征稳定。

3. 常规检测血常规、尿常规、心肌酶、肝肾功能、电解质、血气分析、心电图和胸部 X 线等。

4. 催吐、洗胃和补液。

【病历摘要】

患者,男,58 岁。"食用河鲀肉 6 小时,四肢麻木、呼吸费力 4 小时"来急诊。查体:T 36.9 ℃,BP 198/105mmHg,P 94 次 /min,SpO$_2$ 85%,R 30 次 /min。神志蒙眬。两肺可闻及湿啰音,心音中等,律齐。

【问题 1】患者是否需要进抢救室? 初步诊断是什么?

思路 1:该患者神志蒙眬,呼吸费力、血氧下降,应警惕呼吸功能进一步恶化威胁生命,需入抢救室监护生命体征,并予以保持气道通畅、给氧、建立静脉通路等基本处理,必要时气管插管、呼吸机支持。

思路 2:食用河鲀史和临床表现,初步诊断为河鲀毒素中毒。

【问题 2】河鲀毒素中毒的临床表现?

1. 潜伏期　多于食用后 0.5~3 小时内迅速发病,最短 15 分钟发病,潜伏期愈短中毒愈重,预后愈差。

2. 消化道症状　上腹部不适,恶心、呕吐,剧烈腹痛、腹泻,呈水样便。严重者呕血和 / 或便血。

3. 神经系统症状　早期多表现为手指麻木,口唇、舌尖及肢体末端麻木,继而全身麻木、四肢无力、共济失调、肌肉瘫痪、步行艰难、不能站立、腱反射消失、言语不清、失声,呼吸困难,进而变浅且不规则、缺氧发绀、眼睑下垂、瞳孔散大或双侧不等大,昏迷。

4. 循环系统症状　脉搏缓慢、血压下降、心律失常等。心电图检查可显示有不同程度房室传导阻滞。

5. 死亡率高,多在发病后 4~6 小时内死于呼吸中枢麻痹或心脏房室传导阻滞。

【知识点】

河鲀毒素中毒机制

河鲀毒素主要作用于神经系统,阻碍神经传导,可使神经末梢和中枢神经发生麻痹。最初为感觉神经麻痹,继而运动神经麻痹,从而引起外周血管扩张,血压下降,最后出现呼吸中枢和血管运动中枢麻痹。中毒机制主要是河鲀毒素阻断钠离子对细胞膜的通透性,使神经轴突膜透过钠离子的作用发生障碍,从而阻断了神经的兴奋传导。

【问题 3】如何救治?

思路 1:治疗原则。河鲀毒素中毒尚无特效解毒药,一般以排出毒物和对症处理为主。

思路 2:一般治疗。

1. 催吐刺激咽部使之呕吐或口服 1% 硫酸铜溶液 50~100ml,必要时可用阿扑吗啡 5mg 皮下注射。

2. 洗胃　因河鲀毒素在碱性溶液中不稳定,故洗胃液以 2% 碳酸氢钠溶液为好,而报道在进食河鲀后 7~10 小时,胃内容物仍含有大量毒物,故切勿因食入时间较长而放弃洗胃,洗胃至洗出液清澈之后注入活性炭 30~50g。

3. 导泻　高位清洁灌肠,也可给予硫酸镁 15~30g 或甘露醇 250ml 导泻。

4. 大量补液及利尿,加速毒物排泄。

5. 纠正水电解质紊乱和酸碱平衡失调,补充各种维生素。

思路 3:尽早应用大剂量糖皮质激素和莨菪碱类药物。糖皮质激素能减少组织对毒素的反应和改善一般情况。目前认为莨菪碱类药物能对抗河鲀毒素对横纹肌的抑制作用。

思路 4:重症患者予以血液透析、血液灌流等对症治疗,出现呼吸、循环衰竭、休克和心脏骤停时,积极行气管插管、呼吸机辅助呼吸和心肺复苏等抢救处理。

第 4 节　鱼 胆 中 毒

【精粹】

1. 询问病史应注意了解进食鱼胆的胆汁多少。

2. 有临床症状者,需立即进行严密监护。患者出现消化道症状,皮肤、巩膜发黄,肝区肿大、触痛,尿色深黄、肾压痛、叩击痛等,需立即送抢救室,进行洗胃、利尿和透析等治疗。

3. 鱼胆中毒患者应常规检测血常规、尿常规、凝血功能、肝肾功能和心肌酶学等,必要时同时行心电图及胸部影像学检查。借此可判断机体中毒、受损程度。

4. 尽早清除毒物,早期透析治疗、保护肝肾功能,对症支持治疗。

【病历摘要】

患者,男,35 岁。因"进食鱼胆后恶心呕吐、腹泻 1 天"来急诊。查体:T 36.9℃,BP 134/89mmHg,P 76 次 /min,SpO$_2$ 98%,R 26 次 /min。神志清,皮肤、巩膜黄染。两肺呼吸音清,未闻及明显干湿啰音。心律齐,各瓣膜听诊区未闻及病理性杂音。

【问题 1】患者是否需要进抢救室,初步诊断是什么?

思路 1:该患者皮肤、巩膜黄染,提示为存在肝功能损害可能性大。中毒症状可渐进性加重,严重时可能出现肝功能衰竭、休克及 DIC。因此需要监护血压、心电及 SpO$_2$ 等,密切观察病情进展情况,应警惕病情恶化威胁生命,需入抢救室监护生命体征。

思路 2:结合患者有进食鱼胆史和查体,初步诊断为鱼胆中毒。

【知识点】

鱼胆中毒机制

鱼胆的毒性主要为胆汁成分对人体细胞的损害作用及所含组织胺类物质的致敏作用。胆汁主要有毒成分是胆汁毒素,它被胃肠道吸收,首先到达肝脏进行生化解毒,导致中毒性肝炎;继而胆汁毒素通过血液循环,损伤其他器官,如中毒性心肌炎、脑细胞损伤;之后胆汁毒素经肾脏过滤排泄,可使肾内血管剧烈收缩,发生痉挛和缺血现象;由于肾脏的持续缺血,又会导致肾脏排泄胆汁毒素的能力急剧下降,而体内蓄积的胆汁毒素,还会促使部分红细胞和肾组织发生溶血性破坏和变性坏死,这些坏死物质在血液内逐渐融合成团块状物质,堵住肾内生成尿液的细小管道,致使患者发生急性肾功能衰竭,由少尿到无尿。同时胆汁中所含的氰化物还能影响呼吸酶,即细胞色素氧化酶的生理功能,刺激血管神经使血压升高,出现中毒性综合征,危及生命。此外,胆汁中的组胺物质还可引起人体变态反应。

【问题 2】鱼胆中毒的临床特征?

1. 潜伏期为 0.5~14 小时,多在 2~6 小时发病,潜伏期愈短,预后愈差。

2. 消化系统症状　为最早出现症状,多发生在吞服鱼胆后 30~90 分钟,表现为恶心、呕吐、腹痛、腹泻等(占 95% 以上);食后 6~12 小时出现黄疸、肝大、触痛(肝脏症状占 60% 以上),肝功能异常,重者出现腹水及肝性昏迷,肝脏症状可持续 1~2 个月。

3. 肾脏功能损害症状　中毒后 8~18 小时发生,早期尿中出现蛋白、红细胞及颗粒管型,逐渐血中肌酐及尿素氮升高。严重患者 3 天后开始少尿,继之无尿,血压升高,全身水肿,出现急性肾衰竭。

4. 循环系统症状　可出现高血压、低血压,甚至休克、昏迷。部分患者出现中毒性心肌病,表现有心动过速、心音减弱、心脏扩大、心力衰竭、心肌酶学异常等。

5. 中枢神经系统症状　部分患者出现头晕、头痛、嗜睡、烦躁不安；重者出现神经麻痹、眼球震颤、抽搐、昏迷，个别有失语、下肢瘫痪。

6. 血液系统症状　严重患者发生溶血，出现呕血、便血、鼻出血及球结膜、皮下出血等，有些患者发生血红蛋白尿。

【问题3】应做哪些急诊检查？

血常规、尿常规、出凝血、肝肾功能、心肌酶学、心电图等。

【问题4】应如何进行救治？

本例患者为鱼胆中毒，尽早清除毒物，早期透析治疗、保护肝肾功能、对症支持治疗。

思路1：一般处理。由于鱼胆中毒尚无特殊的解毒疗法，病情的发展又可能导致多个器官的功能衰竭，致患者死亡，故发生鱼胆中毒时，应尽快救治。由于鱼胆汁在胃中停留时间较长，故对来诊较晚患者也应进行催吐或洗胃。

思路2：保肾治疗。急性肾功能衰竭是鱼胆中毒死亡的主要原因，故为治疗的关键。本例患者出现尿少，血肌酐升高，宜做血液透析治疗。

思路3：保肝治疗。本例患者出现皮肤、巩膜黄染，转氨酶升高，存在急性肝功能损害，予保肝治疗，必要时行人工肝替代支持。

思路4：对症治疗。

（卢中秋）

【推荐阅读文献】

［1］蓝海，陈远聪 . 中国毒蛇及蛇伤救治 . 上海：上海科学技术出版社，2008.
［2］马中富，王瑞儒，宋祖军 . 急诊医学 . 北京：军事医学科学出版社，2007.
［3］覃公平 . 毒蛇学 . 南宁：广西科学技术出版社，1998.
［4］沈洪，刘中民 . 急诊与灾害医学 . 北京：人民卫生出版社，2013.
［5］于学忠 . 协和急诊医学 . 北京：科学出版社，2011.
［6］张在其，黄子通 . 急危重症临床救治 . 武汉：湖北科学技术出版社，2010.

第84章　淹　溺

【精粹】

1. 淹溺　又称"溺水",是指人淹没于水中后,丧失正常呼吸模式,为浮于水上而努力挣扎,最终发生反射性吸气用力,因误吸或当水接触下呼吸道时发生的反射性喉痉挛,从而导致低氧血症。淹溺分为非致命性淹溺、致命性淹溺两大类。

2. 病因　不会游泳意外落水;在游泳过程中,时间过长、力气耗尽或受冷水刺激发生肢体抽搐或肢体被植物缠绕等;在浅水区跳水,头撞硬物,发生颅脑损伤而溺水;潜水意外或投水自杀;游泳过程中疾病急性发作。

3. 淹溺时水大量进入血液循环中可引起血浆渗透压改变、电解质紊乱和组织损伤,若急救不及时,可造成呼吸和心搏骤停而死亡。不慎跌入粪坑、污水池和化学物贮槽时,还可引起皮肤和黏膜损伤及全身中毒。

4. 淹溺患者来诊后应立即检查生命体征(包括SpO_2),必须立即进抢救室监护,并予吸氧、建立静脉通路。

5. 诊断明确后立即给予相应治疗,并预防可能发生的并发症,必要时可不必等待化验结果,入院后即给予氢化可的松、碳酸氢钠,有效地防治继续溶血和极可能发生的急性肾功能衰竭。

6. 必要时需控制脑水肿,促进脑功能恢复,可一开始即对此采取脱水、利尿、脑保护剂等措施。

7. 淹溺的急救程序见图3-84-1。

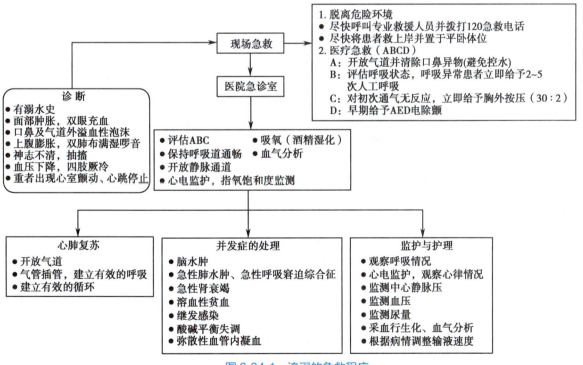

图 3-84-1　淹溺的急救程序

【病历摘要】

患者,女,21岁,主因"溺水后意识模糊30分钟"急诊入院。患者缘于入院前半小时被人发现跳入河中,被巡警救出后,将患者取头低俯卧位按压背部呕吐出大量河水,并急呼120来诊。送院途中给予清理患者口鼻中污物,开放气道,持续给氧并严密监测生命体征变化等措施。入院时患者持续性呛咳,吐粉红色泡沫样痰。查体:体温36℃,脉搏160次/min,呼吸26次/min,血压93/54mmHg。浅昏迷状,双侧瞳孔正大等圆,光反射存在,口唇发绀;两肺呼吸音急促,满布湿啰音;心率160次/min,律齐;腹软,肝脾未触及,肠鸣音存在;手足发凉,四肢活动可;病理反射未引出。

【问题1】现场如何急救?

1. 淹溺复苏　尽可能迅速将淹溺者安全地从水中救出。一旦救出,应首先开放气道,清除淹溺者口鼻异物,并评估呼吸状态。如果淹溺者无呼吸或呈现濒死性呼吸状态应立即给予人工呼吸。对初次人工通气无反应的淹溺者,立即按照30∶2的比例进行胸外按压,并尽早进行电除颤。

2. 严禁控水　使用任何手段对淹溺者进行控水是错误的,因为会延迟人工呼吸及胸外按压的宝贵时间,且会造成患者呕吐、加重缺氧、增加死亡率。

【病历摘要】

查体:浅昏迷状,口唇发绀,口、鼻充满粉红色泡沫;两肺呼吸音粗糙,布满湿啰音,血氧饱和度68%;心率160次/min,律齐;腹部隆起伴胃扩张;手足发凉。血常规:白细胞计数21.6×10⁹/L,血红蛋白100g/L,血小板计数324×10⁹/L;尿常规:浓茶色尿,尿胆原阳性,尿蛋白阳性;血清总胆红素24.3μmol/L,间接胆红素13.2μmol/L,尿素氮41.0mmol/L。血气分析:pH 7.13,二氧化碳分压53.2mmHg,动脉血氧分压42.7mmHg,实际碳酸氢根20.5mmol/L,标准碳酸氢根19.6mmol/L,碱剩余–4.8mmol/L。胸部X线:双肺透亮度减低,呈毛玻璃样改变(图3-84-2)。

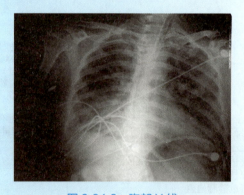

图3-84-2　胸部X线

【问题2】患者的诊断是什么?进一步如何处置?

思路1:依据有明确溺水史及上述体征及辅助检查,初诊为:淡水淹溺,Ⅱ型呼吸衰竭,呼吸性合并代谢性酸中毒,急性肺水肿,ARDS,脑水肿,急性血管内溶血。海水淹溺与淡水淹溺的病理特点比较见表3-84-1。

思路2:维持水、电解质平衡。淡水淹溺时,适当限制入水量并积极补充氯化钠溶液,对血液稀释者用3%氯化钠500ml或7.5%氯化钠溶液200ml静脉滴注,必要时重复。海水淹溺时,不可输盐水,血液浓缩者用5%葡萄糖或血浆500ml静脉滴注予以纠正,如溶血明显,则宜输血。

思路3:对症治疗。吸入或静脉滴注β受体激动剂解除支气管痉挛;给予糖皮质激素防治肺水肿、ARDS及减轻机体的溶血反应等;给予碳酸氢钠纠正严重代谢性酸中毒及碱化尿液;给予利尿剂或脱水剂治疗脑水肿;给予纳洛酮改善呼吸抑制状态。

思路 4:淹溺性肺水肿的治疗。高压氧和机械通气均可改善淹溺性肺水肿的缺氧和减轻肺水肿,但机械通气的效果优于高压氧。

思路 5:并发症的防治。最常见的并发症是感染,常见于肺部、脑部,严重者可导致脓毒症。其他并发症往往与缺氧相关,如 ARDS、脑水肿、急性肾衰竭等。

表 3-84-1　海水淹溺与淡水淹溺的病理特点比较

项目	海水淹溺	淡水淹溺
血液总量	减少	增加
血液性状	浓缩显著	稀释显著
红细胞损害	很少	大量
血浆电解质变化	钠、钙、镁、氯离子增加	钾离子增加;钠、钙、氯离子减少
心室颤动	极少发生	常见
主要致死原因	肺水肿 心力衰竭	脑水肿 心力衰竭、心室颤动

【问题 3】淹溺的过程还可能导致哪些症状?

1. 潜水反射　潜水反射是因面部三叉神经受刺激后引起的反射,表现为呼吸停止、外周血管收缩和心动过缓,通常也是儿童易发。冷水和淹溺者的焦虑可加重潜水反射。潜水反射对机体有防御作用,首先保证重要脏器的血供和减少氧耗。潜水反射和低温相互作用,可使淹溺者处于低氧耗和低代谢状态。

2. 围营救期虚脱　有些淹溺者(甚至意识清醒者)被营救到岸上后可以突发虚脱和致命性的心律失常而死亡,有学者把这种现象命名为"围营救期虚脱"。

【问题 4】淹溺抢救成功的关键因素有哪些?

抢救成功的关键在于:①提高急救意识,争分夺秒,迅速采用救治措施,在第一时间通畅呼吸道,出现病情恶化时及时处理;②诊断明确后立即给予相应治疗,并预防可能发生的并发症,可不必等待化验结果,必要时入院后即可给予氢化可的松、碳酸氢钠,可有效地防治溶血和急性肾功能衰竭;③全面分析病情,用药时考虑到每一个细节;④控制脑水肿,促进脑功能恢复,此乃复苏成败的关键,可一开始即对此采取脱水、利尿、脑保护剂等措施。

【问题 5】淹溺患者留观需注意观察哪些指标?

应密切监测肝功能、肾功能、血气分析、电解质等相关化验,并行心、脑血管系统检查。

【问题 6】淹溺患者的预后?

溺水后存活的关键因素是溺水的时间、水温、溺水者年龄及复苏抢救的速度。如沉溺在冷水中,由于潜水反射使得心率减慢,外周血管收缩,这样可使得更多的动脉血供应心脏和大脑;同时低温时组织耗氧减少,延长了溺水者的可能生存时间,因此即便沉溺长达 1 小时,也应积极抢救。

【问题 7】淹溺如何预防?

游泳前不宜进食。在海滩、水池边等地需照看好儿童。不应让婴儿、儿童、老人及残疾人独自留于浴池中。所有的游泳者均应在限定范围内游泳,并应由有经验者陪同。不会游泳者在可能落水的情况下应穿上救生衣。儿童应尽早学会游泳,成人及 12 岁以上儿童应熟悉心肺复苏基本技术。

(赵晓东)

【推荐阅读文献】

［1］葛均波, 徐永健. 内科学. 8 版. 北京 : 人民卫生出版社, 2013.

［2］蒋健, 于金德. 现代急诊内科学. 北京 : 科学出版社, 2005.

［3］于学忠. 协和急诊医学. 北京 : 科学出版社, 2011.

［4］中国心胸血管麻醉学会急救与复苏分会, 中国心胸血管麻醉学会心肺复苏全国委员会, 中国医院协会急救中心 (站) 管理分会, 等. 淹溺急救专家共识. 中华急诊医学杂志, 2016, 25 (12) : 1230-1236.

第85章 中　暑

【精粹】

1. 中暑是指在高温和热辐射的长时间作用下,机体体温调节障碍,水、电解质代谢紊乱及神经系统功能损害等症状的总称。

2. 中暑的原因有很多,获取外界热量过多或产热增加,加之散热受阻,如不及时采取措施,就会引起中暑。中暑是一种威胁生命的急症,若不给予迅速有效的治疗,患者可出现抽搐,造成永久性脑损害或肾脏衰竭,甚至死亡。

3. 核心体温(core temperature)可提示病情的严重程度,当达到41℃预示病情危重,体温若再略为升高即可致死。

4. 当出现低血压时,液体复苏是关键,升压药物应慎用。

【病历摘要】

患者,男,18岁。夏季军训露天进行队列演练过程中突然晕倒,被送入急诊科急救。既往体健,否认药物服用或慢性病史。查体:BP 92/43mmHg,P 162次/min,T 39℃,R 30次/min,衣物湿透,昏迷,双侧瞳孔等大等圆,直径3mm,双肺呼吸音清,未闻及干湿啰音,心律齐,腹软,双下肢不肿。裸露处皮肤发红,无皮疹及蚊虫叮咬痕,神经系统查体未见阳性体征。

【问题1】需立即进行什么处理?

思路1:炎热夏季,气温过高,患者野外训练后出现昏迷,伴随高热,初步考虑中暑。首要措施即脱离高热环境立即现场降温,如果延迟降温,死亡率则明显增加。可采取用凉水喷洒或用湿毛巾擦拭全身、扇风,加快蒸发、对流散热等降温处理。

思路2:患者心率快、血压下降、呼吸急促,查体衣物湿透,考虑脱水。应警惕呼吸循环衰竭威胁生命,需紧急入抢救室监护生命体征,并予以吸氧、建静脉通路等对症处理。

【知识点】

中暑概述

人体能维持体温37℃左右,是由于体内各器官组织的新陈代谢和运动时所产生的热量,能够通过皮肤表面、呼吸和出汗等途径散失,在体温中枢的调节下达到平衡。当环境温度高于皮肤温度且湿度过大时,蒸发散热受阻,大量热积蓄,如不及时采取措施,就会引起中暑。

中暑是一种威胁生命的急症,若不给予迅速有效的治疗,患者可出现抽搐,造成永久性脑损害或肾脏衰竭,甚至死亡。

中暑的原因有很多,获取外界热量过多或产热增加,加之散热受阻,如工人在高温车间工作,如果通风差,则可以发生中暑;农民露天作业,长时间受阳光直接暴晒,亦可引起中暑。高温季节,空气中湿度增加,或在人群拥挤的公共场所,由于产热集中而散热困难,均易诱发中暑。汗腺功能障碍,如广泛烧伤后大面积瘢痕形成等,或体内电解质紊乱(如低血钾),在高温环境中也可以中暑。

【病历摘要】

接诊该患者后立即进入抢救室,进行心电、血压、血氧监护,测快速血糖,建静脉通路补液,留置导尿管监测每小时尿量、尿液颜色,同时给予物理降温;快速采集病史;完善血尿便常规、肝肾功能、电解质、凝血功能四项、D-二聚体、动脉血气、B型脑钠肽、心肌损伤标志物、床旁心电图、床旁胸部X线、床旁心脏超声、心肌酶谱、感染指标(PCT、CPR、IL-6)、血栓弹力图,必要时及时复查;待生命体征平稳后行头颅CT检查、头颅MRI检查。留院观察。

【知识点】

中暑的临床表现

1. 先兆中暑　在高温环境下,出现头痛、头晕、口渴、多汗、四肢无力酸软、注意力不集中、动作不协调等症状。体温正常或略有升高。如及时转移到阴凉通风处,补充水和盐分,短时间内即可恢复。

2. 轻症中暑　体温往往在38℃以上,除头晕口渴外往往还有面色潮红、大量出汗、皮肤灼热等表现,或出现四肢湿冷、面色苍白、血压下降、脉搏增快等表现。如及时处理,往往可于数小时内恢复。

3. 重症中暑　重症中暑病情较危重,如不及时救治将会危及生命。根据不同的发病机制分为热痉挛、热衰竭、日射病和热射病四种类型。

(1)热痉挛:是一种短暂、间歇发作的肌肉痉挛,与血钠迅速降低相关。多发生于初次进入高温环境工作,或运动量过大,大量出汗仅补水者。实验室检查常发现血钠、氯降低,尿肌酸升高。热痉挛有时易与热衰竭时过度通气致手足抽搐相混淆,后者常出现手足痉挛和四肢末端及口周麻木。

(2)热衰竭:常常发生于老年人及一时未能适应高温的人。指热应激后以血容量不足为特征的一组临床综合征。严重热应激情况下,体液丢失过多,水电解质紊乱,但无明显中枢神经系统损害表现。临床表现:多汗、疲劳、乏力、眩晕、头痛、判断力下降、恶心和呕吐,有时可表现出肌肉痉挛、体位性眩晕和晕厥。热衰竭如得不到及时诊治,可发展为热射病。故应立即送往医院救治。实验室检查:血细胞比容增高,高钠血症,轻度氮质血症,肝功能异常,肌酸激酶增高。

(3)日射病:这类中暑的原因正像它的名字一样,是因为直接在烈日的暴晒下,引起颅内温度升高(可达41~42℃),引起脑细胞受损,进而造成脑组织的充血、水肿。主要症状为剧烈的头痛、头晕、恶心、呕吐、耳鸣、眼花、烦躁不安、意识障碍,严重者发生抽搐昏迷。体温可轻度升高。

(4)热射病:典型表现为高热、无汗、昏迷。根据病因分为劳力性热射病及经典性热射病。

1)劳力性热射病:见于健康年轻人(如参加训练的军人),在高温、高湿环境下进行高强度训练或从事重体力劳动一段时间后忽感全身不适,发热、头痛、头晕、反应迟钝,或忽然晕倒、神志不清,伴恶心、呕吐、呼吸急促等,继而体温迅速升高达40℃以上,出现谵妄、嗜睡和昏迷。皮肤干热,面色潮红或苍白,开始大汗、冷汗,继而无汗,心动过速、休克等。劳力性热射病在热射病基础上伴有严重的横纹肌溶解,故急性肾衰竭、急性肝损害、DIC/MODS出现早,在发病后十几小时甚至几小时即可出现,病情恶化快,病死率极高。

2)经典性热射病(非劳力性热射病):在高温环境下,多见于居住拥挤和通风不畅环境下的年老、体弱和有慢性疾病的患者,一般为逐渐起病。前驱症状不易发现,1~2天后症状加重,表现为皮肤干热和发红,84%~100%病例无汗,直肠温度常>41℃,最高可达46.5℃。病初表现为行为异常或癫痫发作,继而出现神志模糊、谵妄、昏迷等,严重者出现低血压、休克、心律失常及心力衰竭、肺水肿及脑水肿等。

实验室检查有白细胞升高,尿蛋白和管型出现,BUN、AST、ALT、LDH、CK增高,血pH降低,血Na^+、K^+降低。心电图检查有心律失常和心肌损伤的表现。

【病历摘要】

患者的化验结果回报：

凝血功能四项、D-二聚体、脑钠肽：大致正常。床旁胸部 X 线提示心肺未见异常。床旁心脏超声提示心功能大致正常。头颅 CT 示颅内未见异常。

阳性结果提示：高钾、高钙，白细胞计数增多，血小板计数减少，肌酐、尿素氮、谷丙转氨酶、乳酸脱氢酶(LDH)、肌酸激酶(CK)增高，心电图示心律失常。动脉血气提示代谢性酸中毒。

【问题2】患者目前的诊断是什么？

思路1：当时夏季，气温 39℃，患者长时间暴晒后，突然晕倒，其后发热、昏迷并低血压，无蚊虫叮咬或药物服用史，辅助检查未见明显心肺脑器质性病变，该患者诊断为热射病。

思路2：结合辅助检查的阳性结果可诊断急性肝肾功能、心肌损害、电解质紊乱、代谢性酸中毒。

【知识点】

中暑的鉴别诊断

1. 大汗昏迷　应除外有机磷药物中毒。

2. 颅内或其他部位感染急性发作　感染性疾病常在昏迷前先有发热，且脑炎等感染性疾病发病多有季节性，以夏秋及秋冬季多发。可作脑脊液化验等进一步检查排除。

3. 脑血管意外及脑外伤　多先有外伤史，或有一过性昏迷又清醒等主诉，查体可有神经功能异常，且头颅 CT 常示颅内出血等改变。亦应在症状加重时复查头 CT，除外继发颅内出血或脑栓塞的可能。

4. 老年性肺炎常与中暑并存　其临床表现多样，甚至可能缺乏呼吸道感染的症状及体征。患者可表现为食欲缺乏、意识障碍或精神异常，有些表现为心悸、胸闷、心动过速、心律不齐(房性期前收缩、室性期前收缩)等。患者体温多在 39℃ 以下，甚至个别可无发热。易合并水、电解质紊乱和酸碱平衡失调，休克，心律失常，呼吸衰竭，心力衰竭。周围血象白细胞正常或升高，分类以中性粒细胞增多为明显。X线或胸部 CT 检查可明确诊断。

5. 血糖升高　老年人糖耐量减低，50 岁以上糖尿病发病率明显升高，50 岁以上发病率高达 40%左右，且患者缺乏自觉症状，尿糖常为阴性。中暑会使病情加重，使隐性糖尿病者发病，重症中暑的应激状态亦可使血糖升高，但一般不超过 15~20mmol/L。

6. 糖尿病酮症酸中毒及非酮症高渗性昏迷　本病的诱发因素中以感染占首位，发热即成为主要症状之一，感染以肺部感染为多见。中暑亦是诱发因素之一，常以昏迷、失水、休克而就诊。非酮症高渗性昏迷多数见于老年人，半数无糖尿病史。动脉血气、电解质等实验室检查能明确诊断。

【问题3】该患者的治疗包括哪些？

早期有效治疗是决定预后的关键。有效治疗的关键点：一是迅速降低核心温度，二是血液净化，三是防治 DIC。具体救治措施为：九早一禁。即早降温、早扩容、早血液净化、早镇静、早气管插管、早纠正凝血功能紊乱、早抗感染、早肠内营养、早免疫调理，在凝血功能紊乱期禁止手术。

1. 物理降温　将患者移至阴凉通风的地方，脱去患者衣服，头部戴冰帽，颈两侧、腋下腹股沟大动脉附近放冰袋。降温目标：使核心体温在 10~40 分钟内迅速降至 39℃ 以下，2 小时降至 38.5℃ 以下。

2. 药物降温　氯丙嗪有调节体温中枢功能，扩张血管、松弛肌肉和降低氧耗的作用。25~50mg 加入 500ml 补液中静脉滴注，并同时监测血压。非甾体抗炎药不宜使用，因有抗血小板作用，且对过高体温也无功效。

3. 对症治疗

(1)循环监测：连续监测血压、心率、呼吸频率、脉搏血氧饱和度(SpO_2)、血气，每小时尿量及尿液颜色，必要时监测中心静脉压(CVP)。

（2）液体复苏：①首选晶体液，如生理盐水、葡萄糖溶液、林格液，输液速度控制在使尿量保持 200~300ml/h。②在尿量充足的情况下，第一个 24 小时输液总量可达 6~10L，动态监测血压、脉搏和尿量，调整输液速度。③利尿。早期充分补液扩容后，如尿量仍不达标，可给予呋塞米 10~20mg 静脉注射，之后可根据尿量追加剂量。同时注意监测电解质，及时补钾。④碱化尿液。补充碳酸氢钠使尿 pH 6.5。

（3）具备以下一条可考虑行持续床旁血滤，如有以下两条或两条以上者应立即行血滤治疗。①一般物理降温方法无效且体温持续高于 40℃大于 2 小时；②血钾 >6.5mmol/L；③ CK>5000IU/L，或上升速度每 12 小时超过 1 倍；④少尿、无尿，或难以控制的容量超负荷；⑤ Cr 每日递增值 >44.2μmol/L；⑥难以纠正的电解质和酸碱平衡紊乱；⑦血流动力学不稳定；⑧严重感染、脓毒血症；⑨合并多脏器损伤或出现多器官功能障碍综合征（MODS）。

（4）纠正凝血功能紊乱：主要包括先补充凝血因子（如新鲜冰冻血浆、凝血酶原复合物、纤维蛋白原、冷沉淀、血小板等）和后抗凝（D- 二聚体显著升高，在积极补充凝血因子后，早期给予抗凝治疗）治疗两个方面。

（5）气管插管。

（6）抗感染，早期预防性使用抗生素。

（7）如患者血流动力学及内环境稳定且无消化道出血和麻痹性肠梗阻，应尽早给予肠内营养。

（8）抗炎及免疫调节

1）乌司他丁：具有显著的抗炎及免疫调节作用，能够减轻全身炎症反应，保护器官功能。推荐剂量为 40 万 ~80 万 IU，2 次 /d，疗程 7~10 天。

2）糖皮质激素：符合下列之一者考虑应用糖皮质激素：①持续高热≥ 39℃，同时肺部影像学出现多发或大片实变和 / 或阴影，短期内进展迅速；②有明显呼吸窘迫，达到重症 ARDS 诊断标准。

用法：成人推荐剂量地塞米松 7.5mg/d，或氢化可的松 200mg/d，或甲泼尼龙 80~120mg/d，静脉滴注，可根据病情及个体差异调整。

3）应同时给予抑酸剂和胃黏膜保护剂；监测及控制血糖在 8~10mmol/L；预防二重感染。

（9）禁止早期行手术及其他不必要的有创操作。

【问题 4】如何预防中暑的发生？

当患者出现早期症状时，应及时撤离高温现场。避免高温下通风不良处的强体力劳动，避免穿不透气的衣服劳动，进食含盐饮料以补充水分和电解质。当高温下作业无法避免时，需改善劳动条件，加强防护措施。有易患倾向者应避免在高温下作业。

（赵晓东）

【推荐阅读文献】

［1］葛均波，徐永健．内科学．8 版．北京：人民卫生出版社，2013.

［2］蒋健，于金德．现代急诊内科学．北京：科学出版社，2005.

［3］于学忠．协和急诊医学．北京：科学出版社，2011.

第86章 电击伤

【精粹】

1. 人体接触一定量的电流或被闪电(雷电)与电弧击中,造成全身和局部损伤或功能障碍,甚至死亡,统称电击伤。

2. 患者可有抽搐、休克,心律不齐,心跳呼吸停止,伤情轻者仅有头晕、心悸、惊慌和四肢软弱等。根据电击伤病史、全身表现、局部组织灼伤和电击创口深处组织坏死等可以作出诊断。

3. 有些患者触电后,心跳和呼吸极其微弱,甚至暂时停止,处于"假死状态",因此要认真鉴别,不可轻易放弃对触电患者的抢救。

4. 患者来诊后应立即检查生命体征(包括 SpO₂),最好都在抢救室监护,并予吸氧、建静脉通路。

5. 对电击伤患者应行心脏监护,必要时需治疗心律失常及对心跳、呼吸停止者施行心肺复苏。对创面的处理包括筋膜切开减压、切除焦痂、清创、植皮等。同时进行全身治疗,包括预防感染、纠正水电解质失衡、防止急性肾功能衰竭、防治脑水肿等。

【病历摘要】

患者,男,18 岁。4 小时前在雨后爬上高压电线杆,被高压电(1 万 V)击伤,当即昏迷不醒,急诊送入医院。入院时神志已清醒,一般情况差,脉搏 130 次/min,呼吸 30~40 次/min,血压 90/60mmHg,导尿为酱油色尿。Ⅲ度烧伤(面积达 30%),创面分布在胸、腹、双上肢及右大腿皮肤深度烧伤,右肘以下肢体已烧焦坏死。右侧胸部深度烧伤,第九、十肋间有 4cm×3cm 烧伤焦痂。脐周右侧有一直径 3cm 大小不规则的腹壁缺损,肠内容物外溢,外露肠段暗红,无蠕动,缺损的腹壁周围皮肤烧伤,表皮脱落,色灰暗。

【问题1】需立即进行什么处理?诊断如何?

思路1:患者心率快、血压下降、呼吸急促,应警惕呼吸循环功能进一步威胁生命,需入抢救室监护生命体征,并予以吸氧、建静脉通路等基本处理。

思路2:高压电击伤史,结合症状和体征,电击伤诊断明确。需进一步检查确定电击造成各系统、脏器的损害。

【病历摘要】

患者入院后马上进入抢救室,心电监护、吸氧、留置导尿管、保暖。查血常规、尿常规、生化、血气分析及电解质等相关化验检查。

【问题2】患者的急诊治疗有哪些?

1. 补液 对低血容量休克和组织严重电烧伤的患者,应迅速静脉补液,补液量较同等面积烧伤者要多。输液量应依据患者对输液治疗的反应来决定,包括每小时尿量、周围循环情况及中心静脉压监测。出现肌红蛋白尿时,要充分输液维持尿量并给予碳酸氢钠碱化尿液、保护肾功能。

2. 对症治疗 包括防止脑水肿、监测和防治高钾血症、纠正心功能不全、治疗急性肾功能不全、维持酸碱平衡等。

3. 创伤和烧伤的处理　积极清除电击创面坏死组织,有助于预防感染和创面污染,并减少继续释放肌红蛋白的来源。由于深部组织的损伤、坏死,伤口常需开放治疗。

【问题 3】需要与哪些疾病鉴别诊断?

思路:主要鉴别要点是有无电击史。

1. 对于电击伤所致的胸、腹、四肢等多发伤,需与其他原因所致多发伤相鉴别。

2. 对于因电击伤引发心搏骤停病例,仍需与其他心脑血管疾病所诱发之心搏骤停相鉴别。

3. 对于其他突然性昏迷的疾病特别是影响心脏呼吸的疾病,需要重点鉴别,包括心脑血管意外、糖尿病酮症酸中毒等。

【问题 4】电击伤的因素包括哪些?

1. 主观因素　在工作中没有严格执行安全操作规程和安全用电制度,日常生活不懂用电的基本知识和存在的危险性或对安全用电不加重视,麻痹大意等;如在电线上挂易晒物,误碰裸露电线或开关;随便玩弄电器设备;或身体进入高压电弧内;雷雨时在大树下避雨,或撑铁柄伞;或直接用手拉救触电者等。

2. 客观因素　高温、高湿度场所、腐蚀性化学车间、雷雨季节等,使电气绝缘性降低,容易漏电。人体淋雨受潮,皮肤电阻降低,也会使大电流容易通过人体。电器及线路等没有定期检查和维修产生漏电或暴风雨刮倒电线杆,电线断裂下落,火灾时电线烧断及电网、雷电击等。

【问题 5】电击伤的发病机制是什么?

人体为导电体,外界电流进入人体,人体便成为电路中导体的一部分。对人体引起损伤的程度,与电流的性质(直流或交流)、强度、频率、电压的高低、接触部位的电阻,接触时间的长短,电流在人体内的径路及触电时人体功能状态有关。

【问题 6】电击伤的并发症有哪些?

1. 大量组织的损伤和溶血可引起高钾血症。

2. 肌肉强烈收缩和抽搐可使四肢关节脱位和骨折,脊柱旁肌肉强烈收缩甚至引起脊柱压缩性骨折。

3. 神经系统后遗症有失明、耳聋、周围神经病变、上升性或横断性脊髓病变和侧索硬化症,亦可发生肢体单瘫或偏瘫。

4. 肢体灼伤引起远端供血不足和发生组织坏死。

5. 少数受高压电损伤患者可发生胃肠道功能紊乱、肠穿孔、胆囊局部坏死、胰腺灶性坏死、肝脏损害伴有凝血机制障碍、白内障和性格改变。

【问题 7】电击伤的预防?

大力宣传安全用电知识和触电现场抢救方法:定期对线路和电器设备进行检查和维修。避免带电操作,救火时应切断电源。雷雨时切忌在田野中行走或在大树下躲雨。医疗用电器仪表,应使用隔离表压器,使漏电电流控制 10μA 以下。高压电周围应配置防护栏,并要有明显警示标志。

(赵晓东)

【推荐阅读文献】

[1] 葛均波,徐永健.内科学.8 版.北京:人民卫生出版社,2013.

[2] 蒋健,于金德.现代急诊内科学.北京:科学出版社,2005.

[3] 于学忠.协和急诊医学.北京:科学出版社,2011.

第87章 冻 伤

【精粹】

1. 冻僵和冻伤都是由寒冷引起小血管、细胞、神经和皮肤的结构和功能障碍所致的损伤。冻僵又称"意外低温",是寒冷环境引起体温过低所导致的以神经系统和心血管损伤为主的严重的全身性疾病。冻伤是寒冷引起的局部组织损伤,以四肢和面部为多见。

2. 病因 冻僵多发生于在寒冷环境中逗留和工作时间过久,而其保暖御寒措施不足,陷埋于积雪或浸没于冰水等情况时也可发生,冻伤可发生在气温不太低,甚至在0℃以上的环境,常由于穿着过紧或潮湿的鞋靴引起,老人、婴儿、体质极度衰弱者、慢性心血管病、腺垂体和甲状腺功能减退、脑血管意外后遗症患者,偶尔在温度过低的室内亦可发生冻僵和冻伤,饥饿、疲劳和酒后等更易诱发本病。

3. 冻僵和冻伤主要问题是全身或局部低温,迅速复温是治疗的关键;否则会造成组织器官不可逆损害,导致功能障碍甚至死亡。

4. 冻伤患者来诊后应立即检查生命体征(包括SpO_2),必须立即进抢救室监护,并予吸氧、建立静脉通路。

5. 诊断明确后,迅速脱去寒冷潮湿和已紧缩的衣物,进行保暖。要多方面补给热量。迅速复温是冻伤(冷伤)急救治疗的关键。在复温过程中,要特别注意水电解质的监测,因为血pH、钾和钠可迅速发生变化。

6. 必要时可进行人工呼吸、心脏复苏,维持心脏功能、抗休克治疗等。

【病历摘要】

患者,男,40岁。冬季夜间酒后醉卧立交桥下5小时,凌晨被人发现,送到医院。入院时,查体神志模糊,体温35.0℃,脉搏55次/min,呼吸10次/min,血压94/55mmHg,双手腕部以下红肿,有水疱生成,双足苍白肿胀,分布红斑。

【问题1】需立即进行什么处理?

思路1:患者入院后迅速将患者移至温暖处,先脱去湿冷衣服,注意保暖。监测生命体征,观察四肢动脉搏动情况,明确无肢体坏死,有无肌红蛋白尿。

思路2:辅助检查。急查血、尿常规,血生化,血糖、血气分析等。

【知识点】

冻伤的病因

冻伤的病因包括:

1. 气温过低,如-15℃,裸露的手指会被冻伤;-5℃,手指开始疼痛,麻木;7~8℃时长时间裸露的肢体也会发生冻伤。

2. 刮风,潮湿,接触铁、石、冰块会加速散热,加强寒冷的伤害。

3. 如鞋袜过紧、长时间站立不动及长时间浸在水中均可使局部血液循环发生障碍,热量减少,导致冻伤。

4. 年老、体弱或营养不良者,缺乏体育锻炼者,对寒冷耐受力差,易被冻伤。

5. 失血及创伤均可减弱人体对外界温度变化调节和适应能力,使局部热量减少导致冻伤。

思路3：予补液,改善微循环药物治疗。

进一步查体：经保温、补液后,患者逐渐清醒,诉双手、双足疼痛,双足明显。心率65次/min,律齐；两肺呼吸音清晰,血氧饱和度95%；手足发凉,双桡动脉、足背动脉搏动良好。血液、尿生化检查正常；双手、足X线片无异常。

【问题2】患者的诊断是什么？如何进一步处理？

思路1：根据患者中年男性,冬季户外酒后暴露5小时,四肢红肿,双手有水疱生成可诊断双手二度冻伤,双足一度冻伤。

思路2：收住院治疗。①迅速将冻伤的肢体置于水温保持在38~42℃的大容器内温暖。直至组织红润柔软为止；当皮肤颜色和感觉恢复后,应立即擦干,暴露于暖空气中,尽可能做到无菌。②应用抗生素预防感染。③给予破伤风抗毒素1 500IU,肌内注射。④静脉补液,并恢复电解质到正常水平。⑤保护水疱表皮完整,针刺排除水疱液,保持创面干燥。受伤肢体抬高、制动,从而有利于血液循环和免于加重组织损伤。

【知识点】

冻伤的分类及其临床表现

冻伤按损伤的性质分为冻结性损伤与非冻结性损伤。两者的区别,主要在于受损伤时环境的温度是否达到组织冰点以下和局部组织有无冻结史。在实际遇到的伤员中,以局部冻伤最为常见,临床上通常所说的冻伤,即指此类损伤。

1. 轻微冻伤 最为轻的冻伤形式。特点是受累部位疼痛、苍白和麻木。复温之后可以恢复,不造成组织损伤,但多年反复发作可引起脂肪垫的消失和萎缩。

2. 冻伤 冻伤按照其损伤的深度分为四度。但冻伤早期,伤处皮肤苍白、温度低、麻木,不易区分深度。复温后不同深度的创面表现有所不同。

一度冻伤：伤及表皮层。皮肤苍白、麻木,进而皮肤充血、水肿、发痒和疼痛。数日后表皮干脱而愈,不留瘢痕。

二度冻伤：损伤达真皮层。除皮肤红肿外,12~24小时内形成大小不等的水疱,水疱可破溃,自觉皮肤发热,疼痛较重,局部触觉迟钝。若无感染,局部可成痂,经2~3周脱痂愈合,不留瘢痕。

三度冻伤：损伤达皮肤全层或皮下组织。创面由苍白变为黑紫,感觉消失,创面周围红肿、痛并有水疱形成,若无感染,坏死组织干燥成痂,4~6周后脱痂形成肉芽创面,愈合慢,留瘢痕并影响功能。

四度冻伤：损伤深达肌肉骨骼组织甚至整个肢体。创面呈死灰色,无水疱,坏死组织与健康的分界在20天左右明显,通常呈干性坏死,也可并发感染而呈湿性坏疽,愈后多有功能障碍或残疾。

3. 非冻伤性损伤 非冻伤性损伤是由于微血管内皮损伤、淤血和血管栓塞。"战壕足"或"冷浸足或手"指一种手和足的非冻伤性的损伤,常见于士兵、海员和渔民。由于长期暴露于潮湿环境和稍高于冰冻的温度(如1.6~10℃)的情况下引起的。虽然整个足部可能呈现出黑色,深层组织可能并未累及。动脉血管的痉挛和扩张交替出现,受累组织开始变凉和无痛,24~48小时后出现充血。充血同时有明显的烧灼样疼痛和感觉迟钝,并有组织损伤的特点：如水肿、水疱、发红、瘀斑和溃疡。也可见并发症如局部感染、蜂窝组织炎、淋巴管炎或坏疽。重视足部发生的溃疡,防止大多数上述损伤的发生。

冻疮是一种长期反复暴露于寒冷情况下的皮肤表现,如渔民长期遭受湿冷,登山者长期遭受干冷的袭击。通常发生于面部、胫前表面或手背和足背等长期暴露在外而保护不佳的部位。其特点是疼痛、紫红色皮肤病变(丘疹、斑疹或结节)。持续暴露下,可出现溃疡或出血性病变,并可发展为瘢痕、纤维化或萎缩伴瘙痒,最后为触痛或自发疼痛所代替。这可能比破坏性损伤更痛苦且迁延不愈。细心地保护防止进一步暴露,应用抗肾上腺素能药或钙通道阻滞剂常有效。

冻僵,伤员皮肤苍白,冰凉,有时面部和周围组织有水肿,神志模糊或昏迷,肌肉强直,瞳孔对光反射迟钝或消失,心动过缓,心律不齐,血压降低甚至测不到,可出现心房和心室颤动,严重时心跳停止。

【问题3】冻僵、冻伤的发病机制是什么？

1. 冻僵是寒冷刺激脑前视区的皮温和深温受体,通过肾上腺素能交感神经使体表血管收缩以保持体温,同时通过运动神经增加肌张力和抖动来产生热量,但是所增加的热量都是有限的,仅比安静状态时增加40%~60%。寒冷使氧耗量和心搏出量增加,在5℃的环境中,氧耗量约增加3倍,心排血量增加95%,寒冷影响意识和思维活动,降低对外界的反应性和工作能力。当寒冷继续存在,使体温下降到35℃以下称低温,低温影响脑和心脏功能,并妨碍葡萄糖等能量代谢。体温在26~33℃时,寒冷直接作用于心肌,使心率减慢和心律失常。体温在17~26℃时,血红蛋白与氧亲和力增高,氧释放减少,使组织缺氧。体温在12℃时,细胞膜钠通道阻断,钠离子不能进入细胞内,使肌纤维无应激反应,并出现感觉和运动神经麻痹,周围血管扩张而导致失热,进一步引起体温下降;倘若低温维持时间较短,体温回升时神经和肌肉的功能可以恢复,如果低温持续数小时,神经和肌肉发生退行性变,即使体温恢复正常,其功能亦难以恢复,冻僵损伤血管内皮细胞,解冻后血管腔内易形成血栓和引起组织缺血性坏死。

2. 冻伤是局部温度过低,致使局部血管先收缩,后扩张,毛细血管壁通透性增加,血浆渗出,组织水肿,血管内血液浓缩和血管壁损害,形成血栓以致引起组织坏死。病变可仅限于皮肤或累及深部组织,包括肌肉和骨骼。

【问题4】冻僵治疗方法是什么？

立即关注患者的"CABD"急救,包括对心脏骤停的患者开始心肺复苏,并建立静脉通道。必须注意确定是否存在自主心律,若存在对于代谢显著降低的患者可能循环是充足的。而用力的胸外按压可能中断灌注。在缺乏自主节律时,应开始CPR并坚持至患者复温或有其他停止CPR的指征。但是CPR作为复温的过渡手段的实际作用仍有争议。

为防止热量丢失,将患者移出寒冷的环境,以温暖的毯子换下湿冷的衣物,氧气袋吸氧。只要可能,均应对患者加强护理及心电监护,同时仔细检查有无合并的异常情况,如糖尿病、脓毒血症、药物、乙醇的摄入或可能的隐藏损伤。这些异常均应立即处理。抽血查血常规、电解质、血糖、乙醇、毒物筛查、肌酐、淀粉酶和血培养,并相应地处理异常的结果。例如,静脉予以葡萄糖治疗低血糖。

判断低温患者死亡是很困难的,对低温而看似心脏骤停或死亡的患者在复温前不要轻易宣布死亡。此结论的一个例外是低温患者在恢复正常体温后,仍持续缺氧,脉搏或呼吸还不能恢复,且血清钾水平高于10mmol/L。

复温技术决定于患者体温及其对简单处理的反应,以及是否存在伴随的损伤。例如在温暖室内用暖和的毯子、衣物和静脉内输液进行被动外周复温来处理轻低温和中低温。深低温治疗比较困难,需要积极中心复温,包括有创手术复温技术,如腹腔灌洗、胸腔/胸腹腔灌洗、血液透析或体外循环,上述措施最好在重症监护下进行。

心排血量随低温程度成比例下降,心肌不稳定性在约33℃时开始发生。心室颤动在体温低于28℃时明显增加,在低于25℃时可能发生心脏停搏,若存在酸中毒,低氧和低温时,心脏对药物和除颤常没有反应。总的来说,这些治疗方式应保留至患者体温恢复至少38℃。溴苄铵是已知唯一抗心律失常有效的药物;有报告显示低温心室颤动患者利多卡因治疗是无效的。多巴胺是唯一对低温者有一定作用的正性变力药物。在患者复温中应予以100%氧气。复温和复苏时用于指导使用$NaHCO_3$和调节通气的指标可能也不能正确反映患者情况。在转运患者至监护病房时也不应拖延复温。

【问题5】冻僵、冻伤的并发症有哪些？

1. 老人、婴儿、体质极度衰弱者、慢性心血管病、腺垂体和甲状腺功能减退、脑血管意外后遗症患者,偶尔在温度过低的室内亦可发生冻僵和冻伤。

2. 当体温降至26℃以下时,可发生心室颤动,最后心跳、呼吸停止。

【问题6】冻伤如何预防？

1. 注意锻炼身体,提高皮肤对寒冷的适应力。

2. 注意保暖,保护好易冻部位,如手足、耳等处,要注意戴好手套、穿厚袜、棉鞋等。鞋袜潮湿后,要及时更换。出门要戴耳罩,注意耳保暖。平时经常揉搓这些部位,以加强血液循环。

3. 在洗手、洗脸时不要用含碱性太大的肥皂,以免刺激皮肤。洗后可适当擦一些润肤脂、雪花膏和甘油等油质护肤品,以保持皮肤的润滑。

4. 经常进行抗寒锻炼,用冷水洗脸、洗手,以增强防寒能力。

5. 患慢性病的人,如贫血、营养不良等,除积极治疗相应疾病外,要增加营养,保证机体足够的热量供应,增强抵抗力。

（赵晓东）

【推荐阅读文献】

［1］陈孝平,汪建平.外科学.8版.北京:人民卫生出版社,2013.
［2］葛均波,徐永健.内科学.8版.北京:人民卫生出版社,2013.
［3］蒋健,于金德.现代急诊内科学.北京:科学出版社,2005.
［4］于学忠.协和急诊医学.北京:科学出版社,2011.

第88章　水电解质和酸碱平衡紊乱

第1节　动脉血气分析

【精粹】

1. 呼吸性酸中毒系指肺泡通气及换气功能减弱,不能充分排出体内生成的二氧化碳(CO_2),以致血浆 PCO_2 升高,引起高碳酸血症。

2. 急诊处理呼吸性酸中毒原则　本病主要因呼吸功能障碍引起二氧化碳潴留所致,治疗的重点在于尽快消除病因,维持呼吸道通畅,改善肺的通气功能,促进蓄积的二氧化碳从体内排出。

3. 引起慢性呼吸性酸中毒疾病大多很难治愈,针对性地采取控制感染、扩张小支气管、促进排痰等措施,可改善换气功能和减轻酸中毒程度。

4. 代谢性酸中毒可根据血气分析示 pH 和 HCO_3^- 明显下降来明确诊断,代偿期的血 pH 可在正常范围,但 HCO_3^-、BE 均有一定程度的降低。

5. 病因治疗应放在代谢性酸中毒治疗的首位,且边治疗边观察。

6. 酸中毒时离子化的 Ca^{2+} 减少,便会发生手足抽搐,应及时静脉补充葡萄糖酸钙以控制症状,还需要预防低钾血症。

7. 呼吸性碱中毒的特点是血浆中原发性 PCO_2 减少,代偿性 HCO_3^- 降低,而 pH 升高。

8. 危重患者出现急性呼吸性碱中毒常提示预后不良,或将发生急性呼吸窘迫综合征。

9. 急诊紧急救治呼吸性碱中毒患者时可用纸袋或面罩罩住患者口、鼻,增加呼吸道无效腔,使呼出的 CO_2 重新吸入,减少 CO_2 的排出,提高血浆 PCO_2。

10. 代谢性碱中毒时尽管患者的血氧含量和氧饱和度均正常,但组织仍存在缺氧,故应意识到及时纠正碱中毒的重要性。

11. 代谢性碱中毒的特征性变化为:血 HCO_3^- 增加,H^+ 降低,PCO_2 增加而 pH 升高,BE 值增大,缓冲碱(BB)、实际碳酸氢根(AB)、SB 均增加。

12. 正常人体代谢过程中有大量内源性酸的产生,因此对轻或中度代谢性碱中毒的患者无须特殊治疗,主要是治疗原发病,还应注意补充足够的水分和电解质。

13. 碱中毒时几乎都同时存在低钾血症,故需同时补给氯化钾。但应在尿量超过 40ml/h 时开始补钾。

【病历摘要】

患者,女,75 岁。因"胸闷、气促 1 周,少尿 4 天"由 120 送至急诊。既往史:慢性肾功能不全、血吸虫性肝硬化、脾大、心功能不全、2 型糖尿病、高血压。近期因右侧膝关节摔伤,卧床中。查体:BP 149/49mmHg,P 89 次/min,R 16 次/min,T 36.3℃。神志清,言语含糊,眼睑水肿,伸舌居中。两肺呼吸音粗,散在干啰音。心率 89 次/min,律齐,未闻及病理性杂音。全腹膨隆,无压痛及反跳痛,无肌紧张,肠鸣音弱,3 次/min。全身凹陷性水肿。肌张力正常,肌力检查配合欠佳。急诊查血气分析:pH 7.40,PO_2 17.87kPa,PCO_2 3.25kPa,氧饱和度97.5%,氢离子浓度 42.3mmol/L,SB 19.9mmol/L,AB 19.2mmol/L,BE-5.5mmol/L。胸部 CT 示两肺炎症改变,两侧胸腔积液,慢性肝病,脾大。前脑钠肽9 000ng/L。急诊生化检查示血糖2.6mmol/L,肌酐342μmol/L,尿酸461μmol/L,钾3.86mmol/L,钙1.75mmol/L,磷2.11mmol/L。

【问题1】患者目前有无生命危险?是否需要紧急处理?

思路1:患者虽心率、血压、呼吸及血氧饱和度尚在正常范围,但患者存在肺部感染、肾衰竭、少尿、心功能不全,可能出现感染加重,无尿,水电解质严重紊乱,呼吸衰竭,危及生命。

思路2:患者需入抢救室监护生命体征,并予以心电监护、吸氧、建立静脉通路等基本处理。

【问题2】患者目前的诊断是什么?下一步需做何紧急处理?

思路1:结合患者病史及症状,长期卧床,可能出现肺部感染,急性感染导致慢性肾功能不全急性加重、心功能不全、低血糖发作、低钙血症、高磷血症、代谢性酸中毒合并呼吸性碱中毒(代偿性)。

【知识点】

低钙血症的常见病因

急性重症胰腺炎、坏死性筋膜炎、肾衰竭、消化道瘘和甲状腺功能受损等。本病例中,发生酸中毒时离子化的Ca^{2+}减少,容易发生手足抽搐,应及时静脉补充葡萄糖酸钙以控制症状,还需要预防低钾血症。

思路2:立即予以50%葡萄糖静脉注射纠正低血糖;葡萄糖酸钙纠正低钙血症;低流量吸氧;减轻心脏前负荷及抗感染等支持治疗。

【知识点】

纠正酸中毒时碱性药物的选择

轻度代谢性酸中毒(血浆HCO_3^-为16~18mmol/L)常可自行纠正,不必应用碱性物质;对于血浆HCO_3^-低于10mmol/L的重度代谢性酸中毒患者,应立即输液和应用碱剂进行治疗。常用的碱性药物是碳酸氢钠。

治疗原则:边治疗边观察,逐步纠正酸中毒。

【病历摘要】

治疗过程中,患者突发出现神志淡漠,嗜睡,但呼之能应,点头样呼吸,球结膜水肿,无尿。心电监护示心率82次/min,血压132/56mmHg,呼吸频率12次/min,血氧饱和度85%。查体:全身水肿,两肺呼吸音粗,广泛散在痰鸣音。予以加大吸氧流量,并再急查血气分析:pH 7.24,PO_2 7.95kPa,PCO_2 9.32kPa,氧饱和度88.9%,氢离子浓度52.0mmol/L,SB 26.3mmol/L,实际碳酸氢根(AB)29.7mmol/L,BE 2.9mmol/L。

【问题3】此时考虑诊断是什么?需立即进行什么紧急处理?

思路1:根据患者症状及血气分析结果,目前考虑诊断为Ⅱ型呼吸衰竭,呼吸性酸中毒(失代偿性)。

思路2:患者目前存在呼吸衰竭,神志淡漠,球结膜水肿,应立即行气管插管术,予以呼吸机辅助通气,及时调整呼吸机参数。

【问题4】临床上呼吸性酸中毒有哪些常见病因?

1. 呼吸中枢受抑制　常见于脑血管意外、脑外伤、颅内肿瘤、各种严重感染、麻醉过深、镇静、催眠药物过量、一氧化碳中毒等。

2. 气道梗阻　如急性喉炎、白喉所致喉头水肿、喉痉挛、溺水、呼吸道异物、痰液或肿瘤堵塞、哮喘持续状态、大咯血等。

3. 呼吸肌麻痹　如脊髓灰质炎、感染性多发性神经根炎、重症肌无力、周期性麻痹、低钾血症等。

4. 肺部本身疾病　如慢性支气管炎、肺炎、肺气肿、肺水肿、肺栓塞、肺部广泛纤维化、急性呼吸窘迫综合征等。

5. 胸膜腔病变　如气胸、血胸、液气胸等。

6. 胸部创伤或手术。

【问题 5】临床上常见的酸碱平衡紊乱有哪些？其血气分析特点是什么？

思路 1：临床上常见的原发性酸碱平衡失调可分为代谢性酸中毒、代谢性碱中毒、呼吸性酸中毒和呼吸性碱中毒四种。有时可同时存在两种以上的原发性酸碱失调，此即为混合型酸碱平衡失调。

【知识点】

常用单纯性酸碱失衡的预计代偿公式见表 3-88-1。

表 3-88-1　单纯性酸碱失衡的预计代偿公式

原发失衡	原发性变化	继发性代偿	预计代偿公式	代偿时限	代偿极限
代谢性酸中毒	$HCO_3^- \downarrow$	$PCO_2 \downarrow$	$\triangle PCO_2 \downarrow = 1.2 \times \triangle HCO_3^- \pm 2$	12~24h	10mmHg
代谢性碱中毒	$HCO_3^- \uparrow$	$PCO_2 \uparrow$	$\triangle PCO_2 \uparrow = 0.7 \times \triangle HCO_3^- \pm 5$	12~24h	55mmHg
呼吸性酸中毒（急性）	$PCO_2 \uparrow$	$HCO_3^- \uparrow$	$\triangle HCO_3^- \uparrow = 0.1 \times \triangle PCO_2 \pm 1.5$	几分钟	30mmol/L
呼吸性酸中毒（慢性）	$PCO_2 \uparrow$	$HCO_3^- \uparrow$	$\triangle HCO_3^- \uparrow = 0.35 \times \triangle PCO_2 \pm 3$	3~5d	42~45mmol/L
呼吸性碱中毒（急性）	$PCO_2 \downarrow$	$HCO_3^- \downarrow$	$\triangle HCO_3^- = 0.2 \times \triangle PCO_2 \pm 2.5$	几分钟	18mmol/L
呼吸性碱中毒（慢性）	$PCO_2 \downarrow$	$HCO_3^- \downarrow$	$\triangle HCO_3^- = 0.5 \times \triangle PCO_2 \pm 2.5$	3~5d	12~15mmol/L

注：1. 有"△"者为变化值，无"△"表示绝对值。

2. 代偿极限指单纯型酸碱失衡代偿所能达到的最小值或最大值。

3. 代偿时限指体内达到最大代偿反应所需的时间。

思路 2：临床常见混合性酸碱失衡的类型及血气分析特点是什么？

1. 呼吸性酸中毒合并代谢性酸中毒　常见于慢性阻塞性肺疾病伴低氧血症、糖尿病酸中毒伴肺部严重感染、心搏骤停、严重肺水肿等，血气分析表现为 PCO_2 明显升高同时伴 HCO_3^- 明显下降，pH 明显降低。

2. 代谢性碱中毒合并呼吸性碱中毒　常见于严重创伤后持续胃肠减压者、手术后大量输血、心力衰竭患者不恰当使用利尿剂等，血气分析表现为 HCO_3^- 明显升高同时伴 PCO_2 下降，pH 明显升高。

3. 呼吸性酸中毒合并代谢性碱中毒　常见于慢性阻塞性肺疾病因合并呕吐或服用利尿剂后发生低钾低氯性碱中毒后引起，还见于慢性肺心病出现心力衰竭时应用排钾利尿剂治疗等，血气分析表现为 PCO_2 升高同时伴 HCO_3^- 升高，pH 可正常、升高或降低。

4. 代谢性酸中毒合并呼吸性碱中毒　常见于阿司匹林中毒、严重肝脏疾病因腹水等因素促使呼吸性碱中毒形成时、慢性肾衰竭合并感染高热引起过度通气等，血气分析表现为 HCO_3^- 降低同时伴 PCO_2 下降，pH 可正常、升高或降低。

5. 代谢性酸中毒合并代谢性碱中毒　常见于呕吐与腹泻并存、糖尿病酮症酸中毒伴低钾性碱中毒、肾衰竭因频繁呕吐而大量丢失酸性胃液等,血气分析依据酸中毒或碱中毒程度而不同。

6. 呼吸性酸中毒合并呼吸性碱中毒 常见于严重肺部感染患者既有通气不足又有高热所致过度通气等,血气分析依据酸中毒或碱中毒程度而不同。

【知识点】

常见酸碱失衡的判断步骤

1. 根据 pH、PCO_2 和 HCO_3^- 三个参数,并结合临床,确定原发失衡。

2. 根据原发失衡选用公式。

3. 将数据代入公式计算,并将结果与实测 HCO_3^- 或 PCO_2 进行比较,作出单纯性酸碱失衡判断。

4. 混合性酸碱失衡的判断,则要联合使用预计代偿公式、阴离子间隙(AG)和潜在 HCO_3^-,以免遗漏高 AG 代谢性酸中毒和三重酸碱失衡(TABG)。

思路3:临床上的酸碱失衡也可能较上述情况更为复杂,甚至有可能出现 3~4 种酸碱失衡同时并存,需结合病史、临床表现和化验室检查作出综合分析和判断,然后采取进一步治疗措施。

【知识点】

临床混合型酸碱失衡的主要类型

1. 双重性酸碱失衡 ①呼吸性酸中毒合并代谢性酸中毒;②呼吸性酸中毒合并代谢性碱中毒;③呼吸性碱中毒合并代谢性酸中毒;④呼吸性碱中毒合并代谢性碱中毒;⑤高 AG 代谢性酸中毒合并代谢性碱中毒。

2. 三重性酸碱失衡 ①呼吸性酸中毒合并高 AG 代谢性酸中毒 + 代谢性碱中毒;②呼吸性碱中毒合并高 AG 代谢性酸中毒 + 代谢性碱中毒。

第 2 节 水、电解质代谢紊乱

【精粹】

1. 急诊接诊医师根据病史和临床表现,需要迅速判断患者是否存在容量不足的情况,若存在,应立即予以补充血容量,避免因等待实验室结果而延误治疗。

2. 等渗性缺水实验室检查常可见血液浓缩现象,包括红细胞计数、血红蛋白量和血细胞比容均明显增高,血钠、血氯等一般无明显变化。

3. 治疗强调消除病因,消除病因后缺水很容易纠正。

4. 低渗性缺水患者多合并多器官功能衰竭,此时不能单纯地根据公式计算来决定补钠量,应采取分次纠正并监测临床表现及血钠浓度的方法。

5. 高渗性缺水最严重的后果是脑细胞缺水,导致脑功能出现严重障碍。警惕低钠、低钾、酸中毒的产生,及时监测血气及血电解质。

6. 口渴是高渗性缺水早期的典型表现,后出现少尿、乏力、唇舌干燥、皮肤失去弹性、眼窝下陷,严重者可出现精神症状。

7. 高渗性缺水补液量 = 失水量 + 继续失水量 + 生理需要量。

8. 低钾三联征 ①骨骼肌:肌无力为最早表现;②平滑肌:厌食、恶心、呕吐、腹胀和肠蠕动消失等肠麻痹表现;③心肌:传导阻滞和节律异常。

9. 心电图改变 低血钾为早期出现 T 波变化、变平和倒置,随后出现 ST 段降低、QT 间期延长和 U 波。

高钾则是早期 T 波高而尖,P 波波幅下降,随后出现 QRS 增宽。

10. 高钾的临床表现多为原发病的临床表现所掩盖。可有肌肉无力、神志模糊和感觉异常、心律失常等。

11. 因高钾血症有导致心搏骤停的危险,因此高钾血症一经确诊,应积极予以治疗,有条件者应入抢救室予心电监护。

12. 无论是否有症状、体征,只要总钙浓度低于 1.875mmol/L 都应积极治疗,予以静脉注射钙剂纠正症状,必要时重复,同时积极治疗原发疾病。

【病历摘要】

患者,男,18 岁。既往体健。夏季大学新生军训时,突感恶心、乏力,呕吐 2 次(呕吐物为黄色液体),当时衣服被汗水浸湿,四肢发凉,神志清楚,自述口渴、四肢乏力。立即被送至校医务室测量血压 100/58mmHg,心率 98 次 /min,呼吸 23 次 /min,体温 38.4℃。

【问题 1】患者目前是否有生命危险? 是否需要紧急处理?

思路 1:结合患者病史,考虑患者目前出现中暑症状,高渗性脱水,虽各项生命体征尚在正常范围,但如果不及时给机体散热及补充水、电解质,患者可能因体液继续丢失而出现循环、呼吸衰竭而危及生命。

思路 2:首先要做的是立即让患者在室内阴凉处休息,更换衣物,饮水。

患者 30 分钟后症状未缓解,并出现意识丧失,呼之不应,呼吸浅慢,四肢不自主抽搐。测血压 90/45mmHg,脉搏 66 次 /min,呼吸 12 次 /min,经皮血氧饱和度测定 91%。查体:昏迷,对疼痛刺激有反应,颈软,两肺听诊呼吸音粗,未闻及啰音。心率 66 次 /min,心音低钝,未闻及病理性杂音。腹软。四肢腱反射消失,病理征未引出。

【问题 2】患者最可能的初步诊断是什么? 需要行哪些检查?

思路 1:患者目前初步诊断为热衰竭。是中暑的一种严重类型,指在高温天气、湿度大和无风的高温环境下,由于体温调节中枢功能障碍、汗腺功能衰竭和水电解质丧失过多而引起的以中枢神经和 / 或心血管功能障碍为主要表现的急性疾病。

思路 2:患者在急诊时需要立即行以下检查:全血细胞计数,评估血液浓缩程度;血电解质、肝肾功能,了解电解质紊乱类型及程度,有无急性肝肾功能衰竭;凝血功能,评估有无 DIC;脉氧饱和度、动脉血气,评估氧合和通气情况、有无酸碱失衡;心肌蛋白检查及心电图,了解有无急性心肌损伤及横纹肌溶解;尿常规,有无尿酮体及尿糖,鉴别昏迷原因;头颅 CT,排除急性脑血管意外所致的昏迷。

检查结果回报:Hct 51.8%,血钾 2.2mmol/L,血钠 143mmol/L,血钙 1.76mmol/L。血气分析 pH 7.51,PO$_2$ 12.13kPa,PCO$_2$ 5.62kPa,氧饱和度 92%,BE 6.3mmol/L。尿常规示 pH 4.5,尿糖(−),尿酮(−)。凝血功能未见异常。心电图:T 波倒置,U 波增高,QT 间期延长。头颅 CT(−)。

【问题 3】患者目前考虑什么诊断? 进一步如何处理?

思路 1:患者目前考虑热衰竭、等渗性脱水、低钾血症、低钙血症、代谢性碱中毒。

【知识点】

低钾性碱中毒

低钾血症可致代谢性碱中毒,这是由于一方面 K$^+$ 由细胞内移出,与 Na$^+$、H$^+$ 的交换增加(每移出 3 个 K$^+$,即有 2 个 Na$^+$ 和 1 个 H$^+$ 移入细胞内),使细胞外液的 H$^+$ 浓度降低;另一方面,远曲肾小管 Na$^+$、K$^+$ 交换减少,Na$^+$、H$^+$ 交换增加,使排 H$^+$ 增多。这两方面的作用即可使患者发生低钾性碱中毒。此时,尿却呈酸性(反常性酸性尿)。

思路 2:将患者转移至阴凉通风处或有空调房间,或者冷水擦浴,增加散热;口服或者静脉补钾;静脉补钙;静脉补充大量平衡盐溶液或等渗液体;监测各项生命体征,维持呼吸及循环稳定。

【知识点】

补钾注意事项

1. 能口服者尽量口服补钾。

2. 每日补钾量(包括生理需要量)一般为 6~8g,特殊情况下最多不超过 10g。

3. 外周静脉补钾浓度不能超过 0.3%,即每 100ml 液体中加入 10% 氯化钾的量不超过 3ml,500ml 液体中不超过 15ml。

4. 外周静脉补钾时,每分钟速度不超过 80 滴(20mmol/h),严禁静脉注射。

5. 对于无尿、少尿的患者应暂缓补钾,待尿量超过 40ml/h 后才能补钾。

【知识点】

静脉补钾量

1. 轻度失钾(血清钾 3.0~3.5mmol/L),可补充钾 100mmol。

2. 中度失钾(血清钾 2.5~3.0mmol/L),可补充钾 300mmol。

3. 重度失钾(血清钾 2.0~2.5mmol/L),可补充钾 500mmol。

【问题 4】急诊还有哪些常见的水、电解质紊乱? 各种类型的常见病因及临床表现是什么?

1. 等渗性缺水　水和钠离子成比例地丢失,因此血清钠仍在正常范围,细胞外液的渗透压也保持正常。常见病因:消化液的急性丢失,如肠外瘘、大量呕吐;体液丧失在感染区或软组织内,如腹腔内或腹膜后感染、肠梗阻、烧伤等。临床表现常见有恶心、呕吐、乏力、少量,但无口渴主诉,眼窝凹陷,皮肤干燥甚至松弛;严重者可出现脉搏细速、肢端湿冷、血压不稳定或下降等血容量不足的表现。

2. 低渗性脱水　水和钠同时丢失,但失钠多于失水,故血清钠低于正常范围,细胞外液也呈低渗状态。常见病因:胃肠道消化液持续性丢失,如反复呕吐、长期胃肠减压引流或慢性肠梗阻;大创面的慢性渗液;长期应用排钠利尿剂;等渗性缺水治疗时补充水分过多。临床表现随缺钠程度而不同。一般都无口渴的主诉。常见症状有恶心、呕吐、头晕、视物模糊等,严重者可出现神志淡漠、肌痉挛性疼痛和昏迷。

【知识点】

低渗性缺水的分度

根据缺钠程度,低渗性缺水可分为三度:

1. 轻度缺钠者　血钠 <135mmol/L,有疲乏、头晕、手足麻木,尿中 Na^+ 减少(每千克体重缺钠 0.5g)。

2. 中度缺钠者　血钠 <130mmol/L,除上述症状外,还有恶心、呕吐、脉搏细速、脉压减少、站立性晕倒。尿量少,尿中几乎不含钠和氯(每千克体重缺钠 0.5~0.75g)。

3. 重度缺钠者　血钠 <120mmol/L,有神志不清、肌痉挛性抽痛、腱反射减退或消失(每千克体重缺钠 0.75~1.25g)。

---

3. 高渗性脱水　又称"原发性缺水",水和钠同时丢失,但缺水更多,故血清钠高于正常范围,细胞外液的渗透压增高。主要病因为摄入水分不够和水分丧失过多所致。口渴是早期的典型表现,后出现少尿、乏力、唇舌干燥、皮肤失去弹性、眼窝下陷,严重者可出现精神症状。

【知识点】

高渗性缺水失水量的计算方法

失水量(L)=［实测血清钠(mmol/L)－正常血清钠(mmol/L)］÷正常血清钠(mmol/L)×体重(kg)×0.6
（备注：公式中正常血清钠按 140mmol/L 计算）

4. 水中毒　指机体的摄入水总量超过了排出水量,以致水分在体内潴留,引起血浆渗透压下降和循环血量增多。常见病因:各种原因致使血管升压素分泌过多;肾功能不全;机体摄入水分过多或者医源性予以过多的静脉补液。临床表现与水中毒发生的快慢密切相关:①急性水中毒,因水过多所致的脑细胞肿胀可造成颅内压增高,引起神经、精神症状,如头痛、嗜睡、躁动、精神紊乱等,最严重可发生脑疝;②慢性水中毒,以原发疾病表现为主,可有恶心、呕吐、嗜睡,体重逐渐增加,皮肤苍白而湿润。

5. 低钾血症　血钾浓度低于 3.5mmol/L。常见病因:摄入不足,如长期进食不足,补液患者长期接受不含钾盐的液体或钾盐补充不足;丢失过多,如长期应用排钾利尿剂、肾小管性酸中毒、急性肾衰竭的多尿期、盐皮质激素(醛固酮)过多等,使钾离子从肾排出过多;钾离子分布异常,如大量输注葡萄糖和胰岛素。临床上常以肌无力为最早表现;厌食、恶心、呕吐、腹胀和肠蠕动消失等肠麻痹表现;传导阻滞和节律异常。

6. 高钾血症　血清钾浓度超过 5.5mmol/L。常见病因:入量过多,如静脉补钾过量、过快、浓度过高所致;肾排钾功能减退,如急性及慢性肾衰竭、应用保钾利尿剂及盐皮质激素不足等;分解代谢增加,如发生酸中毒时,或严重组织损伤(挤压综合征)或输入大量库存血或溶血等,大量组织破坏时,钾自细胞内排出,释放于细胞外液,引起血钾增高。临床表现多为原发病的临床表现所掩盖。可有肌肉无力、神志模糊和感觉异常、心律失常等。最危险的高血钾可致心搏骤停。

【知识点】

高钾血症的治疗原则

1. 禁钾　停止使用一切含钾药物和食物。

2. 抗钾　可应用 10% 葡萄糖酸钙 20~30ml(或 5% 氯化钙)加等量 5% 葡萄糖溶液缓慢滴入,以钙离子对抗钾离子对心肌的抑制作用。

3. 转钾　碱化细胞外液,以乳酸钠或碳酸氢钠溶液缓慢滴注,或用葡萄糖胰岛素促进糖原合成,带钾离子入细胞内。

4. 排钾　应用聚磺苯乙烯口服或灌肠。透析疗法是最有效的方法,常用的有腹膜透析和血液透析。

(陆一鸣)

【推荐阅读文献】

［1］北京协和医院.急诊科诊疗常规.2 版.北京:人民卫生出版社,2012.

［2］于学忠.协和急诊医学.北京:科学出版社,2011.

［3］MARX J A. Rosen's emergency medicine: concepts and clinical practice. 7th ed. Philadelphia: Mosby, 2010.

第89章 急性阑尾炎

【精粹】

1. 急性阑尾炎(acute appendicitis)是由于各种原因引起的阑尾急性化脓性感染,居急腹症发病首位。

2. 急性阑尾炎的临床表现为持续伴阵发性加剧的右下腹痛、恶心、呕吐,多数患者白细胞和中性粒细胞计数增高。

3. 右下腹麦氏点压痛是急性阑尾炎最重要、典型的体征。

4. 可以通过结肠充气试验、腰大肌试验、闭孔内肌试验、足跟下落刺激试验和直肠指检等特殊检查方法来帮助诊断急性阑尾炎。

5. 腹部超声是诊断急性阑尾炎最常用的辅助检查方法。

6. CT 的应用更进一步提高了对急性阑尾炎的诊断与鉴别诊断能力。

7. 螺旋 CT 薄层扫描不但能直接显示阑尾的部位、大小、形态,还能同时观察到阑尾系膜、盲肠及周围脂肪间隙内的多种病理变化,对临床表现不甚典型的阑尾炎和并发症的诊断有一定程度帮助。

8. 急性阑尾炎的非手术治疗适用于单纯性阑尾炎及急性阑尾炎的早期阶段,阑尾脓肿。患者不接受手术治疗或客观条件不允许,或伴有其他严重器质性疾病有手术禁忌证者。

【病历摘要】

患者,女,30 岁。主因"转移性右下腹部疼痛 3 天,加重 2 小时"于急诊就诊。患者 3 天前无明显诱因出现上腹部不适,继之出现右下腹部疼痛,伴有恶心及呕吐,无腹泻及里急后重,遂到本地医院就诊。予本地医院查血常规等检查,考虑为阑尾炎,建议手术治疗,患者拒绝,要求保守治疗,经对症处理后症状缓解。2 小时之前患者症状加重,为进一步诊治入院。患者既往体健。无手术及外伤史。无药物、食物过敏史。无明显家族遗传性疾病。

体格检查:T 38.6℃,P 84 次 /min,R 18 次 /min,BP 120/70mmHg。急性病容,痛苦貌。全身皮肤、黏膜无黄染,浅表淋巴结未触及肿大。双肺呼吸音清,未闻及干湿啰音。心率 84 次 /min,律齐,各瓣膜听诊区未闻及病理性杂音。腹部平坦,无明显胃肠型及蠕动波,未见腹壁静脉曲张。右下腹部压痛,以麦氏点为著,反跳痛,右下腹肌紧张。结肠充气试验阳性。肝、脾肋下未触及,无叩痛,Murphy 阴性,移动性浊音(−),肠鸣音正常。

月经史及婚育史:13 岁初潮,月经周期 28~30 天,每次月经天数是 5~7 天。此次月经周期较前延长 1 周左右。孕 0 产 0。

【问题 1】该患者可能的诊断是什么?

患者有典型的转移性右下腹疼痛,伴恶心及呕吐,体温升高;右下腹麦氏点有明显的压痛、反跳痛和肌紧张等腹膜刺激征等。据此作出"急性阑尾炎"的诊断。但是在临床中有许多急腹症(包括一些非外科急腹症)的症状和体征与急性阑尾炎很相似,都可有"右下腹疼痛",应认真做好鉴别诊断。否则,常发生误诊,尤其当阑尾穿孔发生弥漫性腹膜炎时鉴别诊断则更难。有时需要剖腹探查才能鉴别清楚。如果患者为育龄妇女,鉴别诊断较男性更为重要,应详细询问月经史、生育史及性生活史等,并排除相关妇产科急腹症。所以,本例患者不排除其他常见内科及外科急腹症可能;患者为女性,不排除常见妇产科急腹症可能。还需进一步借助辅助检查才能确诊。

【知识点】

急性阑尾炎的鉴别诊断

1. 急性阑尾炎临床误诊率仍然相当高,国内统计为 4%~5%,国外报道高达 30%。

2. 急性阑尾炎需要与内科急腹症鉴别的疾病主要有急性胃肠炎、右下肺炎和胸膜炎、急性肠系膜淋巴结炎、局限性回肠炎等。

3. 急性阑尾炎需要与妇产科急腹症鉴别的疾病主要有右侧输卵管妊娠、卵巢囊肿蒂扭转、卵巢滤泡破裂、急性附件炎等。

4. 急性阑尾炎需要与外科急腹症鉴别的疾病主要有溃疡病急性穿孔、急性胆囊炎、胆石症、急性梅克尔憩室炎、右侧输尿管结石等。

5. 典型的急性阑尾炎一般诊断并不困难,主要依据转移性右下腹部疼痛和右下腹部固定压痛点可作出临床诊断。

6. 症状不典型的患者,或由于阑尾位置异常,或由于发病后用过镇痛剂、抗生素等药物干扰了病程,此时需要详细询问病史,多次临床检查和实验室检查,严密观察,才能明确诊断。

7. 急性阑尾炎患者白细胞计数及中性粒细胞百分比均有不同程度的增高,炎症早期仅有轻度增高,化脓性或坏疽性阑尾炎和/或炎症累及壁腹膜时,白细胞计数可升高至 18×10^9/L。但年老体弱患者即使阑尾炎已发展至坏疽阶段,其白细胞计数亦可能正常。因此白细胞计数正常不能否定急性阑尾炎的诊断。

8. 腹膜炎的主要临床表现为腹痛、压痛、腹肌紧张以及恶心、呕吐、发热,严重时可致血压下降和全身中毒性反应,如未能及时治疗可死于脓毒症休克。部分患者可并发盆腔脓肿、肠间脓肿和膈下脓肿、髂窝脓肿及粘连性肠梗阻等。

9. 腹膜炎患者的主要体征为腹部压痛、反跳痛。腹部叩诊可因胃肠胀气而呈鼓音。腹腔内积液多时,可叩出移动性浊音。听诊时肠鸣音减弱或消失。

10. 腹膜炎患者白细胞计数增高,但病情严重或机体反应低下时,白细胞计数可不升高。腹部 X 线检查可见腹腔普遍胀气并有多个小气液面等肠麻痹征象(立位 X 线检查)。

11. 一旦育龄期妇女出现停经、腹痛、阴道流血等症状,应高度警惕有无异位妊娠。

12. 异位妊娠的诊断还主要依靠阴道超声、血人绒毛膜促性腺激素(hCG)、血清孕酮、腹腔镜等检查方法。

13. 体温和白细胞升高是感染的全身表现,对阑尾炎的诊断有参考价值,但不是主要诊断依据。因为发病早期或体弱多病患者,体温和白细胞未必增高,若等待体温和白细胞增高才手术,则可能延误手术时机,造成阑尾已化脓、坏死、穿孔,感染或扩散,病情加重,手术难度增加,术后并发症增多等。

如患者有持续性右下腹痛,不能用其他诊断解释以排除急性阑尾炎时,应密切观察,在观察中逐步明确诊断。对一些诊断困难而又有手术指征的病例应及时手术探查,以免延误病情。

【问题2】还应该选择何种检查进一步明确诊断?

思路 1:腹部超声是诊断急性阑尾炎最常用的检查方法,可见阑尾肿大,局部有液性暗区,了解是否有炎性包块存在。在决定对阑尾脓肿切开引流时,超声可提供脓肿的具体部位、深度及大小,便于选择切口。胸腹透视列为常规,急性阑尾炎在腹部 X 线片上也可出现阳性结果。5%~6% 的患者右下腹阑尾部位可见一块或数块结石阴影,1.4% 的患者阑尾腔内有积气。急性阑尾炎合并弥漫性腹膜炎时,为除外溃疡穿孔、急性绞窄性肠梗阻等,立位腹部 X 线片是必要的,如出现膈下游离气体,阑尾炎基本上可以排除。

思路 2:腹部 CT 的应用更进一步提高了对急性阑尾炎的诊断与鉴别诊断能力。螺旋 CT 薄层扫描不但能直接显示阑尾的部位、大小、形态,还能同时观察到阑尾系膜、盲肠及周围脂肪间隙内的多种病理变化,对临床表现不甚典型的阑尾炎和其并发症的诊断特别有用。且患者起病 3 天,需要警惕是否有穿孔形成阑尾脓肿。

该患者为育龄期妇女,根据其末次月经时间延长,不排除异位妊娠可能。血 hCG 可以辅助超声对异位妊娠的诊断。所以,该患者行血常规、尿常规、腹部 X 线片、腹部 CT 检查、血 hCG 检查。

【知识点】

急性阑尾炎的诊断

1. 急性阑尾炎的临床诊断主要依靠病史、临床症状、体格检查和实验室检查。其典型症状是腹痛、胃肠道症状(如食欲缺乏、恶心、呕吐等)和全身症状(头痛、乏力、发热等);典型体征是右下腹压痛、腹膜刺激征、右下腹包块等。

2. 诊断急性阑尾炎时可用特殊检查方法　如结肠充气试验、腰大肌试验、直肠指检、足跟下落刺激试验、闭孔内肌试验。

3. 结肠充气试验(Rovsing 试验)　用一手压住左下腹部降结肠部,再用另一只手反复压迫近侧结肠部,结肠内积气即可传至盲肠和阑尾部位,引起右下腹痛感者为阳性。

4. 腰大肌试验　左侧卧位后将右下肢向后过伸,引起右下腹痛者为阳性,说明阑尾位置较深或在盲肠后位靠近腰大肌处。

5. 闭孔内肌试验　仰卧位,将右髋和右膝均屈曲90°,将右股向内旋转,如引起右下腹痛者为阳性,提示阑尾位置较低,靠近闭孔内肌。

6. 足跟下落刺激试验(Maskle 试验)　患者踮脚站立并突然放下足跟(要伴有可听见的落地声),右下腹疼痛者为阳性。此试验尚可用于其他腹内炎症的定位诊断。

7. 直肠指检　当阑尾位于盆腔或炎症已波及盆腔时,直肠指检有直肠右前方的触痛。

8. 腹部 X 线片　可见右下腹小肠、盲肠积气和气液平面,偶尔可见钙化的粪石和异物影,腰大肌阴影模糊等。发现腹腔游离气体首先应考虑为消化道穿孔,而阑尾所致气腹极为少见。

9. 超声检查　有时可发现阑尾区积液或肿大的阑尾及阑尾脓肿等。同时也可以显示输尿管结石、卵巢囊肿、异位妊娠、肠系膜淋巴结肿大以及腹腔肿瘤等。所以超声检查在阑尾炎的诊断和鉴别诊断中起重要作用。加之其具有方便、无创、可重复等优点,目前已被公认为是急性阑尾炎诊断中的一项有价值的方法。

10. CT 检查　可获得与超声检查相似的效果,尤其有助于阑尾炎并发阑尾周围炎性肿块或脓肿的诊断及排除与阑尾炎相混淆的腹部病变,仅在必要时选用。

11. 腹腔镜检查　可作为不典型急性阑尾炎的首选诊疗方法。腹腔镜可直视阑尾病变,其诊断正确率达 99% 以上,而且可在腹腔镜下行阑尾切除术。

12. 正常宫内妊娠时,血 hCG 水平的增长速度一般是每两天增长大于 53%,其最高峰值可以达到 100 000IU/L。

13. 异位妊娠时患者体内 hCG 水平较宫内妊娠为低。单独的 hCG 的水平不能鉴别宫内和宫外妊娠。

14. 血 hCG(尤其是 β-hCG)可以辅助超声对宫外孕的诊断,提高超声诊断的准确率。育龄期妇女若血 β-hCG 的水平在 6 500IU/L,而经腹超声未显示宫内妊娠囊或者血 hCG 水平高于 1 500IU/L,则宫外孕的可能性很大。

【知识点】

急性阑尾炎的超声图像特点

1. 典型急性阑尾炎超声图像　主要表现为右下腹包块。①团块状:主要由脓液及周围粘连的肠管、大网膜包裹组成。当阑尾化脓坏死形成局限性回声杂乱的包块时,阑尾形态无法辨认。②短杆状(或指状):此类病情相对较轻,阑尾表面脓性渗出物较少,周围肠管受累轻微,表现为边缘较清晰的短杆状或指状低回声区,肠壁增厚呈双层强弱相间回声,内部因阑尾管壁小脓肿形成和腔内积液表现为不均匀的低回声,腔内可见气体回声,横切面呈"同心圆征"。

2. 非典型急性阑尾炎超声像　是指右下腹未见异常低回声包块,而见其他异常回声(急性阑尾炎间接征象),表现为:①肠管局部扩张。右下腹肠管局部扩张或积液一般为急性阑尾炎的伴随声像,尤其在表现为包块状典型急性阑尾炎中多见,而作为其唯一声像表现却不多见。有文献报道应用局部加压探查法,将周围的组织推开,有时可见发炎的阑尾。本类所有病例均经较长时间加压探查仍未获得发炎阑尾的声像图,笔者认为可能是因粘连扩张的肠管影响了阑尾的显示。②游离液性暗区。此类因炎性渗出物较多,周围肠管粘连,大网膜移至右下腹,阑尾声像被掩盖,右下腹肠间见散在不规则液性暗区,可伴盆腔少量积液。③气体多层反射回声。此类细菌毒性强,病情急、重,病程短,多在6~8小时内,阑尾迅速坏死、穿孔,全腹压痛、反跳痛,尤以阑尾区为明显,因肠麻痹、胀气而表现为右下腹气体强回声多层反射。

3. 无异常回声型声像图　右下腹探头压痛、反跳痛,未见任何异常声像。

检 查 结 果

白细胞计数 22.7×10^9/L,中性粒细胞百分比 0.83%。尿常规检查无异常。结肠充气试验阳性。腹部 X 线片示:膈下无游离气体。腹部 CT 示:腹部阑尾肿大增粗(直径 >7mm)和阑尾壁增厚;边缘境界模糊;密度略高于邻近的肌肉组织;阑尾壁与周围的炎症分界不清;阑尾管状结构消失。血 hCG 阴性。

【问题3】通过上述检查结果,下一步应做如何处理?

思路1:非手术治疗期间应观察腹痛是否减轻,体温、白细胞计数是否下降,局部体征是否缓解,以决定是否改行手术治疗和防止病情发展。并随时请普外科医师会诊,复查血象。对腹痛较轻、一般情况较好者可在急诊对症治疗,同时向患者及家属讲明病情发展的程度和后果。腹痛加剧一定要随时就诊,否则有一定危险性。但可使用解痉剂如阿托品等。

该患者在等待化验结果期间所需进行的治疗:卧床休息、禁食,给予水、电解质和能量静脉输入;并应用氨苄西林(氨苄青霉素)、庆大霉素与甲硝唑联合;放置胃减压管。

【知识点】

急性阑尾炎的保守治疗

1. 胃肠减压是利用负压吸引和虹吸的原理,将胃管自口腔和鼻腔插入,通过胃管将积聚于胃肠的气体及液体吸出。

2. 胃肠减压对胃肠梗阻患者可减低胃肠道内的压力和膨胀程度,对胃肠道穿孔患者可防止胃肠内容物经破口继续漏入腹腔,并有利于胃肠吻合口的愈合。

3. 胃肠减压管引流是一次性胃管与一次性胃肠减压器相连接,对于长时间留置胃肠减压管,或者由于各种原因导致胃管末端接头坏掉或者脱落,导致胃管不能与肠减压器连接,这时可使用 1ml 注射器来连接。

4. 阑尾术后感染的主要致病菌为厌氧菌,其次为大肠埃希氏菌。

5. 甲硝唑是一种对包括脆弱类杆菌在内的所有厌氧菌均有强大杀菌活性的药物,优于其他各种抗厌氧菌药物。庆大霉素,对大肠埃希氏菌有较强的抗菌活性,针对阑尾炎的细菌学特点,两种药物联合应用,效果甚佳。

思路2:请普外科医师会诊。

普外科医师查看患者后,结合相关实验室检查及辅助检查,确诊为急性阑尾炎,建议手术治疗。向患者及家属交代病情,其表示理解,同意手术治疗。

思路3:手术治疗。

一旦确诊,应尽早手术治疗,对有并发症者,可在积极改善的基础上行手术治疗。手术方法应根据患者的全身情况和术中病变程度权衡而定,尽可能使手术安全有效。为确保手术安全和减少术后并发症,术前应充分估计其并存疾病的严重程度,与麻醉科、内科医师会诊、合作,在心电监护下进行手术。为此应做好以下几点:①术中尽量减少切口污染;②关腹前依次用甲硝唑 100ml 和庆大霉素 16 万 IU、生理盐水稀释后冲洗腹腔,以预防厌氧菌、大肠埃希氏菌感染,避免或减轻术后腹腔粘连,但是否局部应用抗生素仍有争议;③腹腔感染重者,行盆腔低位引流,术后尽早下床活动,促进肠蠕动恢复,利于腹腔残余脓液吸收,预防肠粘连;④手术中、手术后短时间高浓度吸氧可减少腹部污染及手术切口感染;⑤手术宜选择右下腹直肌外侧切口,便于术中探查和必要时延长切口。手术方式依病情而定,应尽可能切除病变阑尾,吸尽腹腔脓液,必要时腹腔置管引流。但术中发现已形成阑尾周围脓肿,不必强行切除阑尾,切开引流即可。

目前患者病情稳定,生命体征平稳,本患者入院后,经积极术前准备,在连续硬膜外麻醉下急诊行"阑尾切除术"。术中及术后病理证实为"急性化脓性阑尾炎"。术后患者恢复良好,痊愈出院。

最终诊断:急性化脓性阑尾炎。

【知识点】

急性阑尾炎的非手术治疗及手术治疗适应证、手术注意事项、术后预防用药如下:

1. 非手术治疗适应证　当急性阑尾炎处在早期单纯性炎症阶段时,可用抗生素抗感染治疗。一旦炎症吸收消退,阑尾能恢复正常。当急性阑尾炎诊断明确,有手术指征,但因患者周身情况或客观条件不允许,也可先采取非手术治疗,延缓手术。若急性阑尾炎已合并局限性腹膜炎,形成炎性肿块,也应采用非手术治疗,使炎性肿块吸收,再考虑择期阑尾切除。

2. 手术适应证　①急性单纯性阑尾炎;②急性化脓性或坏疽性阑尾炎;③急性阑尾炎穿孔伴发弥漫性腹膜炎;④有炎症扩散趋向的阑尾周围脓肿;⑤反复发作的阑尾炎。

3. 阑尾切除术中应注意的事项　①术中寻找阑尾的方法是沿盲肠纵肌向下追索或将回肠向上提起,沿末段回肠追寻。如为盲肠后的异位阑尾,可将后腹膜切开,方可找到阑尾。阑尾炎症较重,可提起盲肠后再处理阑尾。②找到阑尾后判断诊断是否正确,急性阑尾炎可见阑尾表面充血水肿,阑尾增粗变硬。经过探查,若发现阑尾炎症不明显,或仅为轻度充血,而临床症状比较重,此时应注意探查回肠和盆腔(女性),以排除其他疾病。

【问题4】术后应注意哪些问题?

1. 手术后短时间高浓度吸氧可减少腹部污染及手术切口感染。

2. 术后使用有效抗生素,积极防治并发症,保护心、肺、肝、肾功能,适当营养支持,改善全身情况,降低切口感染率,促进切口愈合。

3. 预防手术后切口感染的措施　切口感染是急性阑尾炎手术后常见并发症,发生率为30%左右,而坏疽性阑尾炎手术的切口感染率更高,可达70%。由于引起阑尾切口感染的致病菌多为来自腹腔的细菌,所以术中对切口感染的保护非常重要。术中应采取双层保护腹膜法,并在关闭腹膜后用甲硝唑液或苯扎溴铵液反复冲洗切口,从而大大降低了切口感染发生率。

4. 出院后如有腹痛、恶心、呕吐等,应及时复诊。

【知识点】

1. 阑尾切除术的常见并发症是切口感染、腹腔内出血、腹腔残余脓肿、阑尾残端瘘或阑尾残株炎。

2. 急性单纯性阑尾炎病理变化为阑尾轻度肿胀、浆膜面充血且有少量纤维素渗出物,阑尾各层有水肿和中性粒细胞浸润,腔内有渗出物。

3. 急性化脓性阑尾炎病理变化为炎症继续发展,阑尾明显肿胀、充血,表面有脓性渗出物,腔内积脓,腹腔内有少量稀薄混浊渗出液。

4. 急性坏疽性阑尾炎(或阑尾穿孔)病理变化为炎症进一步加重,阑尾全层坏死,暗红或黑色,大部分有穿孔,腹腔内有较多积脓。

5. 阑尾周围脓肿部分患者阑尾化脓或穿孔后,被大网膜或周围脏器粘连包裹,形成炎性包块或阑尾周围脓肿。

(周荣斌)

【推荐阅读文献】

［1］北京协和医院．急诊科诊疗常规．2 版．北京：人民卫生出版社，2012.

［2］马克思，霍克伯格，瓦尔斯．罗森急诊医学．7 版．李春盛，译．北京：北京大学医学出版社，2013.

［3］于学忠．协和急诊医学．北京：科学出版社，2011.

第 90 章 胃 肠 穿 孔

【精粹】

1. 胃肠穿孔(gastrointestinal perforation)是腹痛的常见原因,通常指胃肠道管壁穿破后与腹腔相通,多继发于胃十二指肠溃疡、炎症、外伤或癌肿等病变。
2. 按部位分胃十二指肠穿孔,空肠、回肠穿孔,结直肠穿孔;按病程分急性、亚急性、慢性。
3. 基本特点是持续而剧烈的腹痛、腹膜刺激征,可伴有肠鸣音消失或气腹。
4. 腹部立位 X 线片、腹腔穿刺等可辅助诊断。
5. 应对疑似胃肠穿孔的患者进行快速、有效的评估,积极防治休克等并发症。
6. 需动态观察患者症状和体征的变化;在一般处理后应尽快进行手术治疗。

【病历摘要】

患者,男,36 岁。因"饮酒后突发上腹剧痛 2 小时"急诊就诊。2 年前患者开始出现嗳气、反酸伴周期性上腹部疼痛症状,腹痛多发生于饭后 1 小时左右,持续 1~2 小时可自行缓解,未规律治疗。此次因突发上腹痛 2 小时就诊。查体:T 37.8℃,P 110 次/min,R 25 次/min,BP 147/95mmHg,意识清,面色苍白,屈曲位,大汗,腹肌紧张,压痛、反跳痛均存在,肝浊音界消失,肠鸣音消失,心、肺查体未见明显异常。

【问题 1】患者目前病情是否危重? 可能的疾病是什么?

思路 1:患者目前生命体征虽基本平稳,但患者面色苍白、腹痛程度剧烈、腹肌紧张、体温增高、心率增快,潜在风险极高,应密切观察,注意监测生命体征,吸氧,建立静脉通路。

思路 2:患者既往有胃肠道症状,虽未明确诊断,但症状符合消化性溃疡的临床表现。此次查体有腹膜刺激征,应警惕消化道穿孔的可能。同时应与引起急性腹痛的其他疾病相鉴别,并通过相关辅助检查明确诊断。

【知识点】

何种情况考虑胃肠穿孔可能

1. 腹痛剧烈且持续,最初仅在病灶部位,迅速累及全腹。
2. 腹膜刺激征(腹肌强直、压痛、反跳痛),腹式呼吸减弱。
3. 肠鸣音减弱或者消失,肝浊音区缩小,查及移动性浊音。
4. 溃疡、腹外伤、肠伤寒等病史。

【问题 2】下一步应做的辅助检查有哪些?

血常规;肝、肾功能;血生化;血尿淀粉酶;凝血功能(PT/APTT);D-二聚体;动脉血气;心电图;腹部立位 X 线片。

【病历摘要】

辅助检查示：白细胞计数 $16×10^9$/L，中性粒细胞百分比 85%，血红蛋白 118g/L，血小板计数 $151×10^9$/L。肝肾功能、血生化、血尿淀粉酶、D- 二聚体、动脉血气未见异常。心电图大致正常；腹部立位 X 线可见右侧膈下游离气体（图 3-90-1）。

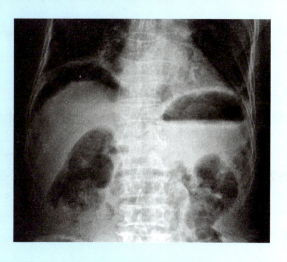

图 3-90-1　腹部立位 X 线片

【问题 3】该患者诊断是何疾病？

患者剧烈腹痛，腹膜刺激征明显，肝浊音界及肠鸣音消失，既往症状提示消化道溃疡病史可能，腹部立位片可见膈下游离气体，结合上述症状、体征、检查，最终诊断消化性溃疡穿孔。

【知识点】

溃疡穿孔临床表现

1. 初期　典型的腹痛症状，可伴有恶心、呕吐；腹痛常因翻身、咳嗽等动作而加剧，故患者常静卧不愿动，并呈蜷曲体位；腹肌高度紧张，压痛明显，肝浊音界缩小或者消失提示气腹存在，肠鸣音减弱或消失，腹腔穿刺可抽出胃肠内容物；此阶段可出现休克。

2. 反应期　穿孔后 1~5 小时，部分患者由于腹腔渗出液增多，流入腹腔的胃肠内容物被稀释，腹痛可暂时减轻，患者自觉好转，脉搏、血压、面色与呼吸可暂时表现正常。但患者仍不能做牵涉腹肌的动作，腹肌紧张、压痛、肠鸣音减弱或者消失等征象仍继续存在。

3. 腹膜炎期　穿孔后 8~12 小时，多转变为细菌性腹膜炎，临床表现与其他原因引起的腹膜炎相似；患者呈急性重病容，发热、口干、乏力、呼吸脉搏加快；腹胀、全腹肌紧张、压痛、反跳痛、移动性浊音阳性；腹腔穿刺可抽出白色或混浊液体；病情严重，抢救不及时者常因麻痹性肠梗阻、感染性休克等死亡。

【知识点】

消化性溃疡穿孔鉴别诊断

1. 急性胰腺炎　突然发生的上腹部剧烈疼痛，伴有呕吐，早期可出现腹膜刺激征及休克等表现，但腹痛多偏左上腹，背部放射及触痛明显，发病前有高脂肪性暴食或饮酒史，测定血尿淀粉酶升高，腹部 X 线片无气腹，有助于鉴别诊断。

2. 急性心肌梗死　下壁心肌梗死可突发剧烈上腹痛伴恶心呕吐,查体上腹压痛,但无腹膜炎体征,心电图有动态演变,心肌酶升高。

3. 急性胆囊炎和胆囊穿孔　胆囊炎和胆囊穿孔时,开始疼痛多为阵发性绞痛,压痛在右上腹,压痛程度和腹肌紧张远不如溃疡病穿孔者显著。可触及肿大的胆囊,Murphy征阳性。超声检查可明确胆囊炎的诊断。若有胆囊穿孔时腹部体征与溃疡穿孔相类似,可借助腹部X线片检查相鉴别。

4. 急性阑尾炎　开始时上腹痛一般不十分剧烈,腹膜刺激征也无溃疡穿孔剧烈,不伴休克症状,无气腹征。

5. 急性肠梗阻　腹痛多位于下腹部,可见肠形和蠕动波,腹肌亦不紧张,常伴有肠鸣音亢进,"金属音"或气过水声,X线检查可见腹部有气液平面。

【问题4】下一步治疗是什么?

溃疡穿孔在治疗原则上应尽快行外科手术治疗,治疗延迟,尤其是超过24小时者,死亡率和并发症发生率明显增加,住院时间延长。

1. 一般治疗
(1)禁食,半卧位,持续有效的胃肠减压,目的在于减少胃肠内容物继续外漏,有利于穿孔闭合和腹膜炎消退。
(2)镇痛、镇静。
(3)纠正水电解质及酸碱失衡。
(4)选择适当的抗生素。
(5)抑制胃酸分泌。
(6)加强营养代谢支持。

2. 手术治疗　适当术前准备后,尽快剖腹探查,清除腹水。手术方式包括穿孔单纯修补术、胃大部切除术(B-Ⅰ式吻合、B-Ⅱ式吻合、Roux-Y式吻合)。

【病历摘要】

在治疗过程中,患者突然出现腹痛明显加重,面色苍白,出冷汗,呼吸浅促,脉搏细数。心电监护示:心率135次/min,呼吸30次/min,血压76/55mmHg。全腹肌紧张如板状,压痛、反跳痛明显,拒按。

【问题5】患者此时发生了什么问题,该如何处理?

患者在治疗过程中出现了心率快、血压低,首先考虑并发了感染性休克,应积极行抗休克、抗感染治疗。

1. 抗休克　早期液体复苏目标为应在6小时内达到:中心静脉压(CVP)8~12mmHg,平均动脉压(MAP)≥65mmHg,尿量≥0.5ml/(kg·h),中心静脉血氧饱和度(ScvO$_2$)≥70%或混合静脉血氧饱和度(SvO$_2$)≥65%。
(1)补液:晶体液及胶体液(主要是白蛋白)。
(2)血管活性药物:首选去甲肾上腺素。
2. 抗感染　在经验性抗感染治疗的基础上,密切监测,及时调整。
3. 在抗休克、稳定生命体征的基础上应尽早行手术治疗。
(1)穿孔修补术:简便易行、手术耗时短、创伤轻、安全性高。因此,对于一般状态差,伴心、肺、肝、肾等重要脏器严重疾病,穿孔时间超过12小时,腹腔内炎症重及存在严重水肿,估计行根治手术风险较大的患者,应选择穿孔修补术。
(2)根治性手术:适用于患者一般情况较好,穿孔在12小时以内,腹腔内感染和水肿较轻且无重要器官并存疾病者。
该患者在积极抗休克同时行胃穿孔修补术,术后入外科监护室监护治疗。

【问题6】急诊还会遇见哪些胃肠穿孔？

1. 外伤性肠穿孔

诊断要点：腹痛、恶心呕吐、腹膜刺激征；X线见膈下游离气体；穿刺所得腹腔渗液中发现肠内容物。因腹部外伤后腹壁本身有压痛，患者反应性较正常人差，需每隔一定时间重复检查，反复对比。

治疗原则：单纯修补，适用于小的裂孔；肠祥切除，适用于大的断裂，如为结直肠，需外置造瘘，二期吻合。注意探查穿孔数目，腹膜后肠段是否有穿孔。

2. 病理性肠穿孔　肠道原来已有某种病变，主要是黏膜或更深的溃疡，然后溃疡突然穿孔而引起的弥漫性或局限性腹膜炎性病症。临床上常见的有结直肠癌穿孔、肠伤寒穿孔、克罗恩病穿孔和缺血性肠炎穿孔等。

（陈玉国）

【推荐阅读文献】

［1］北京协和医院. 急诊科诊疗常规. 2版. 北京：人民卫生出版社, 2012.

［2］MARX J A. Rosen's emergency medicine: concepts and clinical practice. 7th ed. Philadelphia: Mosby, 2010.

第91章 肠 梗 阻

【精粹】

1. 肠内容物因各种原因不能正常通过肠道,称为肠梗阻。

2. 肠梗阻(intestinal obstruction) 按梗阻发生的原因可分为机械性肠梗阻、动力性肠梗阻和血运性肠梗阻。按有无血运障碍可分为单纯性肠梗阻和绞窄性肠梗阻。按梗阻的部位可分为高位小肠梗阻和低位小肠梗阻。

3. 肠梗阻患者可有腹痛、腹胀、呕吐、肛门停止排气排便等症状。

4. 患者查体可见腹部压痛、肠鸣音亢进或消失。

5. 单纯性肠梗阻患者需要重视其伴随的水电解质紊乱。

6. 当患者出现疲劳、嗜睡、乏力和心律失常等症状时,注意患者脱水、低钠血症及低钾血症可能。

7. 机械性肠梗阻多需手术解除;动力性肠梗阻则可用保守疗法治愈;绞窄性肠梗阻应尽快进行手术,而单纯性机械性肠梗阻可先试行保守治疗。

8. 所有肠梗阻患者入院后均给予积极治疗,主要措施有禁食,胃肠减压,检测血电解质、血气,纠正水、电解质及酸碱平衡紊乱,保证循环稳定,防治感染等。

【病历摘要】

患者,女,37岁,农民。主因"阵发性腹痛5天,加重伴呕吐2天"于急诊就诊。患者5天前进食后出现阵发性腹痛。腹痛时可见右下腹条索状肿块伴轻压痛,腹痛缓解后消失。无呕吐,仍排稀便。就诊于本地诊所,诊断为不全性粘连性肠梗阻,拒插胃管。抗炎、补液治疗病情好转不明显。2天前患者私自找街头"游医"服200ml"剧猛攻下"中药后,腹痛持续性加剧,进行性腹胀,肛门停止排气排便,伴呕吐。2年前行"阑尾切除术",1年前有"不全性粘连性肠梗阻"行保守治疗后缓解。

体格检查:T 39.0℃,R 26次/min,P 115次/min,BP 90/70mmHg。表情淡漠,脱水貌。皮肤苍白,体表浅静脉塌陷。右下腹见长5cm瘢痕。全腹压痛、反跳痛、肌紧张。肠鸣音消失。腹部移动性浊音阳性。

月经史及婚育史:14岁初潮,月经周期28~30天,每次月经天数是5~7天。孕2产2。

辅助检查:血常规示,WBC 15.2×10^9/L,N%76%,Hb 130g/L。

【问题1】患者目前有无生命危险?可能的诊断是什么?

思路1:患者表情淡漠,脱水貌,皮肤黏膜苍白,体表浅静脉塌陷,提示患者有感染性休克。患者2天未进食,脱水貌,诉口渴,提示患者有脱水、电解质紊乱、代谢性酸中毒。因此患者需进抢救室监护生命体征,并予以吸氧、建静脉通路等基本处理。

思路2:根据患者的主诉、症状、既往史和个人史,患者全腹压痛、反跳痛、肌紧张伴呕吐,腹痛及腹胀呈进行性加剧,肛门停止排气排便,肠鸣音消失。据此作出"粘连性肠梗阻、感染性休克、水电解质紊乱、代谢性酸中毒"的诊断。患者存在全腹压痛、反跳痛和肌紧张,应考虑存在肠绞窄坏死或穿孔的可能;患者为育龄期妇女,不除外妇产科急症。

肠梗阻是普通外科常见的急腹症之一。具体发病原因涵盖范围广,病情多变,在明确肠梗阻诊断后,首要问题是根据体征考虑为不完全性肠梗阻还是完全性肠梗阻,判断是否有肠缺血或肠绞窄的存在,有无血供障碍。该患者还需进一步检查才能明确肠梗阻类型及原因。

【知识点】

肠 梗 阻

1. 肠梗阻是各种原因引起的肠内容物不能正常通过肠道。是外科常见急腹症之一。

2. 肠梗阻临床表现主要为腹痛、腹胀、呕吐、停止排气排便、腹部压痛等。

3. 肠梗阻按梗阻发生的原因可分为机械性肠梗阻、动力性肠梗阻和血运性肠梗阻。按有无血运障碍可分为单纯性肠梗阻和绞窄性肠梗阻。按梗阻的部位可分为高位小肠梗阻和低位小肠梗阻。

4. 根据腹痛、呕吐、腹胀、肛门停止排便和排气以及肠鸣音变化与 X 线检查,肠梗阻的诊断一般不难。

5. 肠梗阻患者需要与胃及十二指肠穿孔、急性胰腺炎、胆石症、急性胆囊炎、急性阑尾炎、输尿管结石、卵巢囊肿蒂扭转相鉴别。

6. 临床上有将内科疾病(急性胃肠炎、暴发性食物中毒、心绞痛、过敏性紫癜等)当成机械性肠梗阻施行手术而导致患者死亡的情况,须加注意。

7. 不完全性肠梗阻者,病情发展较慢,有排便、排气;完全性梗阻,病情发展快而重,多无排便、排气。

8. 诊断机械性肠梗阻的主要依据是阵发性腹痛,伴有肠鸣音亢进,腹部 X 线见扩大的肠腔内有气液平面。

9. 诊断麻痹性肠梗阻的主要依据是持续性腹胀痛、肠鸣音消失、多有原发病存在,X 线检查见全部小肠和结肠都均匀胀气。

10. 诊断绞窄性肠梗阻的依据 ①腹痛剧烈,发作急骤,在阵发性疼痛间歇期,仍有持续性腹痛;②病程早期即出现休克,并逐渐加重,或经抗休克治疗后,改善不显著;③腹膜刺激征明显,体温、脉搏和白细胞计数在观察下有升高趋势;④呕吐出或自肛门排出血性液体,或腹腔穿刺吸出血性液体;⑤腹胀不对称,腹部可触及压痛的肠袢;⑥腹部 X 线检查见孤立扩大的肠袢;⑦经积极的非手术治疗,症状体征无明显改善。

11. 高位小肠梗阻,呕吐出现较早而频繁,水、电解质与酸碱平衡失调严重,腹胀不明显。

12. 低位小肠梗阻,呕吐出现晚,一次呕吐量大,常有粪臭味,腹胀明显。

13. 应根据患者年龄、病史、症状、体征、辅助检查等综合分析肠梗阻发生病因。

14. 代谢性酸中毒主要根据临床表现和动脉血气分析的结果进行诊断。如果 HCO_3^- 水平降低(<22mmol/L),而 PCO_2 基本正常或有所下降,则可诊断代谢性酸中毒。

15. 代谢性酸中毒的处理,主要为口服碳酸氢钠,轻者 1.5~3.0g/d,中、重度患者 3~15g/d,必要时可静脉输入。

【问题 2】还应该选择何种检查进一步明确诊断?

在辅助检查中,腹部 X 线检查对肠梗阻的诊断具有重要价值。最常用的是立、卧位 X 线片。对于不能或不宜站立的患者可加照侧卧位片。超声、CT、磁共振等检查对急腹症的鉴别诊断有重要价值,可以进一步了解造成肠梗阻的原因和排除腹部的其他疾病,并能确定扩张肠管的长度、内径及肠壁的厚度等,为肠梗阻的诊断提供一些定量指标。

通过超声检查可为临床提供粘连性肠梗阻准确而客观的影像学诊断依据,可通过测量扩张肠管的直径、肠壁的厚度,提示肠黏膜皱襞有无消失及肠腔内动态气液流动现象协助临床判断肠粘连和肠梗阻的程度,并可发现 X 线检查所不能提示的影像学内容,如肠粘连的部位、范围、程度,有无粘连索带和肠壁缺血性改变。通过肠黏膜皱襞和肠蠕动的消失可提示有无肠绞窄的存在。作为非手术治疗效果的动态观察手段,进一步为治疗方案的选择提供影像学依据。

该患者需要进一步做的检查:立、卧位腹部 X 线检查;动脉血气分析;尿常规;腹部超声;血淀粉酶。

【知识点】

肠梗阻的诊断

1. 根据典型的"痛、吐、胀、闭"临床症状和腹部体征,加上腹部立、卧位 X 线片的典型表现,可以诊断肠梗阻。

2. 在有腹部手术、腹膜炎或腹部损伤病史时,一般都具有典型机械性肠梗阻临床表现。诊断重点和难点是区别单纯性肠梗阻还是绞窄性肠梗阻,是完全性肠梗阻还是不完全性肠梗阻。

3. 以往有慢性梗阻症状或多次急性发作者,多为广泛粘连引起的梗阻。长期无症状,突然出现急性梗阻症状,腹痛重,出现腹膜刺激征,提示粘连已导致绞窄性肠梗阻。

4. 螺旋 CT 特别是多排螺旋 CT(MDCT)不仅可以提高肠梗阻诊断的正确率,还可以明确是机械性还是动力性,是否绞窄性,梗阻部位是否完全,以及肠梗阻病因,是肠梗阻的一种快捷、准确率高、无创的影像诊断方法。

5. 正常动脉血 pH 为 7.35~7.45,平均 7.40,比静脉血约高 0.03,受呼吸和代谢双重因素的影响。

6. 动脉血 pH>7.45 表示碱中毒;pH<7.35 表示酸中毒;pH 7.35~7.45 有三种可能:①酸碱平衡正常;②处于代偿期的酸碱平衡失调;③混合型酸碱平衡失调。

7. 血、尿淀粉酶升高并不一定都是急性胰腺炎,血、尿淀粉酶也可以在急性胰腺炎以外的许多情况下升高,如急性胆囊炎、肠梗阻、肠系膜血管栓塞及溃疡穿孔等。

8. 血清淀粉酶在起病后 6~12 小时开始升高,48 小时开始下降,持续 3~5 天。血清淀粉酶超过正常值 3 倍可确诊为急性胰腺炎。

9. 超声检查在粘连性肠梗阻诊断中明显优于 X 线检查,通过超声影像可为临床提示肠粘连及粘连性肠梗阻的直接和间接征象,可作为该病首选的检查方法。

10. X 线片检查完全性肠梗阻者肠袢充气扩张明显,不完全性肠梗阻则无此现象。

11. 绞窄性肠梗阻患者 X 线片检查可见孤立、凸出胀大的肠袢,不因时间而改变位置,或有假肿瘤阴影。

【知识点】

绞窄性肠梗阻

典型绞窄性肠梗阻有以下征象:

1. 起病急骤,病情进展快,腹痛剧烈,阵发性转变为持续性。
2. 呕吐出现早而剧烈。
3. 出现休克,或经抗休克治疗休克改善不显著。
4. 有腹膜刺激征。
5. 腹部不对称性隆起或触及孤立胀大肠袢。
6. 全身出现中毒症状,如脉率加快、体温上升、白细胞增多等。
7. 呕吐物、肛门排出物、胃肠减压抽出液为血性或短期内出现多量腹水或腹腔穿刺液为血性液体。
8. 腹部 X 线可见孤立胀大的肠袢且位置固定或有假肿瘤状阴影等其他绞窄征象者。
9. 血清淀粉酶、无机磷、肌酸激酶增高者。

但是,区别绞窄与非绞窄有时非常困难,一些绞窄的患者其临床指标与单纯性肠梗阻患者差异不显著,因此选择合适的手术时机是降低肠梗阻死亡率的关键。

【问题3】通过上述检查结果,下一步应做如何处理?

综合检查结果:①右下腹腔穿刺,穿出混浊血性液;②腹部立位 X 线片,未见膈下游离气体,腹腔内可见多个大小不等气液平面,同时可见肠管胀气扩张;③尿常规,正常范围;④腹部超声示,肠壁增厚伴肠腔缩窄(由于纤维组织粘连增生导致部分肠壁增厚,壁层结构常显示不清,增厚的肠壁回声增强);⑤血淀粉酶,正常范围。

思路 1:观察。在等待化验结果期间所需进行的治疗:禁食、胃肠减压、吸氧;静脉输液、纠正水电解质和酸碱失衡;应用抗生素预防感染及肥皂水灌肠,同时密切观察腹部体征。患者病情未见明显好转。

思路 2:请普外科医师会诊。医师查看患者后,建议手术治疗。向家属及患者交代病情,均表示理解。

思路 3:手术治疗。手术治疗的方法,应根据粘连的具体情况而定:①对粘连带和小片状粘连,可施行简单的切断和分离。②对广泛粘连不易分离,且容易损伤肠壁浆膜和引起出血或肠瘘,并再度引起粘连者,采用粘连分离后小肠折叠排列术,防止以后再出现梗阻。③如一组肠襻紧密粘连成团引起梗阻,又不能分离,可将这段肠襻切除做一期肠吻合;倘若无法切除,则做梗阻部分近、远端肠侧侧吻合的短路手术以减轻手术创伤,特别是患者情况不佳者,可缩短手术时间,减轻对患者的手术打击。④粘连性肠梗阻可多处发生,手术中应注意解除所有梗阻。

完善术前各项检查项目,如凝血功能等。

无手术禁忌证后,该患者行急诊手术。术中见:腹腔内 1 000ml 血性液。回肠与原切口呈"之"字形三折锐角粘连,粘连近端肠管扩张,有 30cm 坏死。行小肠减压、粘连分离、切除坏死小肠并行端端吻合术。术后痊愈出院。

最终诊断:粘连性完全性绞窄性肠梗阻、感染性休克、水电解质紊乱、代谢性酸中毒。

【知识点】

肠梗阻的治疗

1. 非手术治疗对粘连性肠梗阻具有较好疗效。非手术治疗的要点:①禁食水,持续而有效的胃肠减压;②纠正水、电解质及酸碱平衡紊乱;③积极的肠内营养支持,营养不良者不但肠功能不易恢复,且易增加感染的机会;④采用生长抑素药物性胃肠减压,生长抑素可以减少消化液的分泌,从而减少肠内容物,减轻肠管的张力,增加肠壁的血液循环,促进肠管蠕动,有助于肠梗阻的恢复;⑤糖皮质激素能减轻炎症反应和肠管水肿,亦有助于肠梗阻的恢复;⑥有感染时使用广谱抗生素;⑦密切观察病情变化,如患者腹痛间歇缩短或变成持续性疼痛,体温不断升高或出现腹膜炎应立即进行手术治疗。

2. 以下情况应及时手术 ①绞窄性肠梗阻或将要绞窄的肠梗阻;②严格的非手术治疗下,症状不能缓解或加重,一般不超过 48 小时;③腹痛症状不能缓解甚至加重,或一度稍轻又再度加重;④肠梗阻长期反复发作。对老年完全性肠梗阻,保守治疗一般不易缓解,须做必要的术前准备,一旦有绞窄可能尽快行手术治疗;对可疑肿瘤患者,可先采用非手术治疗,症状缓解明确诊断后,充分术前准备,再择期手术。

3. 胃肠插管减压可减轻腹胀,有利于肠壁循环的恢复,避免吸入性肺炎的发生。少数轻型单纯性肠梗阻经有效的减压后肠腔可恢复畅通。

4. 不论手术或非手术治疗,纠正水、电解质紊乱和酸碱失衡是极为重要的基础治疗措施。首先根据病程、临床表现等估计液体丢失量和欠缺的正常需要量,再根据心、肾功能确定单位时间的输液量。

【问题 4】 腹腔手术如何预防粘连性肠梗阻的发生?

腹部手术后腹腔内的粘连是无法避免的,腹部手术后腹腔粘连的发生率为 93%~100%。而下腹部、会阴部及腹 - 会阴联合的手术后,更容易因腹腔粘连而导致肠梗阻。腹腔粘连的形成是一个复杂的过程,涉及生物化学和生物物理多个方面,其机制目前还不完全清楚。一般认为是由于腹膜的炎症、损伤、出血、缺血、异物刺激等病理因素的存在,导致各种炎性细胞的激活和炎性介质的释放,从而使腹膜间皮细胞纤维蛋白原的释放和溶解作用之间的平衡关系遭到破坏,纤维蛋白原释放增加,而纤维蛋白溶解障碍,导致粘连形成。近二十年来,虽然对腹部手术术后腹腔内的粘连进行了大量的研究,但临床上还没有确切的方式通过手术、药物来预防术后腹腔的粘连发生。幸运的是,不是所有的腹腔内粘连都会发生肠梗阻。因此,通过此病例得到启示,即术中严格按照手术操作规范、减少不必要的损伤、防止异物残留、术后促进肠道功能早期恢复等方法可以降低腹腔内的粘连程度,从而降低粘连性肠梗阻的发生率。具体包括:减少异物进入腹腔,术中探查腹腔,应洗净手套上的滑石粉;术中细致地操作,避免干燥的纱布擦洗腹腔,避免肠管、腹膜过分干燥,减少大功率电刀的使用;尽可能选择创伤小的手术方式,避免不必要的探查、切除、吻合等。

(周荣斌)

【推荐阅读文献】

[1] 北京协和医院 . 急诊科诊疗常规 . 2 版 . 北京 : 人民卫生出版社 , 2012.

[2] 马克思 , 霍克伯格 , 瓦尔斯 . 罗森急诊医学 . 7 版 . 李春盛 , 译 . 北京 : 北京大学医学出版社 , 2013.

[3] 于学忠 . 协和急诊医学 . 北京 : 科学出版社 , 2011.

第92章 嵌 顿 疝

【精粹】

1. 嵌顿疝 疝囊颈较小而腹压突然增高时,疝内容可强行扩张疝囊颈进入疝囊,后因囊颈弹性收缩,将内容物卡住,使其不能回纳。

2. 嵌顿疝合并肠壁血运障碍者,称绞窄疝,与嵌顿疝是同一疾病的不同阶段。两者的区别在于嵌顿疝尚未发生肠壁的缺血坏死。

3. 嵌顿的肠管

(1)肠祥,或呈"W"形,疝囊内各嵌顿肠祥之间的肠管可隐藏在腹腔内,称逆行性嵌顿疝,或 Maydl 疝。

(2)嵌顿的内容物为肠管壁的一部分,系膜侧肠壁及其系膜并未进入疝囊,肠腔并未完全梗阻,称为肠壁疝(Richter 疝)。若嵌顿的小肠是小肠憩室(通常是 Meckel 憩室),则称为憩室疝(Littre 疝)。

(3)容易嵌顿的疝有股疝(占 60%)、儿童腹股沟斜疝,其中股疝最容易嵌顿。直疝、切口疝、脐疝则不容易嵌顿。

(4)成年人腹股沟管的长度为 4~5cm。在腹股沟中点上方 2cm、腹壁下动脉外侧处,男性精索和女性子宫圆韧带穿过腹横筋膜而造成一个卵圆形裂隙,即为腹股沟管深环。腹股沟三角(海氏三角)是腹股沟直疝的突出部位。股三角内的结构从内向外排列为股静脉、股动脉、股神经。

4. 先天性腹股沟斜疝发生的主要原因是腹膜鞘突不闭锁或闭锁不全,右侧睾丸下降比左侧略晚,鞘突闭锁也较迟,故右侧腹股沟疝较多。腹横筋膜、腹横肌、腹内斜肌发育不全为后天性腹股沟疝的发病机制。嵌顿性疝通常发生在斜疝,强力劳动或排便等腹压骤增是其主要原因。临床表现为疝块突然增大,不能回纳,并伴明显疼痛、肿块紧张发硬。嵌顿内容物如为大网膜则局部疼痛较轻微;若为肠管嵌顿,可出现机械性肠梗阻征象。Richter 疝由于局部肿块不明显,不一定有肠梗阻表现,易被忽略。嵌顿疝如不及时处理将会发展为绞窄疝,当肠祥坏死穿孔时疼痛可因疝块压力骤降而暂时缓解,因此,疼痛减轻而肿块仍存在者不可认为是病情好转。绞窄时间较长者可出现腹膜刺激征。

5. 腹股沟管的结构可概括为"两环两口四壁"。

(1)深环即内口(内环),位于腹股沟中点上方 2cm。

(2)浅环即外口(外环),位于耻骨结节外上方。

(3)前壁:为皮肤皮下和腹外斜肌腱膜,外 1/3 为腹内斜肌。

(4)后壁:为腹膜和腹横筋膜,内 1/3 为腹股沟镰。

(5)上壁:腹内斜肌、腹横肌的弓状下缘。

(6)下壁:腹股沟韧带和腔隙韧带。

6. 股管结构 上口即股环,下口即卵圆窝;前缘:腹股沟韧带;后缘:耻骨梳韧带;内缘:腔隙韧带;外缘:股静脉。

【病历摘要】

患者,男,75 岁。因"右下腹疼痛 5 小时"急诊就诊。患者右大腿卵圆窝部反复出现圆形包块,此次因便秘突然出现包块过大、紧张发硬,并伴有明显疼痛,平卧用手推送包块未消失,逐渐出现右下腹持续性绞痛、腹胀、停止排气排便。伴大汗淋漓,呕吐 5 次胃内容物,量约 500ml。无意识障碍、发热、胸闷、呼吸困难及排尿困难。查体:T 37.1℃,P 106 次 /min,R 24 次 /min,BP 100/83mmHg。神清,急性痛苦病容,全身皮肤黏膜未见出血点、瘀斑。双肺呼吸音粗,未闻及干湿啰音,心率 106 次 /min,律齐,心音有力,无杂音。腹壁紧张,右大腿卵圆窝处可见一 5cm×5cm 圆形包块,质硬,腹部压痛、反跳痛,肝浊音界缩小,肠鸣音消失,双肾区无叩痛。

【问题 1】最可能的诊断是什么?

思路 1:老年男性,右大腿卵圆窝处反复出现圆形包块,应考虑股疝。便秘时腹压骤增突然出现明显疼痛、包块增大变硬且不能回纳,并逐渐出现机械性肠梗阻表现,说明股疝已嵌顿,故诊断考虑嵌顿疝。

思路 2:查体见腹壁紧张,腹部压痛、反跳痛,肝浊音界缩小,肠鸣音消失,不排除还纳时导致肠破裂的可能。

【知识点】

鉴 别 诊 断

1. 急性肠梗阻　肠管被嵌顿的疝可伴发急性机械性肠梗阻,严重者甚至可以掩盖疝的局部症状。但不应仅满足于肠梗阻的诊断而忽略疝的存在,尤其是患者比较肥胖或疝块较小时更易发生这类问题而导致治疗上的错误。

2. 消化道穿孔　嵌顿的肠管如不及时处理将会出现血运障碍,致肠袢坏死穿孔。出现腹膜刺激征、肝浊音界缩小、肠鸣音消失。此时不应局限于消化道穿孔的诊断,应仔细询问病史,全面查体。

3. 肿大的淋巴结　嵌顿性股疝常误诊为腹股沟区淋巴结炎。

4. 如为腹股沟斜疝还需与睾丸鞘膜积液、交通性鞘膜积液、精索鞘膜积液、隐睾等鉴别。鞘膜积液多为透光试验阳性,而疝块则不能透光。幼儿的疝块组织菲薄,常能透光,易与鞘膜积液混淆。

【问题 2】对诊断最有帮助的检查是什么?

思路:该患者存在腹膜刺激征,肝浊音界缩小,肠鸣音消失,说明还纳疝块时可能造成肠破裂,故此时最有意义的检查是立位腹部 X 线片除外穿孔,局部疝的诊断可以选择超声或 CT。

【问题 3】目前病情应该如何治疗?

思路 1:股疝容易嵌顿,一旦嵌顿又可迅速发展为绞窄性疝。因此,股疝诊断确立后应及时手术治疗,对于嵌顿性或绞窄性股疝更应紧急手术。最常用的是 McVay 修补术。此法不仅能加强腹股沟管后壁而用于修补腹股沟疝,还能堵住股环而用于修补股疝。另一种方法是在处理疝囊后在腹股沟韧带下方把腹股沟韧带、腔隙韧带和耻骨肌筋膜缝合在一起,借以关闭股环。也可采用无张力疝修补术或经腹腔镜疝修补术。

思路 2:嵌顿性或绞窄性股疝手术时因疝环狭小,回纳疝内容物常有一定困难,此时可切断腹股沟韧带以扩大股环,在疝内容物回纳后应仔细修复被切断的韧带。

思路 3:手术治疗的首要目的是解除嵌顿,其次是判断肠管血供和绞窄坏死肠管处理,最后才是疝的修补。该患者股疝嵌顿、手法复位致肠破裂,应行相应肠破裂手术。但该手术区污染,在高位结扎疝囊后一般不宜作疝修补术,以免因感染而致修补失败。

【知识点】

1. 嵌顿疝和绞窄疝的处理原则　嵌顿疝有下列情况者可试行手法复位:①嵌顿时间在 3~4 小时内,局部压痛不明显,也无腹部压痛或腹肌紧张等腹膜刺激征者;②年老体弱或伴有其他严重疾病而估计肠袢尚未绞窄坏死者。手法复位有挤破肠管、把已坏死的肠管送回腹腔,或疝块回纳不完全等可能。因此手法必须轻柔,切忌粗暴,复位后还需严密观察腹部情况,注意有无腹膜炎或肠梗阻表现。

2. 除以上情况外,嵌顿疝原则上需要紧急手术治疗,以防止疝内容物坏死并解除伴发的肠梗阻。绞窄的疝内容物已坏死,更需要手术。手术的关键在于正确判断疝内容物的活力。凡肠管呈紫黑色,失去光泽和弹性,刺激后无蠕动和相应肠系膜内无动脉搏动者即可判定为肠坏死。手术注意事项:①如嵌顿的肠袢较多,应特别警惕逆行性嵌顿的可能。不仅要检查疝囊内肠袢的活力,还应检查位于腹腔内的中间肠袢是否坏死。②切勿把活力可疑的肠袢送回腹腔,以图侥幸。③少数嵌顿性或绞窄性疝临手术时,因麻醉的作用疝内容物自行回纳腹腔以致在术中切开疝囊时无肠袢可见。需仔细检查肠管以免遗漏坏死肠袢于腹腔中,必要时另做腹部切口探查之。④凡施行肠切除吻合术的患者,因手术区污染,在高位结扎疝囊后一般不宜作疝修补术,以免因感染而致修补失败。

3. 加强或修补腹股沟管前壁的方法　Ferguson 法最常用,在精索前方将腹内斜肌下缘和联合腱缝至腹股沟韧带上,目的是消灭腹内斜肌下缘和腹股沟韧带之间的腔隙。适用于腹横筋膜无显著缺损、腹股沟管后壁尚健全的斜疝、一般直疝。

4. 加强或修补腹股沟管后壁的方法　①Bassini 法:在精索后把腹内斜肌下缘和联合腱缝至腹股沟韧带上,精索位于腹内斜肌与腹外斜肌腱膜之间,临床应用最广泛;②Halsted 法:把精索移至腹壁皮下层与腹外斜肌腱膜之间;③McVay 法:在精索后方把腹内斜肌下缘和联合腱缝至耻骨梳韧带上,适用于后壁薄弱严重患者,还可用于股疝修补;④Shouldice 法:将疝修补重点放在内环及腹横筋膜,既加强内环,又修补了腹股沟管薄弱的后壁,复发率低,适用于较大的腹股沟斜疝和直疝。

【问题4】若患者腹股沟包块存在,但突然出现腹痛减轻,应如何解释?

嵌顿疝如不及时处理将会发展为绞窄疝,当肠袢坏死穿孔时疼痛可因疝块压力骤降而暂时缓解,因此,疼痛减轻而肿块仍存在者不可认为是病情好转。

(杜俊凯)

【推荐阅读文献】

陈孝平,汪建平.外科学.8版.北京:人民卫生出版社,2013.

第 93 章　急性胆囊炎

【精粹】

1. 急性胆囊炎(acute cholecystitis)是由胆囊管梗阻、化学性刺激和细菌感染等引起的胆囊急性炎症性病变,是临床常见急腹症之一。约 95% 以上为结石性胆囊炎。

2. 需排除急腹症的其他常见急危重症,如胃肠穿孔、急性胰腺炎、腹主动脉瘤等,甚至是心肌梗死、酮症酸中毒等可引起腹痛的急症。

3. 对于疑似急性胆道感染的患者应首先测量生命体征,以评估病情是否紧急。如患者情况紧急,则不必等待明确的诊断,立即开始初步治疗,必要时包括呼吸和循环系统管理。

4. 尽可能完善血常规、尿常规、粪便常规、肝肾功能、电解质、血淀粉酶、尿淀粉酶、凝血功能、心肌损伤标志物、血气分析和心电图等指标。

5. 必要时行外周血细菌学培养;在能获得胆汁的情况下,所有急性胆囊炎患者,尤其是重度感染患者应进行胆汁细菌学培养。

6. 超声检查是急性胆囊炎的首选影像学检查手段,典型表现为胆囊肿大,多伴有胆囊结石。

7. 应积极抗感染治疗,针对致病菌使用敏感、足量抗生素。

8. 胆囊切除术是急性结石性胆囊炎的根本治疗手段。

【病历摘要】

患者,女,53 岁。因"饱餐后右上腹痛伴呕吐 5 小时"来急诊。患者 5 小时前饱餐后出现右上腹部疼痛,疼痛性质为绞痛,持续性向右肩背部放射痛,伴恶心、呕吐,伴腹胀、嗳气,大汗淋漓,无畏寒、发热,无头晕、胸闷,无肛门停止排便排气。有高血压病史 5 年(血压控制在 140/90mmHg 左右),胆结石病史 10 余年。查体:P 110 次/min,R 30 次/min,BP 110/70mmHg,T 36.1℃。神志清,精神可,巩膜轻度黄染,右上腹压痛(+),有反跳痛,肝脾肋下未及,Murphy 征(+),移动性浊音(−),肠鸣音 3 次/min,肝肾区无叩痛,病理征(−),双下肢无水肿。

【问题 1】患者目前有无生命危险? 最可能的诊断是什么?

思路 1:患者有急腹症表现,与很多具有潜在致命风险的疾病相关联。患者有高血压病史,目前血压低于平素血压水平,心率及呼吸频率较快,可能正处在机体失代偿的边缘,随时会出现病情加重,应进抢救室,给予吸氧,进行心电、血压和血氧饱和度监护,同时建静脉通路。

思路 2:患者既往有胆系结石病史,饱餐后突发右上腹痛,且有呕吐,查体有皮肤黄染,右上腹压痛、反跳痛,可触及右上腹肿块,Murphy 征(+),综合以上情况,应怀疑急性胆囊炎可能。

【知识点】

何种症状该怀疑急性胆囊炎?

右上腹疼痛,开始时仅有右腹胀痛,逐渐发展为阵发性绞痛;夜间发作常见,饱餐、进食油腻食物为常见诱发因素。疼痛可放射至右侧肩部、肩胛和背部,伴恶心、呕吐、厌食、便秘等消化道症状。如病情

发展,疼痛可为持续性、阵发加剧。常伴轻度至中度发热,通常无寒战,可有畏寒。10%~20% 的患者可出现轻度黄疸。查体可见右上腹压痛,可伴有反跳痛、腹肌紧张,或 Murphy 征阳性。有些患者可触及肿大胆囊并有触痛。Murphy 征阳性对诊断急性胆囊炎的特异性为 79%~96%。

【问题 2】疑诊为急性胆囊炎时,需要警惕哪些致命性并发症的发生?

急性胆囊炎并发症常见胆囊积脓、胆囊穿孔和胆瘘。胆囊炎伴胆囊管持续阻塞时,此时症状加重,表现为高热和剧烈右上腹痛,极易发生穿孔,需立即急诊手术。如胆囊管长期阻塞,胆囊内无细菌感染,易并发胆囊肿大,临床上在右上腹可触及一无痛性或轻度压痛的肿大胆囊,宜手术治疗。胆囊在坏疽的基础上并发穿孔,穿孔局部常被网膜包绕,不被包绕者死亡率可达 30%,宜紧急手术治疗。急性胆囊炎可由局部炎症演化为全身性其他脏器功能损害。

【问题 3】患者需要完善哪些检查?

1. 应完善血常规、尿常规、粪便常规、肝肾功能、电解质、血淀粉酶、尿淀粉酶、凝血功能、血清炎性因子(CRP、PCT 和 ESR)、心肌损伤标志物、心电图等检查,当病情危重时应查血气分析;同时查血清肿瘤标记物(CEA、AFP、CA19-9 和 CA12-5);必要时行外周血细菌学培养;在能获得胆汁的情况下,所有急性胆囊炎患者,尤其是重度感染患者应进行胆汁细菌学培养。

2. 超声检查是急性胆囊炎的首选影像学检查手段,典型表现为胆囊肿大(横径 ≥ 4cm)、壁增厚(≥ 3mm)或毛糙,呈"双边征",多伴有胆囊结石;若胆囊腔内出现稀疏或密集的分布不均的细小或粗大回声斑点,呈云雾状,则考虑胆囊积脓;若胆囊壁局部膨出或缺损及胆囊周围出现局限性积液,则考虑胆囊坏疽穿孔。患者伴有黄疸,怀疑有 Mirizzi 综合征或合并胆囊消化道瘘等特殊情况时,则应采用 MRI+MRCP,以充分评估病情。急诊入院患者无法明确腹痛病因时,可采用腹部 CT 检查,以提供更全面信息,或怀疑患者可能有胆囊穿孔和坏疽性胆囊炎,也应及时行腹部 CT 检查。肝胆系统核素扫描特异性高,可用于诊断。

【病历摘要】

辅助检查示:白细胞计数 19×10^9/L,中性粒细胞百分比 85%,血红蛋白 118g/L,血小板计数 151×10^9/L。胆红素升高。心肌损伤标志物、肾功能、血生化、血尿淀粉酶、D- 二聚体和动脉血气未见异常。心电图大致正常。

床旁超声示:胆囊增大、胆囊结石。

【问题 4】考虑患者最可能的诊断是什么?

诊断:急性胆囊炎。

诊断思路:

1. 老年女性,急性病程,进食后发病。

2. 右上腹部持续性剧烈绞痛,向右肩背部放射,伴呕吐。

3. 既往胆系结石病史。

4. 查体右上腹压痛、反跳痛,可触及肿块,Murphy 征(+)。

5. 腹部超声可见胆囊增大、胆囊结石。

【知识点】

急性胆囊炎的诊断

急性胆囊炎的诊断标准见表 3-93-1。

表 3-93-1　急性胆囊炎的诊断标准

诊断依据	诊断标准
症状和体征	右上腹疼痛(可向右肩背部放射),Murphy 征阳性,右上腹包块 / 压痛 / 肌紧张 / 反跳痛
全身反应	发热,C 反应蛋白升高(≥ 30mg/L),白细胞升高
影像学检查	超声、CT、MRI 检查发现胆囊增大,胆囊壁增厚,胆囊颈部结石嵌顿、胆囊周围积液等表现

注:确诊急性胆囊炎,症状和体征及全身反应中至少各有 1 项为阳性;疑似急性胆囊炎,仅有影像学证据支持。

【问题 5】考虑患者为急性胆囊炎,如何评估病情?

根据患者的病情严重程度将急性胆囊炎分为轻、中、重度 3 级,具体如下:

1. 轻度急性胆囊炎　胆囊炎症较轻,未达到中、重度评估标准。

2. 中度急性胆囊炎　患者伴有以下情况之一时,应考虑病情较重:①白细胞计数升高,$>18 \times 10^9$/L;②可触及右上腹肿块;③病程超过 3 天;④已出现明显局部炎症,如坏疽性胆囊炎、胆囊周围脓肿、肝脓肿、胆源性腹膜炎或胆囊穿孔。

3. 重度急性胆囊炎　患者出现以下任何一个器官或系统功能障碍时,则提示病情危重。①心血管系统:需要使用多巴胺($5\mu g/kg$ 以上)或者去甲肾上腺素维持血压;②神经系统:出现意识障碍,表现为嗜睡、昏睡或昏迷;③呼吸系统:$PaO_2/FiO_2<300mmHg$($1mmHg=0.133kPa$);④肾功能:少尿、肌酐 $>176.8\mu mol/L$;⑤凝血功能:INR>1.5;⑥血液系统,血小板低于 100×10^9/L。

该患者白细胞计数超过 18×10^9/L,右上腹可触及肿块,尚未见器官功能障碍,因此属于中度急性胆囊炎。

【问题 6】应采取何种治疗措施?

胆囊切除术是急性结石性胆囊炎的根本治疗手段。任何抗菌药物治疗都不能替代解除胆囊管梗阻的治疗措施,不同严重程度的急性胆囊炎手术治疗方法不同,应遵循个体化原则,正确把握手术指征和手术时机,选择正确的手术方法。急性非结石性胆囊炎的治疗原则是尽早行胆囊引流治疗。

1. 抗感染　应用抗生素前留取血培养,如条件允许应留取胆汁培养;应根据当地病原学分布和细菌耐药情况、病情的严重程度、既往使用抗菌药物的情况、是否合并肝肾疾病选择抗菌药物。急性胆囊炎抗菌治疗 3~5 天后,如果急性感染症状、体征消失,体温和白细胞计数正常可以考虑停药。需要强调的是,不适当地使用或过度使用第三代、第四代头孢菌素及碳青霉烯类药物可能导致耐药菌株出现。

【知识点】

中度急性胆囊炎首选抗菌药物

中度急性胆囊炎首选抗菌药物见表 3-93-2。

表 3-93-2　中度急性胆囊炎首选抗菌药物

抗菌药物种类	抗菌药物名称和用量
含 β 内酰胺酶抑制剂的复合制剂	头孢哌酮 / 舒巴坦 2.0~8.0g/d(1:1)或 3.0~12.0g/d(2:1)
	氨苄西林 / 舒巴坦 6.0~12.0g/d
	哌拉西林 / 他唑巴坦 13.5~18.0g/d
第二代头孢菌素或者氧头孢烯类药物	头孢美唑 2.0~8.0g/d
	头孢替安 4.0~6.0g/d
	拉氧头孢 1.0~4.0g/d

【知识点】

重度急性胆囊炎首选抗菌药物

重度急性胆囊炎首选抗菌药物见表 3-93-3。

表 3-93-3　重度急性胆囊炎首选抗菌药物

抗菌药物种类	抗菌药物名称和用量
含 β 内酰胺酶抑制剂的复合制剂	头孢哌酮 / 舒巴坦 2.0~8.0g/d（1∶1）或 3.0~12.0g/d（2∶1） 哌拉西林 / 他唑巴坦 13.5~18.0g/d
第三代、第四代头孢菌素①	头孢哌酮 2.0~12.0g/d 头孢曲松 1.0~4.0g/d 头孢他啶 4.0~6.0g/d 头孢吡肟 2.0~6.0g/d
单环类药物①	氨曲南 2.0~8.0g/d

注:①怀疑厌氧菌感染时需合用甲硝唑 1.0~2.0g/d。

2. 手术治疗　不同严重程度的急性胆囊炎手术治疗方法不同。

（1）对于轻度急性胆囊炎,腹腔镜胆囊切除术（laparoscopic cholecystectomy,LC）是最佳治疗策略。

（2）中度急性胆囊炎,可以立即行 LC,但如果患者局部炎症反应严重（发病时间 >72 小时、胆囊壁厚度 >8mm、白细胞计数 >18×10⁹/L）,因手术难度较大无法行早期胆囊切除术,在抗菌药物、对症支持等保守治疗无效时,应行经皮经肝胆囊穿刺置管引流术（percutaneous transhepatic gallbladder drainage,PTGD）或行胆囊造瘘术,待患者一般情况好转后行二期手术切除胆囊。

（3）重度急性胆囊炎患者首先应纠正多器官功能障碍,通过 PTGD 减轻严重的局部炎症反应,抗菌药物治疗的同时延期手术切除胆囊。

（4）对于老年、一般情况较差、手术风险极高或合并胆囊癌的患者,可先行 PTGD。若发现胆囊穿孔,则在保证手术安全的情况下,早期行胆囊切除术,否则可行胆囊造瘘 + 腹腔引流术。

（5）急性非结石性胆囊炎的治疗原则是尽早行胆囊引流治疗,一般 PTGD 术后复发率极低。但如果经胆囊引流后患者症状、体征没有明显改善,需考虑行胆囊切除。

（陈玉国）

【推荐阅读文献】

［1］中国中西医结合学会消化系统疾病专业委员会. 急性胆囊炎中西医结合诊疗共识意见. 中国中西医结合消化杂志, 2018, 26 (10)：805-811.

［2］中华医学会外科学分会胆道外科学组. 急性胆道系统感染的诊断和治疗指南 (2011 版). 中华消化外科杂志, 2011, 10 (1)：9-13.

［3］DELLINGER R P, LEVY M M, RHODES A, el al. Surviving Sepsis Campaign: international guidelines for management of severe sepsis and septic shock, 2012. Intensive Care Med, 2013, 39: 165-228.

［4］GOMI H, SOLOMKIN J S, SCHLOSSBERG D, et al. Tokyo Guidelines 2018: antimicrobial therapy for acute cholangitis and cholecystitis. Hepatobiliary Pancreat Sci, 2018, 25 (1)：3-16.

［5］MIURA F, OKAMOTO K, TAKADA T, et al. Tokyo Guidelines 2018: initial management of acute biliary infection and flowchart for acute cholangitis. Hepatobiliary Pancreat Sci, 2018, 25 (1)：31-40.

【精粹】

1. 急性梗阻型化脓性胆管炎（acute obstructive suppurative cholangitis）是胆道感染疾病中的严重类型，因急性胆管梗阻并继发化脓性感染所致。胆道内压力增高，细菌与毒素可逆行进入肝窦，常迅速出现感染性休克，甚至多器官衰竭，需及时处理。

2. 梗阻原因　结石＞蛔虫＞狭窄，多见于胆总管下段；胆系感染病原学以大肠埃希氏菌最常见。

3. Charcot 三联征　腹痛、寒战高热、黄疸；加上休克及精神症状为 Reynolds 五联征。

4. 对于疑似急性胆道感染患者应首先测量生命体征，以评估病情是否紧急。

5. 如患者情况紧急，则不必等待明确的诊断，立即开始初步治疗，必要时包括呼吸和循环系统管理。

6. 需排除急腹症的其他常见急危重症，如胃肠穿孔、急性胰腺炎、腹主动脉瘤等，甚至是心肌梗死、酮症酸中毒等可引起腹痛的急症。

7. 尽可能完善淀粉酶、D- 二聚体、肝肾功能、生化、心肌损伤标志物、血气分析、心电图等指标。

8. 超声简便易行，可显示肝内、外胆管不同程度的扩张，胆总管或肝内胆管结石，胆管壁增厚，胆囊增大等；如能转运，可行腹部 CT、MRCP 等检查。

9. 应积极抗感染、抗休克治疗，针对致病菌使用敏感、足量抗生素，但急诊应早期、经验性、及时应用抗生素。

10. 手术原则是解除梗阻，减压胆道，通畅引流，力求简单快速。

【病历摘要】

患者，男，59 岁。因"右上腹痛伴呕吐、发热、寒战 5 小时"来急诊。患者 5 小时前进食油腻食物后突然出现右上腹持续性剧烈绞痛，向右肩部放射，伴恶心呕吐 2 次，呕吐物为胃内容物及黄色苦味液体。既往有胆系结石病史。查体：T 39.5℃，P 125 次 /min，R 30 次 /min，BP 90/60mmHg，SpO₂ 94%。痛苦面容，皮肤轻度黄染，巩膜黄染，心肺听诊无异常。腹部平坦，肝浊音界无缩小，右上腹压痛、反跳痛、肌紧张，Murphy 征（+）。肠鸣音正常。心电图未见明显异常。

【问题 1】患者目前有无生命危险？最可能的诊断是什么？

思路 1：患者有急腹症表现，与很多具有潜在致命风险的疾病相关联。且患者血压虽未明显降低，心率及呼吸频率较快，可能正处在机体代偿的边缘，随时会出现病情加重，应进抢救室，给予吸氧，进行心电、血压、血氧饱和度监护，同时建静脉通路。

思路 2：患者既往有胆系结石病史，进食油腻食物后突发右上腹痛，且有呕吐、高热、寒战，查体右上腹压痛、反跳痛，Murphy 征（+）。综合以上情况，应怀疑急性梗阻型化脓性胆管炎可能。

【问题 2】疑诊为急性梗阻型化脓性胆管炎时，需要警惕哪些致命性并发症的发生？

梗阻越完全，管腔内压越高，病情越重，当胆管内压高达 30mmH₂O 时，胆汁中的细菌和毒素即可逆行进入肝窦，产生严重的脓毒血症，发生感染性休克，甚至多器官衰竭，严重者可在短期内死亡。

【问题 3】患者需要完善哪些检查？

1. 血培养，血常规，肝、肾功能，血生化，血尿淀粉酶，凝血功能（PT/APTT），D- 二聚体，心肌损伤标志物，动脉血气,心电图,腹部超声,腹部 CT。

2. 腹部超声及腹部 CT 有助于确诊,应至少进行其中一项。尤其是腹部超声,无创、简单、廉价,应用广泛。但超声检查结果易受操作者技能水平和患者情况的影响。

【病历摘要】

辅助检查示:白细胞计数 23×10^9/L,中性粒细胞百分比 85%,血红蛋白 118g/L,血小板计数 151×10^9/L。总胆红素 60μmol/L,直接胆红素 40μmol/L;心肌损伤标志物、肾功能、血生化、血尿淀粉酶、D-二聚体、动脉血气未见异常。心电图大致正常。

床旁超声示:胆总管扩张,下段结石影,胆管壁增厚,胆囊增大。

患者血压迅速下降至 80/45mmHg,意识模糊。

【问题 4】考虑患者最可能的诊断是什么?

诊断:急性梗阻型化脓性胆管炎,原发性胆总管结石。

诊断思路:

1. 老年男性,急性病程,进食后发病。
2. 右上腹部持续性剧烈绞痛,向右肩放射,伴呕吐,发热、寒战。
3. 既往胆系结石病史。
4. 查体右上腹压痛、反跳痛、肌紧张,Murphy 征(+)。
5. 血常规示白细胞计数明显升高。
6. 腹部超声可见胆总管扩张,胆管结石。

【知识点】

急性胆管炎的诊断标准

急性胆管炎的诊断标准见表 3-94-1。

表 3-94-1　急性胆管炎的诊断标准

诊断依据	诊断标准
症状和体征	胆道疾病史,高热和/或寒战,黄疸,腹痛及腹部压痛(右上腹或中上腹)
实验室检查	炎症反应指标(白细胞/C 反应蛋白升高等),肝功能异常
影像学检查	胆管扩张或狭窄、肿瘤、结石等

注:确诊急性胆管炎——症状和体征中≥ 2 项+实验室检查+影像学检查;疑似急性胆管炎——仅症状和体征中≥ 2 项。

【问题 5】考虑患者为急性梗阻性化脓性胆管炎,如何评估病情?

患者血压下降,出现意识障碍,提示组织灌注不足,器官功能障碍,有发展为感染性休克的倾向,根据严重程度评估标准,该患者为重度胆管炎。

【知识点】

急性胆管炎严重程度

急性胆管炎严重程度见表 3-94-2。

表 3-94-2　急性胆管炎严重程度

严重程度	评估标准
轻度	对于支持治疗和抗菌治疗有效
中度	对于支持治疗和抗菌治疗无效,但不合并 MODS
重度	1. 低血压,需要使用多巴胺 >5μg/(kg·min)维持,或需要使用多巴酚丁胺 2. 意识障碍 3. 氧合指数(PaO$_2$/FiO$_2$)<300mmHg(1mmHg=0.133kPa) 4. 凝血酶原时间国际标准化比值 >1.5 5. 少尿(尿量 <17ml/h,血肌酐 >176.8μmol/L) 6. 血小板计数 <100×10^9/L

注:重度急性胆管炎,符合重度评估标准 1~6 项中任何 1 项。

【问题 6】应采取何种治疗措施?

1. 一般治疗

(1)抗休克:根据感染性休克治疗指南推荐,应在 6 小时内达到早期复苏目标,即中心静脉压(CVP)8~12mmH$_2$O,平均动脉压(MAP)≥ 65mmHg,尿量 ≥ 0.5ml/(kg·h),中心静脉血氧饱和度(ScvO$_2$)≥ 70% 或混合静脉血氧饱和度(SvO$_2$)≥ 65%;补液,必要时给予血管活性药物,首选去甲肾上腺素。

(2)抗感染:应用抗生素前留取血培养,如条件允许应留取胆汁培养;根据患者情况尽快经验性应用抗生素,如表 3-94-3 中所示首选药物无效,可考虑选用碳青霉烯类。疗程应持续 5~7 天,根据患者临床表现、体温、血常规等指标综合考虑是否停用。

(3)禁食、解痉、镇痛。

【知识点】

中度(Ⅱ级)、重度(Ⅲ级)急性胆管炎首选抗菌药物
中度(Ⅱ级)、重度(Ⅲ级)急性胆管炎首选抗菌药物见表 3-94-3。

表 3-94-3　中度(Ⅱ级)、重度(Ⅲ级)急性胆管炎首选抗菌药物

抗菌药物种类	抗菌药物名称和用量
含 β 内酰胺酶抑制剂的复合制剂	头孢哌酮 / 舒巴坦 2.0~8.0g/d(1:1)或 3.0~12.0g/d(2:1) 哌拉西林 / 他唑巴坦 13.5~18.0g/d
第三代、第四代头孢菌素[①]	头孢哌酮 2.0~12.0g/d 头孢曲松 1.0~4.0g/d 头孢他啶 4.0~6.0g/d 头孢吡肟 2.0~6.0g/d
单环类药物[①]	氨曲南 2.0~8.0g/d

注:①怀疑厌氧菌感染时需合用甲硝唑 1.0~2.0g/d。

2. 手术治疗　外科解除梗阻、减压胆道是缓解症状、避免感染进展最直接的手段。

(1)首选内镜下的胆道引流术:内镜十二指肠乳头括约肌切开术(endoscopicsphincterotomy,EST)和内镜鼻胆管引流术(endoscopic nasobiliary drainage,ENBD)。EST 还可镜下取石,ENBD 可进行胆汁培养。

(2)次选经皮经肝胆道引流术(percutaneous transhepatic cholangial drainage,PTCD):适用于由肝门或肝门以上胆道梗阻所致的急性胆管炎。

(3) 如果以上措施失败,或存在禁忌证时,可考虑行开腹胆道引流术,先放置 T 管引流解除梗阻,待二期手术解决胆道梗阻病因。

(陈玉国)

【推荐阅读文献】

［1］中华医学会外科学分会胆道外科学组 . 急性胆道系统感染的诊断和治疗指南 (2011 版). 中华消化外科杂志 , 2011, 10 (1) : 9-13.

［2］DELLINGER R P, LEVY M M, RHODES A, et al. Surviving Sepsis Campaign: international guidelines for management of severe sepsis and septic shock, 2012. Intensive Care Med, 2013, 39 (2) : 165-228.

［3］GPMI H, SOLOMKI J S, SCHLOSSBERG D, et al. Tokyo Guidelines 2018: antimicrobial therapy for acute cholangitis and cholecystitis.Hepatobiliary Pancreat Sci, 2018, 25 (1) : 3-16.

［4］MIURA F, OKAMOTO K, TAKADA T, et al. Tokyo Guidelines 2018: initial management of acute biliary infection and flowchart for acute cholangitis. Hepatobiliary Pancreat Sci, 2018, 25 (1) : 31-40.

第95章 腹膜炎

第1节 急性弥漫性腹膜炎

【精粹】

1. 支配壁腹膜的为体神经,是肋间神经和腰神经的分支,对各种刺激敏感,痛觉定位准确。腹前壁腹膜在炎症时,可引起局部压痛、反跳痛及肌紧张,是诊断腹膜炎的主要临床依据。膈肌中心部位的腹膜受到刺激时通过膈神经的反射可引起肩部放射痛或呃逆。支配脏腹膜的是自主神经,来自交感神经和迷走神经末梢,对牵拉、胃肠壁内压力增加或炎症、压迫等刺激较为敏感,其性质为钝痛且定位不准确。

2. 原发性腹膜炎又称"自发性腹膜炎",腹腔内无原发病灶,致病菌多为溶血性链球菌、肺炎链球菌或大肠埃希氏菌,细菌通过血行播散、上行性感染、直接扩散、透壁性感染等途径进入腹腔。多见于肝硬化腹水等机体抵抗力低下时。

3. 继发性腹膜炎病因 腹腔内脏器穿孔、外伤引起的腹壁或内脏破裂是最常见的病因;腹腔内脏器炎症的扩散;其他腹部手术的腹腔污染,以大肠埃希氏菌最常见,一般都是混合性感染,故毒性较强。

【病历摘要】

患者,女,45岁。突发持续性中上腹痛,阵发性加重2小时,疼痛向背部放射,频繁呕吐。查体:腹肌紧张,全腹明显压痛反跳痛,移动性浊音阳性。血白细胞计数 15×10^9/L,心电图示心房颤动。

【问题1】最可能的诊断是什么?

患者突发持续性中上腹痛,阵发性加重,伴恶心、呕吐,查体见全腹压痛、反跳痛,应考虑腹膜炎。

【问题2】为进一步确诊,最有意义的检查是什么?

患者心电图示心房颤动,而心房颤动患者容易形成血栓致体循环栓塞,故患者由肠系膜栓塞致肠梗阻可能性较大。增强CT可以明确肠系膜上动脉有无栓塞,可以明确诊断。移动性浊音阳性,说明腹腔内渗液较多。为明确诊断,应首选诊断性腹腔穿刺,若抽出血性液体即可诊断。

【知识点】

腹膜炎的主要辅助检查

1. X线检查 腹部立位X线片小肠普遍胀气并有多个小液平面,提示肠麻痹,膈下游离气体提示肠穿孔。

2. 超声检查 可显示腹腔内有不等量的液体,但不能鉴别液体的性质。可在超声引导下行腹腔穿刺抽液或腹腔灌洗。

3. 腹腔穿刺 急性腹膜炎诊断中,最重要的就是病因判断。腹腔穿刺液的性质有助于病因判断。

4. CT检查 腹膜炎时腹腔胀气明显,有时超声检查难以确定诊断,选择CT检查尤为重要。

【问题 3】患者最可能的病因及致病菌是什么？

结合病史考虑患者腹膜炎由肠梗阻致局部炎症扩散引起，属于继发性腹膜炎。致病菌以大肠埃希氏菌最常见，其次为厌氧拟杆菌、链球菌和变形杆菌。一般都是混合性感染，故毒性较强。

【问题 4】继发性腹膜炎最突出的腹痛特点是什么？

①一旦发生继发性腹膜炎，腹痛即为持续性，不会阵发性加剧，但腹痛程度有轻重不同；②如急性阑尾炎合并腹膜炎，则腹痛比原来更重，腹痛的范围可局限于一处或弥漫至全腹，即使是弥漫性腹膜炎，也是先由原发病灶处开始，虽扩散至全腹，但仍以原发病灶处腹痛最显著；③腹痛范围与继发性腹膜炎有关，不会大小多变。

【知识点】

腹膜炎的临床表现

症状可以是突然发生也可能是逐渐出现，如空腔脏器损伤破裂或穿孔引起的腹膜炎发病较突然，而阑尾炎、胆囊炎等引起的腹膜炎多先有原发病症状，后逐渐出现腹膜炎表现。

1. 腹痛　是最主要的临床表现。疼痛一般都很剧烈，难以忍受，呈持续性。深呼吸、咳嗽、转动身体时疼痛加剧，不愿改变体位。疼痛先从原发病变部位开始，随炎症扩散而延及全腹。

2. 恶心、呕吐　腹膜受到刺激，可引起反射性恶心、呕吐，吐出物多是胃内容物。发生麻痹性肠梗阻时可吐出黄绿色胆汁，甚至棕褐色粪水样内容物。

3. 体温、脉搏　与炎症的轻重有关。原发病变如为炎症性，发生腹膜炎之前则体温已升高。年老体弱的患者体温可不升高。脉搏多加快，如脉搏快体温反而下降，这是病情恶化的征象之一。

4. 感染中毒症状　高热、脉速、呼吸浅快、大汗、口干。进一步可出现面色苍白、眼窝凹陷、皮肤干燥、四肢发凉、呼吸急促、体温骤升或下降、血压下降、神志恍惚等，表明已有重度缺水、代谢性酸中毒及休克。

5. 体征　腹部压痛反跳痛、腹肌紧张是标志性体征，尤以原发病灶所在部位最为明显。腹胀加重是病情恶化的重要标志。胃肠或胆囊穿孔时可引起强烈的腹肌紧张甚至呈"木板样"强直，肝浊音界缩小或消失。幼儿、老人或极度衰弱的患者腹肌紧张可不明显。腹腔内积液时出现移动性浊音、肠鸣音减弱。直肠指检示直肠前窝饱满及触痛，这表示盆腔已有感染或已经形成盆腔脓肿。

【问题 5】应如何治疗？

1. 非手术治疗

(1)半靠位：渗液流向腹腔，减少吸收减轻中毒症状，使渗液局限，利于引流，改善呼吸循环。

(2)禁食、胃肠减压：减轻积气，促进胃肠蠕动，防止胃肠内容物继续进入腹腔。

(3)纠正水电解质紊乱、抗生素治疗、营养支持。

2. 手术治疗　绝大多数的继发性腹膜炎需要手术治疗。手术原则为处理原发灶、清理腹腔、充分引流。适应证：①经非手术治疗 6~8 小时后(一般不超过 12 小时)腹膜炎症状及体征不缓解反而加重者；②腹腔内原发病严重；③腹腔内炎症较重，有大量积液，出现严重的肠麻痹或中毒症状，尤其是有休克表现者；④腹膜炎病因不明确，且无局限趋势者。

第 2 节　腹　腔　脓　肿

【精粹】

1. 膈下脓肿　脓肿部位可有持续性钝痛，深呼吸时加重。疼痛常位于近中线的肋缘下或剑突下。脓肿刺激膈肌可引起呃逆。膈下感染可引起胸膜、肺反应，出现胸腔积液或肺不张，患者咳嗽、胸痛。右膈下脓肿可使肝浊音界扩大。患侧胸部下方呼吸音减弱或消失。

2. X 线透视可见患侧膈肌升高,随呼吸活动受限或消失,肋膈角模糊、积液。X 线片显示胸膜反应、胸腔积液、肺下叶部分不张等;膈下可见占位阴影。超声或 CT 检查对膈下脓肿的诊断及鉴别诊断帮助较大。

3. 盆腔腹膜面积小,吸收毒素能力较低,全身中毒症状较轻。

4. 急性腹膜炎治疗过程中若出现典型直肠或膀胱刺激征,里急后重,大便数频而量少,有黏液便、尿频、排尿困难等应考虑盆腔脓肿可能。直肠指检可发现膨起、有触痛、有波动感的肿物,已婚女性盆腔脓肿可行后穹窿穿刺。

【病历摘要】

患者,女,33 岁。因急性坏疽性阑尾炎行阑尾切除,术后第 10 天出现发热,体温 39.2℃,腹胀、恶心,肛门有下坠感,里急后重,曾排便 4 次,为黏液便,并尿频,排尿困难。

【问题 1】此时应首选哪种检查?

患者阑尾切除术后第 10 天,出现发热,直肠及膀胱刺激征,应诊断为盆腔脓肿。直肠指检操作简单、经济,可在直肠前壁触及有痛性肿块,波动感明显,故应作为首选。

【问题 2】为明确诊断,应进一步行哪种检查?

经直肠或阴道超声可明确诊断。

【问题 3】诊断明确后,应如何治疗?

盆腔脓肿多采用非手术治疗,如应用抗生素、腹腔透热理疗、温盐水保留灌肠等。若脓肿较大,则应行手术治疗。可经直肠前穿刺抽脓定位后,切开引流。一般不采用经腹腔切口,以免污染腹腔。

第 3 节　腹腔间室综合征

【精粹】

1. 正常人腹压接近大气压,为 5~7mmHg,腹压 ≥ 12mmHg 为腹腔高压,腹压 ≥ 20mmHg 伴有与腹腔高压有关的器官功能衰竭为腹腔间室综合征(abdominal compartment syndrome,ACS)。

2. ACS 早期即可有高碳酸血症和少尿(每小时尿量 <0.5ml/kg)。后期出现无尿、氮质血症、呼吸功能衰竭及低心排血量综合征。应常规监测腹腔压力。膀胱测压是诊断 ACS 最常用的方法。

3. CT 检查在 ACS 诊断中有重要意义,表现为腹腔大量积液,圆腹征;肠壁增厚,肠系膜广泛肿胀、模糊;腹腔器官间隙闭合;肾脏受压或移位,肾动、静脉及下腔静脉狭窄。

4. 非手术治疗　包括液体复苏、利尿脱水、血液滤过、辅助通气、减轻炎症反应、改善组织氧供、维护器官功能、抑制消化液分泌、促进胃肠蠕动等。经皮穿刺引流腹水是创伤小且有效的治疗方法。

5. 手术治疗　非手术治疗无效,腹压持续 >25mHg,威胁生命时,应施行腹腔开放术。

第 4 节　腹　腔　出　血

【精粹】

1. 腹腔内多种脏器的病变损伤血管都可致腹腔出血。

2. 实质性脏器(如肝、脾、胰、肾等)或大血管损伤主要表现为腹腔内(或腹膜后)出血。腹痛呈持续性,一般并不很剧烈,腹膜刺激征也不严重。

3. 移动性浊音阳性是腹腔出血的有力证据。

4. 空腔脏器破裂主要表现是弥漫性腹膜炎,也可有不同程度的出血。

5. 诊断性腹腔灌洗对腹内少量出血者比一般诊断性穿刺术更为可靠,有利于早期诊断并提高确诊率。

【病历摘要】

　　患者,男,24 岁。行走时突然晕倒 2 小时。查体:P 130 次 /min,R 30 次 /min,BP 80/60mmHg。神志清楚,面色苍白,腹胀,轻度压痛及反跳痛,移动性浊音(+),肠鸣音弱,左下胸有皮肤瘀斑痕迹。自诉 1 周前因车祸撞伤过左下胸部,曾卧床休息 2 天。

　　【问题 1】最可能的诊断是什么?

　　患者左下胸外伤 1 周,现有明显失血征,移动性浊音阳性而腹膜刺激征轻微,应诊断为延迟性脾破裂。延迟性破裂常发生在伤后 2 周,大多先为脾被膜下破裂形成血肿,后因轻微外力影响胀破被膜而发生。

　　【问题 2】为进一步明确诊断,首选的辅助检查是什么?

　　为明确脾破裂的诊断,应首选床边超声检查。患者呈休克状态,不宜过多搬动做 CT、MR 检查。

　　【问题 3】腹腔穿刺最可能的结果是什么?

　　脾破裂腹腔内出血 >100ml 时,诊断性腹腔穿刺可抽出不凝血,这是因为腹膜的去纤维化作用。腹腔内出血 >1 000ml 时移动性浊音阳性。

　　【问题 4】该如何治疗?

　　延迟性脾破裂应行脾切除,不宜保留脾脏。

【知识点】

腹部损伤致腹腔出血治疗原则

1. 急救处理　心肺复苏是压倒一切的任务,解除气道梗阻是首要一环。
2. 抢救休克　实质脏器破裂出血伴休克时,应边快速补液抗休克边准备手术。
3. 麻醉方式　选用气管插管麻醉,禁用椎管内麻醉以免血压下降。
4. 手术切口　正中切口可彻底探查腹腔所有部位。
5. 探查、处理顺序

(1)探查顺序:肝脾→膈肌、胆囊→胃→十二指肠第一段→空回肠→大肠及其系膜→盆腔脏器→胃后壁和胰腺→必要时探查十二指肠二、三、四段。

(2)处理顺序:出血性损伤→穿孔性损伤;结肠→回肠→空肠→胃。

(杜俊凯)

【推荐阅读文献】

[1] 陈孝平,汪建平.外科学.8 版.北京:人民卫生出版社,2013.
[2] 吴孟超,吴在德.黄家驷外科学.7 版.北京:人民卫生出版社,2008.

第96章 烧 伤

【精粹】

1. 烧伤(burn)是一种由物理或化学因素,如热力、化学、电流及放射线等所引起的常见的外伤性疾病。较大面积烧伤是一种最复杂和最严重的外伤性疾病。

2. 烧伤患者首先需要判断是否存在烟尘吸入引起的气道损伤,一旦有气道损伤,要求包括气道支持在内的即刻和切实的治疗,并应将患者转送至烧伤中心。若转运时间延长,转运前应行气管插管以保护气道。喘鸣症状是立即气管插管的指征。

3. 烧伤患者需立即去除所有的衣物以阻止烧伤的进展。合成纤维着火之后,燃烧迅速、温度高,并且熔化成滚烫的残留物继续灼伤患者。任何含化学成分的衣物均需仔细地脱去。化学干粉末应从伤处擦去并由专人护理,以使患者避免直接接触化学物品,随后用大量清水冲洗受伤的身体表面。

4. 任何烧伤面积大于20%体表面积的患者均需要循环容量的支持。在建立通畅的气道,明确并处理即刻危及生命的损伤之后,必须建立静脉通路。

5. 较大面积的深度烧伤,尤其四肢环形深度烧伤宜尽早切开减张,以避免骨筋膜隔室综合征发生。

【病历摘要】

患者,男,37岁。因在工作中不慎被火焰烧伤面颈、躯干、四肢2小时,火焰接触时间约8分钟(短暂),局部起水疱,疼痛;无昏迷及晕倒,当时立即自行逃离现场,冷水扑灭火焰,被送入急诊科急救。查体:体温37.8℃,脉搏100次/min,呼吸20次/min,血压88/70mmHg,体重60kg。头皮无烧伤,面颈部红肿,大小不等散在水疱。角膜透明、光滑。结膜无水肿。鼻毛烧焦。口腔黏膜无水肿。耳部无烧伤。胸腹部及右侧肩背部红肿,大小不等散在水疱。双上肢及双大腿多处红肿,大小不等散在水疱。

【问题1】患者的初步诊断是什么? 需立即进行什么处理?

思路1:患者有明确的火焰烧伤病史、烧伤部位分布于面颈部、躯干及四肢等处,根据"九分法"测量烧伤面积为:面部烧伤3%,深Ⅱ度;颈部烧伤2%,浅Ⅱ度;躯干烧伤17%,深Ⅱ度;四肢烧伤11%,深Ⅱ度。初步诊断面颈部、躯干及四肢火焰烧伤(烧伤面积33%,浅Ⅱ度2%,深Ⅱ度31%)。

思路2:患者入院后马上进入抢救室,检查是否存在气道吸入伤及梗阻并保护气道,去除患者的衣物等以阻止烧伤进展,迅速建立静脉通路,补液,吸氧,监测生命体征,完善辅助检查。

> 【知识点】
>
> ### 烧伤总面积的计算
>
> 目前比较通用的是以烧伤皮肤面积占全身体表面积的百分数来计算,即中国九分法。在100%的体表总面积中:头颈部占9%(9×1)(头部、面部、颈部各占3%);双上肢占18%(9×2)(双上臂7%,双前臂6%,双手5%);躯干前后(包括会阴1%)占27%(9×3)(前躯13%,后躯13%,会阴1%);双下肢(含臀部)占46%(双臀5%,双大腿21%,双小腿13%,双足7%)(9×5+1),女性双足和臀各占6%。

还有一种简便的计算方法是以患者本人手掌(包括手指掌面)面积为体表总面积的1%,以此计算小面积烧伤;大面积烧伤时用100减去用患者手掌测量未伤皮肤,以此计算烧伤面积。

【知识点】

烧伤诊断标准

我国采用的烧伤诊断标准如下:

1. 轻度烧伤　二度烧伤占全身体表面积的10%以下,小儿占全身体表面积的5%以下。

2. 中度烧伤　烧伤面积占全身体表面积的11%~30%或三度烧伤占全身体表面积的10%以下,小儿烧伤面积占全身体表面积的6%~15%或三度烧伤占全身体表面积的5%以下。

3. 重度烧伤　烧伤面积占全身体表面积的31%~50%或三度烧伤占全身体表面积的11%~20%,或合并全身情况较重,已有休克、复合伤、合并中毒、合并伤和重度吸入性损伤;小儿烧伤面积占全身体表面积的16%~25%或三度烧伤占全身体表面积的6%~10%。

4. 特重度烧伤　烧伤面积占全身体表面积的51%或三度烧伤占全身体表面积的21%以上。

辅 助 检 查

血常规:血红蛋白149g/L,白细胞计数28×10^9/L,中性粒细胞百分比93%,淋巴细胞百分比7%,出血时间1分钟,血凝时间2分钟,血小板计数95×10^9/L。

尿常规:比重1.020,蛋白,尿糖(+++),红细胞2~4/HP,白细胞0~1/HP。

粪便常规:阴性。

血液生化检测:血K^+2.8mmol/L,血Na^+140mmol/L,血Cl-114mmol/dl,血糖10.1mmol/L。

肝功能:总胆红素10μmol/L,白蛋白36g/L,球蛋白20g/L,ALT 12IU/L。

胸部 X 线片:无异常发现。

【问题2】目前诊断及下一步处理是什么?

思路1:根据初步诊断及辅助检查结果,目前诊断:①重度火焰烧伤,总面积33%,浅Ⅱ度2%,深Ⅱ度31%;②烧伤性休克;③吸入性损伤(轻度);④低钾血症。

思路2:目前主要处理是什么?

1. 抗休克治疗　①采用胶晶公式补液;②建立中心静脉通路以保持输液通道;③留置导尿管观察每小时尿量;④必要时应用镇静、镇痛药。

2. 创面处理　①创面暴露;②创面细菌培养;③抗生素治疗。

3. 特别护理　今日第1个24小时补液总量拟用2 970ml(胶体:60×33×0.5=990ml;晶体:60×33×1=1 980ml;水分:2 000ml;总量:4 970ml)。

思路3:纠正休克后收入烧伤科住院治疗。

【知识点】

烧伤补液公式

全国烧伤会议推荐公式:

1. 第1个24小时输液量,每1%烧伤面积(Ⅰ、Ⅱ度)按体重给予胶体和电解质溶液1.5ml/kg,另加水分2 000ml。胶体和晶体的比例,根据伤情一般为0.5:1.0。

2. 伤后第1个24小时,胶体和电解质液量=烧伤面积(Ⅱ、Ⅲ度)×体重(kg)×1.5ml(儿童1.8ml、婴儿2.0ml),另加基础水分2 000ml(儿童70~100ml/kg、婴儿100~150ml/kg)。

3. 第2个24小时,胶体与电解质溶液一般为第1个24小时的半量。基础水分量不变。

【问题3】如何对烧伤患者的评估？

1. 病史　在处理烧伤患者时,烧伤的病史常常极有价值。在受伤者试图逃离火灾时可能遭受合并的损伤。爆炸可能将患者抛起一段距离造成内脏损伤或骨折,如中枢神经系统、心肌、肺和腹部损伤。确定损伤的时间也是关键。

采自患者或家属的病史应该简明地包括既往已有的疾病:①糖尿病;②高血压;③心肺和/或肾脏疾病;④治疗的药物。过敏史也很重要。患者是否行破伤风疫苗注射也应明确。

2. 体表面积"9%法则"　对决定烧伤面积是有用而实际的指导。成人身体表面被分为占全身表面积9%或9%倍数的解剖区域。儿童体表面积则有明显不同。与成人相比,婴儿和较小儿童的头部占的体表面积比例较大,而下肢所占的比例则较小。婴儿头部所占全身体表面积的百分比是成人的2倍。患者手掌(手指并拢)占约1%体表面积,这一点有助于估计不规则分布的烧伤面积。9%法则在医院用于处理严重烧伤患者,决定其补液量,也用于严重烧伤评价的实际指导。成人的身体通常被分为多个9%体表面积和/或其分数或其倍数。

3. 烧伤深度　烧伤深度在评估烧伤严重性、制订伤部治疗及护理计划,以及评估功能和整容的效果时非常重要。

(1)一度烧伤(如晒伤):特点是红斑、疼痛和无水疱,没有生命危险,通常不需要静脉输液。这类烧伤在3~5天会痊愈。

(2)二度烧伤或非全层烧伤:特点是呈红色或斑驳色,伴有肿胀和水疱,表面可能有渗出,潮湿,对疼痛过敏,甚至对空气流动也有痛觉。

(3)三度烧伤或全层烧伤:常发黑或皮革样。皮肤也可能半透明,斑驳样或蜡白色。表面可能发红,压之不褪色,无痛且常常是干燥的。

【知识点】

气道吸入伤提示及处理

1. 面部的烧伤。
2. 烧焦的眉毛和鼻毛。
3. 口咽部碳末的沉积和急性炎症的改变。
4. 含碳的痰。
5. 意识障碍和/或受困于火灾现场的病史。
6. 头部和躯干暴露于大火。
7. 身陷火灾中的患者碳氧血红蛋白大于10%。

若存在任何上述的现象均提示急性吸入性损伤。这种损伤要求包括气道支持在内的即刻和切实的治疗,并应将患者转送至烧伤中心。若转运时间延长,转运前应行气管插管以保护气道。喘鸣症状是立即气管切开的指征。

【问题4】烧伤患者院前的转运流程是什么？

1. 需转运的烧伤类型　建议已经确定下列类型的烧伤转诊至烧伤中心:

(1)小于10岁或大于50岁患者,非全层及全层烧伤大于总体表面积(BSA)的10%。

(2)其他年龄组患者,非全层和全层烧伤大于BSA的20%。

(3)非全层和全层烧伤累及面部、眼、耳、手、足、生殖器或会阴或累及关节表面皮肤。

(4)任何年龄全层烧伤大于5%BSA。

(5)严重电烧伤包括雷电击伤,表皮下大量的组织可能损伤,导致急性肾功能衰竭和其他并发症。

(6)严重化学烧伤。

(7)吸入伤。

(8)烧伤患者既往存在的疾病可能使处理更复杂,延迟恢复或影响死亡率。

(9)烧伤患者合并创伤,引起患病率和死亡率增加,可先在创伤中心治疗,稳定后转至烧伤中心。

(10)儿童烧伤应从没有资质人员或设备的医院转至具有条件的烧伤中心。

(11)烧伤患者需要特殊的社会、情感或长期康复支持,包括涉嫌虐待和忽视儿童的病例。

2. 转诊程序

(1)任何患者的转送必须与烧伤中心医生合作。

(2)所有相关信息,包括检验、体温、脉搏、补液和尿量等,必须记录于烧伤/创伤治疗记录单上随患者一同转送。任何转诊或接诊医生认为重要的其他信息也应随患者一同转送。

【问题 5】其他特殊烧伤如何处理?

1. 化学烧伤

(1)化学烧伤可因暴露于酸、碱或石油产品引起。碱烧伤常较酸烧伤严重,因为碱能穿透得更深,去除化学物品并立即进行伤处的处理是关键。

(2)化学烧伤受接触时间、化学物品浓度和剂量的影响。若可以,应立即用淋浴或水管以大量清水冲走化学物质,至少持续 20~30 分钟,而碱烧伤要求更长的冲洗。若干粉还在皮肤上,在冲洗前应先擦掉。中和剂并不比水冲洗更有益,因为与中和剂的反应本身可能产生热,导致进一步组织损伤。眼睛的碱烧伤要求烧伤后的起初 8 小时持续清水冲洗。一根小口径导管可以固定于眼睑沟内用于冲洗。

2. 电烧伤

(1)电烧伤:是由于电流接触患者身体引起。电烧伤常常较其表面看上去要严重。身体可能起到电流导体的作用,产生的热量导致组织的热损伤。因表面和深部组织的散热率不同,造成相对正常的表面皮肤会同时合并深部肌肉的坏死。横纹肌溶解导致肌红蛋白释放,引起急性肾功能衰竭。

(2)严重电烧伤患者的立即处理:注意气道和呼吸,在未受伤肢体建立静脉通路、心电图监测、放置导尿管。若尿色深,提示尿中有肌红蛋白。在治疗肌红蛋白之前不要等待实验室的证实。在成人,应该增补液量加以保证至少 0.5ml/(kg·h)的尿量。

(3)代谢性酸中毒的纠正:应维持足够灌注;加用 $NaHCO_3$ 碱化尿液,增加血红蛋白在尿中的溶解度。

【问题 6】烧伤的并发症有哪些?

严重烧伤可累及全身各器官组织,出现一系列病理生理过程,如水盐电解质紊乱、酸碱平衡失调、休克、DIC、免疫平衡失调、继发感染、心功能不全、呼吸功能不全等,尤其是呼吸功能受损,是死亡的重要原因之一。

1. 休克　早期多为低血容量性休克,继而并发感染时,可发生脓毒症休克,特重的烧伤因强烈的损伤刺激,可立即并发休克。

2. 脓毒症　烧伤使皮肤对细菌的屏障作用减弱;较重的患者还有白细胞功能和免疫功能的减弱,故容易发生感染,致病菌为皮肤的常存菌(如金黄色葡萄球菌等)或外源性沾染的细菌(如铜绿色假单胞菌等),化脓性感染可出现在创面上和焦痂下,感染还可能发展成为脓毒血症、脓毒症休克;此外,在使用广谱抗生素后,尤其在全身衰弱的患者,可继发真菌感染。

3. 肺部感染和急性呼吸衰竭　肺部感染可能有多种原因,如呼吸道黏膜烧伤、肺水肿、肺不张、脓毒症等,还可能发生成人呼吸窘迫综合征或肺梗死,导致急性呼吸衰竭。

4. 急性肾功能衰竭　并发休克前后有肾缺血,严重时肾小囊和肾小管发生变质;血红蛋白、肌红蛋白、感染毒素等均可损害肾,故可导致急性肾功能衰竭。

5. 应激性溃疡和胃扩张　烧伤后发生十二指肠黏膜的糜烂、溃疡、出血等,称为柯林(Curling)溃疡,可能与胃肠道曾经缺血,再灌流后氢离子逆流损害黏膜有关;胃扩张常为早期胃蠕动减弱时患者口渴饮大量水所致。

6. 其他　心肌功能降低,搏出量可减少,与烧伤后产生心肌抑制因子、感染毒素或心肌缺氧等相关。脑水肿或肝坏死也与缺氧、感染毒素等相关,值得注意。烧伤的死亡常为多系统器官衰竭所致。

【问题 7】烧伤的早期处理原则是什么?

1. 现场处理

(1)迅速脱离热源:脱去着火的衣服或就地滚动灭火,也可浸入水中灭火。

(2)清除沾染物:立即脱去被化学品浸染的衣物,用大量清水持续冲洗创面,力求彻底;头面部烧伤,应立即检查有无角膜烧伤,并予优先冲洗,禁用手或手帕揉擦;若为生石灰烧伤,应先清除后再用清水冲洗;沥青烧伤,用水冷却结块后连同烧毁的表皮整块揭去;口服腐蚀性酸引起喉部水肿和上消化道烧伤者,应立即用蛋清、牛奶和镁口服,以免胃胀气,造成穿孔,且禁用胃管洗胃及催吐剂。

(3)充分补液:忌大量口服淡水以免导致水中毒或急性胃扩张。

(4)肌内注射破伤风:常规给予破伤风抗病毒血清 1 500~3 000IU 预防注射。

2. 早期处理

(1)保护烧伤区,防止或尽量清除外源性污染。

(2)防治低血容量和休克。

(3)治疗局部和全身感染。

(4)促进创面尽早愈合,尽量减少瘢痕所致的功能障碍和畸形。

(5)防治多系统功能衰竭。

(赵晓东)

【推荐阅读文献】

[1] 陈孝平,汪建平.外科学.8 版.北京:人民卫生出版社,2013.

[2] 王一镗.急诊外科学.北京:学苑出版社,2000.

[3] 于学忠.协和急诊医学.北京:科学出版社,2011.

第 97 章　肠血管性疾病

【精粹】

1. 肠血管疾病是由于肠道血管缺血而引起的肠道疾病。正常时肠道的血液供应主要依靠肠系膜上动脉、肠系膜下动脉和肠系膜静脉，当以上血管发生病变时，将会阻塞血管影响血运而发生肠管缺血或淤血。

2. 肠系膜缺血包括急性肠系膜缺血和慢性肠系膜缺血。

3. 急性肠系膜缺血是由各种原因引起的肠系膜血管血流减少而导致的肠壁营养障碍的一种综合征。

4. 慢性肠系膜缺血是指反复发作的餐后剧烈阵发性上腹部绞痛或脐周围疼痛。

5. 急性肠系膜缺血一般分为动脉性和静脉性，前者又可分为肠系膜上动脉栓塞、肠系膜上动脉血栓形成、非阻塞性肠系膜缺血、肠系膜静脉血栓形成及局灶性节段性小肠缺血。

6. 急性肠系膜缺血患者常有腹痛、恶心、呕吐、厌食、体重下降、腹胀、胃肠道出血、败血症(心动过速、呼吸急促、低血压、发热、精神状态的变化)等表现。

7. 对怀疑急性肠系膜缺血的患者应立即禁食、胃肠减压、减少肠组织氧耗量，补充足够的血容量，纠正水电解质平衡紊乱；尽快纠正始发病因。

8. 明确诊断后及时应用血管扩张剂、广谱抗生素。

【病历摘要】

患者，男，40 岁。主因"腹痛 1 天，加重 2 小时"来急诊就诊。患者 1 天前饱餐后突发中上腹痛，呈持续性疼痛伴阵发性加重，疼痛无明显放射，伴随恶心、呕吐，未见咖啡色呕吐物，排气、排便减少，自服铝碳酸镁后，症状未见减轻。2 小时腹痛加重明显，饮水后即出现呕吐，伴心悸，自测体温 37.8℃，遂来院就诊。既往有心房颤动病史、酗酒史，1 年前曾发现胆囊结石，并予以消炎利胆片口服治疗 1 个月余。

体格检查：T 37.8℃，P 108 次 /min，R 22 次 /min，BP 102/70mmHg。神志清楚，全身皮肤黏膜未见明显黄染，口唇无发绀，双肺呼吸音粗，未闻及明显干湿啰音，无胸膜摩擦音。心律齐，未闻及杂音。全腹平软，肝脾未触及，中上腹压痛(+)，反跳痛(+)，肌紧张(-)，Murphy 征(-)，麦氏点无压痛、反跳痛，全腹叩诊呈鼓音，双肾区无叩痛。听诊肠鸣音减弱，1 次 /min。

【问题 1】该患者有无生命危险？该患者可能的诊断是什么？

该患者呕吐明显伴心悸，不除外由于呕吐引起的体液丢失过多，有效循环血容量不足。因此，患者需进抢救室监护生命体征，并予以建静脉通路等基本处理。

根据患者的主诉、症状、既往史和个人史，该患者为中年男性，腹痛位于中上腹，且既往有明确胆管系统病史及酗酒史，且饱餐后突发腹痛，属急性胰腺炎高发人群，因此作出"急性轻型胰腺炎"的诊断。患者出现全身伴随症状，发热、心率增快，考虑感染性疾病。腹部听诊肠鸣音减弱，考虑患者可能存在麻痹性肠梗阻。还需进一步实验室检查和辅助检查明确诊断。

【知识点】

急性胰腺炎的鉴别诊断

急性胰腺炎应与消化性溃疡穿孔、胆石症和急性胆囊炎、急性肠梗阻、肠系膜血管栓塞、心绞痛或心肌梗死引起的腹痛,其他疾病如高位阑尾穿孔、肾绞痛、脾破裂、异位妊娠破裂,以及伴有急性腹痛的糖尿病酮症酸中毒、尿毒症等鉴别。

【问题 2】还应该选择何种检查进一步明确诊断?

1. 血常规、尿常规 + 胰蛋白酶原、血生化 + 血淀粉酶。
2. 腹部超声。

【病历摘要】

检 查 结 果

WBC 12×10^9/L,N%83%,Hb 133g/L,PLT 243×10^9/L。尿胰蛋白酶原(+);血生化:淀粉酶412IU/L,血糖9.8mmol/L,Ca^{2+}2.1mmol/L,乳酸脱氢酶(LDH)300IU/L。腹部超声:胰腺轻度水肿,周围少量炎症渗出。胆囊内少量泥沙样结石。该患者辅助检查结果中,以下三项支持急性轻型胰腺炎诊断:①白细胞及中性粒细胞分类增高,支持感染性疾病诊断;②血淀粉酶升高,尿胰蛋白酶原阳性,支持胰腺炎诊断;③腹部超声提示胰腺轻度水肿,周围少量炎性渗出,考虑其分型为急性水肿型胰腺炎。

【问题 3】通过上述检查结果,下一步应做如何处理?

该患者给予禁食水、留置胃管减压;莫西沙星 + 甲硝唑抗感染、奥美拉唑抑酸、奥曲肽抑制胰腺分泌及补液等,并密切观察患者病情变化。

该患者经过上述治疗 7 小时后,疼痛症状未见明显缓解,腹胀加重,从胃管引流出暗红色液体送检,潜血阳性。

【问题 4】接下来应如何处理?

思路 1:患者按照急性胰腺炎治疗,症状未见明显缓解,且出现消化道出血,需复查血常规,确认血红蛋白是否下降。

复查血常规:白细胞计数进一步升高(16×10^9/L),中性粒细胞百分比 90%,血红蛋白下降(102g/L)。

思路 2:胰腺炎难以解释消化道出血,患者既往心房颤动病史,须警惕血栓性疾病。可查 D - 二聚体、腹部增强 CT,或选择性肠系膜上动脉造影,以明确诊断。

结果:动脉血 D- 二聚体明显升高(1.8mg/L)。腹部增强 CT 示:肠系膜上动脉右侧分支主干及肠系膜上动脉远侧分支多发血栓。

该患者明确诊断为肠系膜上动脉血栓形成。

【知识点】

1. 急性肠系膜缺血是由各种原因引起的肠系膜血管血流减少而导致的肠壁营养障碍的一种综合征。

2. 肠系膜上动脉血栓会导致肠系膜上动脉的血管出现急性闭塞症状。一旦肠系膜有动脉血栓情况发生,或者完全栓塞情况,就会降低肠系膜上动脉的血供,甚至全部消失,进而引发急性肠坏死或肠缺血症状。

3. 肠系膜上动脉血栓主要形成于心脏中,在临床上多为风湿性心脏病、亚急性细菌性心内膜炎、心肌梗死后心脏附壁血栓、心房颤动等,并且大部分患者发病是因左心房内凝血块或左心瓣膜上赘生物进入体循环所致。

4. 肠系膜上静脉血栓形成患者多以腹胀、腹部钝痛为主,表现为腹部不适、便秘或腹泻。早期往往疼痛定位模糊,无明显体征。数天或数周后,随着血栓蔓延扩大,静脉血液回流受阻,影响肠管生机时,突然发生剧烈腹痛、持续性呕吐,腹泻和血水样便比动脉栓塞更为多见。

5. 肠系膜上动脉血栓性疾病早期临床表现常以腹痛为主诉,腹痛严重程度与腹部体征不成比例是其特点之一。后期因肠管缺血坏死而出现腹膜炎体征,同时常伴有各种胃肠道异常排空表现。

6. D- 二聚体是胶原纤维蛋白水解的一种特异性降解产物,能准确反映体内纤溶系统功能。

7. 血浆 D- 二聚体增高一方面反映体内纤维蛋白水平较高,有易形成血栓的倾向;另一方面,D- 二聚体过多,可促进局部炎症细胞特别是单核细胞合成并释放某些细胞因子,导致凝血更加亢进,加重血栓形成。

8. 肠系膜缺血需与小肠憩室炎、克罗恩病、肠源性脂肪代谢障碍、肠梗阻等鉴别。

【问题 5】如何进一步调整治疗方案? 疗效如何?

明确诊断后,应用低分子量肝素行抗凝治疗 2 周,重叠应用华法林口服抗凝 5 天后,停用低分子量肝素,监测 INR 指标,调整口服药物剂量。

入院治疗 4 周,腹痛症状明显好转,生命体征平稳,出院后长期口服华法林抗凝治疗。

(周荣斌)

【推荐阅读文献】

[1] 北京协和医院 . 急诊科诊疗常规 . 2 版 . 北京 : 人民卫生出版社 , 2012.
[2] 马克思 , 霍克伯格 , 瓦尔斯 . 罗森急诊医学 . 7 版 . 李春盛 , 译 . 北京 : 北京大学医学出版社 , 2013.
[3] 于学忠 . 协和急诊医学 . 北京 : 科学出版社 , 2011.

第98章 颅脑创伤

【精粹】

1. 颅腔容积有限,仅能容纳少量的出血,除婴儿外,单纯颅内损伤常不足以引起低血压。

2. 原发性脑损伤是撞击发生时由机械性破坏作用导致不可逆的脑细胞损害。继发性脑损害常由低血压、缺氧、颅内压升高和癫痫等引发,是可预防和可逆的。

3. 格拉斯哥昏迷评分(Glasgow coma score,GCS)是广泛应用于颅脑创伤后评估意识水平的方法,具有客观、可重复、操作简单的特点。

4. 颅脑创伤患者体格检查首先是评估气道、呼吸和循环功能。神经系统重点评价意识水平(GCS)、瞳孔对光反射、脑干反射等。外耳道出血或脑脊液漏、乳突后瘀斑(Battle 征)、眶周瘀斑(熊猫眼)等提示颅底骨折。

5. 颅腔内容物对颅腔壁所产生的压力,称颅内压(intracranial pressure,ICP),正常为 8~18cmH$_2$O(6~13.5mmHg);颅内压增高,可造成脑组织移位,发生脑疝。颅脑创伤后瞳孔散大伴昏迷常提示脑疝。应立即采取经验性的处理以降低颅内压,急查头颅 CT 以指导救治。但不能因为进行头颅 CT 扫描而延缓患者的评估与复苏。

6. 神经系统查体通常不能准确反映颅内病理变化,头颅 CT 扫描是颅脑创伤患者精确评估的首选方法。急性期一般不行头颅 MRI。

7. 降低颅内压的非手术措施 ①控制气道防止低氧血症,并可采用控制性通气;②适度的过度通气,维持 PCO$_2$ 在 30~35mmHg;③镇静;④焦虑、烦躁合并异常体位的患者可给予神经 - 肌肉阻滞药;⑤甘露醇,但不适用于低血压患者;⑥预防性使用苯妥英钠类药物;⑦容量复苏。

8. 外科治疗适用于所有颅内血肿继续扩大、导致昏迷的患者。有明显的占位效应和颅内压升高证据的急性硬脑膜外、硬脑膜下和颅内血肿都需要及时清除。

9. 颅底骨折通常伴有脑脊液漏并可能发展为脑膜炎。非手术治疗方法主要是保持头部抬高 30°,至少 72 小时。预防性应用抗生素并不能有效防止脑膜炎。非手术治疗脑脊液漏无效时,可采用腰椎穿刺引流等治疗。

10. 类固醇治疗颅脑创伤患者无效,还可能引发迟发型免疫反应、隐匿性感染、胃肠道出血、影响伤口愈合和高糖血症等并发症。

颅脑创伤常见,其高死亡率和致残率给社会和家庭带来了沉重的负担。颅脑创伤的病理改变轻重是由致伤因素和致伤机制决定。按上皮的完整性分为开放性颅脑创伤和闭合性颅脑创伤。按照创伤部位和性质分为头皮损伤(头皮血肿、头皮裂伤、头皮撕脱伤)、颅骨骨折(颅盖骨折、颅底骨折)、原发性脑损伤(脑震荡、脑挫裂伤、弥漫性轴索损伤、原发性脑干损伤、下丘脑损伤)和继发性脑损伤(脑水肿、脑肿胀、硬脑膜外血肿、硬脑膜下血肿、脑内血肿、脑缺血)。由于颅腔是固定的不可扩张的空间,在颅脑创伤后的早期,随着颅内血肿或水肿肿胀的发生,可通过静脉血流及脑脊液的挤出,起到一定的压力缓冲和代偿作用,颅内压可保持在正常水平。但颅内压增高达到一定程度时,可使部分脑组织在不同的颅腔腔室之间移位,从压力高的腔室,通过一些解剖上的裂隙或孔道,被挤压至压力较低的腔室,导致脑组织、血管及神经等重要结构受压,引起意识障碍、瞳孔变化、肢体活动障碍及生命体征变化等一系列严重临床症状和体征,即为脑疝。根据发生部位和所疝出组织的不同,脑疝可分为小脑幕切迹疝(颞叶钩回疝)、枕骨大孔疝(小脑扁桃体疝)、大脑镰疝(扣带回疝)和小脑幕切迹上疝(小脑蚓疝)等。

【病历摘要】

患者,男,31岁。因"车祸致意识障碍、鼻腔口腔出血9小时,呕吐数次"来院就诊。患者入院前9小时骑摩托车与路边垃圾箱相撞,具体过程和车速不详,伤后当即意识障碍,双侧鼻腔及口腔出血不止,呕吐数次,为胃内容物,呼吸不畅,无大、小便失禁。被120急救车送往当地医院就诊,行"头胸腹CT"(图3-98-1、图3-98-2)检查提示脑室及环池积血,双侧额颞叶脑挫裂伤,蛛网膜下腔出血,多发性颅内积气,双侧额颞部硬膜下血肿,多发性颅骨骨折。因病情危重转入。

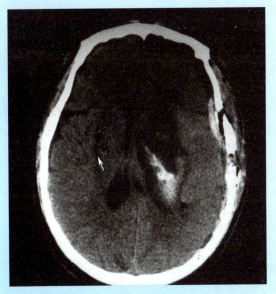

图3-98-1 头颅CT横断面脑室积血

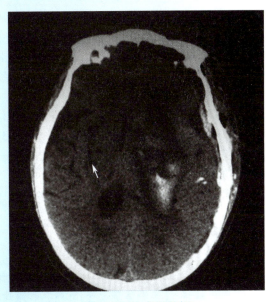

图3-98-2 颅骨骨折

【问题1】该例患者诊断是什么?有何依据?

思路1:诊断。

该患者诊断为开放性颅脑创伤:①双侧额颞叶脑挫裂伤[简明损伤评分(AIS)4分];②双侧额颞部硬膜下血肿(AIS 4分);③创伤性蛛网膜下腔出血(AIS 2分);④创伤性气颅;⑤双侧额颞骨骨折;⑥颅底骨折伴脑脊液鼻漏。

思路2:诊断依据。

该例交通事故诊断颅脑创伤的依据包括:①外伤史;②伤后症状、体征,本例伤后有鼻腔和口腔出血,存在伤后意识障碍及呕吐;③CT扫描发现脑室及环池积血,双侧额颞叶脑挫裂伤,蛛网膜下腔出血,多发性颅内积气,双侧额颞部硬膜下血肿,多发性颅骨骨折。

体 格 检 查

T 37.0℃,P 150次/min,R 28次/min,BP 100/50mmHg。神志呈深昏迷状态,被动体位,对疼痛刺激四肢有屈曲反应,查体不合作,语言不能,呼之无反应。GCS 6分。双侧额面部及左侧颞部明显肿胀、畸形,左侧眉弓上方见5.5cm伤口,已缝合,无出血。双侧眼睑极度肿胀,双侧"熊猫眼征"阳性,双侧瞳孔正圆等大,对光反射未引出。双侧鼻腔及口腔较多血凝块,鼻腔内可见淡血性液体外溢。双侧耳郭正常,外耳道未见分泌物。

【问题2】如何判断该例颅脑创伤患者严重度?

思路:颅脑创伤严重度分级。

通常基于初次评估时的格拉斯哥昏迷评分(Glasgow coma score,GCS)将颅脑创伤分4级:①轻型,13~15分;②中型,9~12分;③重型,6~8分;④特重型,3~5分。GCS ≤ 8分为昏迷。有缺氧而无明显颅脑创伤的患者 GCS 可能低于 3 分,而致命性硬膜外出血的患者在"清醒间隙期"GCS 可能等于 15 分,故不能单用 GCS 判断预后,更重要的是记录 GCS 的趋势,如果 GCS 下降 2 分,说明有明显的恶化。

本例患者睁眼和语言各为 1 分,运动为 4 分,GCS 为 6 分,故本例属重型颅脑损伤。

院内救治情况

该例患者到急诊科后,紧急启动严重创伤救治绿色通道,迅速完善术前准备后,在全身麻醉下行双侧额颞顶开颅探查、血肿清除、去骨瓣减压术。术后在重症医学科行呼吸机辅助呼吸、脱水、促醒等治疗,20 天后转回外科病房,52 天后出院。

【问题 3】该例颅脑创伤患者的紧急救治应遵循哪些策略?

颅脑创伤急救目的是为原发性损伤提供恢复的条件,避免或减轻继发性损伤。主要包括:保持呼吸道通畅,避免昏迷患者窒息;及早控制大出血,避免或缩短脑缺血时间;及早、准确地判断颅脑创伤类型、部位、程度,尽快清除颅内占位性病变和控制颅内压;防治脑水肿、颅内压增高和颅内感染;注意保护并加速脑功能恢复。

思路 1:急诊科救治。

患者到达急诊科后,应首先进行全身情况评估,控制气道,维持呼吸和循环功能,使 $PaO_2 > 75mmHg$、$PaCO_2$ 30~35mmHg,血氧饱和度 >95%。迅速输生理盐水或平衡液补充血容量,使收缩压维持在 120mmHg 左右,不低于 90mmHg,保持平均动脉压在 80mmHg 以上,以保证有效脑灌注压。

思路 2:手术指征。

本例属于重型颅脑损伤,有进一步恶化的趋势,需紧急手术。

【知识点】

颅脑创伤临床表现

①意识障碍;②生命体征改变;③瞳孔和眼球运动变化;④神经定位体征。

【知识点】

颅脑创伤影像学检查

所有怀疑颅脑创伤的患者均可行 CT 检查。意识水平较低的患者(GCS<15 分)必须行 CT 扫描,包括严重醉酒的患者。其他影像学检查包括:①磁共振成像;②头颅 X 线片;③脑血管造影。仅在无法进行 CT 扫描时才考虑行其他影像学检查。

【知识点】

格拉斯哥昏迷评分

格拉斯哥昏迷评分(GCS)是广泛应用于颅脑创伤后评估意识水平的方法,分值范围为 3~15 分。由患者最佳的运动、语言和睁眼反应得分相加而得;如果运动评分左侧右侧不同,则取较高一侧的分数(表 3-98-1)。GCS 有助于预测颅脑创伤的预后。

表 3-98-1　格拉斯哥昏迷评分

分值 / 分	睁眼	语言	运动
6	—	—	按吩咐动作
5	—	正常交谈	对疼痛刺激定位反应

续表

分值/分	睁眼	语言	运动
4	自发睁眼	言语错乱	对疼痛刺激屈曲反应
3	语言吩咐睁眼	只能说出(不适当)单词	异常屈曲(去皮层状态)
2	疼痛刺激睁眼	只能发音	异常伸展(去脑状态)
1	无睁眼	无发音	无反应

【知识点】

颅脑创伤急诊手术指征

约15%的颅脑创伤患者需要手术治疗。包括:①紧急手术,伤后持续昏迷或再昏迷,GCS 3~5分,脑疝形成、生命体征严重紊乱,CT发现颅内血肿等;②准备手术,昏迷数小时或再昏迷,GCS 6~8分,生命体征改变提示有颅内压升高,存在形成颅内血肿基础(如颅骨骨折、脑挫裂伤),CT扫描未发现占位性颅内血肿,应严密观察,随时准备手术。

【知识点】

脑疝的类型

最常见的类型有钩回疝、大脑镰下疝和小脑扁桃体疝3种。钩回疝是由于颞叶内侧部(钩回)通过小脑幕的边缘,压迫第3对脑神经和大脑脚部,典型表现为GCS下降、瞳孔扩大和对侧偏瘫。大脑镰下疝是指同侧大脑半球的扣带回在大脑镰的下缘向对侧疝出。小脑扁桃体疝是指小脑扁桃体通过枕骨大孔。

【知识点】

颅脑创伤的非手术治疗

颅脑创伤的非手术治疗包括病情观察、监测及药物治疗。颅内压升高患者降低颅内压的非手术措施包括:①控制气道防止低氧血症;②维持PCO_2在30~35mmHg;③镇静;④焦虑、烦躁和异常体位者给予神经-肌肉阻滞药;⑤甘露醇通过渗透作用降低颅内压和增加脑灌注压,但不适用于低血压患者;⑥预防性使用苯妥英钠类药物;⑦容量复苏和防止低血压。

【知识点】

颅脑创伤的手术治疗

颅脑创伤的手术治疗是救治的关键,手术原则是救治患者生命,预防或治疗神经系统重要功能障碍,降低死亡率和伤残率。外科治疗适用于所有存在继续扩大、导致昏迷的颅内血肿患者,因为血肿会导致占位效应和大脑移位。有明显的占位效应和颅内压升高证据的急性硬脑膜外、硬脑膜下和颅内血肿等都需要及时清除。基本手术方式包括钻孔探查、骨窗开颅和骨瓣开颅、血肿清除、去骨瓣减压等。

(张连阳)

【推荐阅读文献】

［1］德梅·特里亚德.创伤急救评估与治疗手册.张连阳,简立建,译.北京:科学出版社,2018.

［2］范士志,蒋耀光.现代创伤治疗学.北京:人民军医出版社,2009.

［3］王正国.创伤学:基础与临床.武汉:湖北科学技术出版社,2007.

第 99 章　颌面部创伤

【精粹】

1. 颌面部创伤紧急救治应遵循 ABC 法则,特别重视气道和大出血。

2. 颌面部骨折、血肿压迫、凝血块堵塞、牙齿断裂或假牙脱位等可导致气道阻碍。急救时应吸净血液,清除任何破碎的牙齿、脱落的义齿等。应注意仰卧位可能导致出血流入气道导致窒息,此时应取复苏体位。必要时应气管插管或气管切开。

3. 控制口、鼻、咽内活动性出血。出血可以通过直接压迫、气囊填塞、鼻腔填塞或动脉造影栓塞来控制。鼻腔出血常在前鼻腔与后鼻腔使用止血材料、棉条或水囊等填塞。因为有感染和脑膜炎的危险,填塞不应该超过 24~48 小时。口腔内撕裂伤出血应首选缝合止血。来自困难的解剖区域的持续出血可考虑行动脉造影栓塞来处理。

4. 颌面部创伤合并颅脑或胸腹部脏器损伤时,应首先处理危及生命的脏器损伤,待全身情况稳定或好转后,再处理颌面部创伤。

5. CT 可识别颌面部骨折、眼球破裂及视神经挫伤等颌面部创伤。

6. 眼化学烧伤应立即处理,需冲洗后再进一步处理。

7. 鼻腔、外耳道流血或流清亮液体提示颅底骨折、脑损伤,切忌堵塞。

颌面部是人体主要暴露和情感表达的部位,是呼吸道和消化道的起始端,上接颅脑,下连颈部,上、下颌骨为主要骨架,内腔窦较多,口内含有牙和舌,血液供应非常丰富,并有面神经、三叉神经及眼、耳、鼻等重要组织及器官。

颌面部创伤可导致窒息和严重的大出血,后期还可造成功能障碍与颌面部畸形,进而降低伤员生活质量,遗留严重心理损害。颌面部创伤占全身部位伤的 7%~20%。创伤原因主要是交通事故、高处坠落、暴力攻击和运动致伤等。颌面部创伤常合并颅脑和颈部等其他部位的损伤,在急诊伤情评估时,要遵循 ABC 法则,具有整体观念,高度警惕合并伤的存在。颌面部创伤按组织学特点,可分为软组织损伤、颌面骨折、器官损伤和神经损伤。这些损伤在严重创伤时多合并存在。

【病历摘要】

患者,男,27 岁。因"车祸致颌面部损伤、口唇出血不止"2 小时后急诊来院。查体:T 37.0℃,P 90 次/min,R 22 次/min,BP 100/50mmHg。神志清楚。左侧口角处有长约 2cm 裂口,深达皮下组织,有出血;左眼上睑和下睑皮下血肿,结膜下血肿,部分结膜下血肿突出眼睑,瞳孔直径 5mm,对光反射消失。右眉弓横形裂伤伤口,长约 3cm,伴活动性出血,瞳孔直径 3mm,对光反射灵敏。左眶周压痛。张口受限,张口度半指,咬合关系正常。全身多处皮下瘀斑。

【问题 1】急诊时评估和控制气道的方法是什么?

思路 1:评估气道安全性的方法。

对创伤患者的初次评估首先应评估气道是否安全。创伤早期气道梗阻的常见原因包括误吸、吸入外来异物、颌面部创伤等。

如果患者能够进行语言交流,可基本判断气道是暂时安全的。

如果患者存在以下症状要考虑气道风险存在,如烦躁不安、出汗、口唇发绀、鼻翼扇动等。出现锁骨上窝、胸骨上窝及肋间隙明显凹陷(三凹征)则可以确定上呼吸道梗阻。发生脉弱、脉数、血压下降及瞳孔散大等已经是气道堵塞窒息甚至死亡的表现。

本例患者能对答,呼吸平稳,口角裂伤以外出血为主,气道暂时安全。

思路2:保持气道安全的方法。

当存在潜在的气道损伤时,就要予以气道保护。本例患者不存在意识障碍,不需要仰头提颏法、双手托颌法、建立口咽气道、气管插管或环甲膜切开等方法。

但要仔细查体,吸净流入口腔内的血液,清除任何破碎的牙齿、脱落的义齿等。

应注意颈椎固定时的仰卧位可能导致出血流入气道而导致窒息。

【问题2】急诊时控制颌面部创伤出血的方法是什么?

思路1:压迫止血。

对于颌面部开放性损伤,应首选压迫方法控制出血。①指压止血法:是用手指压迫出血部位供应动脉的近心端,适用于出血较多的紧急情况,作为暂时止血。如在咬肌止端前缘的下颌骨面上压迫颌外动脉,在耳屏前压迫颞浅动脉等。在口腔、咽及颈部严重出血时,可直接压迫伤侧的颈总动脉。②包扎止血法:可用于毛细血管、小静脉及小动脉的出血。③填塞止血法:可用于开放性和洞穿性创口。

本例患者为面部两处裂伤活动性出血,在清创前可用纱布压迫包扎止血。

思路2:手术止血及清创术。

清创缝合是颌面部软组织开放性损伤确定性治疗的方法,应争取在6~12小时内完成,以尽早控制出血,降低感染发生率,并获得满意的外观。合并其他部位的损伤时,颌面部损伤清创可推迟到危及生命的其他部位的损伤处理后进行。在此期间,应尽快对颌面部伤口做简单闭合或包扎。

清创时,对于活动性动脉出血首先用血管钳夹住创口内出血的血管断端,然后缝扎止血,该法是颌面部裂伤中小动脉损伤的可靠止血方法。

颌面部血供丰富,抗感染能力较强,即使在伤后48小时或更长一些时间,只要创面无明显感染,仍可在彻底清创后做严密缝合,但需放置引流并适当应用抗生素。如伤口已有明显感染,清创后的缝合应予延迟敞开引流,或负压封闭引流,并应用抗生素。

切除创缘组织要慎重,只切除已经坏死或可能坏死的组织。面部血供丰富,愈合能力较强,因此,创缘只要略加修整即可获得良好的愈合。过多的切除,可能引起缝合后的眼睑、鼻翼、口角等的移位或外翻,造成容貌的明显畸形。皮下组织亦需仔细缝合,以利于面部表情肌功能的恢复。如患者情况较差,可在清创后先将口腔黏膜与皮肤做相对的缝合,或将移位、裂开组织固定在适当位置上做定向缝合,其缺损留待二期修复。

本例左侧口角及右眉弓裂伤伤口,应尽快清创一并缝合,控制出血,预防感染。

【问题3】患者眼损伤应如何急诊评估与处理?

思路1:眼损伤常合并颅底骨折。

患者左眼瞳孔轻度散大,对光反射消失,应考虑急性视神经损伤或颅内出血的可能。

患者左眼眼睑皮下及结膜下肿胀,似"熊猫眼征",虽然没有伴前鼻孔出血或流出清亮液体,也应怀疑有无累及额骨筛板和筛骨的颅前窝骨折。

瞳孔反射是反映视神经通路损伤的重要体征,如果瞳孔直接反射迟钝或消失,除了怀疑颅内病变外,还要警惕创伤性视神经病变。尤其是昏迷患者,此类患者往往无法告知视力下降等主诉,待其意识恢复后往往已错过了抢救的最佳时机,发生不可逆性视神经损伤。眼球钝性伤、破裂伤、穿通伤、眼内异物、眼眶及视神经管损伤等应进行必要检查后再行相应处理。

思路2:眼损伤伴多发伤处理。

眼损伤可能是全身多发伤的组成,应除外颅脑、心脏、肺部、肝脏等重要脏器的损伤,待生命体征平稳后再进行眼损伤处置。

【问题4】患者需做哪些检查明确诊断?

思路:CT检查。

需行急诊头颅及眼眶CT。行头颅CT除外颅内病变,特别注意有无颅底骨折。眼眶CT注意眼环结构是否完整,除外眼球破裂伤;注意晶状体有无脱位、玻璃体有无积血;注意眶骨结构是否完整,有无骨折,眶部有无水肿,特别注意眶尖和视神经管骨部及周围有无骨折,有无骨折碎片压迫或刺伤视神经;注意有无视神经增粗、变形;注意是否有眼内异物残留。

患者头颅 CT 未见明显异常。眼眶 CT 结果示:双侧眼眶外壁、内侧壁、左侧上颌窦各壁、右侧上颌窦内壁、双侧筛窦外壁、右侧颧弓、双侧翼突、右侧翼内外板、蝶骨体(蝶窦顶壁)及鼻骨多发骨折;左侧视神经较对侧肿胀;双侧上颌窦、筛窦及蝶窦内积血。

【问题 5】眼损伤如何治疗?

思路 1:视神经挫伤治疗。

主要是加大剂量糖皮质激素冲击治疗,其他综合疗法包括脱水剂、改善微循环和扩张血管药物、维生素类、能量合剂等。如全身情况允许可采用泼尼松龙注射液 500mg,每日一次静脉滴注,开始时间越早越好,一般认为受伤后超过 48 小时应用基本无效。

思路 2:眼损伤治疗原则。

以挽救视功能、减少眼组织破坏为主,要最大限度地保存眼球形状和视功能,以最小的手术创伤、最少的手术次数获得最大的治疗效果。对同时合并眼球、眼睑及其他部位的伤口,应先处理眼球伤口再处理眼睑及其他部位的伤口。

患者眼睑有开放性伤口,需注射破伤风抗毒素注射液及应用抗菌药物预防感染,并及时清创缝合。

【问题 6】何种情况下行眼损伤急诊手术?

眼损伤急诊手术治疗应在患者生命体征稳定后进行。

思路 1:眼损伤急诊手术指征。

以下情况需急诊手术:①眼球穿通伤、贯通伤或破裂伤;②眶内血肿导致眶压高,压迫视神经者;③骨折碎片压迫视神经或眼球壁者;④眼内异物,特别是植物、铜、铁等物;⑤眼附属器皮肤开放性伤口,为预防感染者。

思路 2:视神经损伤手术指征。

对于视神经挫伤患者,由于许多合并颅脑损伤、意识障碍的患者早期以挽救生命为主,常常会忽视了视神经损伤,待患者神志清醒后发现视力丧失,多已延误了手术时机。但在以下情况下仍应手术治疗:①创伤后有一定的视力或伤后视力逐渐下降者;②内科治疗视力有恢复迹象者;③用大剂量激素冲击治疗 48 小时视力仍无改善者;④ CT 扫描提示眼眶及视神经骨管有骨折、血肿、视神经受压者。无光感不是放弃手术治疗的指征,应严格谨慎地对术前无光感进行评判。

【问题 7】本例患者考虑存在颌面部骨折,应如何诊治?

思路 1:颌面部骨折的诊断。

颌面部骨折主要表现为面部畸形、咬合关系紊乱和张口受限。临床需通过病史询问和物理检查作出初步诊断;通过 CT 检查明确骨折部位、类型、骨折线数目、方向及骨折端三维移位和骨折线上牙的情况。

思路 2:颌面部骨折的治疗

颌面部骨折原则上应及早治疗。如合并颅脑或重要脏器损伤,则应首先抢救生命,处理重要脏器损伤,待全身情况稳定或好转后,再行颌面部骨折复位与固定治疗。

【知识点】

气道堵塞的原因和处理方法

气道堵塞包括阻塞性和吸入性两类。①阻塞性原因:血凝块、呕吐物、碎骨片、断裂脱落牙齿、游离组织块及其他异物等堵塞咽喉部;上颌骨横断骨折时骨块向下后方移位,压迫舌根而阻塞咽腔;下颌骨颏部粉碎性骨折或双侧骨折时,口底肌群牵拉使下颌骨前部向下后移位,加上舌后坠等阻塞呼吸道;口底、舌根、咽侧及颈部损伤后,可发生血肿或组织水肿,压迫堵塞呼吸道。②吸入性原因:主要见于昏迷患者,将血液、涎液、呕吐物或其他异物吸入气管、支气管或肺泡内而引起窒息。

对于存在阻塞性原因时,应及早清除口、鼻腔及咽喉部异物;将后坠的舌牵出;吊起下坠的上颌骨块;插入通气导管使呼吸道通畅。存在吸入性原因时,应立即行气管插管或气管切开,通过气管插管或导管,充分吸出血液、分泌物及其他异物,解除窒息。

【知识点】

颌面部软组织损伤的主要类型及处理要点

1. 擦伤　是皮肤表层破损,少量出血,创面常附着泥沙或其他异物。由于皮肤的感觉神经末梢暴露,所以创面十分疼痛。

治疗应清洗创面,除去附着的异物,防治感染。

2. 挫伤　是皮下及深部组织损伤,但无开放创口,常形成血肿及瘀斑。表现为伤处皮肤变色、肿胀和疼痛。

早期治疗可以采用冷敷和压迫止血。血肿如有感染,应将其切开,清除脓液,建立引流,应用抗生素控制感染。

3. 刺割伤　创口小而伤道深,非贯通伤,刺入物可将沙土和细菌带至创口深处。切割伤的创缘整齐,伤及大血管时可大量出血,如切断面神经,则发生面瘫。

应行早期手术清创、探查处理。

4. 撕裂或撕脱伤　是较大的机械力量将组织撕裂或撕脱而造成的,如发辫被卷入机器中,可将大块头皮撕脱,严重者可将整个头皮连同耳郭、眉毛及上眼睑同时撕脱。

撕脱伤伤情重,出血多,疼痛剧烈,易发生休克,常有骨面裸露,应防治休克,及时清创、复位缝合或植皮。

【知识点】

颌骨骨折的临床特点

颌面部骨折主要表现为面部畸形、咬合关系紊乱和张口受限。下颌骨骨折可有骨折段移位、咬合错乱、骨折段活动异常、下唇麻木。上颌骨骨折可出现骨折块移位,咬合关系错乱,眶及眶周瘀斑、压痛等,常合并颅脑损伤。

【知识点】

牙　损　伤

牙损伤包括3类:①牙齿震荡(釉质不全折断或釉质裂纹),包括牙周损伤(亚脱位)、牙髓损伤、牙体损伤。②牙齿折断,包括牙冠折断、牙根折断、冠根折断、纵折。牙冠折断分Ⅰ型(牙釉质缺损)、Ⅱ型(牙釉质及牙本质缺损)和Ⅲ型(牙釉质及牙本质缺损并导致牙髓暴露)。③牙齿脱位,包括部分脱位、嵌入性脱位、完全脱位。

(张连阳)

【推荐阅读文献】

[1] 德梅·特里亚德.创伤急救评估与治疗手册.张连阳,简立建,译.北京:科学出版社,2018.
[2] 王正国.创伤学:基础与临床.武汉:湖北科学技术出版社,2007.

第100章 胸部创伤

【精粹】

1. 常见的威胁生命的胸部损伤有 6 种,应在初次评估时立即处理,包括气道梗阻、张力性气胸、开放性气胸、大量血胸、心脏压塞和连枷胸。

2. 张力性气胸是威胁生命的紧急情况,应通过临床诊断,而不需要影像学证实。胸腔穿刺既是诊断又是治疗,然后放置胸腔闭式引流。

3. 钝性伤后气胸或血胸通常是肋骨骨折直接造成损伤的结果。持续大量漏气可能来自气管支气管损伤,必要时支气管镜检查。

4. <20% 的小量气胸不需要引流。如果患者需要机械辅助呼吸,任何程度的气胸都是胸腔闭式引流的强烈指征。此时如果未留置引流管可能导致张力性气胸。

5. 心脏压塞的临床表现包括烦躁、休克、心动过速、外周动脉搏动微弱,90% 的患者出现贝克(Beck)三联征(低血压、颈静脉怒张、心音低钝),伴有休克的胸部贯通伤患者都应该高度怀疑心脏损伤,除非明确排除。

6. 左胸腹部穿透伤后无症状患者应该行胸部影像学检查,观察是否有血胸、气胸或膈肌抬高;对枪伤患者行 CT 检查,观察子弹伤道的方向,评估腹腔可能受伤的实质器官;基于子弹伤道轨迹,判断是否需要进行更多的检查,如血管造影、食管 X 线造影。

7. 仰卧位胸部 X 线片不能作为确定性的影像学检查,可能漏诊骨折、血气胸、纵隔异常和膈下积气。有可疑症状者,应反复行 X 线片或行胸部 CT 检查。

8. 胸部钝性伤应高度警惕以下错误:①纵隔增宽时仅考虑主动脉损伤,漏诊胸椎骨折等;②依据 X 线片低估肺挫伤的严重程度;③对高能量致伤机制的患者忽视了主动脉损伤的可能性;④在未见明显出血的血流动力学不稳定的患者,没有意识到心肌挫伤;⑤对连枷胸或多发肋骨骨折患者,没有给予充分的镇痛和早期辅助呼吸支持。

9. 仅有 10%~15% 的胸部钝性伤或穿透伤患者需开胸手术,而 85%~90% 的患者可通过观察、胸腔引流、疼痛控制和呼吸支持治愈。

胸部创伤累及胸腔、纵隔和心脏大血管,引起机体严重的病理生理紊乱,占所有创伤死亡原因的第二位。若未及时发现并处理可能有致命风险,应引起临床医师高度重视。

胸部创伤引起的病理生理紊乱主要是氧合障碍和血流动力学紊乱。原因包括失血所致低血容量、肺通气/血流灌注比例失调(如肺挫伤、血肿和肺泡塌陷)及胸内压力改变(如张力性气胸和开放性气胸)等。缺氧是胸部创伤最严重的问题,早期干预的主要目标是改善氧合和维持血流动力学稳定。

【病历摘要】

患者,男,49 岁,9 小时前被重物砸中胸背部,当即感胸背部疼痛,伴胸闷气促,无昏迷及意识障碍,无呕吐恶心,无大小便失禁,无腹痛,本地医院行 CT 提示"左侧气胸,胸腔积液,左下肺挫伤,左 9~11 肋骨骨折邻近组织积气,胸 12 轻度压缩",转诊至医院。

【问题 1】此类胸部创伤患者应考虑哪些常见致命性或潜在致命性损伤?
思路 1:严重胸部创伤包括显性和隐匿性两类。

由于胸部占体表面积的 15%,是心、肺及大血管等重要脏器所在,胸部受伤概率大,且常为严重胸部创伤,包括 12 种(表 3-100-1)。

表 3-100-1　12 种常见严重胸部创伤分类

分类	胸部创伤
显性(6 种)	气道梗阻、张力性气胸、心脏压塞、开放性气胸、大量血胸、浮动胸壁
隐匿(6 种)	主动脉破裂、气管支气管破裂、心脏挫伤、膈肌撕裂、食管穿孔、肺挫伤

思路 2:血胸和气胸的分级。

成人小量血胸指胸腔出血 <500ml,中量血胸胸腔出血为 500~1 500ml,大量血胸胸腔出血 >1 500ml。小量气胸为肺压缩 <30%,中量气胸为肺压缩 <50%,大量气胸为肺压缩 >50%。

【病历摘要】

体格及 X 线片检查情况

T 37.6℃,P 80 次 /min,R 20 次 /min,BP 120/80mmHg;神清,痛苦面容,胸廓对称无畸形,肋间隙正常,胸壁静脉无扩张,左胸部压痛,触及皮下气肿及左下部肋骨摩擦感,叩诊清音,双肺呼吸音清,未闻干湿啰音;腹部平坦,右下腹陈旧手术瘢痕,腹肌软,左下腹压痛,无反跳痛,肝脾肋下未扪及,Murphy 征阴性,叩诊鼓音,移动性浊音阴性;肝上界右锁骨中线上平 5 肋间,肝区、肾区无叩击痛;听诊肠鸣音正常,3 次 /min,未闻振水音及血管杂音。X 线前后位及侧位片示左下部肋骨骨折、气胸及胸腔积液(图 3-100-1、图 3-100-2)。

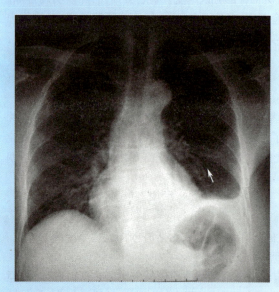

图 3-100-1　X 线前后位片

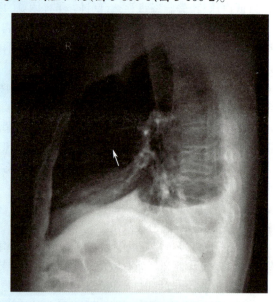

图 3-100-2　X 线侧位片

【问题 2】该例胸部创伤患者的诊断是什么? 有何依据?

思路 1:胸部钝性伤的主要类型。

该患者诊断考虑胸部钝性损伤,可能包括肺挫伤、血气胸、胸椎和肋骨骨折等。

诊断依据除受伤史外,还包括临床表现和影像学检查结果。临床表现主要为胸痛,常位于受伤处,并有压痛,呼吸时加剧,尤以伴有肋骨骨折者为甚。其次是呼吸困难,疼痛可使胸廓活动受限,呼吸浅快。

思路 2:首先应除外危及生命的严重伤。

本例患者无多根多处肋骨骨折,故未出现胸壁软化和胸廓反常呼吸活动。本例患者虽然有气促,但无严重的呼吸窘迫、恐慌,无心动过速、低血压、颈静脉怒张,患侧呼吸音存在,无气管偏向对侧,故可除外张力性气胸。

本例患者无烦躁、意识不清,未合并休克、心动过速、外周动脉搏动微弱,也未出现 Beck 三联征(低血压、颈静脉怒张、心音低钝),故可排除心脏压塞。

思路 3：诊断的方法和依据。

胸部创伤的诊断与复苏同时进行,根据体征、诊断性胸腔穿刺或 X 线片即应迅速作出是否需紧急剖胸的决定;血流动力学状况稳定时,则应行辅助检查等避免漏诊危险的隐匿性损伤,包括：①动脉血气;②胸膜腔及心包腔穿刺;③X 线片;④CT 检查;⑤超声检查;⑥诊断性胸腔镜检查;⑦心肌损伤标志物检查;⑧心电图;⑨纤维支气管镜;⑩食管镜。

【病历摘要】

诊断情况

根据受伤史、临床表现和 CT 检查,该例患者诊断如下：

胸部钝性伤：①左下肺挫伤(AIS 3 分);②左侧血气胸(AIS 3 分);③胸 12 椎体轻度压缩性骨折(AIS 2 分);④左侧 7~11 肋骨骨折(AIS 3 分);⑤皮下气肿。

【问题 3】该例胸部创伤患者的紧急救治策略是什么?

思路 1：安置胸腔闭式引流。

急诊科处理首先应遵循高级创伤生命支持(advanced trauma life support,ATLS)的原则,保持气道通畅(airway),维持呼吸(breathing)和循环(circulation)功能(ABC 法则)。

该例患者与其他任何胸部创伤患者一样,均应给予高流量氧气吸入。

该例患者存在血气胸,应尽快安置胸腔闭式引流,促进肺复张,恢复通气功能;并观察出血量,做好手术止血准备。

思路 2：是否需要急诊科剖胸。

对胸腔内大出血或急性心脏压塞导致伤员重度休克(动脉收缩压低于 80mmHg)或处于濒死状态(意识丧失、叹息呼吸、脉搏及血压消失或细弱、尚有心电活动)的情况下,在急诊科进行的紧急开胸手术,称为急诊科剖胸术(emergency room thoracotomy,ERT),对穿透伤效果优于钝性伤患者。本例不存在这些情况,不需要行急诊科剖胸术。

思路 3：紧急救治中应如何观察病情变化?

应严密观察患者对容量复苏的反应,如果无反应需考虑仍然存在大出血,并再次评价是否存在心脏压塞、张力性气胸和急性心源性休克。应注意全面暴露检查患者。

【病历摘要】

院内救治情况

明确诊断后经腋中线第 5 肋间放置了胸腔闭式引流管,引流出 200ml 血性液体和较多气体。3 天后引流量明显减少,无气体逸出。夹闭后复查胸部 X 线片,见肺复张好,无气胸,超声检查无胸腔积液,遂拔出胸腔闭式引流管。5 天后出院。

【问题 4】该类胸部钝性伤患者一般的治疗策略是什么?

思路 1：胸部钝性伤一般治疗方法。

多数胸部创伤可采用非手术治疗治愈,包括临床观察、胸腔穿刺或引流、呼吸支持、镇痛和介入治疗等。仅有 10%~15% 的胸部钝性伤或穿透伤患者需在立即、紧急和后期中的某一个时期进行手术干预。

思路 2：胸腔闭式引流的指征。

胸腔闭式引流是胸部创伤救治的最常用方法,约 85% 的胸部创伤仅需临床观察和胸腔引流。指征包括：①中量以上血气胸。②任何气胸行气管插管机械通气前都应安置胸腔闭式引流,以避免机械通气正压呼吸后导致张力性气胸。为避免损伤膈肌,胸腔闭式引流管插管位置为乳头水平与腋中线的交点,向后向上插入引流管。

【知识点】

张力性气胸的典型表现

包括严重的呼吸窘迫、恐慌、心动过速、低血压、颈静脉怒张,患侧呼吸音消失、叩诊过清音,气管偏向对侧。张力性气胸是危及生命的紧急情况,应立即经过患侧锁骨中线第二肋间穿刺减压,既是诊断又是治疗,穿刺证实并减压后即放置胸腔闭式引流。

【知识点】

膈肌损伤的特点

膈肌穿透伤通常产生 1~2cm 的膈肌穿孔。钝性伤通常造成更大的撕裂(7~10cm),呈放射状撕裂,可以涉及后外侧膈肌,75% 的钝性膈肌损伤为左侧膈肌。

腹部钝性伤中 2.5%~5% 发生膈肌损伤,胸部钝性伤中发生率为 1.5%。膈肌损伤一旦有腹腔脏器疝入胸腔,患侧胸壁突出和固定,无呼吸音,胸腔内听到肠鸣音,或胸部叩诊鼓音。

【知识点】

心脏穿透伤急救

心脏穿透伤诊断不应依靠辅助检查,以避免延误救治,如果有条件可选择由急诊医师操作的扩展版创伤重点超声检查(extended focused assessment with sonography for trauma,eFAST)。胸部 X 线片对约 50% 的患者有阳性发现,可疑的影像学征象包括扩大的心影、心包积气、上纵隔增宽。约 30% 患者心电图有异常,表现包括低 QRS 波、ST 段抬高和 T 波倒置。血压下降、静脉压升高应该怀疑心脏压塞。要牢记如烦躁、张力性气胸、过量复苏、机械辅助呼吸或导管放置错误等情况都能导致中心静脉压增高。但合并明显失血的心脏压塞患者的中心静脉压不可能增高。

【知识点】

连枷胸的危害

连枷胸指三根以上连续肋骨、每根至少有两次骨折。连枷胸合并有相应胸壁结构破坏,出现反常呼吸,吸气时受累胸壁内陷。40%~80% 的连枷胸患者需要机械辅助呼吸支持。连枷胸常合并肺挫伤,潜在的肺挫伤比缺乏正常胸廓运动更易导致呼吸衰竭发生。

【知识点】

肋骨骨折常合并胸腹部脏器损伤

高位肋骨骨折(第一、第二肋)可能合并有主动脉破裂。低位肋骨骨折常合并脾脏、肝脏损伤。多发骨折可以导致剧烈疼痛、肺扩张不足和呼吸衰竭发生。充分镇痛和物理治疗可以避免这样的并发症。

【知识点】

影像学纵隔增宽的意义

胸部 X 线片或 CT 平扫发现的纵隔增宽,可能是以下损伤所致:① 10%~15% 主动脉破裂的病例;② 5%~10% 胸椎骨折的病例;③ 5% 的胸骨骨折、软组织损伤、心脏压塞病例;④余下 65%~70% 病例未发现明确原因。评估增宽的纵隔方法包括反复立位胸部 X 线片、主动脉造影、胸部增强螺旋 CT 和经食管超声。

【知识点】

心脏钝性伤

心脏钝性伤临床隐匿,但可能导致严重后果。心脏钝性伤包括:①无症状的心肌挫伤(只有心电图异常);②有症状的心肌挫伤(心源性休克或心律不齐);③游离壁或肌间隔破裂;④瓣膜撕裂伤;⑤冠脉血栓形成。常存在胸骨骨折、多处肋骨骨折,或前胸壁撞伤等的可疑受伤机制。临床出现心源性休克或心律不齐,心肌酶谱被用于诊断,心脏钝性伤入院 12 小时后几乎都会发生心电图改变。超声心动图在诊断心脏房室壁运动异常或解剖缺陷方面具有较高的敏感性。

(张连阳)

【推荐阅读文献】

［1］德梅·特里亚德.创伤急救评估与治疗手册.张连阳,简立建,译.北京:科学出版社,2018.
［2］张连阳,白祥军.多发伤救治学.北京:人民军医出版社,2010.

第101章 腹部创伤

【精粹】

1. 在影像学高度发达的今天,腹部仍然是最后的诊断"黑箱"。动态地观察生命体征、腹部症状和体征、超声和增强螺旋 CT、诊断性腹腔灌洗(DPL)等有助于早期明确诊断。

2. 腹部体征的正确性就像抛硬币一样,应密切观察生命体征和腹部症状,必要时应行 CT 等影像学检查或诊断性腹腔灌洗等。

3. 确定是否存在降主动脉钝性撕裂伤的金标准是增强螺旋 CT 扫描,其应用指征主要取决于致伤机制。

4. 腹部上下邻近部位存在明显损伤时,应高度怀疑存在腹部损伤,包括男性乳头下方的穿透伤。

5. 即使腹腔穿刺和腹部 CT 扫描结果为阴性,外科医师对病情恶化的患者仍应进行剖腹探查术。创伤的腹腔探查切口应首选中线切口。

6. 腹腔高压症(intra-abdominal hypertension,IAH)指持续或反复的病理性腹腔内压 ≥ 12mmHg。腹腔间室综合征指腹腔内压持续 >20mmHg,伴或不伴腹腔灌注压 <60mmHg,并伴有新的器官功能障碍或衰竭。

7. 损害控制性剖腹术(damage control laparotomy,DCL)的根本目的是控制出血和污染,是损害控制外科策略在高能量腹部钝性伤或多发性腹穿透伤中的应用,分为 3 个主要阶段:①第一阶段,立即手术,用最简单的方法控制出血和污染,暂时性关腹;②第二阶段,ICU 内的复苏,包括纠正低温、凝血障碍和酸中毒、呼吸支持等;③第三阶段,当患者条件允许时实施腹部确定性手术。

8. 暂时腹腔关闭术又称"开放腹腔手术",指剖腹手术完成腹腔内操作后,腹壁各层不采用常规的分层缝合关闭方法,而是用皮肤或人工材料实施暂时性腹腔关闭的一种有计划的外科手术。适用于腹膜炎、腹部创伤、肠系膜缺血、原发性或继发性腹腔高压症及腹腔间室综合征等情况。

创伤可累及机体多部位,救治时应首先评估气道、呼吸和循环功能,其次是各头、胸、腹、脊柱、骨盆、四肢、神经和血管等评估。对于复杂的腹部创伤,即使是经验丰富的外科医生,在评估和处理时都会遇到很大的挑战,漏诊的腹部创伤常导致本可避免的并发症和死亡。查体仍是腹部钝性伤最基本的诊断方法,CT、超声、腹腔穿刺和灌洗等多种诊断措施往往是补充性的,而不是唯一性的。腹部钝性伤中有意义的临床表现或辅助检查包括安全带征、反跳痛、低血压、碱剩余 <−6mmol/L、AST 或 ALT 明显异常和腹部超声重点评估阳性,而腹痛、腹肌紧张、肋缘紧张、GCS 评分、合并股骨骨折、防卫拒检查、腹部扩张、AST 轻度异常、镜下血尿、贫血、白细胞增多、血乳酸 >2.2mmol/L、异常胸部或骨盆 X 线结果等基本无鉴别价值。相对于腹部穿透伤,多需直接腔镜或剖腹探查明确诊断并获得及时救治,腹部钝性伤早期诊断困难,常见漏诊或延误诊断的情况,延误治疗可导致严重后果。腹部钝性伤患者伤情评估流程、腹部穿透伤伤情评估流程见图 3-101-1、图 3-101-2。

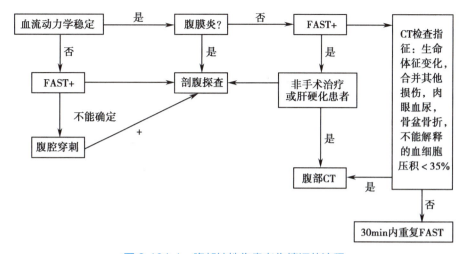

图 3-101-1　腹部钝性伤患者伤情评估流程

FAST 为创伤超声重点评估。需视 CT 结果等决定是否剖腹探查。

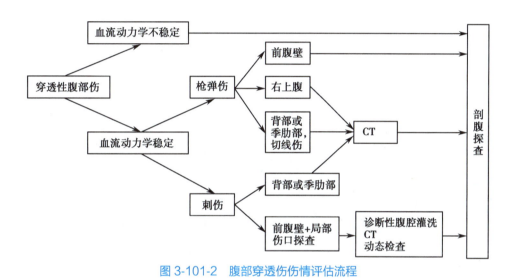

图 3-101-2　腹部穿透伤伤情评估流程

【病历摘要】

　　患者,男,49 岁。因 14 小时前从高约 50cm 处跌下,左上腹疼痛,进行性加重,伴恶心、口干、头晕和乏力,无意识障碍,无胸闷呼吸困难,无大小便失禁。2 小时前因上述症状进一步加重,患者家属将其送入急诊科就诊。

　　【问题 1】如何明确患者诊断?

　　思路 1：首先应考虑可能存在的损伤。

　　该患者跌倒致腹部疼痛,伴恶心、头晕和乏力,应警惕是否存在腹腔内出血。腹腔内肝、脾、胰、肾等实质器官或大血管损伤主要表现为腹腔内(或腹膜后)出血,患者多表现为面色苍白、脉搏细数、脉压变小、血压下降;持续性腹痛,轻中度压痛、反跳痛及肌紧张,移动性浊音是腹腔内出血的晚期表现。而胃肠道、胆道等空腔脏器破裂,主要表现为弥漫性腹膜炎。上消化道破裂时,可立即引起剧烈腹痛、压痛、反跳痛及腹肌紧张等表现;下消化道破裂时,腹膜炎表现呈渐进性,但造成的细菌性污染远较上消化道破裂重。随着腹膜炎的发展,逐渐出现发热、腹胀,肠鸣音常减弱或消失。胃、十二指肠或结肠破裂后可导致肝浊音界缩小或消失,腹膜后十二指肠破裂的患者有时可出现睾丸疼痛、阴囊血肿和阴茎异常勃起等表现。故本例患者首先应考虑实质性脏器损伤,尤其脾损伤可能。

　　思路2:诊断的方法和依据。

　　该例腹部钝性伤应首先评估血流动力学状况及腹部情况,可行腹腔穿刺、超声及增强CT检查明确诊断。

【病历摘要】

体格及CT检查情况

　　T 36.5℃,P 120次/min,R 24次/min,BP 100/50mmHg。腹部平坦,腹肌软,全腹轻压痛,肝脾肋下未触及,Murphy征阴性,腹部叩诊鼓音,移动性浊音可疑阳性,肝区叩击痛阴性,双侧肾区叩击痛阴性。肠鸣音减弱,2~3次/min,未闻振水音及血管杂音。腹腔穿刺未抽出液体和气体。胸腹部CT提示左8~10后肋骨折、脾脏破裂及腹水(图3-101-3)。

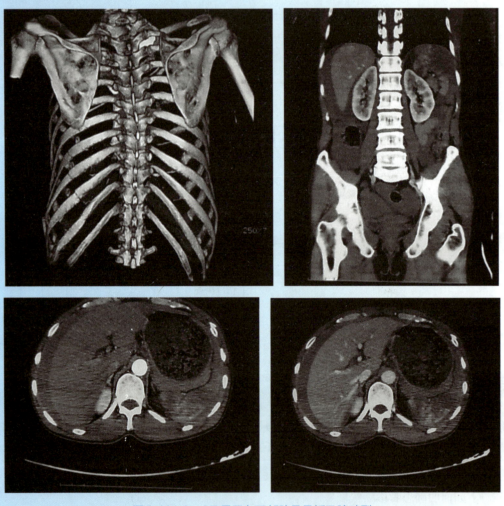

图3-101-3　CT显示左下部肋骨骨折及脾破裂

　　【问题2】该患者的诊断是什么?有何依据?

　　思路1:诊断。

　　根据受伤史、伤后临床表现及CT检查结果,该患者诊断考虑多发伤,脾破裂可能性大。

　　思路2:腹腔穿刺阴性的分析。

　　本例患者腹腔穿刺阴性,可能与患者肥胖、使用一次性注射器穿刺针未进入腹腔,或针头被肠壁等腹腔内脏器堵塞等有关。结合移动性浊音阳性、CT检查,脾破裂诊断不因腹腔穿刺阴性而否定。

　　思路3:腹部创伤还有哪些诊断方法?

除前述的体格检查、腹腔穿刺、CT 外,明确腹腔脏器损伤的诊断方法还有腹腔灌洗、X 线片、胃肠道碘造影、伤道造影及超声检查、选择性血管造影和诊断性腹腔镜检查。

【病历摘要】

诊 断 情 况

结合受伤史、临床表现和 CT 检查,患者诊断如下:

多发伤[损伤严重度评分(ISS)25 分]:第 8~10 后肋骨折(AIS 3 分);腹部钝性损伤:脾破裂(AIS 3 分);失血性休克(Ⅱ级)。ISS=3^2+$(3+1)^2$=25 分。

【问题 3】患者诊断脾破裂,在急诊科应如何救治?

思路 1:救治的整体观。

腹部创伤常是多发伤的一部分,不能把腹部创伤作为孤立、局部的损伤来处理,需同时权衡各部位损伤的轻重缓急。因腹腔内大出血可导致休克,消化道破裂可引起腹腔感染等严重后果,在其他致命伤得到处理后,腹部创伤的救治即应在优先地位。

本例患者没有发现气道、胸部等其他危及生命的损伤,故腹部创伤是应优先处置。

思路 2:手术是成功复苏的前提。

救治和伤情判断应同时进行,优先紧急复苏,该例患者基本可除外腹部外脏器损伤,针对脾破裂导致腹腔内出血,应紧急行剖腹探查、脾切除术。

本例患者心率 120 次 /min,救治时不能等输液扩容后心率下降才手术,这样可能丧失救治机会。

【病历摘要】

院内救治情况

患者入院后急诊行剖腹探查、脾切除术,7 天后治愈出院。

【问题 4】剖腹探查术的适应证和注意事项有哪些?

思路 1:手术指征。

正确选择手术和尽早进行确定性治疗,是降低腹部创伤后病死率和并发症发生率的关键。本例患者考虑有腹腔内大出血,应快速送至手术室,并于剖腹前做好备血等各项术前准备。

思路 2:术前准备。

院前和急诊科处理同时也是术前准备的组成成分,在完成建立输液通道、进行必要的化验检查、辅助检查、备血、胃肠减压、导尿等操作后,应给予广谱抗生素。

思路 3:术中要点。

本例患者剖腹术中首先切除破裂脾脏,控制了出血;其他控制出血的措施包括钳夹、填塞或压迫等方法,确定性措施包括血管结扎、实质性脏器出血处理等;然后有序地检查全腹腔脏器,除外了其他合并损伤。

【知识点】

腹部创伤分类

腹部创伤分为钝性伤和穿透伤两类。

腹部钝性伤常由机动车撞击或坠落致伤,腹膜无破裂,腹膜腔完整,伤情变化大,致伤范围可相当广泛,可伴腹腔内脏损伤。早期诊断困难,容易发生漏诊或延误诊治。

腹部穿透伤常由锐器、硬物、玻璃或火器致伤,腹膜破裂,腹膜腔穿透,常伴内脏损伤。临床上伤情紧急,多需紧急剖腹或腹腔镜探查,伤道有一定规律性。

【知识点】

腹部创伤诊断

腹部创伤后的临床表现轻可无明显症状,重则出现重度休克甚至濒死。在影像学高度发达的今天,腹部仍然是最后的诊断"黑箱"。腹部创伤的主要诊断依据包括受伤史和体征、实验室诊断、诊断性腹腔穿刺与灌洗、影像学诊断、腹腔镜检查及剖腹探查术等。故动态观察患者生命体征、腹部症状和体征,反复进行超声和增强螺旋 CT、诊断性腹腔灌洗等有助于明确诊断,详见上述腹部钝性伤和穿透伤的诊治流程。

【知识点】

腹腔穿刺

疑有肝、脾、胃肠道等脏器损伤者,可行腹腔穿刺。可选择距离病变较近、叩诊浊音或腹腔较低部位实施穿刺,但应避开手术瘢痕、肿大的肝和脾、充盈的膀胱及腹直肌等。穿刺时注意有无气体逸出,吸出物中有无血液、胆汁或肠内容物。如抽出血液,应注意观察其能否凝固,0.1ml 以上不凝血液提示存在腹腔积血,迅速凝固者为针头刺破血管所致。阳性结果有肯定的诊断价值,阴性结果则不能完全排除内脏损伤。

【知识点】

增强 CT 扫描

增强 CT 扫描是诊断肝、脾及肾等实质性脏器损伤的首选方法,优点为简便、迅速、安全、无痛苦、分辨率高、解剖关系显示清楚,与超声相比对检查者的技术和经验的依赖性不高。增强 CT 扫描也是确定是否存在降主动脉钝性撕裂伤等致命隐匿性损伤的金标准。血流动力学稳定者应常规检查。严重损伤患者行腹部 CT 检查时,应连续扫描整个腹部,上部图像应包括肺部。

【知识点】

严重创伤剖腹探查指征

包括:①有明确的腹膜刺激征;②持续低血压而难以用腹部以外的原因解释;③伤道流血较多,或流出胃肠道内容物、胆汁、尿液;④肠管经腹壁伤口脱出者;⑤腹部 X 线片示膈下有游离气体、腹内金属异物存留,腹腔穿刺或灌洗阳性,胃肠道出血、尿血等;⑥腹壁穿透性损伤者,或下胸部、腹部、腰部高速投射物贯通伤或非贯通伤者。

【知识点】

腹部创伤的预后

除全身合并伤外,腹部创伤的预后主要取决于:①受伤脏器的数目,受累脏器越多,死亡率越高;②受伤脏器种类,如大血管、胰、十二指肠、肝、结直肠损伤后果严重,小肠、膀胱等处的损伤危险性较小;③脏器损伤程度;④受伤与确定性手术的间隔时间及治疗方法。

(张连阳)

【推荐阅读文献】

［1］王正国.创伤学:基础与临床.武汉:湖北科学技术出版社,2007.

［2］张连阳,姚元章.简明创伤救治学.重庆:重庆出版社,2008.

［3］中华医学会创伤学分会创伤急救与多发伤学组.创伤后腹腔高压症/腹腔间隙综合征诊治规范.中华创伤杂志,2012,28(11):961-964.

第 102 章　泌尿系统损伤

【精粹】

1. 根据患者受伤史，以及血尿、肾区疼痛、腰部瘀斑、肋骨骨折及腹部膨胀等临床表现可初步诊断钝性肾损伤。

2. 80%~94% 的肾损伤患者出现血尿。所有腹部钝性伤患者都应检查并确定有无血尿。但血尿的严重程度与肾损伤程度不呈正相关。

3. 有肉眼血尿者均应行泌尿系 CT 检查。在血流动力学稳定的患者中，泌尿生殖系统损伤的影像学检查金标准是增强 CT 扫描的动脉和排泄相影像，可反映肾实质裂伤、活动性出血、尿外渗、肾血液灌注、肾动脉闭塞等。

4. DSA 肾动脉造影已经被 CT 增强扫描所代替，但介入治疗仍是肾假性动脉瘤和动静脉瘘等的主要手段。

5. 90% 的肾损伤可非手术方式治疗。肾周筋膜可有效地包裹限制出血和尿液泄漏。

6. 肾损伤的手术指征是腹膜炎和血流动力学不稳定。如果术前没有对侧存在肾脏的影像学证据，则术中需要通过触诊确定健侧肾脏存在，才能切除伤侧肾脏。

7. 膀胱造影或 CT 膀胱造影是诊断膀胱损伤的主要方法。

8. 所有腹膜内和较大的腹膜外膀胱破裂均应手术修补，而较小的腹膜外膀胱破裂可通过放置导尿管引流 10 天以上非手术治疗治愈。

9. 尿道损伤多见于男性，由骑跨伤或骨盆骨折所致，应首选尿道造影诊断。

创伤患者中合并肾损伤的发生率占 1.4%~3.25%，其中年轻患者和男性患者的比例较高，男女比约 3∶1。钝性肾损伤多见于交通事故，穿透性肾损伤常见于刺伤、枪伤。因体积小、有一定活动度，且位于腹膜后位，输尿管损伤发病率不足泌尿系统损伤的 1%。65%~85% 的膀胱损伤为钝性伤，5%~10% 的骨盆骨折伴膀胱损伤。泌尿系统损伤早期主要因肾损伤大出血而威胁生命，后期主要因尿漏伴发感染。因其解剖特点，泌尿系统损伤常有合并伤，如肾损伤多伴有腹部脏器伤，膀胱尿道伤多合并有骨盆、直肠伤等，这些特点为泌尿系统损伤的诊治带来一定困难。泌尿系统损伤救治时，在挽救生命的同时，应最大限度地保存组织器官及其功能，防治并发症。随着 CT 和 DSA 等影像学技术进步，多数肾损伤患者可采用非手术治疗。

【病历摘要】

患者，男，39 岁。跌倒致右腰部疼痛、血尿 7 天。7 天前在家中不慎跌倒，右侧腰部撞到沙发把手，伤后轻微疼痛，无血尿。次日右腰部突感剧痛，遂到当地医院就诊，急诊超声提示双肾结石，双侧输尿管中上段扩张伴肾盂积水（重度），静脉肾盂造影示左肾盂、右肾下盏及右输尿管中段结石并双肾中重度积水、右肾分泌功能良好、左肾功能稍差。行泌尿系 CT 提示：右肾输尿管多个结石伴上尿路梗阻、左肾输尿管起始段结石伴同侧肾盂结石、左肾盂积水、右肾形态不规则并周围多发渗出性改变。给予索米痛片等对症治疗后疼痛好转。

第 3 天起尿液呈全程暗红色，有两次血凝块。血尿及腰痛持续，急诊就医。

【问题 1】跌伤后出现血尿，应考虑哪些原因？

思路 1：临床上血尿常见的原因。

临床上血尿常见于泌尿系炎症、结核、结石、肿瘤及创伤等情况。急性肉眼血尿多为结石移动时划破尿路上皮、任何部位恶性肿瘤或邻近器官的恶性肿瘤侵及泌尿道或创伤累及泌尿系统所致。

本例成年男性跌倒后出现血尿,要考虑泌尿系统创伤、结石、肿瘤等所致。

思路 2:血尿与尿段的关系。

由于解剖生理特点,不同尿段的血尿提示病变位于泌尿系统不同的部位。可将全程尿分 3 段观察,如尿三杯试验,用三个清洁杯子分别留取起始段、中段和终末段尿观察。起始段血尿提示病变在尿道;终末段血尿提示出血部位在膀胱颈部、三角区或后尿道的前列腺和精囊腺;全程血尿提示来自肾脏或输尿管。

本例全程血尿,病变位于肾或输尿管可能性大。

【问题 2】如何解读本例患者伤后次日的影像学检查?

思路 1:本例患者血尿来源的病灶。

本例患者超声和 CT 均提示双肾结石并积水,两侧肾脏的结石均可导致血尿。从右侧腰部撞到沙发把手发病,伤后次日右腰部突感剧痛,第 3 天起全程血尿,且有两次血凝块。提示病变在右侧肾脏,结石或损伤可能性大。

思路 2:血尿是结石还是肾损伤所致?

本例患者结石诊断明确,但跌倒、右腰部受伤后发病,故需要除外合并肾损伤的情况。超声和 CT 均是鉴别诊断的重要方法。

超声检查可辨认肾结构的改变及异常体液的积聚,对肾裂伤、碎裂伤、肾周血肿、尿外渗及肾内血肿等均有肯定的诊断价值。超声检查快速、简便、安全、无创伤;可做床旁检查及定期复查,能判明肾脏的损伤程度。肾损伤时常出现以下超声声像图:①肾脏周围出现液性无回声区;②伤肾影增大;③肾包膜中断;④肾实质回声不均;⑤集合系统移位等。

CT 检查是目前最能正确判断肾脏损伤程度的检查方法,准确性达到 98% 以上。CT 能准确地观察到不同程度的肾脏裂伤、肾内及肾周围的血肿,对肾挫伤也能作出准确判断;行增强扫描可显示双侧肾脏功能,并能同时发现腹腔其他脏器损伤,且省时,无创伤,尤适用于伤情严重者,有条件者应行此项检查。

本例患者行超声和 CT 平扫检查,均明确提示肾损伤。但要注意超声检查受检查者主观影响,满足于发现双肾结石和积水等病变,可能未能仔细发现肾损伤的影像变化。本例患者 CT 检查提示右肾形态不规则并周围多发渗出性改变,临床上应高度重视,进一步检查评估。

【病历摘要】

体格检查及化验

体温 36.5℃,脉搏 98 次/min,呼吸 20 次/min,血压 126/66mmHg。神志清楚,步入病房。心肺未见异常。腹部无压痛、反跳痛和肌紧张。双肾区轻微叩击痛,右侧稍重。直肠指检前列腺居中,中央沟消失,指套无血迹。

辅助检查:血常规示,红细胞 3.57×10^{12}/L,血红蛋白 115g/L,血细胞比容 34.4%。尿常规示,蛋白质(++),潜血(+++),红细胞计数 210 232 个/ul,白细胞 2 757 个/ul。本次急诊查血常规示,红细胞 1.96×10^{12}/L,血红蛋白 62g/L,血细胞比容 18.6%。

【问题 3】患者诊断如何初步考虑?

思路 1:初步诊断。

依据受伤史、伤后临床表现、超声、CT 及血尿常规,患者双肾结石伴双肾积水、右侧输尿管结石、右肾挫伤及贫血明确。结合两次血常规发现的血红蛋白、红细胞和血细胞比容显著下降,患者存在大出血,肾损伤是本次就诊的主要诱因,故诊断:①右肾损伤;②双肾结石伴双肾积水;③右侧输尿管结石。

思路 2:进一步检查。

有腰部受伤史,伤后出现血尿、右腰部疼痛,血红蛋白迅速下降,则提示右肾损伤严重。血流动力学尚稳定,应行增强 CT 扫描检查,必要时也可行肾动脉造影、静脉肾盂造影检查,以确定肾脏损伤的程度和范围,指导制订合理的治疗措施。

【病历摘要】

入院后第1天增强CT扫描

增强CT扫描结果:右肾形态不规则,密度欠均匀,右肾实质内可见多发斑片状高密度影,右肾周围见多发渗出影,右肾筋膜稍增厚(图3-102-1A、图3-102-1B)。增强扫描右肾不均匀强化,右肾实质内可见少许造影剂外漏(图3-102-1C、图3-102-1D)。双肾肾盂肾盏及右侧输尿管所见段扩张积水。双肾多发结节状高密度影,左侧输尿管起始段结石影,大小约为1.1cm×1.3cm。左肾轮廓清楚、平滑。影像学意见:左肾输尿管起始段结石伴同侧肾盂肾盏扩张积水;双肾多发结石;右肾挫伤伴少许活动性出血;右肾及所见段输尿管扩张积水。

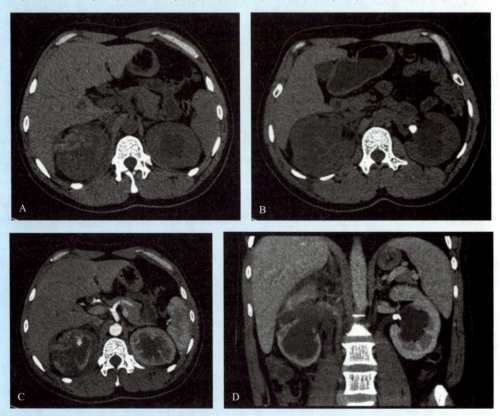

图3-102-1　增强CT显示右肾挫伤伴活动性出血
A、B. 右肾影像;C、D. 造影剂外漏。

【问题4】如何理解两次CT检查的区别?

思路1:CT检查的价值。

CT检查可清楚观察到不同程度的肾脏裂伤、肾被膜下和肾周血肿、肾盂内积血、肾脏集合系统黏膜是否完整等,增强CT扫描可判断伤肾和健肾的功能状况,造影剂有无外渗,对肾血管有无损伤也可初步提示。能量交换结束后肾脏挫裂伤的解剖学改变不会再加重,但随失血量的增加,伤侧肾形态可能进一步变化。

事实上CT平扫并不能比超声提供更多的信息,怀疑肾损伤,在血流动力学稳定的患者中,金标准是增强CT扫描的动脉和排泄相影像。如果肾功能受损严重不能看到肾动脉相,仅能看到排泄像,仍然有助于诊断肾集合系统及输尿管损伤。

思路2:泌尿系统损伤时CT之外的其他影像学检查地位。

除CT外,还有其他的影像检查,包括超声、肾血管造影、静脉肾盂造影等。超声可用于肾脏损伤,判断有无肾周积液、肾实质损伤,是理想的首选检查手段,尤其是血流动力学不稳定者。肾血管造影作为有创检查一般不推荐作为首选检查手段,但肾血管造影的优势在于可同时进行介入、栓塞等治疗。大剂量单次静脉尿路造影(IVU)在血流动力学不稳定需要紧急手术患者或急诊开腹探查发现肾脏被血肿包裹的患者中,可以提供肾脏功能和损伤重要信息。快速注射造影剂 10 分钟后如未发现异常,可排除大部分肾损伤。

【问题 5】肾挫裂伤应如何治疗?

思路 1:肾损伤的分级。

本例患者增强 CT 扫描显示右肾形态不规则,实质内可见多发斑片状造影剂外溢的高密度影,右肾周围见多发渗出影,右肾筋膜稍增厚。明确了肾损伤为挫裂伤,属不完全性挫裂伤,即肾实质裂伤累及肾包膜或集合系统,有包膜下血肿,无尿外渗。按照美国创伤外科协会(AAST)的分级属于Ⅲ级,即裂伤 >1cm,深入到髓质层中,包裹在肾筋膜内的血肿。

思路 2:肾损伤治疗原则。

肾损伤治疗原则应根据肾损伤的程度、休克程度及是否合并其他脏器损伤等决定。肾脏位于腹膜后肾窝内,外围被肾筋膜包裹,当肾损伤出血时可被血液填充达到一定的压力而具有自限性。肾脏切除术应严格掌握指征,仅用于肾脏损伤所致危及生命的出血。

本例患者已经受伤 7 天,虽然有大出血,但血流动力学稳定,应行非手术治疗,包括输血维持稳定的血细胞比容,卧床休息。因实质内见造影剂外溢的活动性出血,有条件时应行 DSA 超选择性肾动脉栓塞。

【病历摘要】

入院后第 2 天行右肾动脉造影栓塞术

入院后第 2 天局部麻醉下行介入治疗。经右股动脉穿刺,置入 5F-Yashiro 导管移至右肾动脉造影,见右肾动脉显影,主干正常,肾中上部造影剂聚集区呈囊性改变,肾盂上支动脉连续(图 3-102-2A、图 3-102-2B)。诊断右肾上极分支血管出血,将微导管超选择性插至该血管,用弹簧圈 3 个进行性栓塞,再行 DSA 显示病变血管完全栓塞,肾实质内无造影剂溢出(图 3-102-2C、图 3-102-2D)。

术后给予输血、止血、解痉等治疗,血尿停止,血红蛋白上升,住院 10 天后痊愈出院。

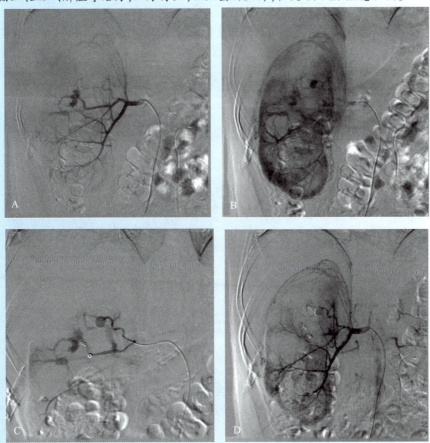

图 3-102-2　右肾分支动脉超选择性栓塞术
A、B. 右肾动脉显影;C、D. DSA 显示治疗后情况。

【问题6】从该患者伤后诊治过程中应吸取什么经验教训？

思路1：延迟诊断右肾挫裂伤。

本例患者合并存在双肾结石及积水，且为家中跌倒所致低能量损伤。超声和CT均为明确提示肾挫裂伤。初诊医师满足于双肾结石及积水的诊断，认为可以解释血尿，从而遗漏、延迟了肾挫裂伤诊断。

思路2：延迟诊断的风险。

本例延迟诊断1周，患者没有行规范的非手术治疗，至再次就诊时血红蛋白从115g/L下降至62g/L，出血约2 000ml。因出血速度较慢，故血流动力学尚稳定。但患者已经处于非常危险的境地，急诊医师应高度重视此类情况，避免延迟诊断带来的风险。

【知识点】

肾损伤的其他影像学检查方法

除CT外，还可行超声、肾血管造影、静脉肾盂造影等影像学检查。超声可明确肾周积液和肾实质损伤等，是理想的首选检查手段。肾血管造影因其有创性而不推荐作为首选检查手段，但其优势在于可同时进行介入栓塞等治疗。

【知识点】

肾损伤分类

肾损伤分4类：①肾挫伤，约占85%。肾实质有局限性毛细血管破裂或小的裂伤，肾包膜未破裂，可有包膜下小血肿，肾盂及肾盏正常。可有镜下血尿或轻微肉眼血尿，影像学检查常无异常发现，非手术治疗可治愈且无后遗症。②肾挫裂伤，约占10%。不完全性挫裂伤是指肾实质裂伤累及肾包膜或集合系统，有包膜下血肿，无尿外渗。完全性挫裂伤是指裂伤贯穿整个肾实质，可以累及肾包膜及集合系统，肾包膜破裂形成肾周血肿，集合系统破裂则有尿外渗，有明显的肉眼血尿，腰部可触及肿块。③肾碎裂伤，约占3%。肾实质有多处裂伤，使肾实质破碎成多块，有严重的肾周血肿及尿外渗。④肾蒂伤，约占2%。肾蒂、肾动、静脉主干或分支血管撕裂或断裂。

【知识点】

肾损伤分级

肾损伤分级见表3-102-1。

表 3-102-1　肾损伤美国创伤外科协会（AAST）分级

级别	损伤部位	损伤描述
I	肾实质	包膜下血肿，或挫伤
	集合系统	无损伤
II	肾实质	裂伤<1cm，深入到皮质层中，包裹在肾筋膜内的小血肿
	集合系统	无损伤
III	肾实质	裂伤>1cm，深入到髓质层中，包裹在肾筋膜内的血肿
	集合系统	无损伤
IV	肾实质	裂伤贯穿肾实质达到肾集合系统；部分动脉或静脉损伤
	集合系统	1处或多处肾裂伤贯穿肾实质达到肾集合系统，伴有尿外渗肾盂裂伤或完整的盆腔输尿管中断
V	血管	主肾动脉或静脉裂伤
		主动脉撕脱或静脉血栓形成

【知识点】

肾损伤手术指征

肾损伤绝对手术指征很少,包括:①肾损伤伴持续出血,导致血流动力学不稳定;②肾蒂撕脱伤;③持续增大的腹膜后血肿。

肾损伤相对手术指征包括:①伴大量漏尿的肾盂裂伤,或肾盂输尿管连接处裂伤;②合并腹部内脏损伤;③漏尿经皮肾镜或内镜治疗失败,或腹膜后脓肿;④大剂量静脉肾盂造影怀疑肾损伤;⑤大段肾实质坏死;⑥双侧肾动脉血栓形成,为了保存肾脏,属紧急手术;⑦肾动脉性高血压。

【知识点】

输尿管损伤诊治

输尿管损伤罕见,且诊断困难。大多数输尿管损伤为医源性损伤,多见于复杂的直肠、子宫或骨盆手术,或输尿管镜下结石手术时。损伤的类型包括缝合结扎、挤压性损伤、输尿管血供受损和各种瘘等。通过良好的术区显露及解剖可降低医源性损伤的发病率。影像学检查、术前输尿管内支架管植入可降低输尿管损伤发生率,发生后应用也是损伤鉴别与后期治疗的重要方法。

【知识点】

男性外生殖器损伤

男性外生殖器损伤很少危及生命,但如不及时治疗可能造成长期性功能及心理影响。在现代战争中,外生殖器损伤占泌尿系统损伤 50% 以上。

85% 阴囊损伤为闭合性损伤,最常见的病因是殴打(33%)、运动(10%),通过体格检查可诊断,必要时可行超声检查,甚至手术探查。所有睾丸破裂均应行手术探查,及时手术可显著降低睾丸坏死、感染、不育不孕和疼痛的发生率。

多数阴茎损伤是阴茎白膜破裂,即阴茎折断,10% 患者合并尿道损伤。典型的表现是充满阴茎海绵体的血液快速通过白膜破口填充皮下,阴茎呈“茄子”畸形,必要时可行超声、MRI、阴茎海绵体测压等检查。所有阴茎折断都需行手术治疗,以减少阴茎弯曲、勃起功能障碍、脓肿的发生率。

(张连阳)

【推荐阅读文献】

［1］张连阳,姚元章.简明创伤救治学.重庆:重庆出版社,2008.
［2］张连阳,张茂,赵云平.中华战创伤学:第6卷胸腹部战创伤.郑州:郑州大学出版社,2016.

第 103 章　四 肢 骨 折

【精粹】

1. 四肢骨折及关节的损伤是急诊常见病,病情的轻重程度差别很大。间接致命性损伤包括开放性骨折伴大血管损伤所致的创伤失血性休克、肺栓塞。

2. 四肢骨折及关节损伤的患者来诊后应立即检查生命体征(包括 SpO_2),最好进抢救室监护,并予吸氧、建静脉通路、术前准备。

3. 排除是否合并直接致命性的重要解剖部位损伤:颅脑、胸部、腹部及骨盆。

4. 根据周围软组织病理分为闭合性和开放性两类,骨折端不和外界相通者称为闭合性骨折。无其他软组织伤者为单纯闭合性骨折。合并神经、重要血管、肌腱损伤时称为复杂闭合性骨折。有时合并的软组织损伤比骨折本身的情况更为重要,多需与骨折同时进行处理,还需密切观察处理后的恢复情况。开放性骨折是骨折附近皮肤和软组织破裂,断端与外界相通。

5. 所有四肢骨折及关节损伤的患者都应查心电图、血常规、血型、感染四项、凝血功能、D-二聚体、X线和 CT 等。

6. 创伤失血性休克　遵循控制及非控制性出血的"液体复苏"原则,尽早给予 1:1:1 血液制品,使收缩压在 80~100mmHg。

7. 骨折处理　稳定性骨折,如无移位或嵌插时,仅需简单外固定。有移位的可采用手法整复,夹板或石膏外固定;不稳定性骨折为一般骨干的斜面、螺旋、多段、粉碎或缺损骨折,股骨干亦属该类。不稳定性骨折处理复杂,有的需牵引,有的需手术整复内固定等方法才能愈合。单纯开放性骨折必须在 6~8 小时内争取清创,转为闭合性骨折,然后根据稳定程度在骨折整复后,施行内固定或外固定。复杂开放性骨折处理十分困难,但首先应做到早期清创控制感染,再行骨折整复以及修复损伤的软组织。

8. 如疑诊肺栓塞,应行 CT 肺动脉成像(CTPA)检查,并尽早开始抗凝治疗。

【病历摘要】

患者,男,58 岁。主因"车祸伤后右小腿疼痛、出血、畸形 1 小时"来急诊。分诊台测量生命体征:BP 75/50mmHg,P 135 次 /min,SpO_2 96%。

【问题 1】是否需要进抢救室? 在急诊应先进行哪些基本检查?

思路 1:车祸伤很多具有致命性的重要器官系统损伤,同时开放性骨折现场未处理或处理不当时存在创伤失血性休克的风险,建议所有车祸伤患者都先进抢救室,建立静脉通路、监护、吸氧,并以"ABBCS 方法"快速评估:A——气道是否通畅;B——是否有呼吸;B——是否有体表可见大量出血;C——是否有脉搏;S——神志是否清醒。

思路 2:辅助检查。血常规 + 血型、血电解质、肝肾功能、术前八项、凝血功能(PT/APTT)+D-二聚体;脉氧饱和度、动脉血气,评估氧合和通气情况;心电图,了解是否存在急性心肌梗死、心肌缺血、心脏压塞等;右小腿 X 线,明确胫腓骨骨折、移位情况(患者生命体征不稳定,应申请床旁 X 线检查);必要时行颅脑、胸部、腹部、脊柱及骨盆等重要解剖部位检查。

【知识点】

创伤急救的原则

按一定的顺序对创伤患者进行恰当的评估：

1. 治疗威胁生命的创伤。
2. 利用放射学技术确认有意义的创伤。
3. 对创伤后患者状况的变化进行确认与及时反应。
4. 启动早期创伤的处理。

创伤后死亡通常发生在 3 个时期：第一个时期是创伤发生后几秒到几分钟之内。在这个创伤早期，通常是严重的脑或高位脊椎损伤，心脏、主动脉或其他大血管破裂。由于这些严重的创伤只有小部分患者能抢救成功，预防是减少这类创伤相关死亡的唯一办法。第二个时期是创伤发生后几分钟到几小时。这个时期的死亡通常是由于硬膜下或硬膜外血肿、血胸、实质脏器的破裂（肝或脾）、骨盆骨折，或其他伴随出血的创伤。快速地评估和解决这些问题是创伤后救治的"黄金时间"。第三个时期发生在创伤后几天到几周。通常是由于脓毒血症和伴随的多脏器功能衰竭而导致死亡。

【病历摘要】

患者是 1 小时前骑自行车过程中横穿马路被小轿车撞倒致伤，继而出现右小腿疼痛、活动受限、中上段畸形伴伤口出血。院前未做特殊处理，伤后无昏迷、无喘憋、无腹痛。查体：BP 75/50mmHg，P 135 次 /min，SpO$_2$ 96%；皮肤、结膜、口唇苍白，GCS 15 分，头颅、胸部、腹部、脊柱及骨盆无明确损伤；右小腿活动受限，中上段畸形伴伤口出血、触痛及反常活动，右足皮温低、足背动脉搏动弱、甲床充盈时间 >2 秒，末梢感觉功能正常。动脉血气：血乳酸 3.2mmol/ L、碱缺失 –5.3mmol/ L。右小腿 X 线示：右胫腓骨中上 1/3 处骨折。

【问题 2】考虑患者的诊断是什么？

思路 1：创伤失血性休克。诊断依据：车祸伤后伤口出血，院前未做特殊处理。BP 75/50mmHg，P 135 次 /min，SpO$_2$ 96%；皮肤、结膜、口唇苍白；右足皮温低、足背动脉搏动弱、甲床充盈时间 >2 秒；血乳酸 3.2mmol/L、碱缺失 –5.3mmol/ L。

【知识点】

创伤失血性休克诊断要点

"一看"：①看神志。休克早期，脑组织缺氧尚轻，伤员兴奋、烦躁、焦虑或激动。随病情发展，脑组织缺氧加重，伤员表情淡漠、意识模糊，至晚期则昏迷。②看面颊、口唇和皮肤色泽。当周围小血管收缩，微血管血流量减少，色泽苍白，后期因缺氧、淤血，色泽青紫。③看毛细血管充盈时间。正常者可在 1 秒内迅速充盈，微循环灌注不足时，则充盈时间延长。

"二摸"：①摸脉搏。休克代偿期，周围血管收缩，心率增快。收缩压下降前可以摸到脉搏增快，这是早期诊断的主要依据。②摸肢端温度。周围血管收缩，皮肤血流减少，肢端温度降低，四肢冰冷。

"三测压"：血压，临床上常用脉率 / 收缩压（mmHg）计算休克指数，帮助判定休克的有无及轻重。指数为 0.5 多表示无休克；>1.0~1.5 有休克；>2.0 为严重休克。中心静脉压（CVP）：CVP 正常值为 5~10cmH$_2$O。当 CVP<5cmH$_2$O 时，表示血容量不足。

"四尿量"：正常人尿量约 50ml/h。休克时，肾脏血灌流不良，尿的滤过量下降，尿量减少，是观察休克的重要指标。

休克的传统诊断：依据病史、症状、体征，包括精神状态改变，皮肤湿冷，收缩压下降 <90mmHg 或较基础血压下降 40mmHg 或脉压减少 <20mmHg，尿量 <0.5ml/（h·kg），心率 >100 次 /min，CVP<5mmHg 等指标。

近年来,人们认识到氧代谢与组织灌注指标对低血容量休克早期诊断的重要参考价值,血乳酸(>2mmol/L)、碱剩余(<−5mmol/L)是低血容量休克早期诊断的重要指标,这些指标基层医院也很容易检测观察,所以是一项很好的指标,这些指标和传统指标动态观察更有重要意义。

思路2:右胫腓骨开放性骨折。车祸伤后右小腿疼痛、出血、畸形,右小腿活动受限,中上段畸形伴伤口出血、触痛及反常活动,右足皮温低、足背动脉搏动弱、甲床充盈时间>2秒,末梢感觉正常。右小腿X线示:右胫腓骨中上1/3处骨折。

【知识点】

胫腓骨骨折

胫腓骨的骨干骨折在全身骨折中最为多见,其中尤以胫骨骨折最多,胫腓骨干双骨折次之,腓骨干单独骨折最少见。多由直接暴力作用于小腿外前侧,如重物打击、踢伤、撞伤或车轮轧伤所造成。间接暴力,如由高处跌下、扭伤或滑倒亦能引起。

直接暴力所致的骨折,以横断或短斜面为多,亦可为粉碎型。扭转伤所致之骨折多为螺旋或长斜面型。胫腓骨干双骨折以中下1/3交界处最多。直接暴力所致之骨折,两骨的骨折线多在同一水平,而间接暴力所致之骨折,腓骨的骨折线常较胫骨骨折线为高。骨折后常有成角和旋转畸形。在胫骨下1/3骨折,因局部血液循环不良,易发生迟缓愈合或不愈合的情况。

胫腓骨下端(踝部)骨折相当常见,一般都在踝部强烈的外转、外翻和内翻暴力作用下发生内踝或外踝关节,部分亦可见垂直暴力(高处跌下)作用下发生胫骨下端前缘与后缘骨折。骨折形态常为斜形或撕脱骨折,强大暴力亦可引起粉碎骨折,骨折线可通过关节面或并发踝关节半脱位。如不及时处理将会严重影响踝关节功能。

胫骨髁骨折相对少见,多因为高处坠落,容易漏诊。有时可合并有半月板的损伤。

值得注意的是,当小腿严重肿胀时,尤其是被轧压者,软组织的损伤往往可能较之骨折更加严重,十分容易出现挤压综合征或骨筋膜隔室综合征、脂肪栓塞的发生,另外常合并有神经血管的并发症、腘动脉损伤、严重的感染等情况,从而导致截肢。胫骨骨折还是全身长骨骨折不愈合中最为常见的部位。

1. 诊断

(1)明确外伤史。

(2)临床表现:①局部肿胀,有压痛,可触及骨摩擦;②肢体短缩、成角、足外旋畸形;③单纯腓骨骨折时可以行走,胫骨骨折时则不可行走;④常为开放性骨折,严重时出现假关节形成,伤口的情况以及是否有水肿、皮下捻发音等都应加以关注。

(3)X线片:应摄小腿前后和侧位片。

2. 处理

(1)胫腓骨干骨折

1)院前处理:①轻柔牵拉及固定患肢;②镇痛,在血流动力学稳定时可用;③简单地冲洗覆盖开放性伤口;④监测生命体征及神经血管的状态;⑤开放静脉输液通路。

2)一般处理:①尽快完善常规的各项检查包括血型等;②请矫形外科大夫会诊处理。

3)处理开放性骨折:①彻底清创,不可为了闭合伤口而保留一些失活的和明显污染的组织,造成创口坏死和感染;②骨折断端根据不同类型选用内固定物;③闭合创口时皮肤应无张力,可作两侧减张切口,或后正中减张切口,然后缝合创口,局部转移皮瓣,远处带血管的皮瓣转移等处理;④复杂的开放骨折,常伴有软组织缺损,可请显微外科进行带血管蒂的皮瓣,或复合组织瓣移植,施行一期修复;⑤预防性予以破伤风抗毒素,如有感染应用抗生素。

4)无移位胫腓骨骨折及有移位的稳定型骨折,如横断或锯齿状骨折,闭合复位后可采用"U"形石膏夹或小夹板固定。无移位者固定6~8周,但负重宜在伤后10~12周后。

5)有移位的长斜形或螺旋形骨折,为防止骨折端发生短缩畸形,可做跟骨牵引,同时小夹板固定3~4周,在对位满意时改用下肢石膏固定至愈合。

6)切开复位内固定:对不稳定骨折手法行复位或外固定维持失败者,可行切开复位。用接骨板螺丝钉进行内固定,辅以外固定。对多段胫骨骨折仍可闭合复位,自胫骨结节处打入髓内钉固定。

(2)孤立的腓骨干或腓骨近端骨折:多不需进行常规的固定,一般经休息不负重数天后即可在允许时活动。

(3)胫骨髁骨折:多可经加压包扎后长腿石膏夹固定3~4周,同时关节功能锻炼。不稳定骨折如果韧带完整,仍然可以考虑手法复位。骨折严重有明显分离、韧带损伤和胫骨髁粉碎时,要进行手术治疗。

【问题3】需立即进行什么处理?

1. 简单地冲洗覆盖开放性伤口,轻柔牵拉及固定患肢。
2. 监测生命体征及神经血管的状态。
3. 估计失血量(失血量分级见表3-103-1)、交叉配血。
4. 建立中心静脉通路,抗休克,留置导尿管。

表 3-103-1 失血量分级

分级	失血量 /ml	失血量百分比 /%	心率 /(次·min^{-1})	血压	呼吸频率 /(次·min^{-1})	尿量 /(ml·h^{-1})
I	<750	<15%	<100	正常	14~20	>30
II	750~1 500	15%~30%	>100	下降	20~30	20~30
III	1 500~200	30%~40%	>120	下降	30~40	5~20
IV	>2 000	>40%	>140	下降	>40	无尿

【问题4】创伤失血性休克如何液体复苏?

创伤患者的传统治疗方法为早期积极补液,恢复血容量。然而,这种方法可能增加了伤口部位的流体静水压,使血栓不能在伤口部位附着,稀释了凝血因子及引起患者体温下降。目前主张低容量液体复苏的概念,即所谓"可允许低压复苏(permissive hypotensive resuscitation)",在控制活动性出血前给予小容量液体复苏,在短期允许的低血压范围内维持重要脏器灌注和氧供,避免早期积极复苏带来的不良反应(稀释凝血因子和血红蛋白,破坏新形成的血凝块,从而增加出血)。如果未合并颅脑损伤,在创伤早期,建议将目标收缩压维持在80~100mmHg,直至严重出血得到控制。

延迟复苏:在到达手术室彻底止血前,只给予少量的平衡盐液维持机体基本需要,在手术彻底处理后再进行大量复苏。推荐早期使用含钠盐的晶体液(如乳酸林格液)治疗创伤出血患者,在一定范围内增加使用部分胶体液。一般来说,建议输血(悬红细胞:血浆:血小板 =1:1:1)将血红蛋白(Hb)维持在70~90g/L。

【问题5】下一步需做何处理?

1. 完善术前准备(备皮、麻药、抗生素过敏试验等)。
2. 预防性予以破伤风抗毒素及应用抗生素。
3. 使血压维持在80~100mmHg。
4. 创伤骨科会诊尽快手术。
5. 急诊滞留时间应低于1小时。

【问题6】常见四肢骨折与关节损伤有哪些?

常见四肢骨折与关节损伤包括:

1. 锁骨骨折。
2. 肩胛骨骨折。
3. 肩关节脱位。

4. 肱骨骨折　肱骨干骨折、肱骨外科颈骨折、肱骨下端骨骺分离、肱骨髁间骨折。

5. 肘关节脱位　肘关节前脱位、肘关节后脱位。

6. 前臂骨折　桡骨小头或桡骨颈骨折、尺桡骨干双骨折、Monteggia 骨折、Colles 骨折与 Smith 骨折。

7. 腕关节脱位。

8. 腕骨骨折。

9. 手部损伤　指关节损伤、指关节韧带断裂、指关节脱位、掌骨骨折、指骨骨折、甲部损伤。

10. 股骨骨折　股骨颈骨折、骨干骨折、骨粗隆间骨折、股骨髁部骨折。

11. 髋关节脱位　髋关节后脱位、髋关节前脱位、髋关节中心脱位。

12. 膝关节损伤　半月板损伤、膝关节脱位、膝内侧副韧带损伤、前交叉韧带损伤、后交叉韧带损伤。

13. 髌骨骨折。

14. 胫腓骨骨折　胫腓骨干骨折、孤立的腓骨干或腓骨近端骨折、胫骨髁骨折。

15. 踝关节损伤　踝关节脱位、踝部软组织损伤、踝骨骨折。

（赵晓东）

【推荐阅读文献】

［1］陈孝平，汪建平. 外科学. 8 版. 北京：人民卫生出版社，2013.

［2］苏琴. 而立之年的中国急诊创伤救治走向何处. 临床误诊误治，2013, 26 (7)：1-3.

［3］于学忠. 协和急诊医学. 北京：科学出版社，2011.

［4］赵晓东. 战（创）伤失血性休克的液体复苏策略及存在问题. 中华急诊医学杂志，2013, 22 (10)：1080-1083.

［5］ZHAO X D. Influence of intensive insulin therapy on vascular endothelial growth factor in patients with sever trauma. Huazhong Univ SCI Technol, 2013, 33 (1)：107-110.

第104章 骨盆骨折

【精粹】

1. 交通事故是骨盆骨折(pelvic fracture)最常见的致伤机制,其他原因包括坠落伤、挤压伤和爆炸伤等,老年的骨质疏松症患者轻微的跌伤也可导致骨盆骨折。

2. 如骨盆前后同时被挤压,可形成"开书样"损伤。如骨盆横向受压,可形成"关书样"损伤。间接暴力致伤常是运动时突然用力过猛,肌肉猛烈收缩,可造成髂前上棘、髂前下棘、坐骨结节等骨盆肌起点处的撕脱骨折。

3. 因为骨折、出血及合并伤,骨盆骨折伴随很高的死亡率。骨盆骨折出血的来源包括骨折断面、静脉丛和动脉。

4. 骨盆骨折伴随内脏和软组织损伤,包括:①肌肉损伤,导致血肿、疼痛、无法走动;②泌尿系统损伤,包括尿道、膀胱破裂,尤其耻骨骨折伴耻骨联合分离时;③生殖器官损伤,男性尿道及女性生殖道损伤常常见于骨盆骨折中;④肠道损伤,包括直肠、乙状结肠和小肠损伤。

5. 腹膜后间隙是一潜在的间隙,骨盆出血时,在自身压迫效应产生前可积聚4L的血液,由于骨盆的球面性质,如果骨折导致骨盆不稳定,这一容积还可增加。

6. 创伤后患者下腹部及髋部疼痛,不能负重,局部严重畸形,挫伤、血肿形成都应考虑骨盆骨折。通过前方压迫耻骨联合,或侧方压迫髂骨翼,或髋关节行全方位运动,如感觉疼痛或者活动困难,均提示骨盆骨折不稳定,须行骨盆前后位、侧位、斜位等X线片确定。禁止行骨盆分离试验,以免导致新的大出血。

7. CT扫描是骨盆骨折的重要诊断方法,能显示局部微小损伤和显示软组织阴影,尤其是骶髂关节、髋臼周围隐匿的骨折,还可发现旋转畸形和垂直方向移位,也有助于诊断骶髂后部的韧带损伤、骨折血肿、骨折周围脏器和大血管等,增强CT扫描有助于诊断骨盆骨折合并伤。螺旋CT三维重建可提供更清晰的骨折移位和骨折类型图像。

8. 骨盆骨折院前处理时,若考虑不稳定性骨盆骨折时应及早固定骨盆,可用床单等布料捆扎,或用抗休克裤,或骨盆外固定器,均有固定骨盆、控制出血的效果。

9. 严重骨盆骨折急诊科阶段应针对伴血流动力学不稳定患者,纠正失血性休克,主要措施包括补充血容量和控制出血,初步固定骨盆及诊治合并伤或并发症。

10. 无并发症、未移位的闭合性骨盆骨折,如果位于骨盆前方不承重的部位,可以通过卧床、制动或防止负重,直到疼痛缓解,随后进行患者耐受的活动。如果位于骨盆后部,因是负重区域,应较晚活动。骨盆骨折的手术治疗包括开放手术、介入,以及骨盆纱布填塞止血、合并脏器损伤处理及骨盆骨折复位固定等。

骨盆骨折占所有骨折的3%,是多发伤中常见的类型。骨盆骨折被称为"杀手骨折",其中13%伴有大出血,常由交通伤所致,在交通伤中死亡率仅次于颅脑创伤和胸部创伤,死亡率达40%~60%。由于骨盆与盆腔器官、神经血管、空腔脏器及泌尿生殖结构紧密相邻,常合并这些脏器损伤,如果不能获得早期诊断和治疗,会导致各种严重的并发症及晚期后遗症。对于血流动力学不稳定的骨盆骨折,早期积极应用外固定支架、盆腔填塞、动脉造影和栓塞作为抢救措施是提高生存率的关键。

【病历摘要】

患者,男,31岁。患者3小时前于卡车大梁上修车时被重约2 000kg的车厢砸中腰骶部,患者感腰骶部剧烈疼痛,不能站立,被抬入医院。

【问题1】该患者评估的重点是什么?

思路：系统评估。

本例患者属高能量损伤,可能为多发伤。应遵循 CRASH PLAN 9 大系统检查,体格检查的重点是：①心脏及循环系统(cardiac);②胸部及呼吸系统(respiration);③腹部(abdomen);④脊柱(spine);⑤头部(head);⑥骨盆(pelvis);⑦肢体(limbs);⑧动脉(arteries);⑨神经(nerves)。腰部、骨盆及腹部是应重点关注的部位。

【病历摘要】

体格检查情况

T 36.5℃,P 94 次/min,R 20 次/min,BP 115/72mmHg。神清,急性痛苦面容,双肺呼吸音减弱,腰骶部广泛青紫瘀斑,阴囊水肿。腰骶部压痛明显,骨盆区压痛,左下肢较右下肢短缩3cm。双下肢无畸形、无运动感觉异常,皮-肛反射存在。双下肢足背动脉搏动有力,毛细血管充盈时间 1 秒。

【问题2】为明确诊断应进一步行哪些检查?

思路1：血流动力学状况。

骨盆骨折的合并症和并发症远比骨折本身后果严重,尤其是失血性休克。目前患者血流动力学尚稳定。

思路2：骨盆骨折。

根据该患者的临床表现,应考虑存在骨盆骨折。应分别行骨盆 X 线片或包括整个骨盆的腹盆部增强 CT 扫描。禁止行骨盆分离试验,以免导致新的大出血。

思路3：合并脏器损伤。

是否合并腹部、肛管直肠和泌尿生殖系统损伤待明确。可分别行肛管直肠指检、导尿、泌尿系统造影、胸部和腹部增强 CT 扫描。

【病历摘要】

诊断情况

肛管直肠指检：直肠内未扪及包块、溃疡及破口,前列腺位置上移,肛门括约肌张力正常,指套无血迹。导尿未成功。骨盆前后位 X 线片示左耻骨上下支骨折,左骶髂关节及耻骨联合分离。骨盆 X 线片提示骨盆骨折、耻骨联合及左骶髂关节分离(图 3-104-1)。骨盆 CT 示腰椎横突及骨盆多发骨折并软组织挫伤、左骶髂关节分离(图 3-104-2)。

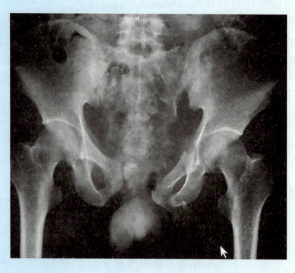

图 3-104-1　骨盆前后位 X 线片示骨盆骨折

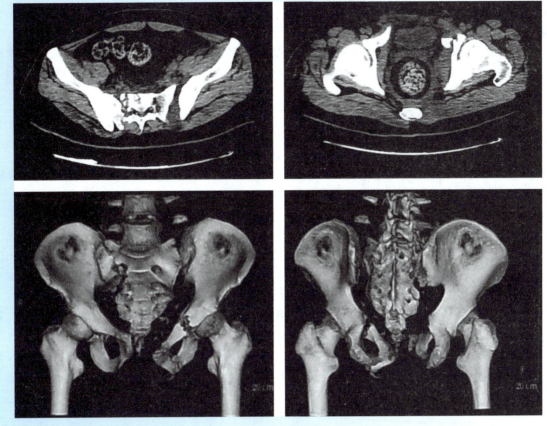

图 3-104-2　骨盆 CT 横断面及三维重建

【问题 3】患者的诊断是什么？

思路：诊断依据。

根据致伤机制、骨盆区域疼痛淤血、不能站立、直肠指检前列腺上移、导尿不成功，结合 X 线片和 CT 检查，该患者诊断考虑多发伤：①泌尿系统损伤。后尿道断裂？膀胱破裂？②骨盆粉碎性骨折（Tile C 型）。

【问题 4】患者的紧急救治策略是什么？

思路 1：损害控制性复苏。

骨盆骨折的救治原则是防治大量出血和尽早处理合并伤，创伤后数小时内，迅速完成伤情评估，并实施损害控制性复苏，采用骨盆带或床单包裹、外支架尽早固定不稳定骨盆骨折，采用手术填塞或介入等方法控制出血是主要措施。

思路 2：稳定骨盆技术。

该例患者虽然血流动力学稳定，但若不及时固定骨盆，稳定骨盆环，在多次搬动过程中可能导致大出血，甚至危及生命。外固定支架是符合损害控制策略的简明有效方法，切开复位内固定可能增加失血量和创伤，且可能因合并泌尿系统或消化系统损伤而禁忌。另外，骨盆外支架可能影响腹部手术操作，故应在完成腹腔手术后再安置外固定架。

【病历摘要】

院内救治情况

入院后行骨盆骨折复位外支架固定、膀胱修补及尿道断裂会师术。14 天后出院。

【问题 5】该患者的确定性处理包括哪些内容？

思路 1：出血控制。

四、无创机械通气

由于呼吸机漏气补偿功能的增强、呼气阀的不断改进及电子计算机相关的智能化性能的进步,使患者可以不经过气管插管就可以接受机械通气,被称为无创机械通气,包括无创正压通气、胸外负压通气和其他辅助通气方法(如腹压带、膈肌起搏等)。近年来无创正压通气已经成为主要的无创机械通气形式。

(一) 无创正压通气的优点

无创正压通气是指不经人工气道(气管插管、气管切开等),仅通过鼻/面罩与患者相连进行正压通气支持的通气方式。其优点是可以避免由气管插管或气管切开导致的相关并发症,维护了上呼吸道完整的防御功能,改善了患者的舒适度,保留其说话和吞咽功能,同时解决了机械通气相关性肺损伤及长时间有创机械通气造成的细菌沿支气管树移行、气囊上滞留物下流、呼吸机管道污染、吸痰等气道管理操作污染引起的呼吸机相关性肺炎的问题。目前,无创正压通气已经被证明可以有效地应用于 AECOPD、心源性肺水肿等患者的救治及有创通气的序贯撤机过程,并能够降低呼吸机相关性肺炎的发生率。无创通气可以避免人工气道的不良反应和并发症(气道损伤、呼吸机相关性肺炎等),但是不具有人工气道的部分作用(如气道引流、良好的密封性及增加无效腔通气等)。

(二) 应用无创正压通气的适应证及禁忌证

1. 适应证　意识清楚,有自主咳痰和自主呼吸能力,血流动力学稳定并且能够耐受无创通气。

2. 禁忌证　颌面部严重损伤;上呼吸道梗阻;频繁呕吐;呼吸道分泌物多;近期面部、上呼吸道和上消化道手术;消化道梗阻;患者丧失自身气道保护能力;意识障碍/躁动;气胸行闭式引流前;血流动力学不稳定。

(三) 无创机械通气的常用通气模式及参数调节

无创机械通气可采用容量控制或压力控制通气。由于患者不易耐受容量控制,因而压力控制模式广为临床应用。

1. 常用的无创机械通气模式

(1)压力支持(PS)　吸气由患者自主呼吸触发,呼吸频率和吸气时间由患者决定,呼吸机仅提供吸气时的压力支持,改善患者的通气。

(2)持续气道正压通气(CPAP)　在呼吸的全程提供一个持续的气道正压,维持气道充分开放,改善氧合,作用类似于 PEEP。

(3)双水平压力支持(bi-level)　是 PS 和 CPAP 的结合。吸气相压力与呼气相压力差决定潮气量的大小。可通过自主调节或时间调节的模式来完成;自主调节由患者自主呼吸触发,而时间调节是机器基于设定时间间隔触发。这两种方式的结合可保证患者最小的呼吸频率,如果机器测不到患者的自主呼吸,呼吸机将按预设值进行通气,自动转入吸气相。

2. 通气参数的设置　按照患者的耐受性逐渐增加吸气压至 $10\sim25cmH_2O$(一般不超过 $25cmH_2O$,以避免严重的胃肠胀气发生),以达到缓解气促、减慢呼吸频率、增加潮气量和理想的人机同步性。通常通气参数为:目标潮气量,$8\sim12ml/kg$;呼吸频率,$16\sim30$ 次/min;吸气压,$10\sim25cmH_2O$;呼气末正压,$4\sim8cmH_2O$。

实施无创通气前应该评价患者无创通气的适应证和禁忌证,耐心向患者解释无创通气的必要性,告诉在治疗过程中可能出现的不适,劝导患者积极配合。个体化地选择合适的鼻/面罩后,根据患者的基础疾病、呼吸功能、动脉血气和血流动力学情况,选择合适的通气模式,设定通气参数,开始时相关参数不宜设置过高,待患者耐受后再逐渐调节。无创通气时妥善固定鼻/面罩,用力要适宜,避免过紧造成皮肤损伤或过松而漏气。患者义齿可不取出,以利于面罩与面部的充分闭合。无创通气 $1\sim2$ 小时后复查血气分析,根据结果调节呼吸机参数。一旦无创通气失败,应尽快建立人工气道,行有创通气。

五、机械通气的双刃剑效应

机械通气对生理功能的影响非常复杂,临床上机械通气的生理学作用为:提供一定水平的静息每分钟通气量,维持有效的肺泡通气;改善气体交换功能;降低呼吸功,缓解呼吸肌疲劳。这些生理效应是临床上选择机械通气适应证的重要依据。由于正压机械通气属于非生理性的,因此应用过程中也会带来一些并发症,严重者甚至危及生命,如:包括气压伤、容积伤、萎陷伤和生物伤在内的机械通气相关性肺损伤(VALI);呼吸机相关性肺炎(ventilator associated pneumonia, VAP);氧中毒和呼吸机相关的膈肌功能不全等。另外,机械通气对肺外器官功能也会有影响,如引起肾功能不全和消化系统功能不全、精神障碍以及对心血管系统的血流动力学抑制,可能发生低血压、各种心律失常等。

研究表明,机械通气超过 7 天的患者,几乎 1/2 以上发生了获得性呼吸肌无力,这是撤机困难的主要影响因素,常常应用咳嗽峰流速(PCF)和吸气肺活量(IVC)等指标来评估其是否存在及程度,监测超声下膈肌活动度,可以直接反映膈肌的收缩能力。获得性呼吸肌无力产生原因与呼吸肌疲劳密切相关,炎症介质、药物(主要是神经阻滞药和糖皮质激素)及血糖等因素在患者发生获得性肌无力的过程中的作用尚存争议。动物实验证实,使用部分支持模式进行机械通气,与完全支持通气比较,允许间歇自主呼吸,呼吸机诱导的膈肌功能不全可以得到缓解。

六、机械通气的研究进展和展望

综合分析目前呼吸生理学和机械通气的研究成果以及存在的问题,以下方面可能成为未来一段时间内机械通气的研究重点:探索更符合生理状态的机械通气新模式,减少人机对抗;致力于将机械通气的不良影响(特别是 VALI)减少至最低程度。

(一)肺保护性通气策略和开放肺策略

1990 年,Hickling 等报道了限制潮气量和气道压力以减少肺的过度膨胀,并且允许动脉血二氧化碳分压升高到一定水平,可以减少 ARDS 患者的病死率。

自肺保护性通气策略提出以来,有些问题一直没有得到解决,如该策略降低 ARDS 病死率的机制;恰当的 PEEP 水平的确定;低潮气量通气造成的对神经系统和心血管系统有损害的严重高碳酸血症和呼吸性酸中毒;小潮气量通气必然增加镇静剂或者肌肉松弛药的剂量使患者适应机械通气,从而增加肺不张、延长机械通气时间等。潮气量的设置和调节还应该注意充分考虑呼吸机的动态、静态无效腔以及不同的疾病状态对通气量要求的差异。因此,如何设定更合理的潮气量以及适当的高碳酸血症本身对肺损伤是否具有保护作用等仍有待于进一步研究。《严重急性低氧性呼吸衰竭急诊治疗专家共识》推荐设置有创机械通气肺保护性通气策略参数如下:VT 4~8ml/kg(PBW),$P_{plat} \leq 30cmH_2O$;呼吸频率 20~30 次/min,$PaCO_2 \leq 65mmHg$,$pH \geq 7.20$。

机械通气改变了胸腔压力,必然对循环功能产生影响。近年来机械通气与心脏功能的相互作用受到重视,心肺相互作用产生的基础是呼吸时胸腔压力和肺容积的变化影响静脉血液回流和心脏射血功能。超声心动图是机械通气时评估心脏功能准确且方便的手段,包括监测腔静脉壁呼吸动度、右心室横径、室间隔偏移和估测肺动脉压力等。气道平台压力、PEEP、肺复张手段的实施及俯卧位通气等是影响右心室功能的主要因素,因此以右心功能的监测为导向的通气策略为进一步改善 ARDS 患者的预后提供了新的方向。

1992 年,Lachman、Sjostrand 等提出了开放肺策略,即应用足够高的压力及适当的 PEEP "打开肺并使其保持开放"。目前,关于开放肺策略的实施方式、持续时间、压力水平尚无统一标准,临床上应该致力于寻找能够复张肺泡的最低压力水平和最短时间,以尽可能减轻复张对循环功能的影响。在实施肺复张后选择合适的 PEEP 水平,使复张的肺泡保持开放是维持肺复张效果的关键。《严重急性低氧性呼吸衰竭急诊治疗专家共识》推荐参照 PEEP-FiO_2 表格(表 4-134-1)按高 PEEP 策略设置最佳 PEEP,初始 PEEP 一般设定为 10~12cmH_2O;在保持 $P_{plat} \leq 30cmH_2O$、吸气驱动压(ΔP)不增加及无低血压的前提下,每次增加 2~3cmH_2O 的 PEEP,使 SpO_2 达到 88%~95%,PaO_2 达到 55~80mmHg。

表 4-134-1　PEEP-FiO₂ 表格

设置方法	参数调节													
低水平 PEEP 策略														
FiO_2	0.3	0.4	0.4	0.5	0.5	0.6	0.7	0.7	0.8	0.8	0.9	0.9	0.9	1.0
$PEEP/cmH_2O$	5	5	8	8	10	10	10	12	14	14	14	16	18	18~24
高水平 PEEP 策略														
FiO_2	0.3	0.3	0.3	0.3	0.3	0.4	0.4	0.5	0.5	0.5~0.8	0.8	0.9	0.9	1.0	1.0
$PEEP/cmH_2O$	5	8	10	12	14	14	16	16	18	20	22	22	22	22	24

近年来,胸部 CT、电阻抗成像技术、胸部超声等影像学技术可以直接观察通气参数引起肺组织通气状态的改变,胸部 CT 可以评价患者肺组织的可复张性和是否存在过度膨胀,以指导临床肺复张和合理的 PEEP 设置,通过对吸气末和呼气末暂停时的 CT 扫描可以评价潮气量引起的肺组织通气状态的变化,有利于指导潮气量的合理设置。胸部超声早已成功应用于诊断胸腔积液和气胸,目前其应用范围进一步扩展至评价塌陷肺泡的复张、定性评估 PAOP、评价 VAP 的抗菌药物疗效等。

(二)减少人机对抗方法的探索

机械通气与自主呼吸的协调,也是影响机械通气治疗效果的重要因素,两者不同步时称为人机对抗。理想的呼吸机应该对患者的呼吸驱动和呼吸功负荷的改变作出即刻反应,随时调整输送的气流量。目前,辅助通气的触发机制灵敏度较前提高,延迟时间缩短,开发出流速触发、flow-by 等减少了触发时的阻力和呼吸功消耗,还有成比例通气模式的开发和应用等,使自主呼吸与机械通气更容易相协调。最近开发和应用的神经调节性辅助通气(NAVA),就是将膈肌电活动信号作为呼吸机触发信号的一种新型通气模式,使呼吸机的力学触发更加接近患者的神经触发,能够根据患者的需求提供通气辅助,减少力学触发的滞后现象,提高机械通气的人机协调性。

(刘 志)

【推荐阅读文献】

[1] 刘志,陈玉国,吕传柱,等.严重急性低氧性呼吸衰竭的急诊治疗专家共识.中华急诊医学杂志,2018,27 (8): 844-849.

[2] 中华医学会重症医学分会.机械通气临床应用指南 (2006).中国危重病急救医学,2007,19 (2): 65-72.

[3] 朱蕾,钮善福.机械通气.上海:上海科学技术出版社,2007.

第135章 电 复 律

一、概述

同步电转律和非同步电除颤统称电复律(cardioversion)。同步电转律是以患者自身的心电信号(即心电图上的R波)为触发标志,同步瞬间发放高能脉冲电流通过心脏,使某些异位快速心律失常转复为窦性心律的过程,同步的目的在于避开心动周期中的易损期。非同步电除颤则应用瞬间高能电脉冲对心脏行紧急非同步电击,以消除无脉性室性心动过速、心室颤动。

二、适应证

1. **非同步电除颤适应证** 适用于心搏骤停最常见的两种形式:心室颤动及无脉性室性心动过速的抢救、某些无法同步的室性心动过速。

2. **同步电转律适应证** 适用于心房颤动、阵发性室上性心动过速、阵发性室性心动过速,尤其适用于伴心绞痛、心力衰竭、血压下降等血流动力学障碍及药物治疗无效者。通常可根据紧急程度分为两类。①Ⅰ类:任何引起血流动力学不稳定、心肌缺血或心力衰竭的心律失常,常需急诊进行。如血流动力学障碍、快速心室率和症状难以耐受的室性心律失常,或血流动力学不稳定的室上性心动过速(宽和窄QRS波)。②Ⅱ类:这类心律失常无急诊电复律指征,即使择期电复律也要权衡复律成功及维持窦性心律的可能性与复律的风险,包括无症状的心房颤动或心房扑动、心室率慢的心房颤动或心房扑动。

三、电复律禁忌证和非适应证

1. **下列情况禁用电复律** ①洋地黄中毒引起的快速心律失常,洋地黄中毒时心脏对电击的敏感性增加,易导致恶性室性心律失常的发生;②室上性心律失常伴完全性房室传导阻滞或持续心房颤动未用影响房室传导药物情况下,心室率已很缓慢;③伴有病态窦房结综合征;④近期有动脉栓塞或经超声心动图检查发现心房内存在血栓而未接受抗凝治疗者。

2. **心房颤动患者存在下列情况时不宜做电复律** ①拟近期接受心脏外科手术者;②电解质紊乱,尤其是低血钾,电复律应在纠正后进行;③甲亢伴心房颤动而未对前者进行正规治疗者;④左心功能严重损害者,因转复后有发生急性肺水肿可能,另外,心脏、心房明显增大者,即或成功转复但维持窦性心律的可能性不大;⑤复律后在奎尼丁或胺碘酮的维持下又复发或不能耐受抗心律失常药物维持治疗者;⑥伴风湿活动或感染性心内膜炎而未控制的心脏病患者;⑦心房颤动为阵发性,既往发作次数少,持续时间短,预期可自动转复者,因为电复律并不能预防其复发。

四、电复律操作规程

1. **体外非同步电除颤操作步骤** ①患者仰卧。②将除颤电极板涂以专用导电糊,导电糊应均匀分布于两块电极板上。③选择非同步方式。④选择最大电量(单相波用360J,双相波用120~200J)。⑤电极板位置安放:胸骨电极板上缘放于胸骨右侧第2肋间,心尖电极板上缘置于左腋中线第四肋间,电极板与皮肤紧密接触。⑥充电,关闭氧气。⑦环顾患者四周,确定操作者和周围人员与患者无直接或间接接触。⑧对电极板施加一定压力(3~5kg)。⑨再次观察心电示波,确认有电除颤指征,双手拇指同时按压放电按钮。⑩放电后,移开电极板,继续心肺复苏,以后根据循环恢复情况决定是否需要再次电除颤;非同步电除颤需持续心电监护。

2. **体外同步直流电复律操作步骤** ①患者仰卧。②吸氧。③持续心电监护。④建立静脉通道。⑤做好气管插管等复苏抢救准备。⑥将复律方式调为同步,观察心电图示波,检查除颤器同步性能。⑦经静脉缓慢注入镇静剂,直至神志朦胧状态,停止用药。⑧将电极板涂以导电糊,并分别放置于患者右侧锁骨中线第二肋下方及左腋中线第四肋间,电极板与皮肤紧密接触。⑨根据不同心律失常选择复律电量并充电,关闭氧气。⑩充电完毕,周围人员离开床边,持续按住放电按钮,直至放电;观察并记录心电图,如无效,可重复电转复(最多 3 次),再次复律应增加电量,最大可用到双相波 200J,单相波 360J;转复过程中与转复成功后,均须严密监测心律、心率、呼吸、血压、神志等变化。

3. 复律电量的选择　心房颤动起始电量 100~200J(双相波)、200J(单相波);心房扑动和阵发性室上性心动过速所需能量较低,为 50~100J(双相波)、100J(单相波);室性心动过速则区别对待,对形态及频率规则的单形室性心动过速采用 100J(双相波)、200J(单相波);而对形态及频率均不规则的多形室性心动过速应与心室颤动同等对待。若初始能量不能转复,可适当加大能量或用相同能量再次电击,仍不能转复者可第 3 次电击。一般每日不宜超过 3 次,但反复发作的心室颤动、无脉性室性心动过速例外(图 4-135-1)。

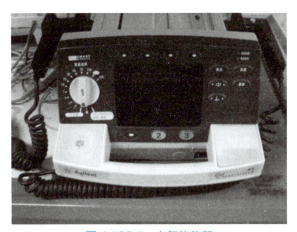

图 4-135-1　电复律仪器

五、并发症及其处理

电复律 / 除颤并发症的发生率约为 14.5%,主要与基础心脏疾病和电击所用能量大小有关。除心室颤动强调一次除颤成功而首次电击能量较大以外,电复律宜尽量利用低水平的有效能量。

1. 诱发各种心律失常　①期前收缩:期前收缩发生率最高,认为与疾病本身和电刺激有关;②室性心动过速或心室颤动:室性心动过速或心室颤动可由同步装置不良、放电能量不足、心肌本身病变、洋地黄过量、低血钾、酸中毒等因素引起,应予以静脉注射利多卡因或普罗帕酮、溴卡胺、5% 碳酸氢钠,立即再行电复律 / 除颤;③缓慢型心律失常:最常见的是窦性心动过缓、窦性停搏和房室传导阻滞,这与直流电刺激迷走神经、复律前应用抗心律失常药物、本身已存在的潜在窦房结功能不良、房室传导阻滞等有关,多在短时间内消失,持续时间长或症状严重者可静脉注射阿托品 0.5~1mg 或静脉滴注异丙肾上腺素,每分钟 1~2μg,必要时行临时心脏起搏。

2. 栓塞　慢性心房颤动电复律成功后心房恢复有节律的收缩可使心房内的附壁血栓脱落,引起动脉栓塞,发生率为 1%~5%。

3. 低血压　低血压的发生率为 1%~3%,尤其多见于高能量电击后,大部分持续短暂,在数小时内可自动恢复,如果血压持续降低,严重影响重要脏器血流灌注时,可静脉滴注升压药物。

4. 急性肺水肿　急性肺水肿常在电击后 1~3 小时内发生,发生率为 0.3%~3%。以左心房及左心室功能不良的解释较为合理。个别患者则可能与肺栓塞有关。发生肺水肿后应立即予以相应处理。

5. 心肌损伤　心肌损伤因使用过大电击能量或反复多次电击所致,发生率约为 3%,表现为心电图 ST-T 改变,肌钙蛋白及心肌酶(CK-MB、LDH 等)轻度升高,历时数小时或数天。轻者密切观察,严重者予以相应处理。

6. 皮肤灼伤　皮肤灼伤系电极板按压不紧或导电糊涂得太少或不均匀所致,也与多次重复高能量电击有关,表现为局部红斑或轻度肿胀,无须特殊处理即可自行恢复。

六、特殊情况下的电复律

1. 洋地黄中毒所致的心律失常　洋地黄中毒时心肌兴奋性增高,对电击的敏感性增加,电击可引起恶性心律失常。原则上洋地黄中毒时禁忌电复律治疗,若快速心律失常伴严重血流动力学障碍需紧急电复律时,应从低电能(50J)开始,无效时逐渐加大电能,必要时可于复律前静脉注射利多卡因或苯妥英钠,尽量减少或避免严重室性心律失常的发生。

2. 安置心脏起搏器的患者　尽可能用最低有效电能量;电极板的放置位置距离起搏器应不少于 10cm;尽量用前后位置电极板;电击后立即测试起搏器的功能,重新程控起搏器。

3. 怀孕期间的电复律 / 除颤　电复律 / 除颤时,到达胎儿心脏的电能量很小,引起胎心心室颤动的概率很低。孕妇接受多次高能量电复律治疗后分娩的婴儿正常,说明怀孕期间电复律 / 除颤是安全的。但实施电复律时仍应监测胎儿心电图,尽量选择低有效电能量。

(朱华栋)

第 136 章　心脏临时起搏术

心脏临时起搏术是通过临时起搏器发放一定频率和节律的电脉冲,经电极刺激心房或心室的某一局部心肌,使心肌兴奋及有规律地收缩以维持心脏射血功能,同时起搏器还有打断折返通路终止心动过速、快速心律失常的作用。临时起搏的方法包括经皮起搏、经胸壁穿刺起搏、经食管起搏、开胸心外膜起搏和经中心静脉穿刺心内膜起搏五种方法,其中经中心静脉穿刺心内膜起搏最为常用。任何症状性或引起血流动力学变化的心动过缓患者都是临时心脏起搏的对象,通常临时心脏起搏的目的分为治疗、诊断和预防。

心脏临时起搏术
(视频)

一、适应证

1. 治疗方面　阿 - 斯综合征发作,心律不稳定的患者在安置永久心脏起搏器之前的过渡,心脏直视手术引起的三度房室传导阻滞,药物治疗无效的由心动过缓诱发的尖端扭转和 / 或持续性室性心动过速,电解质紊乱、毒性和药物引起的心动过缓。

2. 诊断方面　作为某些临床诊断及电生理检查的辅助手段;检测窦房结和房室结功能、判断预激综合征类型、诊断折返性心律失常、判断心律失常药物的治疗效果;不作为急诊临时起搏的指征。

3. 预防方面　心导管介入治疗中预防性作用;心动过缓或传导阻滞患者在进行手术时;一些外伤患者(脑外伤、脊髓损伤)的迷走神经张力过高,造成明显的心动过缓或心脏停搏,有血流动力学明显改变,应安装临时起搏,度过急性损伤期或手术期。

二、禁忌证

心脏临时起搏术没有绝对禁忌证,常用于危重患者的抢救。如果患者穿刺部位存在感染或栓塞、血小板显著降低及有凝血功能障碍时应慎行经中心静脉穿刺心内膜起搏术。

三、临时起搏的方法

1. 经中心静脉穿刺心内膜起搏　应用最为广泛,优点为效果稳定,手术创伤小,患者容易耐受;缺点为操作不够简便,直接用于心搏骤停的起搏仍不理想。

(1)仪器设备:临时起搏器、带指引钢丝、有长度标记的双极心内膜电极、静脉穿刺导入器。

(2)操作步骤:①选择合适的中心静脉,可选择颈内静脉、锁骨下静脉或股静脉,其中右颈内静脉成功率最高;②中心静脉穿刺成功后,置入并保留外套管,拔出指引钢丝和扩张管,并用左手拇指按住外套管的外端口,防止血液流出或进入空气;③迅速插入电极到达腔静脉;④拔出和撕裂外套管;⑤在心腔内电图指引下把电极插到右心室并固定,电极从穿刺处到右心尖的长度依不同静脉穿刺而有所不同。

2. 开胸心外膜起搏　这种起搏方式用于心脏手术过程中,它需要直接进入心肌的外表面。导线电极置于心包侧的心肌内。这些电极在不需要时能够轻巧拔除;它们的电活动信号随着时间的推移迅速减退,常常在 5~10 天内失去起搏能力,尤其是用于心房起搏时。

3. 经食管起搏　经食管起搏或经胃 - 食管起搏已提倡用于急诊心室起搏,因为它在意识清醒患者有更好的耐受性,成功率大约在 90%。用一个可弯曲的电极置于胃底部通过膈肌刺激心室起搏。经食管心房起搏,将电极置于食管的中、低部获得心房捕获,但这种方法很少在急诊室使用,因为电极稳定性难以达到,并对房室传导阻滞没有保护作用。

4. 经胸壁穿刺起搏　以普通针头作为阳极,刺入胸骨右缘 3~4 肋间皮下,由常规剑突下心包穿刺点穿刺引导置入钢丝电极勾住心内膜或心肌作为阴极而起搏,步骤简单,起效快,为进一步抢救赢得时机。此法不宜超过 24 小时,成功后应立即过渡到心内膜起搏。缺点为强大脉冲刺激不仅激动心脏,还引起胸壁肌肉的收缩而导致剧烈胸痛,患者躁动影响呼吸,起搏心电图因受干扰而影响判断等均影响了其在临床上的应用。

5. 经皮起搏 应用面积宽大的电极板,阴极紧贴胸前心前区,阳极紧贴后背,由于宽大电极板明显降低电流密度,减轻了对神经肌肉的刺激,但是仍有全身骨骼肌的刺激,操作时患者可见抽动,对心电图有较大干扰。

四、临时起搏的并发症

1. 与置入术相关并发症

(1)静脉穿刺相关:误入动脉、动静脉瘘、空气栓塞、局部出血、气胸和血胸等。少量气胸无须干预,必要时抽气或放置闭式引流。局部出血可观察或加压包扎、局部切开挤出积血等。动静脉瘘需请血管外科会诊协助处理。空气栓塞重在预防,穿刺时最好始终有静脉血缓缓流出。如果可能需要永久起搏最好避免左锁骨下静脉途径,因为这是永久起搏最常用的穿刺点。

(2)导管置入相关:包括心律失常、心脏穿孔、心脏压塞、感染、血栓形成、膈肌刺激等。心律失常在停止导管的操作后解除;穿孔或偶尔穿破右心室壁可通过起搏阈值的提高和偶尔的心包疼痛、心包摩擦发现,将导管退回心室和重置来解决问题。很少因为出血引起心脏压塞而需要急诊处理。

2. 与电极导线有关的并发症 导致阈值升高,需要提高能量输出、重新更换电极位置或导线。电极脱出时通常需要再次置入。

(陈玉国)

【推荐阅读文献】

[1] 陈玉国.急诊医学.北京:北京大学医学出版社,2013.
[2] 于学忠.协和急诊医学.北京:科学出版社,2011.
[3] 张澍,华伟,黄德嘉,等.植入性心脏起搏器治疗——目前认识和建议(2010修订版).中华心律失常学杂志,2010,14 (4): 245-259.

第 137 章　中心静脉穿刺术

中心静脉穿刺置管术（视频）

一、适应证

1. 监测中心静脉压（central venous pressure，CVP）。
2. 快速补液、输血或给予血管活性药物。
3. 需长期静脉滴注高渗或有刺激性可导致周围静脉硬化的液体及实施胃肠外营养。
4. 特殊用途，如插入肺动脉导管、心导管检查、安装心脏起搏器等。
5. 进行血液净化如血液透析、滤过或血浆置换。
6. 需长期多次静脉取血化验及临床研究。
7. 无法穿刺外周静脉以建立静脉通路。

二、禁忌证

1. 出血倾向（禁忌行锁骨下静脉穿刺）。
2. 穿刺常用部位局部皮肤外伤或感染。

三、术前准备

1. 中心静脉置管（central venous catheterization，CVC）前应明确适应证，检查患者的凝血功能。对清醒患者，应取得患者配合，并予适当镇静。准备好除颤器及有关的急救药品，床旁超声定位及引导可提高穿刺成功率，减少试穿损伤。

2. 准备穿刺器具　包括消毒物品、深静脉穿刺手术包、穿刺针、引导丝、扩张管、深静脉导管（单腔、双腔或三腔）、缝合针线等，以及肝素生理盐水（生理盐水100ml+ 肝素 6 250IU）和局部麻醉药品（1% 利多卡因或 1% 普鲁卡因）（图 4-137-1）。

四、常用置管途径及技术原理

常用置管途径可选择锁骨下静脉、颈内静脉及股静脉。深静脉置管技术原理主要是 Seldinger 技术，即经导丝引导导管置入技术。

五、操作步骤

（一）颈内静脉穿刺置管

1. 血管解剖　乙状窦穿颅底颈内静脉孔后成为颈内静脉上端，向下走行并在锁骨的胸骨端后方与锁骨下静脉汇合成无名静脉，颈内动脉、颈内静脉和迷走神经共同位于颈动脉鞘内，颈内静脉最初位于颈内动脉后方，之后经颈内动脉外侧，最后位于动脉的前外侧。颈内静脉的下段位于胸锁乳突肌胸骨头和锁骨头连接处，经筋膜与肌肉的后表面相连。

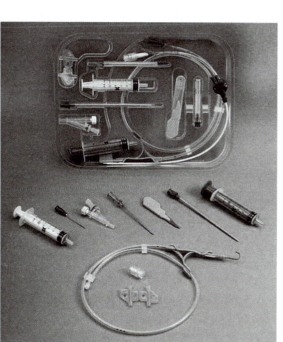

图 4-137-1　中心静脉穿刺置管套装

2. 体位　患者去枕仰卧位,最好头低15°~30°(Trendelenburg体位),以保持静脉充盈和减少空气栓塞的危险性,头转向对侧,肩背垫高。

3. 颈部皮肤消毒,术者穿无菌手术衣及手套,铺无菌单,显露胸骨上切迹、锁骨、胸锁乳突肌侧缘和下颌骨下缘。检查导管完好性和各腔通透性。

4. 确定穿刺点及穿刺路径　根据穿刺点与胸锁乳突肌的关系可有十余种穿刺路径,但最常用中间径路或后侧径路。中间径路定位于胸锁乳突肌胸骨头、锁骨头及锁骨形成的三角顶点,环状软骨水平定位,距锁骨上3~4横指以上。中间径路穿刺时针尖指向同侧乳头方向,针体与胸锁乳突肌锁骨头内侧缘平行,针轴与额平面呈45°~60°角,如能摸清颈动脉搏动,则按颈动脉平行方向穿刺。穿刺针进入皮肤后保持负压,通常在针尖进入皮肤表面1~2cm后进入静脉,且进入静脉时常有突破感并通畅回抽出暗红色静脉血。后侧径路定位于胸锁乳突肌锁骨头后缘、锁骨上5cm或颈外浅静脉与胸锁乳突肌交点的上方。后侧径路穿刺时针尖对准胸骨上切迹,紧贴胸锁乳突肌腹面,针轴与矢状面及水平面成45°角,深度不超过5cm(图4-137-2,见文末彩插)。

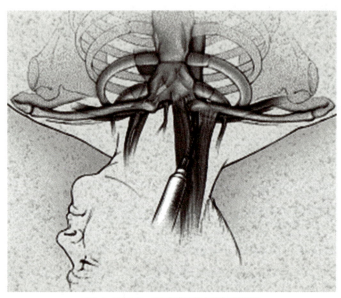

图4-137-2　颈内静脉穿刺示意图

5. 局部麻醉及试穿　确定穿刺点后局部浸润麻醉颈动脉外侧皮肤及深部组织,用麻醉针试穿刺,确定穿刺方向及深度。

6. 穿刺及置管　①静脉穿刺:在选定的穿刺点,沿试穿方向进针,进针过程中注射器略带负压,通畅地抽静脉血后将穿刺针固定,防止针尖移动。②置入导丝:将导丝从注射器尾部送入血管内,之后退出穿刺针及注射器。③旋入扩张管:置入扩张管时应撑紧穿刺部位皮肤,沿导丝将扩张管单方向旋转进入皮肤及皮下组织。避免扩张管入静脉,用尖刀切皮时应背向导丝,避免将其切断,退出穿刺针及扩张管时应保持固定不动,检查导丝深度,确定其在血管内,当导丝前端已通过针尖时,勿单独将导丝抽回,以免将其割断或损坏。④置入导管:将导管沿导丝置入深静脉,置入导管时导丝尾端必须伸出导管末端,导管进入血管初步调整深度(成人置管深度一般以13~15cm为宜),将导丝拉出。⑤冲洗导管:从导管内回抽血,证实导管在静脉内后,立即用含肝素的生理盐水冲洗各管腔以防止血栓形成,拧上肝素帽,并调节导管深度。

7. 将导管固定处与局部皮肤缝合固定,应用敷料覆盖。

8. 胸部X线片以明确不透X线的导管的位置,并排除气胸。导管尖端正确位置应处于上腔静脉与右心房交界处。确定导管尖端没有扭曲和未贴在上腔静脉管壁上。

(二)锁骨下静脉穿刺置管

1. 血管解剖　锁骨下静脉是腋静脉的延续,呈轻度向上的弓形,长3~4cm,直径1~2cm,由第一肋外缘行至胸锁关节的后方,在此与颈内静脉相汇合形成头臂静脉,其汇合处向外上方的角称为静脉角。近胸骨角的右侧,两条头臂静脉汇合成上腔静脉。锁骨下静脉的前上方有锁骨与锁骨下肌,后方则为锁骨下动脉,动静脉之间由厚约0.5cm的前斜角肌隔开,下方第1肋内后方为胸膜顶。锁骨下静脉下厚壁与胸膜仅相距

5mm,该静脉的管壁与颈深筋膜、第 1 肋骨、前斜角肌及锁骨下筋膜鞘等结构相愈着,因而位置固定,不易发生移位,有利于穿刺,但管壁不易回缩,若术中不慎易进入空气导致气体栓塞。

2. 体位　患者去枕仰卧位,肩背垫高,最好头低 15°~30°(Trendelenburg 体位),以保持静脉充盈和减少空气栓塞的危险性,头转向对侧。

3. 锁骨中下部皮肤消毒,术者穿无菌手术衣及手套,铺无菌单。检查导管完好性,用肝素生理盐水冲洗各腔,检查通透性并封闭。

4. 确定穿刺点及麻醉(图 4-137-3,见文末彩插)　文献报道有 5 种以上穿刺径路,常用锁骨下径路。锁骨下径路穿刺点定位于锁骨中、内 1/3 端交界处下方 1~1.5cm 处,针头朝向胸骨上切迹,确定穿刺点后局部浸润麻醉锁骨中下方皮肤及深部组织,因深度较深,麻醉针一般试穿不到。

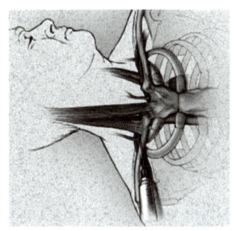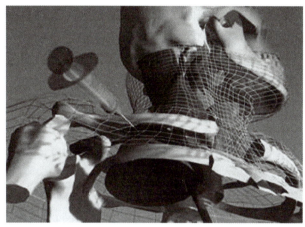

图 4-137-3　锁骨下静脉穿刺示意图

5. 穿刺　右手持针,针体与胸壁皮肤的夹角 <15°,左手示指放在胸骨上凹处定向,穿刺针进入皮肤后保持负压,针尖指向内侧稍上方,确定穿刺针触及锁骨骨膜后,保持穿刺针紧贴在锁骨后,对准胸骨柄上切迹进针,直至回抽出静脉血,一般进针深度为 3~5cm。如果以此方向进针已达 4~5cm 仍无回血时,不可再向前推进,以免损伤锁骨下动脉。此时应徐徐向后退针并边退边抽,往往在撤针过程中抽到回血,说明已穿透锁骨下静脉。在撤针过程中仍无回血,可将针尖撤到皮下而后改变方向(针尖在深部时不可改变方向,以免扩大血管的损伤),使针尖指向甲状软骨以同样方法徐徐前进,往往可以成功。

6. 置管步骤同"颈内静脉穿刺置管"操作步骤"6~8"。

(三)股静脉穿刺置管

1. 血管解剖　股静脉是下肢的主要静脉干,其上段位于股三角内;股三角的上界为缝匠肌的内侧缘,内侧界为长收肌的内侧缘,前壁为阔筋膜,后壁凹陷,由髂腰肌与耻骨肌及其筋膜组成;股三角内的血管、神经排列关系是:股动脉居中,外侧为神经,内侧为股静脉。

2. 体位　患者下肢轻度外旋、外展,膝盖稍弯曲。

3. 腹股沟韧带上、下部皮肤消毒,术者穿无菌手术衣,戴无菌手套,铺无菌单。检查导管完好性,注入肝素生理盐水检查各腔通透性并封闭。

4. 确定穿刺点及麻醉　穿刺点定位在腹股沟韧带中点下方 2~3cm,股动脉搏动的内侧 0.5~1cm。确定穿刺点后局部浸润麻醉腹股沟下股动脉搏动内侧皮肤及深部组织,可用麻醉针试穿刺,确定穿刺方向及深度。

5. 穿刺针体与皮肤呈 30°~45° 角,针尖对准对侧耳进针,穿刺方向与股动脉平行,进入皮肤后穿刺针保持负压,直至回抽出静脉血。

6. 置管步骤"颈内静脉穿刺置管"操作步骤"6~8"。

六、注意事项

1. 在抗凝治疗或有凝血障碍的患者中,因锁骨下出血后压迫止血困难,因此在这种情况下行锁骨下静脉穿刺置管应视为禁忌。

2. 颅内高压或充血性心力衰竭患者不应采取 Trendelenburg 体位。

3. 颈内静脉穿刺进针深度一般为 3.5~4.5cm,以不超过锁骨为度。

4. 锁骨下静脉穿刺进针过程中应保持针尖紧贴于锁骨后缘以避免气胸。

5. 股静脉穿刺时,切不可盲目用穿刺针向腹部方向无限制地进针,以免将穿刺针穿入腹腔,引起并发症。

6. 注意判断动静脉,插管过程中需注意回血的颜色及观察穿刺针头后针柄的乳头处是否有血管搏动。如不能判定是否误入动脉,可将穿刺抽取的血液与同时抽取的动脉血标本比较血氧饱和度或颜色,当患者吸入高浓度氧时,饱和度之间的差别通常很明显。此外,导管与压力换能器或自由流动的静脉输液袋相连后可通过压力来判定。误穿动脉则退针压迫 5~15 分钟,若系导管损伤动脉应予加压包扎。

7. "J" 形引导丝的弯曲方向必须和预计的导管走向一致,并保证引导丝置入过程顺畅,否则会出现引导丝打折或导管异位的情况。有时可能出现血管瘪陷使引导丝不能置入,则可选用套管针穿刺,见到回血后,先将套管顺入血管,再经套管下引导丝。

8. 置入导管时必须首先将引导丝自导管的尾端拉出,以防引导丝随导管一起被送入血管引起严重后果。

9. 颈内或锁骨下静脉导管插入困难时,可行 Valsalva 动作(将口鼻闭住,关闭声门,强行呼气,以增加胸膜腔内压,从而减少静脉回流)以增大静脉口径。

10. 置管后各导管尾部均要回抽见血以证实开口在血管内。

七、可能出现的并发症和处理

1. 感染 常见原因为:导管消毒不彻底;穿刺过程中无菌操作不严格;术后护理不当;导管留置过久。可以根据原因相应处理。

2. 心律失常 多因导丝插入过深所致,最好在放置导丝时行心电监测,如有心律失常及时回撤。如心律失常持续则停止操作,并给予相应处理。

3. 出血和血肿 常见针对有出血倾向的患者操作时,对于该类患者尽量先纠正出凝血障碍,如必须紧急放置导管则尽量避免反复穿刺。如有血管损伤应及时压迫,压迫时间要充分。

4. 气胸 无论是颈内静脉或锁骨下静脉穿刺时,都有穿破胸膜和肺尖的可能,其原因主要是穿刺时针干的角度和针尖的方向不当所致。如用锁骨下进路时,针干与皮肤角度太大使针尖离开锁骨下缘,很易穿破胸膜和肺。又如做颈内静脉穿刺时,为避开颈总动脉而针尖指向过于偏外,往往会穿破胸膜顶和肺尖。如果仅为一针眼产生少量气胸不需特殊处理,可自行吸收。如果针尖在深部改变方向使破口扩大,再加上正压机械通气,气胸会急剧加重甚至形成张力性气胸,这时应提醒外科医师在劈开胸骨后打开胸膜,并处理肺部破口。

5. 血胸 在行锁骨下进路穿刺时,如果进针过深易误伤锁骨下动脉,这时应立即撤针并从锁骨上压迫止血,若同时穿破胸膜势必会引起血胸。应提示外科医师及时打开胸膜探查,必要时从胸腔内缝合止血。颈内静脉穿刺尤其易损伤动脉,只要及时退针局部压迫 3~5 分钟可止血。改换穿刺点或经锁骨上路穿刺锁骨下静脉。

6. 乳糜胸 左侧行锁骨下静脉穿刺可以导致乳糜胸,应尽量减少反复穿刺,尽量不要穿刺过深。

7. 胸腔积液 无论是颈内静脉还是锁骨下静脉穿刺时,在送管时将导管穿透静脉而送入胸腔内,此时液体输入胸腔内。其表现有以下 3 点:①从此路给药(麻醉药、肌肉松弛药等)均无效;②测量中心静脉压时出现负压;③此路输液通畅但抽不出回血。若出现上述现象应考虑导管在胸腔内,不应再使用此通路,应另行穿刺置管。

8. 心脏压塞 由于导管太硬且送管太深直至右心房,由于心脏的收缩而穿破心房壁(也有穿破右心室壁的报道),在心脏直视手术切开心包即能发现,给予适当处理即可。但在非心脏手术或是抢救危重患者时常常引起心脏压塞,如不能及时发现作出正确诊断,后果十分严重,死亡率很高。预防方法:不用劣质导管,送管不宜过深。

9. 神经和淋巴管损伤 严格按照规定操作,减少反复穿刺,大多可以避免。

10. 气体栓塞　穿刺前未使患者头低位,如患者处于低血容量状态,当穿中静脉后一旦撤掉注射器,静脉与大气相通,由于心脏的舒张而将空气吸入心脏。对后天性心脏病(无心内分流)的患者进入少量空气不致引起严重后果,但对有心内分流的先天性心脏病患者(尤其是右向左分流的发绀患者)可能引起严重后果。穿刺时应注意避免。

11. 血栓形成和栓塞　可由于患者高凝导致血栓形成,大多是导管留置时间过长或导管扭曲导致,应减少导管留置时间,及时应用肝素盐水冲洗,封管液肝素浓度要合适。

(朱华栋)

【推荐阅读文献】

于学忠 . 协和急诊医学 . 北京 : 科学出版社 , 2011.

第 138 章　动脉穿刺置管术

动脉穿刺置管常用于危重病患者的监测,包括动脉血采样、血压监测及心排血量监测等。本章重点介绍动脉穿刺置管的适应证、操作要点、并发症及有创血压监测。

一、适应证

1. 需要频繁动脉血气分析。
2. 需要密切监测血压,比如休克、大手术时。
3. 需要持续监测心排血量。
4. 无法行无创测压。

动脉穿刺术(视频)

二、禁忌证

1. 穿刺部位局部感染、血栓或解剖结构扭曲,如动静脉瘘。
2. 存在脉管炎、动脉近端梗阻、雷诺现象、未触及动脉搏动。
3. 艾伦(Allen)试验阳性。
4. 凝血功能障碍。

动脉穿刺术 3D
(动画)

三、操作步骤

1. 物品准备
(1)20G 或 22G 动脉留置针。
(2)肝素冲洗液。
(3)测压装置包括监测仪、压力换能器、三通开关等。
(4)消毒铺巾相关物品。
2. 穿刺点选择　通常选择桡动脉、肱动脉、足背动脉、腋动脉和股动脉等。
3. 消毒穿刺部位皮肤。
4. 穿刺方法
(1)直接穿刺法:确定动脉的部位和走向,选择好穿刺点,在局部麻醉下用 20G 留置针进行动脉穿刺,针尖方向与血流方向相反,以 30°~45° 的角度对准动脉缓慢进针。当观察到针芯有回血时,降低血管内导管和针头的角度,再向前推进 1~2cm,固定针芯,用非主导手稳定导管并向前推送外套管,后撤出针芯,此时套管尾部应向外喷血,证实穿刺成功。
(2)穿透法:进针点、进针方向和进针角度同上。当见针芯回血时再向前推进 0.5cm 左右,后撤针芯,将套管缓慢后退当出现喷血时停止退针,并立即将套管向前推进动脉内,送入无阻力并喷血证实穿刺成功。
5. 将导管与冲洗的延长管、三通开关和注射器连接,并连接压力传感器,在监测仪上显示动脉压力波形与数据,穿刺之前需将监测装置以无菌方法连接、排气,测量之前要调节零点。
6. 置管后加以缝合固定或使用消毒的透明敷贴等其他固定法。

四、操作要点

1. 在桡动脉及足背动脉穿刺前,需要通过 Allen 试验等评估是否存在穿刺置管后肢体远端缺血的风险,保证足够的侧支循环。具体方法:术者用双手同时按压桡动脉和尺动脉,嘱患者反复用力握拳和张开手指

5~7 次至手掌变白,松开对尺动脉的压迫,继续保持压迫桡动脉,观察手掌颜色变化。若手掌颜色 10 秒之内迅速变红或恢复正常,表明尺动脉和桡动脉存在良好的侧支循环,即 Allen 试验阴性,可以经桡动脉进行穿刺,若桡动脉发生闭塞也不会出现缺血;相反,若 10 秒手掌颜色仍为苍白,Allen 试验阳性,这表明手掌侧支循环不良,不应选择桡动脉进行穿刺。

2. 有条件时建议采用超声引导下穿刺,可以提高首次穿刺的成功率,尤其适用于动脉搏动不明显的患者。

3. 桡动脉穿刺时可以垫高手腕以制动,可以采用局部麻醉,皮肤坚韧者可以先在穿刺点做一皮肤小切口。

4. 尽量选择带导芯的穿刺针。

5. 拔管。当不再需要该动脉导管或其他原因(如发现血栓形成或远端肢体缺血需要拔除该导管)时,拔管前需检查患者的凝血功能。如果凝血功能异常或血小板减少,拔管后需要按压更长时间。

6. 注意无菌操作,以减少导管部位感染的风险。

五、并发症

1. 血栓形成　大约发生于约 25% 的患者,但只有不到 1% 的患者会造成明显临床后果。

2. 动脉栓塞　虽然很少见,但一旦发生可以造成远端肢体缺血坏死,在颈动脉可以造成脑梗死,严重时需要急诊手术。建议对穿刺部位远端肢体进行脉搏监测,避免对动脉导管高压冲洗,以防栓子脱落导致动脉栓塞。

3. 感染　发生率 10%~20%,大部分为穿刺点的细菌定植,血流感染发生率 0.4%~5%。建议穿刺时严格遵守无菌原则,平时护理要规范,不再需要时尽早拔除。

4. 空气栓塞　常发生于冲洗动脉导管时。动脉气体栓塞不同于静脉,一旦发生,常常造成远端组织缺血,应严格避免。

5. 不同穿刺部位还会造成特殊的并发症　比如肱动脉穿刺可能造成正中神经损伤,腋动脉穿刺可能造成臂丛神经损伤,股动脉穿刺可能造成后腹膜血肿等。

6. 导管堵塞。

六、有创血压监测

1. 只要设备正常,方法正确,经动脉内有创血压监测是血压测量的金标准,通常与袖带血压测量仪的结果一致。对于动脉钙化、心律失常、体循环血管阻力增加,有创血压监测准确性更高。

2. 影响血压监测准确性的因素包括设备阻尼系数和传感器的位置。

前者的检查方法:通过快速冲洗动脉导管,在监护仪上可见压力方波后产生振荡波群,一般不到三个震荡波。如果太多,提示链接不当,管路过长或患者存在心动过速、高心排血量等情况;太少,提示管路内可能存在气泡。

后者的检查方法:将管路连接三通的旋转开关关闭患者端,并直接与空气相通,将传感器置于患者心脏水平,通常为腋中线水平,调节显示器显示为零。通常在置管前或对监测结果表示怀疑时都需要进行调零。

（洪玉才）

【推荐阅读文献】

［1］ GU W J, WU X D, WANG F, et al. Ultrasound guidance facilitates radial artery catheterization: a meta-analysis with trial sequential analysis of randomized controlled trials. Chest, 2016, 149 (1): 166-179.

［2］ TEGTMEYER K, BRADY G, LAI S, et al. Placement of an arterial line. [2019-06-01]. http://content. nejm. org. libpublic3. library. isu. edu/cgi/video/354/15/e13.

第 139 章　骨髓腔输液术

一、骨髓腔输液技术

在危重症患者的抢救过程中,输液通道的建立是成功救治的关键,可以为救治提供一条重要的"生命线",如何在最短的时间内获得这条"生命线"是最为关键的问题。骨髓腔输液(IO)是在急诊、紧急情况或者必要医疗案例中静脉内通路难以获得或无法获得时,利用长骨骨髓腔中丰富的血管网,将药物和液体经骨髓腔输入,最终进入血液循环的输液技术。当患者休克或因创伤大量失血时,外周静脉网会发生塌陷或关闭,但此种情况下,处于骨骼保护中的骨髓腔可以看作永不塌陷的静脉,骨髓腔内的密密麻麻非萎缩性的微小静脉网络就像海绵一样能够快速吸收灌注到其周围的液体,并将其快速转运到体循环之中。骨髓腔内静脉的这种特殊解剖结构就成了 IO 输注的液体或药物能够被快速转运到体循环并加以吸收利用的根本原因。

近年来,骨髓腔输液技术作为一种快速、安全、有效的循环重建方法,逐渐受到临床重视。美国心脏协会早在《2005 年心肺复苏指南》中明确提出"病情危重需紧急抢救者,反复穿刺 3 次失败或者 90 秒未能成功穿刺者,推荐使用骨髓腔输液",此方法适用于所有人。2014 年 6 月《新英格兰医学杂志》不仅再次全面介绍了骨髓腔输液,还演示了操作视频,建议医生应该更加合理、正确、积极地使用这一项技术。

2004 年美国食品药品监督管理局(FDA)批准了第一个以电池为动力的 IO 输注装置(EZ-IO)。与之前的 IO 输注装置相比,EZ-IO 的独特之处在于它使用电力驱动,能够快速将钻针稳稳地钻入骨髓腔内。操作者使用方便快捷,能够使穿刺针和穿刺骨位点之间的定位更准确、连接更严密,从而最大可能地避免了输液外渗的可能性。EZ-IO 可以使成人或小儿的肱骨近端、胫骨近端和远端,以及小儿的股骨远端,实现长达 24 小时的骨髓腔输液,从而为抢救和复苏争取到宝贵的时间。

骨髓腔输液术
(视频)

二、适应证

骨髓腔输液的适应证可以分为紧急情况和非紧急情况两大类。

(一)非紧急情况

1. 普通血管穿刺困难。
2. 全身麻醉。
3. 抗生素治疗。
4. 代谢障碍。
5. 临床操作前镇静。
6. 补液。
7. 镇痛。
8. 引产。
9. 胸痛。
10. 外科操作。

(二)紧急情况

1. 败血症。
2. 严重创伤。
3. 治疗性低体温。

4. 低血容量。

5. 意识水平改变。

6. 镰状细胞危象。

7. 病态肥胖症。

8. 呼吸衰竭。

9. 心脏衰竭。

10. 快速序贯诱导（RSI）。

11. 癫痫 / 癫痫持续状态。

12. 终末期肾病。

13. 卒中。

14. 糖尿病。

15. 药物过量。

16. 血流动力学不稳定。

17. 烧伤。

18. 休克。

19. 脱水。

20. 过敏。

21. 心搏骤停。

22. 心律失常。

三、禁忌证

1. 目标骨骨折。

2. 过量组织（重度肥胖）和 / 或缺乏适当的解剖学标志（也可能是由于婴儿 / 瘦小儿童的肌肉或身体状态的变化或肱骨不发达所致）。

3. 插入位点区域感染。

4. 插入位点的重大骨科外科手术史、假肢或假关节。

5. 过去 48 小时骨内的 IO 通路（或未遂 IO 通路）。

四、评估和观察要点

评估患者的病情和年龄、意识状态和合作程度，观察患者的局部肢体和皮肤情况。

五、骨髓腔输液 EZ-IO 的操作方法

（一）EZ-IO 操作

1. 根据患者病情，选择穿刺点后进行无菌消毒。

2. 取下套针针帽，将针尖穿过皮肤直至接触骨骼（必须确保在套针上可以看到距针座 5mm 处的黑线标记，以确认足够的套针长度）。

3. 扣动扳机，套针进入骨髓腔，感觉"落空感"，或者直到套针针柄接近患者皮肤，松开扳机。婴儿和瘦小儿童，感到"落空感"或听到"啪"声时，立即松开扳机。

4. 固定针座，将电钻直接从套针上取下来，逆时针旋转套针针芯并拔出，放入尖锐物收集盒中，确认套针固定于骨头上（初次确认置入是否稳固）。

5. 将敷料套入针座，并粘贴在皮肤上。连接管。

6. 将冲洗后的安装到针座上，顺时针拧紧。

7. 使用注射器回抽血 / 骨髓液（二次确认套针置入是否稳固，若无法回抽出血液 / 骨髓液并不意味着插入不成功，可冲洗后再次回抽确认）。

8. 用生理盐水冲洗 IO 套针。

9. 根据需要连接相关液体输液，使用加压袋（300mmHg）或输液泵加压输液。

(二) EZ-IO 移除步骤

1. 移除输液装置、连接管和敷料。

2. 单手固定套针,把鲁尔锁注射器与针柄连接固定后,保持轴向对齐,把注射器与套针顺时针方向一起拔除。

3. 轻力按压穿刺点后,使用敷料覆盖骨髓腔输液穿刺点。

六、操作要点

1. 根据要求,规范选择骨髓腔输液的穿刺点,穿刺点选择为近端胫骨、远端股骨、远端胫骨或腓骨、近端肱骨和胸骨。

2. 穿刺针穿过组织接触骨面时,必须确保举例针座 5mm 的标记黑线清晰可见。

3. 启动电钻后,施加轻度压力,确保穿刺针钻入骨髓腔。

4. 加压输液前充分冲洗以保证输液速度。

七、注意事项

1. 输液之前确认套针位置稳定并可以回抽出回血或骨髓液,以保证输液通路通畅。

2. 如果隔一段时间不用,IO 输液通路可能受影响,需要再次冲洗使 IO 通路恢复使用。

3. IO 穿刺点任何外渗的迹象、局部炎症、组织肿胀及套针移位。特别是在穿刺后的半小时内及任何一次 IO 套针的操作,建议每小时查看穿刺点。

4. 进行骨髓腔输液的下肢不鼓励走动,对于肱骨近端 IO 位点,应尽量减少上臂的运动,并且手臂外展不超过 90°(如高于肩部水平),以避免针头移位。

八、骨髓腔输液常见并发症的预防及处理规范

经骨髓腔输液技术简称"IO 技术",可在急救情况下,为抢救患者生命建立输液通路支持。临床中,对于困难血管建立的急危重患者,IO 技术是一项安全、快速、高效的急救支持性技术。建立经骨髓腔输液通路临床中可能发生的并发症有外渗、骨筋膜隔室综合征、骨髓炎和空气栓塞。

(一) 外渗

1. 发生原因 不标准化的 IO 套针置入操作。

2. 临床表现 局部皮肤肿胀、变色,疼痛等。

3. 预防及处理 IO 针管置入后,需严密护理观察,如有外渗发生应立即拔出针管,穿刺位点无菌处置后,可待吸收或手术切开引流。

(二) 骨筋膜隔室综合征

1. 发生原因 继发于外渗,进一步导致骨筋膜隔室综合征。

2. 临床表现

(1)前期:疼痛,患肢远端呈肌力减弱;皮肤表面略红、肿胀、严重压痛。

(2)后期:前期若未及时处理,将进展为 5 "P"表现。

3. 预防及处理 行手术切开筋膜减压引流,严重者需截肢治疗。

(三) 骨髓炎

1. 发生原因 不标准化的 IO 套针置入操作。

2. 临床表现 急性骨髓炎时高热、局部疼痛等;转为慢性骨髓炎时有溃破、化脓,有死骨或空洞形成。

3. 预防及处理 病灶清除术及反复冲洗、死骨取出术、截肢术,同时需行抗感染治疗。还需明确诊断是否存在原发病(败血症等)。

(四) 空气栓塞

1. 发生原因 不标准化的 IO 套针置入操作。

2. 临床表现 烦躁不安;呼吸困难、发绀;剧烈的胸背部疼痛;心前区压抑感等;可迅速进展为神志丧失,伴或不伴抽搐等中枢神经系统症状。

3. 预防及处理 立即拔出 IO 针管,让患者取左侧卧位和头低足高位,可给予高流量吸氧及药物治疗或起

高压氧治疗,同时严密观察患者病情变化;严重者应积极行抢救治疗措施。

(杜俊凯)

【推荐阅读文献】

［1］AZAN B, TERAN F, NELSON B P, et al. Point-of-care ultrasound diagnosis of intravascular air after lower extremity intraosseous access. J Emerg Med, 2016, 51 (6): 680-683.

［2］DEV S P, STEFAN R A, SAUN T, et al. Videos in medicine. Insertion of an intraosseous needle in adults. N Engl J Med, 2014, 370 (24): e35.

［3］GREENSTEIN Y Y, KOENIG S J, MAYO P H, et al. A serious adult intraosseous catheter complication and review of the literature. Crit Care Med, 2016, 44 (9): e904-909.

［4］PETITPAS F, GUENEZAN J, VENDEUVRE T, et al. Use of intra-osseous access in adults: a systematic review. Crit Care, 2016, 20: 102.

［5］ROSETTI VA, THOMPSON B M, MILLER J, et al. Intraosseous infusion: an alternative route of pediatric intravascular access. Ann Emerg Med, 1985, 14 (9): 885-888.

［6］THADIKONDA K M, EGRO F M, MA I, et al. Deltoid compartment syndrome: a rare complication after humeral intraosseous access. Piast Reconstr Surg Glob Open, 2017, 5: e1208.

第 140 章　静脉溶栓术

左侧心腔内血栓脱落、动脉斑块破裂和血栓形成等均会造成重要脏器组织动脉供血中断,静脉系统血栓及右心腔内血栓脱落会造成肺栓塞或其他脏器组织血液回流受阻,这些血栓最终可能会导致组织坏死,甚至危及生命。静脉溶栓术(intravenous thrombolytic therapy)是指将溶栓药物经静脉给药后到达血栓所在部位,溶解血栓,使血流再通,是临床常用的治疗手段,常用于缺血性卒中,没有条件行紧急介入治疗的急性心肌梗死、肺栓塞等患者的治疗。

一、常用溶栓药物

1. 链激酶　是一种来源于乙型溶血性链球菌培养液的单链多肽,与纤溶酶原结合后形成具有酶活性的复合物。这种物质能裂解其他纤溶酶原分子上的肽键,导致纤溶酶激活。不良反应包括变态反应、低血压及出血。链激酶输注过程中可能发生低血压,补液、给予多巴胺,或者停止或减缓链激酶输注通常可缓解血压下降。出血是最常见的并发症,3%~4% 的患者会发生穿刺部位少量出血,大出血非常少见。

2. 阿替普酶　重组组织型纤溶酶原激活剂(recombinant tissue-type plasminogen activator,rt-PA)是由一些组织天然产生的酶(丝氨酸蛋白酶)。rt-PA 具有纤维蛋白特异性,并且与纤维蛋白结合的 rt-PA 对纤溶酶原的亲和力升高。同时给予纤维蛋白能使 rt-PA 黏附于血栓并引起血栓溶解。相比而言,体循环中未结合纤维蛋白的 rt-PA 不能广泛地激活纤溶酶原。rt-PA 的半衰期较短(3~4 分钟),对纤维蛋白原的消耗较少,并且不会引起变态反应和血压降低。不良反应包括出血、血管性水肿等。

3. 瑞替普酶　重组纤溶酶原激活剂(recombinant plasminogen activator,r-PA)是野生型 rt-PA 的非糖基化缺失突变体。瑞替普酶的纤维蛋白选择性更低,半衰期更长。临床试验已普遍证实瑞替普酶和阿替普酶的治疗结局类似。

4. 替奈普酶　替奈普酶是 rt-PA 的多位点突变基因工程产物,其半衰期更长,因此可单次静脉快速注射。与标准 rt-PA 相比,替奈普酶对纤维蛋白的特异性高达 14 倍,对纤溶酶原激活物抑制因子 1(plasminogen activator inhibitor 1,PAI-1)抑制的抵抗力高达 80 倍。临床试验表明,替奈普酶与阿替普酶同样有效,并且替奈普酶的非脑血管出血并发症发生率轻度降低,且有统计学意义。此外,替奈普酶的使用更加方便快捷(因其半衰期更长,仅需单次快速给药)。

二、应用

(一) 缺血性卒中

1. 适应证

(1)临床诊断急性缺血性卒中,有神经功能缺失。

(2)发病时间 4.5 小时内。如果无法知道准确时间,从最后正常或平时神经功能基线水平算起。

(3)年龄大于 18 岁。

2. 禁忌证

(1)3 个月内有卒中或严重脑外伤史。

(2)颅内出血史。

(3)颅内肿瘤。

(4)21 天内胃肠道出血史或胃肠道恶性肿瘤,3 个月内有颅内或脊柱内手术史。

(5)持续血压高(收缩压 >185mmHg,舒张压 >110mmHg)。

(6)怀疑卒中与主动脉夹层有关。

(7)凝血功能异常。

(8)血小板小于 $100 \times 10^9/L$。

(9)正在抗凝治疗,INR 大于 1.7,或 PT 大于 15 秒,或 APTT 大于 40 秒。

(10)正在使用治疗剂量的低分子量肝素,活动性内出血。

(11)头颅 CT 提示脑出血或广泛低密度灶。

(12)其他相对禁忌证包括:症状轻微或很快缓解,血糖 <2.8mmol/L,2 周前严重创伤或外科手术,胃肠道出血史,怀孕,7 天前在难以压迫的部位做过动脉穿刺,未经治疗的颅内动脉瘤或血管畸形,年龄大于 80 岁等。

3. 用法　常用阿替普酶,推荐剂量为 0.9mg/kg(最大剂量为 90mg),先在 1 分钟内静脉注射总剂量的 10%,随后 60 分钟静脉滴注剩余剂量。

4. 注意事项

(1)接受静脉阿替普酶治疗的急性缺血性卒中患者均应入住重症监护病房或专门的卒中病房。

(2)治疗后 2 小时内应每 15 分钟检查 1 次生命体征和神经系统状态,此后 6 小时内每 30 分钟检查 1 次,然后每 60 分钟检查 1 次,直至开始治疗后 24 小时期满为止。

(3)在最初 24 小时内必须维持血压≤ 180/105mmHg。

(4)在本药治疗后的 24 小时以内,应避免使用阿司匹林或静脉给予肝素。若给予肝素以防治其他症状(如防止深静脉栓塞发生),则剂量不得超过 10 000IU,并由皮下注射给药。

(5)至少 24 小时内尽量避免放置动脉内导管、留置导管和鼻胃管等可能导致出血的操作。

(6)开始阿替普酶治疗后 24 小时,开始使用抗血小板药或抗凝药治疗之前,患者应复查头颅 CT 或 MRI 扫描。

5. 并发症

(1)脑出血:急性缺血性卒中发病后 4.5 小时内静脉注射阿替普酶增加早期脑出血风险概率为 5%~7%。任何突发神经功能恶化、意识水平下降、新发头痛、恶心和呕吐,或溶栓治疗后血压突然升高的患者都应高度怀疑,尤其在第一个 24 小时。对于疑似脑出血的患者,应立即停止阿替普酶输注,并立即进行头颅 CT 或 MRI 扫描,并检查凝血功能和血小板。逆转药物包括冷沉淀、抗纤维蛋白溶解剂氨基己酸、新鲜冰冻血浆和维生素 K_1。

(2)全身性出血:通常表现为静脉导管部位渗出、瘀斑和牙龈出血等,不需要停止治疗,但如果出现严重胃肠道或泌尿生殖系统出血,需要停药。

(3)血管性水肿:少见,发生率 1%~8%,多为轻度。严重的口腔血管性水肿罕见,但可能导致部分患者出现气道阻塞,需要紧急气道管理如气管插管,并立即停止药物输注及使用抗组胺药和糖皮质激素等。

(二)急性心肌梗死

大多数急性心肌梗死(myocardial infarction,MI)由冠状动脉斑块破裂及随后的血栓形成所致。当血栓形成导致血流完全阻滞时,临床结局通常是急性 ST 段抬高心肌梗死(ST elevated myocardial infarction,STEMI)。急性 STEMI 患者应接受冠脉再灌注治疗,可选择直接经皮冠脉介入术(percutaneous coronary intervention,PCI)或纤溶疗法。对于症状出现 12 小时内就诊的 STEMI 患者,再灌注治疗可改善几乎所有这类患者的临床结局。如果无法及时进行直接 PCI,而纤溶疗法可以及时进行时,应使用纤溶疗法。症状发生最初 2 小时内给予纤溶(溶栓)治疗,能使近 75% 的患者重建血流。

1. 适应证　若患者有提示急性心肌缺血的胸痛,症状发生后最晚至 12 小时就诊,且存在心电图证据显示 2 个解剖学相邻导联有新发的在 J 点处的 ST 段抬高,不能及时接受直接 PCI 的患者,均应考虑纤溶疗法。

2. 禁忌证　同卒中静脉溶栓治疗。

3. 用法

(1)梗死症状发生后 6 小时以内的患者:采用 90 分钟加速给药法。体重大于 65kg 者:先在 1~2 分钟内静脉注射阿替普酶 15mg,随后 30 分钟静脉滴注 50mg,随后 60 分钟静脉滴注 35mg。用药总剂量为 90 分钟内 100mg。体重小于 65kg 者:先静脉注射阿替普酶 15mg,随后 30 分钟静脉滴注 0.75mg/kg(最大剂量 50mg),随后 60 分钟静脉滴注 0.5mg/kg(最大剂量 35mg)。

(2)梗死症状发生后 6~12 小时内的患者:采用 3 小时给药法,先静脉注射阿替普酶 10mg,随后 1 小时静脉滴注 50mg,剩余剂量每 30 分钟静脉滴注 10mg,至 3 小时末滴完,最大剂量为 100mg。体重小于 65kg 者给药总剂量不得超过 1.5mg/kg。

(3)若无禁忌,症状发生后应尽快给予阿司匹林并维持终生使用。

4. 注意事项

(1)直接经皮冠脉介入术(PCI)是治疗大多数急性 ST 段抬高心肌梗死(STEMI)患者的优选再灌注策略。

(2)接受纤溶治疗后将患者尽早转诊到 PCI 中心,以确定是否有必要进行补救性或择期 PCI。

(三)急性肺栓塞

关于急性肺栓塞的随机对照研究和回顾性观察性研究表明,溶栓治疗可早期改善血流动力学,因此对已经确诊为急性肺栓塞并有明确溶栓指征的患者尽早开始溶栓疗法。

1. 适应证　时间窗一般定位 14 天以内。

(1)急性肺栓塞所致的持续性低血压、低氧血症。

(2)急性肺栓塞所致的严重或不断加重的右心室功能障碍。

(3)肺栓塞所致的心搏骤停。

2. 禁忌证　同卒中静脉溶栓治疗。

3. 用法　选择静脉给药,阿替普酶 100mg,静脉给药时间 2 小时。

4. 注意事项

(1)药物输注完成后应每 2~4 小时测定一次 APTT,当 APTT 低于正常上限的 2 倍(≤ 60 秒),即启动规范的肝素治疗。

(2)溶栓前宜留置外周静脉套管针,以利溶栓过程中凝血功能监测,避免反复穿刺血管。

(洪玉才)

【推荐阅读文献】

[1] BODE C, SMALLING R W, BERG G, et al. Randomized comparison of coronary thrombolysis achieved with double-bolus reteplase (recombinant plasminogen activator) and front-loaded, accelerated alteplase (recombinant tissue plasminogen activator) in patients with acute myocardial infarction. The RAPID Ⅱ Investigators. Circulation, 1996, 94 (5): 891-898.

[2] DEMAERSCHALK B M, KLEINDORFER D O, ADEOYE O M, et al. Scientific rationale for the inclusion and exclusion criteria for intravenous alteplase in acute ischemic stroke: a statement for healthcare professionals from the American Heart Association/American Stroke Association. Stroke, 2016, 47 (2): 581-641.

[3] HOLMES D R JR, CALIFF R M, TOPOL E J. Lessons we have learned from the GUSTO trial. global utilization of streptokinase and tissue plasminogen activator for occluded arteries. J Am Coll Cardiol, 1995, 25 (7 suppl): 10S-17S.

[4] KAHLES T, MONO M L, HELDNER M R, et al. Repeated intravenous thrombolysis for early recurrent stroke: challenging the exclusion criterion. Stroke, 2016, 47 (8): 2133-2135.

第 141 章 洗 胃 术

洗胃术（gastric lavage）是指通过胃管向胃腔内重复注入液体与胃内容物混合后再吸出的方法,以达到冲洗胃腔、清除胃腔内未被吸收的内容物和/或经胃黏膜重新分泌入胃腔的毒物及药物。洗胃不应作为中毒患者的常规治疗,口服中毒后有指征的患者应尽早洗胃,争取在 1 小时内进行,而传统认为要在服毒后 6 小时内洗胃。对于超过上述时限的中毒,目前认为洗胃术的作用并不明确,还存在争议。

一、适应证

1. 各种急性口服药物、毒物或其他有害物质中毒。仔细权衡风险和获益后才可考虑使用。
2. 需留取胃液标本送毒物分析者首选胃管洗胃术。
3. 幽门梗阻或胃扩张。

洗胃术(视频)

二、禁忌证

1. 口服腐蚀性毒物(强酸、强碱等)的急性中毒。
2. 肝硬化伴有食管-胃底静脉曲张等有消化道出血风险。
3. 食管或贲门狭窄或梗阻。
4. 高度怀疑存在胃穿孔。
5. 心肺复苏仍在进行中。
6. 存在意识障碍等气道不安全的因素,没有保证有效的气道保护。
7. 严重的心肺基础疾病、主动脉瘤患者要慎重。

三、操作步骤

1. 准备　包括胃管、手套、纱布、液状石蜡、负压吸引器、压舌板、牙垫、开口器、治疗巾、检验标本容器、注射器、听诊器、洗胃机及气管插管设施等。

2. 洗胃液选择　最常用普通温开水,适用于所有毒物不明时的紧急洗胃或无特异拮抗剂的毒物中毒洗胃。2% 碳酸氢钠液常用于有机磷农药等中毒,但应注意不宜用于敌百虫、水杨酸盐和强酸类中毒;1:5 000 高锰酸钾溶液对生物碱、毒蕈碱类有氧化解毒作用,但禁用于对硫磷中毒者洗胃。

3. 评估患者意识,如意识不清给予气管插管、保护气道后再行插胃管。一般患者取左侧卧、头低下位。

4. 插胃管前估测置管的深度,将涂好润滑油的胃管经口腔或鼻腔插入,缓慢送入胃内。入食管 45~50cm 即到胃腔,先抽尽胃内容物,必要时留标本送检验。

5. 放好胃管后根据回抽是否有胃内容物、听诊器在剑突下听诊是否有气体注入胃内的声音来确认胃管的位置,必要时行腹部 X 线片确认位置。

6. 确认导管进入胃内后即可用注射器注入洗胃液,每次 300~500ml,如此反复进行,直至毒物洗净。

7. 如采用电动洗胃机,连接好胃管,将洗胃机上的药液管一端放入溶液桶内液面以下,出水管的一端放入污水桶内。调节好洗胃机的液量大小,一般为 250~300ml。接通电源后按"手吸"键可吸出胃内容物,再按"自动"键,机器开始对胃进行自动冲洗。待冲洗干净后按"停机"键。

8. 洗胃结束可以通过胃管注入吸附剂或导泻剂,然后反折胃管迅速拔出,以防管内液体误入气管。

四、并发症

1. 反流、误吸和窒息、吸入性肺炎、呼吸衰竭。
2. 心律失常，严重时导致心搏骤停。
3. 胃肠道的机械性损伤，发生出血、穿孔、破裂。
4. 水中毒及电解质紊乱，要注意低钾血症和低氯性碱中毒。
5. 促进毒物通过幽门和潜在的全身吸收，降低活性炭的效果。

五、注意事项

1. 对气道不安全的患者（例如昏迷、血流动力学不稳定者），应先行气管插管保护气道，再行洗胃术。
2. 心搏骤停的患者先行心肺复苏，再行洗胃术。
3. 进行洗胃前必须确认胃管的位置正确。
4. 当中毒性质不明时，洗胃液可选用温开水或等渗盐水。
5. 注意洗胃液的出入量平衡。
6. 洗胃后应给予活性炭治疗，除非摄入的物质不被活性炭吸收。

（张　茂）

【推荐阅读文献】

北京协和医院 . 急诊科诊疗常规 . 2 版 . 北京：人民卫生出版社，2012.

第 142 章　三腔二囊管压迫止血术

三腔二囊管（Sengstaken-Blackmore tube）是用于急性食管 - 胃底静脉曲张破裂出血短期止血的一种有效方法，由胃气囊、食管气囊和三腔管构成。随着药物、内镜止血技术的发展，因三腔二囊管存在并发症及在气囊放松后容易发生再出血，且该方法只能暂时稳定病情，三腔二囊管的临床应用有所减少。三腔二囊管压迫止血后应采取更具根治性的疗法，包括内镜、经颈静脉途径肝内支架门体分流术（TIPS）和手术。

一、适应证

对常规治疗（包括药物或者经内镜治疗）无效、危及生命的急性食管 - 胃底静脉曲张破裂出血；或者作为内镜或手术治疗前的临时止血措施。

三腔二囊管对静脉曲张出血的初始控制率为 30%~90%。其成功率受患者选择、是否合用其他类型疗法、医护人员的经验等因素影响。药物治疗无效和早期再出血的患者使用三腔二囊管的止血成功率较低。

二、禁忌证

1. 食管狭窄。
2. 食管裂孔疝。
3. 近期有食管 - 胃底处手术史。
4. 气道不安全，误吸风险较大。
5. 急性冠脉综合征、严重高血压、心律失常和心功能不全者慎用。

三腔二囊管压迫
止血术（视频）

三、操作步骤

1. 首先与患者沟通并取得配合，可应用比较缓和的镇静剂。为防止误吸，可先插鼻胃管最大限度行胃肠减压。当反流和误吸可能仍较大时，给予气管插管。

2. 确保插三腔二囊管的器械准备齐全，检查气囊没有漏气。

3. 如果要监测气囊压力，可先让气囊达到推荐的最大容量，标记指定容量的压力，分别设定胃和食管气囊的压力。

4. 患者取卧位或者左侧卧位，使用表面麻醉剂麻醉鼻腔和咽后壁，头抬起 30°~45°。

5. 用 50ml 注射器抽光胃气囊，夹闭气囊通道，表面用水或液体石蜡润滑，通过鼻或口（首选）插入，当插入 14~16cm，到达咽喉部时，嘱患者做吞咽动作，使三腔二囊管顺势插入，直至达预定插入深度，深度至少 50cm。

6. 用 20ml 注射器抽吸胃减压管，吸出胃内容物，表示管端确已入胃。

7. 确认胃气囊放置在胃腔后，向胃囊管注气 150~200ml，使囊内压力达到 2.67~5.34kPa（20~40mmHg），夹闭气囊通道。用听诊器听诊胃食管负压吸引通道注水的声音，确认三腔二囊管的位置。如仍不能确认，行床旁 X 线片。

8. 慢慢地回拉三腔二囊管，直至遇到阻力，提示胃气囊已压于胃底部。导管近端用固定装置固定，滑轮装置可以提供目标的牵引力（0.45~0.91kg）。使用 500ml 液体可方便地提供最初的牵引重量。

9. 如果三腔二囊管负压吸引管道持续有出血，经观察仍未能止血，再向食管囊管注气 100~120ml，囊内压力 4.67~6.00kPa（35~45mmHg），夹闭食管气囊通气道。如果仍然有出血，加大牵引重量，最大不超过 1.1kg。再次确认三腔二囊管位置，每 2~3 小时检查气囊压力 1 次。

10. 出血控制后每 3 小时减少压力 5mmHg,直到压力达到 25mmHg 时仍没有出血,再保持 12~24 小时。如果出血控制,食管气囊每 6 小时放气 5 分钟,以防止食管坏死。

11. 三腔二囊管通常持续放置 24 小时,如果再次出血,需要将胃气囊和食管气囊重新充气,也往往提示患者预后差,可能需要考虑其他治疗方法。

12. 出血停止 24 小时后,可放去食管囊内的气体,放松牵引,继续观察 24 小时,确无出血时再将胃气囊放气。拔管时将气囊内的余气抽净,嘱患者口服液状石蜡 20~30ml,再缓慢地拔出管子。

四、并发症

1. 鼻黏膜损伤、出血。
2. 反流、误吸、窒息。
3. 吸入性肺炎。
4. 心律失常,甚至心搏骤停。
5. 食管黏膜损伤和坏死,食管破裂、狭窄。

五、注意事项

1. 操作前向患者做好充分的解释,争取配合。
2. 使用前应检查导管和气囊的质量,橡胶老化或气囊充盈后囊壁不均匀者不宜使用。
3. 放置三腔二囊管时一定要先抽光气囊内的气体,很多情况下不需要充气食管气囊,而要先充气胃气囊。
4. 胃气囊充气不足或牵引过大,会出现气囊向外滑脱,压迫咽喉,出现呼吸困难甚至窒息,应立即放气或者剪断整个管道。
5. 定时监测气囊压力,确认没有漏气,避免压力过大造成胃和食管黏膜的损伤。
6. 为避免食管与胃底发生压迫性溃疡,食管气囊每隔 12 小时放气 1 次,同时将三腔管向内送入少许。若出血不止,30 分钟后仍按上法充气压迫。

(张　茂)

【推荐阅读文献】

于学忠. 协和急诊医学. 北京:科学出版社, 2011.

第 143 章　外伤止血固定及搬运术

一、概述

作为一名专业的医务人员,在到达外伤现场后要对伤病员进行紧急、简要、正确、合理的救护:建立有效的呼吸与循环,维持生命;避免二次损伤,有效控制死亡和残疾;并且以最快的速度使患者脱离现场,转送到就近医疗单位进一步救治。创伤患者往往合并失血、骨折、休克、剧烈疼痛等复杂的临床情况。如果社区内有外伤患者,社区医生该如何在现场对其实施最恰当的处置呢? 这要求医生熟练掌握心肺复苏和创伤的四项基本技术——止血、包扎、固定和正确的搬运方法。

创伤急救四大技术(视频)

二、止血

当患者的机体组织被切割或撕裂,就会引起血管损伤,导致血液外流,即出血。通常,按照破裂的血管出血可分为动脉出血、静脉出血和毛细血管出血。不同血管出血的特点见表4-143-1。

开放性创伤的现场急救(视频)

表 4-143-1　不同血管出血的特点

类型	特点
动脉出血	出血往往呈喷射状,高出皮表往外喷射,速度快;颜色鲜红;出血量大、最为凶险,短时间内即可危及生命
静脉出血	一般为持续的涓涓细流,颜色暗红;出血速度较动脉出血慢,但时间过长也可引起失血性休克
毛细血管出血	出血一般为渗出性,量不大;出血速度慢,多可自行凝结;患者一般可在家里自行处理

现场止血的方法一般有三种:徒手指压法、加压包扎法和止血带结扎法。

(一) 徒手指压法

徒手指压法分为直接指压法和间接指压法。

1. 直接指压法　即直接用手压迫伤口创面,比较简单,适用于静脉和毛细血管出血,但对动脉出血无效。

2. 间接指压法　是指间接压迫动脉。所谓间接指压法是指对供应出血部位动脉血管近端的某处进行按压,将比较表浅的血管用力按向骨面直至压闭该血管,从而达到减少出血部位血流、控制出血的目的。动脉出血常常需要采用这种方法进行止血。间接指压法必须遵循三个原则:①在出血伤口的近心端压迫;②如能明确触摸到动脉搏动,压迫搏动点;③可压迫的动脉血管必须走行在某一块骨骼表面并相对表浅,压迫时用力把动脉压在下方的骨头上直至动脉管腔压闭、远端动脉搏动消失才算有效。由此,并非所有的出血都能采用间接指压法止血,人体体表有多处已知可行的动脉出血指压止血点及控制部位(表4-143-2)。

表 4-143-2　体表主要动脉出血指压止血点及止血范围

动脉出血指压止血点	动脉名称	控制区域
在外耳道前方,颧弓后端	颞浅动脉	颞部和头顶部止血
咬肌前缘下颌骨下缘处	面动脉	眼裂以下面部止血
环状软骨侧方将动脉向后内方压迫于第 6 颈椎横突上	颈总动脉	一侧头部止血

续表

动脉出血指压止血点	动脉名称	控制区域
于锁骨上窝中点向下压,将动脉压在第 1 肋上	锁骨下动脉	使肩和上肢止血
肱二头肌内侧沟可摸到搏动,把肱动脉压向肱骨	肱动脉	可使压迫点以下的上肢止血
在腕上方桡侧腕屈肌腱外侧,可摸到搏动	桡动脉	手部
在腕横纹两端同时向深部压迫,可压住桡、尺动脉	尺动脉	使手部止血
在腹股沟中点稍下方可摸到股动脉搏动,把股动脉压向耻骨上支	股动脉	可使下肢止血

　　徒手指压法简单易行,不需要借助任何工具、物品就能够快速取得止血效果。但是,徒手指压法坚持时间短,止血效果不彻底。因此,徒手指压法仅作为首先采用的、临时性的止血过渡措施,当患者出现大量出血的情况,需要在指压止血的同时迅速呼救,并尽快过渡到其他的止血方法。

(二) 加压包扎法

　　加压包扎法包括加压包扎伤口止血法、伤口填塞止血法和加垫屈肢止血法。

　　1. 加压包扎伤口止血法　　是指用干净的纱布、棉垫等敷料覆盖住伤口,再用绷带加压包扎起来。其松紧程度以伤口不出血为宜,多适用于静脉出血和毛细血管出血(图 4-143-1)。最常用。

　　2. 伤口填塞止血法　　多用于颈部、臀部、大腿等处的较深大伤口,一般需要先用消毒的纱布、棉垫等敷料填塞在伤口内,再用加压包扎法将伤口表面包扎起来,起到局部压迫止血的目的。

　　3. 加垫屈肢止血法　　对于四肢部位的动脉出血,可在肘窝、腋窝、腘窝或腹股沟等关节处加一棉垫卷,然后屈肢加压包扎固定,达到压迫动脉止血的目的(图 4-143-2)。需要注意的是,可疑骨折脱位的患者不宜使用本法。

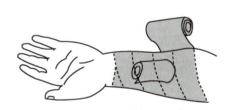

图 4-143-1　加压包扎伤口止血法

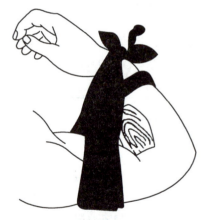

图 4-143-2　加垫屈肢止血法

(三) 止血带结扎法

　　只适用于四肢严重出血。当四肢动脉出血凶险,出血量较大,加压包扎不能彻底达到止血目的时,需要在伤肢结扎止血带以达到协同止血的效果。

　　1. 结扎止血带的位置　　上肢在上臂中、上 1/3 交界处,下肢在大腿中部 1/2 处。上臂中、下 1/3 部扎止血带容易损伤桡神经,应视为禁区。

　　2. 气囊止血带止血法　　如血压计袖带,其压迫面积大,对受压迫的组织损伤较小,并容易控制压力,放松也方便(图 4-143-3)。使用充气止血带,成人上肢需要维持在 300mmHg,下肢以 500mmHg 为宜。

　　3. 橡皮止血带止血法　　常用的止血带是 100cm 左右长的橡皮管。方法是:掌心向上,一手小指、无名指夹持止血带头端 10cm 处,另一手拉紧尾端,平行绕肢体 2 圈压住头端,中、示两指将止血带的末端夹住,从止血带下牵出成环,将头端插入环内拉紧(图 4-143-4)。

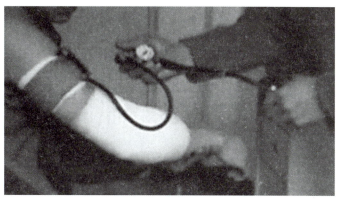

图 4-143-3 气囊止血带止血法

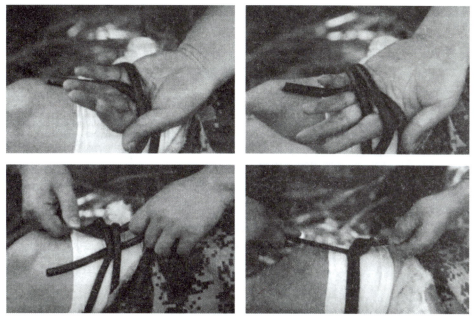

图 4-143-4 橡皮止血带止血法

4. 结扎止血带的注意事项

(1)松紧程度以伤口刚好不出血为宜。

(2)注意宽度在 3cm 以下的绳索类物品会损伤神经和皮下组织,故不能作为止血带。

(3)即使足够宽度的止血带也尽量不要直接与皮肤接触,需用毛巾、布块等衬垫隔开。

(4)上止血带后,切记必须在患者身体的显著位置系上一纸牌,写明结扎止血带的部位和时间;止血带使用时间不应超过 4 小时。

(5)上止血带后,每隔 30~40 分钟必须松解 1 次,每次放松时间 1~3 分钟,其间注意观察伤肢末梢循环状况,以免远端肢体出现缺血坏死。松时慢慢用指压法代替。若松解后不再出血,可改用加压包扎伤口。

三、包扎

包扎伤口可以起到止血、保护伤口、防止污染和固定敷料的作用,有利于伤口的尽早愈合。伤口包扎的方法有很多。在损伤现场,医生应当尽可能使用专业的敷料及器材,但有时现场患者多,只能因时、因地制宜,尽量选择无菌、干净的敷料直接接触伤口。几种常用的包扎方法如下:

(一)绷带包扎法

1. 绷带螺旋包扎法 适用于四肢非关节部位的包扎。首先用干净敷料覆盖创面,使用医用绷带或选择宽度合适的干净布条作为绷带,从肢体远端向近端方向进行螺旋形缠绕,直至将覆盖创面的敷料完全包扎在内为止。包扎时力量以达到止血目的为准,末端用胶布固定(图 4-143-5)。

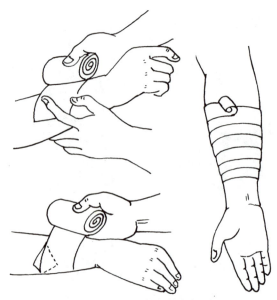

图 4-143-5　绷带螺旋包扎法

2. "8"字包扎法　适用于关节部位,手部、肩部等位置的包扎。首先用干净敷料覆盖创面。采用医用绷带或选择宽度合适的干净布条作为绷带,呈"8"字形围绕关节部位包扎缠绕直至将伤口完全包扎覆盖。包扎时力量以达到止血目的为准,末端用胶布固定(图 4-143-6)。

3. 回反包扎法　多用于头和断肢端;用绷带多次来回反折。第一圈常从中央开始,接着各圈一左一右,直至将伤口全部包住,用作环形将所反折的各端包扎固定。此法常需要一位助手在回反折时按压一下绷带的反折端(图 4-143-7)。

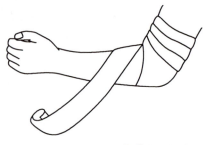

图 4-143-6　肘关节"8"字包扎法

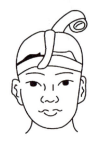 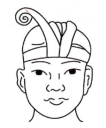

图 4-143-7　头部回反包扎法

(二) 三角巾包扎法

1. 三角巾　三角巾是一种标准的等腰三角形布巾,三角巾的规格(图 4-143-8):三角巾顶角外加的一根带子称顶角系带,斜边称底边。为了方便不同部位的包扎,可将三角巾叠成带状,称带状三角巾;或将三角巾在顶角附近与底边中点折叠成燕尾式,称燕尾式三角巾。

2. 三角巾包扎方法

(1)头部包扎

1)帽式包扎:适用于头顶部外伤。先在伤口上覆盖无菌纱布,把三角巾底边的正中放在患者眉间上部,顶角经头顶拉到脑后枕部,将底边经耳上向后拉紧压住顶角,然后抓住两个底角在枕部交叉返回额部中央打结(图 4-143-9)。

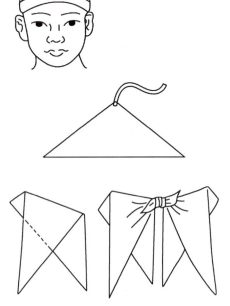

图 4-143-8　三角巾、燕尾式三角巾、
双燕尾式三角巾

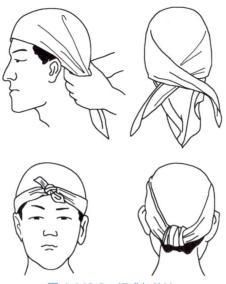

图 4-143-9　帽式包扎法

2)风帽式包扎:适用于头部外伤。把三角巾顶角和底边中部各打一结,形似风帽,顶角结放在额前,底边结放于枕后,包住全头,两底角向下拉紧,底边向外反折成带状包绕下颌,拉到枕后打结固定(图 4-143-10)。

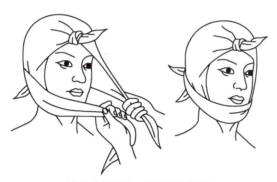

图 4-143-10　风帽式包扎法

3)面具式包扎:适用于颜面部外伤。把三角巾一折二,顶角打结放在下颌正中,两手拉住底角罩住面部,然后双手持两底角拉向枕后交叉,最后在额前打结固定。可以在眼鼻处提起三角巾,用剪刀剪洞开窗(图 4-143-11)。

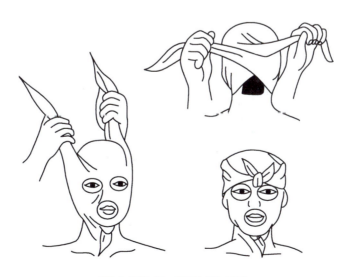

图 4-143-11　面具式包扎法

4) 双眼包扎:适用于双眼外伤。将三角巾折成三指宽带状,中段放在头后枕骨上,两旁分别从耳上拉向眼前,在双眼之间交叉,再持两端分别从耳下拉向头后枕下部打结固定(图 4-143-12)。即使单眼外伤也应该双眼包扎,因为若仅包扎伤眼,健侧眼球活动必然会带动伤侧眼球活动,不利于稳定伤情。

5) 头部十字包扎:适用于下颌、耳部、前额、颞部小范围伤口。将三角巾叠成三指宽带状放于下颌敷料处,两手持带巾两底角分别经耳部向上提,长的一端绕头顶与短的一端在颞部交叉成十字,然后两端水平环绕头部经额、颞、耳上、枕部与另一端打结固定(图 4-143-13)。

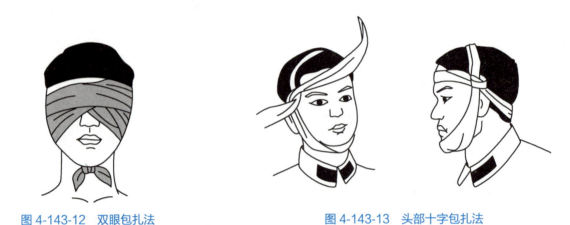

图 4-143-12　双眼包扎法　　　　　　　　　　　图 4-143-13　头部十字包扎法

(2) 颈部包扎:适用于颈部外伤。嘱患者健侧手臂上举抱住头部,将三角巾折成带状,中段压紧覆盖的纱布,两端在健侧手臂根部打结固定。

(3) 躯干包扎

1) 胸部包扎:适用于一侧胸部外伤。将三角巾的顶角放于伤侧一边的肩上,使三角巾底边正中位于伤部下侧,将底边两端绕下胸部至背后打结,然后将三角巾顶角的系带穿过三角底边与其固定打结(图 4-143-14)。

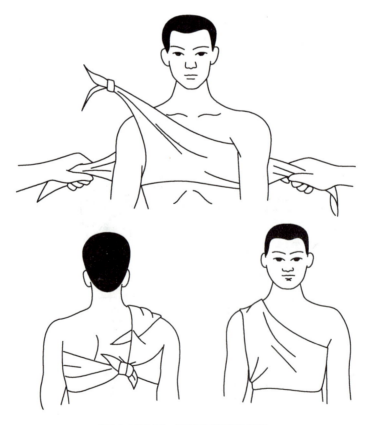

图 4-143-14　三角巾胸部包扎法

2）背部包扎：适用于一侧背部外伤。方法与胸部包扎相似，只是前后相反。

3）侧胸部包扎：适用于一侧侧胸部外伤。将燕尾式三角巾的夹角正对伤侧腋窝，双手持燕尾式底边的两端，紧压在伤口的敷料上，利用顶角系带环下胸部与另一端打结，再将两个燕尾斜向上拉到对侧肩部打结。

4）肩部包扎：适用于一侧肩部外伤。将燕尾式三角巾的夹角对着伤侧颈部，巾体紧压伤口的敷料上，燕尾底部包绕上臂根部打结，然后两燕尾角分别经胸、背拉到对侧腋下打结固定（图 4-143-15）。

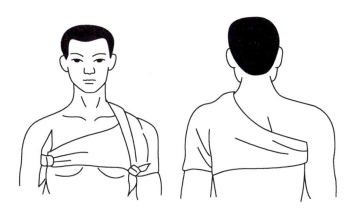

图 4-143-15　燕尾式三角巾单肩包扎法

5）腋下包扎：适用于一侧腋下外伤。将带状三角巾中段紧压腋下伤口敷料上，再将巾的两端向上提起，于同侧肩部交叉，最后分别经胸、背斜向对侧腋下打结固定。

6）腹部包扎：适用于腹部外伤。双手持三角巾两底角，将三角巾底边拉直放于胸腹部交界处，顶角置于会阴部，然后两底角绕过患者腰部打结，最后顶角系带穿过会阴与底边打结固定（图 4-143-16）。

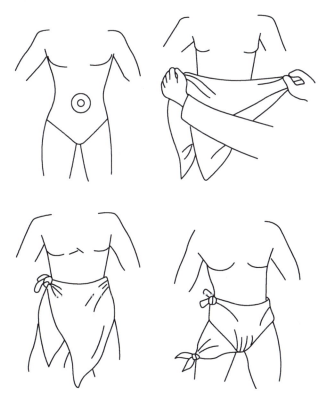

图 4-143-16　三角巾腹部包扎法

（4）骨盆及四肢部包扎

1）臀部包扎：适用于臀部外伤。方法与侧胸部外伤包扎相似，只是燕尾式三角巾夹角对着伤侧腰部，紧压伤口敷料上，利用顶角系带环伤侧大腿根部与另一端打结，再将两个燕尾斜向上拉到对侧腰部打结。

2）手部包扎：适用于手部外伤。将带状三角巾中段紧贴手心，将带状在手背交叉，两巾在两端绕至手腕交叉，最后在手腕绕一周打结固定（图 4-143-17）。

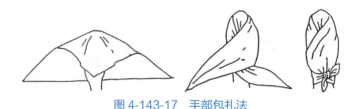

图 4-143-17　手部包扎法

3）脚部包扎：方法与手部相似。

（三）弹力网套包扎法

具有弹性的网状材料，呈筒形，可用于四肢弹性包扎。一端封闭用作盲端固定，如头套、断肢端等（图 4-143-18）。

（四）包扎的注意事项

无论哪一种包扎方法，包扎时的力量均不宜过大，以达到止血目的为准，以免影响伤肢的血运。包扎过程中，如发现伤口有骨折端外露，切忌将骨折端还纳，否则可导致深层感染。如出现腹壁伤致肠管外露时，应使用清洁的碗等物品扣住外露肠管，达到保护目的，严禁将流出的肠管还纳。

四、固定

骨折固定的目的是防止骨折移位而损伤血管神经，同时可以减轻患者的疼痛，便于搬运。骨折需要现场给予固定处理。在现场对骨折的判断依靠明确的受伤机制和骨折的症状。这些症状包

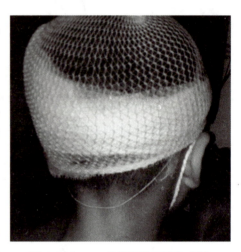

图 4-143-18　头部弹力网套包扎法

括局部疼痛、肿胀、畸形、骨擦音/骨擦感和功能障碍等。如果符合上述条件，可以初步判断患者出现了骨折。如现场不能确诊，根据受伤机制高度怀疑骨折可能的患者，特别是怀疑颈椎损伤的患者，要注意常规按照骨折给予局部固定。

（一）现场固定骨折患者时需注意的问题

1. 不在现场进行骨折复位，特别是开放性骨折，严禁在现场将外露的骨折端复位还纳。

2. 当伤口合并出血时，应先进行止血、包扎后，再进行固定。

3. 四肢骨折时，应由上而下固定，先绑骨折断处的上端，后绑骨折断处的下端。如捆绑次序颠倒则会导致再度错位。固定时要露出指/趾，以观察末梢远端的血液循环情况。

4. 固定材料不应直接接触皮肤，应垫以棉、布等物。

5. 离体断肢应包好随患者一起送往医院，以便再植。

四肢骨折急救外固定技术（视频）

（二）固定材料的选择

1. 医用材料　木制夹板、钢丝夹板、充气夹板、负压气垫、塑料夹板、颈围和骨盆固定器等各种特殊固定架。

2. 野外替代固定材料　1~3cm 厚的木板、竹竿、竹片、树枝、木棍和硬纸板等作为临时应急固定物。

（三）固定方法

1. 四肢骨折固定方法　取长于骨折骨长度的夹板，在骨折肢体两侧铺垫敷料后，安置夹板。夹板长度要超过骨折处上下两个关节，然后用绷带、带状三角巾或其他布带等自上而下固定夹板。

（1）前臂骨折的固定方法：有夹板时，可把两块夹板分别置放在前臂的掌侧和背侧，可在患者患侧掌心放一团棉花，让患者握住掌侧夹板的一端，使腕关节稍向背屈，然后固定，再用三角巾将前臂悬挂于胸前。无夹板时，可将伤侧前臂屈曲，手端略高，用三角巾悬挂于胸前，再用一条三角巾将伤臂固定于胸前（图 4-143-19）。

（2）上臂骨折的固定方法：有夹板时，可将伤肢屈曲贴在胸前，在伤臂外侧放一块夹板，垫好后用两条布带将骨折上下两端固定并吊于胸前，然后用三角巾（或布带）将上臂固定在胸部。无夹板时，可将上臂自然下垂用三角巾固定在胸侧，用另一条三角巾将前臂挂在胸前（图 4-143-20）。

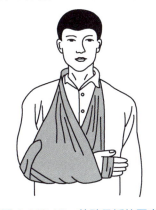

图 4-143-19　前臂骨折的固定

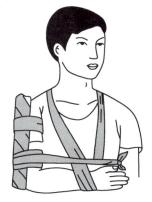

图 4-143-20　上臂骨折的固定

（3）小腿骨折的固定方法：有夹板时，将夹板置于小腿内、外侧，其长度应从大腿中段到脚跟，在膝、踝关节垫好后用绷带分段固定（图 4-143-21）。无夹板时，可将两下肢并列对齐，在膝、踝部垫好后用绷带分段将两腿固定（图 4-143-22）。

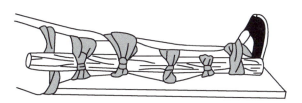

图 4-143-21　小腿骨折夹板固定

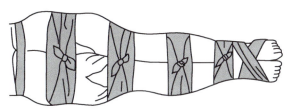

图 4-143-22　小腿骨折健肢固定

（4）大腿骨折的固定方法：将夹板置于伤肢外侧，其长度应从腋下至脚跟，两下肢并列对齐，垫好膝、踝关节后用绷带分段固定（图 4-143-23）。无夹板时亦可用健肢固定法（图 4-143-24）。

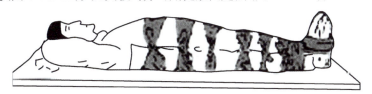

图 4-143-23　大腿骨折夹板固定

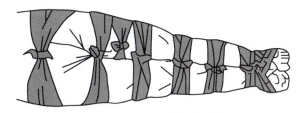

图 4-143-24　大腿骨折健肢固定

2. 颈椎固定　颈椎损伤需要使用颈托固定。颈托是对损伤的颈椎起保护作用的设备。颈椎损伤可能会导致其稳定性降低,甚至出现移位,进而压迫椎管中走行的脊神经,造成呼吸停止。因此,只要怀疑有颈椎损伤,抢救医生的第一个任务就是保持颈椎的稳定性。安置颈托时应当两人操作,其中一人双手固定住患者的头部,另一人安装颈托。如果现场没有颈托,可采用衣物、毛巾等物品折叠后挤垫在患者颈部两侧,防止头部和颈部在搬运过程中的移动(图 4-143-25)。

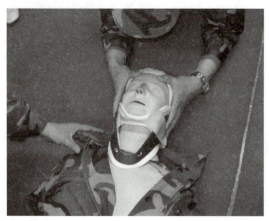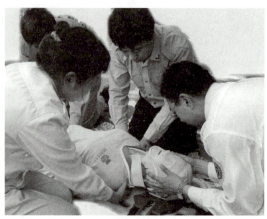

图 4-143-25　颈托固定

五、搬运

经过必要的现场处理后,应该第一时间使患者脱离现场,最好尽快转送至综合医院接受进一步的治疗。如果现场安全,可以等待急救车和急救人员到达现场,使用专用工具,如铲式担架、转运平车等移动患者。如果现场不安全,必须将患者移动到相对安全区域,需要遵从专业的搬运手法。

现场搬运有徒手搬运和借助工具搬运,也分为单人搬运和多人搬运。几种简单的搬运方法如下:

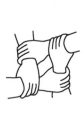

脊柱损伤的搬运
(视频)

(一) 徒手搬运

1. 单人搀扶　适用于至少一个下肢可以行走的患者(图 4-143-26)。

2. 双人搬运　适用于清醒的下肢损伤患者(图 4-143-27)。

3. 双人推车搬运　适用于完全不清醒患者(图 4-143-28)。

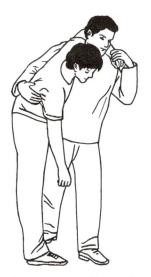

图 4-143-26　单人搀扶

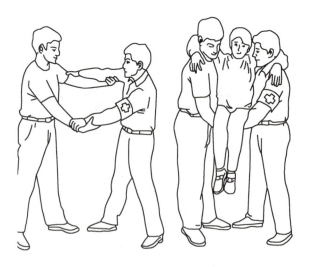

图 4-143-27　双人搬运

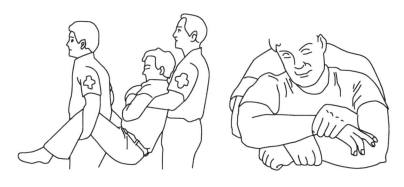

图 4-143-28　双人推车搬运

(二) 借助工具及多人搬运

需要注意的是,当患者高度怀疑脊柱脊髓损伤的时候,搬运时要特别注意避免脊柱的被动移动或弯曲。这时,需要借助一些工具转移患者。没有条件时,可以就地取材,硬板床、门板等都可以使用。当然,有条件时应该使用脊柱板转移脊柱损伤的患者。

如果患者有明确的受伤机制或致伤因素,如车祸时的头颈部甩鞭伤、高处坠落伤或重度的颅脑外伤等,要高度怀疑可能合并脊柱的高位损伤;如果患者伤后有明确的局部疼痛、压痛、活动受限、下肢感觉或活动障碍,或大小便功能障碍等表现,也要高度怀疑脊柱损伤。此外,伤后昏迷患者要常规在第一时间给予颈椎固定保护,再进行下一项的检查或操作。

1. 怀疑脊柱损伤患者的搬运需要采用硬板作为搬运工具,并采用滚动(图 4-143-29)或平托(图 4-143-30)的方法把患者安置在平板上,不能采用通常使用的双人推车手法进行搬运(图 4-143-31)。

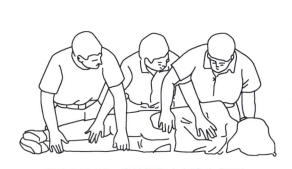

图 4-143-29　脊柱损伤患者滚动式翻身

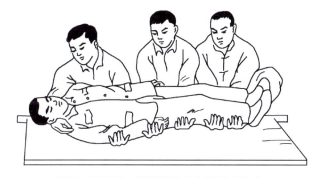

图 4-143-30　脊柱损伤患者平托式移动

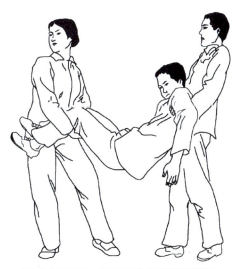

图 4-143-31　脊柱损伤患者错误搬运

2. 脊柱板的使用方法(图 4-143-32) 脊柱骨折的患者,在固定骨折或搬运时要防止脊柱弯曲或扭转,以免造成加重患者病情,甚至引起截瘫。因此现场最好有 4 人参与疑似脊柱骨折患者移动搬运,并严禁用普通软担架。具体步骤:

(1)一人在患者的头部,双肘夹于头部两则,双手放于患者肩下,固定头颈部(见后"双肩锁")。如是怀疑颈椎骨折,则先用颈托或自制简易颈托进行固定后,再行搬运。

(2)另外三人在患者的同侧(一般在右侧),分别在患者的肩背部、腰臀部、膝踝部,双手掌从患者背下平伸到患者的对侧。

(3)4 人均单膝跪地。

(4)扶头的人一般为指挥者,务求 4 人同时用力,保持患者脊柱为一轴线,平稳地抬起患者,放于脊柱板或硬担架上。

(5)用多条固定带,将患者固定在脊柱板或硬担架上。

(6)2~4 人抬运担架。

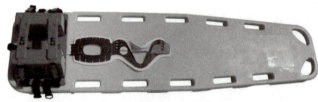
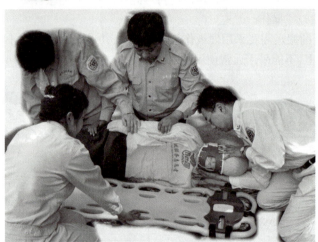

图 4-143-32 脊柱板的使用方法

(三) 头颈部徒手固定法

怀疑颈椎损伤的患者在移动翻转时,要注意配合使用相应的徒手翻转手法。

1. 头锁 主要用作固定头部。患者仰卧位,术者双膝跪在患者头顶位置,并与患者身体成一直线,先固定自己双手手肘(放在大腿上或地上),双掌放在患者头两侧,拇指轻按额,示指和中指固定其面颊,无名指及小指放在耳下,不可盖住耳。助手示指在胸骨正中,以便术者调整颈部位置(图 4-143-33)。

2. 后头锁 患者坐位,术者立于患者后侧位置,并与患者身体前后成一直线,先固定自己双手手肘(紧贴躯干或置于靠背),双掌放在患者头两侧,拇指止于枕骨两侧,示指和中指无名指固定其面颊,小指放在下颌角下托住下颌,调整颈部为正中位置。

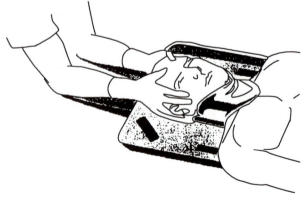

图 4-143-33 头锁

3. 头胸锁 用作转换其他制动锁或放置头枕时的制动手法。患者仰卧位,术者跪于患者头肩位置,一手肘及前臂紧贴患者胸骨之上,手掌固定患者面颊。

另一手肘稳定后,手掌固定患者前额。不可遮盖患者口鼻(图 4-143-34)。

4. 胸背锁　用作把坐着的患者躺卧在脊椎板上或脱除头盔的头颈胸背固定法。术者位于患者身体一侧,一手肘部及前臂放在患者胸骨之上,拇指及示指分别固定于面颊上,另一手臂放在背部脊柱上,手指锁紧枕骨上,双手调整好位置后同时用力。手掌不可遮盖患者口鼻(图 4-143-35)。

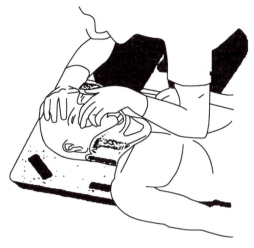

图 4-143-34　头胸锁

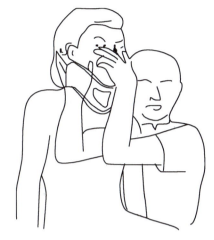

图 4-143-35　胸背锁

5. 双肩锁(斜方肌挤压法)　主要用作把患者向上下或横移的头肩固定方法。患者仰卧位,术者位于患者头顶部,与患者身体成一直线,先固定双手肘(放在大腿或地上)。双手在患者颈部两侧,拇指和四指分开伸展至斜方肌,掌心向上,手指指向脚部,锁紧斜方肌,双手前臂紧贴患者头部使其固定(图 4-143-36)。

6. 头肩锁(改良斜方肌挤压法)　利用整体翻身法来翻动患者时之头部固定手法。患者仰卧位,术者双膝跪于患者头顶部,与患者身体成一直线,先稳定自己双手手肘(放在大腿或地上),一手如斜方肌挤压法般锁紧其斜方肌,另一手则像头锁般固定患者头部,手掌及前臂须用力将头部固定(图 4-143-37)。

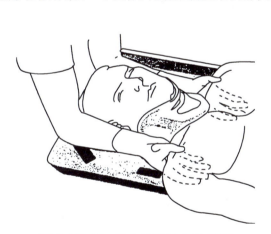

图 4-143-36　双肩锁(斜方肌挤压法)

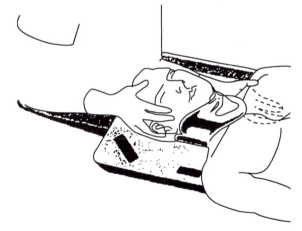

图 4-143-37　头肩锁(改良斜方肌挤压法)

(赵晓东)

【推荐阅读文献】

[1] 陈孝平,汪建平. 外科学. 8 版. 北京:人民卫生出版社,2013.

[2] 王一镗. 急诊外科学. 北京:学苑出版社,2000.

[3] 于学忠. 协和急诊医学. 北京:科学出版社,2011.

[4] MARX J A. Rosen's emergency medicine: concepts and clinical practice. 7th ed. Philadelphia: Mosby, 2010.

[5] TINTINALLI J, GABOR K, STAPCZYNSKI J. Emergency medicine: a comprehensive study guide. 6th ed. New York: McGraw-Hill. 2003.

第 144 章　心包穿刺术

一、目的

1. 引流心包腔内积液,降低心包腔内压,是急性心脏压塞的急救措施。

2. 通过穿刺抽取心包积液,进行检验,帮助心包疾病的鉴别诊断。包括生化测定、涂片寻找细菌和病理细胞、结核分枝杆菌或其他细菌培养等。

3. 通过心包穿刺(pericardiocentesis,PCC),注射抗生素等药物进行治疗。

心包穿刺术(视频)

二、适应证与禁忌证

(一) 适应证

1. 解除心脏压塞或大量心包积液压迫其他器官如气管或肺脏。

2. 检查积液性质或需获得活检标本。

3. 注入药物或气体行 X 线检查。

4. 床旁盲探心包穿刺的适应证为高度怀疑心脏压塞导致的心搏骤停。

(二) 禁忌证

1. 慢性缩窄性心包炎和风湿性心包炎。

2. 正在接受抗凝治疗,或有出血倾向或血小板计数低于 50×10^9/L。

三、操作要点

(一) 部位选择

常用穿刺部位有两个:

1. 心前区穿刺点　于左侧第 5 肋间隙,心浊音界左缘向内 1~2cm 处,沿第 6 肋上缘向内向后指向脊柱进针。此部位操作技术较剑突下穿刺点的难度小,但不适于化脓性心包炎或渗出液体较少的心包炎穿刺。

2. 剑突下穿刺点　取左侧肋弓角作为剑突下穿刺点,穿刺针与腹壁角度为 30°~45°,针尖过肋骨后压低针尾至与腹壁呈 15°~20°,针尖方向指向左肩,达心包腔底部;针头边进边吸,至吸出液体时即停止前进。

(二) 体位

多取坐位或半卧位。

(三) 穿经结构

1. 心前区穿刺点　皮肤、浅筋膜、深筋膜和胸大肌、肋间外韧带、肋间内肌、胸内筋膜;纤维性心包及壁层心包,进入心包腔。进针深度成人 2~3cm。

2. 剑突下穿刺点　皮肤、浅筋膜、深筋膜和腹直肌、膈肌胸肋部、膈肌筋膜、纤维性心包及壁层心包,进入心包腔。进针深度成人为 3~7cm。

(四) 进针技术与失误防范

1. 常规心包穿刺应在超声或 X 线引导下采用 Seldinger 法穿刺置管引流。

2. 专用的 18~20 号穿刺针,12~18cm 长,后接三通和 50ml 注射器,或有导丝的中心静脉管(双腔或单腔均可)。

3. 心电监护,建立静脉通路,可适当镇静。

4. 常规消毒铺单。

5. 局部麻醉。

6. 掌握好穿刺方向及进针深度(图 4-144-1)。

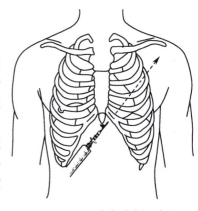

7. 进针速度要慢,带负压缓慢进针,当有进入心包腔的感觉后即回抽有无液体,如未见液体,针头亦无心脏搏动感时尚可缓缓边进边抽。若针头有心脏搏动感应立即将针头稍后退,换另一方向抽取,避免损伤心脏及其血管。

8. 抽液速度宜缓慢,首次抽液量以 100ml 左右为宜,以后每次抽液 300~500ml,为减轻急性心脏压塞症状,可抽 500~1 000ml,避免抽液过多过快,否则可导致心室急性扩张或回心血量过多而引起肺水肿。应注意防止空气进入心包腔。

图 4-144-1　心包穿刺示意图

9. 术中密切观察患者的脉搏、面色、心律、心率变化,如有虚脱等情况,应立即停止穿刺,将患者置于平卧位,并给予适当处理。

10. 术后静卧,24 小时内严密观察脉搏、呼吸及引流情况。

四、常见并发症

1. 气胸　是由于误穿肺组织所致,多为闭合性气胸,突发一侧胸痛、气急、憋气、干咳等症状。多能自行吸收,不需抽气,若肺压缩 30% 以上时,胸腔穿刺排气,治疗同气胸的处理。

2. 血胸　是由于穿刺部位出血或心包积液污染胸腔所致,一般不需处理,出血可自行停止,极少数情况损伤动脉需要手术治疗。

3. 心肌或冠状血管损伤　重点在于预防。预防的方法:穿刺时一定带负压缓慢进针,“见液即停”,或穿刺针感到心脏搏动时,特别是手感针尖有“吱吱”声时,说明穿刺针已触及心包膜,应将穿刺针后退少许,调整角度重试。为了避免穿刺时损伤心肌及冠状血管,可考虑在左第 5 肋间心浊音界内侧 2cm 处,针尖指向下、向外,与心脏搏动平行进针。

4. 心包反应　穿过心包时可刺激迷走神经而引起血压降低、出汗、面色苍白等反应,可给予阿托品防治。

5. 心律失常　心包穿刺引流诱发心律失常机会很少,但在老年患者,或行剑突下穿刺时,可引起迷走神经功能亢进,出现缓慢心律失常、低血压。紧急处理方法是立即停止操作,静脉注射阿托品 0.5~1mg,肾上腺素 0.3~1mg。

6. 伴急性肺水肿的心室膨胀　罕见,多因初次引流过快过多所致,应立即停止引流,按照急性肺水肿处理。

7. 肝脏或腹部器官损伤　这种并发症主要于剑突下穿刺时发生,特别是导管穿刺引流时发生。当穿刺针紧贴肋缘时,穿刺角度较小,易造成引流管折弯,不利于引流。当穿刺部位较低时,可损伤肝脏或腹部器官。预防方法是在剑突与左肋弓缘交界处下 1~2cm 处进针,穿刺针与腹壁成 45° 角,向上、稍向左后刺入,既能避免肝脏及腹部器官的损伤,又能保障引流管通畅。

8. 引流管所致的并发症及处理　①胸痛:引流管置入心包膜腔内,导管随呼吸、心跳与脏、壁层心包膜发生摩擦,少部分患者可出现胸痛等症状。轻微胸痛无须处理;疼痛明显者口服镇痛剂;严重时向心包膜腔内注射利多卡因 200mg 或更换一条柔软的导管;若胸痛仍不缓解则不宜继续保留导管。②导管引流不畅:调整导管的位置,每次抽液完毕,注射肝素生理盐水充满整个引流导管可预防堵塞如经疏通或调整导管位置后仍引流不畅,应考虑重新置管。

(朱华栋)

【推荐阅读文献】

于学忠.协和急诊医学.北京:科学出版社,2011.

第 145 章　胸腔闭式引流术

胸腔闭式引流是指将引流管经胸壁置入胸腔内,起到引流气体或液体的作用。

胸腔闭式引流术
(视频)

一、适应证

1. 气胸,包括自发性气胸及外伤性气胸。
2. 创伤性血胸。
3. 胸腔积液。
4. 胸膜固定术,通过胸管向胸腔内注入硬化剂,使壁层胸膜和脏层胸膜粘连,从而达到治愈难治性胸腔积液的目的。

二、禁忌证

没有绝对禁忌证,相对禁忌证包括正在抗凝治疗、凝血功能障碍、既往有胸膜固定术或肺部手术后等。

三、准备

1. 预防性使用抗生素　创伤性气胸建议预防性使用抗生素,非创伤性气胸通常不需要预防性使用抗生素。
2. 胸管选择　胸管有硅胶管和聚氯乙烯管,最好带不透 X 线的标记线,便于摄片定位。胸管直径选择 22F 左右,创伤性血气胸可以选择更粗一些的管子,而非创伤性气胸或胸腔积液则选择更细一点的管子,甚至可以选择深静脉导管代替传统胸管。置入胸管的长度要确保所有侧孔都在胸腔内。
3. 穿刺位置选择　位置选择取决于引流的目的,气体一般聚集在上部,而液体则聚集在下部。因此,仅有气胸时,通常选择锁骨中线第 2 肋间,胸腔积液时选择腋中线第 4、5 肋间。
4. 引流系统准备　通常选择水封瓶系统,尽量选择可调节压力的引流系统。对于气胸,尽量设定低负压,以避免气胸延迟愈合。对于胸腔积液或血胸,初始负压可设定在 –20mmH$_2$O 左右。血气胸行胸腔闭式引流后根据 X 线复查结果再重新调整负压的水平。

四、操作步骤

1. 患者仰卧位,同侧手臂外展,曲肘,朝向头端。
2. 穿刺区域皮肤常规消毒、铺巾。
3. 局部 1% 利多卡因麻醉,范围包括穿刺部位皮肤、胸壁全层软组织,注意避开肋骨下缘,以免损伤肋间动脉。
4. 用手术刀在穿刺部位做一小切口,切口长度应可通过胸管。血管钳钝性分离穿刺窦道全层,并用手指探查确认已经进入胸腔。如有粘连予以钝性分离。
5. 用血管钳夹住胸管带侧孔的一端,沿窦道送入胸腔。引流胸腔积液时尽量将胸管送向后方,引流气体时尽量将胸管送向前方。将胸管推入胸腔内,确保最后一个侧孔进入胸腔内至少 2cm。缝线固定胸管。
6. 将胸管与水封瓶连接,确认胸管引流通畅。
7. 胸部 X 线片再次确认胸管位置正确。

五、注意事项

1. 对于少量非创伤性气胸或胸腔积液,可以采用细引流管引流,可采用 Seldinger 技术置管。

656

2. 对于胸腔出血患者,如果初始引流血性液达到 20ml/kg,或累积每小时超过 3ml/kg,提示需要开胸手术止血。

3. 快速引出大量胸腔积液或气体,可能导致复张性肺水肿。因此胸管放置后一旦出现咳嗽、胸痛、呼吸困难或氧饱和度下降时,立即夹闭胸管,暂停引流。即使没有症状,通常第一次引流量不要超过 600ml,以后每次不超过 1 000ml,可先夹闭引流管,约 1 小时后重新打开引流。

4. 如果不再有液体或气体引出,需通过挤压引流管、胸部查体、超声或摄片检查以明确是否为引流管堵塞,并通过挤捏等方法使引流管再通。

5. 如果检查明确肺已经复张,不再有气体引出,或每日液体引流量少于 100ml,夹闭胸管继续观察 24 小时,复查仍无气体或液体蓄积,可以拔除胸管。观察期间一旦患者出现胸闷、呼吸困难,有可能发生张力性气胸,立即打开闭式引流。

6. 拔管前可嘱患者深吸气,吸气末屏气并拔除胸管,并立即在胸壁创口处盖上凡士林纱布及无菌纱布,外面可覆盖橡皮膏以封闭胸壁创口。

(洪玉才)

【推荐阅读文献】

［1］BOSMAN A, DE JONG M B, DEBEIJ J, et al. Systematic review and meta-analysis of antibiotic prophylaxis to prevent infections from chest drains in blunt and penetrating thoracic injuries. Br J Surg, 2012, 99 (4): 506-513.

［2］MACDUFF A, ARNOLD A, HARVEY J. BTS Pleural Disease Guideline Group. Management of spontaneous pneumothorax: British Thoracic Society Pleural Disease Guideline 2010. Thorax, 2010, 65 Suppl 2: ii18-31.

［3］MENGER R, TELFORD G, KIM P, et al. Complications following thoracic trauma managed with tube thoracostomy. Injury, 2012, 43 (1): 46-50.

［4］OLGAC G, AYDOGMUS U, MULAZIMOGLU L, et al. Antibiotics are not needed during tube thoracostomy for spontaneous pneumothorax: an observational case study. J Cardiothorac Surg, 2006, 1: 43.

第 146 章　急诊血液净化技术

急诊血液净化技术就是通过净化设备将急危重症患者血液中的有毒物质清除到体外,并能够恢复机体内环境稳定的技术。急诊应用血液净化的目的主要有两大类:一是急性肾损伤伴或不伴有其他脏器功能的损伤;二是非肾脏疾病或非肾损伤的急危重症状态,如器官功能不全的支持、缓慢清除水分和溶质、稳定水电解质等内环境和中毒等。根据治疗的时间可分为连续血液净化[又称"连续性肾脏替代治疗(continuous renal replacement therapy,CRRT)"]和常规的间断血液净化两大类。CRRT 是指所有连续 24 小时及 24 小时以上、缓慢清除水分和溶质的治疗方式的总称。

每日或隔日的常规血液透析是血流动力稳定患者的标准血液净化治疗方案。而 CRRT 具有更好的血流动力学耐受性,适用于低血压或血流动力学不稳定的患者,还能够有效清除低血压患者体内的多余液体,清除脓毒症或高分解代谢患者体内具有心脏抑制、血管扩张或免疫调节作用的中到大分子毒素。选择间断还是连续治疗模式的决定性因素包括患者的分解代谢状态、血流动力学稳定性及首要治疗目标(包括清除溶质、清除液体还是两者兼顾)。当患者血流动力学不稳定而无法使用标准的 3~4 小时间歇性透析时,最常采用 CRRT。

一、适应证

1. 急性肾功能损害,尿毒症。
2. 严重脓毒症,脓毒症休克。
3. 急性高血容量状态,充血性心力衰竭。
4. 急性肝功能衰竭。
5. 严重的酸碱和电解质紊乱。
6. 急性重症胰腺炎。
7. 急性中毒。
8. 其他。包括神经系统疾病如吉兰 - 巴雷综合征、重症肌无力,血液系统疾病,自身免疫性疾病等。

二、禁忌证

对血液净化相关材料过敏者。没有其他绝对的禁忌证,但对于活动性出血、血流动力学严重不稳定、严重心律失常、血小板明显减少、凝血功能异常、脑血管意外的患者需要重视。对于终末期患者应权衡利弊而定。

三、血液净化技术的选择

1. 血液透析　血液透析(hemodialysis,HD)是最常用的血液净化技术,利用半透膜原理,通过弥散、对流方式将体内各种有害及多余的代谢废物和过多的电解质移出体外,达到净化血液、纠正水电解质紊乱及恢复酸碱平衡的目的,适合于尿毒症、水溶性小分子毒物中毒的清除。

2. 血液滤过　血液滤过(hemofiltration,HF)是通过机器(泵)或患者自身的血压,使血液流经体外回路中的一个滤器,在滤过压的作用下滤出大量液体和溶质,同时补充与血浆液体成分相似的电解质溶液,达到血液净化的目的。与血液透析不同的是血液滤过主要通过对流和跨膜压清除中、大分子。和血液透析相比的优势在于:可以控制难治性高血压、纠正心功能不全、清除过多液体,以及减轻治疗期间副反应和维持心血管状态稳定性、清除中分子物质等方面。

3. 血液透析滤过　血液透析滤过(hemodiafiltration,HDF)结合了血液透析和血液滤过的优点,通过弥散作用清除小分子物质,通过对流作用清除中分子物质,因此治疗效果优于透析和滤过的任何一种。但是它仍然不是完美的血液净化技术,会导致蛋白质、水溶性维生素和微量元素的丢失。

4. 血液灌流　血液灌流(hemoperfusion,HP)是借助体外循环,将患者血液引出体外与固态的吸附剂接触,以吸附的方式清除体内某些代谢产物、外源性药物及毒物,使净化后的血液重新返回患者体内,从而达到治疗目的,但不具备清除水分及调节电解质和酸碱平衡的作用。吸附的材料包括活性炭和树脂两类,其中活性炭对中分子量以上的毒物有较好的吸附效应,树脂吸附剂对脂溶性和较大分子量毒物有较强的吸附效应,对于小分子量毒物两种吸附剂作用都较差。急性药物或毒物中毒是 HP 的主要适应证。

5. 血浆置换　血浆置换(plasma exchange,PE)是一种用来清除血液中大分子物质的血液净化疗法,将患者血液经血泵引出,经过血浆分离器分离血浆和细胞成分,祛除致病血浆或选择性地祛除血浆中的某些致病因子,然后将细胞成分、净化后血浆及所需补充的置换液输回体内。血浆置换可以治疗自身免疫性疾病、血液病、神经系统疾病、高蛋白结合率的毒物中毒及肝功能衰竭等。

6. 免疫吸附　免疫吸附(immunoabsorption,IA)是将高度特异性的抗原、抗体或有特定物理化学亲和力的物质与吸附材料结合制成吸附剂(柱),选择性地清除血液中的致病因子,从而达到净化血液的目的。免疫吸附是在血浆置换的基础上发展起来的新技术,优点是对血浆中致病因子清除的选择性更高,而血浆中有用成分的丢失范围与数量更小,同时避免了血浆输入所带来的各种不良影响。目前免疫吸附主要用来清除各种自身抗体,常用于新月体性肾小球肾炎、IgA 肾病、免疫性溶血性贫血、血小板减少性紫癜、重症肌无力、吉兰 - 巴雷综合征、系统性红斑狼疮、类风湿关节炎等自身免疫性疾病。

7. CRRT　有多种治疗模式,包括连续静脉 - 静脉血液透析(continuous veno-venous hemodialysis,CVVHD)、连续静脉 - 静脉血液滤过(continuous veno-venous hemofiltration,CVVH)、连续静脉 - 静脉血液透析滤过(continuous veno-venous hemodiafiltration,CVVHDF)、缓慢连续超滤(slow continuous ultrafiltration,SCUF)、连续性高通量透析(continuous high flux hemodialysis,CHFD) 和高容量血液滤过(high volume hemofiltration,HVHF)等。

8. 其他　可以将上述不同的血液净化技术组合应用形成新的技术。腹腔透析也是常用的血液净化技术,本节不做介绍。

四、并发症

1. 动、静脉穿刺通路相关的并发症,包括穿刺点局部的出血、血肿、血栓形成、远端肢体缺血、动脉瘤或损伤神经、血气胸等。

2. 出血,包括消化道、伤口、颅内和全身其他部位的出血,尤其是在使用肝素抗凝、血小板消耗会加重出血倾向。

3. 心血管系统并发症,包括血流动力学的不稳定、心律失常甚至心搏骤停。

4. 低氧血症和呼吸衰竭。

5. 脑血管意外。

6. 失衡综合征,严重时可有意识障碍、癫痫样发作、昏迷甚至死亡。

7. 体外循环管路、膜器凝血、溶血或空气栓塞等。

8. 导管相关的感染。

9. 血液净化材料及相关药物如鱼精蛋白导致的过敏。

五、注意事项

1. 对于行急诊血液净化的患者须做好病情严重度的全面评估,包括意识状况、气道安全、呼吸功能和血流动力学状态,从而确定合适的血液净化场所,可选择在床旁进行还是送血液净化中心。

2. 根据病情特点及有效、安全、经济的原则选择合适的血液净化技术,充分告知家属病情、血液净化的治疗效果、并发症、预后及费用等问题。

3. 必须连续监测和记录血液净化过程中患者状态及治疗相关的指标。

4. 注意血液净化治疗带来的体内物质的丢失和补充,包括水电解质、蛋白质、微量元素及磷酸盐的丢失等。

5. 注意预防导管相关性感染,严格按照指南和规范执行防范措施,包括插入导管的技术、导管护理、导管插入的部位及拔除时间等。

(张 茂)

【推荐阅读文献】

［1］血液净化急诊临床应用专家共识组. 血液净化急诊临床应用专家共识. 中华急诊医学杂志, 2017, 26 (1): 24-36.

［2］中华医学会肾脏病学分会. 血液净化标准操作规程 (2010 版). [2019-06-01]. http://www. nhfpc. gov. cn/zwgk/wtwj/201304/e4144b4c4ddd4a23891f5d2bbba29578. shtml.

［3］SELBY N M, MCINTYRE C W. Predicting and managing complications of renal replacement therapy in the critically ill. Blood Purif, 2012, 34 (2): 171-176.

第 147 章　PICCO 监测技术

脉搏指示持续心排血量(PICCO)监测技术是结合经肺热稀释法和脉搏波型轮廓分析法的原理对重症患者主要血流动力学参数进行监测的技术。采用热稀释方法测量单次的心排血量(CO),并通过分析动脉压力波型曲线下面积来获得连续的心排血量(PCCO);同时,PICCO 不但可以连续测量心排血量和动脉血压,还可以测量胸腔内血容量(ITBV)和血管外肺水(EVLW),因而更好地反映心脏前负荷,指导临床医师及时调整心脏容量负荷与肺水肿之间的平衡。

一、原理

PICCO 技术需放置中心静脉导管和尖端带有热敏电阻的大动脉导管(常为股动脉),将两者均连接至 PICCO 监护仪。测量时,经中心静脉导管注入适量冰生理盐水,冰生理盐水依次经上腔静脉、右心、肺、左心、主动脉和股动脉,计算机将整个热稀释过程画出温度时间变化曲线,根据 Stewart-Hamilton 方程式计算出心排血量,然后通过患者的动脉脉搏波形和心率的变化持续算出搏出量。

PICCO 监测技术
(视频)

1. 心排血量测定　心排血量的测定方法与肺动脉导管法相似,利用 Stewart-Hamilton 方程式从经肺温度稀释曲线计算而得。与肺动脉导管温度稀释曲线相比,经肺温度稀释曲线更长、更平坦。因此,经肺温度稀释曲线对温度基线的飘移更敏感。但经肺温度稀释曲线不受注射剂在何种呼吸周期注射的影响。PICCO 利用经肺温度稀释法测得的 CO(COTDa)与同时利用肺动脉导管测得的 CO(COTDpa)具有相关性。

2. 容量测定　1966 年 Pearse ML 等介绍了从中心静脉同时注入温度和染料两种指示剂,在股动脉测定心排血量,同时,根据两种指示剂的不同特点(温度指示剂可透过血管壁、染料不透过血管壁),测定出血管外肺水等一系列参数的方法。早期 PICCO 即采用双指示剂法(温度和染料),并在大量临床数据的支持下总结了经验公式,发展成为现在只需用温度进行测量的单指示剂法。

单一温度稀释技术测定的容量是基于温度曲线,利用平均传送时间(MTt)和指数下斜时间(DSt)乘以心排血量计算出来的。

经肺温度稀释法和 PCCO 的测定需要一根特殊的动脉导管。该导管通常置于股动脉或腋动脉,小儿只能置于股动脉。通过该导管,可连续监测动脉压力,同时监测仪通过分析动脉压力波型曲线下面积来获得连续的心排血量(PCCO)。动脉导管带有特殊的温度探头,用于测定注射大动脉的温度变化。监测仪利用热稀释法测量单次的心排血量。测量单次的心排血量可用于校正 PCCO。通常需要测定 3 次心排血量,求其平均值来校正 PCCO。

除动脉导管外,尚需一条常规的深静脉导管用于注射冰盐水。通常深静脉导管置于上腔静脉或右心房。如果仅为校正 PCCO,经外周静脉注射冰盐水也可,只要动脉导管可得到可靠的温度反应曲线,但这时容量测定是不准确的。当冰盐水从股静脉注入时,仪器测定的 ITBV 和全心舒张末期容积(GEDV)将比实际值高 75ml(绝对值),这是因为从注射点到测定点的容量要较从上腔静脉注入高。而血管外肺水(EVLW)的值是准确的。冰盐水的注射容量取决于患者的体重及 EVLW 的多少。如果 EVLW 增多,注射容量必须增加。

心脏和肺可看成由一系列序贯而独立的容积腔组成,股动脉导管检测到的热稀释曲线可看成每个容积腔稀释曲线的组合,稀释曲线中最长衰变曲线对应的是其中最大的容积腔。将热稀释曲线取对数后进行标记,可得到稀释曲线的指数波形下降时间(DSt)和平均传输时间(MTt)(图 4-147-1)。

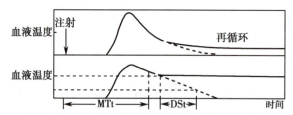

图 4-147-1 指示剂的稀释曲线及特定时间指示

MTt. 平均传输时间;DSt. 指数波形下降时间。

肺热容量(PTV)为指示剂从注入点到探测点所通过的最大容量,PTV=CO×DSt。

胸腔内热容量(ITTV)为注入点到探测点之间的全部容量,可由下列公式计算:ITTV=CO×MTt。ITTV 由 PTV 和全心舒张末期容积(GEDV)组成,后者是全部心脏的最大容量,因此 GEDV=ITTV−PTV,或 GEDV= CO×(MTt−DSt)。

胸腔内血容量(ITBV)包括心脏血容量和肺血容量,与 GED 呈线性关系,可由下列经实验和大量临床观察与统计得出的公式计算:ITBV=a×GEDV+b(研究显示 a=1.16,b=86ml/m²),也有文献用以下公式计算:ITBV=1.25×GEDV−28.4。

血管外肺水(EVLW)可由 ITTV 和 ITBV 的差值计算出来:EVLW=ITTV−ITBV(图 4-147-2)。

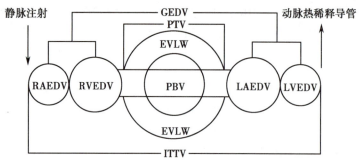

图 4-147-2 指示剂在心肺系统的混合腔示意图

RAEDV. 右心房舒张末期容积;RVEDV. 右心室舒张末期容积;LAEDV. 左心房舒张末期容积;LVEDV. 左心室舒张末期容积;ITTV. 胸腔内热容量;GEDV. 全心舒张末期容积;PTV. 肺热容量;PBV. 肺血容量;EVLW. 血管外肺水。

二、适应证及禁忌证

1. 适应证 凡适合需要血流动力学监测、任何原因引起的血管外肺水增加或存在可能引起血管外肺水增加危险因素的患者,均可采用 PICCO 监测技术。临床上常用于各种原因的休克、急性呼吸窘迫综合征、心力衰竭、水中毒、严重感染、重症胰腺炎、严重烧伤,以及大手术围术期患者血管外肺水及循环功能的监测等。

2. 禁忌证 无绝对禁忌证,有些情况为相对禁忌证,应谨慎使用,如:肝素过敏、穿刺局部疑有感染或已有感染;接受主动脉内球囊反搏治疗的患者,出血性疾病;还有一些会导致测量结果不准确的情况,如主动脉瘤、大动脉炎;动脉狭窄,肢体有栓塞史;肺叶切除,肺栓塞,胸内巨大占位性病变;体外循环期间;体温或血压短时间变化过大;严重心律失常;严重气胸、心肺压缩性疾病;心腔肿瘤;心内分流等。

三、操作方法

1. 物品准备 一次性缝合包、消毒碘伏、无菌手套、局部麻醉药(2% 利多卡因 1 支)、5ml 注射器、肝素生理盐水、100ml 冰生理盐水、中心静脉导管、PICCO 导管包及配套的温度探头和 PICCO 导管配套的压力换能器等(图 4-147-3)。

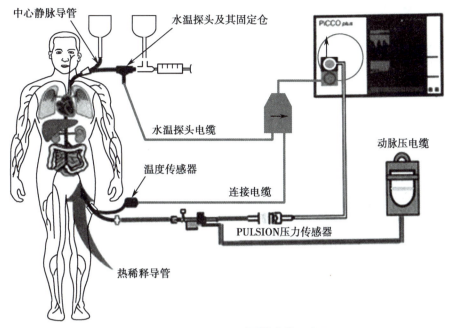

图 4-147-3　PICCO 测量的连接示意图

2. 操作步骤

(1)经颈内静脉或锁骨下静脉以 Seldinger 法置入中心静脉导管。

(2)将温度探头连接于中心静脉导管腔。

(3)连接心排血量监测仪电源线并打开电源。

(4)将"连接电缆"和"水温探头电缆"与心排血量监测仪相连接,并将"水温探头固定仓"与温度探头相连接。

(5)用"动脉压电缆"连接压力换能器和心排血量监测仪,调零。

(6)在大动脉内以 Seldinger 法置入 PICCO 热稀释导管。

(7)将"动脉压电缆"连接到热稀释导管上,换能器参考点置于腋中线第 4 肋间心房水平。

(8)输入患者的参数(如中心静脉压、身高、体重等)。

(9)准备好合适的注射溶液,在测量界面基线稳定状态下尽可能快速而平稳地从中心静脉导管弹丸式注射溶液(在 7 秒以内)。

(10)重复进行 3 次热稀释测量以初次定标,平均后记录心排血量、ITBV、EVLW 等参数。

(11)切换到脉搏轮廓测量法的显示页,可连续监测心排血量、搏出量、搏出量变异度(CSVV)等参数。

(12)停止监测时关闭电源,拔除相关导管,局部按压并注意出血情况。消毒连接线,收好备用。

3. 注意事项

(1)PICCO 导管有 5F、4F、3F 三种型号可供选择,可置于股动脉或腋动脉,一般多选择股动脉。3F 导管用于儿科患者,置于股动脉。

(2)静脉和动脉置管及留管过程中注意无菌操作。

(3)换能器压力应调零,并将换能器参考点置于腋中线第 4 肋间心房水平,一般每 6~8 小时进行一次调零。

(4)每次进行动脉压修正后都必须通过热稀释测量法对脉搏轮廓分析法进行重新校正。

(5)根据患者的情况,选择合适的注射液温度和容积,且注射液体容量必须与心排血量仪预设容积一致。

(6)接受主动脉球囊反搏的患者,测量时应暂停反搏。

(7)测量过程中患者要处于"稳定"的状态,避免快速输液或注射治疗,尤其是经中心静脉腔输液。血液温度不应该低于 30℃。

(8)动脉导管留置一般不超过 7~10 天,长时间动脉留管时,除导管相关感染外,还需注意局部缺血和栓塞。

四、监测参数及意义

1. PICCO 可连续监测下列参数:
(1)每次心脏搏动的心排血量(PCCO)及指数(PCCI)。
(2)动脉压(AP)。
(3)心率(HR)。
(4)每搏量(SV)及指数(SVI)。
(5)每搏量变化(SVV)。
(6)外周血管阻力(SVR)及指数(SVRI)。
2. PICCO 可利用热稀释法测定下列参数:
(1)心排血量(CO)及心脏指数(CI)。
(2)胸腔内血容量(ITBV)及指数(ITBI)。
(3)全心舒张末期容量(GEDV)及指数(GEDI)。
(4)血管外肺水(EVLW)及指数(ELWI)。
(5)心功能指数(CFI)。
(6)全心射血分数(GEF)。
(7)肺血管通透性指数(PVPI)。
3. 各参数意义
(1)CI 3.5~5.5L/(min·m²):CI 低于 2.5L/(min·m²)时可出现心力衰竭,低于 1.8L/(min·m²)并伴有微循环障碍时为心源性休克。
(2)ITBI 850~1 000ml/m² :小于低值为前负荷不足,大于高值为前负荷过重。
(3)GEDI 680~800ml/m² :小于低值为前负荷不足,大于高值为前负荷过重。
(4)ELWI 3~7ml/kg:大于高值为肺水过多,将出现肺水肿。
(5)PVPI 1~3 :反映右心室后负荷大小。
(6)SVV ≤ 10%,PPV ≤ 10%:反映液体复苏的反应性。
(7)SVRI 1 200~2 000dyn·s·cm⁻⁵·m² :反映左心室后负荷大小;体循环中小动脉病变,或因神经体液等因素所致的血管收缩与舒张状态,均可影响结果。
(8)左心收缩力(dPmax)1 200~2 000mmHg/s:反映心肌收缩力。

五、临床应用

1. 判断休克类型、了解心脏泵功能　心排血量和外周血管阻力监测可指导休克患者血流动力学分类,进行氧代谢计算和监测,指导临床治疗。

2. 早期诊断肺水肿、直接反映肺水肿的严重程度　中心静脉压(CVP)和肺动脉楔压(PAWP)并不能真实反映肺水肿的变化情况,湿啰音和胸部 X 线片则相对滞后于临床,EVLW 能够在床边反映肺水肿动态变化。EVLW>7ml/kg 明确诊断存在肺水肿。

3. 鉴别肺水肿类型、协助急性呼吸窘迫综合征的诊断　临床常见两类肺水肿:高通透性肺水肿(如急性呼吸窘迫综合征)和高静水压性肺水肿(如心源性肺水肿)。肺血管通透性指数(PVPI)可依据血管外肺水和肺血容量的比值推算出。急性左心衰竭和高容量状态导致的高静水压性肺水肿,不仅血管外肺水明显增加,肺血容量也会明显增加,而 PVPI 降低或正常。相反,若血管外肺水增加是由急性呼吸窘迫综合征引起,则肺血容量不增加,PVPI 将明显增加。可见,PVPI 可能是反映肺毛细血管通透性、鉴别急性呼吸窘迫综合征高通透性肺水肿与高静水压肺水肿的标志性指标。有研究显示,若以 PVPI ≥ 3 来诊断急性呼吸窘迫综合征高通透性肺水肿,其敏感性达 85%,特异性达 100%。

4. 更好地指导容量状态的评价和管理　临床上常通过 CVP 和 PAWP 间接了解心脏容量负荷来指导液体复苏,但由于心脏顺应性的改变、肺毛细血管通透性的变化、胸腔内压力的改变以及瓣膜病变等因素的影响,CVP 和 PAWP 与心脏容量状况之间的相关性很差。有研究显示,ITBV、EVLW 及 SVV 等容量指标相对PAWP 和 CVP 等压力指标能更好地反映患者前负荷状态,指导临床容量管理。

5. 指导呼气末正压通气（PEEP）的选择和肺复张效果的评价　PEEP 是治疗 ARDS 的重要手段,应用适当的 PEEP 可以减少 EVLW。研究显示,早期应用 PEEP 可以减少 EVLW,同时获得较高的氧合指数,且 PEEP 减少 EVLW 的程度与 PEEP 水平直接相关。另外,研究显示,肺保护通气策略可以减低 EVLW,EVLW 可以指导肺复苏效果的评价。

6. 反映危重病患者的预后　有研究发现 EVLW 和氧合指数、机械通气时间及住院病死率均显著相关,提示 EVLW 对判断危重病患者的病情及预后均有着重要的价值。因此,动态评价血管外肺水可作为患者预后的判断指标之一。

(朱华栋)

【推荐阅读文献】

［1］刘大为 . 临床血流动力学 . 北京 : 人民卫生出版社 , 2013.
［2］邱海波 . ICU 监测与治疗技术 . 上海 : 上海科学技术出版社 , 2009.
［3］于学忠 . 协和急诊医学 . 北京 : 科学出版社 , 2011.

第 148 章　急诊超声技术

急诊超声（emergency ultrasound）专指针对急诊危重患者进行的有重点、目标明确、由临床医师完成且检查结果直接影响临床决策的超声检查。与传统的由超声科医师完成的床旁超声检查相比，既有区别也有联系。首先，急诊床旁超声检查是根据急危重患者病情的需求，进行有目的、有重点的超声检查；其次，必须在床旁快速完成，有易于辨认的急危重病超声征象，便于临床医师学习及普及；最后，床旁超声检查可反复进行，动态观察，结合临床变化，综合考虑，以便准确评估患者病情。

一、适应证

1. 急性创伤患者的快速评估，排除脏器损伤所致的胸腹腔及心包腔积血。
2. 急性呼吸困难患者的病情评估 / 病因鉴别。
3. 休克患者的病情评估 / 病因鉴别。
4. 急性胸痛 / 腹痛患者的病情评估 / 病因鉴别。
5. 动、静脉血栓的动态监测。
6. 引导有创穿刺操作，如胸腹腔穿刺、动静脉穿刺置管等。
7. 其他应用，包括颅内组织和脑血流检测、眼球和瞳孔评估、气道评估和气管导管位置确认、肾脏灌注监测、胃肠道功能评估、诊断骨折等。

二、禁忌证

无明确的绝对禁忌证。

三、应用内容

1. 针对创伤患者的 FAST 检查　FAST（focus assessment with sonography for trauma）检查是针对创伤患者有重点的超声检查，探查是否存在因脏器损伤所致的胸腹腔出血。FAST 检查的内容包括双侧胸腔、心包腔、右上腹部肝肾隐窝（Morison capsule）、左上腹部脾肾间隙、子宫直肠陷凹。eFAST（extend FAST）检查则增加了双侧膈下间隙、两侧结肠旁沟。适用于急性创伤患者的初步评估，尤其适用于突发群体性创伤事件，可以帮助迅速对受伤人员进行筛选和处理。

2. 针对急性呼吸困难患者的肺超声检查　肺超声检查（lung ultrasound）是急诊床旁超声技术应用于呼吸系统及循环系统评估的重要内容。既往认为肺等含气组织是超声检查的禁忌，但研究表明可以通过超声的间接征象来判断肺部病变情况。包括急性呼吸困难患者的病因鉴别：①诊断气胸，肺超声的征象包括肺滑行征消失、出现肺点、B 线消失。②诊断胸腔积液和估计积液量。胸腔积液的超声征象通常为液性无回声区，根据测量积液的厚度或面积来估算积液量，决定是否需穿刺引流。③诊断肺不张 / 肺实变。超声征象为肝样变肺组织、支气管充气征、肺搏动等，通过支气管充气征是否为动态来判断肺组织是否可复张。④肺部炎症性渗出，超声征象为局灶性或不均质 B 线增多，胸膜线不连续，胸膜下小面积、局灶性、不均质的肺实变及积液。⑤血管外肺水增多，超声征象为弥漫性、均质的 B 线增多，可鉴别心源性肺水肿和急性呼吸窘迫综合征。

3. 针对休克患者的病情评估 / 病因鉴别　病因鉴别：①心脏泵功能评估，包括左心室收缩功能（胸骨旁短轴或剑突下切面，目测心室壁局部及整体运动情况，测左心室缩短分数或左心室射血分数）、右心室舒张功能（右心室大小和室隔室壁运动的评估，心尖四腔平面可测量右心室舒张末面积，用来评估右心室舒张容积,并可测得右 / 左心室舒张末面积比值,0.6~1.0 为中度右心室扩张,≥ 1.0 为重度右心室扩张)。②容量状态评估,包括左心室最大前后径、左心室缩短分数、目测心腔充盈情况(胸骨旁短轴 / 心尖四腔心切面,心室前后壁贴壁即亲吻征出现提示容量不足),下腔静脉(inferior vena cava,IVC)直径及呼吸变异度(取距离右心房出口 1~2cm 处测量 IVC 直径及呼吸变异度,IVC<1.5cm 且呼吸变异度 >50% 提示容量不足,IVC>2.5cm 且呼吸变异度 <50% 提示容量过度。此外,IVC 变异度与患者容量复苏的液体反应性相关,IVC 呼吸变异度大提示患者液体反应性好),颈内静脉直径及呼吸变异度、血管外肺水含量(联合肺超声评估两肺血管外肺水含量)等指标。③排除心脏及大血管急症,包括急性心脏压塞、急性瓣膜功能不全、主动脉夹层破裂等。④可通过动态评估补液治疗过程,联合被动抬腿试验或补液试验,通过 IVC 呼吸变异度反映患者液体反应性,提示补液治疗是否有效,临床决定是否继续补液;联合心肺超声检查,若肺超声血管外肺水明显增多,且心超见心功能受损,左心房增大,提示心源性肺水肿出现,临床应暂停补液,脱水利尿处理。

4. 急腹症病因鉴别　腹部超声检查对急腹症病因鉴别有很大价值,患者一般不需特别准备,某些情况下如需探查盆腔,可通过导尿管向膀胱内注入生理盐水 300ml,使膀胱充盈。部分患者受到胃肠胀气影响,以及炎症病变处于早期,超声诊断较困难。急腹症的病因鉴别包括:①急性阑尾炎。正常阑尾直径 ≤ 7mm,超声多不显示,发生炎症的阑尾呈蚯蚓或腊肠样肿胀,横断呈"靶环征",阑尾腔内可伴有强回声及声影,阑尾周围非均匀性回声增强、减低性包块,界限模糊,提示阑尾脓肿。②急性胆囊炎。正常胆囊直径长 7~9cm,宽 3~5cm,壁厚 1~2mm。胆囊炎症可表现为不同程度胆囊肿大,壁增厚,若胆汁浑浊、胆囊壁厚 >3mm 呈"双边"影,提示化脓性胆囊炎。胆囊壁高度增厚,>5mm,且厚薄不规则,为无回声或强回声,腔内积脓,可有结石回声,提示坏疽性胆囊炎。③急性胰腺炎。正常胰头前后径 <2.5cm,胰体 <2.0cm,胰尾 <1.5cm。单纯水肿型胰腺炎,胰腺弥漫性肿大,以前后径为主,胰腺形态饱满膨出,轮廓光整、清楚,胰腺内部回声减弱,均匀低回声。出现坏死型胰腺炎,表现弥漫性肿大,边缘不规则,境界不清晰,胰腺内部回声更低,甚至近于无回声或内部回声不均,可见粗大强回声斑块,胰管不扩张或轻度扩张,胰腺周围常出现一层弱回声带,是重要的间接征象之一,另外可见胰周积液及假性囊肿。④妇科急腹症。如急性盆腔炎、子宫附件炎、卵巢囊肿蒂扭转和异位妊娠破裂等,超声表现可见盆腔积液、盆腔积脓等。

5. 动、静脉血栓筛查　超声探查血管内有无血栓形成,在二维超声模式下观察血管壁是否光整,管腔内有无回声程度不一的斑块影。探查静脉血栓时,可借助探头按压血管,正常静脉易被压闭,若血管不能被压闭,考虑有血栓形成。探查动脉血栓时,可借助彩色多普勒,观察血管内色彩充盈是否完整,是否有彩色血流(血栓致湍流)形成。在探查时,动作轻柔,沿血管解剖走行,可横断面血管扫查,也可沿血管长轴扫查,重点扫查血栓好发部位,如下肢深静脉血栓(DVT)。

6. 在心肺复苏中的应用　包括:快速明确可逆转因素造成的心搏骤停,如张力性气胸、大量心包积液导致心脏压塞、极低血容量休克等;判断有无心脏的机械活动,预测复苏的成功率;快速引导动静脉穿刺,有助于经皮冠状动脉造影和建立体外心肺复苏(ECPR);复苏后各个主要脏器功能的监测。

7. 引导有创操作　利用超声可视化引导中心静脉、外周静脉、动脉穿刺置管能提高穿刺成功率,减少并发症,特别适用于困难置管者。此外,超声还可协助人工气道的建立,联合肺超声帮助确定气管位置,避免食管插管或气管插管过深;还可引导胸 / 腹腔及心包腔积液、血肿和脓肿的穿刺引流。

四、注意事项

1. 急诊医师应接受规范的急诊超声培训,并在取得相应资质后才能用于临床决策。

2. 超声检查结果要结合临床实际情况综合分析,避免盲目依靠超声。

3. 注意操作前后的手卫生和仪器消毒,防止交叉感染。

(张　茂)

【推荐阅读文献】

［1］国家卫生健康委员会能力建设和继续教育中心 . 临床科室超声技能分册 . 2 版 . 北京 : 人民卫生出版社 , 2017.

［2］LICHTENSTEIN D A,. Whole body ultrasonography in the critically illness. Berlin Heidelberg: Springer-Verlag, 2010.

［3］NOBLE V E, NELSON B, SUTINGCO A N. Manual of emergency and critical care ultrasound. New York: Cambridge University Press, 2007.

第 149 章 主动脉内球囊反搏术

主动脉内球囊反搏(intra-aortic balloon pump counterpulsation,IABP)是一种机械性血流动力学支持方法,将一根带球囊的导管放置于降主动脉内左锁骨下动脉开口远端,在心脏舒张期球囊充气,在心脏收缩前球囊放气,从而起到辅助循环的作用。

一、适应证

主动脉内球囊反搏术(视频)

1. 心源性休克(左心衰竭或急性心肌梗死的机械性并发症)。
2. 顽固性心绞痛。
3. 体外循环后低心排血量。
4. 高危或复杂性血管成形术中辅助治疗。
5. 严重冠状动脉狭窄患者行外科手术时的预防治疗。
6. 等待进一步治疗的顽固性心肌缺血。
7. 难治性心力衰竭进一步治疗前的过渡治疗。
8. 顽固性室性心律失常进一步治疗前的过渡治疗。

二、禁忌证

1. 轻度以上主动脉瓣关闭不全。
2. 主动脉夹层或明显的主动脉瘤。
3. 未得到控制的脓毒症。
4. 未得到控制的凝血功能障碍。
5. 不能使用支架预先处理的严重外周动脉疾病。

三、IABP 的实施

(一) 反搏装置

球囊反搏导管与漂浮导管结构相似,导管末端有一可充气的球囊,导管有单腔与双腔两种。单腔导管只有气体进出的通道,双腔导管除反搏气体进出的通道外还有一通道可以置入导丝、监测动脉血压、采取动脉血样、注入造影剂。球囊也有单囊与双囊两种,临床上多使用单囊导管。球囊充气容积固定,根据容积大小有不同型号。反搏在气体压缩机与真空泵压缩与抽吸下对球囊进行充气与放气。球囊内注入的气体多为氮气或二氧化碳。机器的调控部分负责反搏的触发。触发一般根据监测的心电图信号进行,保证反搏与心脏搏动同步。

(二) 导管的选择

IABP 辅助循环的效果受导管球囊容积影响明显,因此选择球囊大小适宜的导管非常重要。球囊过小时不能发挥循环辅助作用。球囊过大时扩张受限,不仅不能均匀扩张且易导致球囊破裂,还可造成血液有形成分的破坏与血管管壁的损伤。目前临床上主要根据患者身高选择球囊反搏导管,身高大于 180cm 的患者选用 50ml 的球囊反搏导管,身高 165~180cm 的患者选用 40ml 的球囊反搏导管,身高小于 165cm 的患者选用 34ml 的球囊反搏导管。小儿根据体重选择导管。

(三) 球囊反搏导管的置入

反搏导管的置入位置一般选择股动脉,心脏手术中也可选择经升主动脉置管。常采用 Seldinger 技术经

皮穿刺股动脉置管,对小儿或股动脉较细的患者可切开股动脉置管。置管前先检查球囊是否漏气。经皮穿刺股动脉置管步骤如下:

1. 穿刺区域消毒铺巾。

2. 局部麻醉后以穿刺针刺入股动脉,回抽血液顺利后通过针芯将导丝送入股动脉,保留导丝并退出穿刺针。

3. 在导丝旁皮肤切一小口,沿导丝送入扩张器扩张穿刺部位,退出扩张器。

4. 经导丝置入动脉内鞘管,回抽血液顺利后将导丝退出。

5. 测量股动脉切口至胸骨切迹的距离为导管置入长度,在导管上栓线标记。

6. 经动脉内鞘管置入反搏球囊反搏导管至预定长度后将鞘管向体外撤出,一般动脉内保留鞘管 12cm 即可。

7. 固定鞘管与导管。

8. 导管与反搏机器连接即可反搏。

(四) 反搏机器的操作

1. 监测动脉压与波形　使用单腔球囊反搏导管时应行桡动脉置管测压,使用双腔球囊反搏导管时接测压管即可直接监测动脉血压与波形。根据动脉压力波形调整反搏时相。

2. 监测心电图　反搏一般通过心电图触发,应选择 T 波低平、R 波明显的导联触发反搏。监测心电图还可观察心脏节律的变化。

3. 反搏时相调整　通过心电图触发反搏应使球囊在 T 波顶部时充气,在 QRS 波前即刻放气。通过动脉压力波触发反搏时,应在主动脉瓣关闭出现重搏切迹时球囊充气,主动脉瓣开放前即刻放气。

四、并发症

1. 肢体(和内脏)缺血　将 IABP 经股总动脉置入很重要。因为股浅动脉或股深动脉两个分支血管通常都不足以大到在允许置入 IABP 的同时又不会造成动脉阻塞和肢体缺血。

2. 血管撕裂　动脉夹层常由于导丝推送不当,随后 IABP 置入至假腔所致。球囊可能在此错误位置仍正常运作。可通过超声检查来诊断夹层,有夹层时需要立即移除球囊。

3. 脊髓缺血和内脏缺血(包括肾缺血)。

4. 脑血管意外　是 IABP 的罕见并发症。脑缺血仅发生于当 IABP 置入太接近近端或偶然向近端移位时,或用力冲洗球囊中心腔且有血栓冲出时。

5. 脓毒症　并不常见,除非 IABP 连续使用 7 天以上,可通过严格的无菌操作技术使感染降至最低。

6. 球囊破裂　属罕见事件,通常与球囊泵挤压到钙化斑块有关。

7. 其他并发症包括血小板计数下降、溶血、血肿、腹股沟感染和周围神经病变等。

五、注意事项

1. 最初放置 IABP 后应行胸部 X 线片检查,之后要每日复查,以确认导管尖端的位置。

2. 应在 IABP 置入前、后及随后一日 3 次记录穿刺点远端脉搏情况。

3. 应由有该系统使用经验的执业医师评估 IABP 压力波形,一日 2 次。

4. 在使用 IABP 期间,应给予充分有效的肝素抗凝,并监测抗凝效果。

5. IABP 反搏压的提高需要一定的血管张力,正性肌力药物等血管活性药的使用必不可少。

6. 酸中毒降低心肌收缩力,因此实施反搏应纠正酸中毒。

7. 正常的循环血容量是维持循环功能稳定的前提,血容量不足易引起低血压、心率增快,液体过多会加重心脏负担,因此反搏中应维持血容量正常。

8. 纠正心脏节律紊乱对提高反搏效果也非常重要,应药物纠正心律失常。

(洪玉才)

【推荐阅读文献】

［1］PERERA D, STABLES R, CLAYTON T, et al. Longterm mortality data from the balloon pump assisted coronary intervention study (BCIS1): a randomized, controlled trial of elective. balloon counterpulsation during high risk percutaneous coronary intervention. Circulation, 2013, 127 (2): 207-212.

［2］RASTAN A J, TILLMANN E, SUBRAMANIAN S, et al. Visceral arterial compromise during intra-aortic balloon counterpulsation therapy. Circulation, 2010, 122 (11suppl): s92-99.

［3］THEOLOGOU T, BASHIR M, RENGARAJAN A, et al. Preoperative intra aortic balloon pumps in patients undergoing coronary artery bypass grafting. Cochrane Database Syst Rev, 2011, 19 (1) : CD004472.

第 150 章　体外膜氧合

体外膜氧合（extracorporeal membrane oxygenation，ECMO）是体外循环技术范围的扩大和延伸。ECMO的原理其实非常简单，就是通过引流管将血液从体内引出到体外，人工膜式氧合器氧合后经泵头将氧合后的血液通过灌注管灌入体内，借此进行心肺支持。ECMO 治疗期间，心肺得到充分休息，人工膜式氧合器可进行有效的二氧化碳清除和氧气摄取，驱动泵头使血液周而复始地循环流动，为自身心肺功能恢复赢得宝贵时间。

根据不同适应证，目前 ECMO 主要用于可逆性病因引起的急性呼吸和 / 或循环衰竭，等待脏器捐赠或脏器移植的过渡支持。ECMO 的实施及管理是治疗是否成功的关键，涉及循环、呼吸、胃肠道、感染、外置管路、院内或院前转运、伦理等一系列问题。

体外膜氧合（视频）

一、适应证

1. V-V ECMO　各种可逆原因导致的顽固性呼吸衰竭，常规方法治疗无效，如急性呼吸窘迫综合征、等待肺移植的过渡治疗。

2. V-A ECMO　各种可逆原因导致的心力衰竭或心肺衰竭，常规方法治疗无效，如暴发性心肌炎、急性心肌梗死的机械并发症、脓毒性心肌病、毒物或药物相关心肌抑制、高危肺栓塞、等待心脏移植的过渡治疗、呼吸心搏骤停。

二、禁忌证

原发病不可逆，如严重神经系统损伤、终末期恶性肿瘤等是绝对禁忌证。如患者合并重度主动脉关闭不全、主动脉夹层也不易行 V-A ECMO。对于中枢神经系统以外的其他部位的不可控制性出血，ECMO 是相对禁忌证。

三、ECMO 的实施

1. 导管的选择　成年患者灌注管插管通常选择 15~17F，引流管插管通常选择 19~21F。在穿刺前建议超声常规探查血管有无畸形、变异、血栓、瘤样扩张等。

2. 置管步骤　以右侧股动脉 - 左侧股静脉置管为例。①超声定位，患者取平卧位，双下肢呈外展外旋位，常规消毒，铺无菌巾。②右下肢屈曲外展位，取右侧腹股沟韧带中外 1/3 下方 1~2cm 搏动最强点为穿刺点；常规消毒、铺巾，利多卡因局部麻醉，持穿刺针与冠状面成 45° 角向脐水平进针，回抽见鲜红色动脉血，置入导丝，退出穿刺针，扩皮器扩开皮肤及皮下组织，沿导丝置入 ECMO 导管，退出导丝，缝合固定导管，阻断钳暂时夹闭导管。③取左侧腹股沟韧带下 2~3cm，股动脉搏动最强点内侧 0.5~1cm 为穿刺点；2% 利多卡因局部浸润麻醉，持穿刺针 30° 角进针约 3cm，回抽见暗红色静脉血，置入导丝，退出穿刺针，扩皮器扩开皮肤及皮下组织，沿导丝置入 ECMO 导管，退出导丝，缝合固定导管，阻断钳暂时夹闭导管。④动静脉导管分别连接 ECMO 管路，将 ECMO 转速上调至 1 000~1 500 转 /min，松开静脉置管阻断钳，再松开动脉置管阻断钳，上调 ECMO 转速至理想血流量水平。

3. 股动脉置管深度不超过髂总动脉分叉处，股静脉置管深度右侧入路 35~40cm，左侧入路 40~45cm，常规超声或 X 线定位，引流管尖端位于下腔静脉 - 右心房交界处。

4. 调整 ECMO 流量，维持平均动脉压在 65mmHg，监测 ACT 维持在 160~200 秒，或 APTT 维持在正常上限 1.5~2 倍。

四、并发症

1. 出血　是最常见的并发症,因为需要使用抗凝剂,因此增加出血风险;长时间心功能不全导致肝功能下降,凝血因子合成障碍;危重症患者血小板数量及质量障碍;体外生命支持对血小板的机械性破坏等。

2. 缺血　最常见动脉插管肢体远端部位缺血、坏死,导致截肢。

3. 感染　各种人工管路表面接触均易产生感染,常见感染部位为血液、肺部、尿路及插管感染。

4. 机械风险　辅助过程中管路移位、脱落,机器失灵,管路中血栓形成,无法运行等。

五、注意事项

1. 股动脉置管选择股总动脉,避免股浅动脉入路置管造成远端肢体缺血坏死。

2. 置管后行床边胸部 X 线片或床边超声检查,明确导管尖端位置。

3. 每日检查管路、膜肺及接头处有无血栓形成,必要时监测氧合器前后血气,了解氧合器功能。

4. 在使用 ECMO 期间,应给予充分有效的肝素抗凝,并监测抗凝效果。

5. 在使用 ECMO 期间,应给予患者充分镇痛、适当镇静,清醒 ECMO 患者加强宣教,避免患者肢体移动造成管路移位,甚至脱落。

6. 在使用 ECMO 期间,应定期复查外周动脉血气,调整呼吸机参数设置及 ECMO 气血比。

7. 正常的循环血容量是维持循环功能稳定的前提,血容量不足易引起低血压、心率增快,液体过多会加重心脏负担,因此 ECMO 治疗过程中应维持血容量正常。

(张劲松)

【推荐阅读文献】

［1］DECHERT R E, PARK P K, BARTLETT R H. Evaluation of the oxygenation index in adult respiratory failure. J Trauma Acute Care Surg, 2014, 76 (2): 469-473.

［2］VILLAR J, AMBRÓS A, SOLER J A, et al. Stratification and outcome of acute respiratory distress syndrome (STANDARDS) Network: age, Pao2/Fio2, and plateau pressure score: a proposal for a simple outcome score in patients with the acute respiratory distress syndrome. Crit Care Med, 2016, 44 (7): 1361-1369.

附　录

附录一　急诊常用评分

一、针对性的评分系统

1. 急性创伤相关评分（附表 1-1~ 附表 1-4）

附表 1-1　创伤指数（trauma index，TI）

项目		分值 / 分			
		1	3	5	6
部位	四肢	躯干背部		胸腹部	头、颈部
创伤类型	撕裂伤	刺伤		钝挫伤	弹道伤
循环	正常	血压 <13.6kPa，脉搏 >100 次 /min		血压 <10.6kPa，脉搏 >140 次 /min	血压、脉搏测不到
意识	倦怠	嗜睡		浅昏迷	深昏迷
呼吸	胸痛	呼吸困难		发绀	无呼吸

注：5~9 分为轻伤；10~16 分为中度伤；>17 分为重伤。

附表 1-2　CRMAS 评分法

指标	分值 / 分		
	2	1	0
循环（C）	毛细血管充盈正常，收缩压 >100mmHg	毛细血管充盈迟缓，收缩压 85~99mmHg	无毛细血管充盈，收缩压 <85mmHg
呼吸（R）	正常	费力，浅，或 >35 次 /min	无自主呼吸
胸腹（A）	无压痛	有压痛	连枷胸、板状腹或有穿通伤
运动（M）	正常	只对疼痛刺激有反应	无反应
语言（S）	正常	言语错乱，语无伦次	说话听不懂或不能发音

注：CRMAS 评分法（circulation，respiration，abdomen，motor and speech scale，CRAMS scale）；总分 9~10 分为轻伤，7~8 分为重伤，6 分为极重度伤。

附表 1-3　PHI 评分法

参数	级别	分值 / 分
收缩压 /kPa	>13.33（100mmHg）	0
	11.46~13.20（86~99mmHg）	1
	10~11.33（75~85mmHg）	3
	<9.86（74mmHg）	5
脉搏 /（次·min^{-1}）	51~119	0
	>120	3
	<50	5

续表

参数	级别	分值/分
呼吸/(次·min⁻¹)	正常(14~28)	0
	费力或表浅(>30)	3
	缓慢(<10)或需插管	5
神志	正常	0
	模糊或烦躁	3
	不可理解的言语	5
附加伤部及伤型	无胸或腹部穿通伤	0
	有胸或腹部穿通伤	4

注:1. PHI 评分法(prehospital index,PHI)。

2. 将上述 5 项参数级别所得分值相加:0~3 分为轻伤员;4~5 分为中度伤员;6 分以上为重伤员。

3. 只适用于 15 岁以上的创伤患者。

附表 1-4　修订创伤评分(revised trauma score,RTS)

GCS/分	收缩压/mmHg	呼吸/(次·min⁻¹)	分值/分
13~15	>89	10~29	4
9~12	76~89	>29	3
6~8	50~75	6~9	2
4~5	1~49	1~5	1
3	0	0	0

注:RTS 分值范围为 0~12 分,分值越低伤情越重。>11 分为轻伤;<11 分为重伤;<12 分送至创伤中心。GCS 为格拉斯哥昏迷评分。

2. 格拉斯哥昏迷评分(Glasgow coma score,GCS)(附表 1-5)

附表 1-5　格拉斯哥昏迷评分

项目		评分/分
A. 睁眼反应	自动睁眼	4
	呼之睁眼	3
	疼痛引起睁眼	2
	不睁眼	1
B. 言语反应	正常交流	5
	言语错乱	4
	只能说出(不适当)单词	3
	只能发音	2
	无发音	1
C. 运动反应	能按指令动作	6
	对疼痛刺激定位反应	5
	对疼痛刺激屈曲反应	4
	异常屈曲	3
	异常伸展	2
	无反应	1

注:1. 13~14 分为轻度昏迷,9~12 分为中度昏迷,3~8 分为重度昏迷。

2. 选评判时的最好反应计分,运动评分左侧右侧可能不同,用较高的分数进行评分。

3. 急诊脓毒症病死率评分（mortality in emergency department sepsis score，MEDS）（附表 1-6）

附表 1-6　急诊脓毒症病死率评分

变量	分值 / 分	变量	分值 / 分
快速进展的终末疾病	6	血小板计数 <150×10^9/L	3
年龄 >65 岁	3	神志状态改变	2
中性杆状核粒细胞 >5%	3	居住在养老院	2
呼吸急促或低氧血症	3	下呼吸道感染	2
休克	3		

二、非特异性评分系统

1. 急性生理与慢性健康评分（acute physiology and chronic health evaluation，APACHE）（附表 1-7~ 附表 1-9）

附表 1-7　急性生理与慢性健康评分 Ⅱ（APACHE Ⅱ）——急性生理学评分

变量	异常升高分值 / 分				0 分	异常降低分值 / 分			
	4	3	2	1		1	2	3	4
1. 直肠温度 /℃	≥ 41	39~40.9		38.5~38.9	36~38.4	34~35.9	32~33.9	30~31.9	≤ 29.9
2. 平均动脉压 /mmHg	≥ 160	130~159	110~129		70~109		50~69		≤ 49
3. 心率 /（次·min^{-1}）	≥ 180	140~179	110~139		70~109		55~69	40~54	≤ 39
4. 呼吸频率 /（次·min^{-1}）	≥ 50	35~49		25~34	12~24	10~11	6~9		≤ 5
5. PaO$_2$/mmHg（FiO$_2$<50%）或 P$_{A\text{-}a}$O$_2$（mmHg）（FiO$_2$ ≥ 50%）	≥ 500	350~499	200~349		>70 <200	61~70		55~60	<55
6. 动脉血 pH 或静脉血 HCO$_3^-$/（mmol·L^{-1}）	≥ 7.7	7.6~7.69		7.5~7.59	7.33~7.49		7.25~7.32	7.15~7.24	<7.15
或静脉血 HCO$_3^-$/（mmol·L^{-1}）	≥ 52	41~51.9		32~40.9	22~31.9		18~21.9	15~17.9	<15
7. 血钠浓度 /（mmol·L^{-1}）	≥ 180	160~179	155~159	150~154	130~149		120~129	111~119	≤ 110
8. 血钾浓度 /（mmol·L^{-1}）	≥ 7.0	6~6.9		5.5~5.9	3.5~5.4	3~3.4	2.5~2.9		<2.5
9. 血清肌酐浓度 /（μmol·L^{-1}）	≥ 309.4	176.8~309.4	132.6~176.8		53.04~132.6		<53.04		
10. 血细胞比容 /%	≥ 60		50~59.9	46~49.9	30~45.9		20~29.9		<20
11. 白细胞计数 /（×10^9·L^{-1}）	≥ 40		20~39.9	15~19.9	13~14.9		1~2.9		<1
12. 神经功能	等于 15 分减去实际 GCS 的分值								

注：1. 计算呼吸频率时不考虑患者是否接受机械通气。

2. P$_{A\text{-}a}$O$_2$=［FiO$_2$×（760-47）-PaCO$_2$/R-PaO$_2$］，R 指呼吸熵，通常取 0.8。P$_{A\text{-}a}$O$_2$，肺泡动脉血氧分压差；FiO$_2$，吸入气氧浓度。

3. 项目 9，如果存在急性肾衰竭，分值加倍，最高为 8 分。

4. 项目 12，如果患者使用了镇静剂，不能对神经系统功能作出判断，应以镇静前的情况为标准，如没有可信的镇静前资料，则视该项正常。

附表 1-8　APACHE Ⅱ——年龄评分

年龄 / 岁	分值 / 分	年龄 / 岁	分值 / 分
≤ 44	0	65~74	5
45~54	2	≥ 75	6
55~64	3		

附表 1-9　APACHE Ⅱ——慢性健康状况评分

既往健康状况	分值 / 分
无下述所指的慢性病①	0
有下述所指的慢性病,患者为择期手术后	2
有下述所指的慢性病,患者为非手术或急诊手术后	5

注:①指住院前患者具有严重器官功能障碍或免疫功能受损病史,判定标准如下(具备一项即可)。a. 肝脏:肝活检证实有肝硬化及门静脉高压;有门静脉高压导致的上消化道出血病史;或有肝功能衰竭 / 肝性脑病 / 肝昏迷病史。b. 心血管:纽约心脏病学会心功能分级Ⅳ级。c. 呼吸:慢性限制性、阻塞性或血管性疾病导致的严重活动受损,如不能上楼或做家务;或具有慢性低氧血症、高碳酸血症、继发性红细胞增多症、严重的肺动脉高压(>40mmHg);或呼吸机依赖史。d. 肾脏:正在接受慢性透析治疗。e. 免疫功能受损:患者已经接受了可抑制抗感染能力的治疗,如免疫抑制剂、化疗、放疗、长期或近期使用大剂量类固醇,或者又足以抑制抗感染能力的疾病,如白血病、淋巴瘤、艾滋病(AIDS)等。

2. 序贯器官衰竭评分(sepsis-related organ failure assessment, SOFA)(附表 1-10)

附表 1-10　序贯器官衰竭评分(SOFA)

变量	分值 / 分			
	1	2	3	4
PaO_2/FiO_2/mmHg(呼吸机支持)	<400	<300	<200	<100
血小板计数 /($\times 10^9 \cdot L^{-1}$)	<150	<100	<50	<20
血清总胆红素 /($\mu mol \cdot L^{-1}$)	20~32	33~101	102~204	>204
低血压状态	平均动脉压 <70mmHg	多巴胺 ≤ 5 或任何剂量的多巴酚丁胺	多巴胺 >5 或肾上腺素 ≤ 0.1 或去甲肾上腺素 ≤ 0.1	多巴胺 >15 或肾上腺素 >0.1 或去甲肾上腺素 >0.1
GCS	13~14	10~12	6~9	3~5
血清肌酐 /($\mu mol \cdot L^{-1}$)	110~170	171~299	300~440	>440
尿量 /($ml \cdot d^{-1}$)			<500	<200

注:1. 使用拟肾上腺药物至少需要 1 小时[剂量单位均为 $\mu g/(kg \cdot min)$]。

2. GCS 为格拉斯哥评分,如患者使用镇静或肌肉松弛剂,记录使用之前的分值。

3. 肾脏项目评分由血清肌酐和尿量两个变量决定,其评分为单个变量的最大评分,不累计积分。

3. 多器官功能障碍(MODS)评分系统(附表 1-11)

每个脏器系统的分值为 0~4 分;0 分——脏器功能基本正常;4 分——显著的脏器功能失常;MODS 评分的总分为 0~24 分;与 ICU 病死率有显著的正相关关系,评分 >20 分时,病死率达 100%。

附表 1-11　多器官功能障碍（MODS）评分系统

项目	评分 / 分				
	0	1	2	3	4
PaO$_2$/FiO$_2$/mmHg	>300	226~300	151~225	76~150	≤ 75
血肌酐 /（μmol·L^{-1}）	≤ 100	101~200	201~350	351~500	≥ 500
血胆红素 /（μmol·L^{-1}）	≤ 20	2~60	61~120	121~240	>240
脉搏校正的心率	≤ 10	10.1~15	15~20	20.1~30	>30
血小板计数 /（×10^9·L^{-1}）	>120	81~120	51~80	21~50	≤ 20
格拉斯哥昏迷评分 / 分	15	13~14	10~12	7~9	≤ 6

注：脉搏校正的心率＝心率 ×（右室压 / 平均动脉压）；如果某项指标未测定，按 0 分计；各指标评分相加为总积分。

三、潜在危重病评分系统

改良早期预警评分（modified early warning score，MEWS）（附表 1-12）

附表 1-12　改良的早期预警评分 MEWS 评分表

参数	分值 / 分						
	3	2	1	0	1	2	3
AVPU 评分				清醒	对声音有反应	对疼痛有反应	无反应
呼吸频率 /（次·min^{-1}）		<9		9~14	15~20	21~29	≥ 30
心率 /（次·min^{-1}）		<40	41~50	51~100	101~111	112~129	≥ 130
收缩压 /mmHg	<70	71~80	81~100	101~199		≥ 200	
体温 /℃		<35.0		35.0~38.4		>38.4	

注：AVPU 分别为：A（alert），V（reaction to voice），P（reaction to pain），U（unresponsive）。

MEWS 评分 5 分：是鉴别患者严重程度的最佳临界点。评分 <5 分，大多数不需住院治疗；评分 ≥ 5 分，病情变化危险增大，有"潜在危重病"危险，住专科病房甚至 ICU 的危险增大；评分 >9 分，死亡危险明显增加，需住 ICU 接受治疗。

血常规检查

项目	正常范围	
白细胞（WBC）	成人:$(4.0\sim10.0)\times10^9$/L	
	新生儿:$(15.0\sim20.0)\times10^9$/L	
	6个月~2岁:$(11.0\sim12.0)\times10^9$/L	
白细胞分类计数	百分比	绝对值
中性杆状核粒细胞（St）	1%~5%	$(0.04\sim0.5)\times10^9$/L
中性分叶核粒细胞（S）	50%~70%	$(2.0\sim7.0)\times10^9$/L
嗜酸性粒细胞（E）	0.5%~5%	$(0.02\sim0.5)\times10^9$/L
嗜碱性粒细胞（B）	0~1%	$(0\sim0.1)\times10^9$/L
淋巴细胞（L）	20%~40%	$(0.8\sim4.0)\times10^9$/L
单核细胞（M）	3%~8%	$(0.12\sim0.8)\times10^9$/L
红细胞（RBC）	男性:$(4.0\sim5.5)\times10^{12}$/L	
	女性:$(3.5\sim5.0)\times10^{12}$/L	
	新生儿$(6.0\sim7.0)\times10^{12}$/L	
血红蛋白（Hb）	男性:120~160g/L	
	女性:110~150g/L	
	新生儿:170~200g/L	
血细胞比容（Hct）	男性:0.40~0.50	
	女性:0.37~0.48	
平均红细胞容积（MCV）	82~95fl	
平均红细胞血红蛋白（MCH）	27~31pg	
平均红细胞血红蛋白浓度（MCHC）	320~360g/L	
红细胞平均直径（MCD）	6~9μm	
红细胞体积分布宽度（RDW）	10.9%~15.7%	
点彩红细胞		
百分率	<0.000 1	
绝对值	$<300\times10^6$红细胞	
嗜多色性红细胞	<0.01	
血小板计数（PLT）	$(100\sim300)\times10^9$/L	
平均血小板体积（MPV）	7%~11%	

项目	正常范围
血小板压积（PCT）	0.15%~0.32%
血小板体积分布宽度（PDW）	15%~17%
网织红细胞（Rtc）	成人：百分率 0.5%~1.5%，绝对值（24~84）×10^9/L 新生儿：百分率 2%~6%
红细胞沉降率（ESR）	男性：0~15mm/h 女性：0~20mm/h

凝血功能检查

项目	正常范围
毛细血管（抗力）脆性试验（CRT）：Rrmpel-Leede 法 　5cm 直径圆圈内新出点数	男性：<5 个 女性及儿童：<10 个
出血时间（BT）	Duke 法：1~3 分钟，超过 4 分钟为异常 Lvy 法：2~6 分钟，超过 7 分钟为异常
凝血时间（CT）	硅管法：15~32 分钟 普通试管法：6~12 分钟
活化部分凝血活酶时间（APTT）	32~43 秒（超过对照值 10 秒为延长）
凝血酶原时间（PT）	11~13 秒（超过对照值 3 秒为延长）
纤维蛋白原（Fg）	2~4g/L
凝血酶原比值（受检血浆 PT/ 正常血浆 PT）	1.0 ± 0.05

电解质检查

项目	正常范围
钾（K）	3.5~5.5mmol/L
钠（Na）	135~145mmol/L
氯（Cl）	96~111mmol/L
血清磷（P）	成人：0.97~1.61mmol/L 儿童：1.29~1.94mmol/L
钙（Ca）	总钙（比色法）2.25~2.58mmol/L 离子钙（离子选择电极法）1.10~1.34mmol/L
镁（Mg）	成人：0.97~1.61mmol/L 儿童：1.29~1.94mmol/L
铁（Fe）（亚铁嗪显色法）	男性：11~30μmol/L 女性：9~27μmol/L
锌（Zn）	7.65~22.95μmol/L

肝功能检查

项目	正常范围
总胆红素（TBIL）	5.1~22.2μmol/L
直接胆红素（DBIL）	0~6.8μmol/L
间接胆红素（IBIL）	1.7~10.2μmol/L

项目	正常范围
血清总蛋白（TP）	60~80g/L
白蛋白（ALB）	35~55g/L
球蛋白（G）	25~35g/L
白蛋白/球蛋白（A/G）	1.5~2.5
丙氨酸氨基转移酶（ALT）	连续监测法 10~50IU/L
碱性磷酸酶（ALP）	连续监测法 <40~110IU/L
γ-谷氨酰转肽酶（GGT）	连续监测法 <50IU/L
血氨（NH₃）	11~35μmol/L

心肌酶学检查

项目	正常范围
门冬氨酸氨基转移酶（AST）	连续监测法 10~50IU/L
乳酸脱氢酶（LDH）	连续监测法 104~245IU/L
α-羟丁酸脱氢酶（HBDH）	90~200IU/L
肌酸激酶（CK）	连续监测法 26~174IU/L
肌酸激酶同工酶（CK-MB）	<5%
肌钙蛋白 T（TnT）	ELISA 法 0.02~0.13μg/L
肌钙蛋白 I（TnI）	ELISA 法 <0.2μg/L

肾功能检查

项目	正常范围
肌酐（Cr）	
全血	88.4~176μmol/L
血清或血浆	男性：53~106μmol/L 女性：44~97μmol/L
尿素氮（BUN）	成人：3.2~7.1mmol/L 儿童：1.8~6.5mmol/L
尿酸（UA）	
磷钨酸盐法	男性：268~488μmol/L 女性：178~387μmol/L
尿酸酶法	男性：208~428μmol/L 女性：155~357μmol/L 儿童：119~327μmol/L

血脂检查

项目	正常范围
血清甘油三酯（TG）	0.56~1.7mmol/L
血清总胆固醇（TCH）	2.86~5.98mmol/L
血清磷脂	1.4~2.7mmol/L
高密度脂蛋白（HDL）	1.03~2.07mmol/L
低密度脂蛋白（LDL）	≤ 3.12mmol/L

项目	正常范围
载脂蛋白 A-Ⅰ(APOA-Ⅰ)	男性:(1.42 ± 0.17)g/L
	女性:(1.45 ± 0.14)g/L
载脂蛋白 B(APOB)	男性:(1.01 ± 0.21)g/L
	女性:(1.07 ± 0.23)g/L

血糖检查

项目	正常范围
空腹血糖	
全血	4.4~6.7mmol/L(80~120mg/dl)
血清或血浆	3.9~6.4mmol/L(70~110mg/dl)
口服葡萄糖耐量试验(OGTT)	
空腹	<6.72mmol/L
服糖后 0.5~1 小时	升至高峰 7.84~8.96mmol/L
服糖后 2 小时血糖	恢复至空腹水平
血清葡萄糖(GLU)	3.3~6.1mmol/L(60~110mg/dl)
糖化血红蛋白(电泳法)	5.6%~7.5%
血清胰岛素和 C 肽测定	
胰岛素(空腹)	10~20mIU/L
C 肽(空腹)	265~1 324pmol/L

其他酶学检查

项目	正常范围
淀粉酶(AMS)	
Somogyi 法	800~1 800IU/L(总活性)
酶偶联法	20~115IU/L
脂肪酶(APS)	
比色法	0~79IU/L
浊度法	0~160IU/L
滴度法	<1 500IU/L
胆碱酯酶(ChE)	
全血胆碱酯酶(AChE)	
比色法	80 000~1 200 000IU/L
连续监测法	为血清 ChE 的 1.5~2.5 倍
血清胆碱酯酶(SChE)	
比色法	30 000~80 000IU/L
连续监测法	620~1 370IU/L

甲状腺功能检查

项目	正常范围
甲状腺素(T_4)	65~155nmol/L

项目	正常范围
游离甲状腺素（FT_4）	10~30pmol/L
反三碘甲状腺原氨酸（rT_3）	0.2~0.8nmol/L
三碘甲状腺原氨酸（T_3）	1.6~3.0nmol/L
血游离三碘甲状腺原氨酸（FT_3）	4~10pmol/L
血清甲状腺素结合球蛋白（TBG）	15~34mg/L
促甲状腺激素（TSH）	2~10mIU/L

血清与免疫学检测

项目	正常范围
血清蛋白电泳	
A：	62%~71%
α_1：	3%~4%
α：	6%~10%
β：	7%~11%
γ：	9%~18%
免疫球蛋白	
免疫球蛋白 G（IgG）	单相免疫扩散法：7.6~16.6g/L
免疫球蛋白 M（IgM）	单相免疫扩散法：0.48~2.12g/L
免疫球蛋白 A（IgA）	单相免疫扩散法：血清型 0.71~3.35g/L
	分泌型 唾液 314mg/L
	泪液 30~80mg/L
	初乳 5 065.5mg/L
免疫球蛋白 D（IgD）	ELISA 法：0.6~1.2mg/L
免疫球蛋白 E（IgE）	ELISA 法：10.1~0.9mg/L
补体免疫学检验	
Clq	ELISA 法 10~190mg/L
C3	单相免疫扩散法 （1.14 ± 0.27）g/L
C4	单相免疫扩散法 （0.55 ± 0.11）g/L
补体旁路 B 因子	0.1~0.4g/L
类风湿因子（RF）	ELISA 法 1~4kIU/L
C 反应蛋白（CRP）	单相免疫扩散法 <8mg/L
抗链球菌溶血素"O"（ASO）	<1∶400
抗核抗体（ANA）	阴性
抗双链脱氧核糖核酸抗体（ds-DNA）	阴性
抗可提取性核抗原（ENA）抗体谱	
抗核糖核蛋白抗体（抗 RNP）	阴性
抗酸性核蛋白抗体（抗 Sm）	阴性
抗干燥综合征 -A 抗体（抗 SS-A）	阴性
抗干燥综合征 -B 抗体（抗 SS-B）	阴性

项目	正常范围
抗系统性硬化症抗体(抗 Scl-70)	阴性
抗线粒体抗体(AMA)	阴性
抗平滑肌抗体(ASMA)	阴性
抗出血热抗体	阴性
梅毒螺旋体抗体	阴性
人获得性免疫缺陷病毒抗体(抗 HIV)	阴性
结核抗体	阴性
甲型肝炎病毒抗原	阴性
乙型肝炎病毒抗原	阴性
乙型肝炎病毒表面抗体	阴性
乙型肝炎病毒 e 抗原	阴性
乙型肝炎病毒 e 抗体	阴性
乙型肝炎病毒核心抗体	阴性
乙型肝炎病毒 DNA	阴性
丙型肝炎病毒 RNA	阴性
丙型肝炎病毒抗体 IgM	阴性
丙型肝炎病毒抗体 IgG	阴性
丁型肝炎病毒抗原	阴性
丁型肝炎病毒抗体	阴性
丁型肝炎病毒 RNA	阴性
戊型肝炎病毒抗体	阴性
庚型肝炎病毒抗体	阴性

肿瘤标志物检测

项目	正常范围	
甲胎蛋白(AFP)	RIA 法或 ELISA 法	<20μg/L
癌胚抗原(CEA)	ELISA 法和 RIA 法	<15μg/L
组织多肽抗原(TPA)	ELISA 法	<130IU/L
前列腺特异抗原(PSA)	RIA 法和 CLIA 法	≤ 4μg/L
糖类抗原 -50(CA-50)	IRMA 法和 CLIA 法	0~2.0 万 IU/L
糖类抗原 72-4(CA72-4)	ELISA 法	<6.7μg/L
糖类抗原 19-9(CA19-9)	ELISA 法	<2.6 万 IU/L
神经元特异性烯醇化酶(NSE)	RIA 法或 ELISA 法	<12.5μg/L

尿常规

项目	正常范围
尿量	1 000~2 000ml/24h
外观	透明,淡黄色

项目	正常范围
潜血（BLD）	阴性
胆红素（BIL）	阴性
尿胆原（UBG）	阴性或弱阳性
酮体（KET）	阴性
蛋白（PRO）	阴性
亚硝酸盐（NIT）	阴性
葡萄糖（GLU）	阴性
酸碱度（pH）	弱酸性,pH 约 6.5
比重（SG）	1.015~1.025
尿本周蛋白	阴性
尿酸结晶	阴性
尿含铁血黄素	阴性
12 小时尿沉渣镜检（Addis）	
RBC	0~3/HP
WBC	0~5/HP
透明管型	偶见 /LP
上皮细胞	少许 /LP
β- 微球蛋白	<0.2mg/L
尿素氮	<857mmol/L
肌酸	男性:0~304μmol/24h
	女性:0~456μmol/24h
肌酐	男性:7~18mmol/24h
	女性:5.3~16mmol/24h
尿酸	2.4~5.9mmol/24h
尿钾（K）	25~100mmol/24h
尿钠（Na）	130~260mmol/24h
尿钙（Ca）	2.5~7.5mmol/24h
尿磷（P）	22~48mmol/24h
尿镁（Mg）	2.1~8.2mmol/24h
尿淀粉酶	Somogyi 法 <1 000IU
尿胰蛋白酶原	阴性
尿绒毛膜促性腺激素（hCG）	阴性
尿乳糜试验	阴性

粪便检查

项目	正常范围
量	100~300g/24h
颜色	黄褐色

项目	正常范围
胆红素	阴性
粪胆原定量	75~350mg/100g 粪
粪胆素	阳性
隐血试验	阴性
粪便脂肪测定	<6g/24h
细胞	上皮细胞或白细胞,无或偶见 /HP

脑脊液生化

项目	正常范围
性状	无色,清晰透明
压力(侧卧)	$0.69~1.76kPa(80~180mmH_2O)$
蛋白质(Pro)	
定性	阴性
定量	儿童:0.2~0.4g/L
	成人:0.2~0.45g/L
氯化物(Cl)	120~130mmol/L
细胞数	成人:$(0~8) \times 10^6/L$
	儿童:$(0~15) \times 10^6/L$
细胞分类	淋巴细胞　　70%
	单核细胞　　30%

血气分析

项目	正常范围
酸碱度(pH)	7.35~7.45
二氧化碳分压(PCO_2)	35~45mmHg
氧分压(PO_2)	80~100mmHg
实际碳酸氢根(HCO_3-act)	22~28mmol/L
标准碳酸氢根(HCO_3-std)	21~25mmol/L
血浆二氧化碳含量($ctCO_2$)	24~32mmol/L
全血碱剩余 BE(B)	–3~3mmol/L
血氧饱和度	95%~100%
二氧化碳结合力(CO_2CP)	22~31mmol/L(50~70VOL%)
碳氧血红蛋白(COHb)	0.5%~2.5%
高铁血红蛋白(MetHb)	0.4%~1.5%

附录三　临床常用实验室检测项目危急值

危急值（critical value）通常指检验结果高度异常，这时患者可能已处于生命危险的边缘，临床医师如不及时处理，就可能危及患者生命，故危急值也称"紧急值"或"警告值"。

在一类传染病患者的体液（如血液、脑脊液、胸腔积液、腹水等）标本中发现病原微生物，胸痛患者血液中心脏标志物（心肌肌钙蛋白T、心肌肌钙蛋白I、肌酸肌酶同工酶）升高，中毒患者发现血药浓度高、毒物检测阳性，普通患者血液检测人免疫缺陷病毒（HIV）阳性，均视为危急值。临床常用实验室检测项目危急值见附表3-1。

附表3-1　临床常用实验室检测项目危急值

项目	低值	高值
血白细胞 /（$\times 10^9 \cdot L^{-1}$）	2.5	30
血小板 /（$\times 10^9 \cdot L^{-1}$）	50	
血红蛋白 /（$g \cdot L^{-1}$）	50	200
Hct/%	15	60
PT/s		30
APTT/s		70
血浆纤维蛋白原 /（$g \cdot L^{-1}$）	1	8
血糖 /（$mmol \cdot L^{-1}$）	2.2	22.2
血钾 /（$mmol \cdot L^{-1}$）	2.8	6.2
血钠 /（$mmol \cdot L^{-1}$）	120	160
血钙 /（$mmol \cdot L^{-1}$）	1.75	3.5
胆红素 /（$mmol \cdot L^{-1}$）		307.8
肌酐 /（$\mu mol \cdot L^{-1}$）		530
尿素 /（$mmol \cdot L^{-1}$）		35.7
血氨 /（$mmol \cdot L^{-1}$）		176
血乳酸 /（$mmol \cdot L^{-1}$）		5
血清淀粉酶		正常值上限3倍以上
血清渗透压 /（$mOsm \cdot L^{-1}$）		330
pH	7.25	7.55
PCO_2/mmHg	20	70
PO_2/mmHg	45	
HCO_3^-/（$mmol \cdot L^{-1}$）	10	40
SaO_2/%	75	

附录四　常用急救药物

1. 去甲肾上腺素

(1)静脉滴注

1)10mg 加入生理盐水或 5% 葡萄糖 250ml,15~30ml/h,每分钟滴入 4~10μg［0.1~0.2μg/(kg·min)］,根据病情调整用量。

2)10mg 加入生理盐水或 5% 葡萄糖至 50ml,3~6ml/h。

(2)口服　治疗上消化道出血,20mg 加入冷生理盐水 500ml,每次服 20ml。

2. 肾上腺素

(1)抢救过敏性休克,如青霉素引起的过敏性休克。皮下注射或肌内注射 0.5~1mg,也可用于 0.1~0.5mg 缓慢静脉注射(以等渗盐水稀释到 10ml)。

(2)抢救心搏骤停,以 1mg 静脉注射,同时作心脏按压、人工呼吸和纠正酸血症。

3. 多巴胺

开始时每分钟按体重 1~5μg/kg,10 分钟内以每分钟 1~4μg/kg 速度递增,以达到最大疗效。0.5~2μg/(kg·min),为肾剂量,主要作用于 DA_1 与 DA_2 受体,扩张肾、肠系膜血管;2~5μg/(kg·min),为强心剂量,主作用于 β 受体,心肌收缩力增强;>5μg/(kg·min),兴奋 α 受体作用明显;>7~10μg/(kg·min),兴奋 α 受体作用更明显,血管强烈收缩,并失去 DA 及 $β_2$ 受体的有益扩血管作用。

具体用法:

(1)100mg 加入生理盐水或 5% 葡萄糖 250ml,30~40ml/h［4μg/(kg·min),根据病情调整用量。

(2)［体重(kg)×3］mg 加入生理盐水或 5% 葡萄糖至 50ml,1ml/h 相当于 1μg/(kg·min),根据病情调整用量。

4. 间羟胺

静脉滴注,将间羟胺 20~100mg 加入氯化钠注射液或 5% 葡萄糖注射液 500ml 内,调节滴速以维持理想的血压。

成人极量一次 100mg(每分钟 0.3~0.4mg)。

5. 多巴酚丁胺

将多巴酚丁胺加于 5% 葡萄糖液或 0.9% 氯化钠注射液中稀释后,以滴速每分钟 2.5~10μg/kg 给予,在每分钟 15μg/kg 以下的剂量时,心率和外周血管阻力基本无变化;偶用每分钟 >15μg/kg,但需注意过大剂量仍然有可能加快心率并产生心律失常。

具体用法:

(1)100mg 加入生理盐水或 5% 葡萄糖 250ml,30~40ml/h［4μg/(kg·min)］,根据病情调整用量。

(2)［体重(kg)×3］mg 加入生理盐水或 5% 葡萄糖至 50ml,1ml/h 相当于 1μg/(kg·min),根据病情调整用量。

6. 硝酸甘油

开始剂量为 5μg/min,最好用输液泵恒速输入。用于降低血压或治疗心力衰竭,可每 3~5 分钟增加 5μg/min,如在 20μg/min 时无效可以 10μg/min 递增,以后可 20μg/min。患者对本药的个体差异很大,静脉滴注无固定适合剂量,应根据个体的血压、心率和其他血流动力学参数来调整用量。

具体用法:10mg 加入生理盐水或 5% 葡萄糖 250ml,30~40ml/h(20μg/min)静脉滴注,根据病情调整用量。

7. 硝酸异山梨酯(异舒吉)

初始剂量可以从每小时 1~2mg 开始,然后根据患者个体需要进行调整,最大剂量通常不超过每小时 8~10mg。但当患者患有心衰时,可能需要加大剂量,达到每小时 10mg,个别病例甚至可高达每小时 50mg。

具体用法:

(1)10mg 加入生理盐水或 5% 葡萄糖 100ml,30~40ml/h(3mg/h),根据病情调整用量。

(2)50mg 硝酸异山梨酯(异舒吉)原液 1ml/h 静脉滴注相当于 1mg/h,根据病情调整用量。

8. 单硝酸异山梨酯

药物剂量可根据患者的反应调整,一般有效剂量为每小时 2~7mg。静脉滴注开始剂量 60μg/min,一般剂量 60~120μg/min,每天一次,10 天为一疗程。

具体用法:20mg 加入生理盐水或 5% 葡萄糖 100ml,20~30ml/h(4~5mg/min),根据病情调整用量。

9. 硝普钠

成人常用量静脉滴注,开始每分钟按体重 0.5μg/kg,根据治疗反应以每分钟 0.5μg/kg 递增,逐渐调整剂量,常用剂量为每分钟按体重 3μg/kg。极量为每分钟按体重 10μg/kg。

具体用法:

(1)50mg 加入生理盐水或 5% 葡萄糖 250ml,30~40ml/h〔2μg/(kg·min)〕,根据病情调整用量。

(2)50mg 加入生理盐水或 5% 葡萄糖至 50ml,3ml/h 相当于 1μg/(kg·min),根据病情调整用量。

10. 毛花苷 C(西地兰,去乙酰毛花苷)

静脉注射或肌内注射:快速饱和量,第 1 次 0.4~0.8mg,以后每 2~4 小时再给 0.2~0.4mg,总量 1~1.6mg。

具体用法:0.2~0.4mg 加入生理盐水或 5% 葡萄糖至 20ml,缓慢静脉注射,大于 5 分钟。

11. 利多卡因

静脉注射,按体重 1mg/kg(一般用 50~100mg)作为首次负荷量静脉注射 2~3 分钟,必要时每 5 分钟后再重复注射 1~2 次,1 小时内最大量不超过 300mg。

静脉滴注,用负荷量后可继续以每分钟 1~4mg 速度静脉滴注维持;或以每分钟按体重 0.015~0.03mg/kg 速度静脉滴注。

具体用法:800mg 加入生理盐水或 5% 葡萄糖 250ml,30~40ml/h(1.5~2mg/min),根据病情调整用量。

12. 胺碘酮

静脉滴注:负荷量按体重 3mg/kg,然后以 1~1.5mg/min 维持,6 小时后减至 0.5~1mg/min,一天总量 1 200mg。以后逐渐减量,静脉滴注胺碘酮最好不超过 3~4 天。

具体用法:

(1)150mg 加入生理盐水或 5% 葡萄糖至 20ml 静脉注射。

(2)300mg 加入生理盐水或 5% 葡萄糖 250ml,40~50ml/h(1mg/min),根据病情调整用量。

13. 普罗帕酮

1~1.5mg/kg 或以 70mg 加 5% 葡萄糖液稀释,于 10 分钟内缓慢注射,必要时 10~20 分钟重复一次,总量不超过 210mg。静脉注射起效后改为静脉滴注,滴速 0.5~1.0mg/min 或口服维持。由于其局部麻醉作用,宜在饭后与饮料或食物同时吞咽,不得嚼碎。

具体用法:

(1)70mg 加入生理盐水或 5% 葡萄糖至 20ml 静脉注射。

(2)210mg 加入生理盐水或 5% 葡萄糖 250ml,40~50ml/h(0.5mg/min),根据病情调整用量。

14. 阿托品

静脉注射 0.5~1mg,按需可 1~2 小时一次,最大用量为 2mg。

有机磷农药中毒:中度,与解磷定等合用,每次皮下注射 0.5~1mg,隔 30~50 分钟一次;严重中毒,每次静脉注射 1~2mg,隔 15~30 分钟一次,至病情稳定后,逐渐减量并改用皮下注射。单用阿托品时,轻度中毒每次皮下注射 0.5~1mg,隔 30~120 分钟一次;中度中毒每次皮下注射 1~2mg,隔 15~30 分钟一次;重度中毒,即刻静脉注射 2~5mg,以后每次 1~2mg,隔 15~30 分钟一次,根据病情逐渐减量和延长间隔时间。

具体用法:5~10mg 加入生理盐水 250ml,50ml/h(1~2mg/h),根据病情调整用量。

15. 异丙肾上腺素

1mg 加入生理盐水 500ml,30ml/h(1μg/min),根据病情调整用量。

16. 乌拉地尔

缓慢静脉注射 10~50mg 乌拉地尔,监测血压变化,降压效果通常在 5 分钟内显现。若效果不够满意,可重复用药。本品在静脉注射后,为了维持其降压效果,可持续静脉滴注,初始输入速度可达 2mg/min,维持给药的速度为 9mg/h。从毒理学方面考虑治疗时间一般不超过 7 天。

具体用法:

(1)10~25mg 加入生理盐水或 5% 葡萄糖至 20ml 静脉注射。

(2)100mg 加入生理盐水或 5% 葡萄糖 250ml,40~50ml/h(2mg/min),根据病情调整用量。

17. 尼卡地平

0.5~10μg/(kg·min)的滴注速度开始给予,将血压降到目的值后,边监测血压边调节滴注速度。如有必要迅速降低血压时,则将本品以盐酸尼卡地平计,以 10~30μg/kg 的剂量进行静脉给予。

具体用法:10mg 加入生理盐水或 5% 葡萄糖 100ml,30~40ml/ 小时[1μg/(kg·min)],根据病情调整用量。

18. 地尔硫䓬

(1)室上性心动过速:单次静脉注射,通常成人剂量为盐酸地尔硫䓬 10mg 约 3 分钟缓慢静脉注射,并可据年龄和症状适当增减。

(2)手术时异常高血压的急救处置:单次静脉注射,通常对成人 1 次约 1 分钟内缓慢静脉注射盐酸地尔硫䓬 10mg,并可根据患者的年龄和症状适当增减。静脉滴注,通常对成人以 5~15μg/(kg·min)速度静脉滴注盐酸地尔硫䓬。当血压降至目标值以后,边监测血压边调节点滴速度。

(3)高血压急症:通常成人以 5~15μg/(kg·min)速度静脉滴注盐酸地尔硫䓬。当血压降至目标值以后,边监测血压边调节点滴速度。

(4)不稳定型心绞痛:通常成人以 1~5μg/(kg·min)速度静脉滴注盐酸地尔硫䓬,应先从小剂量开始,然后可根据病情适当增减,最大用量为 5μg/(kg·min)。

具体用法:

(1)10mg 加入生理盐水或 5% 葡萄糖至 20ml 静脉注射。

(2)30mg 加入生理盐水或 5% 葡萄糖 250ml,30~40ml/h[1μg/(kg·min)],根据病情调整用量。

19. 神经垂体注射液

(1)6~12IU 加入生理盐水至 20ml 静脉注射。

(2)24IU 加入生理盐水 250ml,12~24ml/h(0.2~0.4IU/min),根据病情调整用量。

20. 生长抑素

(1)上消化道大出血,先缓慢静脉注射负荷量 250μg,继以 250μg/h 静脉滴注,止血后应连续给药 48~72 小时。

(2)胰、胆、肠瘘 250μg/h 静脉滴注,直至瘘管闭合,闭合后继用 1~3 天。

(3)急性胰腺炎应尽早使用,静脉滴注 250μg,连续 72~120 小时。

具体用法:3mg 加入生理盐水或 5% 葡萄糖 500ml,40ml/h(250μg/h)。

中英文名词对照索引

EB 病毒（Epstein-Barr virus, EBV） 228

LVEF 保留（≥ 50%）的心力衰竭（heart failure with preserved left ventricular ejection fraction, HF-PEF） 172

LVEF 降低（<40%）的心力衰竭（heart failure with reduced left ventricular ejection fraction, HF-REF） 172

N 末端脑钠肽前体（NT-proBNP） 170

A

阿片类物质中毒（opioid poisoning） 372

B

白细胞减少（leukopenia） 267, 268

包皮嵌顿（paraphimosis） 312

暴发性肝炎（fulminant hepatitis） 322

被动抬腿试验（passive leg raising, PLR） 302

病毒性脑炎（viral encephalitis） 354

剥脱性皮炎（exfoliative dermatitis） 579

C

肠梗阻（intestinal obstruction） 438

抽搐（seizure） 71

重组组织型纤溶酶原激活剂（recombinant tissue-type plasminogen activator, rt-PA） 634

重组纤溶酶原激活剂（recombinant plasminogen activator, r-PA） 634

D

带状疱疹（herpes zoster） 565

丹毒（erysipelas） 556

单纯疱疹（herpes simplex） 562

低血糖（hypoglycemia） 281

癫痫（epilepsy） 212

毒蕈（toadstool） 383

短暂性脑缺血发作（transient ischemic attack, TIA） 201

多发伤（polytrauma; multiple injuries） 515

多器官功能障碍综合征（multiple organ dysfunction syndrome, MODS） 155

多形红斑（erythema multiforme） 582

E

恶性心律失常（malignant arrhythmia） 180

F

发热（fever） 20

房室结折返性心动过速（atrioventricular nodal reentrant tachycardia, AVNRT） 181

肺脓肿（lung abscess） 146

肺栓塞排除标准（pulmonary embolism rule-out criteria, PERC） 140

肺血栓栓塞症（pulmonary thromboembolism, PTE） 139

辅助 / 控制通气（asist/control mode ventilation, A/C） 613

复合伤（combined injury） 520

腹腔穿刺术（abdominocentesis） 599

腹腔高压症（intra-abdominal hypertension, IAH） 480

腹腔间室综合征（abdominal compartment syndrome, ACS） 456

腹腔镜胆囊切除术（laparoscopic cholecystectomy, LC） 449

腹泻（diarrhea）49

G

肝脓肿（hepatic abscess）250

肝肾综合征（hepatorenal syndrome）324

肝硬化（hepatic cirrhosis）238

感染性心内膜炎（infective endocarditis, IE）197

高级创伤生命支持（advanced trauma life support, ATLS）477

高级心脏生命支持（advanced life support, ALS）593

高钾血症（hyperkalemia）299

高血糖高渗综合征（hyperosmolar hyperglycemic syndrome, HHS）279, 280

高血压急症（hypertensive emergencies）177

睾丸扭转（testicular torsion）313

格拉斯哥昏迷评分（Glasgow coma score, GCS）466, 467

骨盆骨折（pelvic fracture）497

骨髓穿刺术（bone marrow puncture）602

H

核心体温（core temperature）411

红皮病（erythroderma）579

呼吸困难（dyspnea）34

化脓性脑膜炎（purulent meningitis）222

环甲膜切开术（cricothyrotomy）607

黄疸（jaundice）62

昏迷（coma）80

获得性免疫缺陷综合征（acquired immunodeficiency syndrome, AIDS）357

J

机械通气（mechanical ventilation）612

基础生命支持（basic life support, BLS）589

吉兰-巴雷综合征（Guillain-Barré syndrome, GBS）228

急性病毒性肝炎（acute viral hepatitis）321

急性胆囊炎（acute cholecystitis）446

急性腹痛（acute abdominal pain）44

急性肝衰竭（acute liver failure）322

急性梗阻型化脓性胆管炎（acute obstructive suppurative cholangitis）450

急性呼吸窘迫综合征（acute respiratory distress syndrome, ARDS）134, 155

急性呼吸衰竭（acute respiratory failure）133

急性阑尾炎（acute appendicitis）428

急性尿路感染（acute urinary tract infection, AUTI）304

急性肾损伤（acute kidney injury, AKI）298

急性肾小管坏死（acute tubular necrosis, ATN）301

急性生理与慢性健康评分（acute physiology and chronic health evaluation, APACHE）244

急性心包炎（acute pericarditis）188

急性心肌梗死（acute myocardial infarction, AMI）7

急性心肌炎（acute myocarditis）185

急性心力衰竭（acute heart failure, AHF）169

急性炎性脱髓鞘性多发性神经病（acute inflammatory demyelinating polyneuropathy, AIDP）229

急性胰腺炎（acute pancreatitis, AP）244

急性运动感觉轴突性神经病（acute motor-sensory axonal neuropathy, AMSAN）229

急性运动轴突性神经病（acute motor axonal neuropathy, AMAN）229

急诊超声（emergency ultrasound）666

急诊科剖胸术（emergency room thoracotomy, ERT）477

急诊医学（emergency medicine）2

脊髓损伤（spinal cord injury, SCI）502

甲状腺功能减退危象（hypothyroidism crisis, HC）289

甲状腺危象（thyroid crisis, thyroid storm）285

间歇指令通气（intermittent mandatory ventilation, IMV）613

接触性皮炎（contact dermatitis）576

结核性脑膜炎（tuberculous meningitis, TBM）225

解热镇痛药（antipyretic analgesic）379

经皮冠脉介入术（percutaneous coronary intervention, PCI）183

经皮经肝胆道引流术（percutaneous transhepatic cholangial drainage, PTCD）452

经皮经肝胆囊穿刺置管引流术（percutaneous transhepatic gallbladder drainage, PTGD）449

经皮扩张气管切开术（percutaneous dilation tracheotomy, PDT）609

静脉溶栓术（intravenous thrombolytic therapy）634

巨细胞病毒(cytomegalovirus,CMV) 228

K

卡波西水痘样疹(Kaposi varicelliform eruption) 563

口服补液盐(oral rehydration salts,ORS) 328

快速诱导气管插管(rapid-sequence intubation,RSI) 604

宽 QRS 波心动过速(wide complex tachycardia, WCT) 181

狂犬病(rabies) 341

扩展版创伤重点超声检查(extended focused assessment with sonography for trauma,eFAST) 478

L

狼疮危象(lupus crisis) 316

粒细胞缺乏症(agranulocytosis) 267

良性阵发性位置性眩晕(benign paroxysmal positional vertigo,BPPV) 91

流感病毒(influenza virus) 337

流行性感冒(influenza) 337

流行性脑脊髓膜炎(epidemic cerebrospinal meningitis) 351

流行性乙型脑炎(epidemic encephalitis) 344

咯血(hemoptysis) 39

颅内压(intracranial pressure,ICP) 466

M

麻疹(measles) 331

慢性肝衰竭(chronic liver failure) 322

慢性阻塞性肺疾病(chronic obstructive pulmonary disease, COPD) 118

梅尼埃病(meniere disease) 91

弥散性血管内凝血(disseminated intravascular coagulation, DIC) 257

免疫吸附(immunoabsorption,IA) 659

N

内镜鼻胆管引流术(endoscopic nasobiliary drainage, ENBD) 452

内镜十二指肠乳头括约肌切开术(endoscopicsphincter- otomy,EST) 452

脑梗死(cerebral infarction) 202

脑死亡(brain death) 595

脓疱疮(impetigo) 553

疟疾(malaria) 347

O

呕吐(vomiting) 53

P

贫血(anemia) 270

破伤风(tetanus) 521

Q

气管切开术(tracheotomy) 608

前庭神经炎(vestibular neuronitis) 92

轻度急性胰腺炎(mild acute pancreatitis,MAP) 245

全身炎症反应综合征(systemic inflammatory response syndrome,SIRS) 137

R

人类免疫缺陷病毒(human immunodeficiency virus, HIV) 357

妊娠高血压综合征(pregnancy-induced hypertension syndrome) 529

日光性皮炎(solar dermatitis) 585

日晒伤(sunburn) 585

S

三腔二囊管(Sengstaken-Blackmore tube) 639

伤寒(typhoid fever) 334

上消化道出血(upper gastrointestinal hemorrhage, UGIH) 231

烧伤(burn) 458

社区获得性肺炎(community acquired pneumonia, CAP) 108

肾上腺危象(adrenal crisis) 292

湿疹(eczema) 573

食管异物(esophageal foreign body) 254

嗜铬细胞瘤危象（pheochromocytoma crisis） 295

首次医疗接触（first medical contact，FMC） 161

顺向性房室折返性心动过速（anterograde atrioventricular reentrant tachycardia，AAVRT） 181

损害控制（damage control，DC） 520

损害控制性剖腹术（damage control laparotomy，DCL） 480

损伤严重度评分（injury severity score，ISS） 520

缩窄性心包炎（constrictive pericarditis） 191

T

胎盘早剥（placental abruption） 532

糖尿病酮症酸中毒（diabetic ketoacidosis，DKA） 275

特发性血小板减少性紫癜（idiopathic thrombocytopenic purpura，ITP） 262

同步间歇指令通气（synchronized intermittent mandatory ventilation，SIMV） 613

W

胃肠穿孔（gastrointestinal perforation） 434

无创正压通气（non-invasive positive pressure ventilation，NIPPV） 172

X

洗胃术（gastric lavage） 637

系统性红斑狼疮（systemic lupus erythematosus，SLE） 315

下消化道出血（lower gastrointestinal hemorrhage，LGIH） 231

消化道出血（gastrointestinal hemorrhage，GIH） 231

心搏骤停（cardiac arrest，CA） 588

心肺复苏（cardio-pulmonary resuscitation，CPR） 588

心悸（palpitation） 29

心力衰竭（heart failure） 169

心律转复除颤器（implantable cardioverter defibrillator，ICD） 183

心脏死亡（heart death） 595

心脏骤停（cardiac arrest） 152

胸膜炎（pleuritis） 126

胸腔穿刺术（thoracentesis） 597

胸腔积液（pleural effusion） 128

胸痛（fatal chest pain） 25

休克（shock） 155

血浆置换（plasma exchange，PE） 659

血尿（hematuria） 67

血栓弹力图（thromboelastography，TEG） 258

血液灌流（hemoperfusion，HP） 659

血液滤过（hemofiltration，HF） 658

血液透析（hemodialysis，HD） 658

血液透析滤过（hemodiafiltration，HDF） 659

Y

压力支持通气（pressure support ventilation，PSV） 613

亚急性肝衰竭（subacute liver failure） 322

羊水栓塞（amniotic fluid embolism） 540

腰椎穿刺术（lumbar puncture，LP） 600

异位妊娠（ectopic pregnancy） 525

有创机械通气（invasive positive pressure ventilation，IPPV） 173

原发性免疫性血小板减少症（primary immune thrombocytopenia） 262

晕厥（syncope） 94

Z

早产（premature delivery） 548

早期流产（early abortion） 545

谵妄（delirium） 78

镇静催眠药物中毒（sedative-hypnotic poisoning） 374

支气管扩张症（bronchiectasis） 114

支气管哮喘（asthma） 104

致命三联征（the triad of death） 520

中度急性胰腺炎（moderately severe acute pancreatitis，MSAP） 245

中国弥散性血管内凝血诊断积分系统（Chinese DIC scoring system，CDSS） 259

重度急性胰腺炎（severe acute pancreatitis，SAP） 245

重症肌无力（myasthenia gravis，MG） 217

蛛网膜下腔出血（subarachnoid hemorrhage，SAH） 206

主动脉夹层（aortic dissection，AD） 192

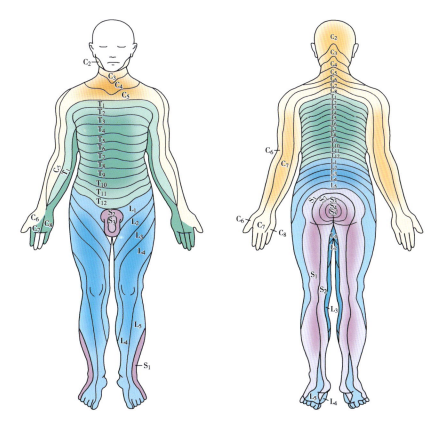

图 3-105-4 脊神经感觉平面分布

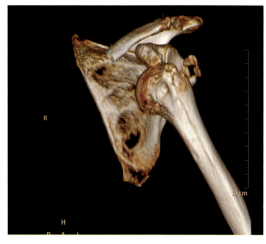

图 3-106-3 肩关节 CT(三维)

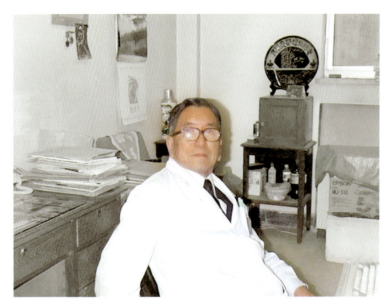

图 1-1-1　我国急诊医学创始人邵孝鉷教授

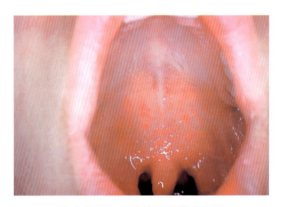

图 3-66-1　麻疹的口腔黏膜白斑

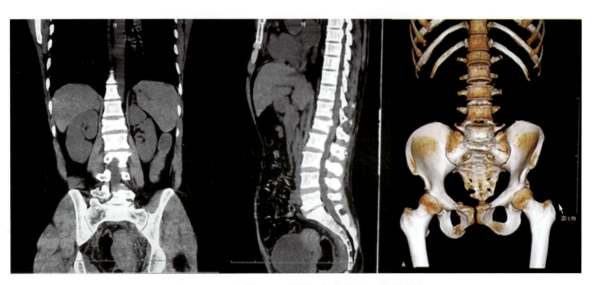

图 3-105-2　腰椎 CT 冠状位、矢状位及三维重建片

主动脉内球囊反搏（intra-aortic balloon pump counterpulsation，IABP） 669

子宫破裂（uterine rupture） 538

自发性气胸（spontaneous pneumothorax） 122

组织氧饱和度（tissue oxygen saturation，StO₂） 157

左心室射血分数（left ventricular ejection fraction，LVEF） 172

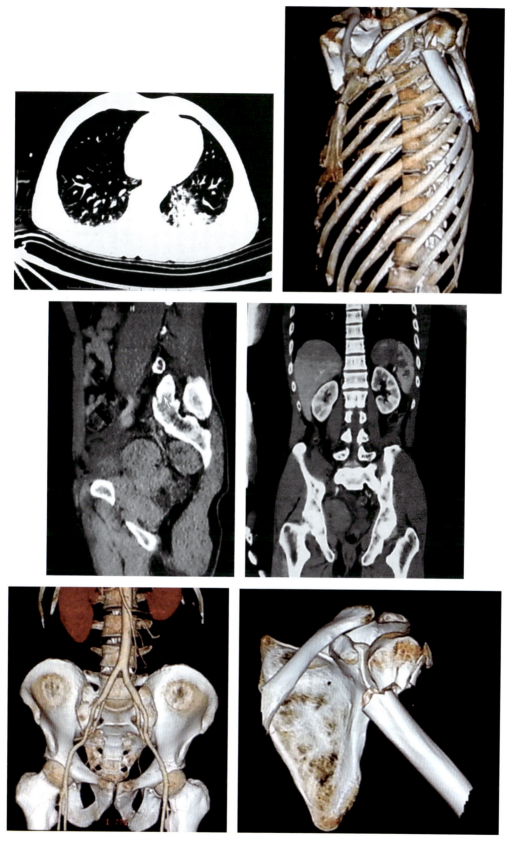

图 3-107-1　CT 检查结果

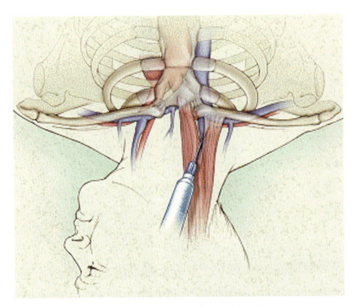

图 4-137-2　颈内静脉穿刺示意图

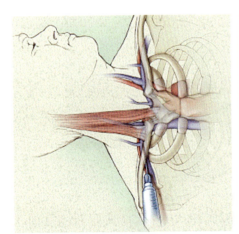 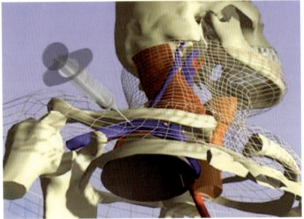

图 4-137-3　锁骨下静脉穿刺示意图

70检